中文翻译版，原书第5版

胃肠和肝病临床核心知识

GI/LIVER SECRETS Plus

主　编　PETER R. McNALLY
主　译　李　海　闫　杰
副主译　常晓华　向晓辉　常　越

科学出版社

北　京

图字：01-2018-4867 号

内 容 简 介

　　这是一本综合目前消化科常见疾病诊疗进展的经典专科著作。原著者以扎实的基础理论和多年临床实践的知识积累，用问答的形式讲解了胃肠与肝脏疾病的重要知识点，解答了每种疾病的临床表现、诊断、治疗、辅助检查和最新进展的核心问题，以及作者的经验和观点。不仅问题设计巧妙、切合临床实际、符合临床医师需求，而且叙述清晰，一目了然，是不可多得的消化系统疾病重要知识点的集合。

　　本书不仅适合从事胃肠病、肝脏疾病诊治的消化内科医师、肝脏专科医师、感染科医师参考阅读，对各层次医院的内外科住院医师、基层医院、医学院校学生也有很大的帮助。

图书在版编目（CIP）数据

胃肠和肝病临床核心知识：原书第 5 版 /（美）彼得麦克纳利（Peter R. McNally）主编；李海，闫杰主译 .—北京：科学出版社，2019.9
书名原文：GI/Liver Secrets Plus,5e
ISBN 978-7-03-061941-9

Ⅰ . 胃… Ⅱ .①彼… ②李… ③闫… Ⅲ .①胃肠病－诊疗－问题解答 ②肝疾病－诊疗－问题解答 Ⅳ .R57-44

中国版本图书馆 CIP 数据核字 (2019) 第 153772 号

责任编辑：肖　芳 / 责任校对：郭端芝
责任印制：赵　博 / 封面设计：吴朝洪

ELSEVIER

Elsevier (Singapore) Pte Ltd.

3 Killiney Road, #08-01 Winsland House I, Singapore 239519

Tel: (65) 6349-0200; Fax: (65) 6733-1817

注　意

本译本由 Elsevier (Singapore) Pte Ltd. 和科学出版社完成。相关从业及研究人员必须凭借其自身经验和知识对文中描述的信息数据、方法策略、搭配组合、实验操作进行评估和使用。由于医学科学发展迅速，临床诊断和给药剂量尤其需要经过独立验证。在法律允许的最大范围内，爱思唯尔、译文的原文作者、原文编辑及原文内容提供者均不对译文或因产品责任、疏忽或其他操作造成的人身及 / 或财产伤害及 / 或损失承担责任，亦不对由于使用文中提到的方法、产品、说明或思想而导致的人身及 / 或财产伤害及 / 或损失承担责任。

科 学 出 版 社 出版

北京东黄城根北街 16 号
邮政编码：100717
http: // www.sciencep.com

北京画中画印刷有限公司 印刷

科学出版社发行　各地新华书店经销

*

2019 年 9 月第 一 版　　开本：787×1092　1/16
2019 年 9 月第一次印刷　　印张：35
字数：915 000
定价：180.00 元

（如有印装质量问题，我社负责调换）

译者名单

主　译　李　海　闫　杰

副主译　常晓华　向晓辉　常　越

秘　书　麦维利　张　青

译　者　（按姓氏笔画排序）

王　琦　首都医科大学附属北京地坛医院

王　慧　日照市人民医院

王佐妤　中国人民武装警察部队特色医学中心

王京京　首都医科大学附属北京地坛医院

毛　骏　中国人民武装警察部队特色医学中心

向晓辉　中国人民武装警察部队特色医学中心

刘广林　中国人民武装警察部队特色医学中心

刘沁雨　中国人民武装警察部队特色医学中心

闫　杰　首都医科大学附属北京地坛医院

麦维利　首都医科大学附属北京地坛医院

李　海　天津市西青医院

宋吉涛　哈尔滨医科大学附属第二医院

张　青　天津市西青医院

张　婷　首都医科大学附属北京地坛医院

陈　晶　哈尔滨医科大学附属第二医院

陈琦琪　北京大学医学部北京地坛医院

范　颖　首都医科大学附属北京地坛医院

周　芳　天津市西青医院

赵　红　首都医科大学附属北京地坛医院

周子栋　中国人民武装警察部队特色医学中心

夏时海　中国人民武装警察部队

涂志越　天津市西青医院

常　越　中国人民武装警察部队特色医学中心

常晓华　哈尔滨市第一医院

程　澄　首都医科大学附属北京地坛医院

CONTRIBUTORS

Daphne Antillon, MPH
Touro University Nevada
Henderson, Nevada

Mainor Antillon, MD, MBA, MPH
Chairman
Gastroenterology and Hepatology
Ochsner Clinic Foundation
New Orleans, Louisiana

Fehmi Ates, MD
Research Fellow Gastroenterology
Hepatology and Nutrition
Vanderbilt University
Nashville, Tennessee

Mary A. Atia, MD
Physician Gastroenterology
Mayo Clinic Arizona
Scottsdale, Arizona

Marianne Augustine, MD
Fellow Pediatric Gastroenterology
Hepatology and Nutrition
The Children's Hospital of Philadelphia
Philadelphia, Pennsylvania

Bruce R. Bacon, MD
James F. King MD
Endowed Chair in Gastroenterology
Professor of Internal Medicine
Division of Gastroenterology and Hepatology
Saint Louis University School of Medicine
St. Louis, Missouri

Ji Young Bang, MD, MPH
Fellow in Gastroenterology-Hepatology
Indiana University Medical Center
Indianapolis, Indiana

Jamie S. Barkin, MD
Professor of Medicine
University of Miami
Miami, Florida;
Gastroenterology
Mt. Sinai Medical Center
Miami Beach, Florida

Devina Bhasin, MD
Transplant Hepatologist
Piedmont Transplant Institute
Piedmont Hospital
Atlanta, Georgia

Harikrashna Bhatt, MD
Assistant Professor of Medicine
Medicine, Endocrinology
Brown University
Providence, Rhode Island

Herbert L. Bonkovsky, MD
Professor and Senior Advisor for Research
Internal Medicine
Carolinas Medical Center
Charlotte, North Carolina;
Professor Internal Medicine
University of North Carolina
Chapel Hill and Charlotte, North Carolina;
Professor Internal Medicine
University of Connecticut Health Sciences Center
Farmington, Connecticut

Aaron Brzezinski, MD
Gastroenterologist
Center for Inflammatory Bowel Disease
Cleveland Clinic
Cleveland, Ohio

Carol Ann Burke, MD
Director, Center for Colon Polyp and Cancer
Prevention
Department of Gastroenterology and Hepatology
Cleveland Clinic
Cleveland, Ohio

Wesley R. Campbell, MD
Fellow in infectious diseases
Walter Reed National Military Medical Center
Bethesda, MD

Mitchell S. CappeH, MD, PhD
Chief, Division of Gastroenterology and Hepatology
William Beaumont Hospital
Royal Oak, Michigan;
Professor Medicine

Oakland University William Beaumont School of Medicine
Royal Oak, Michigan

Emily Carey, DO
Clinical Associate
Gastroenterology and Hepatology
Cleveland Clinic
Cleveland, Ohio

William D. Carey, MD, MACG
Professor of Medicine
Cleveland Clinic Lemer College of Medicine
Cleveland, Ohio;
Staff Hepatologist
Cleveland Clinic
Cleveland, Ohio
Ohio

Joseph G. Cheatham, MD
Assistant Professor of Medicine
Uniformed Services University of the Health Sciences
Bethesda, Maryland

Vivian Cheng, MD
Gastroenterology Division
Beth Israel Deaconess Medical Center
Boston, Massachusetts

Reena V Chokshi, MD
Assistant Professor of Medicine
Department of Medicine
Division of Gastroenterology and Hepatology
University of Connecticut Health Center
Farmington, Connecticut

Vito V. Cirigliano, DO, CPT(P), MC
Fellow Gastroenterology
Walter Reed National Military Medical Center
Bethesda, Maryland

John O. Clarke, MD
Assistant Professor Medicine
Johns Hopkins University
Baltimore, Maryland

Elizabeth Coss, MD, MSc
Fellow Gastroenterology
University of Texas Southwestem
Dallas, Texas

Byron Cryer, MD
Professor of Medicine
Digestive Diseases
University of Texas Southwestem Medical School
Dallas, Texas

Scott E. Cunningham, MD, CPT(P), MC
USA Gastroenterology Fellow National Capital

Consortium
Bethesda, Maryland

Albert J. Czaja, MD
Professor Emeritus of Medicine
Gastroenterology and Hepatology
Mayo Clinic College of Medicine
Rochester, Minnesota

Amar R. Deshpande, MD
Associate Professor of Medicine
Division of Gastroenterology
Department of Medicine
University of Miami Miller School of Medicine
Miami, Florida

John C. Deutsch, MD
Staff Gastroenterologist
Medicine
Essential Health
Duluth, Minnesota

Jack A. Di Palma, MD
Professor of Medicine and Director
Division of Gastroenterology
University of South Alabama
Mobile, Alabama

John E. Eaton, MD
Instructor of Medicine
Department of Intemal Medicine. Division of Gastroenterology and Hepatology
Mayo Clinic
Rochester, Minnesota

Shahan Fernando, MD
Fellow Pediatric Gastroenterology
Hepatology and Nutrition
Digestive Health Institute
Children's Hospital Colorado
Aurora, Colorado

James E. Fitzpatrick, MD
Professor, Department of Dermatology
University of Colorado Denver
Aurora, Colorado

Michael G. Fox, MD
Associate Professor
Radiology and Medical Imaging
University of Virginia
Charlottesville, Virginia

Joshua Friedman, MD, PhD
Assistant Professor, Pediatrics
Perelman School of Medicine at the University of Pennsylvania
The Children's Hospital of Philadelphia
Philadelphia, Pennsylvania

Glenn T. Furuta, MD
Professor, Pediatrics
University of Colorado School of Medicine
Aurora, Colorado;
Digestive Health Institute
Children's Hospital Colorado
Aurora, Colorado

Phillip S. Ge, MD
Fellow in Gastroenterology
Division of Digestive Diseases David Geffen School
of Medicine at UCLA
Los Angeles, California

John S. Goft MD
Rocky Mountain Gastroenterology
Lakewood, Colorado

Stevan A. Gonzalez, MD, MS
Attending Physician Hepatology
Annette C. and Harold C. Simmons
Transplant Institute
Fort Worth, Texas

Geetha Gopalakrishnan, MD
Program Director, Clinical Fellowship in Endocrinology
Diabetes and Metabolism
Brown Universiry
Hallett Center for Diabetes and Endocrinology
East Providence, Rhode Island

Carlos Guarner, MD, PhD
Director, Liver Unit
Hospital de la Santa Creu i Sant Pau
Autonomous University of Barcelona
Barcelona, Spain

Ramiro L.Gutiérrez, MD, MPH, CDR, MC (UMO), USN
Deputy Head
Enterics Diseases Deparrment
Naval Medical Research Center
Silver Spring, Maryland;
Assistant Professor of Medicine
Uniformed Services University of the Health Sciences
Bethesda, Maryland

Christina Hanson, NP-C
South Denver Gastroenterology
Englewood, Colorado

Stephen A. Harrison, MD
Chief of Hepatology
Medicine
Division of Gastroenterology
Brooke Army Medical Center
Fort Sam Houston, Texas

Jorge L Herrera, MD
Ptofessor of Medicine
Division of Gastroenterology
University of South Alabama College of Medicine
Mobile, Alabama

Brenda Hoffman, MD
professor of Medicine
Division of Gastroenterology and Hepatology
Medical University of South Carolina
Chardestorh, SC

Henry A. Horton, MD
Staff Physician
Department of Intemal Medicine
Cedas-Sinai Medical Center
Los Angeles, CA

John D. Horwhat. MD
Assistanr Professor of Medicine
Uniformed Services
University of the Health Sciences
Bethesda, MD

David P. Jones, DO, FACP, FACG, FASGE
Gastroenterology Consultants of San Antonio,
Private Practice San Antonio, Texas;
Associate Professor of Medicine
Medicine/Gastroenterology
University of Texas Health Sciences Center
San Antonio, Texas

Bonnie Jortberg, PhD, RD, CDE
Assistant Professor, Family Medicine
University of Colorado School of Medicine
Aurora, Colorado

Rvan Kaliney, MD
Radiologist
Jefferson Radiology
Hartford, CT

Hayoon Kim, MD
Resident
VCU-St. Francis Family Medicine Program

Christopher D. Knudsen, DO
Clinical Instructor, Gastroenterology
University of South Alabama College of Medicine
Mobile, Alabama

Cynthia W. Ko, MD, MS
Associate Professor of Medicine
University of Washington
Seatde, WA

Georgios Kokosis, MD
Surgical Resident
Department of Surgery

Duke University Medical Center
Durham, North Carolina

Kimi L. Kondo, DO
Associate Professor
Department of Radiology
Division of Interventional Radiology
University of Colorado Anschutz Medical Campus
Aurora, Colorado

Burton l. Korelitz, MD, MACG
Emeritus Chief
Director Clinical Research
Division of Gastroenterology
Department of Medicine
Lenox Hill Hospital
New York, New York

Marcelo Kugelmas, MD
Gastroenterologist and Hepatologist
South Denver Gastroenterology
Englewood, Colorado

Clark Kulig, MD
Director, Porter Center for Liver Care
Transplant Service
Porter Adventist Hospital
Denver, Colorado

Ryan M. Kwok, MD
Gastroenterology Fellow
Department of Medicine
Gastroenterology
Walter Reed National Military Medical Center
Bethesda, Maryland;
Teaching Fellow, Internal Medicine
Uniformed Service University of the Health Sciences
Bethesda, Maryland

Anthony J. LaPorta, MD, FACS
Clinical Professor of Surgery
University of Colorado Health Sciences Center
Aurora, Colorado

Nicholas F. LaRusso, MD
Medical Director, Center for Connected Care
Mayo Clinic
Rochester, Minnesota;
Charles H. Weinman Professor of Medicine
Biochemistry and Molecular Biology
Mayo Clinic College of Medicine
Rochester, Minnesota;
Distinguished Investigator
Mayo Foundation
Rochester, Minnesota

Bret A. Lashner, MD
Professor of Medicine

Gastroenterology and Hepatology
Cleveland Clinic
Cleveland, Ohio

Sum P. Lee, MD, PhD
Professor & Dean of Medicine
Li Ka Shing Faculty of Medicine
University of Hong Kong
Professor Emeritus
Division of Gastroenterology
University of Washington
School of Medicine
Seattle, Washington

Linda S. Lee, MD
Assistant Professor of Medicine
Harvard Medical School
Director, Endoscopic Education, Women's Health in
GI, IMPACT (lnterdisciplinary Management of
Pancreatic Cystic Tumors)
Clinic Brigham and Women's Hospital
Boston. Massachusetts

Daniel A. Leffler, MD, MS
Director of Clinical Research
Celiac Center
Beth Israel Deaconess Medical Center
Boston, Massachusetts;
Director of Quality Assurance
Gastroenterology
Beth Israel Deaconess Medical Center
Boston, Massachusetts;
Associate Professor
Medicine Harvard Medical School
Boston, Massachusetts

Anthony Lembo, MD
Director of GI Motility Center
Beth Israel Deaconess Medical Center
Boston, Massachusetts;
Associate Professor
Medicine Harvard Medical School
Boston, Massachusetts

Carole Macaron, MD
Cleveland Clinic
Gastroenterology and Hepatology
Digestive Disease Institute
Cleveland, Ohio

Catherine S. Manolakis, MD
Fellow Gastroenterology
University of South Alabama College of Medicine
Mobile, Alabama

Richard W. McCallum, MD, FACP, FRACP (Aust), FACG
Professor and Founding Chair of Medicine

Department of Internal Medicine
Director
Center for Neurogastroenterology and Gl Motility
Texas Tech University Health Sciences Center
Paul L. Foster School of Medicine
El Paso, Texas

Martin D. McCarter, MD
Professor Gl, Tumor, and Endocrine Surgery
University of Colorado School of Medicine
Aurora, Colorado

Peter R. McNally, DO, MSRF, MACG
Chief, Gastroenterology/Hepatology
Evans Army Hospital
Colorado Springs, Colorado;
Center for Human Simulation
University of Colorado School of Medicine
Aurora, Colorado

Gil Y. Melmed, MD, MS
Director, Clinical Inflammatory Bowel Disease
Department of Medicine
Cedars-Sinai Medical Center
Los Angeles, California

Fouad Joseph Moawad, MD, FACG
Director of Motility and Reflux Testing Lalo
Walter Reed National Military Medical Center
Bethesda, Maryland

Enrique Molina, MD
Gastroenterologist and Hepatologist
Gastroenterology Consultants
Memorial Healthcare System
Hollywood, Florida

Klaus E. Münkemuller, MD, PhD
Director Hirschowitz Endoscopy Center
Division of Gastroenterology & Hepatology
Professor of Medicine, University of Alabama
Birmingham, Alabama

Francis C. Okeke, MD, MPH
Postdoctoral Clinical Fellow
Gastroenterology (Neurogastroenterology)
Johns Hopkins University
Baltimore, Maryland

Kiyoko Oshima, MD
Associate Professor
Pathology
Medical College of Wisconsin
Milwaukee, Wisconsin

Theodore N. Pappas, MD
Professor of Surgery
Chief, Division of General & Advanced GI Surgery
Duke University Medical Center
Durham, North Carolina

Angelo H. Paredes, MD
Gastroenterology, Internal Medicine
Walter Reed Army Medical Center
Bethesda, Maryland

Gail Pearson, FNP-C
Nurse Practitioner
South Denver Gastroenterology
Englewood, Colorado

Shajan Peter, MD
Associate Professor of Medicine
Division of Gastroenterology-Hepatology
University of Alabama School of Medicine
Birmingham, Alabama

Lori D. Prok, MD
Assistant Professor
Pediatric Dermatology and Dermatopathology
University of Colorado Denver
Aurora, Colorado

Siobhan Proksell, BS, MD
Resident, Internal Medicine
Post Graduate Year 3
University of Pittsburgh Medical Center
Pittsburgh, Pennsylvania

Ramona O. Rajapakse, MD, FRCP(UK)
Associate Professor of Clinical Medicine
Medicine
Division of Gastroenterology
Stony Brook University Hospital
Stony Brook, New York

Francisco C. Ramirez, MD
Professor of Medicine
Gastroenterology
Mayo Clinic
Scottsdale, Arizona

Michael Reiter, DO
Associate Professor of Clinical Radiology
Stony Brook University Hospital
Stony Brook, New York

Joel E. Richter, MD, FACP, MACG
Professor and Director
Division of Digestive Diseases and Nutrition
University of South Florida
Tampa, Florida;
Director Joy McCann Culverhouse Center for
Swallowing Disorders
University of South Florida
Tampa, Florida

Mark S. Riddle, MD, MPH&TM, DrPH
Enteric Diseases Department
Naval Medical Research Center
Silver Spring, Maryland

Jason R. Roberts, MD
Assistant Professor, Gastroenterology
Hepatology and Nutrition
University of Louisville School of Medicine
Louisville, Kentucky

Arvey l. Rogers, MD, FACP, MACG
Professor Emeritus, Internal Medicine
Gastroenterology
Miller School of Medicine
University of Miami
Miami, Florida
USA

Suzanne Rose, MD, MSEd
Senior Associate Dean for Education
Professor of Medicine
University of Connecticut School of Medicine
Farmington, Connecticut

Kevin Rothchild, MD
Assistant Professor
GI, Tumor, and Endocrine Surgery
University of Colorado Hospital
Aurora, Colorado

Bruce A. Runyon, MD
Director of Hepatology
Santa Monica-UCLA Medical Center
Clinical Professor of Medicine
Division of Digestive Diseases David Geffen School of
Medicine at UCLA
Los Angeles, California

Paul D. Russ, MD
Professor Radiology
University of Colorado School of Medicine
Aurora, CO

Mark W. Russo, MD, MPH, FACG
Medical Dir'ector of Liver Transplantation
Hepatology
Carolinas Medical Center
Charlotte, North Carolina

Travis J. Rutland, MD
Digestive Health Specialists
Dothan, Alabama

Davinder Sandhu, MBBCh, FRCP
Fellow Division of Gastroenterology
University of Washington
Seattle, WA

Lawrence R. Schiller, MD
Attending Physician
Digestive Health Associates of Texas
Baylor University Medical Center
Dallas, Texas

Jonathan A Schoen, MD
Assistant Professor of Surgery
GI, Tumor, and Endocrine Surgery
University of Colorado Hospital
Aurora, CO

Raj J. Shah, MD, FASGE, AGAF
Associate Professor of Medicine
Gastroenterology
University of Colorado School of Medicine
Aurora, Colorado;
Director Pancreaticobiliary Endoscopy and Medical
Co-Director Digestive Health Center
Gastroenterology
University of Colorado Anschutz Medical Campus
Aurora, Colorado

Roshan Shreslha, MD
Chairman, Department of Transplantation
Medical Director of Liver Transplantation
Piedmont Transplant Institute, Atlanta, GA
Clinical Professor of Medicine
Mercer University School of Medicine
Savannah, Georgia

Won S. Song, MD
Chief, Nuclear Medicine Service
Department of Radiology
Womack Army Medical Center
Fort Bragg, North Carolina

Luca Stocchi, MD
Staff Surgeon
The Story-Garschina Chair in Colorectal
Surgery
Colorectal Surgery
Digestive Disease Institute
Cleveland Clinic
Cleveland, Ohio

Lisa Strate, MD, MPH
Associate Professor of Medicine
Department of Medicine
Division of Gastroenterology
University of Washington School of Medicine
Seattle, Washington

Joseph K. Sunny, Jr., MD
Senior Fellow
Division of Gastroenterology, Hepatology and Nutrition,
Texas Tech University Health Sciences Center

Paul L. Foster School of Medicine
El Paso, Texas

Christina M. Surawicz, MD
Professor Medicine
Division of Gastroenterology
University of Washington
Seattle, Washington

Jayant A. Talwalkar, MD, MPH
Professor of Medicine
Gastroenterology/Hepatology
Mayo Clinic
Rochester, Minnesota

Shalini Tayal, MD
Associate Professor
Department of Pathology
Denver Health Medical Center
Denver, Colorado
University of Colorado School of Medicine
Aurora, Colorado

John J. Tiedeken, MD
General Surgeon
Tiedeken General Surgery
Sacramento, California

Dawn M. Torres, MD
Chief Hepatology, Walter Reed National Military
Medical Center
Bethesda. Marvland

George Triadafilopoulos, MD, DSc
Clinical Professor of Medicine
Division of Gastroenterology and Hepatology
Stanford University School of Medicine
Stanford, California

James F. Trotter, MD
Medical Director of Transplant
Hepatology
Baylor University Medical Center
Dallas, Texas

Michael F Vaezi, MD, PhD, MS
Professor of Medicine
Clinical Director
Division of Gastroenterology and Hepatology
Vanderbilt UniversityMedical Center
Director, Center for Swallowing and Esophageal
Disorders
Director, Clinical Research
Vanderbilt University Medical Center
Nashville, Tennessee

Nimish B. Vakil, MD, FACP, FACG, AGAF, FASGE
Clinical Professor of Medicine

University of Wisconsin School of Medicine
and Public Health
Madison, Wisconsin

Rohini R. Vanga, MBBS, MD
Fellow Gastroenterology
Baylor College of Medicine
Houston, Texas

Shyam Varadarajulu, MD
Medical Director, Center for Interventional Endoscopy
Florida Hospital Orlando, Florida;
Professor of Medicine
University of Central Florida College of Medicine
Orlando, Florida

Stephen M. Vindigni, MD, MPH
Fellow of Gastroenterology
University of Washington School of Medicine
Seattle, Washington

Jill M. Watanabe, MD, MPH
Associate Professor of Medicine
Division on General Internal Medicine
University of Washington School of Medicine;
Harborview Medical Center
Seattle, Washington

Sterling G. West, MD, MACP, FACR
Professor of Medicine
Department of Medicine
Division of Rheumatology
University of Colorado School of Medicine
Aurora, Colorado

C. Mel Wilcox, MD, MSPH
Professor of Medicine
Division of Gastroenterology and Hepatology
University of Alabama at Birmingham
Birmingham, Alabama

Cemal Yazici, MD
Fellow in Gastroenterology and Hepatology
Division of GI-Hepatology
Department of Medicine
University of Illinois at Chicago
Chicago, Illinois

Patrick E. Young, MD
Fellowship Program Director Gastroenterology
Walter Reed National Military Medical Center
Bethesda, Maryland;
Associate Professor Medicine
Uniformed Services University of Health Sciences
Bethesda, Maryland

译者前言

随着医学科学研究的进展，很多疾病的诊断和治疗均得到了有效的解决，尤其是一些消化系统疾病。因此，对于每一位医生来讲，掌握临床知识进展并将其用于临床实践，将有益于个人的进步和患者的治疗。

《胃肠和肝病临床核心知识》恰巧是近年来不可多得的一本能够概括胃肠与肝病临床进展的实用书籍，内容引人深思，观点新颖可靠。

因此，应好友闫杰教授邀请，我们组织了一些相关专业高年资、大多为研究生学历的专科医生一起翻译本书以飨读者。这些译者均为活跃在医教研一线的各大医学院校附属医院的中青年医生，他们专业水平较高，英文较好，并对本书内容可以有较深入地理解，经过一年多的翻译和校对，顺利完成本书的翻译。在本书的翻译过程中，也获得天津市著名肝病学者朱理珉教授和首都医科大学附属北京地坛医院著名肝病专家成军教授的支持和指导，本书的副主译常晓华副主任医师、向晓辉副研究员和夏时海主任医师在本书校对过程中也做了大量卓越的工作。天士力医药股份有限公司学术市场部也对本书出版进行沟通和推荐等方面支持。本书出版过程中，学术秘书麦维利、张青在本书内容整理和沟通中做了大量工作，对此一并致谢。

本书以问答形式为主，介绍各种消化和肝脏疾病的临床重点知识，尤其是诊疗方面的进展，临床实用性强，适合消化专科医生或研究生作为参考书阅读，也适合住院医师在学习消化内科知识时进行参考。

本书进行了大量校对工作，以期尽力表达原书作者的意图，但因作者水平有限，在整个翻译校对过程中存在的不足，敬请各位读者不吝指出。

主任医师、教授

天津市西青医院 李 海

天津市医学会肝病学分会副主任委员

主任医师、教授

首都医科大学附属北京地坛医院肝病科 闫 杰

北京肝病学会青年委员会副主任委员

原书前言

　　要想从事医学事业，就必须了解疾病的病理生理、诊断和治疗的核心知识。在这本书中，你会找到许多肝脏和消化疾病相关问题的答案。我们希望医学生、住院医师、研究员，甚至是主治医师都能从中受益并得到启发。

　　作为本书主编，我非常感谢 James Merritt、Kelly McGowan 和 Elsevier 等工作人员对这个项目的出色支持，以及他们的勇气和决心，使得这本书可以出版。还要特别感谢为本书做出无私奉献的所有编者，由于分享了他们的富贵经验，才使得这本书更具有趣味性、教育性和经验性。

Peter R. McNally，DO，MSRF，MACG

谨以此书献给我的妻子（Cynthia），孩子（Alex、Meghan、Amanda、Genevieve 和 Bridgette），孙子（女）（Charlotte 和 Xavier）和我的父母（Jeanette 和 Rusel）。

目　录

消化科相关的 100 个信息 1

第 1 章　吞咽失调和吞咽困难 8

第 2 章　胃食管反流病 15

第 3 章　食管源性胸痛 22

第 4 章　失弛缓症 30

第 5 章　食管癌 38

第 6 章　食管的异常、感染和非酸性损伤 46

第 7 章　Barrett 食管 54

第 8 章　食管和胃的病理 58

第 9 章　胃炎、消化性溃疡、非甾体抗炎药和幽门螺杆菌感染 68

第 10 章　胃癌 77

第 11 章　胃黏膜皱襞肥厚 84

第 12 章　胃轻瘫 90

第 13 章　肝功能异常的评估 98

第 14 章　病毒性肝炎 105

第 15 章　丙型肝炎的抗病毒治疗 110

第 16 章　乙型肝炎抗病毒治疗 120

第 17 章　自身免疫性肝炎诊断 127

第 18 章　自身免疫性肝炎的治疗 140

第 19 章　原发性胆汁性肝硬化和原发性硬化性胆管炎 154

第 20 章　胃肠道和肝脏紊乱的免疫接种 163

第 21 章　妊娠与肝病 171

第 22 章　肝胆疾病的风湿性疾病表现 181

第 23 章　肝脏局部肿块的评估 187

第 24 章　药物性肝病 195

第 25 章　酒精性肝病、酒精性中毒和戒酒综合征 207

第 26 章　肝血管疾病 ……………………………………………… 217

第 27 章　非酒精性脂肪性肝病和非酒精性脂肪性肝炎 …………… 225

第 28 章　急性胰腺炎 ……………………………………………… 231

第 29 章　腹水 ……………………………………………………… 241

第 30 章　肝脓肿 …………………………………………………… 254

第 31 章　肝脏疾病的遗传形式 …………………………………… 260

第 32 章　肝活检 …………………………………………………… 267

第 33 章　肝胆疾病 ………………………………………………… 277

第 34 章　胆囊疾病 ………………………………………………… 283

第 35 章　ERCP 和 Oddi 括约肌功能障碍 ……………………… 288

第 36 章　急性胰腺炎 ……………………………………………… 294

第 37 章　慢性胰腺炎 ……………………………………………… 305

第 38 章　胰腺癌 …………………………………………………… 315

第 39 章　胰腺囊性病变 …………………………………………… 324

第 40 章　乳糜泻 …………………………………………………… 328

第 41 章　克罗恩病 ………………………………………………… 333

第 42 章　溃疡性结肠炎 …………………………………………… 340

第 43 章　嗜酸细胞性胃肠炎和嗜酸性粒细胞性食管炎 ………… 348

第 44 章　小肠细菌过度生长 ……………………………………… 354

第 45 章　结肠功能障碍和结肠癌 ………………………………… 359

第 46 章　便秘和便失禁 …………………………………………… 370

第 47 章　憩室炎 …………………………………………………… 380

第 48 章　阑尾疾病 ………………………………………………… 386

第 49 章　结肠炎：假膜性肠炎、镜下结肠炎和放射性肠炎 …… 390

第 50 章　上消化道出血 …………………………………………… 399

第 51 章　下消化道出血 …………………………………………… 406

第 52 章　隐性消化道出血和不明原因消化道出血 ……………… 413

第 53 章　急性腹痛的评估 ………………………………………… 421

第 54 章　急性感染性腹泻的评估 ………………………………… 429

第 55 章　慢性腹泻 ………………………………………………… 439

第 56 章　艾滋病和胃肠道 ………………………………………… 452

第 57 章　缺血性肠病 ………………………………………………… 461

第 58 章　营养、营养不良和益生菌 …………………………………… 469

第 59 章　小肠和结肠病理学 …………………………………………… 480

第 60 章　异物和胃肠道 ………………………………………………… 496

第 61 章　功能性胃肠疾病和肠易激 …………………………………… 499

第 62 章　内镜下癌症的筛查和监测 …………………………………… 509

第 63 章　胃肠道疾病的风湿性表现 …………………………………… 519

第 64 章　胃肠道疾病的皮肤表现 ……………………………………… 530

第 65 章　胃肠道系统的内分泌表现 …………………………………… 533

消化科相关的 100 个信息

Peter R. McNally, DO, MSRF, MACG

1. Runyon 法则 诊断继发性腹膜炎时需符合以下腹水检查结果中的 2 项以上。

- 总蛋白＞ 1g/dl。
- 葡萄糖＜ 50mg/dl。
- 乳酸脱氢酶（LDH）＞ 225mU/ml（或＞血清正常范围上限）。

对于肝硬化患者鉴别其腹水为原发性腹膜炎还是继发性腹膜炎非常重要，因为原发性细菌性腹膜炎（SBP）一般只需要内科治疗，但继发性腹膜炎常需要手术治疗。符合 Runyon 法则患者必须考虑继发性腹膜炎可能并立即进行腹部 CT 检查及早期手术准备。

2. 查加斯病（Chagas disease）是一种在中美洲和南美洲传播的、侵犯多系统的传染性疾病，病原为原虫中的克氏锥虫，通过接吻虫（Reduvid 虫）叮咬传播，机体的神经节细胞遭到破坏导致巨大食管、十二指肠、结肠和直肠受到影响。食管查加斯病与特发性食管失弛缓症类似。

3. 所有在 1945 ～ 1965 年出生的人，均应该进行一次丙型肝炎病毒（HCV）的检测，不管其是否具有危险因素。

4. 怀疑可能为食管静脉曲张破裂出血的患者，在内镜治疗之前一定要加用抗生素和奥曲肽治疗。

5. 有 5.85% 的下消化道出血患者，能自发停止且不复发，无论急诊结肠镜检查还是择期结肠镜检查均对临床和花费没有太大影响。

6. 至少有 25% 的脑卒中患者会出现吞咽困难，这种吞咽困难可能导致肺炎和误吸。大多数脑卒中患者吞咽困难症状可以改善，因此在发病后的前 2 周无须进行经皮胃肠造口营养治疗。

7. 在以下情况时应考虑阿米巴脓肿的可能。

- 化脓性脓肿或继发阿米巴脓肿不能排除。
- 给予足够抗生素治疗 5 ～ 7 天后没有良好疗效。
- 当脓肿很大，常超过 5cm 或在肝脏左叶，可能会有脓肿破裂及严重疼痛的风险。

8. 和单纯溃疡性结肠炎相比，溃疡性结肠炎合并硬化性胆管炎更常见。其常与下列情况相关：全结肠炎症、内镜下炎症活动、反流性回肠炎症、直肠不受累、结肠袋炎症风险增高、直结肠切除术后或空肠造口术后口侧出现静脉曲张，以及结肠癌等。

9. 食管病变引起吞咽困难，其管腔直径常＜ 13mm，而食管管腔直径＞ 20mm 时则不考虑与食管相关的吞咽困难。

10. HCV-RNA 阳性的母亲垂直传播概率为 2% ～ 10%，其垂直传播概率会在 HCV 合并 HIV 或 HCV-RNA 复制大于一百万时明显升高，没有证据表明 HCV 可通过母乳喂养传播。

11. 超过 90% 的硬皮病患者会合并食管动力异常。

12. 按风险分组，推荐以下高危人群应用结肠镜进行结肠癌筛查。

（1）一般情况

- 所有超过 50 岁的人。
- 如果是非裔美国人则应在 45 岁以上筛查。

- 如果检测结果为阴性，需要每 10 年进行一次结肠镜检查。

（2）如果结肠镜下发现结肠多发息肉或直径较大息肉

- 在结肠镜下进行活检。
- 如果是 1 ~ 2 个小腺瘤样息肉低级别异常，则每 5 ~ 10 年复查 1 次。
- 如果有 3 ~ 10 个腺瘤样息肉或有一个直径＞ 1cm 息肉，则需要在息肉切除术后 3 年复查。
- 对于某些类型的息肉或高度异常的息肉，需要 3 年内复查，如果复查正常，则 5 年内复查。
- 如果息肉数量超过 10 个，则需要 3 年内复查。
- 如果息肉仍存在或未完全切除，则需在 2 ~ 6 个月复查，以确定息肉被完整切除。

（3）因结直肠癌行手术治疗的患者

- 术后 1 年内行结肠镜检查；如果正常，3 年内复查；如果仍然正常，5 年内再次复查。

（4）有结肠癌家族史者

- 在 40 岁或家族成员被诊断为癌或结肠腺瘤性息肉的年龄前推 10 岁进行结肠镜检查，以较早者为准；若检查正常，每 5 年复查 1 次。

（5）家族性腺瘤性息肉病家族史者

- 10 ~ 12 岁开始每年行软式乙状结肠镜检查。
- 如果基因检测阳性，应考虑结肠切除术，因为结直肠癌的风险非常高。

（6）有家族遗传性非息肉病性结肠癌病史的人（Lynch 综合征）

- 每 1 ~ 2 年进行 1 次结肠镜检查，起始年龄在 20 ~ 25 岁或家庭成员患癌症年龄前推 10 岁，以较早者为准。
- 对一级直系亲属应进行遗传学检测。

（7）炎性肠病（IBD）患者

- 如果发现全结肠炎（炎症累及全结肠）则发病 8 年后开始每 1 ~ 2 年进行 1 次结肠镜检查；如果是左半结肠炎则发病 12 ~ 15 年后开始进行结肠镜检查。

13. 抗线粒体抗体（AMA）对原发性胆汁性肝硬化（PBC）诊断具有高度特异度（95% ~ 98%）。当临床高度怀疑 PBC 而 AMA 为阴性时，应进行肝活检以诊断是否为 AMA 阴性 PBC。

14. 自身免疫性胰腺炎与其他自身免疫疾病如自身免疫性肝炎、PSC、PBC、干燥综合征和硬皮病可能同时出现。自身免疫性胰腺炎的特点是存在自身抗体、血清免疫球蛋白（Ig）水平升高、血清 IgG4 水平升高（通常高于 140mg/dl），并使用糖皮质激素有效。类固醇停药后自身免疫性胰腺炎的复发率约为 41%。

15. 对乙酰氨基酚药物性肝损伤是美国急性肝衰竭的最常见原因。与对乙酰氨基酚药物性肝损伤预后不良有关的危险因素包括 pH ＜ 7.3 或国际标准化凝血酶原时间比率（INR）超过 6.5、肌酐超过 3.4mg/dl 和肝性脑病达到 3 级以上。N- 乙酰半胱氨酸解毒药应用于所有对乙酰氨基酚潜在中毒危险的患者。

16. 维多珠单抗是一种针对胃肠道淋巴组织内 T 细胞表面的整合素 $\alpha_4\beta_7$ 受体的高选择性单克隆抗体，可有效地治疗和缓解溃疡性结肠炎。

17. 应用食管 pH / 阻力监测导管并停止质子泵抑制剂治疗可区分酸反流和非酸反流，以及是否为食管高反应性导致的功能性胃灼热。

18. 年轻女性如果有可疑饮食异常、顽固性胃食管反流病（GERD），以及食管狭窄经扩张治疗无效，应考虑贲门失弛缓症的诊断可能。

19. 食管转移癌是少见的，但转移至食管的恶性肿瘤最常见的是黑色素瘤和乳腺癌。

20. 肝移植可治愈因蛋白 C、蛋白 S 或抗凝血酶缺陷引起的高凝状态疾病。但其他原因所致的高凝状态患者则需要长期抗凝治疗。

21. 由于存在高血压危象的风险，不应对怀疑嗜铬细胞瘤的患者进行内镜超声（EUS）细针抽吸术，由于存在严重低血压风险，也不应对考虑肝类癌患者进行活检。

22. 临床对怀疑大肠杆菌如 O157 ∶ H7 感染的患者应避免使用抗生素，因为可导致溶血性尿毒综合征的风险。

23. 当 Whipple 三联征（即低血糖症状、血糖低于 70mg/dl、进食后症状缓解）存在时，应考虑胰岛素瘤的诊断可能。

24. Barrett 食管发生癌症的风险为每年 0.5%，即每年约 200 例 Barrett 食管患者中有 1 例会发展为食管癌。

25. 局灶性增生结节（FNH）的中央瘢痕在 T_2 加权像（T_2WI）为高信号，纤维板层肝细胞癌（HCC）T_2 加权像为低信号。

26. 磁共振成像能准确区分 HCC 和肝异常增生结节，HCC 通常具有 T_2 加权像强信号，而肝异常增生结节则为 T_2 加权像低信号。

27. 缺血性肝炎（休克肝）特点为在发生全身性低血压或心排血量下降后出现天冬氨酸转氨酶（AST）、丙氨酸转氨酶（ALT）（正常上限的 10 倍）、胆红素、凝血酶原时间（PT）和乳酸脱氢酶（LDH）水平显著升高。

28. 在持续性呕吐后出现前胸剧痛和痉挛感的患者应考虑食管自发性破裂（Boerhaave 综合征）。

29. 对肝硬化伴有肝细胞癌患者需考虑新发门静脉血栓形成可能。

30. 急性胆汁淤积型肝炎的两个最常见原因是甲型肝炎和药物性肝损伤。

31. 普卢默 - 文森综合征（Plummer-Vinson 综合征，也称缺铁性吞咽困难）是一种以食管蹼、缺铁性贫血和舌炎为主要表现的三联征。

32. 对腹水诊断最重要的是分析白细胞计数和分类、革兰染色和细菌培养，以及白蛋白、总蛋白和细胞学检查（仅当怀疑是腹膜癌病变时）的结果。

33. 应用索菲布韦和雷迪帕韦联合治疗慢性丙型肝炎非常有效。数据显示这种 NS5A 抑制剂和 NS5B 抑制剂的组合持续治疗 12 周，病毒学应答率高达 99%。

34. 由于存在高血压危象的风险，不应对怀疑嗜铬细胞瘤的患者进行 EUS 细针抽吸术，而对于考虑肝类癌转移的患者也不应进行活检，因为可能会发生严重的低血压。

35. 肝硬化患者食用生蚝后发生创伤弧菌感染的可能性比正常人高 80 倍，感染后死亡风险也比正常人高 200 倍。

36. 患有 IBD 的妇女宫颈非典型增生和致癌的人乳头瘤病毒（HPV）感染的发生率高于一般人群，尤其见于免疫抑制治疗疗程超过 6 个月的患者。9～26 岁的女性和男性推荐进行 HPV 疫苗注射。

37. 自身免疫性肝炎发生急性重症（暴发性）肝衰竭患者，应单独使用泼尼松龙治疗，因为泼尼松是前体药，而硫唑嘌呤会使其起效时间延缓。

38. 住院期间发生的急性腹泻最有可能是梭状芽孢杆菌引起的。

39. 如果患者终末期肝病评分模型（MELD）评分为 15 分以上，或出现腹水、脑病、门静脉高压性出血、黄疸、体重减轻或 HCC 等危及生命的并发症，则应考虑进行肝移植。

40. 强有力的证据表明布地奈德与硫唑嘌呤联合治疗无症状、非肝硬化和没有其他自身免疫性疾病的轻度自身免疫性肝炎患者或有骨质疏松的老年自身免疫性肝炎患者是最合适的一线治疗。

41. 内镜检查是评估获得性免疫缺陷综合征患者上下消化道症状病因的最有价值的方法。

42. 血清 - 腹水白蛋白梯度（SAAG）通过以下方法计算：

$$SAAG= 血清白蛋白 - 腹水白蛋白$$

SAAG 是判断腹水性质及分类的有效指标。SAAG ＞ 1.1 g/dl 的患者考虑门静脉高压性腹水，SAAG ＜ 1.1 g/dl 的患者考虑非门静脉高压性腹水。

43. 平滑肌瘤是轴平滑肌细胞良性增生的结果，其平滑肌肌动蛋白（SMA）和结蛋白强表达，CD117 不表达。胃肠道间质瘤（GIST）由 CD117 和 CD34 强表达的增殖轴平滑肌细胞构成，GIST 的恶性程度取决于有丝分裂活性、坏死和细胞异型的程度。

44. 因乙型病毒性肝炎或丙型病毒性肝炎病毒感染引起的血管炎必须进行抗病毒治疗以清除血清中的病毒抗原。

45. 美国急性肝衰竭最常见的病因是对乙酰氨基酚中毒（约为 46%）、不确定病因（约为 14%）、药物性肝病（约为 11%）、乙型肝炎（约为 6%）、自身免疫性肝炎（约为 6%）、缺血性肝病（约为 4%）、甲型肝炎（约为 3%）和其他病因（约为 10%）。

46. 所有患有小关节炎、类风湿因子阳性和肝酶水平升高的患者应首先排除慢性丙型肝炎感染，然后考虑类风湿关节炎诊断。

47. 幽门螺杆菌被认为是在儿童期感染，与社会经济状况较差有关。幽门螺杆菌 cagA 基因与更严重的胃十二指肠病（如溃疡）有关。

48. I 型肝肾综合征的特征为肾功能快速进行性降低。其定义为在 2 周内血清肌酐水平增加 1 倍且 ＞ 2.5mg/dl，或比最初 24 小时肌酐清除率降低 50% 以上至 20 ml/min。本症临床表现为急性肾衰竭。

49. 胃泌素水平升高和胃类癌提示可能胃酸缺乏，应检查维生素 B_{12} 水平。

50. 腹水中性粒细胞计数是检测腹水细菌感染的最重要方法。多形核细胞数超过 250/mm³ 时，应使用头孢噻肟进行经验性抗生素治疗。

51. 顽固性乳糜泻（RCD）的定义为持续或反复发作的吸收不良症状和体征并伴有肠绒毛萎缩，且患者已经严格的无麸质饮食超过 12 个月。RCD 并不常见，见于 1% ～ 2% 的乳糜泻（CD）患者。I 型 RCD 见于未治疗时有小肠黏膜上皮内多克隆淋巴细胞浸润的患者。II 型 RCD 可以发现 CD8 阴性的单克隆异常的 CD3 阳性 T 淋巴细胞浸润。I 型和 II 型 RCD 的传统治疗包括全身应用皮质类固醇、布地奈德或硫唑嘌呤。II 型 RCD 预后较差，因其可能恶性转化为与肠病相关的 T 细胞淋巴瘤。

52. 超过 90% 的慢性丙型肝炎感染患者可引起原发性混合性冷球蛋白血症（essential mixed cryoglobulinemia，EMC）。

53. 所有患有系统性中小血管炎的患者应评估慢性乙型肝炎和丙型肝炎感染的可能。

54. 即使对那些缺乏幽门螺杆菌感染证据的患者，针对幽门螺杆菌的抗生素治疗可以治愈大部分黏膜相关淋巴组织（MALT）淋巴瘤患者。

55. JAK2 突变与骨髓增生性疾病和高凝状态的发病机制紧密相关，各地的巴德 - 吉亚利综合征患者均有 30% ～ 50% 出现 JAK_2 突变。

56. 80% 以上的贲门失弛缓症患者应用肉毒杆菌毒素治疗可在 1 个月内改善，但 1 年内缓解的概率低于 60%。

57. 强烈推荐对肝硬化患者注射甲型肝炎病毒（HAV）和乙型肝炎病毒（HBV）疫苗，因为感染这些病毒会大大增加发病率和病死率。

58. GIST 恶性可能主要预测因素包括瘤体＞ 3cm，每高倍镜视野有超过 10 个有丝分裂象。

59. 单纯疱疹病毒性肝炎可在妊娠期间暴发，并且病死率高。患者表现为在妊娠晚期出现发热，全身症状可能出现水疱性皮疹，也可存在肺炎或脑炎。肝活检表现特点为肝细胞坏死和活肝细胞中有包涵体存在，很少或没有炎性细胞浸润。本病给予阿昔洛韦治疗应答很快，没有必要立即终止妊娠。

60. 根据呼吸试验数据，60% 胃轻瘫患者伴有小肠细菌过度生长（SIBO）。餐后胃轻瘫患者腹胀的一些症状可能与 SIBO 有关，用抗生素、益生菌和肠道动力药治疗可有效缓解。

61. 吉尔伯特综合征是美国常见的良性疾病（白种人患病率约为 5%）。其特征为非结合胆红素升高（2 ～ 7mg/dl），其在禁食或疾病发生时更明显。吉尔伯特综合征并不增加肝病风险。

62. 约 12% 的慢性胰腺炎患者可出现脾静脉血栓。

63. 如果肝豆状核变性患者具有神经系统表现，凯 - 弗（K-F）环几乎总呈阳性。K-F 环的发现通常需要裂隙灯检查。不存在 K-F 环也不排除肝豆状核变性，而在其他肝病（如 PBC）中 K-F 环几乎不会呈阳性。

64. 对于不明原因的铁蛋白升高（>300 ng/ml）和运铁蛋白饱和度升高（>45%）患者，应进行遗传性血色病基因检测。

65. 70% ～ 80% 的 PSC 患者存在溃疡性结肠炎和克罗恩病，相比之下只有 5% 的 IBD 患者会合并 PSC。

66. α_1- 抗胰蛋白酶缺乏症的 ZZ 表型最可能引起肝病。

67. 非表皮松解性掌跖角化病（胼胝）是一种罕见的常染色体显性遗传病，由 17q25 染色体上的遗传异常引起，其一生中发生鳞状细胞食管癌的概率为 95%。其特征为手掌和足底角化过度及口腔黏膜增厚。

68. 肝豆状核变性的诊断依据为铜蓝蛋白＜ 20mg/dl，K-F 环，尿酮超过 40μg/24h，最准确的诊断依据为肝铜含量超过 250μg/g 干重。

69. 自身免疫性肝炎应考虑存在抗核抗体、抗平滑肌抗体，抗肝肾微粒体抗体 1 滴度＞ 1 ∶ 80，并伴有 AST 和 ALT 升高（正常上限的 5 ～ 10 倍）。

70. 据报道，先天性胆管囊肿恶变率为 10% ～ 30%。

71. 因 HBV 暴露而需要检测的大多为在美国以外出生的人。

72. 急性 HBV 感染慢性化的风险与感染发生的年龄呈负相关：围生期（垂直）获得性感染的 90% 成为慢性乙型肝炎，1 ～ 5 岁时感染的慢性化概率为 20% ～ 50%，成人 HBV 感染的慢性化概率为 5%。

73. CD 评估分为拟诊检查和确诊检查。

（1）拟诊检查

● 首选抗组织转谷氨酰胺酶（TTG）IgA 抗体检测。

    ● 如果患者总 IgA 水平正常：CD 诊断的敏感度和特异度为 95%。

    ● 如果患者总 IgA 下降则本测试结果不可靠。

- 如果患者总 IgA 低水平：测血清脱醇溶蛋白肽（DGP）抗体，也可测 TTG 的 IgG 抗体。
- HLA 的 DQ2 和 DQ8 具有良好的阴性预测价值。
- 在 2 岁以下的儿童中，可单独检测 TTG 的 IgG 抗体或与 DGP 联合检测。
- 以上所有抗体测试前，患者均应服用含麸质的饮食。

（2）确诊检查：十二指肠组织检查（十二指肠球部 2 块、降部和水平部 4 块）结果符合 Marsh 或 Corazza 病理诊断标准。

74. 所有准备进行免疫抑制治疗的患者均应进行乙型肝炎检测。如果乙型肝炎表面抗原呈阳性，即使 ALT 水平正常、HBV-DNA 水平低或检测不到，也应该开始抗病毒治疗。

75. HBV 的垂直传播是常见的。尽管进行被动和主动免疫预防，但如果母亲 e 抗原呈阳性且病毒载量超过 20 万 U/ml，则新生儿有 7%～9% 的风险感染 HBV。

76. 约 30% 的 IBD 患者出现肠外表现，包括葡萄膜炎、巩膜炎、巩膜外层炎、坏疽性脓皮病、结节红斑、周围性关节炎、中轴关节炎、硬化性胆管炎、口疮性口炎、血栓栓塞和草酸性肾结石。

77. PSC 相关的恶性肿瘤包括胆管癌、胆囊癌、结肠直肠癌（当合并 IBD 时）和 HCC（当肝硬化存在时）。

78. 熊去氧胆酸是 PBC 的首选治疗方法，但对男性、诊断年龄早、肝硬化患者和没有生化改善的个体疗效较差。

79. 嗜酸粒细胞性食管炎是急性食物阻塞的最常见原因。

80. 所有药物诱导的自身免疫性肝炎患者中有 90% 是米诺环素和呋喃妥因引起。

81. 如果计划在 4 周内到 HAV 流行地区旅行，应给予抗 HAV 免疫球蛋白免疫预防，因为接种疫苗需要 4 周后才能发挥足够的免疫力。

82. 遗传性胰腺炎基因异常包括阳离子胰蛋白酶原基因（PRSS1）、胰分泌胰蛋白酶抑制基因（SPINK1）和囊性纤维化跨膜电导调节因子基因（CFTR）突变，这些基因突变是导致慢性胰腺炎的危险因素。

83. 如果酒精性肝炎 Maddrey 判别函数［公式：4.6×（PT － 对照 PT）＋ Tbil］为 32 以上，则可用泼尼松龙治疗每天 40mg，持续 28 天，可改善酒精性肝炎的存活率。泼尼松龙治疗酒精性肝炎的禁忌证包括肾衰竭、胃肠道出血和活动性感染。

84. 药物可导致胆囊结石。头孢曲松从胆汁排泄，与胆汁中的钙在胆囊形成沉淀，孕激素、口服避孕药和奥曲肽（生长抑素）会影响胆囊排空而促进胆囊结石形成。

85. 任何原因的肝硬化均需要筛查食管静脉曲张和肝癌。

86. 失代偿性酒精性肝硬化患者戒酒 6 个月以上进行肝移植疗效较好。但不幸的是，肝移植后患者再次饮酒仍然很常见。

87. 口服避孕药或妊娠的女性在出现慢性腹部钝痛、新发腹水、下肢水肿和肝酶升高时应考虑巴德 - 吉亚利综合征。

88. 奥曲肽和米多君联合治疗也是 I 型肝肾综合征的一种重要治疗方法。

89. 首次发生腹水后肝硬化的患者 1 年和 2 年的生存率分别为 50% 和 20%。利尿剂抵抗导致腹水患者的预后更差，1 年生存率为 25%。因为肝硬化发生腹水的患者肝移植后 1 年生存率＞ 75%，因此应考虑肝移植治疗。

90. 在 II 型肝肾综合征中，肾衰竭不会快速进展，这些患者常有难治性腹水的表现。

91. 阿米巴脓肿的治疗包括甲硝唑和腔内应用杀阿米巴药物。

92. 怀疑 SBP 的处理包括：腹腔穿刺术、送腹水检查细胞计数和分类、白蛋白、蛋白质、革兰染色和培养。如果腹水中性粒细胞＞ $250/mm^3$ 或临床高度怀疑存在 SBP，则应立即开始静脉注射头孢噻肟 2g，每 8 小时给药一次。如果考虑院内感染或头孢菌素耐药的 SBP，则应考虑应用碳青霉烯类药物。

93. 诊断 PBC 和 PSC 肝活检表现

● PBC：广泛胆管损害（非化脓性破坏性胆管炎），其特征为胆道上皮损伤、基底膜破坏和淋巴浆细胞浸润。高达 25% 的病例出现非干酪性肉芽肿。

● PSC：对胆管洋葱样改变和胆管数量减少具有诊断价值，但只在＜ 40% 的患者肝活检呈阳性。

94. 胰腺癌（PC）的临床表现

● 库瓦西耶征：有黄疸的患者在右上腹部可触及肿大的胆囊，这是胰腺癌导致胆管阻塞引起的。但是这一发现并不是 PC 所特有的，远端胆管癌或壶腹肿物的患者也可能出现。

● Trousseau 综合征：胰腺癌患者出现浅表或深静脉血栓常可导致此综合征。

95. 任何无法解释的腹泻均应考虑 SIBO 这一常见疾病。

96. 幽门螺杆菌感染不是胃食管反流病的重要发病机制。

97. GERD 最常见的机制是一过性食管下段括约肌松弛（TLESR）。TLESR 导致胃酸反流，这些没有中和的胃酸常位于餐后食物上面并在餐后反流。

98. 准备肝移植的 HCC 患者通常用药物洗脱珠动脉化疗栓塞（TACE）术控制肿瘤。

99. 选择性放疗钇 -90 微球可用于结肠、直肠、肝转移或 HCC，但放置前需要先进行胃十二指肠动脉和其他进食相关腹腔动脉和肠系膜上动脉分支栓塞，以防止治疗后胃和十二指肠溃疡发生。

100. 肝性胸腔积液定义为肝硬化患者胸腔积液，排除心脏、肺部或胸膜病变。5% ～ 10% 肝硬化腹水患者发生肝性胸腔积液（右侧 70%）。住院的肝硬化胸腔积液患者约 10% 出现自发性细菌性脓胸，且其中 40% 不伴有原发性腹膜炎。这些患者胸腔积液诊断性穿刺用于评估胸腔积液形成的其他原因和确定是否有脓胸存在，胸腔引流管禁用于单纯肝性胸腔积液患者，因其可导致患者临床症状发生快速恶化。

（李　海　译校）

吞咽失调和吞咽困难

Francis C. Okeke，MD，MPH，and John O. Clarke，MD

1. 吞咽困难的定义是什么？

吞咽困难（dysphagia）来源于希腊单词"dys"（意为困难）和"phagia"（意为吃），指主观的吞咽困难或吞咽异常，或食物或液体从口腔到胃部通过困难。

2. 吞咽痛的定义是什么？

吞咽痛（odynophagia）来源于希腊词根"odyno"（意为疼痛）和"phagia"（意为吃），指吞咽时疼痛。吞咽痛可以伴或不伴吞咽困难。

3. 癔球症的定义是什么？

球感觉是指在两餐之间一个间歇性或持续的喉咙异物或肿块的感觉，没有吞咽困难或吞咽痛。癔球症旧称梅核气，是由于之前的医生错误地认为其发病原因可能是催产素引起的。

4. 正常吞咽的不同阶段是什么？

吞咽分为三个不同的阶段。经口预备/转移阶段，自主咀嚼，食物与唾液混合，转移到舌后。咽阶段是食团通过松弛的食管上括约肌被推到咽部。食管阶段是食团通过食管蠕动和食管下括约肌转移进入胃。咽和食管阶段是通过反射和自主活动完成的。

5. 吞咽困难是一个报警症状吗？

是的。吞咽困难的存在表明机体异常并需要进一步的评估。尽管吞咽困难的出现可能是良性过程，但它既不是一种自然现象，也不是衰老的结果，所以需要进一步的评估。

6. 临床吞咽困难是如何分类的？

吞咽困难可根据位置或病因进行临床分类。根据位置分类，吞咽困难通常可以分为口咽吞咽困难（也称为转移吞咽困难）或食管吞咽困难。如果按病因分类，吞咽困难可分为机械性障碍（通常表现为固体食物吞咽困难）或运动性障碍（通常表现为固体和液体吞咽困难）。

7. 口咽吞咽困难的临床特点是什么？

口咽吞咽困难导致食物很难从口腔到后咽。这可能导致主观的颈部梗阻症状、咳嗽、窒息、固体或液体（包括鼻反流）反流、流口水、言语障碍、吸入性肺炎。特定的身体动作可能改善口咽功能，可以用来弥补不足。

8. 口咽吞咽困难的鉴别诊断有哪些？

口咽吞咽困难可能来自共济失调、推进减弱或结构异常。虽然鉴别诊断很广泛，但神经或肌肉病变是最常见的病因，老年人约占病例的80%，而其中绝大多数为脑血管意外所致。更广泛的鉴别见表1-1。

表 1-1　吞咽困难的鉴别诊断		
医源性	**代谢**	**肌痛**
腐蚀性（药物伤害或摄入）功能性吞咽困难	淀粉样变	结缔组织病（硬皮病、干燥综合征、系统性红斑狼疮）
药物副作用（化疗、精神安定药、抗胆碱类、抗组胺药、抗高血压药、类固醇及其他不常见的药物）	库欣综合征	皮肌炎
	甲状腺功能减退与黏液性水肿	强直性肌营养不良
	甲状腺毒症	重症肌无力
	肝豆状核变性	代谢性肌病
手术后的放疗		眼咽型肌营养不良
		多肌炎
		副瘤综合征
		结节病
传染性	**神经系统**	**结构**
AIDS（中枢神经系统受累）	肌萎缩侧索硬化	颈蹼
肉毒中毒	脑干肿瘤	先天性疾病（如腭裂）
白喉	脑神经麻痹	环咽肌切迹
莱姆病	脑血管意外	牙科异常
黏膜炎症（脓肿、念珠菌属、巨细胞病毒、单纯疱疹病毒、咽炎、结核病）	痴呆	外源性压缩（甲状腺肿、淋巴结病、肿瘤）
	吉兰 - 巴雷综合征	口咽肿瘤
狂犬病	头部外伤	假肢
梅毒	亨廷顿病	骨骼异常和骨赘
	代谢性脑病	口干燥症
	多发性硬化症	食管憩室（泽克憩室）
	帕金森病	
	脊髓灰质炎（延髓）	
	脊髓灰质炎后综合征	
	迟发性运动障碍	

9. 脑血管意外相关的吞咽困难有什么特点？

脑卒中后吞咽困难是很常见的（至少 25% 的患者可发生），是发生吸入性肺炎的危险因素。早期评估可以减少这些并发症，且大多数患者吞咽困难在脑血管意外发生 2 周后会得到改善。因为 2 周后症状将会有所缓解，应该避免在脑血管意外发生的前 2 周进行侵入性治疗，如经皮胃造口术。

10. 患者能够正确定位吞咽困难的位置吗？

口咽吞咽困难患者普遍认为他们的障碍是在口咽和颈部。然而，食管吞咽困难患者吞咽困难症状不能预测可靠的病变位置。原发的远端食管（剑突附近）吞咽困难通常被视为一个远端食管的特定部位；胸骨上的病变（或胸部）定位缺少特异性，可被误认为远端食管约 1/3 以下。

11. 评估口咽吞咽困难的最佳方法是什么？

仔细询问病史和详细的体检是必不可少的第一步，大多数口咽吞咽困难患者需要做 X 线检查。由于吞咽是一个快速的过程，静态钡透研究对于口咽疾病的评估往往是不充分的。首选推荐的检查是视频透视或改良吞钡造影。一些医疗机构也可以使用光导纤维内镜或鼻咽纤维镜来评估吞咽情况，这两种内镜允许对结构异常组织直接成像，如果需要也可以进行活检。常规食管、胃、十二指肠镜检查和食管测压法在人群中的作用有限，可起到补充作用。

12. 食管吞咽困难的鉴别诊断是什么？

食管吞咽困难通常与运动障碍（如失弛缓性痉挛、胡桃夹子食管、硬皮病）或机械障碍（如狭窄、食管环、食管蹼、憩室、癌症）有关。运动障碍性吞咽困难为吞咽固体和液体食物困难，而机械障碍性吞咽困难为吞咽固体食物困难，两者的鉴别诊断见表 1-2。

表 1-2　食管性吞咽困难的鉴别诊断	
机械性	**动力性**
腐蚀性的鼻胃管狭窄	失弛缓性
心血管危害（食管受压性吞咽困难）	弥漫性食管痉挛
憩室	胃食管连接流出障碍
嗜酸性食管炎	功能性吞咽困难
食管环或食管蹼	无效食管蠕动
感染性食管炎	手提钻食管
药源性损伤	胡桃夹子食管
消化性狭窄	硬皮病
辐射损伤	
肿瘤（良性或恶性）	

13. 怀疑食管性吞咽困难的患者问诊的关键问题是什么？

详细的病史常常可以明确食管性吞咽困难的病因。初步评估的要点阐明如下所述。

- 病史：症状存在多久了？多久发生一次？是否随着时间而进展？
- 吞咽困难：什么类型的食物导致吞咽问题（固体、液体，还是两者都有）？食物卡在了哪里？持续多长时间？
- 反流：食物或液体返回到喉咙还是口腔里？发生在正在吃饭的时候还是这顿饭结束后不久或在更晚的时间？是在吃完饭之后几小时内发生吗？它是更容易发生在躺下的时候还是坐起来的时候？反流物是酸的还是苦的？
- 咳嗽：在吃饭时或饭后有咳嗽或窒息吗？咳嗽是在吞咽时发生还是吞咽后不久或餐后？
- 疼痛：吃饭时或者饭后有喉咙痛或胸痛吗？疼痛部位在哪？有放射到其他部位吗？

14. 大多数患者出现吞咽困难症状的管腔直径是多少？

这个问题是由放射学家 Richard Schatzki 在二十世纪五六十年代进行评估的。他报道说："患者远端食管环（现在称为 Schatzki 环）腔的直径 < 13mm，吞咽困难是几乎普遍存在的。如果直径 > 20mm，是没有症状的。"如果直径在这范围之间，一些人可以出现断断续续的症状。正是因为这些开创性的研究，传统的射线成像技术评估吞咽困难时使用的钡片直径为 13mm。

15. 评估患者食管性吞咽困难的诊断方法有哪些？

从详细的病史中能获得很多信息；然而，为了得出诊断和优化治疗方案，诊断方法是必要的。评估吞咽困难，目前的主要诊断方法有 3 个，还有一些其他新兴的研究。下面列出的是一些关键的检查方法。

● X 线透视检查（图 1-1）：经典的 X 线透视检查的研究方法是食管 X 线钡剂，连续 X 线进行对比。使得结构损伤可视化，如食管环、蹼、条状物、狭窄、肿块、憩室和瘘管。它还可以发现运动性痉挛和贲门失弛缓性等运动异常。

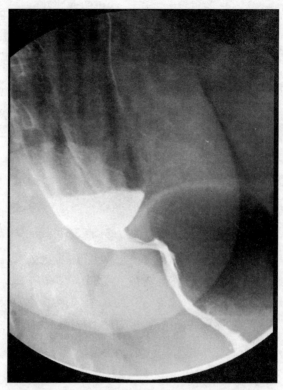

图 1-1　贲门失弛缓症的 X 线透视表现
注意食管的扩张，经典的鸟喙样外观（表示食管下括约肌收缩变形）

● 内镜检查：通过口腔到小肠的可屈式的纤维光导管，使病变可以直接可视化、进行活检和潜在的治疗选择（如扩张），也可以结合超声内镜来评估可能的外压或黏膜下层的病变。

● 测压法：放置连接众多压力传感器的导管，用于测量食管上括约肌、食管体部、食管下括约肌。本研究评估管腔内的压力和压力活动的协调。这是食管运动性障碍最敏感的检查，但通常应用于一些其他检查诊断不明确的病例。

● 阻抗：是通过对团流的直接测量，是一种有用的辅助测量法，主要用于检测非酸性反流，但是有需要时可以使用它来进行吞咽困难的检查。

● 阻抗平面测量：这是一个最近被美国食品药品监督物管理局（FDA）批准的新技术。它可以用来评估食管的依从性，在最近的论文中已被证明对于预测贲门失弛缓症和嗜酸性食管炎患者的预后有益处。目前此技术仅限应用于三级转诊中心，并且评估吞咽困难的作用在一定程度上还不清楚。

16. 食管性吞咽困难患者的最佳初始检查是什么？

这是一个有争议的领域，对于用钡剂还是内镜检查作为初始检查的选择是有争议的。内镜检查提供诊断价值，以及获得活检以明确病因，并进行治疗干预，如扩张。钡剂检查对于近端病变或运动性疾病的患者可能提供更多的信息。官方指南没有推荐哪一种方法更好，初始检查的选择通常是基于当地的实践模式和区域专业知识。

17. 年轻患者吞咽困难的最常见原因是什么？

嗜酸性粒细胞性食管炎是目前年轻患者吞咽困难最常见的原因，其发病率和诊断率也在上升。虽然病因不明确，但它被认为与过敏有关，是一种过敏物质在嗜酸性组织沉积，导致食管重塑、扩张性降低，并以环状物形成和狭窄为特征。食管活检的诊断标准为每高倍视野超过 15 个嗜酸性粒细胞。典型的内镜表现包括环周食管环、纵沟和白色斑块（代表嗜酸性微脓肿），但是 20% 以上的患者内镜下表现是正常的。这就是在胃镜检查术中应对所有吞咽困难的患者进行活检的原因。

18. 食管嗜酸性粒细胞增多症的首选治疗方法是什么？

使用质子泵抑制剂后，约 25% 的食管嗜酸性粒细胞增多症患者的症状会有明显的改善或解决。因此嗜酸性粒细胞性食管炎定义为那些尽管应用酸抑制治疗，仍有持续嗜酸性粒细胞沉积的患者。对于这样的患者，有数据支持使用类固醇（包括局部和全身）、饮食的调节和间断内镜下扩张有效。目前对于最佳初始治疗方法还没有明确的共识，也没有好的一对一试验。大多数专家建议初始使用局部类固醇治疗，通常口服氟替卡松（220 ～ 440mg，每天 2 次）或较稠的布地奈德（1mg，每天 2 次）。

19. 嗜酸性粒细胞性食管炎患者内镜下扩张治疗是安全的吗？

早期报道显示，对嗜酸性粒细胞性食管炎患者进行内镜下扩张治疗，深部黏膜撕裂增加了穿孔的风险；除非保守治疗失败且明确存在狭窄，否则不建议医疗机构扩张治疗。然而，最近的研究表明，扩张治疗的穿孔率远低于早前报道（迄今为止约 0.3%），如果小心操作，其可能是一种安全的治疗选择。虽然扩张治疗能有效地缓解吞咽困难，但它并不是治疗炎症的本质，缓解可能只是暂时的。

20. 什么是 Schatzki 环？

Schatzki 环是鳞柱交界处存在的薄膜（分离食管和胃），由黏膜和黏膜下层组成。对于它是一个退化的结构还是由于反流和炎症形成的，还存在争议。年龄超过 50 岁的成年人，约 15% 存在 Schatzki 环，这是一个良性的过程。它可以引起进食固体食物后间歇性吞咽困难，可以进行扩张治疗。有数据表明，抑酸治疗可减少扩张后食管环的复发。临床经典场景是"牛排综合征"，有一个商人在一家牛排店吃晚餐，交谈的时候吃了一块稍大的牛排，随后出现一块牛排嵌塞在食管环上。

21. 普卢默 - 文森综合征是什么？

普卢默 - 文森综合征是吞咽困难和缺铁性贫血同时出现的一种罕见的食管蹼。食管蹼是一种薄但水平的层状鳞状上皮细胞膜，通常是偏心的不完整的环周结构。其治疗包括铁元素的补充、扩张和使食管蹼破裂。普卢默 - 文森综合征患者患食管鳞状细胞癌的风险较高。

22. 咽下部憩室是什么？

咽下部憩室是一种下咽部黏膜外翻（或憩室），位于近端环咽，往往是这一部位相对梗阻的结果。其症状包括吞咽困难和反流，常是迟发的。确认咽下部憩室最好的方法就是吞钡剂。咽下部憩室治疗包括外科憩室切除伴或不伴肌切开术、硬式内镜切开和可屈式内镜环咽肌切开术。

23. 传统和高分辨率食管测压术之间的区别是什么？

通过导管测压法使用压力传感器测量食管压力和评估收缩协调性，传统的测压法和高分辨率测压法的根本区别是传感器的数量和传感器之间的空间。传统测压传感器间隔约 5cm，而高分辨率测压使用的传感器遍布食管的全长，其间距不超过 1cm。它可以更详细地分析食管压力模式，增加敏感性，并可为疾病的预后提供信息，如贲门失弛缓症。由于使用高分辨率测压法得到的数据明显增加，这些数据可显示为食管压力地形图，使其更直观可视。

24. 什么是食管运动的芝加哥分类?

高分辨率食管测压提供了更详细的数据，因此提出来新的分类计划来指导使用效果。芝加哥分类是目前通过高分辨率食管测压法对食管运动障碍进行分类的最主要的分类方法。芝加哥分类的主要步骤是胃食管交界处的评估和食管收缩性评价。基于这 2 个参数，与不确定有临床意义的边界异常相对比，研究可以分为明显的异常和未见异常的正常个体。芝加哥分类的主要分类见框 1-1。

框 1-1　食管动力的芝加哥分类：高分辨率测压	
贲门失弛缓症	边界运动功能
EGJ 流出道梗阻	频繁无效蠕动
运动功能异常	弱蠕动
食管痉挛	快速收缩
收缩亢进（手提钻）食管	高压（胡桃夹子）食管
蠕动缺乏	正常

EGJ. 食管胃交界部

25. 什么是胡桃夹食管?

"胡桃夹食管"是由唐纳德 - 卡斯泰尔博士命名的，他可能是世界上在食管动力学方面最有权威的人。这个术语被用来描述食管的压力非常高，以至于也许可以钳开一个坚果（因此而得名）。食管收缩正常振幅范围为 30 ～ 180mmHg，而胡桃夹食管被定义为平均食管收缩振幅超过 180mmHg。胸部疼痛和吞咽困难是胡桃夹食管的症状，但是目前还不清楚高收缩幅度是否是引起这些症状的原因或是其他疾病的结果。它的治疗包括反流治疗（符合适应证）和平滑肌松弛剂（如钙通道阻滞剂或硝酸盐）治疗。

26. 食管痉挛是否常见?

食管痉挛被定义为有症状的食管不协调或快速地收缩，其症状可为胸痛和吞咽困难。它通常被认为是由不明原因的胸痛和吞咽困难引起的，但几项大的研究表明食管痉挛实际上是罕见的。一个大规模的研究表明，仅有 3% 不明原因胸痛或吞咽困难的患者存在食管痉挛。虽然钡剂造影可高度提示是否存在食管痉挛，诊断的金标准是食管测压。其治疗包括反流治疗（符合适应证）、平滑肌松弛剂（如钙通道阻断剂或硝酸盐）治疗。

27. 什么是硬皮病食管?

超过 90% 的硬皮病患者存在食管动力障碍。其特点是食管下括约肌低压和蠕动停止或减弱；然而硬皮病患者食管情况变化多样，并不是所有的硬皮病患者都有这种模式。通俗地讲，食管下括约肌低压和蠕动停止的测压模式被称为硬皮病模式或硬皮病食管。然而，要指出的是这种模式并不能确诊为硬皮病，因为在其他情况下也可以出现。

28. 心血管异常会导致吞咽困难吗?

有时由于血管异常压迫食管会导致吞咽困难，这称为咽下困难，比较少见。诊断建议行食管钡剂造影，或可经内镜超声或 CT 证实。就我们的经验来讲，通常采取保守治疗。在老年人中，胸主动脉重度动脉粥样硬化或大动脉瘤可导致食管受压被称为主动脉吞咽困难。

29. 什么是功能性吞咽困难?

功能性吞咽困难由罗马Ⅲ标准定义为在无胃食管反流情况，或无结构紊乱、无运动障碍时，食管中固体或液体储存或通过不正常。虽然病因并不明确，但被认为是内脏超敏反应的一种表现形式。患者尽量避免任何已知诱因。其治疗主要是支持治疗。

30. 应该如何处理食管吞咽困难的?

吞咽困难的评估是不规范的，可根据当地存在的实践模式变化。社会指南十多年没有更新，上消化道内镜检查还是钡剂食管检查作为首选的检查仍然存在争议。食管吞咽困难的处理步骤如图1-2所示。

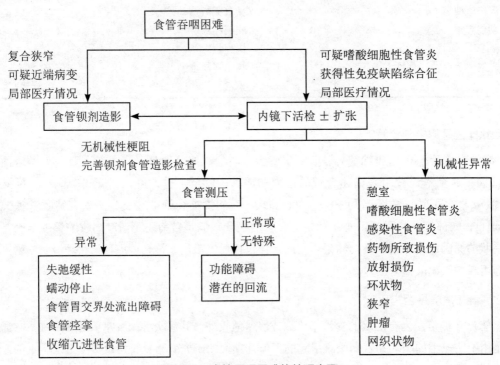

图1-2　食管吞咽困难的处理步骤

（陈　晶　译，张　青　校）

胃食管反流病

Fehmi Ates，MD，and Michael F. Vaezi，MD，PhD，MS

1. 什么是胃食管反流病?

当胃内容物反流引起不适症状或并发症时，胃食管反流病（GERD）就发生了。这意味着 GERD 被定义为是症状或客观结果（如食管的糜烂或 Barrett 食管）的结合。

2. GERD 是一种常见的疾病吗?

GERD 是胃肠道最常见的疾病之一。在发达国家，GERD（胃灼热、反酸或两者均有，至少每周发生一次）的患病为 10%～20%。然而在亚洲，GERD 的患病率少于 5%。在美国，GERD 是最常见的胃肠道门诊就诊疾病（2009 年门诊达到 890 万人次）。GERD 患者的快速增长似乎是与过度肥胖的快速增长有关，肥胖导致腹围增加和食管下端括约肌（LES）松弛，从而导致回流。

3. GERD 是一个重要的公众健康问题吗?

GERD 已经成为一个重要的公共卫生问题，因为它损害了生活质量，造成了严重的经济负担，降低了生产力，需要药物治疗和咨询。在美国治疗典型胃食管反流病的成本为 90 亿～120 亿美元；治疗 GERD 食管外症状的花费是治疗 GERD 典型症状费用的 4～5 倍，估计将接近 500 亿美元。

4. 什么是 GERD 最典型的症状?

GERD 的两个最典型的症状是胃灼热（烧心）和反流。胃灼热的特征是短时间（几分钟）痛苦的胸骨后烧灼感。反流的定义是胃内容回流入口中，而与恶心或干呕不相关。有些患者认为他们的反流事件为心绞痛样胸痛，但这种症状需要在确认为 GERD 之前对心脏方面进行全面的评估。

5. GERD 的其他症状有哪些?

反酸、吞咽困难和吞咽痛被认为是 GERD 的其他典型症状。

反酸是突然在嘴中出现微酸味或咸味液体，但它不是反刍流体，而是迷走神经介导的对胃酸反应性的唾液腺分泌。

吞咽困难，在长期患 GERD 的人群中存在吞咽困难者高达 40%，并可能预示着食管狭窄、食管运动功能障碍、食管环甚至食管癌的存在。吞咽困难是报警症状或警告标志，提示应早期进行内镜检查以排除胃食管反流病的并发症。

吞咽痛，通常被描述为位于胸骨后面的尖锐或撕裂样疼痛。虽然糜烂性食管炎或严重反流所致的食管溃疡可引起吞咽疼痛，但都只是吞咽疼痛的不常见病因。存在吞咽痛时，应考虑其他引起食管炎的原因，尤其是感染或有影响的药物引起的损伤。

6. GERD 食管外的临床表现是什么?

慢性咳嗽、哮喘、慢性喉炎、龋齿、慢性阻塞性肺疾病、声音沙哑、癔球症、后鼻滴涕、鼻窦炎、中耳炎、复发性肺炎和喉癌是 GERD 的食管外表现。这些症状可能与主要的症状同时发生或单独发生。后者导致反流病的延误诊断，成为患者症状的潜在进展因素。

7. 其他什么疾病需要与 GERD 进行鉴别诊断？

GERD 应该与感染性食管炎、药物性食管炎、嗜酸性食管炎、消化性溃疡病、非溃疡性消化不良、胆道疾病、冠状动脉疾病和食管运动障碍等疾病相鉴别。不能依赖症状本身与这些疾病相鉴别。同样，症状的严重程度和持续时间与食管炎的严重程度相关性很差。然而，许多上述疾病的患者均有与 GERD 相同的症状，更加重要的是，要排除那些对抑酸治疗无效的疾病诊断。

8. 在 GERD 的病理生理过程中都有哪些病变参与其中？

食管胃交界处功能障碍、食管体部功能障碍、胃排空延迟、胃内压增加、酸袋、食管高敏均参与胃食管反流病的病理生理过程。最常见的两种病理生理机制：①暂时性食管下端松弛（TLESR），这是最常见的原因；②食管裂孔疝所造成的 LES 压力降低，这在 Barrett 食管患者中更为常见。TLESR 事件使气体能从胃内排出，是由胃扩张触发的经迷走神经介导的神经反射。TLESR 平均持续约 20 秒，这显著长于典型吞咽引起的食管松弛时间。硬皮病或干燥综合征患者，食管蠕动和唾液的改变是重要的促成因素。

9. 食管胃连接处的组成成分是什么？

三个组件组成了食管胃连接处：LES、膈膜脚和解剖瓣阀。这种复杂的功能使其成为抗反流屏障，功能正常时，可以防止胃内容物反流进入食管；功能异常时，可能会出现症状或食管糜烂。

10. LES 的位置及其功能是什么？

LES 位于食管远端 3～4cm，休息时呈收缩状态。它是抗反流屏障的主要成分，即使膈角被裂孔疝完全取代时，LES 也能够防止反流。LES 的近端部分通常位于鳞状上皮与柱状上皮交界处上方 1.5～2cm；而远端段位于腹腔内，长度约为 2cm。在腹内压力偏离额定值时，LES 的位置能够维持食管正常功能。5～10mmHg 的 LES 压力足以防止胃食管反流病的发生，而 LES 静息压力范围为 10～35mmHg，这具有足够的缓冲能力。

11. 解剖瓣阀是什么？

健康人在食管胃连接处存在解剖瓣阀，能够保持腹部 LES 远端的一部分功能，从而维持 His 角（胃入口和食管之间的锐角）的角度。瓣阀破坏和 LES 移动到膈膜脚上方，则使高压区域失去了协同作用，并且括约肌（LES 和膈膜）张力明显变弱。

12. 食管体部功能障碍在胃食管反流病的发展中的作用是什么？

食管蠕动时就开始酸清除，从而清空从食管回流的液体，并通过吞噬唾液完成残留的酸清除。所以蠕动功能是对胃食管反流病重要的防御机构。特别重要的是，失败的蠕动和低压蠕动收缩（<30mmHg）导致酸不完全排空。食管清除功能差可能导致进展性的食管炎或吞咽困难。

13. 胃排空延迟是否为胃食管反流活动的促成因素？

GERD 时餐后近端胃松弛增加或延长，而这种异常与进食中近端胃扩展有关。近端胃排空，而不是远端或全胃的排空，与食管酸暴露之间存在正相关。抑酸治疗部分应答或继续有上腹部不适、早饱反应的患者应高度怀疑可能存在这一诊断。

14. 肥胖在胃食管反流病进展中的重要性是什么?

因肥胖加重反流症状、持续食管酸暴露、食管炎及 Barrett 食管的风险,腹压增加也是关键的机械性因素。肥胖导致 TLESR 的发生率增加,反过来又导致酸反流增加,更易于出现 GERD 的并发症,如食管炎、Barrett 食管甚至腺癌。

15. 什么是酸袋?

进餐后一层无缓冲的酸性胃液覆盖在食物的上方,靠近贲门,准备回流,这种情况被称为酸袋。由于缺乏近端胃蠕动收缩,酸袋进一步加重。在 GERD 的患者中,酸袋位于相对于鳞状上皮与柱状上皮交界处的更近侧,并且它可以延长至测压计定义的 LES 的上限。

16. 食管酸过敏是否仅发生在患有糜烂性食管炎的患者中?

酸过敏可发生在糜烂性食管炎和那些表观上黏膜正常的人群。将酸注入食管的试验表明,在糜烂性食管炎或非糜烂性胃食管反流病的患者中,胃灼热和疼痛的阈值低于正常对照组。导致食管敏感性增高的因素包括食管黏膜屏障功能受损、外周疼痛感受器的上调及中央致敏作用。

17. 幽门螺杆菌与 GERD 是否有关系?

幽门螺杆菌在 GERD 的发病机制中不具有重要作用。根除幽门螺杆菌不会增加 GERD 的进展概率。幽门螺杆菌对溃疡病的进展和复发,以及胃恶性肿瘤的发生都起重要作用,因此幽门螺杆菌感染者应进行根除治疗。

18. 胃食管反流病的诊断方法是什么?

胃食管反流病的诊断应联合临床症状、内镜检查、动态反流监测和对抑酸治疗的反应。胃灼热症状和反流是单独根据病史初步诊断的最可靠因素。对抑酸药物经验性治疗,有效是胃食管反流病存在的重要指征。对抑酸治疗的反应不应答或部分应答者,要进行内镜检查及 pH 监测。

19. 确认 GERD 诊断最合理的方法是什么?

当患者具有典型症状时,经验性质子泵抑制剂(PPI)治疗(也称为 PPI 试验)是确认 GERD 的合理方法。然而,PPI 试验也可能对于其他酸相关疾病有效,如消化性溃疡和功能性消化不良,而且存在着重要的安慰剂效应。因此,PPI 试验的特异性较差(24% ~ 65%),且不比安慰剂试验(38% ~ 41%)的效果更好。然而,在初始治疗时,PPI 的短期治疗被认为是有用的,因为良好的治疗反应和缺乏报警症状结合在一起,没有必要进行更多的诊断测试。

20. 钡剂造影和食管测压在 GERD 的诊断中是否有用?

没有吞咽困难的 GERD 患者不需要进行钡剂造影。食管测压被推荐用于术前评估,但在诊断中没有作用。这两项检查对诊断 GERD 敏感性低,只可应用于可能具有运动障碍的吞咽障碍的患者。

21. GERD 的初步诊断是否需要上消化道内镜检查?

典型 GERD 症状无须胃镜检查。胃镜检查建议患者在有报警症状(吞咽困难、胃肠道出血、体重减轻、贫血、反复呕吐等)和有高风险并发症时进行。没有 Barrett 食管且没有新症状的患者不应重复内镜检查。

22. 组织学分析对 GERD 诊断有益吗?

食管远端的常规黏膜活检不推荐应用于 GERD 诊断。观察者间变异大、敏感度和特异度低,极度限制了组织学分析作为 GERD 诊断方法的价值。因此只在考虑有其他原因的食管炎时,才采取黏膜活检。疑似嗜酸性食管炎的年轻患者,应进行黏膜活检以确认诊断。

23. 为什么 GERD 患者要进行内镜检查?

胃镜检查应在具有典型症状或消化不良症状的难治性患者中进行,主要是为了排除非 GERD 病因。例如,胃镜检查用于排除其他的诊断,如嗜酸细胞性食管、感染和药物性损伤。此外,观察到典型反流性食管可证实 GERD 的诊断。然而,糜烂性食管炎发现仅占未经处理的 GERD 患者的 30%。

24. 内镜下反流性食管炎的严重程度如何分类?

胃食管反流病可分为存在症状但内镜检查无糜烂者 [非糜烂性胃食管反流病(NERD)] 和 GERD 症状与食管糜烂同时存在者(糜烂性胃食管反流病)。内镜下观察反流性食管炎的严重程度按洛杉矶分类方法分为以下几级(图 2-1)。

A 级:局限于一条黏膜褶皱上,黏膜破损长度≤ 5mm。

B 级:局限于一条黏膜褶皱上,至少一条黏膜破损长度> 5mm,但两条黏膜破损间无相互融合。

C 级:两条或两条以上的黏膜破损存在相互融合现象,但其融合现象<食管环周的 75%。

D 级:黏膜破损超过食管环周的 75% 以上。

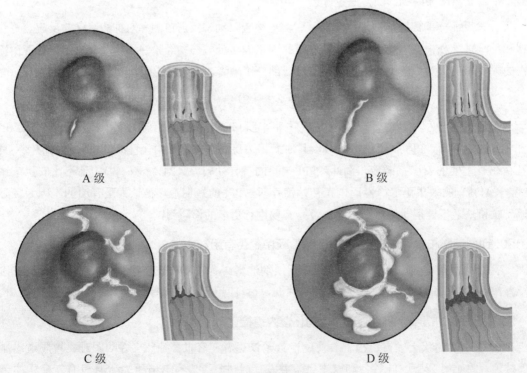

A 级　　　　　　　　　　　　　　　　B 级

C 级　　　　　　　　　　　　　　　　D 级

图 2-1　食管炎的洛杉矶分类

25. 动态食管反流监测的指征是什么?

考虑内镜或手术治疗的 NERD 患者,术前要进行动态食管反流监测。当 GERD 诊断存在问题时,食管反流监测作为耐 PPI 治疗患者疗效评估的一部分。它也可评估外科胃折叠术后患者症状复发时是否存在折叠和松动。

26. 动态食管反流监测的优势是什么?

动态食管反流监测(pH 或阻抗 pH)是能够确定异常食管酸暴露的存在和反流频率,并与反流事件有关症状存在的唯一检测。通过遥测胶囊(通常 48 小时)或经鼻导管(24 小时)进行的 pH 监测,对糜烂性食管炎的检测具有良好的敏感度(77% ～ 100%)和特异度(85% ～ 100%);然而,其敏感度在内镜阴性反流症状者中降低(< 71%),而这些患者此诊断试验更为重要。

27. 什么是食管阻抗? 阻抗和 pH 监测相结合的优势是什么?

食管阻抗测量可以测量反流物的独立 pH。该方法使用携带圆形电极导管,沿食管的纵向轴线在多个层面测量食管内容物的阻抗。阻抗和 pH 监测通常可以组合完成,并可以区别酸性(pH < 4)、弱酸性(pH 为 4 ～ 7)和碱性(pH > 7)反流事件。在开始治疗时,还是在停止治疗后进行测试,是存在争论的。作为一个真正地能够在 NERD 患者术前评估检测是否存在异常酸暴露的方法,推荐其在治疗停止后进行检测。在 PPI 治疗中的测试,可以帮助确定患者治疗中的持续症状是由持续反流引起的。联合阻抗和 pH 监测比单纯 pH 监测具有更高的诊断率。

28. 对 GERD 患者进行饮食调整有效吗?

还没有证实饮食调整的有效性。虽然缺乏证据,但建议限制饮食似乎是明智的选择。因此,推荐 GERD 患者停止食用高脂肪类食物、巧克力、咖啡因类食物、辛辣的食物、薄荷、柑橘和碳酸饮料。如果患者认为 GERD 症状的出现和改善与上述食物具有相关性,可以考虑选择性的戒除。

29. 生活方式改变对 GERD 患者有帮助吗?

禁止吸烟和饮酒通常是一个明智的建议,但没有数据显示,停止吸烟和饮酒可以使反流症状减轻。与此相反,许多证据表明体重减轻的有效性,至少对超重或肥胖患者是有效的。经常提出的抬高床头的建议,对存在夜间反流的患者是合理的。

30. 饮食和生活方式干预失败患者的治疗选择是什么?

饮食和生活方式干预失败患者的治疗选择包括抗酸剂、组胺受体拮抗剂(H_2RA)或 PPI。在过去,推荐升阶梯疗法,患者首先用抗酸剂和生活方式改变,无效后用 H_2RA 和 PPI。然而目前推荐降阶梯疗法,其中 PPI 治疗是首选,如果可能,可过渡到 H_2RA 和抗酸剂。

31. 我们应该如何治疗中度至重度症状 GERD 和重度糜烂性食管炎患者?

在中度至重度症状 GERD 患者,或重度糜烂性食管炎患者中,一线治疗方案为 PPI 治疗 8 周。许多研究结果显示,在食管炎的治愈和维持治愈两方面,PPI(如奥美拉唑、兰索拉唑、雷贝拉唑、泮托拉唑、埃索美拉唑和右兰索拉唑)较 H_2 受体阻滞剂有明显的优势。不同的 PPI 在疗效上并没有大的差异。因为停止治疗后食管炎复发很常见,重度食管炎患者可能需要终身服用抑酸药物。

32. PPI 的治疗方案安全吗?

PPI 治疗是非常安全的。然而，有学者提出了长时间抑酸治疗的影响包括感染的高风险、增加发展为萎缩性胃炎的倾向、艰难梭菌相关腹泻的危险性增加、骨折、低镁血症、维生素 B_{12} 和铁缺乏，以及用于停药后暂时的胃酸分泌增加等。临床上重要的药物之间相互作用发生罕见。PPI 可以下调血小板聚集、抑制剂氯吡格雷的活性。与 PPI 合用时，氯吡格雷的活性降低。最近的研究表明，这种相互作用不具有临床相关性。总之我们必须有选择地使用 PPI 治疗，并限制那些需要治疗和停止治疗后反流症状或食管炎复发的患者使用。

33. 目前使用的促动力药物治疗 GERD 有效吗?

目前可用的促动力药甲氧氯普胺和多潘立酮（美国不用此药），都不能有效地治疗这种疾病。西沙必利是一种有效的药物，但已不再使用。新的促动力药目前正快速发展，这类药物主要用于治疗胃轻瘫患者。

34. 内镜治疗 GERD 的技术是什么? 这些治疗的效果如何?

目前内镜治疗 GERD 的可行技术包括缝合设备、透壁固定、吻合及射频消融。与抗反流手术相比，虽然胃镜治疗技术显得可行并具有安全性，但是在酸暴露恢复正常、食管炎愈合和症状缓解方面，疗效不及外科手术。内镜治疗的长期结果，可能并不能达到外科胃底折叠术所达到的金指标。

35. GERD 患者手术适应证包括哪些?

GERD 患者进行手术的原因包括希望停止药物治疗、药物不依从及与药物治疗相关的副作用、大的裂孔疝的存在、由难治性 GERD 引起的症状持续存在（主要是由持续反流引起的）等。胃底折叠术在非酸性反流患者中也是有效的。对于那些无糜烂性食管炎患者，术前动态 pH 监测是必要的。所有患者应进行术前测压，以排除贲门失弛缓症或硬皮病样食管。对于有经验的外科医生来说，慢性 GERD 患者的手术治疗与药物治疗疗效相当。

36. 有报警或难治性症状 GERD 患者的诊疗方法有哪些?

胃镜检查后，患者要进行单剂量的 PPI 治疗；但是当这种方法已经尝试过后，开始进行每天 2 次 PPI 治疗（超说明书应用）。当对 PPI 取得良好疗效后，患有严重食管炎和 Barrett 食管炎的患者应继续日常 PPI 维持治疗，而那些无或轻度食管炎者可以按需应用 PPI 或逐渐改为 H_2RA 治疗。尽管经过足够长时间以高剂量的 PPI 治疗症状仍然持续时，下一步应该进行动态反流监测，调查患者的症状是否真正由反流导致。其结果可能为患者的症状与反流无关，或为抗反流治疗不充分，或更常见的结果是症状，是非 GERD 相关原因引起的（图 2-2）。

37. 食管外症状如何治疗?

有 GERD 典型症状者，推荐 PPI 试验治疗食管外症状。PPI 初始经验性治疗后仍有症状者，不推荐进行食管 pH 和阻抗监测。食管外症状治疗的低应答率原因可能为许多患者的症状并不是由反流引起的，而是由另一种疾病引起的。PPI 治疗无应答者，不能应用外科手术治疗 GERD 患者的食管外症状。

38. 与胃食管反流病相关的并发症有哪些?

GERD 的并发症，大致可分为三类。

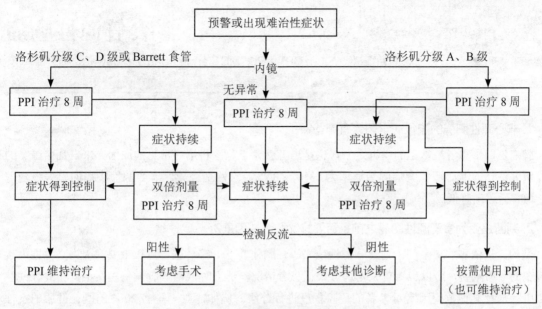

图 2-2　对难治性反流症状的管理
PPI. 质子泵抑制剂

- 食管炎，它可与各种症状有关，包括胃灼热、反流和吞咽困难。
- 食管炎的修复过程的后果（消化道狭窄和 Barrett 化生）。
- 反流的食管外表现，如哮喘、喉炎和咳嗽。

39. 治疗消化道狭窄的方法有哪些?

消化道狭窄的治疗取决于狭窄的病因和特点，通常包括抑酸（至少每天服用 PPI）和扩张治疗。扩张器的选择（探条或球囊）取决于内镜医生的经验，大多数狭窄两者治疗均有效。复杂的狭窄可能需要两者联合应用和多次扩张。难治性狭窄是那些对反复扩张无应答者（通常是 3 次）。在这些患者中，可能需要在病灶内注射类固醇或内镜下放置支架。然而，这些治疗方法的数据有限。

40. 什么是 Barrett 食管?　Barrett 食管是如何管理的?

Barrett 食管中潜在的癌前化生柱状细胞取代了正常鳞状上皮，是胃食管反流病的并发症。在有 GERD 症状患者进行胃镜检查时，在 5% ～ 15% 患者中发现 Barrett 食管。年龄在 50 岁以上，并且长时间存在反流症状的男性白人患者中，具有更高的 Barrett 食管发病趋势。美国胃肠病学学会提出，无不典型增生患者每 3 ～ 5 年随访，低级别不典型增生（6 个月）和高级别不典型增生（3 个月或干预）患者应缩短随访时间。高级别不典型增生患者可选择内镜下消融术。然而，没有证据表明无不典型增生的 Barrett 食管患者需要内镜消融术。无不典型增生的 Barrett 食管患者应终身接受每天 1 次的 PPI 治疗。

（陈　晶 译，张　青 校）

食管源性胸痛

Vito V. Cirigliano，DO，CPT（P），MC，and Fouad J. Moawad，MD，FACG

1. 非心源性胸痛的流行病学因素有哪些?

胸痛是门诊患者最常见的主诉之一，也是患者就诊于急诊科第二常见的原因。来自几个国家的人群研究估计，非心源性胸痛的患病率为 13% ～ 33%，无性别差异。非心源性胸痛的患病率随着年龄增长而逐渐降低。

2. 判断是否为食管源性胸痛之前是否要排除心源性因素?

是的。只依靠病史来判断为食管源性或心源性胸痛并不可靠，这一点很重要，因为心源性因素有潜在的生命威胁，所以应该首先考虑。根据患者情况，适当时候请心脏病科医生根据年龄、并存的心脏疾病及其他危险因素对患者的危险程度进行分级。例如，对于一名 20 岁的既往健康的女性胸痛患者，就不需要全面细致的心脏方面的评估。相反，一名 65 岁的男性，既往有高血压和典型心绞痛病史，在考虑食管源性胸痛之前应全面细致的评估是否有冠状动脉相关的疾病。

3. 一旦心源性因素被排除，那非心源性胸痛的病因有哪些呢?

非心源性胸痛的原因可能来自于肺部、肌肉、骨骼、皮肤、风湿或精神方面。全面仔细的病史采集和体格检查能够排除很多可能的病因。在食管源性胸痛中，GERD 是最常见的原因，占各种食管源性胸痛的 60% 以上。

4. 食管源性胸痛的机制是什么呢?

外周及中枢的致敏作用共同导致食管的高敏感性。虽然胃食管反流病是食管源性胸痛最常见的原因，但是食管中胃酸并不会诱导所有个体出现胸痛症状，这提示食管源性胸痛另有原因。机械性感受器对食管的膨胀非常敏感，所以这可能是疼痛的潜在原因之一。由于食管疾病、胸廓内疾病及精神疾病三种情况在临床上存在明显重叠，因此识别胸痛潜在的病理生理机制是困难的。有趣的是，食管和心脏不仅拥有共同的神经分布，而且曾有记录显示远端的食管酸暴露会减少冠状动脉血流。

5. PPI 试验是否能成为胃食管反流病合理的首要诊断方法?

是的。胃食管反流病是食管源性胸痛最常见的原因，无论出于诊断或治疗目的，PPI 试验都是合理的。对于内科医生来说，PPI 试验快速易行，并且其特异性和敏感性都与某些有侵入性的且昂贵的检查相当，如内镜检查或动态 pH 测定。因此可以减少医疗保险的费用，以及不必要去次级诊所诊疗（图 3-1）。

6. 在 PPI 试验中，如何使用 PPI 剂量的?

对于胃食管反流病相关的非心源性胸痛，一种方案是应用大剂量的 PPI 抑酸 1 ～ 2 周（如口服奥美拉唑每天 2 次或其等效用法），通过观察，症状有所改善作为有反应的标志。另一种较长期的方案（2 ～ 3 个月）更加常用，但是这种方案更加昂贵和费时，并且并没有增加太多的敏感度和特异度，反而可能延误诊断。典型的酸暴露过度或者有糜烂性食管炎的患者，通常有更明显的症状改

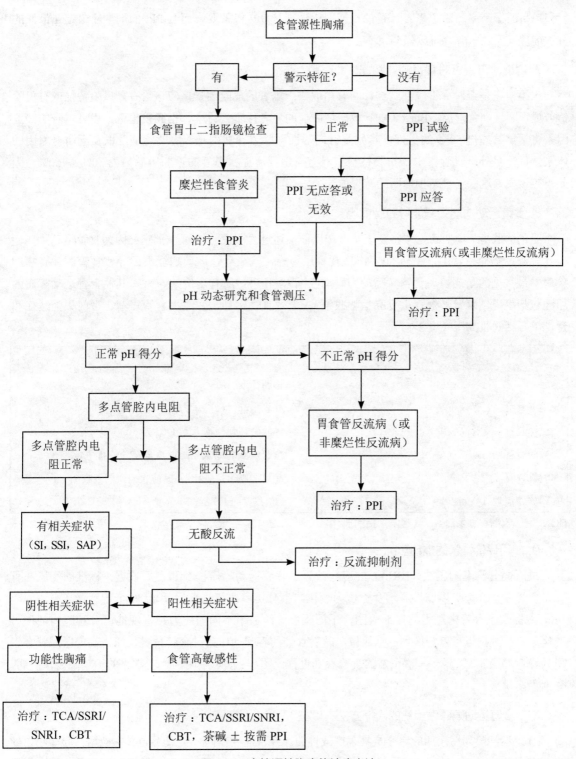

图 3-1　食管源性胸痛的诊疗方法

*食管测压的同时执行 pH 研究是为了准确放置导管的位置及排除运动性疾病引起的胸痛。CBT. 认知行为治疗；PPI. 质子泵抑制剂；SAP. 症状协会概率；SI. 症状指数；SSI. 症状严重指数；SNRI. 血清素去甲肾上腺素再摄取抑制剂；SSRI. 选择性五羟色胺再摄取抑制剂；TCA. 三环类抗抑郁药

善和更高的诊断率。避免患者盲目的长期服用高剂量 PPI 很重要，而且 PPI 的剂量应该定在最低的有效剂量或无症状改善时应停药。

7. 内镜检查是否对食管源性胸痛诊断有用?

内镜检查是否对食管源性胸痛诊断有用取决于患者的危险因素，应该给有高风险特征或有危险信号提示糜烂性食管炎、Barrett 食管或恶性肿瘤的患者行食管胃十二指肠镜检查。患者本身的高危因素包括年龄超过 50 岁的男性，特别是有向心性肥胖或吞咽困难、吞咽疼痛，以及无明显原因的体重降低。另外，食管胃十二指肠镜检查对有典型反流症状患者的诊断敏感性为 30% ～ 50%，因此不应该成为这些患者初步诊断的首选方法。

8. 食管运动功能失调能导致胸痛吗?

是的。威廉·奥斯勒先生曾在一个世纪以前描述过"假性心绞痛"，把它归因为食管运动障碍。在食管源性胸痛患者中，高达 50% 出现食管压力异常。在食管运动功能失调导致食管源性胸痛的疾病中最常见的是胡桃夹食管（高动力蠕动收缩），几乎占所有病例的 50%。其他食管运动障碍的原因包括手提钻食管（食管重复高振幅收缩）、无效食管运动、弥漫性食管痉挛、贲门失弛缓症和食管下段括约肌高压（表 3-1）。

表 3-1　食管运动功能失调诊断标准的芝加哥分类	
诊断	诊断标准
胡桃夹食管（食管高压蠕动）	食管蠕动时极高压力，平均 DCI > 5000
手提钻食管（食管高收缩）	试验中任何一次吞咽 DCI > 8000 即可诊断
无效的食管运动	食管蠕动弱或缺如，特点是蠕动波有中断
弥漫性食管痉挛	超过 20% 的吞咽出现提前收缩或同步收缩
贲门失弛缓症	蠕动差或 LES 舒张不完全

DCI. 远端收缩积分；LES. 食管末端括约肌

9. 如何评价食管的蠕动功能?

最近高分辨率测压法（HRM）的应用改善了食管运动障碍诊断和预后数据。标准的测压法可以在食管 3 ～ 8 个点以图形显示食管压力变化。高分辨率测压法使用超过 30 个传感器（平均间隔 1cm），提供了食管内压力的详细绘图，不同颜色分级显示不同的压力，直观地区分管腔内的压力变化。这些数据也可以转换为三维成像，随着食管的吞咽动作通过食管传送，压力高的区域就会表现为峰值。图 3-2 演示了一次正常的食管吞咽过程。图 3-3 演示了两种比较常见的运动障碍性疾病，分别为胡桃夹食管和弥漫性食管痉挛。

10. 食管运动障碍性疾病的治疗方法有哪些?

食管运动障碍性疾病的治疗是具有挑战性的。经常需要在同一类或不同类中应用试验药物以便找到最有效的治疗方法。已经成功应用的药物有钙离子拮抗剂、硝酸酯类及抗胆碱能药物。小型临床试验中，曲拉唑酮和选择性 5- 羟色胺再摄取拮抗剂能够在不诱导压力变化的情况下改善症状。

11. 食管钡剂造影对诊断食管源性胸痛有用吗?

食管钡剂造影对诊断食管源性胸痛通常没用。尽管酸反流是食管源性胸痛的原因之一，但是食管钡剂造影对诊断胃食管反流病敏感性很低，对于伴随有吞咽困难的患者应予以考虑。食管钡剂造影显示在健康人中有高达 20% 的反流，因此不应用它代替其他对胃食管反流病高诊断率的检查（如 PPI 试验及动态 pH 测验）。食管钡剂造影对疑似贲门失弛缓的病例中是有用的，可以显示食管扩张及远端狭窄，特征性表现为"鸟嘴征"。

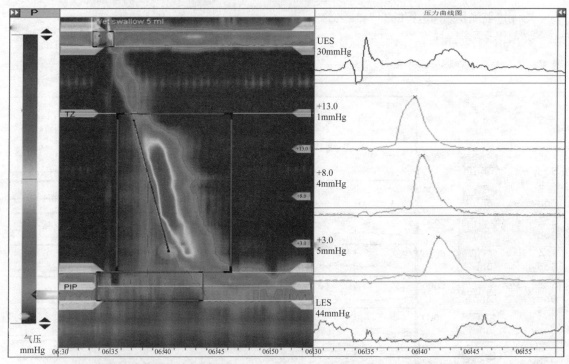

图 3-2　通过高分辨率测压法和标准二维测压法获得的正常压力的绘图

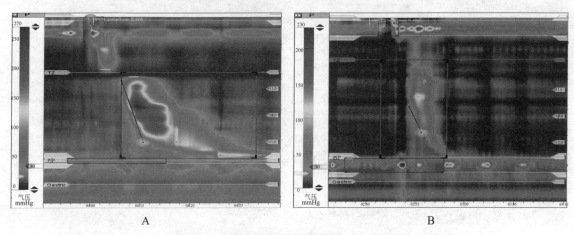

图 3-3　胡桃夹食管和弥漫性食管痉挛的比较

A．通过高分辨率测压法测得的胡桃钳食管患者的压力曲线图：利用 DCI 测食管收缩的活力，这是一种从食管近端到远端压力槽或胃食管交界处的三维测量（幅度 × 持续时间 × 长度）。B．弥漫性食管痉挛：记录吞咽同时的收缩

12. 对于对 PPI 试验部分反应或无反应的患者接下来最好的检测是什么？

动态 pH 试验可以显示食管酸暴露的时间及程度，并且将反流的严重程度用评分指数表示（例如，Johnson-DeMeester 评分、DeMeester 评分及 pH < 4 的时间比）。因为与 PPI 试验敏感度相当，动态 pH 试验通常用于对 PPI 试验部分反应或无反应的患者。另外，这个试验可以用于当需要客观证据证实有酸反流时（如抗反流手术前）。动态 pH 试验不仅提供了食管异常酸暴露的客观证据，而且它可以在 50% 的病例中评估出酸反流与胸痛的即时关系。

13. pH 监测是如何进行的?

动态 pH 测试既可以用经鼻导管探针或无线胶囊监控系统完成。可以收集 24 ~ 32 小时的数据，图 3-4 是一个 pH 监测过程中酸反流的例子。

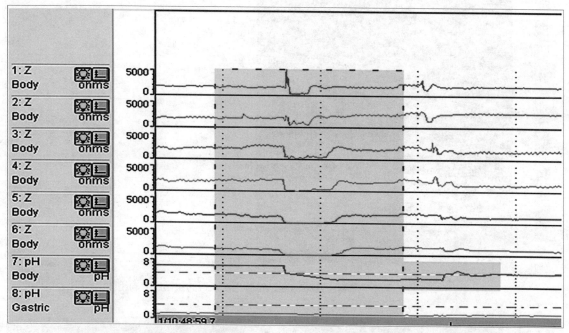

图 3-4　记录在 pH 值 < 4 时传感器 1 ~ 6 的电阻变化持续下降，提示一次酸反流

14. 应用经鼻导管的优点和缺点是什么?

放置经鼻导管在门诊就可以进行，不必使用镇静剂，并且经常联合应用阻抗监控器，能提供额外的关于酸反流的信息。导管放在距离食管下端括约肌近端 5cm 的地方可以有一个或多个 pH 传感器来监测食管不同部位酸暴露的情况。这个系统的缺点是对患者来说既麻烦又不舒服，并且数据记录一般仅限于 24 小时。患者的不舒服会导致他们改变日常饮食及减少日常活动量，这样会严重影响测试的准确性。

15. 无线 pH 监控系统优点和缺点是什么?

内镜下把胶囊临时固定在食管黏膜上，大致放在胃食管连接处上方 6cm 处 48 小时后食管酸暴露信息即可发送到接收器上。患者对这个系统耐受好，因此患者更容易恢复正常的日常饮食及活动。其缺点为需要在患者镇定状态下采用内镜来放置，并且有将近 12% 的患者出现胶囊过早脱落的情况。另外，无线 pH 监测并不是评估胸痛原因的最佳选择，因为据报道有些患者放置胶囊后会加重胸痛症状，有 2% 的患者因胸痛而在内镜下移除胶囊。

16. 如果一个患者的 pH 得分正常，那如何进一步判断是否有反流?

通道腔内阻抗（MII）对传统 pH 监测系统不能发觉的酸反流，即无酸反流或弱酸反流（pH > 4）很有用。那些 pH 正常但 MII 不正常的患者被诊断为无酸反流，这种情况尽管坚持 PPI 治疗，但仍有 1/3 的患者有 GERD 症状。

17. MII 是如何运作的?

有无酸反流的情况都可以应用 MII 检测。经鼻导管中嵌入的多重传感器可以测量管腔内抵抗到交流电的变化。因为空气导电性差、固体导电性较好，MII 可以辨别管腔内存在的是气体还是液体。另外，多个传感器协调工作，可以确定气体或固体的流动方向，因此可以辨别是吞气还是嗳气，是食物团还是反流。图 3-5 是一个无酸反流的例子。

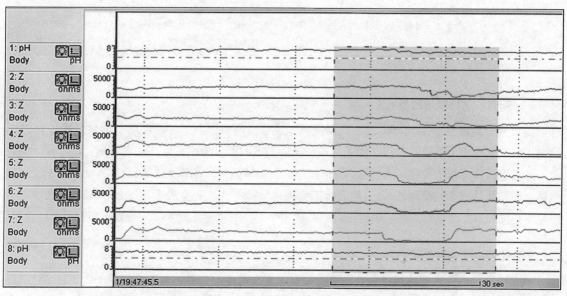

图 3-5　记录传感器 2 ~ 7 的电阻变化，相比之下，传感器 8 没有食管 pH 的下降，提示无酸反流

18. 24 小时 pH/MII 可以获得其他数据吗?

是的。症状相关性是 24 小时 pH/MII 研究中，数据判读不可或缺的一部分。把患者与可移动监控设备相连，当患者出现症状时可以按下按钮记录，然后将症状发作与 pH/MII 数据进行比较，以确定症状和酸或非酸回流事件之间的相关性。

19. 功能性食管源性胸痛是如何定义的?

根据罗马Ⅲ诊断标准，功能性食管源性胸痛起源需要满足以下所有诊断标准。
- 中线胸痛或不适不是烧灼样疼痛（以此辨别是否为功能性胃灼热）。
- 没有证据证明胃食管酸反流是引起症状的原因。
- 没有食管运动障碍的组织病理学依据。

另外，症状必须持续 3 个月，即在确诊之前从最开始发作时间算起，至少 6 个月。

20. 相关的阳性症状意味着什么?

三个指数表示症状与反流的相关性，症状指数和症状严重指数提供了基于症状与反流之间的联系信息，而症状关联概率可以评估症状的发生是因为反流事件而并非一次偶然的统计概率（表 3-2）。但它的弱点之一就是在 24～48 小时胸痛症状发生太少而难以做出准确的评估。同时，胸痛发作的时间较长，并且这段时间可能只偶尔发生一次反流。值得注意的是，这些方法都不能准确的评估治疗方法的疗效，因此它可以视为补充资料以支持 pH/MII 检测的结果或临床疑诊。

表 3-2　评估症状与反流事件关系的方式

症状评分方式	计算方法	阳性得分
SI	$\dfrac{与反流相关的症状次数}{症状发作的总数} \times 100$	≥ 50%
SSI	$\dfrac{pH < 4 \text{时症状次数}}{反流的总数} \times 100$	≥ 10%
SAP	卡方：24 小时 pH 记录数据分成 2 小时一份。分段分析反流事件和相关症状。结果总结成 2×2 的表格形式。用确切概率法计算相关症状概率	≥ 95%

SAP. 相关症状概率；SI. 症状指数；SSI. 症状严重指数

21. 如何治疗食管超敏反应？

治疗食管超敏反应是一项挑战，目前没有一致认同的治疗方案。诊断可以依靠胃镜和 pH/MII 检测正常，但有相关的阳性症状。如果酸抑制试验失败，可以考虑应用疼痛调节药。已经有一些关于治疗食管源性疼痛的药物临床试验，包括三环类抗抑郁药（丙米嗪）、5- 羟色胺再摄取抑制剂（舍曲林、西酞普兰或者帕罗西汀）、去甲肾上腺素再摄取抑制剂（文拉法辛）。此外，茶碱已经成功地应用于提高食管扩张诱导胸痛的阈值上。最后，认知行为疗法对治疗食管高敏患者可能有一定的作用。

22. 如何治疗功能性胸痛？

虽然关于功能性胸痛的治疗少有可靠的数据存在，但是有关病例和专家们关于食管过敏症的治疗建议都趋向相同。功能性胸痛患者往往伴有其他的胃肠道功能紊乱，提示在治疗上或许都能受益于神经递质的调节。

23. 是否还有其他激发试验？

是的，但是这些测试很少用于科研之外，因为在标准化和增加新方法的诊断率（例如，动态 pH 测定、PPI 试验等）方面有困难。关于评价食管敏感性的测试中，只有食管球囊扩张测试仍有一些临床提示效果，其他旨在评估对酸暴露反映的试验（Bernstein 测试）或食管蠕动障碍的试验（氯贝胆碱试验、依酚氨铵试验、麦角新碱试验和五肽胃泌素测试）要么不可行，要么诊断率低。

24. 食管球囊扩张试验如何操作？

通过使用连续膨胀的食管气囊，监测诱发受试者产生相关症状时气囊的膨胀程度。阳性结果的定义为在正常情况下不会诱发疼痛的气体量使受试者产生明显症状。这项研究可能要联合其他激发试验，如滴酸试验和电刺激试验，以解释食管机械感受器、化学感受器及控制食管疼痛感觉的痛觉感受器之间复杂的作用机制。通过使用这些方法，未来在该领域的研究方向是能通过提供潜在的适当药物，使食管源性胸痛的患者提高痛阈或抑制神经递质的传递。

25. 内镜正常的反流相关食管源性胸痛的治疗方案是什么？

对于非侵蚀性的反流性疾病，PPI 应逐步增加到最低有效剂量。对于 24 小时 PH/MII 记录无酸反流同时进行 PPI 治疗的患者，可以使用或反流抑制剂（如巴氯芬）来降低一过性食管下端括约肌松弛。

26. 对食管源性胸痛有什么新的治疗或诊断方法吗？

一些在临床试验中受到关注的受体，包括以下几个。

● N - 甲基 -D- 天冬氨酸受体拮抗剂（氯胺酮）在不改变食管动力的情况下增加感受器的阈值，并且减少继发性痛觉过敏。但有相当大的药物不良反应（如抑制中枢神经系统兴奋性、心律失常、呼吸抑制），它需要肌内注射或静脉注射。

● α-2-δ 配体（普瑞巴林）抑制临时疼痛调节器，减少谷氨酸盐和 P 物质。

27. 某些精神疾病诊断是否与食管源性胸痛有关？

是的。精神疾病经常合并出现食管源性胸痛，最常见的是焦虑症。其他的精神疾病包括抑郁症、恐慌症和躯体化，可以发生在 33% 食管源性胸痛患者中。这些疾病与疼痛关联确切的病理生理机制尚不清楚，这使得治疗困难。行为认知疗法已经应用并取得了一些成功，但是治疗潜在精神疾病仍然是缓解症状的关键。

28. 非心源性胸痛（NCCP）的长期预后是什么？

虽然总体死亡率并没有高于一般人群，但一些长期的、基于预后情况的研究表明，NCCP 住院患者的发病率升高，且生活质量有所下降。2/3 的患者持续表现临床症状长达 11 年之久。虽然精准的诊断可能不会降低症状出现的占比和严重程度，但患者得知疼痛的原因具有非致命性后，忽视了疾病的严重程度，同时减少了对疾病的治疗。

感谢前一版本的作者 Amit Agrawal 博士和 Donald O. Castel 博士做出的贡献。

（常晓华　译，张　青　校）

失弛缓症

Joel E. Richter，MD，FACP，MACG

1. 失弛缓症的定义是什么?

贲门失弛缓症是公认的食管蠕动失调性疾病，它是唯一有确切病理基础的原发性运动失调疾病。这个词希腊语是"不能松弛"的意思，并且描述了这个疾病的主要特征：食管下端括约肌（LES）松弛困难。第二个基本特性是食管蠕动停止。第一例贲门失弛缓症由托马斯威利斯先生在 300 年前报道。患者的食管梗阻对采用鲸鱼骨扩张治疗疗效显著。

2. 失弛缓症是否常见?

贲门失弛缓症是一种罕见的食管运动失调，涉及各个种族，无种族差异，诊断时的平均年龄在 50 岁左右。新发的失弛缓症诊断率约是每年每 100 000 人中有 0.5 ～ 1.5 例。失弛缓症的患病率要高得多，每 100 000 人中有 8.7 ～ 10.8 例，是因为贲门失弛缓是一种慢性疾病且疾病死亡率较低。

3. 失弛缓症的病理损伤在哪个部位?

通过尸体解剖或外科肌切开术标本中发现，失弛缓症病理变化是发生在食管肠肌层神经丛（奥尔巴赫丛）中的一种显著但不完全的炎症反应，包括 T 淋巴细胞介导的神经节细胞的缺失和某种程度的肠肌层神经纤维变性。这种慢性炎症的最终结果是选择性缺失含一氧化氮和血管活性肠肽的后神经节抑制神经元。后神经节细胞的兴奋性神经元未受损，因此胆碱能刺激相对无抵抗，导致静息时 LES 压力高。抑制性神经元的缺失导致 LES 松弛不完全和蠕动停止，这是因为延迟梯度缺失导致的，延迟梯度是指沿着食管体有序的收缩，这一过程由含一氧化氮的后神经节调控。

4. 失弛缓症可能的原因是什么?

确切原因尚不清楚，但大量的证据显示，靶向神经元的自身免疫反应可能是由感染诱发的。其报道显示特定的人类白细胞抗原基因型（DQA1 * 0103 和 DQB1 * 0603 等位基因）和失弛缓症有着特殊的关系。最近证实，1 型单纯疱疹病毒（HSV-1）DNA 证实存在于食管组织，并引发持久的免疫级联反应，包括伴随强胞毒性的 CD8 T 细胞和循环的抗神经元抗体的神经节细胞浸润。因为 1 型单纯疱疹病毒是一种嗜神经性病毒并且偏爱鳞状上皮，所以这有助于解释食管选择性神经元的缺失。

5. 疑似失弛缓症的患者最常见的主诉是什么?

吞咽困难是大多数失弛缓症患者所抱怨的。吞咽困难最初吞咽固体比吞咽液体困难，但随着时间的进展，多达 70% ～ 97% 的患者对液体也吞咽困难。吞咽困难通常是进行性的，最初被描述为偶尔胸前"饱胀感"或"黏住"的感觉，但通常等到就医的时候，已经每天或每顿饭都有症状。一些患者能准确定位自己吞咽困难的位置在剑突下，但许多患者描述吞咽困难在颈段食管。患者通常切碎食物、彻底咀嚼食物、喝大量的液体，而且一般都是最后一个离开桌子。多年来，他们已经学会使用各种方法来适应吞咽困难，包括倾斜肩膀、提拉颈部，或头后仰姿势的同时使用直立位瓦氏动作帮助排空食管。

6. 失弛缓症有其他的常见症状吗?

残留的未消化食物或积累的唾液反流约 75% 发生在失弛缓症患者。反流的食物通常是未消化的、几个小时前进食的、没有酸味的。无缘无故地反流经常发生在餐中或餐后不久。不少患者用人工催吐来缓解胸部不适。还有患者则抱怨他们口中黏稠的白痰,这其实是反流吞咽的唾液。夜间反流让患者十分苦恼,且程度相当严重。反流的食物或唾液可能最终流到枕套上,还会引起过水的声音,或有时被吸入气管,产生阵发性咳嗽、窒息,很少引起吸入性肺炎。在年轻女性中,反流症状可能与饮食不规律相混淆。

其他不太常见的主诉包括胸痛、胃灼热和体重减轻。据报道,近 40% 的失弛缓症患者有胸痛的症状,通常年轻患者的食管扩张不明显。本病症状通常与进食没有关系,患者经常从沉睡中疼醒。明显的疼痛通常发生在失弛缓症早期食管扩张不明显时,随着时间的推移,疼痛通常减轻,有时候完全消失。令人惊讶的是,多达 50% 的失弛缓症患者有胃灼热症状,这些患者最初通常被误诊为 GERD。少数胃灼热症状与胃酸反流有关,但更多情况是含酸饮料滞留或患者食管扩张后食物滞留所致。在后一种情况下,食物可能发酵,反酸的感觉是由乳酸而不是胃酸引起的。这些患者通常对抗酸药或 PPI 效果不好。超过一半的失弛缓症患者有体重减轻的症状,平均减轻 10 ~ 20 磅(1lb ≈ 0.454kg)。然而,肥胖症的患者也有患失弛缓症的。

7. 诊断失弛缓症最好的初始检查是什么?

当怀疑失弛缓症时,食管钡剂透视是最好的初始检查。通常食管是扩张的,有时是扭曲的,直立位时钡剂不能排空。残留的食物和唾液在钡剂顶部形成气液平。有些患者的食管明显扩张,类似于乙状结肠。食管末端的特点是平滑的逐渐变细以致闭合的 LES 像一只鸟喙。在仰卧位时,荧光内镜检查常显示蠕动消失,被往复运动所取代。因为钡剂透视不能发现食管扩张,且对食管蠕动缺乏评估,因此早期病例可能被误诊。

8. 失弛缓症典型的压力特征是什么?

食管测压术用于确诊失弛缓症,所有拟接受侵入性治疗的患者均须行食管测压。因为失弛缓症只累及食管平滑肌,所以测压异常局限于食管远端 2/3 处。所有的患者至少有两种测压的异常:蠕动停止和 LES 松弛异常。其他异常包括高达 50% 患者 LES 压力升高,并且食管基线压力增加,往往大于胃内压力,是残留的食物和唾液导致的。

9. 什么是高分辨率测压法? 它是如何提高医生诊断失弛缓症的能力的?

高分辨率测压法(HRM)是目前诊断失弛缓症的金标准。HRM 的过程是将鼻导管联合 36个相互间隔 1cm 的压力传感器放置到胃内(旧系统是使用 5 个压力传感器)。高分辨率测压法形成一个从咽喉到胃详细的、彩色的压力记录。因为首次 LES 松弛可以被准确测量,形成一个新的测压名词——综合松弛压力(IRP)。这个参数可以自动估算吞咽后在膈肌脚收缩间期 4 秒内的 LES 压力。正常健康对照组 IRP 小于 15mmHg,因此高于这个值是预测失弛缓症患者 LES 放松受损最好的方法。

随着高分辨率测压法的出现,现在可以根据食管的收缩模式将失弛缓症分为三个临床亚类(图4-1)。Ⅰ 型(经典贲门失弛缓症)有食管舒张受损但在食管体部没有明显的压力增加。Ⅱ 型失弛缓症,吞咽水会快速导致全食管压力增加，常超过 30mmHg，可能超过 LES 压力，促进食管排空。Ⅲ 型失弛缓症（原名为高动力型贲门失弛缓症）快速传播增压，然而这些都归因于正常管腔收缩减弱，视为痉挛。

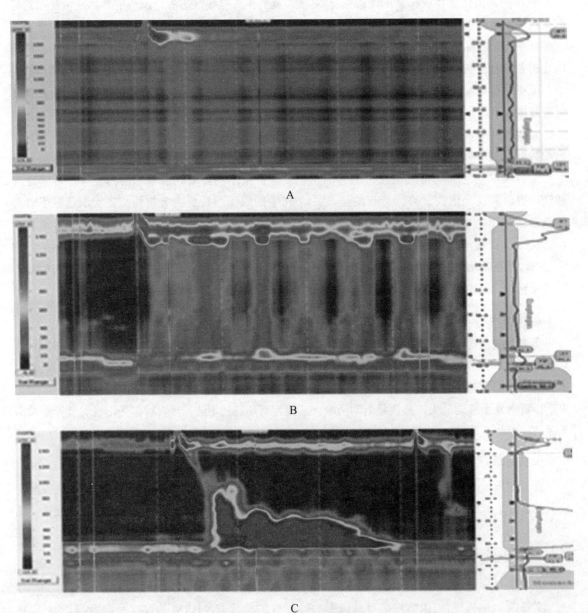

图 4-1　Pandolfino 和他的同事（2008 年）提出的应用高分辨率测压法分类三种失弛缓症

A. Ⅰ 型的特征在于食管加压始终不超过 30mmHg。B. Ⅱ 型的特征是 10 次液体吞咽中至少 2 次超过 30mmHg。C. Ⅲ 型的特征是管腔异常引起的痉挛性收缩，抵消掉吞咽后有或没有的增压

10. 是否有压力特征能预测失弛缓症对治疗或直接治疗的反应?

在高分辨率测压法出现之前,答案是否定的。然而,首次由高分辨率测压法分型的食管模式可以预测各种治疗方法的效果。Ⅰ型,尤其是Ⅱ型失弛缓症患者(60% ~ 100%)对球囊扩张、肌层切开术或肉毒杆菌毒素反应良好。Ⅲ型治疗效果不好(约30%),但对外科肌切开术效果最好。

11. 在评估失弛缓症时内镜能起到作用吗?

据报道绝大多数患者内镜检查显示正常,手术之前都未怀疑为失弛缓症。更明显的情况下,食管扩张并包含不定量的液体、唾液或残留浸软的食物。一些病程长的疾病,食管变得非常纤曲,有时内镜很难通过 LES。食管黏膜有不同程度的变化,从轻微的红斑到糜烂甚至形成溃疡。使用吹气法 LES 仍表现为皱缩并保持关闭;然而内镜通常以轻微的压力进入胃腔。某些患者被标记为"pop",但这并不常见。内镜检查如果需要的压力过大,应该高度怀疑假性失弛缓症,通常应该反转贲门来观察,以及治疗之前在可疑的地方取样行活检来排除恶性肿瘤。

12. 与失弛缓症相似的两种疾病是什么?

在中美洲和南美洲,锥虫病是一种原生动物(克鲁斯锥虫)引起的,多系统感染性疾病通过猎蝽叮咬传播。全身神经节细胞被破坏,导致巨食管、十二指肠、结肠、直肠损伤。这种食管病变相当于特发性失弛缓症。许多患者有心脏病,这是锥虫病患者死亡的主要原因。

在其他方面,继发于恶性肿瘤的假性失弛缓症约占全部失弛缓症患者的3%,占年龄超过60岁的失弛缓症患者的10%。对有进行性加重的吞咽困难和体重减轻的老年患者应该怀疑恶性肿瘤,但它也可以在年轻人中见到。最常见的癌症是食管和胃的腺癌,但乳腺癌、前列腺癌、肺癌、淋巴瘤也偶有报道。通常在内镜联合多点活检时可做出诊断,有时超声内镜引导活检可能有助于帮助诊断。

13. 我们是否能看到更多的继发性失弛缓症?

引起继发性失弛缓症罕见的病因包括淀粉样变、嗜酸性食管炎、结节病、胰腺假性囊肿。越来越多的继发性失弛缓症公认是由腹腔镜下胃底折叠术,特别是胃束带手术引发。在这种情况下,围绕远端食管的胃底折叠太紧,或者胃束带的位置过高、靠近胃食管连接处,都会损害食管排空能力。这些患者主诉吞咽困难和食管扩张。通常纠正这些手术会使食管蠕动恢复及吞咽困难症状缓解。

14. 失弛缓症的治疗目标是什么?

对于去神经支配的食管没有治疗方法可以恢复肌肉的活动。其治疗目标是减小食管末端括约肌的压力梯度,包括以下三个方面。

- 缓解吞咽困难和反流的主要症状。
- 改善食管排空能力。
- 随着时间的推移,预防巨食管的形成。

总的来说,使用单个或多个治疗方法,超过 90% 的失弛缓症患者疗效很好。然而此病并不能"治愈"和进一步治疗需要长时间的随访。

15. 是否有可用于治疗失弛缓症的口服药物?

治疗失弛缓症两种最常见的口服制剂是硝酸酯类和钙通道阻滞剂。硝酸酯类增加平滑肌细胞中含氮氧化物的浓度,可促进肌肉放松。钙通道阻滞剂抑制细胞的钙离子重吸收和降低约50% 食管末端括约肌的压力。硝酸酯类有两种形式，二硝酸酯异山梨醇（5mg）或硝苯地平（10～30mg）饭前15～30分钟及睡觉前舌下含服。一个重要的缺点是副作用明显，约30%的患者有症状，如低血压、头痛、头晕、随着时间推移耐药性增加。

16. 肉毒杆菌毒素在失弛缓症中如何起作用的？

肉毒杆菌毒素 A 直接注射到食管末端括约肌是用于治疗失弛缓症最常见的药物。它是一种神经毒素，可以阻断神经末梢释放乙酰胆碱。其效果是暂时的，因为胆碱能突触最终可再生。虽然有5个商品化配方的含量不同、效能不同的肉毒杆菌毒素，但大多数研究使用保妥适或丽舒妥。保妥适包装在小玻璃瓶内，冻干粉末状，每瓶包含100U的肉毒杆菌毒素。用于治疗失弛缓症，可以用5ml生理盐水稀释，配制成每毫升含20U的溶液。可使用上消化道镜，将毒素通过5mm的硬化治疗针注入食管末端括约肌，于上方约1cm处的食管黏膜处行 Z 形穿刺，针约成45°倾斜，将100U肉毒杆菌毒素分5点环周注射于关闭的食管末端括约肌周围。

17. 肉毒杆菌素治疗的效果如何？

使用80～100U剂量的肉毒杆菌毒素，超过80%的患者1个月内临床症状改善，但在治疗1年后不到60%的患者症状缓解。老年患者和高动力型失弛缓症患者对肉毒杆菌素的治疗效果更佳。第一次注射有效的患者，75%对第二次注射治疗有效，但有报道称再次注射治疗时疗效减弱，患者可能对外源性蛋白质产生了抗体。有5个随机对照试验比较了肉毒杆菌毒素和球囊扩张的疗效，以及一个随机对照试验比较了肉毒杆菌毒素和腹腔镜肌切开术的疗效，发现最初吞咽困难症状缓解的疗效相当，但药物治疗组在6～12个月病情迅速恶化。

18. 肉毒杆菌毒素有哪些副作用或缺点？

对于鸡蛋过敏的患者应禁忌使用肉毒杆菌素。对于其他人，该药物是安全的且使用简单。报道过的并发症包括一过性胸痛和胃灼热。该药的主要缺点是它成本高（约500美元/瓶），且需要多次注射。一些外科手术报道表明重复注射肉毒杆菌毒素，使手术组织之间的剥离更加困难。然而无论之前是否使用过肉毒杆菌毒素，手术结果不受到影响。

19. 何时采用注射肉毒杆菌毒素治疗失弛缓症有最大的疗效？

在美国，肉毒杆菌毒素注射治疗因其安全性和有效性往往是老年患者或合并其他严重疾病患者的一线治疗方法，并且老年患者治疗通常一年不超过一次。当有其他更明确的治疗方法可用时，健康年轻的患者不应该使用此方法。肉毒杆菌毒素治疗可能对寿命小于2年的失弛缓症患者性价比较高。

20. 如何使用球囊扩张食管末端括约肌？

球囊扩张是通过使用充气气囊来部分撕开下食管括约肌（LES）。通过使用 Microvasive Rigiflex 球囊系统（波士顿科技公司，马萨诸塞州，美国），手术十分简单。这些质硬的聚乙烯球囊有3种直径（30、35、40mm），用内镜通过引导导丝来放置在一个软的导管上。整个过程比初始内镜检查增加了约5分钟。在 X 线透视下，将失弛缓球囊放置在跨越食管末端括约肌的位置。由食管末端括约肌不松弛造成的"腰"通过使用7～15lb的空气持续扩张15～60秒可以逐渐消失。大多数程序可以在门诊完成，并且患者恢复第2天正常活动前观察2～4小时。球囊扩张通常从最小直径开始（30mm），间隔 2 ～ 4 周重复一次，如果症状缓解或食管排空能力未改善，则用更大直径的球囊继续扩张。

21. 球囊扩张的结果是什么?

在最新纳入的 24 个研究平均随访 3 年的近 1200 名患者的文献综述中，分别用 30mm、35mm 和 40mm Rigiflex 球囊扩张系统，结果症状明显缓解的患者分别占 74%、86% 和 90%。5 年以上，有近 1/3 的患者症状复发；然而，大多数患者可以通过重复的按需扩张来实现症状复发的长期缓解。如果患者连续 3 次球囊扩张都失败，大部分专业人士则建议手术治疗。对于失弛缓症术后 5 ～ 10 年的患者来说，气囊扩张是最划算的治疗方法。

22. 球囊扩张对哪些患者效果更好?

球囊扩张效果最好的是年龄较大（40 岁以上）的患者、女性患者和高分辨率测压法证实的 Ⅱ 型失弛缓症的患者。然而，气囊扩张术几乎可以对任何患者实行。一些专家建议治疗年轻患者和经历过黑勒贲门肌切开术的患者时，应从 35mm 球囊开始。

23. 球囊扩张并发症是什么?

心肺状态不佳或合并其他疾病应避免手术，可能发生穿孔，是球囊扩张的绝对禁忌证。高达 33% 的患者在球囊扩张后可出现并发症，但大多数并发症是轻微的，胸部疼痛是最常见的。食管穿孔是最严重的并发症，总体发生率在有经验的术者的操作中占 2%（范围为 0 ～ 16%），50% 的穿孔患者需要手术治疗。球囊扩张后可出现罕见的严重的胃食管反流病并发症，但 15% ～ 35% 患者胃灼热症状使用 PPI 有效。

24. 使用腹腔镜肌切开术治疗失弛缓症的关键要素是什么?

从外科的观点来看，经腹微创肌切开术已经成为治疗失弛缓症的黄金标准。患者通常住院不到 48 小时，并且 2 周内可正常工作。最近外科改进包括延伸的肌切开术 2 ～ 3cm 到近端胃，切断胃套索纤维，从而几乎消除了食管末端括约肌静息压，并联合不完全的胃底折叠术（DOR 或 Toupet）以减少严重酸反流的并发症。

25. 外科肌切开术治疗失弛缓症效果如何?

腹腔镜肌切开术后临床成功率都很高，近 3 年的随访中，成功率平均为 89%（75% ～ 100%）。然而，可能随着病情的进展和并发症胃食管反流病的结果，5 年后成功率下降到 65% ～ 85%。球囊扩张或肉毒杆菌毒素治疗失败的患者，可以成功地使用手术切开术治疗，尽管一些研究表明其成功率较低。

26. 决定肌切开术成功的因素有哪些?

肌切开术成功的阳性预测因素包括年轻患者（＜ 40 岁）、男性的患者、食管末端括约肌压力超过 30mmHg 的患者，以及食管形状较直的患者。使用球囊扩张，高分辨率测压法分型的 Ⅱ 型失弛缓症手术后效果最好。然而，最近的数据表明 Ⅲ 型患者手术优越性更高，大概是由于更广泛的食管近端肌肉破坏。

27. 手术的主要并发症是什么？

腹腔镜肌切开术是非常安全的，死亡率约为 0.1%。最常见的并发症是食管或胃黏膜肌切开术时穿孔（范围为 0% ~ 35%），这通常是在手术和修复过程中公认的。肌切开术术后如果再次发生吞咽困难，通常发生在 12 ~ 18 个月。腹腔镜肌切开术后发生并发症最常见的原因是肌切开术不完全，通常因为胃某一面在解剖结构上更为复杂，或肌切开术后的瘢痕及抗反流屏障的阻碍。复发性肌切开术后吞咽困难可以用球囊扩张或反复肌切开术来解决。胃食管反流病是肌切开术术后严重并发症，报道率接近 50%。约有 25% 的患者会有中度到重度食管炎，7% ~ 10% 的患者可能产生 Barrett 食管和偶尔继发腺癌。

28. 失弛缓症的最好的治疗是什么？

因为大型前瞻性随机研究不可行，直到最近解决这个问题都很困难。在 2011 年发表的欧洲失弛缓症试验上的五个国家的随机试验表明，94 名患者行 Rigiflex 球囊扩张（直径为 30 ~ 35mm，重复扩张 3 次）和 106 名患者行腹腔镜肌切开术与胃底折叠术，由高度熟练的医生操作。2 年后，2 种治疗都能比较成功的缓解症状（球囊扩张缓解率为 92% 和肌切开术缓解率为 87%），提高钡剂排空性，降低食管末端括约肌压力。虽然长时间的随访在计划中，但这项研究表明，两种治疗方法 2 ~ 3 年都同样有效。

29. 治疗失弛缓症最新的内镜方法是什么？

由日本发明的经口的失弛缓症食管括约肌切开术是最令人兴奋的新治疗方法，在美国和欧洲广泛研究。内镜括约肌切开术在黏膜下形成隧道；将食管远端括约肌切开，黏膜入口用标准内镜夹闭。涉及不到 20 名患者的小型研究报道降低 LES 压力和改善食管排空能力的平均成功率有 90%。然而手术在技术上是有要求的，很多患者可能有并发症，如纵隔气肿和脓性纵隔炎，但是随访时间短，平均为 6 个月。更重要的是，这个过程不包括抗反流过程，并且胃食管反流病的可能性相当大，一项研究表示胃食管反流病的可能性高达 45%，这也许是一个严重的缺点。

30. 已经治疗过的失弛缓症患者后续治疗是什么？

因为失弛缓症是不能治愈的，患者无论是否治疗过，都需要生理性跟踪随访。此前，首选生理测试重复测量食管下段括约肌，然而最近的一项研究表明，直立位的定时钡剂造影能提供更好的信息。在该测试中，患者于直立位喝下 8 盎司的稀钡，在 1 ~ 5 分钟评估食管排空能力。在最近的欧洲失弛缓症试验中，比较 2 年的时间，动态钡剂造影比测 LES 压力预测性要好。更新的测试表明，钡剂清空与胃食管交界处膨胀性相关。膨胀性正常的患者通常 5 分钟内直立位钡剂可完全排空，而食管开放能力持续受损的患者，平均钡剂在 5 分钟后还有 5 ~ 8cm 的高度。从长远来看，患者症状缓解及食管排空能力良好的，应每 2 ~ 3 年复查一次。那些症状持续存在或食管清空能力差，需要进一步治疗或随访 1 年。

31. 失弛缓症是否是癌前病变？

患食管癌的风险，尤其是鳞状细胞癌，失弛缓症患者增加 10 ~ 50 倍。然而，癌症的发病总体来说是罕见的，内镜监控很困难，胃肠病学协会也不建议例行内镜检查随访。对于有巨食管和排空能力差的患者癌变风险相对高一些，因为癌症与慢性淤滞和食管体部炎症最相关。

32. 对于失弛缓症患者最好的诊疗思路是什么?

诊疗思路取决于外科医生的技能和患者所在社区的胃肠病学医生。图 4-2 描述诊治过大量的失弛缓症患者的诊疗中心的一种常见的诊疗思路。

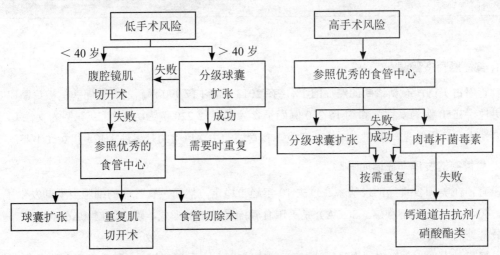

图 4-2 失弛缓症的诊断思路

（常晓华 译，张 青 校）

食管癌

Peter R. McNally，DO，MSRF，MACG，Nimish B. Vakil，MD，FACP，FACG，
AGAF，FASGE，and John C. Deutsch，MD

1. 食管癌有多普遍？

食管癌占美国所有新诊断的癌症的 1%。在 2013 年，约 17 990 例新的食管癌病例被诊断（14 440 例为男性，3550 例为女性）和约 15 210 例死于食管癌（12 220 例为男性和 2990 例为女性）。这项疾病男性比女性更常见，为 3 ～ 4 倍。在美国食管癌的生存风险约是男性 1/125 和女性 1/435。

2. 食管癌的发病率在增加吗？

没有，在美国食管癌的发病率在过去 10 年趋于稳定。然而，食管癌的细胞类型却发生了重大改变。40 年前，鳞状细胞癌（SCCA）是美国食管癌最常见的形式，现在腺癌（AdenoCA）是食管癌的最常见的形式。

曾经黑种人发生食管癌比白种人更常见，但现在两种人种同样常见，因为黑种人的发病率下降，并在过去的几十年中白种人发病率略有增加。鳞状细胞癌是黑种人食管癌中最常见的类型，而腺癌更常见于白种人。

3. 食管癌的发病率有地理变异吗？

有。食管癌的发病率国际差异近 16 倍。例如，食管癌症中的"食管癌带"（伊朗、中国北部、印度和非洲的部分地区）发病率比美国高 10 ～ 100 倍。暴露于烟草、土壤硒低水平、亚硝胺高摄入和进食热的液体，以及水果和蔬菜摄入量低都被认为是致病因素。

4. 食管癌的最常见的类型是什么？

全世界食管癌最常见的类型是鳞状细胞癌（占所有食管癌的 90% ～ 95%），然而在美国鳞状细胞癌的发病率在过去 40 年已减少。在 1970 年以前，鳞状细胞癌是美国最常见的细胞类型，但近年来腺癌已成为食管癌的最常见类型。烟草使用减少及吸烟减少被认为是鳞状细胞癌下降的原因，而肥胖与胃食管反流病的增加是腺癌增加的原因。

5. 双膦酸盐和食管癌之间有什么联系？

在使用双膦酸盐后长期监控，发现双膦酸盐与食管腺癌和鳞状细胞癌有关。其结果是 FDA 已建议 Barrett 食管患者不宜口服双膦酸盐。

6. 在美国当前如何筛查食管癌？

目前，在美国对食管癌没有经济又有效的筛选方法。但有几组亚群的患者患食管癌的危险因素高，应独立考虑内镜筛查。这些患者伴有以下症状。

- 失弛缓症。
- 碱液摄入。
- 普卢默 - 文森综合征。

● 胼胝症。

对于失弛缓症或早先有碱液摄入病史的患者没有严格的内镜癌症筛查的准则，但一些专家建议有 15 年明显低阈值的消化不良和吞咽困难症状的患者，需要胃镜检查和活检。与普卢默 - 文森综合征相关的吞咽困难的症状，应行内镜检查和活检，并改善缺铁症状。胼胝症患者应在 30 多岁开始内镜监视。这些患者中食管癌大多发生在远端食管，因此检查时应特别注意这个地方。Barrett 食管与食管腺癌增加有关。但是最佳的经济又有效的筛查来诊断 Barrett 食管还存在争议。美国胃肠病学学会准则建议患有慢性胃食管反流病的患者是最有可能得 Barrett 食管的，应该接受内镜检查。最容易得 Barrett 食管的患者是年龄超过 50 岁、有反流症状很长时间的白种人。一旦 Barrett 食管的诊断成立，就需要定期复查食管、胃、十二指肠镜和活检。读者可参考第 7 章 "Barrett 食管"和第 62 章 "食管癌的内镜筛查和监测"。

7. 何种胃肠道疾病与食管癌发病风险增加有关？

● 贲门失弛缓症：鳞状细胞癌。

● 普卢默 - 文森综合征：鳞状细胞癌。

● Barrett 食管：腺癌。

● 腹腔疾病：鳞状细胞癌。

● 胃大部切除术后：鳞状细胞癌。

8. 食管癌的典型临床表现是什么？

尽管鳞状细胞癌通常发生在食管上端和中端，腺癌通常发生在远端食管，但都有类似的临床表现。食管癌最常见的发病年龄是 65 ～ 74 岁。食管癌典型临床特征见表 5-1。

表 5-1　食管癌的临床特征

临床特征	概率	重要性
发病的年龄高峰	65% ～ 75%	并发症往往排除可能性
性别（男：女）	4 : 1	男性中更常见
种族（黑种人：白种人）	50 : 50	黑种人鳞癌多见 白种人腺癌多见
吞咽困难	90%	经常见于进展期
厌食和体重减轻	75%	
吞咽疼痛	50%	提示溃疡型肿瘤
胸痛，放射到后背	很少	意味着侵蚀纵隔神经
声带麻痹	很少	暗示典型的鳞癌
咳嗽和肺炎	很少	食管梗阻，吸气，瘘管
声音嘶哑	很少	高胃食管反流病，伴耳鼻喉恶性肿瘤，鳞癌侵入
呃逆	很少	累及横膈膜

9. 食管癌的危险因素是什么?

食管癌的危险因素依据不同的细胞类型有所不同,在表 5-2 中列出。烟草和乙醇是最常见的危险因素,而肥胖最近被确定为重要的独立的危险因素。Barrett 食管(BE)形成的条件是化生的组织代替了正常的鳞状上皮,慢性胃食管反流引起了食管柱状内皮。Barrett 食管的患者,腺癌的发病率增加近 40 倍,是食管癌最显著的风险因素。据估计,5% 的 Barrett 食管患者最终会发展侵袭性癌症,正因为这种风险,病理证实 Barrett 食管的患者需要终身监控。通常认为病变过程为化生到低度不典型增生到高度不典型增生再到腺癌。

表 5-2 食管癌的危险因素		
危险因素	鳞癌	腺癌
吸烟	+	+
饮酒	+	-
Barrett 食管	-	+
频繁的胃食管反流	-	+
体重指数 > 30	-	+
经济状况低下	+	-
之前服用过碱液	+	-
饮食:高亚硝基化合物、泡菜、有毒真菌、槟榔、坚果或热饮品、低硒和锌的食物	+	-
人乳头瘤病毒	+	?

10. 现在或曾经有耳朵、鼻子和喉咙(ENT)疾病和食管癌之间有联系吗?

有联系。这可能反映了接触鳞癌的常见危险因素,如吸烟和酗酒。虽然有些研究表明,同步或异时的鳞癌的发病率是 3% ~ 14%,但目前没有公认的准则要定期监控。美国消化内镜协会推荐行食管、胃、十二指肠镜检查以评估患者的耳鼻喉科恶性肿瘤同步患食管癌的风险。这些患者的陪护者能因轻微的消化道症状让患者去检查。对有吞咽困难症状的患者做规律、有导向的询问,这是谨慎的做法。

11. 什么遗传性疾病与食管鳞状细胞癌高度相关?

非表皮松解性掌跖角化病(胼胝症)是一种罕见的常染色体显性遗传病,为 17 号染色体 25 位点基因异常,是唯一公认的可诱发患者食管鳞癌的家族性综合征。它的特点是手掌和脚底角化过度,以及口腔黏膜增厚,并导致 70 岁的患者患食管鳞状细胞癌的风险为 95%。

12. 据报道什么类型的癌症易转移至食管?

转移到食管的癌症是不常见,但是黑色素瘤和乳腺癌是最常见的。

13. 预后如何?

表现为吞咽困难的食管癌预后较差;吞咽困难的患者 50% ~ 60% 已经有不可治愈的局部晚期

状态或转移情况。这似乎有两个原因：远在管腔狭窄引起梗阻症状之前，肿瘤早已发生；食管外缺乏浆膜，降低了防止癌症局部传播的能力。

14. 感染幽门螺杆菌是否会增加食管癌的风险？

感染幽门螺杆菌不会增加食管癌的风险。事实上幽门螺杆菌感染和食管腺癌发展的风险呈反比关系。严重胃食管反流病并发症的患者幽门螺杆菌的毒力更强，cagA 毒素＋菌株的患病率更低。此外，感染 cagA 基因＋菌株的患者巴雷特食管伴不典型增生和食管癌的风险下降到 50% 以下。

15. 食管癌是如何诊断和分期的？

内镜检查和活检是诊断食管癌的金标法。精确的肿瘤分期对管理食管癌患者至关重要。准确分期有助于确定如何选择治疗方法并且是预后的一个重要的决定因素。食管癌分期应包括临床检查、红细胞计数、内镜检查（食管鳞癌患者包括纤维支气管镜检查）和胸部与腹部的计算机断层扫描。有需要做手术的患者，高分辨率超声内镜对于评估侵袭深度（T 分期）和淋巴结转移（N 分期）很重要。正电子发射断层扫描（PET）有助于确定其他未被发现的远处转移。

16. 美国癌症联合委员会关于肿瘤、淋巴结、转移对于食管癌的分期标准是什么？

美国癌症联合委员会（AJCC）规定的食管癌肿瘤、淋巴结、转移（TNM）分期标准在表 5-3 中列出。

Table 5-3 American Joint Committee on Cancer Esophageal Cancer Staging Guidelines	
Primary Tumor (T-Stage)	
TX	Primary tumor cannot be assessed
T0	No evidence of primary tumor
Tis	High-grade dysplasia （Note:this includes *carcinoma in situ*,a term no longer used）
T1	Tumor invades lamina propria, muscularis mucosa,or submucosa
T1a	Tumor invades lamina propria or muscularis mucosa
T1b	Tumor invades submucosa
T2	Tumor invades muscularis propria
T3	Tumor invades adventitia
T4	Tumor invades adjacent structures
T4a	Resectable tumor invading pleura,pericardium,or diaphragm
T4b	Unresectable tumor invading other adjacent structures:aorta,vertebrae,trachea
Regional Lymph Nodes （N）	
NX	Regional lymph nodes cannot be assessed
N0	No regional lymph nodes
N1	Metastasis in 1-2 regional lymph nodes
N2	Metastasis in 3-6 regional lymph nodes
N3	Metastasis in ≥ 7 regional lymph nodes
Note:2010TNM staging no longer classifies (+)celiac axis lymph nlde M1a;it is just N(+)	

Distant Metastasis（M）	
M0	No distant metastasis
M1	Distant metastasis
Histologic Grade（G）	
GX	Grade cannot be assessed—stage in grouping as G1
G1	Well differentiated
G2	Moderately differentiated
G3	Poorly differentiated
G4	Undifferentiated—stage in grouping G3
Stage	
Stage 0	Tis，N0，M0
Stage Ⅰ	T1，N0，M0
Stage Ⅱ A	T2，N0，M0；T3，N0，M0
Stage Ⅱ B	T1，N1，M0；T2，N1，M0
Stage Ⅲ	T3，N1，M0；T4，any N，M0
Stage Ⅳ A	Any T，any N，M1a
Stage Ⅳ B	Any T，any N，M1b

TNM,Tumor,node,netastasis

Edge SB,Byrd DR, Compton CC, et al:American Joint Committee on Cancer staging manual, ed7, New York, 2010, Springer, p 103

（说明：如表 5-3，由于受第三方版权限制，故保留原文不做翻译）

17. 食管癌治疗的主要原则是什么?

跨领域的计划在食管癌患者的治疗中至关重要。干预措施基于可操作性（"合适"耐受手术），分期和细胞类型。图 5-1 和图 5-2 展示了限制阶段（阶段Ⅰ）和局部进展阶段（阶段Ⅱ～Ⅲ）食管癌的诊疗原则。

18. 美国癌症联合委员会认为食管癌的哪个阶段适合于内镜治疗?

考虑早期食管癌（T_1a 期）的内镜下切除需要精确的分期及使用高频超声内镜。一个更全面的亚分类方案已经用于早期食管癌并且对内镜下切除有用。根据这一分类，黏膜肿瘤根据侵入深度分为三种类型。

- M_1：局限于上皮细胞层。
- M_2：侵入固有层。
- M_3：侵入黏膜肌层，但未穿透。

淋巴结转移 M_1 和 M_2 的病例为 0 例，但 M_3 病变中 LN（+）一直始终为 8%～12%。确定是否有淋巴管浸润似乎预示着更大的额外的淋巴结转移的风险。对于内镜下切除治疗 M_3 型食管癌，有或没有淋巴管浸润其 5 年转移率分别为 47% 和 7%。

内镜下切除技术包括内镜下黏膜切除术（EMR）及内镜黏膜下剥离术。这两个技术都需要专门的技术和设备,过程中潜在的风险［术后出血（10%）、穿孔率（2%～5%）和狭窄（5%～17%）］需要与患者充分的交代。对内镜技术和其他不断发展的消融疗法的描述超出这一章的范围。

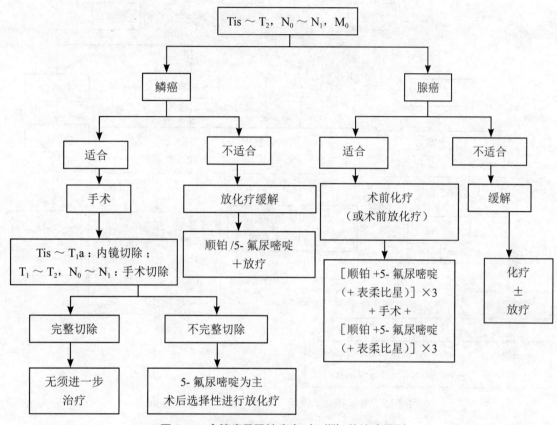

图 5-1　食管癌局限性病变（Ⅰ期）的治疗原则

19. 局限性肿瘤的护理标准是什么？

手术切除仍是处理局限性肿瘤的标准。在外科专家手中,Ⅰ期患者 5 年存活率为 40%～50%。单独放射治疗可以治愈少数食管鳞癌的患者,但已经被联合治疗所取代。术前化疗对腺癌患者是有益的。术前放化疗已被证明能使患者生存获益,并且数据分析支持术前放化疗的使用,然而术后死亡率可能增加,统计人群能否确切地受益并不清楚。现在越来越多的患者单纯应用化疗作为手术前的诱导治疗。分期指导治疗的发展使新的内镜微创手术方式变得可用。

20. 局限期（Ⅰ期）的治疗方案是什么？

早期患者常使用有效的单独手术治疗或结合术前化疗。手术可治疗局部鳞癌和腺癌,特别是如果侵犯到黏膜下层、肌层［T_1（M_3）～T_2 N_0～N_1］。虽然有争议,但许多专家认为食管切除术是黏膜表浅癌症的首选治疗方法。化疗和放疗不用做早期黏膜下癌症辅助治疗［Tis（M_1 或 M_2）,N_0］。外科手术治疗过程包括肿瘤的切除、颈部食管与胃吻合术（把胃提拉上来）或插入一段结肠重建胃肠道连续性（见第 73 章）。在经常做这种手术的医院效果更好,在很少做这种手术的小医院效果不佳。

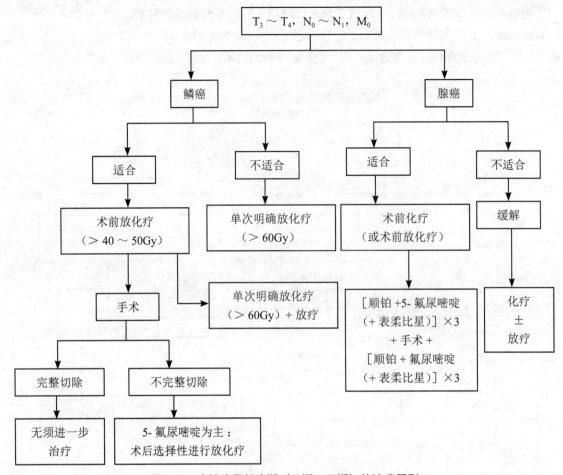

图 5-2　食管癌局部晚期（Ⅱ期、Ⅲ期）的治疗原则

21. 局部进展期（Ⅱ～Ⅲ期）的治疗方案是什么？

单独手术治疗这些患者并不是一个标准的方法，因为对大量的患者来说，完整的肿瘤切除是不可能的，即使切除完整，生存率很少超过 20%。最近一个分析表明，多重方法即手术后放化疗（三联疗法）提供了最好的治愈的可能性。三联疗法是激进的、昂贵的并且副作用高。在平衡低成功率的治疗和治疗后的发病率之后，经济条件较差的患者可能选择姑息疗法。目前推荐的治疗方法是对不能或不愿接受手术的患者实施联合手术后放化疗或者明确的放化疗疗法。

22. 远处转移期（Ⅳ期）的治疗方案是什么？

远处转移使食管癌不可治愈且治疗只能是姑息的。外部射线照射（EBRT），放疗和化疗的经常使用可能小幅提高存活率，但以全身性副作用为代价。对有吞咽困难的患者，许多姑息治疗可用，但不能延长存活时间。

内镜对恶性吞咽困难缓解的方法包括以下几点。

- 食管扩张——暂时缓解。
- 内镜激光（Nd∶YAG）。
- 内镜注射（无水乙醇）。
- 氩离子凝固术。

- 内镜下黏膜切除术。
- 光能疗法（PDT）。
- 放置假体（自行扩张的塑料支架或自行扩张的金属支架）。

23. 有食管癌发展风险的患者的预后是什么？

通过改变生活方式来预防食管癌是首要目标，但是在美国，肥胖的流行及年轻人中再次流行吸烟草和饮酒是我们为实现这一目标而悲观的原因。早期检测（对高危人群选择性筛选），改进内镜和微创手术技术，辅以靶向放疗和化疗，可以显著提高这种致死性疾病的生存率，并降低发病率。先进的化学预防食管癌拥有更大的潜力。尽管缺乏明确的证据，但有大量的资料表明：阿司匹林、非甾体抗炎药、环氧合酶 - 2 抑制剂、PPI，甚至他汀类药物可能对选定的患者具有有益的化学预防作用。

（常晓华　译，张　青　校）

食管的异常、感染和非酸性损伤

Mary A. Atia, MD, and Francisco C. Ramirez, MD

1. 环和蹼的区别是什么? 命名环的 3 种不同的类型是什么?

环是一个同轴向、薄的(2 ～ 5mm)组织增生,它大多位于食管远端。蹼则是一个薄的异常的膜,大多位于食管近端(表 6-1)。

表 6-1　食管环的类型		
类型	位置	有无症状
A	接近鳞柱交接部 1.5cm 内	罕见
B(Schatzki 环)	在鳞柱交接部或接近食管裂孔处	经常
C	膈脚引起的压痕	无

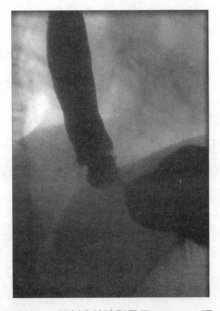

图 6-1　钡剂食管造影显示 Schatzki 环

2. Schatzki 环的临床表现是什么?

典型的患者经常有间歇性进食固体食物(通常为面包和肉)引起的吞咽困难,称为"牛排餐厅综合征"。吞咽困难可以发生在反流后或食物通过 Schatzki 环时。有时患者需要内镜干预。

3. Schatzki 环如何诊断?

钡剂食管造影时显示有固体食团后,可追溯到患者存在吞咽困难的病史。当黏膜环直径为 13mm 或更小时,患者强调有吞咽困难症状。因此按照"Schatzki 规则",< 13mm 的黏膜环几乎都产生症状,> 20mm 的很少引起吞咽困难。内镜对于发现食管环是不敏感的,但可以用于治疗目的,如食物块嵌塞的解除或食管扩张术(图 6-1)。

4. Schatzki 环(或食管蹼)患者的治疗措施是什么?

患者应该坚持改变生活方式,如更加认真地切割和咀嚼食物,减慢进食速度及进大量流食。因为可能与胃食管反流病有关,患者应该进行 pH 监测,如果酸水平增高则采取 PPI 长期治疗。如果这些措施不成功,需要应用大探条或球囊(45 ～ 60 French,3French=1mm)进行食管扩张术,其目的在于破坏食管环。

5. 什么是普卢默 – 文森综合征?

普卢默 - 文森综合征，又称"Paterson-Kelly"或缺铁性吞咽困难。以近端食管蹼、小细胞缺铁性贫血、舌炎、口角炎、凹甲为主要表现。典型的患者有慢性间歇性吞咽性疼痛。他们描述有窒息感或吞咽固体食物困难。

6. 和食管蹼相关的其他疾病是什么?

甲状腺疾病、咽下部憩室、食管重叠囊肿、食管入口斑、食管鳞状细胞癌、移植物抗宿主病都和食管蹼有关。患有水疱性皮肤病的患者，如大疱性类天疱疮、大疱性表皮松解和史 - 约综合征也可引起食管蹼（图 6-2）。

7. 如何诊断食管蹼?

与食管环相同，放射线检查是诊断食管蹼的最敏感方法。由于食管蹼多位于食管近端，推荐采取 X 线下前后位及侧位视频摄影。后续必须应用内镜去追踪病因，小心地用直视法观察食管上段括约肌，避免在发现食管蹼之前刺破食管蹼。

8. 环咽肌切迹的治疗措施是什么?

第一步是保证其他的潜在的口咽部吞咽困难的因素被排除，尽管这些口咽部疾病导致的吞咽困难并不多见（在放射影像学中可达 20%）。反流和环咽肌肥大有关，因此可以考虑抑酸治疗。内镜下的治疗包括探条扩张和肉毒素注射。外科治疗采取环咽肌切开术（图 6-3）。

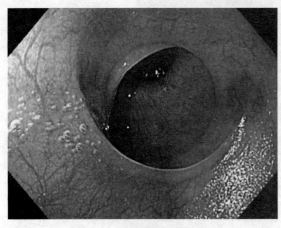

图 6-2　食管蹼内镜下所见

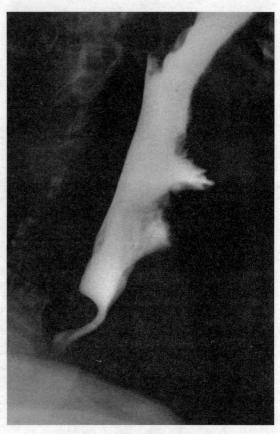

图 6-3　环咽肌压迹的吞钡影像

9. 简述食管憩室的类型。

食管憩室不同类型的描述见表 6-2。

表 6-2 食管憩室的类型		
名称	位置	发病机制
颈部憩室（咽下部憩室）	环咽肌	吞咽过程中的异常高压，导致黏膜通过喉部解剖薄弱部位突出
食管中部（牵引憩室）	中 1/3 处，气管分叉处	纵隔炎症，继发感染肺结核、组织胞质病或淋巴结病
横膈上食管憩室	食管远端	与动力紊乱有关

10. 咽下部憩室的病因是什么?

咽下部憩室是获得性的条件性疾病，它的产生是由于吞咽过程中的异常高压所导致的黏膜通过一个喉部解剖薄弱部位（Killian's 三角）突出。Killian's 三角位于环咽括约肌的横行纤维与咽下部括约肌的斜行纤维的交叉处（图 6-4）。

11. 咽下部憩室患者的临床表现是什么?

咽下部憩室患者表现为食管上段慢性的逐渐进展的吞咽困难。随着病情的恶化，患者会有反流、呛咳、误吸、声音改变和口臭。约 1/3 的患者最终发展为体重减轻。

12. 食管体部憩室的发病机制是什么?

食管中段的憩室也称为牵引憩室，是纵隔继发感染性炎症导致的，如肺结核或组织胞质病。本病来源于肺恶性肿瘤的纵隔淋巴结肿大也可以引起牵引性憩室。横膈上食管憩室也是获得性的并且 80% 与动力紊乱有关。

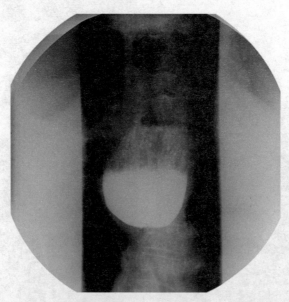

图 6-4　视频摄影钡剂所见巨大（7.5cm）咽下部憩室

13. 食管憩室患者的治疗措施是什么?

无症状的患者不需要干预。考虑到有症状的患者在憩室大小、症状、潜在的呼吸系统并发症等会有所进展,因此这些患者需要治疗。外科手术前应进行内镜和测压检查。外科手术包括反转或切除憩室和肌切开术(与动力紊乱高度相关时进行)。

14. 什么是食管异位胃黏膜的别称?

食管异位胃黏膜常用的名称是食管入口斑。它是一个异位的、鲑鱼色的胃黏膜岛,位于食管近端。其确切的发病机制并不清楚,它被认为是先天性异常。另一个理论提出食管入口斑是和 Barrett 食管相似的现象(如一种继发于慢性酸损伤的适应性表现)。

15. 食管入口斑的临床意义是什么?

食管入口斑多数病变不伴症状而是在内镜下偶然发现的。然而,咽喉部的反流症状如反刍、吞咽困难、声音嘶哑、球状感和咳嗽是最常报道的。应该进行组织活检去评估化生或者结构异常。如果发现,应该考虑监测恶性肿瘤的发生。

16. 发展为获得性气管食管瘘的病因是什么?

恶性肿瘤占气管食管瘘(TEF)病因的 50% 以上,原发肿瘤通常来源于食管,但也可以来源于肺、气管、甲状腺、喉和淋巴结。非恶性的气管食管瘘通常是机械通气的并发症。其他原因包括哮喘、纵隔肉芽肿性疾病、经气管或食管的外科手术、获得性免疫缺陷综合征。吞咽过程中咳嗽(Ono's sign)是气管食管瘘主要症状。

感染

17. 什么是感染性食管炎的主要症状?

患者普遍有吞咽痛和吞咽困难。其他的症状包括胸痛、胃灼热和出血。这种不舒适可以很严重,可导致体重减轻。

18. 哪些人群有继发于感染的食管炎?

食管机会性感染通常发生在免疫功能不全的患者中,如感染人类免疫缺陷病毒或获得性免疫缺陷综合征者。此外,恶性肿瘤、器官移植、自身免疫性疾病需要化疗或免疫抑制剂治疗的患者也会发生。免疫健全患者的食管感染通常发生在一系列潜在的动力紊乱所导致的腔内内容物淤积。患者局部或系统性使用激素也可引起机会性感染。

19. 感染性食管炎最常见的病原体是什么?

白念珠菌是最常见的引起感染性食管炎的病原体。念珠菌属是正常的口腔菌群但是可以变成致病菌。典型的患者都是有诱因,如免疫缺乏、糖尿病、肾上腺功能不全、酗酒或使用抗生素。患者也可不同时伴有鹅口疮。

20. 念珠菌性食管炎的内镜下所见是什么?

念珠菌性食管炎轻症患者,内镜显示小的黄白色的稍隆起的斑片,周围伴红疹。融合性线性和结节性斑片反应病变范围广泛。该病确诊可以通过刷检病变部位进行细胞学检查或在可以看到炎症、菌丝和大量出芽酵母的地方进行活检。

21. 念珠菌性食管炎如何治疗？

念珠菌性食管炎起始治疗是氟康唑 100 mg/d，持续 10 ～ 14 天。耐药患者需要伊曲康唑 200mg/d，持续 10 ～ 14 天。如患者不能耐受口服给药，则应该使用棘白菌素类（如卡泊芬净、米卡芬净）或两性霉素 B［0.3 ～ 0.5 mg/（kg•d）］。

22. 在免疫健全和免疫功能不全患者中常见的病毒性食管炎类型是什么？

单纯疱疹病毒（HSV）是免疫健全患者的常见类型。它可以表现为原发的感染或是重新激活的潜伏病毒感染。仅 1/5 的病例可有口咽部病变。严重的吞咽痛、胃灼热和发热是基本的症状。在免疫功能不全患者中，巨细胞病毒（CMV）是食管最常见的机会性感染病毒。

23. HSV 和 CMV 食管炎在内镜和组织学特点上的区别是什么？

HSV 通常表现为食管远端许多小的浅表的溃疡或糜烂性食管炎，伴有散在的黏膜脆性增加，囊泡少见。应该在溃疡边缘活检获取 HSV 感染的上皮组织。组织学表现为磨玻璃样核、Cowdry A 型嗜酸性粒细胞、核内包涵体和大量的多核细胞被发现。

CMV 在食管中下 1/3 形成典型的大而表浅或波形的溃疡。因为 CMV 侵犯血管和内皮，应该在溃疡的基底部获取活检样本。细胞学改变包括核内包涵体、核周晕和胞质包涵体（表 6-3）。

表 6-3　病毒性食管炎的特点		
	单纯疱疹病毒	巨细胞病毒
内镜下特点	很多小而表浅溃疡	大的匍行溃疡
位置	远端 1/3	中到远端 1/3
活检	边缘	中心
组织学发现	磨玻璃样核、CowdryA 型嗜酸性粒细胞、大量多核巨细胞	核内包涵体、核周晕、胞质包涵体
治疗	每 8 小时静脉注射一次阿昔洛韦 250mg/m² ；口服伐昔洛韦 100mg，3 次 / 天，持续 7 ～ 10 天	静脉注射更昔洛韦 5mg/kg 持续 14 天 ；口服伐昔洛韦

24. 什么是食管常见的寄生性感染？

克氏锥虫引起的锥虫病（chagas disease）是最常见的食管寄生性感染。这种寄生虫病在南美地区流行。其发病机制是由于逐渐进展的全身间叶组织和神经节细胞的破坏。食管表现出现在急性感染后约 20 年。其症状类似于失弛缓症的吞咽困难、咳嗽、反刍、夜间误吸和胸痛。

25. 锥虫病如何诊断？

诊断锥虫病应该进行一个克氏锥虫的血清学试验。测压法检测食管的表现类似失弛缓症，但是锥虫病的下食管括约肌压力降低，其他器官受累表现主要有扩张型心肌病、巨结肠和神经炎。

26. 锥虫病患者如何治疗？

锥虫病一线治疗药物是硝酸盐。如果症状持续，需要球囊扩张。难治性病例可能需要在胃食管连接处进行肌切开术。顽固性症状或肺部并发症是食管切除术的适应证。

药物和非酸性损伤

27. 哪些是药物性食管炎的危险因素?

- 唾液流量减少（年龄、干燥综合征、抗胆碱能药物）。
- 食管动力紊乱（失弛缓症和硬皮病）。
- 局部解剖紊乱（食管憩室、主动脉瘤、左心房增大、狭窄）。
- 药物剂型（缓释剂、大的片剂）。
- 药剂影响低位食管括约肌的协调性（苯二氮䓬类、麻醉性镇痛剂、钙通道阻滞剂）。
- 卧床不起的老年患者。

28. 药物性食管炎的典型表现是什么?

典型的患者没有食管疾病病史，表现为突然吞咽痛伴或不伴吞咽困难。患者也有胸骨后疼痛，可能与心肺疾病如心肌梗死或肺栓塞混淆。一个精明的临床医生会发现，患者虽然疼痛一直存在，但吞咽会使疼痛进一步加重。

29. 药物性食管炎的损伤机制是什么?

有 4 个潜在的机制。

- 产生腐蚀性酸溶液（抗坏血酸，硫酸亚铁）。
- 产生腐蚀性的碱溶液（阿仑膦酸钠）。
- 产生和黏膜接触的高渗溶液（氯化钾）。
- 直接针对黏膜产生毒性的药物（四环素）。

30. 列出一些和食管损伤相关的药物。

文献中接近 100 种药物已经报道，表 6-4 列举了最常见的几种药物。

表 6-4　引起药物性食管炎的常用药	
抗生素类	多西环素、青霉素、利福平、四环素
抗病毒类	奈非那韦、扎西他滨、齐多夫定
化疗药	博来霉素、阿糖胞苷、放线菌素 D、柔红霉素、氟尿嘧啶、甲氨蝶呤、长春新碱
双膦酸盐	磷酸盐、氨羟二磷酸二钠
非甾体抗炎药	阿司匹林、布洛芬、萘普生
其他药物	维生素 C、硫酸亚铁、兰索拉唑、多种维生素、氯化钾、奎尼丁、茶碱

31. 如何诊断药物性食管炎?

因为药物性食管炎通常是一个自限性疾病，在有典型病史的简单病例中，诊断性评估是不需要的。当症状持续进展，出现出血、明显的吞咽困难或用药史不明确时需要内镜诊断。

内镜下，一般可见一个或多个散在的溃疡伴正常的周围黏膜。内镜帮助排除感染和新生物形成。在应用双膦酸盐患者中，可以见到合并有假膜性结肠炎的散在严重的食管炎病例。

32. 食管的什么部位最容易受药物影响导致药物性食管炎?

食管中上 1/3 的交汇处是常见的部位。这是因为食管主动脉弓压迫和蠕动幅度相对过低。食管狭窄也易出现药物导致的食管炎。

33. 怎样才能降低药物性食管炎的风险?

- 服用任何药物时都喝至少 4 盎司水,在服用阿仑膦酸钠、氯化钾或奎尼丁这样有食管损伤倾向的药物时饮水量要加倍。
- 在直立的位置服用任何药物。
- 服药后保持直立至少 10 分钟,对于可以引起严重损伤的药物,服用后至少保持直立 30 分钟。
- 和食管炎有关的药物应该避免应用于卧床或有动力障碍的患者。

34. 碱性损伤的病理生理表现和后续并发症有哪些?

pH 大于 12 的物质是极有腐蚀性的,这些物质包括排水、卫生间和烤箱清洁剂、碱液和电池。碱性的摄入引起液化性坏死并迅速扩展到食管黏膜、黏膜下层和肌层。坏死后会发生血栓栓塞。因为透壁性损伤,穿孔、纵隔炎和腹膜炎也可以发生。几天后食管出现溃疡。随后,出现肉芽组织、成纤维细胞活动、胶原沉积,最终导致食管狭窄形成。

35. 腐蚀剂摄入的初始治疗是什么?

在紧急情况下,通畅气道、人工呼吸和体外循环应该立刻进行。应该拍胸腹部的平片或 CT,通过纵隔积气、气胸、气腹的影像证据去评估穿孔。穿孔的患者应该考虑外科干预。

禁忌诱导性呕吐或洗胃,以避免腐蚀性物质对食管的再次损伤。此外,诱导性干呕可能增加穿孔的风险。并未显示中和剂的有效性,因此不推荐使用。不建议经验性的使用激素和抗生素。

36. 腐蚀剂摄入后内镜的作用是什么?

一旦穿孔被排除,患者应该在 24 ~ 48 小时做上消化道内镜进行诊断和评估预后。需要注意的是体格检查正常的患者也应该进行胃十二指肠镜检查,因为在近 20% 的没有症状的患者中也可以观察到严重的食管损伤。相反,近 60% 的有临床症状的患者仅有轻微食管损伤。

内镜分级可以非常准确的用于预测并发症的发生,ⅡB 级及以上的患者中有 55% ~ 100% 发生食管狭窄。Ⅳ级损伤死亡率为 65%(表 6-5)。

表 6-5 腐蚀性食管炎的内镜分级	
级别	**内镜表现**
Ⅰ	水肿和红斑
ⅡA	出血、糜烂、水疱、溃疡,伴有渗出
ⅡB	环周溃疡
Ⅲ	多发深溃疡伴棕色、黑色或灰色污点
Ⅳ	穿孔

37. 如何治疗腐蚀剂损伤的晚期并发症?

原发性食管狭窄的治疗通常是扩张。不幸的是，腐蚀剂内镜扩张治疗导致食管狭窄效果不佳。10% ～ 50% 的患者需要外科手术干预。

碱性摄入可以使鳞状细胞癌的发生率增加 1000 倍。因此，建议在碱摄入 15 ～ 20 年后开始内镜监测恶性肿瘤，每 1 ～ 3 年进行一次。

38. 食管黏膜撕裂综合征的典型临床表现有哪些?

典型食管黏膜撕裂综合征患者近期有非血性呕吐，频繁干呕后呕血或呕吐咖啡样物质的病史。然而，食管黏膜撕裂综合征的黏膜撕裂可以发生在第一次呕吐的同时。腹内压力的增加使胃食管连接处通过横膈疝入胸腔时，产生剪切效应，继而产生撕裂。

39. 列举透壁性食管裂伤的名称。

Boerhaave 综合征是用来描述透壁性食管裂伤，与食管黏膜撕裂相似。其前驱症状也和呕吐、干呕、腹部训练或咳嗽时腹内压突然升高有关。其症状包括胸痛和伴有捻发音的皮下气肿，可能伴有休克和败血症。胸部影像学检查，可见纵隔积气和左侧胸膜渗出。

40. 放射性食管损伤的早期表现是什么，其症状什么时候发生?

急性放射性食管炎发生在初始治疗的 2 ～ 3 周。其临床上患者表现为吞咽困难和吞咽痛，也表现为与吞咽无关的胸部不适。严重症状会导致脱水和体重减轻。念珠菌性食管炎也有相似的症状并且在患者群中很常见，因此经常需要内镜检查进行鉴别。

41. 简述和放射治疗相关的晚期并发症。

晚期并发症包括狭窄、溃疡、动力改变和瘘形成。它们可以发生在治疗后的几个月至几年（平均 6 个月），继发于炎症和随后的纤维化。晚期并发症的发生是剂量依赖的，最高剂量上限为 60 Gy。因为其症状与恶性肿瘤复发的表现类似，建议进行内镜评估。

作者要感谢 Hunt 博士、Meier 博士、Davis 博士、Bachinksi 博士、James 博士的贡献，他们是上一版本章的作者。

（宋吉涛　译，常晓华　校）

Barrett 食管

Nimish B. Vakil, MD，FACP, FACG, AGAF, FASGE

1. 如何定义 Barrett 食管?

Barrett 食管可以简单的定义为食管组织的柱状上皮化生。它是慢性胃食管反流病的并发症之一。美国胃肠病协会指南把 Barrett 食管定义为在某种程度上有癌变倾向的化生的柱状上皮取代了食管下段原有的不同等级的鳞状上皮。这与国际共识的 Barrett 食管的定义相一致，国际共识认为 Barrett 食管是柱状上皮部分取代了胃食管交界处附近的鳞状上皮。重要的是我们要清楚这些定义都与过去传统观念认为肠上皮化生是 Barrett 食管诊断的先决条件的观点相悖离。

2. 为什么 Barrett 食管重要?

Barrett 食管是一种癌前病变。识别 Barrett 食管的异型增生，从而早期干预者预后良好。相反，进展期食管癌预后欠佳。采取内镜监测从而早期发现食管癌是该病的管理基础。

3. Barrett 食管的危险因素有哪些?

- 年龄在 50 岁以上。
- 女性。
- 白种人。
- 慢性胃食管反流病。
- 食管裂孔疝。
- 高体重指数。
- 向心性肥胖。

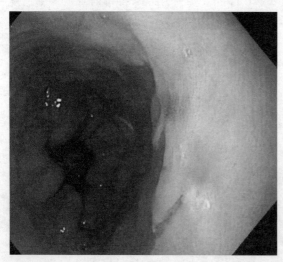

图 7-1　传统胃镜下的 Barrett 食管
注意与食管正常的灰色上皮层相比较，Barrett 食管上皮为粉红色

4. Barrett食管的内镜下表现及特点是什么?

Barrett 食管有典型的内镜下特点。与浅灰色的食管黏膜相比，它在食管内表现为浅橙色或粉色黏膜（图 7-1）。需要强调的是，Barrett 食管的确定诊断还要依靠食管组织活检。布拉格分级是一种衡量 Barrett 食管程度的标准化方法，被推荐用于常规内镜检查。从胃底折叠处至 Barrett 食管全周型上皮的垂直长度用 C 表示，Barrett 食管上皮的最大长度用 M 表示，放在 C 之后。例如，患者 Barrett 食管圆周段柱状上皮的长度为 2cm，舌状延伸段在胃底折叠处上方 5cm，根据布拉格分级则标记为 C2M5（图7-2）。短段 Barrett 食管被定义为食管活组织检查证实有肠上皮化生且镜下可疑 Barrett 食管长

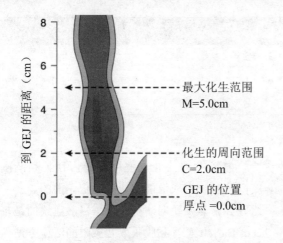

图 7-2　展示了内镜下分级为 C2M5 的 Barrett 食管模式图

C. 环周食管的化生范围；GEJ. 胃食管连接点；M. 化生的最大范围（C 加远端 3cm 的舌状病变）。（ 经 授 权，Sharma P，et al：The development and validation of an endoscopic grading system for Barrett's esophagus：the Prague C & M Criteria，Gastroenterology 131：1392-1399，2006.）

度在 3cm 以下的食管病变。长段 Barrett 食管定义为异常上皮长度在 3cm 以上的食管病变。

5. Barrett 食管的癌变风险是什么?

普遍引用 Barrett 食管癌变风险的数据是每年为 0.5%，这就意味着每年每 200 例 Barrett 食管患者中就有 1 例会发生癌变。然而，最近的研究显示这种癌变风险也许实际上低于最初的评估。需要更多的资料来弄清楚这一问题，目前比较合理的范围是每年 0.3% ~ 0.5%。

6. Barrett 食管发展到食管异型增生和食管癌的危险因素有哪些?

还不确定这种风险的增减是否与患病时间有关，但是食管的不典型增生和癌变普遍在 50 岁以后被发现。有充分的证据显示长段 Barrett 食管病变的患者及男性有更高的风险。肥胖（特别是向心性肥胖）是主要应该干预的危险因素。吸烟在一些研究中增加食管结构异常和癌变的风险，在另一些研究中不增加上述风险。

7. 药物治疗会预防食管异型增生和癌变的风险吗?

没有准确的证据能够告诉我们这个问题的答案。现有的临床观察研究显示，PPI 治疗可以降低食管异型增生和癌变的风险。流行病学研究显示低剂量阿司匹林和他汀类药物使用者癌变风险有所下降，这还有待于进一步试验证实。

8. 应用内镜筛查下识别 Barrett 食管的作用怎样?

关于内镜筛查是否该被建议，以及在什么年龄、间隔多长时间还没有一致的意见。尽管缺少证据和花费 - 效果的数据，但一生一次内镜筛查 Barrett 食管的观点得到了大众承认并在美国广泛实行。如果实行内镜筛查，最好在约 50 岁的时候进行。

9. Barrett 食管药物治疗的目的是什么?

- 治疗和 Barrett 食管相关的胃食管反流病的症状。
- 通过控制食管黏膜感染控制并发症。
- 监测患者食管异型增生和癌变的发展，以便早期干预。

10. 监测 Barrett 食管的建议是什么?

观察到 Barrett 食管的异型增生，不是最终的目的。当异型增生出现时，应该采取切除的治疗措施（表 7-1）。

表 7-1　Barrett 食管的推荐复查间隔	
无异型增生	3～5 年
低级别异型增生	6～12 个月
高级别异型增生	3 个月（未治疗情况下）

11. 对 Barrett 食管，推荐的活检方案是什么？

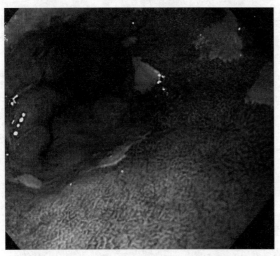

图 7-3　Barrett 食管的窄带影成像

窄带影成像是使用窄光谱增强细节及更清晰的呈现黏膜的表面特点，使 Barrett 食管上皮与正常的鳞状上皮有清晰的界限

内镜下评估建议使用白光内镜。高清晰度内镜和窄带成像能够帮助确定表面的异常，这些异常需要靶向病理活检。目前建议的是每 2cm Barrett 食管黏膜采取四象限的活检方法。色素内镜检查技术使用染料（亚甲蓝或靛胭脂）喷洒到 Barrett 食管黏膜上方来确定表面的异常。窄带成像使用窄光谱技术，能获得同样的效果（图 7-3）。

12. 高级别上皮内瘤变的病理诊断有多可靠？

普遍认为，在确定高级别上皮内瘤变和早癌方面，不同病理学家间有不同的见解。至少要有两个有经验的胃肠病学病理学家评估所有的 Barrett 食管活检组织，以确定是否存在异型增生。

13. 如何处理高级别异型增生的 Barrett 食管？

对于大多数具有高级别异型增生和黏膜内癌的 Barrett 食管患者的处理，推荐内镜下治疗优于内镜下监测（图 7-4）。内镜治疗也优于手术干预。普遍采用的内镜治疗方法为高频射线消融和光学治疗。这两种治疗方法在消除异型增生黏膜和预防复发方面都有很高的成功率。

14. Barrett 食管早期食管癌的处理方法是什么？

对于不伴有血管和淋巴转移的 T_1 期食管癌，胃镜下切除是更好地治疗方法。专家指导和超声内镜的应用是确定病变分期所必需的。

15. Barrett 食管中轻度不典型增生的病理诊断有多可靠？

Barrett 食管轻度不典型增生的诊断标准还没有被很好地定义，其定义在世界不同地域而不相同。目前存在过度诊断低级别异型增生的趋势，这其实是对再生性改变的误解。确定其诊断至少需要经 2 名病理学家同时证实。

16. Barrett 食管轻度不典型增生进展的危险因素有哪些？

Barrett 食管轻度不典型增生是恶变的危险因素。过去可能低估了低级别异型增生进展的危险性。一个最近的研究表明，轻度不典型增生者，通过进一步病理学家病理复查可能会降级到无异型增生。

而病理证实的有轻度不典型增生的患者进展的概率高达 85%，对于诊断为轻度不典型增生的患者，每人每年发展为高级别不典型增生或癌的概率是 13.4%。

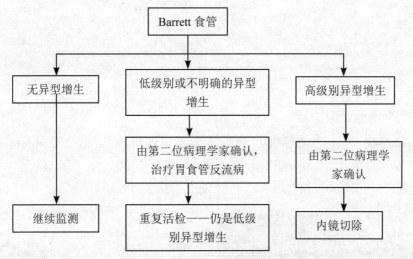

图 7-4　Barrett 食管的管理法则要基于组织病理学检查证实的异型增生

17. 怎样处理低级别不典型增生?

就像再生异常能够被误解一样，异型增生也会被误解，由第二个病理学家做出确切诊断是必要的。对于没有接受过充分治疗的反流病患者，PPI 配合反复组织活检是被推荐的。炎症和再生的双重影响因素被解除后，顽固性的低级别异型增生需要认真监测以防发展。许多科学家认为，确诊并且持久的轻度不典型增生病变进展的概率很高，对于这些患者应该提供消融治疗。

18. 对于将来发展的展望是什么?

- 通过细胞标志物及内镜下病理活检技术对异型增生能够更好诊断。
- 通过应用 Barrett 食管的基因和细胞标记物更好地确定其进展的危险性。
- 非侵袭性的标记，如血清学标志物。
- 对于异型增生和癌变治疗的内镜技术进一步创新。
- 减少进展的风险或者抑制 Barrett 食管发展的药物治疗。

（陈　晶　译，常晓华　周子栋　校）

食管和胃的病理

Shalini Tayal，MD

食管

1. 描述正常的食管结构。

- 食管由黏膜层、固有层、黏膜肌层、黏膜下层、肌层、动脉外膜（缺乏浆膜）构成（图 8-1A）。
- 黏膜下层可以清晰地看到皮脂腺。
- 正常的胃食管连接处可以看到鳞状上皮和柱状上皮（图 8-1B）。

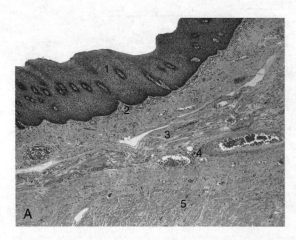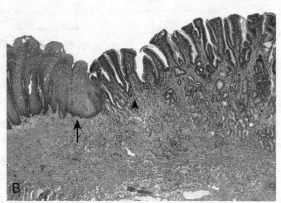

图 8-1 正常食管结构

A. 正常的食管黏膜。1. 黏膜层；2. 固有层；3. 黏膜肌层；4. 黏膜下层；5. 肌层（动脉外膜未显示）（HE 染色）。
B. 正常胃食管连接处，展示鳞状上皮（长箭头）和柱状上皮（短箭头）（HE 染色）

2. 胃食管反流病和嗜酸性食管炎的组织学特点是什么？

（1）胃食管反流病（GERD）的组织学特点包括下面几项（图 8-2A）。

- 远端食管重于近端食管。
- 基底部增生。
- 乳头状血管的延伸。
- 上皮内嗜酸性粒细胞和中性粒细胞增多（嗜酸性粒细胞约为 8 个 / HP）。
- 球状细胞（增大的鳞状细胞并有大量血浆蛋白沉积）代表化学损伤。

（2）嗜酸性食管炎（EE）的组织学特点包括下面几项（图 8-2B）。

- 近端比远端更常见，分布不协调，从上、中、远端获取活检样本。
- 上皮内嗜酸性粒细胞在黏膜上段增多（嗜酸性粒细胞 > 15 ~ 20 个 / HP）。
- 嗜酸性微小脓肿出现在上皮表层。
- 常见大量脱粒嗜酸性粒细胞。
- 30% 的病例出现胃食管反流病，并且在组织学上难以鉴别。

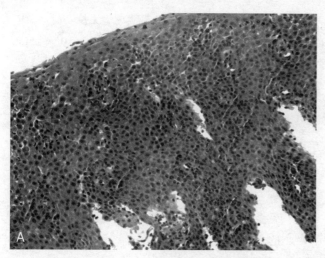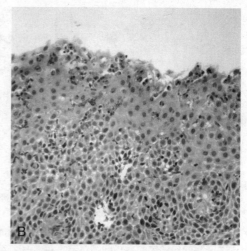

图 8-2　胃食管反流病和嗜酸性食管炎的组织学特点

A. 胃食管反流病（反流性食管炎）基底部增生和乳头状血管的延伸（HE 染色）。B. 嗜酸性食管炎，标记食管中段活检样本中增多的嗜酸性粒细胞（HE 染色）

3. 讨论食管炎的感染性因素。

真菌性食管炎的感染因素包括下面几点。

● 念珠菌食管炎：白念珠菌是念珠菌属中最常见的。其他的包括光滑假丝酵母菌、热带念珠菌、迈平滑念珠菌和克鲁斯念珠菌。本病内镜下显示白色的带有糜烂或溃疡的病变。组织学检查（图 8-3）显示为鳞状上皮表面的糜烂和由酵母片和假菌丝形成的溃疡（通过染色可更突出，如六亚甲基四胺银或 PAS 染色）。本病诊断的关键是有假菌丝形成，该表现可以证明感染。单独的酵母菌存在提示口腔感染。

● 组织胞浆菌属：在美国，组织胞浆菌病为密西西比河和俄亥俄河流域附近的地方病，也是美国中部和南部，以及加勒比海的流行病。本病内镜下表现可以是正常的。组织学检查可以看到上皮下带有巨细胞的坏死性肉芽肿，这种肉芽肿是直径在 2 ～ 4μm 的有机体。

● 曲霉：最常见的是烟曲霉菌和黄曲霉 A，看起来是被膈膜分隔成（45°）直径约 4μm 的菌丝。

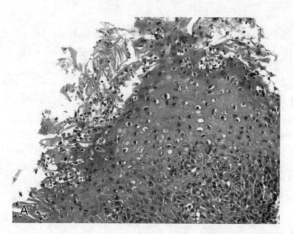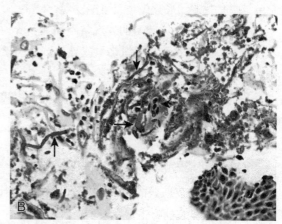

图 8-3　念珠菌食管炎组织学特点

A. 酵母菌性食管炎，标记鳞状上皮上层黏膜糜烂改变，显示嗜中性渗入物形成的微小脓肿（HE 染色）。B. 通过 PAS 染色突出酵母片和假菌丝

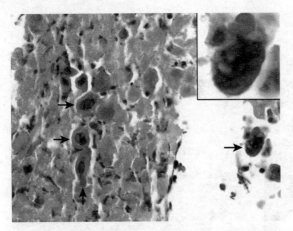

图 8-4 疱疹性食管炎：标记有发霉或脏的嗜酸性滤过性细菌的包涵体的多核细胞（苏木精 – 伊红染色）

● 毛霉菌病：毛霉菌常见于免疫功能不全的宿主，看起来是成直角分支的直径为 10 ～ 15μm 的无膈膜分隔的线形菌丝。

● 疱疹性食管炎：疱疹性食管炎见于免疫功能不全的患者。其内镜检查显示水疱或合并浅溃疡。本病组织学检查（图 8-4）可以显示感染的上皮细胞，这些细胞是多核的并有发霉或脏的核内包含物。

● 巨细胞病毒：感染见于免疫功能不全的患者。细胞病变效应包括细胞胞质或胞核内的包含物出现在内皮细胞、组织细胞、纤维细胞中。

4. 在活检样本中，评估移植物抗宿主病最主要的差别是什么？

感染性的病原学因素必须通过使用特殊染色或者血清学和组织培养检查被排除。总之，上段食管经常受累。移植物抗宿主病的组织学分级根据损害程度分为轻、中、重三度。在鳞状上皮可看到凋亡小体，有上皮内的淋巴细胞和基底部空泡形成，严重的病例可有溃疡和坏死。

5. 在正常内镜研究中，什么是食管克罗恩病的组织学改变？

食管克罗恩病组织学改变范围是 5% ～ 42%，并不与有内镜下的发现相一致。克罗恩食管炎可以在严重的回结肠病例中见到。其组织学特点从固有层轻度炎症伴有上皮样坏死肉芽肿，到溃疡和含有瘘管形成的透壁性改变。

6. 食管还有什么其他疾病？

● 糖原棘皮症：内镜下检查显示食管中段小的灰白的斑片改变。其与多发性错构瘤综合征相关，组织学改变包括鳞状细胞肿胀和细胞内糖原增多。

● 胃入口处的斑片：内镜检查显示一块位于环咽肌下方 2 ～ 3cm 的胃黏膜。其组织学发现包括分泌酸的黏膜，肠化生也有可能发现。

● 异位胰腺：内镜下的表现常不明显。异位胰腺组织常在食管远端或胃食管交界处的活检样本中发现，它代表胰腺组织化生或异位。组织学检查可以发现带有浓密、粗糙嗜酸性颗粒的腺泡细胞。

● 黑变病：内镜下检查显示微小的 1 ～ 2mm 的棕黑色斑点。在鳞状上皮基底层可能看到黑色素细胞。本病要与恶性黑色素瘤进行鉴别诊断。在黑变病中，黑色素细胞是良性表现并且是成熟的。在黏膜上层和邻近的固有层可以看到色素沉着。

7. 列举可能影响到食管的皮肤病情况。

影响食管的皮肤病情况是寻常型天疱疮、大疱性类天疱疮、多形性红斑、白塞综合征、扁平苔藓、疱疹样皮炎、硬皮病、中毒性表皮松解坏死。

8. 探讨 Barrett 食管组织学特点和结构异常分级。

Barrett 食管是内镜下可见食管下端出现任何长度的柱状化生的黏膜，活检证明存在肠化生。组织学病变包括鳞柱相交的黏膜存在肠化生，这可以通过杯状细胞进行识别（图 8-5A），用阿尔新蓝在 pH 为 2.5 的情况下染成蓝色（图 8-5B）。Barrett 食管分级所述。

- 无异型增生：没有异型增生的证据。
- 不确定型异型增生：无法区别是低级别异型增生还是炎症时定义为这一级。不确定型异型增生表层上皮显示成熟改变，深层腺体显示结构紊乱、核染色加深、偶尔有丝分裂活动增加。
- 低级别异型增生（图 8-5C）：缺乏表层上皮的成熟，腺上皮显示伴有黏蛋白消耗和核染色加深的双嗜性细胞质。结构紊乱表现和结肠管状腺瘤中见到的相似。
- 高级别异型增生：缺乏表面成熟，细胞通过失去极性、高核质比、不规则的细胞核轮廓、显著增大的核仁表现出明显的异型性特点。细胞结构因病变区域筛孔状病变形成而变得复杂。细胞学异常取代了结构的复杂性时诊断为高级别结构异常。
- 高级别异型增生伴侵犯或黏膜内肿瘤——T_1（图 8-5D）：和结肠不同，因前哨淋巴结的存在，侵犯到食管的固有肌层和黏膜肌层时有预后意义。据报道，T_1 肿瘤中 13% 会有淋巴结转移。黏膜肌层有时出现重复，不应该被错认为侵入黏膜下层。

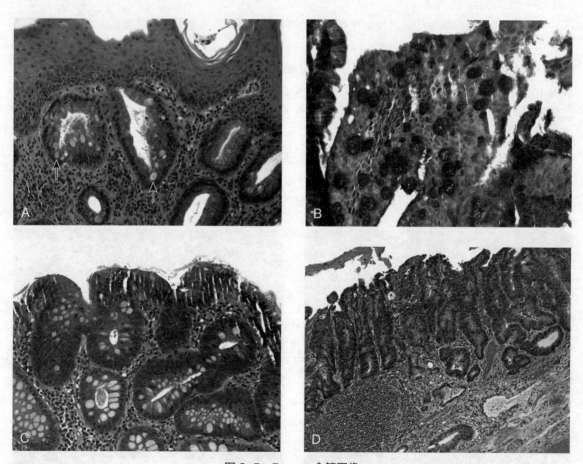

图 8-5　Barrett 食管图像

A. 通过腺上皮的杯状细胞（箭头）识别肠化生（HE 染色）。B. 用阿尔新蓝在 pH 为 2.5 的条件下染色，使杯状细胞的嗜酸性黏蛋白呈蓝色。C. 伴有低级别结构异常的 Barrett 食管，缺乏表面成熟性，腺上皮显示细胞核因着色过深而分层（HE 染色）。D. 伴有高级别结构异常并侵犯固有肌层（黏膜内肿瘤）的 Barrett 食管出现在集合淋巴附近

9. 对于没有典型内镜下表现的 Barrett 食管，在胃食管连接处的活检样本中能看到什么组织形式？

- 无杯状细胞的胃型黏膜——胃贲门黏膜大多数和感染有关（胃贲门炎）。
- 明显的 Z 线显示带有杯状细胞的贲门黏膜。
- 内镜下无法确定的病例，出现的杯状细胞可以是 Barrett 食管黏膜或是胃贲门的杯状细胞。

10. 食管息肉样病变的鉴别诊断有哪些？

（1）非肿瘤病变的鉴别诊断

- 胰腺异位常见于食管远端，组织学检查可以看到胰腺的腺泡细胞，管状结构少见。
- 纤维性息肉是良性的，黏膜下（纤维和脂肪）组织被鳞状上皮覆盖，有时可以看到不典型间质细胞。
- 鳞状上皮乳头状瘤在食管常见。组织学检查显示带有纤维组织核心的片状鳞状上皮。内镜下检查可以看到的鳞状上皮乳头状瘤发生率小于 0.1%。很少看到结构异常，这与人乳头瘤病毒有关。然而，一些报道认为酸反流的结果，与人乳头瘤病毒无关。

（2）肿瘤性病变的鉴别诊断

- 胃肠道的颗粒细胞瘤最常发生在食管，然而，在全身颗粒细胞瘤最常发生的部位是舌背部。内镜下显示黏膜下有结节，这些结节多数是孤立的（多发病灶 10% 以内）。其组织学检查显示假性上皮瘤增生，表面覆盖鳞状黏膜，黏膜下是含有嗜酸性细胞质的赘生性腺泡细胞（图 8-6A），PAS 和 S-100 呈阳性（图 8-6 B）。大多数颗粒细胞瘤是良性的，少数恶性转移也有报道。
- 平滑肌瘤是黏膜下纺锤状平滑肌细胞的良性增殖。平滑肌瘤对肌肉标记物像平滑肌肌动蛋白、结蛋白呈阳性反应，对 CD117 呈阴性反应。恶性的平滑肌肉瘤在食管很少见。
- 胃肠道间质瘤在食管很少见。其组织学检查显示纺锤状细胞增殖，细胞对 CD117 和 CD34 反应呈强阳性。潜在恶性取决于有丝分裂活动、坏死和不典型增生的程度。
- 鳞癌最常见于食管中段。其组织学检查证明肿瘤的鳞状细胞有细胞间桥和产生过多的角蛋

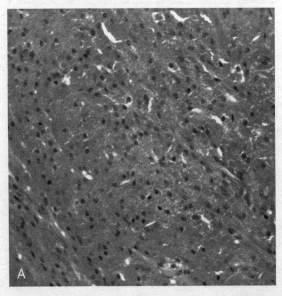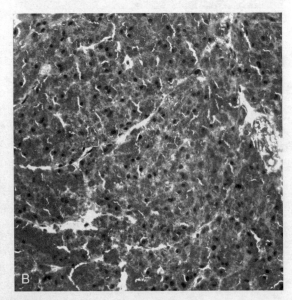

图 8-6　颗粒细胞瘤

A. 丰富的颗粒样胞质和小圆核（HE 染色）；B. 细胞质 S-100 染色

白，并有角化珠形成。因为瘤体缺乏浆膜屏障，常含有纵隔结构。其亚型包括基底细胞样鳞癌、疣状瘤、腺鳞癌。

● 腺癌（图 8-7）常见于食管远端，如果在食管中段发现，那么病变经常源于 Barrett 食管。变异型包括黏蛋白型和印戒细胞型。肿瘤侵犯深度（与黏膜表面的相对深度）和肿瘤的分级及预后相关。据报道，T_1 期肿瘤中有 13% 发生淋巴结转移。出现淋巴血管侵犯预示较差的生存率和更高的肿瘤复发概率是评估预后的独立因素。

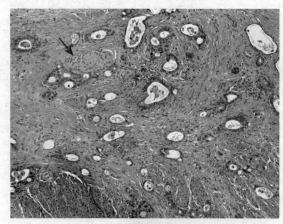

图 8-7　食管腺癌：显示肿瘤腺体伴有周围神经侵犯（HE 染色）

● 恶性黑素瘤在食管很少见，并且通常是食管远端大的息肉样病变。可以看到巨大的核仁和增多的有丝分裂等细胞异型性的特点。恶性细胞可以与 S-100、Melan A、KBA-62 和 HMB-45 的一个或多个抗体反应。

● 其他的恶性肿瘤包括转移性小细胞癌和肉瘤样肿瘤，这些很罕见。

胃

11. 胃的不同部位黏膜的组织学特点是什么？

胃的五层是黏膜层；黏膜肌层；黏膜下层；固有肌层（最里面的是斜行肌，里面的是环形肌，外面的是纵行肌）；浆膜层。

根据胃不同部位的不同功能胃黏膜有 3 个区域。

● 黏蛋白层覆盖小凹上皮，分布在全胃腔表面，下面是窄而深的腺体层。

● 胃底和胃体黏膜特点相似，均有锥形的顶部，在峡部和基底部含有壁细胞（泌酸和产生基本物质）、主细胞（分泌酶类）和散在的内分泌细胞。

● 贲门和胃窦有相似的特点，有宽而薄的小凹上皮区域。胃窦包含胃泌素 G 细胞。其他的小肠内分泌细胞也分泌 5- 羟色胺、生长抑素抑制素（D 细胞）、血管活性肠肽样物质。

12. 胃炎的组织学类型有哪些？

两个主要的胃炎组织类型如下所述。

● 急性胃炎：急性发作。嗜中性感染、水肿、出血均可出现。急性胃炎与出血、糜烂或溃疡有关。

● 慢性胃炎伴或不伴活动性炎症：混合性感染伴有明显的单核细胞渗出和小凹增生，伴或不伴有肠化生和萎缩。慢性胃炎活动期可以根据急性感染的程度分为轻、中、重度三级。

13. 幽门螺杆菌相关性胃炎的多种组织学表现是什么？

幽门螺杆菌相关性胃炎的病变可以表现为从急性到慢性的损伤：慢性胃炎、慢性活动性胃炎、多灶萎缩性胃炎、滤泡性胃炎、溃疡、腺癌、黏膜相关性淋巴组织瘤。幽门螺杆菌是革兰阴性、产脲酶、海鸥状弧形菌，它们附着在上皮小凹表面，混在黏液中。幽门螺杆菌也可位于壁细胞构成的腔内。Warthin-Starry 银染色、吉姆萨染色、噻嗪 B 和迪夫快速染色液（Diff-Quick）等特殊染色可以凸显幽门螺杆菌。免疫组织化学法有助于治疗后胃炎中球菌的出现及鉴别其他原因的胃炎。

14. 什么是海尔曼螺杆菌相关性胃炎？

海尔曼螺杆菌（胃螺旋支原体）是一种罕见的、长的、牢固卷曲的革兰阴性的产脲酶菌，它可以引起中等严重程度的胃炎。

15. 慢性萎缩性胃炎的类型及组织学如何区分

- 自身免疫性胃炎也称为 A 型胃炎。内镜检查其典型表现为胃底和胃体受侵。进展性胃炎的组织学检查显示胃体和胃底黏膜全层变厚、变硬和慢性炎症，缺乏泌酸腺并伴肠化生和肠嗜铬细胞增生（线型或结节型）（嗜铬粒蛋白染色）。幽门及胃窦可见革兰阴性细胞增生。早期病变很难进行组织学诊断，可以通过腺体深部炎症和胃窦部化生及肠嗜铬细胞增生来证明。

- 环境性胃炎也称为 B 型胃炎。内镜下评估典型表现可见胃窦受累，如果炎症严重时胃体也可受累。起始阶段，组织学检查发现慢性炎症浸润表层区域。晚期则表现萎缩和化生。其病因包括幽门螺杆菌、维生素 C 缺乏、亚硝胺和食盐摄入过多。

16. 化学性和反应性胃病典型的组织学特点是什么？

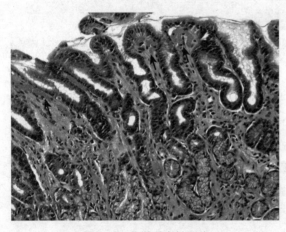

图 8-8　化学反应性胃病
注意小凹增生、腺体纡曲、固有层扩张的血管和轻微炎症（HE 染色）

- 化学性和反应性胃病组织学检查显示小凹增生伴腺体纡曲、固有层水肿、扩张的表层血管、固有层纵行的肌纤维、轻微的炎症（图 8-8）。

- 化学性和反应性胃病病因包括非甾体抗炎药（NSAID）、乙醇和碱性反流（胆汁）。

17. 什么是淋巴细胞性胃炎，它和哪种疾病进展相关？

- 淋巴细胞性胃炎发生在胃底和胃体。腹部疾病时幽门可受累。

- 淋巴细胞性胃炎组织学检查显示慢性胃炎伴有上皮内淋巴细胞增生。

- 淋巴细胞性胃炎病因大多包括腹部疾病和幽门螺杆菌感染。少数因素包括疣状胃炎、淋巴细胞性胃小肠结肠炎、人类免疫缺陷病毒感染者感染和淋巴瘤。

18. 肉芽肿性胃炎的鉴别诊断有哪些？

- 肉芽肿性胃炎组织学检查显示坏死和非坏死性肉芽肿。

- 肉芽肿性胃炎病因学包括感染（结核杆菌、真菌）、克罗恩病、肉瘤、药物反应、血管炎或特发（孤立性肉芽肿性胃炎）因素。

19. 胃克罗恩病的组织学特点是什么？

胃克罗恩病组织活检显示是由急慢性炎症引起的片状病灶，介于正常黏膜之间的隐窝脓肿（主要在活动性胃炎）中。有时可以看到肉芽肿。尽管没有肉芽肿时很难诊断，这些组织学特点可以提示克罗恩病。

20. 胃窦血管扩张、门脉高压性胃病、杜氏病(Dieulafoy 病)和放射性损伤在组织上如何区别?

● 胃窦血管扩张（GAVE）在内镜显示红色纵行条纹，通常位于胃窦；经常被称为"西瓜胃"。其组织学检查显示扩张拥挤的血管、纤维蛋白血栓和反应改变，如小凹增生和固有层肌纤维索。

● 门脉高压性胃病内镜评估显示胃底和胃体"虎皮"式扩张的黏膜血管，不建议行组织学活检。其组织学特点包括巨大的扩张的血管、小凹增生、固有层纤维化伴微小炎症。不伴纤维蛋白血栓可与胃窦血管扩张鉴别。

● Dieulafoy 病内镜评估显示胃近端显著着色的血管不伴黏膜溃疡。其组织学检查发现黏膜下层异常巨大的动脉可能会因腐蚀引起大出血。Dieulafoy 病组织学特点包括糜烂、纤维化、出血和黏膜下大血管。

● 放射性损伤内镜下显示放射部位黏膜红色的血管扩张。其组织学检查显示扩张的血管伴有透明管壁。上皮和间质细胞明显异型性，增加了异型增生的可疑性。其临床病史对于排除其他原因引起的血管扩张如胃窦血管扩张和门脉高压性胃病很重要。

21. 在 Ménétrier's 病和佐林格－埃利森综合征中，巨大的黏膜皱襞的组织学特点是什么?

● Ménétrier's 病和佐林格-埃利森综合征内镜检查发现＞8mm 的巨大胃皱襞。

● Ménétrier's 病和佐林格-埃利森综合征组织学检查证明巨大的胃皱襞是由于泌酸上皮和小凹上皮的增生。Ménétrier's 病类似于增生性息肉并显示胃黏膜延伸的增生的小凹上皮和泌酸腺的缺失。泌酸腺区域的扩张导致肥厚性胃病可在佐林格-埃利森综合征中见到。大的皱襞也可在幽门螺杆菌相关胃炎中见到。

22. 胃息肉和息肉样病变的组织学特点是什么?

● 胃底腺息肉：内镜下显示息肉位于胃底和胃体。它们可散在发生或表现为家族腺瘤性息肉病。其组织学检查发现扩张的泌酸腺（图8-9）。覆盖的小凹上皮是正常的或偶尔显示增生性改变。散发息肉病例罕见异型增生。

● 增生性息肉：内镜显示通常是胃窦部无蒂息肉。组织学检查显示固有层内发炎水肿、增生扩张的小凹腺体，经常伴有表面的糜烂或溃疡。邻近的黏膜普遍显示慢性胃炎。罕见情况下息肉内可发现异型增生发展为腺癌。增生性息肉的形态学特征可见于卡纳达-克朗凯特综合征、

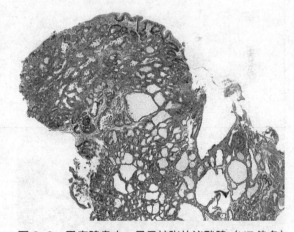

图 8-9　胃底腺息肉：显示扩张的泌酸腺（HE 染色）

Ménétrier's 病、幼年性息肉病、深在性囊性胃炎（胃术后的胃内）。单发的胃增生性息肉与小肠或结肠息肉无关。

● 黑斑息肉：内镜下评估显示息肉遍布胃肠道，在小肠更常见。组织学评估显示胃部明显的小凹增生不伴或伴有固有层微小的炎症。固有层树枝状平滑肌类型是不常见的。

● 胰腺异位及化生：内镜下评估，胰腺异位和化生普遍位于胃窦，表现为黏膜下结节伴中央区凹陷（"火山"病变）。组织学检查显示不同比例的异位胰腺腺泡、腺管和偶发的胰岛细胞（30%）。

● 胃黄色瘤：内镜下评估，扁平黄色病变通常偶然被发现。组织学检查显示固有层良性的含

脂巨噬细胞的聚集。这些与胆汁反流、胃术后胃、胆汁淤积患者有关。

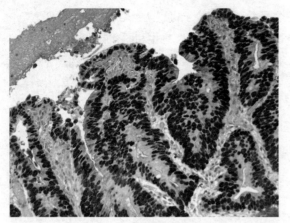

图 8-10　胃腺瘤：显示细胞核对 p53 抗体的免疫反应呈强阳性（免疫组化染色）

23. 比较胃腺瘤和胃异型增生。

胃异型增生指显示结构异常（平坦胃腺瘤）的平坦病变。一个相似的伴有息肉样表现的病变称为腺瘤，由管状或管状绒毛状组织构成。图 8-10 描述了胃腺瘤与 p53 抗体免疫反应呈强阳性。这个平坦的病变更可能是多病灶的，与高级别异型增生相关。应进行地图式活检以排除侵袭性癌。腺癌可以有肠型（杯状或潘氏细胞）或胃型的形态学特点。腺癌与肠型的形态学特点有关。表 8-1 描述了胃肠道上皮内肿瘤的维也纳分类。

表 8-1　胃肠道上皮内肿瘤的维也纳分类	
1 类	无肿瘤 / 异型增生
2 类	不确定肿瘤 / 异型增生
3 类	黏膜低级别肿瘤（低级别腺瘤 / 异型增生）
4 类	无浸润黏膜高级别肿瘤
	4.1 高级别腺瘤 / 异型增生
	4.2 非浸润性癌（原位癌）
	4.3 可疑浸润性癌
5 类	浸润性癌
	5.1 黏膜内癌*
	5.2 侵及黏膜下或更深的癌

* 黏膜内癌指肿瘤细胞浸润至黏膜固有层或黏膜肌层

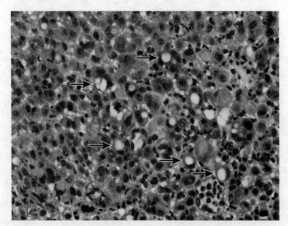

图 8-11　胃腺癌的显微图片　印戒细胞形态（箭头）（HE 染色）

24. 胃腺癌的组织学类型是什么？

WHO 分类描述了 4 种组织类型：管型、乳头型、黏蛋白型、印戒细胞癌。

Laurén 系统将胃癌分为两个亚型：肠型（发生在肠化生背景下）；弥漫型（包括印戒细胞癌型）（图 8-11）。

罕见的变异型包括腺鳞癌、鳞状细胞癌和未分化癌。

25. 胃神经内分泌瘤的组织学分类是什么？

● 良性肿瘤（分化良好的神经内分泌瘤）。

- 小细胞癌（低分化的神经内分泌瘤）。
- 大细胞神经内分泌瘤。

良性神经内分泌瘤可进一步分为以下几种。

- 类肠嗜铬细胞瘤：与自身免疫性慢性萎缩性胃炎相关，高胃泌素血症由胃窦胃泌素产生增多引起。
- 良性肿瘤：与多发性内分泌腺瘤病 1 型或佐林格 - 埃利森综合征相关。
- 散发肿瘤：与高胃泌素血症或自身免疫性慢性萎缩性胃炎无关。良性肿瘤的侵袭行为与体积＞ 1cm、侵犯固有基层、有丝分裂活动增加及血管浸润有关。

26. 胃间质瘤的鉴别诊断有哪些？

胃间质瘤可看作是黏膜下包块。其鉴别诊断包括神经鞘瘤、平滑肌瘤、胃肠间质瘤和炎性纤维息肉。胃间质瘤的形态学特点和其他部位的间质瘤相似。

胃肠道间质瘤大多数见于胃（50%），其次是小肠（25%）、结直肠（10%）、食管（5%）。胃间质瘤组织学上瘤体可以是细长的或上皮样的，对 CD117 强反应（95%），CD 染色阳性（60% ～ 70%），DOG 1 抗体（GIST 中发现的）染色也呈阳性（包括一些 kit 阴性的肿瘤）。接近 1/3 的间质瘤也对平滑肌标志物（SMA）有反应。胃肠道间质瘤来源于间质卡哈尔细胞，并且 85% ～ 90% 有 kit 突变。接近 5% 显示 PDGFRA 基因突变，这种伴有侵袭的间质瘤多发生在胃间质瘤，并有上皮样形态学特点且临床预后差。所有胃肠道间质瘤都有潜在侵袭性。临床行为可以通过大小、有丝分裂特点、和位置预测。胃间质瘤比小肠间质瘤预后要好。有外显子 11 突变的胃肠道间质瘤成为侵袭性疾病的风险低（和外显子 9 突变相反），并且转移性疾病对甲磺酸伊马替尼反应良好。

炎性纤维息肉是血管周围的温和的梭形细胞，伴有基质混合性炎症的浸润。炎性纤维息肉 CD117 反应阴性，对 CD34 有免疫反应。

27. 胃淋巴瘤的不同分型是什么？

MALT 淋巴瘤是低级别的淋巴上皮病变（淋巴瘤细胞浸润腺上皮）。它们扩展到黏膜肌层，不像反应性淋巴增生普遍局限在表面。黏膜相关淋巴组织淋巴瘤细胞 CD20（＋），也许共同表达 CD43，同时 CD5（－），CD10（－），bcl-2 蛋白（＋）。可能看到螺杆菌。小的活检样本很难鉴别反应性浸润还是肿瘤。流式细胞和细胞遗传学是其他有用的研究。基因重组研究可以帮助确定非典型淋巴集落的克隆。

其他能够侵犯胃肠道的淋巴瘤包括套细胞淋巴瘤、大 B 细胞淋巴瘤、肠病型 T 细胞淋巴瘤和伯基特淋巴瘤。

特别感谢 Lisa Litzenberger 的精彩摄影作品。

（陈　晶　译，常晓华　周子栋　校）

胃炎、消化性溃疡、非甾体抗炎药和幽门螺杆菌感染

Elizabeth Coss，MD，MSc，and Byron Cryer，MD

1. 什么是胃炎?

人们通常认为消化不良就是胃炎。胃肠病学专家用内镜下所见来描述胃炎，而病理学专家用组织学所见来描述。大多数学者认同胃炎需要行黏膜活检，因为这是组织病理学诊断。胃黏膜炎症可以分为以下两种类型：胃炎和胃病。胃黏膜出现上皮层的损伤和再生，没有明显的炎症反应，这种表现称为胃病。而胃炎表现为胃黏膜炎症并伴有炎症渗出。尽管胃炎有急性和慢性之分，但大多数患者呈慢性表现，炎症过程开始后短时间内也很少诊断为急性胃炎。

2. 胃炎的镜下表现如何?

没有一个特定的镜下表现来定义胃炎。胃肠病学专家和病理学专家都意识到镜下表现通常并不能体现组织学改变。内镜专家用一系列镜下表现来描述胃炎，包括红斑、水肿、皱襞增粗、息肉、糜烂和溃疡、黏膜出血或萎缩。胃炎病理诊断最常见的镜下表现是正常的。

3. 胃炎诊断的悉尼标准是什么?

悉尼标准是一种胃黏膜活检指南，用以指导应在何处取材，以完善胃炎的诊断，包括幽门螺杆菌。取 5 个活检部位：2 个来自距幽门 2 ~ 3cm 的胃窦（一个取自远端胃小弯处，另一个取自远端胃大弯），2 个取自距贲门约 8cm 的胃体（一个取自胃小弯处，另一个取自胃大弯），还有一个取自角切迹处。来自胃窦、胃体和胃角切迹的样本应该被分开鉴定。十二指肠活检在怀疑乳糜泻、淋巴细胞性胃炎、十二指肠克罗恩病和肉芽肿性胃炎时是有用的。

4. 慢性胃炎的常见病因是什么?

慢性胃炎最常见的病因是幽门螺杆菌感染。自身免疫性胃炎占幽门螺杆菌阴性慢性胃炎的大多数（约 5%），其他常见的病因包括感染、嗜酸性粒细胞性胃炎、淋巴细胞性胃炎、肉芽肿性胃炎、移植物抗宿主疾病及炎症性肠病（表 9-1）。如前所述，大多数患者被诊断为慢性是因为急性胃炎很少被诊断出来。

表 9-1 胃炎的分类				
病理学诊断	组织学发现	致病因素	内镜所见	临床表现
急性化脓性胃炎	中性粒细胞性炎症	急性幽门螺杆菌、链球菌或其他细菌	可能正常，或者黏膜皱襞水肿，暗红色扩张的胃，脓液	急性胃肠炎样表现，穿孔、坏疽

续表

病理学诊断	组织学发现	致病因素	内镜所见	临床表现
慢性或慢性活动性胃炎	多种炎性细胞浸润（中性粒细胞、浆细胞、嗜酸性粒细胞）伴或不伴小凹增生，淋巴结聚集，糜烂，溃疡，肠上皮化生，萎缩（晚期改变）	慢性幽门螺杆菌胃炎	通常正常，或可见红斑，质地脆，结节状，某些患者可见糜烂及溃疡	多种多样，大多数无症状，可表现为十二指肠溃疡、胃溃疡、胃腺癌，某些患者表现为功能性消化不良
淋巴细胞性胃炎	慢性活动性炎症伴上皮内淋巴细胞增生，伴或不伴小凹增生，糜烂、溃疡	对麦醇溶蛋白高度敏感，对未知物质的高敏感度，自身免疫	疣状胃炎或慢性糜烂性胃炎（淋巴结中心溃疡），Ménétrier's 病的表现	乳糜泻，Ménétrier's 病
肉芽肿性胃炎	多灶性（多数为坏死性）活动性慢性炎症伴上皮样肉芽肿	特发性孤立性肉芽肿性胃炎，克罗恩病，真菌，分枝杆菌，螺旋体，结节病，血管炎，药物反应	多种多样，包括皱襞增厚和溃疡	与原发病相关
嗜酸性粒细胞性胃炎	嗜酸性细胞层	特发性食物过敏，药物过敏，寄生虫	显著的皱襞，充血，结节状，溃疡，也可正常	疼痛，恶心，呕吐，过早的饱腹感，体重减轻，贫血
肥厚性淋巴细胞性胃炎	淋巴细胞性胃炎伴大量小凹增生	临床症候群与 Ménétrier's 病一样，致病因素被认为是各不相同	与肥厚性胃病一致	与肥厚性胃病一致

引自：Carpenter H A et al. Gastroenterol 108（3）：p917-924，1995

5. 反应性胃病的常见致病因素是什么？

常见致病因素包括：药物（尤其是非甾体抗炎药）、毒物、烟草、酒、门脉高压性胃病、可卡因、精神紧张、辐射、胆汁反流、局部缺血、恶心呕吐时贲门脱入食管腔造成的机械损伤、年龄、明确的感染等都与反应性胃病相关。

6. 哪些药物与胃病关系最密切？

- 水杨酸和非甾体抗炎药。
- 口服铁剂。
- 氯化钾。
- 双膦酸盐。

- 氟化物。
- 全身性化疗药。
- 经肝动脉介入化疗。
- 摄入有毒重金属。

7. 胃黏膜如何在酸性环境中自我保护免受损伤？

胃有上皮防御机制来保持黏膜的完整性。这些保护机制通常包含以下三种：上皮前、上皮、上皮后机制，且以上机制都呈前列腺素依赖（框 9-1，图 9-1）。

框 9-1　胃的上皮防御机制		
上皮前	**上皮**	**上皮后**
黏液屏障及分泌的富含碳酸氢盐的液体组成一个连续的胶体层，以保持中性 pH 的方式形成一个保护性的 pH 梯度	上皮细胞能抵挡 pH 最低为 2.5 的酸性环境，而且可以通过一种被称为黏膜修复的程序来快速修复自身	胃黏膜富含血管可以保证壁细胞新分泌的碳酸氢盐能被转运至胃上皮用以中和氢离子

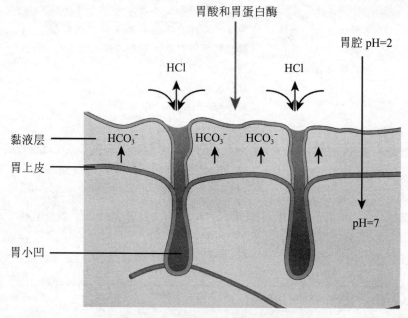

图 9-1　胃黏膜防御机制

胃黏膜防御机制包括浓厚的黏液层、pH 梯度、细胞膜的疏水性、碳酸氢盐的分泌及丰富的黏膜血流。这些机制大多数都由前列腺素、碳酸氢盐（HCO_3^-）和盐酸（HCl）调节

8. 胃、十二指肠溃疡的常见病因是什么？

- 最常见（＞95%）：幽门螺杆菌感染；非甾体抗炎药。
- 较少见（≈5%）：胃恶性肿瘤（腺癌或淋巴瘤）；应激性溃疡（中枢神经系统创伤或烧伤患者）；病毒感染（1 型单纯疱疹病毒或巨细胞病毒）。
- 不常见或罕见（＜1%）：佐林格 - 埃利森综合征；服用可卡因；克罗恩病；系统性肥大细胞增多症；伴嗜碱性细胞增生的骨髓增殖性疾病；特发性高分泌性十二指肠溃疡（非幽门螺杆菌感染）；腹部放疗；经肝动脉 5- 氟尿嘧啶灌注。

9. 非甾体抗炎药在胃十二指肠溃疡发病过程中作用是什么？

非甾体类抗炎药引起溃疡主要通过以下 3 个机制（图 9-2）。

● 减少胃肠道黏膜前列腺素的水平。

● 前列腺素可以保护胃肠道不受损伤，非甾体抗炎药抑制环氧化酶（COX），前列腺素合成的限速酶，引起前列腺素浓度下降，最终导致主要防御机制的丢失，黏膜易受损。人体有 COX-1 和 COX-22 种 COX 亚型，COX-1 是胃肠道中主要存在的亚型，而 COX-2 主要存在于炎症中，主要抑制 COX-2 的非甾体抗炎药降低胃肠道前列腺素的减少，从而减少非甾体抗炎药相关溃疡的发生。

● 对表面上皮细胞局部损伤。

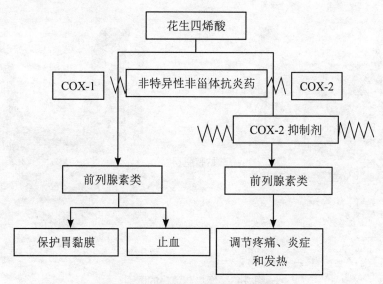

图 9-2　非甾体抗炎药的作用机制

非甾体抗炎药损伤黏膜的主要机制是刺激局部胃黏膜和抑制环氧化酶，导致前列腺素减少

10. 服用非甾体抗炎药的相关胃肠道并发症是什么？

服用非甾体抗炎药最常见的胃肠道反应是溃疡的症状。然而，此类溃疡大多数有一个良性的病程，几乎不会出现溃疡相关并发症。在非甾体抗炎药相关溃疡可能出现的并发症中，胃肠道出血、穿孔、梗阻最常见。服用非甾体抗炎药的相关胃肠道并发症中最常见的是溃疡出血，且大多数发生在胃内。

11. 非甾体抗炎药相关并发症的危险因素是什么？

● 老年。

● 曾有过胃肠道疾病（如溃疡、胃肠道出血）。

● 同时使用抗凝药。

● 糖皮质激素。

● 其他非甾体抗炎药包括低剂量阿司匹林、大剂量非甾体抗炎药疗法。

● 慢性消耗性疾病如心血管疾病。

幽门螺杆菌感染同样增加患非甾体抗炎药相关溃疡的风险，根除幽门螺杆菌可以减少再出血的风险。

选择性 5- 羟色胺再摄取抑制剂可以出现上消化道出血的风险增高 3 倍。

联合使用非甾体抗炎药可以增加出现并发症的风险。

阿司匹林联合氯吡格雷增加上消化道出血的风险。评估患者是否需要使用抗血小板药物。确定需要使用抗血小板药物的心血管疾病患者，需要长期联用 PPI。

12. 糜烂与溃疡的区别是什么?

糜烂与溃疡的区别主要在于黏膜受损的深度。糜烂局限于黏膜肌层之上而溃疡达到或超过黏膜肌层（图 9-3 和框 9-2）。与糜烂不同，溃疡深达黏膜肌层和黏膜下层，因此溃疡的修复需要组织，而表浅糜烂的修复只需要附近的黏膜。

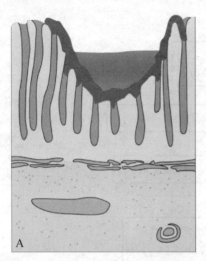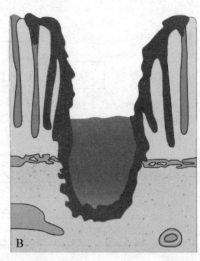

黏膜层

黏膜肌层

黏膜下层

图 9-3　糜烂与溃疡的区别
A. 糜烂；B. 溃疡

框 9-2　糜烂和溃疡的区别	
糜烂	边界清楚的，1 ～ 2mm 大小的出血灶；浅表黏膜片状坏死——内镜见直径＜ 3mm
溃疡	深度超过黏膜肌层

13. 溃疡的典型临床表现

- 餐后 1 ～ 3 小时出现上腹部较深的、烧灼样锐痛。
- 不确定的腹部不适或恶心而非腹痛。
- 进食、口服抑酸药可减轻症状。
- 空腹或夜间出现上述症状。
- 有自行服用抑酸药、频繁且长期的使用 H_2 受体拮抗剂、吸烟的病史。
- 数月或数年后复发。
- 触诊有上腹部压痛（有症状的活动性溃疡）。

14. 溃疡的内镜下诊断是什么？

区分糜烂和溃疡十分重要。但是糜烂仅侵及表层黏膜，溃疡多数深达富含血管的黏膜下层。美国胃肠病协会（ACG）的最新指南指出，尽管确诊溃疡需要明确组织受损的深度，医生仍然要依靠内镜专家来判断溃疡的深度并根据溃疡的内镜所见指导疾病的治疗。

15. 幽门螺杆菌感染是什么？

幽门螺杆菌是人溃疡的主要致病菌，是一种体积小，呈弧形，微需氧，革兰染色呈阴性的杆菌，能感染人的胃黏膜并且变得顽固。尽管许多感染幽门螺杆菌的人没有症状，但仍能引起许多并发症如胃十二指肠溃疡、多灶性萎缩性胃炎、黏膜相关淋巴组织淋巴瘤和胃癌。

16. 幽门螺杆菌如何传播？

幽门螺杆菌主要通过人与人之间直接接触传播，尤其是胃 - 口、粪 - 口、口 - 口途径，飞沫传播也有报道。

17. 什么是幽门螺杆菌的 $cag A^+$ 毒素

幽门螺杆菌菌株拥有一种与胃十二指肠疾病相关的 $cag A^+$ 基因，$cag A^+$ 是一种编码免疫显性抗原的基因。含有 $cag A$ 的基因位点属于一个水平插入的大小 40kb 的 DNA 片段。

18. 幽门螺杆菌的流行病学是什么？

全世界的幽门螺杆菌流行是多种多样的。资料显示全球几乎 50% 的人感染幽门螺杆菌。尽管 21 世纪初以后美国没人研究幽门螺杆菌的流行病学，我们仍然确信在美国某些特定的人群中幽门螺杆菌的感染率可达 50%。

19. 幽门螺杆菌感染的典型病理学表现是什么？

幽门螺杆菌常见于胃窦，尽管胃体也能检测出。研究者可以看到固有层内中性粒细胞的炎性浸润可以跨过基底膜。上皮内的中性粒细胞、上皮下浆细胞浸润是幽门螺杆菌感染的特征性病理表现，淋巴细胞聚集也经常能看到。

20. 幽门螺杆菌如何引起胃黏膜萎缩甚至萎缩性胃炎？

长期幽门螺杆菌感染导致胃黏膜正常结构的进行性损耗，这种现象称为多灶萎缩性胃炎，而且通常以胃窦病变为主的胃炎或全胃炎为特征，正常的黏膜将被不应该存在于此的黏膜取代（化生）。幽门螺杆菌感染过程中，萎缩和肠上皮化生总是存在于胃窦，胃体也可见。

21. 幽门螺杆菌感染是如何导致胃癌的？

幽门螺杆菌感染导致胃癌的步骤见图 9-4。

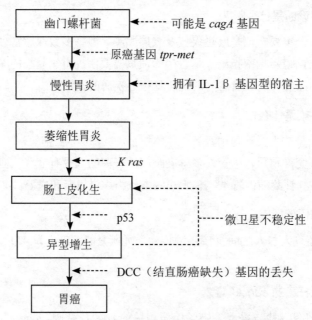

图 9-4　幽门螺杆菌和胃癌的 Correa 级联反应

幽门螺杆菌感染引起明确的连续性癌前病变过程：慢性活动性胃炎→慢性萎缩性胃炎→肠上皮化生→异型增生（也称为上皮内瘤变）最后发展为癌

22. 如何检测幽门螺杆菌，这些检测方式的敏感度和特异度如何？

幽门螺杆菌检测方式的敏感度和特异度对比见表 9-2。

表 9-2　幽门螺杆菌检测方式对比		
诊断方法	敏感度（%）	特异度（%）
侵入性（内镜）		
胃黏膜活检，组织学检查	93～99	95～99
CLO 试验（快速尿素酶检测）	89～98	93～98
细菌培养	58	100
非侵入性（非内镜）		
血清学检查	88～99	93～98
尿素呼气试验	90～97	90～100
粪便抗原检测	90～96	97～98

引自：GI/Liver Secrets，ed 4，and Kanna S，et al. Diagnostic tests for Helicobacter pylori，in Gastroenterolgy and Endoscopy News，August 2013，McMahon Publishing

23. 哪些人应该检测并治疗幽门螺杆菌？

我们鼓励检测并治疗幽门螺杆菌，ACG 指出，患活动性消化性溃疡（包括胃和十二指肠溃疡）的患者、确认患过消化性溃疡（未治疗）的患者、胃 MALT 淋巴瘤、早期胃癌手术切除的患者、居住在幽门螺杆菌高发病地区且有未确诊的消化不良症状的患者均应检测并治疗幽门螺杆菌。

24. 治疗幽门螺杆菌感染的推荐方案?

近十年，三联疗法是治疗幽门螺杆菌的主流疗法，三联疗法包括口服阿司匹林 1000mg 每天 2 次，克拉霉素 500mg 每天 2 次，标准剂量的 PPI（如奥美拉唑、泮托拉唑）共 14 天。近年针对幽门螺杆菌的治疗又受到新的挑战，抗生素耐药导致根除率下降。美国最后一次评估耐药模型是在 1999 年，当时对克拉霉素耐药似乎是影响有效治疗最大的因素,而欧洲用序贯疗法来处理克拉霉素耐药的问题。

25. ACG 推荐的根除幽门螺杆菌策略是什么?

ACG 推荐的根除幽门螺杆菌策略见表 9-3。

表 9-3 根除幽门螺杆菌的一线治疗方案			
口服药方案	疗程	根除率（%）	备注
一线治疗			
标准治疗			
标准剂量的 PPI* 每天 2 次，克拉霉素 500mg 每天 2 次，阿司匹林 1000mg 每天 2 次（口服）	10 ～ 14	70 ～ 85	对青霉素不过敏
标准剂量的 PPI* 每天 2 次，克拉霉素 500mg 每天 2 次，甲硝唑 500mg 每天 2 次（口服）	10 ～ 14 天	70 ～ 85	青霉素过敏患者或患者不能接受四联疗法
序贯疗法			
阿司匹林 1000mg 每天 2 次和标准剂量的 PPI* 口服 5 ～ 7 天；然后克拉霉素 500mg 每天 2 次，标准剂量的 PPI* 口服 5 ～ 7 天	共 10 ～ 14 天	>85	基于克拉霉素耐药模型制作的欧洲指南中的一线方案，未在美国验证疗效
四联疗法			
次水杨酸铋 525mg 每天 4 次，甲硝唑 250mg 每天 4 次，四环素 500mg 每天 4 次，以及标准剂量的 PPI*	10 ～ 14 天	75 ～ 90	由于四环素短缺，在美国以枸橼酸铋钾的方式出售；较高的药物负担导致患者依从困难

PPI. 质子泵抑制剂；* 标准剂量根据不同的 PPI 而变化

引自：Chey et al.Am J Gastroenterol 102（8）：1808-1825，2007

26. 什么是自身免疫性萎缩性胃炎?

自身免疫性胃炎指一种进行性损伤正常胃壁细胞（也称泌酸细胞）的自身免疫过程，最终导致胃黏膜萎缩。

27. 自身免疫性萎缩性胃炎如何与多灶性萎缩性胃炎区别?

自身免疫性萎缩性胃炎仅局限于胃体而多灶性萎缩性胃炎还侵及胃窦。重型自身免疫性萎缩性胃炎会出现维生素 B_{12} 严重缺乏造成的贫血，也称为恶性贫血。

28. 如何诊断自身免疫性萎缩性胃炎?

自身免疫性萎缩性胃炎患者通常临床症状不特异,包括乏力、缺铁性贫血引起的症状,提示应该用内镜检查来评估,包括胃镜和结肠镜。确诊自身免疫性萎缩性胃炎依靠活检,但检测抗内因子或壁细胞抗体也可证实。怀疑自身免疫性萎缩性胃炎的患者,图9-5给出了诊治流程。

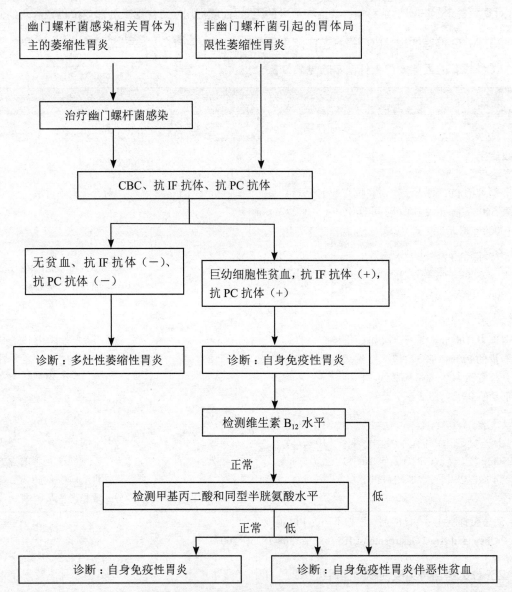

图9-5　自身免疫性胃炎的推荐诊疗规范

Ab. 抗体;CBC. 全血细胞计数;IF. 内因子;PC. 壁细胞

引自:Neumann WL,et al:Autoimmune atrophic gastritispathogenesis,pathology and management,Nat Rev Gastroenterol Hepatol,10(9):529-541,2013 Sep

（陈　晶　译，常晓华　周子栋　校）

胃癌

John C. Deutsch, MD

1. 位于胃食管交界区的癌应如何区分来源于胃还是食管?

肿瘤起源于超过胃食管交界区 5cm 的位置就被认为是胃癌,不管是否包含远端食管（图 10-1）。没超过 5cm 但是未侵及胃食管交界区也被认为来源于胃。

2. 胃癌的病理学分型是什么?

超过 80% 的胃癌是腺癌,相对不常见的包括淋巴瘤（高分化及低分化）、内分泌肿瘤,如类癌和小细胞癌、间质瘤及转移瘤（黑色素瘤、乳腺癌等）。

3. 什么是胃间叶组织肿瘤?

间叶细胞是一种可以分化为结缔组织、骨、软骨,以及循环和淋巴系统的未分化细胞。这

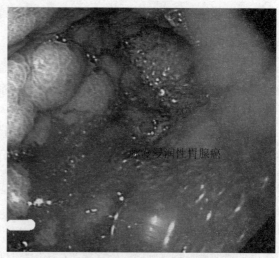

图 10-1　弥漫浸润性胃腺癌的内镜下表现

些组织可以进行转化或异常增生。在胃内,这种肿瘤位于上皮下。胃间叶组织肿瘤组织学检查结果多样化,最终的确定诊断依赖免疫组化。比如说,平滑肌瘤和平滑肌肉瘤可进行肌肉标志物染色如结蛋白和平滑肌肌动蛋白。神经鞘瘤可进行神经标志物染色如 S-100 蛋白和钙结合蛋白。胃内最常见的间叶组织肿瘤是胃肠道间质瘤（GIST）,KIT（CD117）和 CD34 染色是阳性的。

4. 什么是印戒细胞癌?

印戒细胞癌是一种恶性腺癌,其中超过 50% 的恶性肿瘤细胞有胞内黏蛋白,这些黏蛋白将细胞核推向周边。印戒细胞癌常具有浸润性,而且产生一种促结缔组织增生（纤维基质）反应。总的说来,印戒细胞癌是一种侵略性的癌症亚型。

5. 什么是革袋胃?

革袋胃是胃腺癌的一种,肿瘤沿胃壁浸润并引起与之相关的促结缔组织增生反应。胃变得缺乏膨胀性,类似皮革样。出现革袋胃这种情况通常提示预后不良。

6. 胃腺癌的种族和地理分布。

胃腺癌是全世界最常见的恶性肿瘤之一,每年约有 600 000 人因此死亡,亚洲和南美洲发病率较高,北欧国家发病率较美国高。

7. 美国胃癌的发病情况。

据美国癌症协会评估,2012 年美国新发胃癌约 21 000 例,死亡约 10 000 例。相比之下,该协会估计 2012 年美国结直肠癌新发患者约 144 000 例。

8. 胃腺癌发病率的变化如何？

胃腺癌的两个好发部位：近端在胃内靠近胃食管连接处、远端在胃窦部。全世界范围内最常见胃癌好发部位为胃窦部。过去几十年，在美国近端胃癌快速增多，可能与胃内容物反流有关。

9. 饮食习惯在胃癌的发展中扮演什么角色？

饮食因素在胃癌发展中作用重大。总之，在饮食结构中过多的摄入高盐、熏肉、鱼时胃癌的发病率也更高。水果蔬菜是有保护作用的。饮食因素被认为可以解释不同国家胃癌发病率不同的原因，而且可以解释当受试者从高发病地区转移向低发病区后出现胃癌发病率降低的现象。

10. 胃腺癌与遗传相关性是什么？

大约 10% 的胃癌表现为家族性，家族性腺瘤性息肉病患者的胃癌发生率大于正常人的 10 倍。胃癌是遗传性非息肉性结肠癌（HNPCC）综合征患者发生肿瘤的一种，约 10% 的 HNPCC 患者会发展为胃癌。

有报道指出 E 钙黏蛋白（DH1）基因特异性突变的家族将 100% 的发生弥漫性胃癌。

常染色体显性遗传综合征，其特征为胃腺癌和近端胃息肉病。这种综合征的特点是胃底腺息肉病（最近被认为是良性的）和肠型近端胃癌。

11. 幽门螺杆菌在胃腺癌中扮演什么角色？

医学文献普遍支持幽门螺杆菌感染会增加一生中患胃癌的风险。感染该菌的患者有相对于正常人近 2 倍的风险患胃腺癌。尽管如此，幽门螺杆菌患者患癌症的概率还是非常低的。

12. 幽门螺杆菌引起胃癌发病率增高的机制是什么？

幽门螺杆菌感染可在胃中引起相当明显的炎症反应，这将最终导致萎缩性胃炎及胃酸缺乏。有些报道提示宿主因素，包括促炎的宿主基因型将导致胃酸缺乏和胃癌发展。

13. 胃酸缺乏症在胃癌中扮演什么角色？

壁细胞损坏造成了胃酸缺乏，免疫系统的破坏与抗壁细胞抗体的产生、血清胃泌素水平升高有关。这些患者经常会有与胃酸缺乏相关的维生素 B_{12} 缺乏。其他原因包括长期幽门螺杆菌感染后的壁细胞破坏。非幽门螺杆菌依赖的胃酸缺乏症患者有一个显著增高的胃癌发病率，也许与胃泌素水平升高及炎症损伤壁细胞有关。

14. 我们应该根除幽门螺杆菌来预防胃癌发生吗？

尽管幽门螺杆菌感染与胃癌有流行病学联系，但目前美国的相关数据表明并不支持把根除幽门螺杆菌作为预防胃癌的策略。一项 Meta 分析偏向于支持在高发病国家根除幽门螺杆菌可以减少胃癌发病率的观点。

根除幽门螺杆菌并不能降低胃癌的发病率的原因包括幽门螺杆菌感染患者相对低的胃癌发生率及与胃癌发展有关的因素多种多样，其因素包括宿主基因倾向和不同的幽门螺杆菌菌株基因组成。此外，还有如烟草、饮食习惯等重要的环境因素可以调节幽门螺杆菌潜在的致癌效应。

15. 哪些人应该进行胃癌筛查？

在日本，胃癌是癌症致死的首要原因，推荐 40 岁以上的人群每年进行一次筛查。在美国没有针对远端胃腺癌筛查的建议，高危地区移民的筛查建议也没有得到广泛认同。筛查近端胃癌或胃食管连接处癌症可能只有在有长期反流症状的患者中被保证。更多关于筛查可行性的内容详见 http：//www.uptodate.com/contents/screening-and-prevention-of-gastric-cance（2014 年 9 月 22 日）。

16. 什么是残胃癌?

胃部分切除术后，发生于胃肠吻合处的胃癌发病率增长了将近 2 倍（图 10-2）。然而，术后至少 15 年胃癌发病率增长并不明显，胃部分切除后的最初 5 年，癌症风险事实上在下降，这些数据指出一个特定的胃癌形成的背景速率。如果一部分胃被切除，更少的黏膜有转变为恶性的风险。然而之后，手术将产生一种促癌反应，随着时间推移，在残余的黏膜上越来越多的肿瘤开始发生。尽管没有一个确切的建议，如果想监测，应该从胃切除后 15 ～ 20 年开始。

17. 什么是早期胃癌?

早期胃癌是指胃腺癌仅局限于黏膜层或黏膜下层，无论是否有淋巴转移。

18. 胃腺癌的分期是什么?

肿瘤 - 淋巴结 - 转移（TNM）分期被广泛使用。T 由肿瘤与固有肌层的关系决定（T1 为固有肌层以上，T2 为达到固有肌层，T3 为穿过固有肌层）。T4a 指肿瘤侵及浆膜，T4b 指周围结构受侵（图 10-3）。N 由受影响淋巴结（近端、远端）的数量和位置决定。M 由是否出现远处转移决定。

19. 肿瘤分期如何指导胃癌治疗?

长期监测、流行病学及最终结果数据的报道指出，胃癌患者术后的存活率与肿瘤分期息息相关。例如，美国一个超过 50 000 例胃癌术后 5/10 年生存率调查结果如下所述。

- Ⅰ A 期：78%/65%。

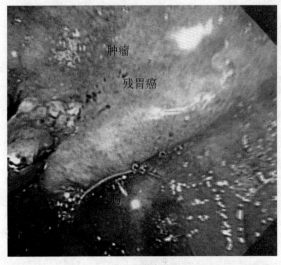

图 10-2　用窄带成像技术在胃镜下观察胃空肠吻合术后的残胃癌

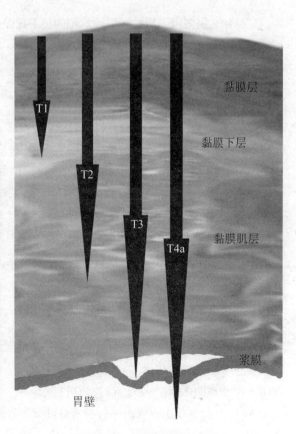

图 10-3　胃腺癌的 T 分期

- Ⅰ B 期：58%/42%。
- Ⅱ 期：34%/26%。
- Ⅲ A 期：20%/14%。
- Ⅲ B 期：8%/3%。
- Ⅳ 期：7%/5%。

骨癌治疗方案、预后、随访可以根据分期制定。

20. 超声内镜在胃癌分期中的作用是什么？

超声内镜（EUS）是将超声探头置于内镜上的一种技术。通常说，这是确定胃肠道肿瘤 T 和 N 分期最精确的方法，并且还有可以进行活检的优点。EUS 可以探测到分期中胃癌的少量腹水，提示胃癌不能被切除。然而，EUS 对于胃癌分期作用的精确性与外科手术相比还是相对低的，特别是在特定的阶段如 T2 期，EUS 对其分期就会过高。淋巴结分期准确率在大部分试验中几乎为 80%，医学界中 EUS 的常规应用可能使其准确率稍低。EUS 成像可以提供路径，但是外科及病理分期相对于 EUS 成像分期更具决定性。

21. 内镜下早期胃癌的治疗是什么？

表面直径小于 2cm 的早期胃癌可以接受内镜切除。如果肿瘤没有淋巴、脉管转移的证据，局限于黏膜层而且有肠上皮的组织学特点，内镜切除的治愈率超过 95%。EUS 对内镜下切除是有价值的，因为如果发现有淋巴结转移，将更改肿瘤内镜下治疗方案。

22. 什么是内镜下胃黏膜切除术和内镜下胃黏膜下切除术？

内镜下胃黏膜切除术和内镜下胃黏膜下切除术两种技术都需要在黏膜和胃壁间注射液体以将病变层与深层结构分隔开。内镜下胃黏膜切除术通常使用吸引装置和圈套器来切除肿瘤，而内镜下胃黏膜下切除术使用内镜下烙刀将病变层从深层组织上切除。内镜下胃黏膜切除术操作更容易，并发症发生率更低，但内镜下胃黏膜下切除术可用于较大病变的完整切除。

23. 尝试切除局限性晚期胃腺癌时手术范围是什么？

外科手术是对局限性胃腺癌的有效治疗。预后与 TNM 分期有关，但手术切除范围多少存在争议。日本文献指出扩大淋巴结清扫加网膜切除术（D2 手术）优于局限性淋巴结清扫加网膜切除术（D1 手术）及单纯局限性淋巴结清扫术（D0 手术）。一个欧洲的随机试验提示，D2 手术的患者相对于经历 D1 手术的患者拥有 2 倍的手术死亡率，而且对存活率没有益处。

24. 新辅助化疗在胃腺癌治疗中扮演什么角色？

新辅助化疗是在准备进行有效手术切除前的一种治疗。有种假说指出该治疗方案能使原始肿瘤变小，甚至可以处理掉手术范围外的小病灶。有研究指出新辅助化疗对晚期近端胃癌更有利。

25. 辅助化疗在胃腺癌治疗中扮演什么角色

辅助化疗是患者接受了有效外科切除后给予的附加的化疗。在没有证据证明还有残余病灶的情况下才给予辅助化疗。一些研究（如随机群际试验 0116）已经表示辅助性放化疗可以改善胃癌的预后。一个 Meta 分析也指出有效的外科手术后进行非放疗的化疗有利于治疗。

26. 胃转移腺瘤的常用治疗方法是什么

适度化疗可以用于晚期胃癌。几种方案对于胃腺癌的治疗都有效，使用的药物有 5- 氟尿嘧啶、依托泊苷、含铂药物及紫衫烷类。曲妥单抗是一种靶向针对 HER2 受体的单克隆抗体，也被证明是有效果的。

27. 什么是 MALT？

MALT 淋巴瘤也被称为淋巴结外边缘区 B 细胞淋巴瘤，能发生于黏膜的任何部位，包括胃肠道内及胃肠道外，但是最常见于胃。MALT 淋巴瘤通常是低级别的 B 细胞淋巴瘤，但也有高级别、浸润性强的案例。他们通常于特殊的遗传变异有关，如 11 ∶ 18、14 ∶ 18 或 1 ∶ 14 基因移位。

28. MALT 淋巴瘤的特征表现是什么？

胃的 MALT 淋巴瘤不像其他部位的 MALT 淋巴瘤，它通常与幽门螺杆菌感染有关。淋巴组织不是正常黏膜上皮的一部分，幽门螺杆菌感染可以促进淋巴结增生及肿瘤的发生。

29. 抗生素应用在胃 MALT 淋巴瘤治疗中扮演什么角色？

治疗幽门螺杆菌感染通常可以逆转或治愈低级别胃 B 细胞 MALT 淋巴瘤，有学者认为低级别肿瘤仍对幽门螺杆菌抗原刺激有反应。完全反应在抗生素治疗后可以持续 18 个月。通常来说，高级别胃 MALT 淋巴瘤和那些有更多获得性染色体异常的肿瘤对抗生素治疗反应不明显。

30. 胃淋巴瘤的分期是什么？

胃淋巴瘤有多种分期系统，包括 TNM 分期（与胃腺癌一样），一种针对非霍奇金淋巴瘤的临床分期（Ann Arbor 分期）也可用。Ann Arbor 系统区分淋巴瘤的原发位置是在淋巴结内还是外，同时根据病灶的数量评估病变范围、病变位置、与膈肌的关系，以及肿瘤是否转移至其他非淋巴器官来判断。在 Ann Arbor 系统中，涉及胃和一个淋巴结的淋巴瘤属于 2E 级（两个位置并包含淋巴结外的原发灶）或 4 级（原发于淋巴结并转移至胃）。最近一个包含 TNM 分期和 Ann Arbor 分期的新分期系统被推荐用于胃肠道淋巴瘤的分期。

31. 高级别胃淋巴瘤的最佳治疗方案是什么？

治疗方案由分期决定。Ann Arbor 分期Ⅰ和Ⅱ期的大部分患者手术治疗有效。然而最近的研究显示化疗（伴或不伴放疗）效果与手术类似，并且逐渐成为标准的治疗方案。由于 T3、T4 期的肿瘤患者进行化疗时有胃穿孔的可能，T 分期对于决定是否需要手术治疗也很重要。无论如何，所有分期的治疗都趋向于远离手术。

32. 什么是胃类癌？

胃类癌是指神经内分泌细胞的增殖，可以是良性也可以是恶性，嗜铬细胞染色呈阳性。一般说来，哪怕是恶性肿瘤生长也较缓慢。肿瘤直径＞ 1cm 就比较危险，但较小的肿瘤不那么危险，它们可能会表现为嗜铬细胞的增生。＞ 2cm 的肿瘤多数已发生转移。通常说来较大的肿瘤需要胃部分切除，然而较小的肿瘤可以内镜下治疗或局部手术切除（图 10-4）。

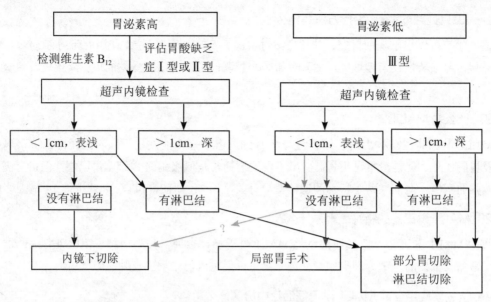

图 10-4　胃类癌的处理规范

大多数病灶小并且与萎缩性胃炎引起的胃泌素水平升高有关。小于 1cm 的病灶内镜下切除即可，而较大的病变一般需要外科手术，但某些病例可以尝试内镜下治疗。不伴胃泌素水平升高的病灶通常更具有侵袭性且容易转移，这种情况应该进行更大范围的切除

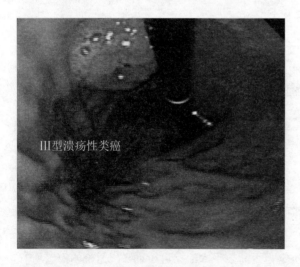

图 10-5　Ⅲ型溃疡性类癌的镜下观

似乎有两个过程导致了胃类癌——从头开始的恶性转化及丢失了应对血清胃泌素水平慢性升高的正常生长调节。由从头开始恶性转化的肿瘤（Ⅲ型）（图 10-5）通常单发、较大且更具有侵袭性，而由胃泌素升高引起的肿瘤（Ⅰ型和Ⅱ型）常多发且较小。因此区分肿瘤是否伴随胃泌素水平升高非常重要。

检查出胃类癌的患者应该检测胃泌素水平来判断类癌是否与高胃泌素血症有关。如果胃泌素水平升高，应该评估萎缩性胃炎的程度、维生素 B_{12} 水平，以及进行胃黏膜活检以检测壁细胞。获得血清抗壁细胞抗体可以证明萎缩性胃炎是由自身免疫引起的。如果胃泌素水平升高而且患者没有萎缩性胃炎的表现，应该检测是否患佐林格 - 埃利森综合征（胃泌素瘤）。

33. 胃类癌如何分期？

胃类癌的 TNM 分期与胃腺癌不一样的是以原发灶的直径和浸润的深度来区分疾病的早期阶段。表浅的、尺寸 > 1cm 的肿瘤被认为是 T2 期，较小的肿瘤穿透固有肌层也属同样的分期。

34. 胃肠道间质瘤是什么？

胃肠道间质瘤（GIST）是一种起源于间质卡哈尔细胞的、发生于胃壁的肿瘤，可以是良性也可以是恶性。一般来说，恶性与大小（横截面超过 3 ～ 5cm）和组织学特点有关，如每 10 个高倍

视野的有丝分裂数量。组织学上，这些肿瘤类似平滑肌瘤，如果不进行组织化学染色将很难区分胃平滑肌瘤和 GIST。大多数 GIST 可被抗表面 KIT 抗体标记，KIT 是一种酪氨酸激酶，在其他领域被称作 CD117。70% ～ 80% 的患者有 *KIT* 基因变异，另外 10% 与血小板源性生长因子受体 α（PDGFRα）基因变异密切相关。

35. 什么是野生型 GIST

无 *KIT* 或 *PDGF*Rα 基因变异的 GIST 称为野生型 GIST。这种类型高表达 KIT，且病变弥漫发生于胃肠道。与常见变异的 GIST 相似，野生型 GIST 神经、肌肉染色也为阴性。这些肿瘤有异质性，可能有 *RAS*、*BRAF* 或琥珀酸脱氢酶基因的变异。

36. 胃 GIST 如何分期?

胃 GIST 分期系统的不同之处在于肿瘤大小和组织学结果（每 50 个高倍视野的有丝分裂）在分期中发挥重要作用。肿瘤直径＜ 5cm 和直径介于 5 ～ 10cm，以及肿瘤直径＞ 10cm，其分期都是各不相同的。例如，具有较高有丝分裂率、直径为 1cm 的肿瘤和具有较低有丝分裂率、直径为 12cm 的肿瘤具有同样的肿瘤分期。此外，GIST 中结节转移相当罕见，如果没有结节，肿瘤分期可以定为 N0 期而非 NX 期。

37. GIST 如何治疗?

小的 GIST 很常见，分析病例发现至少 35% 的人胃中有病灶。小的胃 GIST，如直径＜ 3cm、不伴溃疡、正常均匀回声可以随访，大的 GIST 应该手术切除。

已经切除的、不能被切除的或那些已经转移的高风险 GIST 可以通过药物治疗，这类药物可以结合 KIT 并将 GIST 转化为无活性的构象。GIST 的基本药物为甲磺酸伊马替尼，但是最终会产生耐药性，而其他药物则可以用于伊马替尼耐药的患者。尽管大多数药物用于抑制 KIT 和 PDGFRα，现在还开发出了一些其他成分的药物抑制其他的通路如 HSP90、mTOR 和血管内皮生长因子受体等。

（陈　晶　译，常晓华　周子栋　校）

胃黏膜皱襞肥厚

Ryan M. Kwok, MD, and Patrick E. Young, MD

1. 胃黏膜皱襞肥厚的定义是什么?

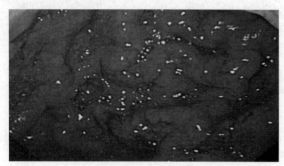

图 11-1　Ménétrier's 病患者增厚的胃黏膜

尽管胃黏膜皱襞肥厚多少是个有歧义的词，它通常指胃黏膜皱襞异常增大（通常＞1cm），并且胃镜在上方吹气不能使皱襞变平坦（图 11-1）。

2. 胃黏膜皱襞增厚的鉴别诊断是什么?

胃黏膜皱襞增厚的鉴别诊断包括 Ménétrier's 病（MD）、慢性胃炎（幽门螺杆菌相关、嗜酸性粒细胞相关的慢性胃炎等）、胃恶性肿瘤（淋巴瘤、硬化型胃腺癌）和佐林格 - 埃利森综合征。

3. MD 的临床表现是什么?

MD 患者可能表现出局部和全身的症状。局部症状包括上腹部疼痛、恶心、呕吐、胃肠道出血和腹泻。全身症状通常是大量蛋白的丢失，包括体重减轻和周围性水肿。

4. MD 如何诊断?

全层黏膜活检，通过抽吸技术或圈套切除，可以显示出特征性的胃小凹畸形生长、纡曲、腺体扩张、小凹和腺体比例反转及显著的壁细胞丢失。MD 没有炎性细胞浸润是区分 MD 和类似疾病（幽门螺杆菌相关的胃黏膜肥厚、过敏性肥厚性胃炎）的一个关键因素。支持诊断的实验室检查结果包括较低的基础及刺激后胃酸分泌和白蛋白减少。CMV 的血清学检查也是一种合理的检查，尤其在儿科的病例中，接近 1/3 与 CMV 感染相关。

5. MD 的治疗选择有什么?

传统方法、支持疗法、包括高蛋白饮食、静脉输入白蛋白及镇痛药是治疗的基础。当这些保守的治疗观点不起作用的时候，就需要胃切除了。现在我们知道成人 MD 与 PDGFRα 的局部过表达有关，这种分子可以引起表皮生长因子（EGF）表达增多，后者作用于酪氨酸蛋白激酶受体。西妥昔单抗是一种阻碍 EGF 受体结合的单克隆抗体，在近期的小规模试验中已经被证实对 MD 治疗有效。

6. MALT 淋巴瘤的关键特征是什么?

MALT 淋巴瘤是一种非霍奇金淋巴瘤，约占胃恶性肿瘤的 3%，与胃腺癌相似。MALT 与幽门螺杆菌感染高度相关，诊断需要进行组织学检查，并联合 B 淋巴细胞标志物的免疫组化检查。肿瘤包含超过 20% 的大的原始细胞被认为是高级别的。

7. 如何进行胃 MALT 淋巴瘤的治疗?

MALT 淋巴瘤的一线治疗是针对幽门螺杆菌的抗生素治疗,这个观点有相关文献支持。这种方案诱导疾病缓解的成功率与疾病分期有关,80% 的低级别肿瘤回归正常,而只有 50% 的高级别肿瘤有所回退,甚至在成功根除细菌后,完全的缓解需要花费超过 1 年的时间。一些报道显示即使组织学缓解后仍可检测出残余下来的克隆 B 细胞。除非有证据提示组织学复发,建议这些患者观察,不需要进一步治疗。那些抗生素诱导缓解失败的患者,建议行外粒子束放疗(适用或不适用全身性化疗)。

8. 如果未检测出幽门螺杆菌还应该用抗生素治疗胃 MALT 淋巴瘤吗?

当然需要,虽然这并不是凭直觉说。有资料显示幽门螺杆菌阴性的病例也对抗生素疗法有反应,所以不管是否有幽门螺杆菌感染,抗生素疗法都应该实施。

胃息肉

9. 胃息肉有哪些类型,每种类型的患病率如何?

胃息肉基本上有三种类型:胃底腺息肉(约 50%)、增生性息肉(约 40%)、腺瘤样息肉(约 10%)。在幽门螺杆菌感染率相对高的地区,增生性息肉(HP)和腺瘤样息肉相应的更加流行。

10. PPI 对胃底腺息肉的作用。

持续应用 PPI 与胃底腺息肉(FGP)的形成有关,在中国进行的 599 例患者的研究显示,相对于使用 PPI 不到 1 年的患者,使用 PPI 超过 5 年的患者形成息肉的概率是前者的 4 倍。停用 PPI 后息肉缓解也证实了其在息肉形成中的作用。

11. 医疗条件与 FGP 的关系是什么?

FGP 可以与息肉病综合征一起发病,如家族性腺瘤样息肉病(FAP)、加德纳综合征、MUTYH 相关性息肉病、胃腺癌和近端胃息肉病(GAPPS)。在 75 个患 FAP 的受试者中,有 88% 的患者发现伴有 FGP。另外,有报道指出 11% 的 MAP 患者发现患有 FGP。GAPPS 是一种常染色体显性遗传的综合征,特征是在胃近端有发育异常的 FGP 形成,以及不断增高的患胃腺瘤的风险。如果患者存在这类情况,应该进行上消化道的胃镜监测。

12. 胃腺瘤进展为胃腺癌的可能性有多大?

胃腺瘤进展为胃腺癌的可能性看情况而定。与结肠腺瘤非常相似,胃腺瘤也被认为是胃腺癌的前期表现。其大小和组织学特点都影响一个给定病灶的潜在恶性程度。例如,30% ~ 40% 有绒毛的腺瘤发生进展,同样的如果腺瘤超过 2cm 这种风险也增加。胃腺瘤进展为胃腺癌总的发生率大约为 5%。因此,只要有可能就应该完整切除。

13. 如何进行胃增生性息肉的管理?

增生性息肉相对腺瘤转变为恶性的风险较低,但是经常发生于胃黏膜恶变概率增高的地方(恶性贫血、幽门螺杆菌相关胃炎、慢性胃炎等)。报道的由增生性息肉转变为胃腺癌的概率从 0.6% 到 2.1% 不等。由于癌症风险随着尺寸增加而增加,大多数专家建议切除＞ 1cm 的息肉。

黏膜下肿物

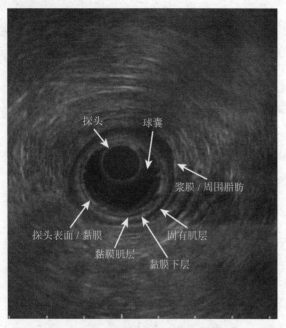

图 11-2　胃黏膜层次的超声内镜层次

14. 胃的超声内镜层次如何划分？

超声内镜下胃有 5 层，与胃的组织学层次一致。第一层（最表浅）是强回声的（超声内镜下是白色的），代表超声探头与表面黏膜的接触面。第二层是低回声的（超声内镜下是黑色的），代表深层的黏膜，包括黏膜肌层，这一层可以区分糜烂和溃疡（如果一个病变没有渗透到第二层就被认为是糜烂）。第三层是强回声的，相当于黏膜下层。第四层是低回声的，相当于固有肌层，这一层也是大多数胃黏膜下肿物起源的一层。第五层是浆膜层或周围的脂肪，是强回声的（图 11-2）。

15. 胃黏膜下肿物的鉴别诊断是什么？

胃黏膜下肿物（SET）的鉴别诊断见表 11-1。

SET 的鉴别诊断可以分为自身的病变和外在的病变两类。尽管其他胃周围器官如肝、胆囊、胰腺和结肠也可以在胃肠道管壁上形成缺口，但外在病变大多数来自脾脏及其相关血管。相对不常见的腔外压迫可以来自脓肿、肿大的淋巴结、肾囊肿、胰腺假性囊肿或动脉瘤。

表 11-1　胃黏膜下肿物的类型及其特征

上皮下病变	超声内镜层次	潜在恶性	超声内镜特点	重要特征
平滑肌瘤	2、3、4（4 最常见）	无	低回声	胃中罕见 CD117（－），平滑肌肌动蛋白（＋）
神经源性肿瘤（神经鞘瘤、神经瘤、神经纤维瘤）	3 或 4	无	低回声	神经鞘瘤在第 4 层，S-100（＋）
脂肪瘤	3	无	极强的强回声	肉眼观呈黄色，用闭着的钳子探测时表现出"枕头征"
复式囊肿	任何层或壁外	无	无回声	胚胎遗留下来的，带有胃肠道上皮，能变大而且引起破裂、出血等很多问题
胰腺残留	2 或 3	低回声、混合回声	内镜下见特征性的中心凹陷	
炎性纤维性息肉	3 或 4	强回声	组织学：非密闭性纤维组织、嗜酸性粒细胞浸润及小血管	

续表

上皮下病变	超声内镜层次	潜在恶性	超声内镜特点	重要特征
粒细胞肿瘤	2 或 3	低回声		
静脉曲张	2 或 3	低回声或无回声	肉眼观察为蓝色，可能同时存在门静脉高压或脾静脉血栓	
胃肠道间质瘤	4（很少在 2）	见问题 20	低回声，均质回声	在第 4 层，CD117（＋）/c-kit 蛋白
淋巴瘤	2、3 或 4	低回声	通常是弥漫大 B 细胞淋巴瘤或 B 细胞相关黏膜相关淋巴组织样淋巴瘤，需要深层组织取样诊断	
类癌 *	2 或 3	见下方亚型	低回声	来源于肠嗜铬细胞
转移瘤	任一层		低回声	少见。与黑色素瘤、乳腺癌、肺癌、肾癌和卵巢癌相关
血管神经肌瘤	3 或 4	典型的是良性的，但是有恶性潜能	低回声	CD117（－），波形蛋白（＋），平滑肌肌动蛋白（＋）

* 类癌的种类：①1 型，与慢性萎缩性胃炎引起的高胃泌素血症有关；②2 型，与佐林格 - 埃利森综合征有关；③3 型，散发的，和正常的胃泌素水平有关，可以发展为恶性甚至转移，无论大小均应切除

16. 描述 SET 组织学诊断的常用方法

有症状或大的 SET 在手术切除前不需要术前组织学诊断。在需要组织取样的情况下，有几种方式可供选择。叠加或"咬合"式大钳活检是最简单的技术，不需要特殊训练，但确诊率不到50%。超声引导的细针穿刺可用于评估胃肠道附近的集合、淋巴结和病变。EUS 引导的芯针活检提供更大的组织样本，可用于组织学评价。这在诸如淋巴瘤这样的病例中特别有价值。在这些病例中，相较于单纯的细胞类型，组织结构对诊断至关重要。除了标准细胞学分析之外，免疫组化往往也有助于诊断。

17. 镜下黏膜切除术 (EMR) 或内镜下黏膜下剥离 (ESD) 在 SET 的治疗中有重要作用吗？

EMR 和 ESD 是一种新兴的取样和切除装置，其并发症包括穿孔和出血，这些并发症只能由经验丰富的内镜医生处理。在美国，这些技术通常仅限于壁内病变。

18. GI 间质瘤 (GIST) 与其他间充质肿瘤有何区别？

GI 间充质组可分为四种类型：神经鞘瘤、平滑肌瘤、平滑肌肉瘤和 GIST。它们都是梭形细胞瘤，仅凭组织学检查难以鉴别。免疫组织化学染色是区分它们的关键（表 11-2）。

表 11-2 胃梭形细胞肿瘤的特征					
种类	CD117	CD34	平滑肌蛋白	S-100 蛋白	结蛋白
胃肠道间质瘤	+（＞95%）	+（60%～70%）	+／-（30%～40%）	-（5%＋）	很罕见
平滑肌瘤	-	+（10%～15%）	+	-	+
平滑肌肉瘤	-	-	+	-	+
神经鞘瘤	-	-	-	+	-

引 自 Flecther CD，Berman JJ，Corless C，et al. Diagnosis of gastrointestinal stromal tumors：A consensus approach. Int J Surg Pathol 2002；10（2）：81-9；and Miettinen M，Sobin LH，Sartomo-rikala M. Immunohistochemical spectrum of GISTs at different sites and their differential diagnosis with respect to CD117（KIT）. Mod Path 2000；13（10）：1134-42

19. 胃肠道间质瘤的起源细胞是什么?

胃肠道间质瘤的起源细胞是间质卡哈尔细胞和胃蠕动的起搏细胞。

20. 胃 GIST 需要手术时该如何决定?

因为 GIST 有恶性倾向，在决定的时候危险分层是至关重要的。

在胃间质瘤中，公认的是＞2cm 的肿瘤应该切除，而那些＜1cm 的、EUS 检查没有令人烦恼征象的肿瘤可以内镜观察随访。EUS 检查提示恶性的包括管壁外边缘不规整、囊性分隔、强回声点（异常的回声）及相邻的有恶性表现的淋巴结。对于 1～2cm 的 GIST 的处理还存在争议。有丝分裂率可以提示肿瘤的侵略性，小的肿瘤（＜2cm）并且每高倍镜视野下少于 5 个分裂象侵略性低，大的肿瘤且每高倍视野下超过 10 个分裂象侵略性最高。计算有丝分裂指数需要一块组织行组织学检查，不能单纯进行细胞学检测。

21. GIST 有什么药物选择?

甲环酸伊马替尼，是一种酪氨酸激酶受体抑制剂，可以在手术切除 3cm 或更大的 GIST 后辅助治疗，使复发概率最小化。当肿瘤处于能否切除的边缘或伴有显著的脏器损伤，切除之前应该行新辅助化疗（图 11-3）。

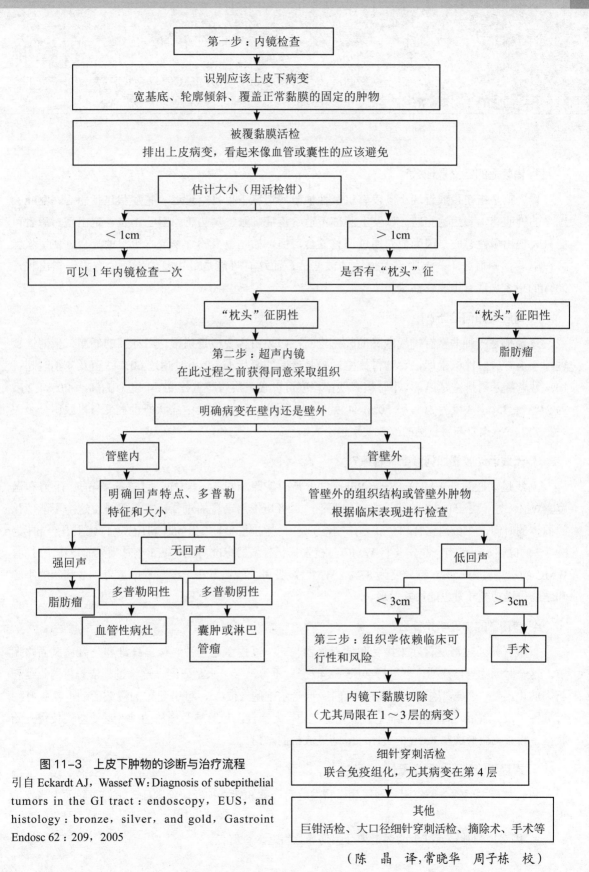

图 11-3　上皮下肿物的诊断与治疗流程
引自 Eckardt AJ，Wassef W：Diagnosis of subepithelial tumors in the GI tract：endoscopy，EUS，and histology：bronze，silver，and gold，Gastroint Endosc 62：209，2005

（陈　晶　译，常晓华　周子栋　校）

胃轻瘫

Richard W. McCallum，MD，FACP，FRACP（Aust），FACG，
and Joseph K. Sunny，Jr.，MD

1. 胃轻瘫的定义是什么？

胃轻瘫是指在胃或近端小肠没有机械性梗阻的情况下胃排空延迟。其症状包括恶心、呕吐、过早的饱腹感、餐后饱腹感，以及上腹部不适、疼痛、胀、灼热感。呕吐不是一定出现。患者可能只表现出慢性恶心，因为他们通过调整饮食习惯，如吃更少的食物或吃更多的流食，使症状保持在呕吐的阈值之下。上腹痛习惯性的被低估，而这有可能是最主要的不适。有报道指出将近90%的患者表现有上腹痛症状。

2. 胃轻瘫如何诊断？

胃轻瘫是一种非常有挑战意义的临床诊断，必须由客观检查确诊。用标准的低脂、蛋清饮食进行4小时放射性核素标记食物胃排空试验是诊断的金标准。2小时超过60%残留及4小时超过10%残留提示胃排空延迟。4小时核素残留程度可以代表疾病严重程度：1度为11%～20%，2度为21%～35%，3度为36%～50%，4度为50%以上。治疗试验中症状严重程度与胃残留分级关系不大，症状改善与胃排空的改善关系也不大。

3. 无线运动胶囊如何诊断胃轻瘫？

无线运动胶囊（WMC）（SmartPill）与小肠内镜照相机大小一样，可以检测pH、压力和温度。WMC与一块250kcal的能量棒一起服下，后者用于启动胃的进食模式。胃排空这个不能消化的固体的时间，在可消化食物之后才排空，界定于当它进入十二指肠时pH快速持续上升至pH为6～7的碱性水平。有一个试验将WMC与核素标记打蛋器标准对比，以5小时为界的胃排空时间，WMC的敏感度为65%，特异度为87%。WMC最吸引人的地方在于参与形成患者不适症状的小肠和结肠传送功能异常也能被其发现。

4. 胃正常的生理学是什么？

胃最开始通过舒展胃底来接受和储存食物，这个过程由迷走神经传出纤维和一氧化氮通路调节。这个时期称为停滞期，可以持续15～40分钟不等，接下来是研磨，这个过程依赖胃的收缩和肌肉的电活动。胃起搏细胞，术语称为间质卡哈尔细胞（ICC），可引起胃的慢波活动，其频率约每分钟3次。餐后，胃平滑肌细胞去极化引起电 - 力耦合，与肠神经释放的神经递质协同使胃开始收缩。将食物研磨成＜6mm的食团才能通过放松的幽门。

5. 胃轻瘫的病理生理学是什么？

胃轻瘫最主要的3个病因是糖尿病、特发性胃轻瘫和迷走神经切除术后，它们引起如下病理生理学特点。

- 因胃抑制神经元减少或迷走神经损伤导致胃适应性降低。

- 糖尿病及传染病后损伤 ICC 的损耗导致节律障碍（胃动过速和异位起搏点，与恶心和呕吐相关）。
- 肠神经功能受损引起胃肌肉收缩不协调。
- 平滑肌萎缩或纤维化。
- 胃肠肽分泌障碍（胃泌素、胃饥饿素和胰多肽，这些都促进胃肠道运动）。
- 幽门括约肌功能障碍和幽门痉挛（图 12-1）。

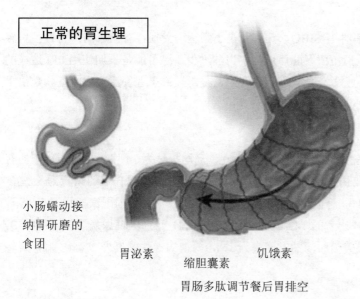

正常的胃生理

小肠蠕动接纳胃研磨的食团

胃泌素　　缩胆囊素　　饥饿素

胃肠多肽调节餐后胃排空

胃运动由 ICC 发出的慢波控制及胃平滑肌细胞

电活动起源于胃底和胃体交界区（3 次 / 分）

慢波循环产生，动作电位径直传向幽门，传递电机械耦联信号（肌肉收缩）

肠神经系统整合神经体液调节、肌肉收缩的协调性及括约肌功能

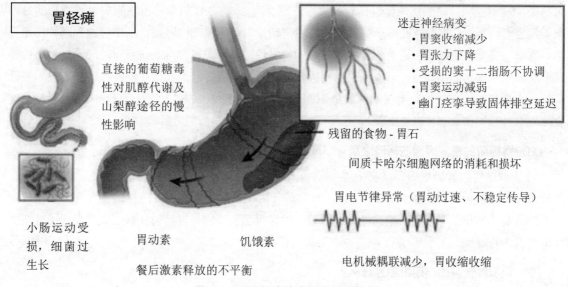

胃轻瘫

直接的葡萄糖毒性对肌醇代谢及山梨醇途径的慢性影响

小肠运动受损，细菌过生长

胃动素　　饥饿素

餐后激素释放的不平衡

迷走神经病变
- 胃窦收缩减少
- 胃张力下降
- 受损的窦十二指肠不协调
- 胃窦运动减弱
- 幽门痉挛导致固体排空延迟

残留的食物 - 胃石

间质卡哈尔细胞网络的消耗和损坏

胃电节律异常（胃动过速、不稳定传导）

电机械耦联减少，胃收缩收缩

图 12-1　胃轻瘫的病理生理学特点

引自 Reddymasu SC：Severe gastroparesis：medical therapy or gastric electrical stimulation，Clin Gastroenterol Hepatol 8：117–124，2010

6. 健康和胃轻瘫情况下的 ICC 是什么?

ICC 形成自发的慢波电活动,传导致胃平滑肌细胞引起胃慢波活动。人类慢波活动的频率波动在 2 ～ 4 次 / 分,平均为 3 次 / 分。有两种 ICC 网络:一种在肌间神经丛,另一种在胃体和胃窦的较深的固有肌层,后者控制慢波的传导及其最大频率,使胃收缩沿对口方向蠕动。ICC 减少据报道存在于 40% 的糖尿病和发特性胃轻瘫患者中,其与异常胃电图所示的电节律异常有关,胃电图是将电极放到腹部胃的部位获得的胃慢波电位的表皮记录。

7. 胃轻瘫中胃膨胀如何解释?

呼气试验提示 60% 的胃轻瘫患者伴有 SIBO。其解释是小肠运动受损伴有糖尿病或特发性胃轻瘫,移行性复合运动减少,迷走神经损伤留下的后遗症,胃酸过少,这可能是长期使用 PPI 造成的原发或继发性改变,还有硬皮病中小肠平滑肌萎缩。最终结论是胃轻瘫患者餐后腹胀的症状是由于 SIBO,提示治疗除了促胃肠动力药外还有抗生素和益生菌。

8. 估算的胃轻瘫患病率多少?

美国约有 1000 万(3%)胃轻瘫患者。其中 75% 是女性,平均年龄为 34 岁。在美国每年约有 16 000 患者主要诊断为胃轻瘫。10 年内,1 型糖尿病(T_1DM)患者发展为胃轻瘫的风险为 5.2%,2 型糖尿病(T_2DM)患者患病风险为 1%,而正常人群患病风险为 0.2%。根据美国国家抽样调查显示,约 165 000 T_1DM 患者(占美国 T_1DM 患者的 14%)和 210 万(9.4%)目前因糖尿病胃轻瘫(DGP)就医。从胃肠病学的角度来看,如果美国腹泻的发病率为 1%,丙型病毒性肝炎为 2% ～ 3%,胃轻瘫比上述情况更常见。

9. 什么是特发性胃轻瘫?

特发性胃轻瘫没有明确的病因。至少 80% 的患者为女性,相当大比例的患者有类似病毒或细菌感染的前驱症状,这些病原体包括轮状病毒、诺瓦克病毒、EB 病毒、巨细胞病毒、疱疹病毒,莱姆病也有嫌疑。这些数据是基于胃黏膜固有肌层活检发现了白细胞浸润,巨噬细胞和肠神经元丢失。在一次感染前驱症状后进展为胃排空延迟的特发性胃轻瘫患者有可能在不同时间恢复他们的神经肌肉和电生理功能,甚至之后能出乎意料的恢复至正常的胃排空。其他"特发性"仍表现为慢性症状,需要仔细检查以排除潜在的结缔组织病、中枢神经系统(CNS)疾病(多发性硬化等)、进食障碍(神经性厌食和神经性贪食)、正中弓状韧带综合征压迫腹腔神经节。

10. 胃轻瘫的哪些病因在明确之后可以较容易的治疗和逆转病情?

可能被逆转的胃轻瘫病因广义上可以分为药物性、机械性、代谢性和内分泌性、CNS 紊乱、副肿瘤性,可以给予特定治疗(表 12-1)。麻醉药使用在药物性原因中占主导地位,每天 4 次皮下注射阿片受体拮抗剂甲基纳洛酮已经初显成效。如果患者表现出胃轻瘫的症状时需要考虑上述情况才能定义为特发性。

11. 甲氧氯普胺的作用机制是什么?

甲氧氯普胺,是在美国唯一被注册登记的促胃动力药,阻断上消化道的多巴胺 D_2 抑制性受体,同时激动 5-HT$_4$ 受体,最终导致乙酰胆碱分泌增加从而升高胃张力和胃内压力,通过松弛幽门协调胃十二指肠运动,加快胃排空速度。甲氧氯普胺还能通过抑制催吐化学感受区的多巴胺 D_2 受体及

5-HT$_3$ 受体来止吐。以上就是甲氧氯普胺产生外周促胃肠动力效应和中枢止吐效应的机制。

表 12-1　可逆转的胃轻瘫病因		
致病因素	举例	特殊治疗
药物性 　常用药物	抗胆碱药物 质子泵抑制剂 钙通道阻滞药 环孢素 艾塞那肽 普兰林肽 锂 奥曲肽	
管制药品	麻醉药	甲基纳洛酮——阿片受体拮抗剂
机械性	肠系膜上动脉压迫综合征 正中弓状韧带综合征	手术
代谢性	视神经脊髓炎、抗星型胶质细胞水通道蛋白 4 抗体阳性	类固醇激素
	神经性厌食、神经性贪食	
内分泌性	甲状腺功能减退 肾上腺功能减退 高血糖（血糖＞ 275mg/dl）	
中枢神经系统紊乱	多发性硬化 帕金森病	
副癌	抗神经元细胞核抗体 1（ANNA-1），有时也称 为抗 Hu 抗体	免疫调节剂 血浆置换

12. 甲氧氯普胺剂量使用的小窍门是什么?

甲氧氯普胺有口服、栓剂和血管注射等给药途径。根据耐受性不同静脉注射的剂量波动于每 6 小时 10mg 到每 4 小时 20mg 之间。皮下注射甲氧氯普胺 2ml（即 10mg 剂量）可作为口服给药的辅助治疗，这样可以克服胃轻瘫或呕吐造成的吸收不稳定，也可以作为血浆药物浓度达到静脉注射给药浓度 80% 造成症状加重的补救措施，这样可以避免急诊治疗。口服崩解片（甲氧氯普胺 ODT），规格为 5mg 或 10mg，可以提高患者的依从性，但仍只从小肠吸收而不是颊黏膜。

13. 甲氧氯普胺的副作用是什么?

约 40% 的患者不能保证长期用药。药物可以通过血脑屏障，从而抑制涉及运动传导通路的基底神经节中的 D$_2$ 受体，表现为一系列广泛的非随意运动障碍。甲氧氯普胺开始治疗的最初几小时可能出现一种急性的张力障碍反应，尤其是静脉给药，中止给药可以缓解。甲氧氯普胺最初的 1 ～ 3 个月可能出现静坐不能、焦虑、震颤、药物诱导帕金森病、抑郁，停药之后都可以逆转。FDA 2009 年发布了一个"黑箱"来警告甲氧氯普胺的使用，因其在使用超过 3 个月以后有发生迟发性运动障碍的风险。迟发性运动障碍是不可逆的，它被定义为形象欠佳的无意识运动，其发病率事实上低于1%，而不是之前报道的 1% ～ 10%。防止迟发性运动障碍的关键是对患者进行随访检查而不是在没有看到患者的情况下重复使用。

14. 多潘立酮的地位是什么？

多潘立酮是一种多巴胺受体拮抗剂，同时拥有中枢止吐和促进胃功能的作用，是最好的促动力药和止吐药。FDA 未批准但是来自 FDA 的临床新药试验提示是可用的。Q-T 间期延长（男性＞450ms，女性＞475ms）是最主要被关注的室性心律失常。多潘立酮少见的副作用有男乳女化、乳房变软、溢乳、月经不调，这些主要是由于泌乳素分泌增加所致。垂体和催吐化学感受区被认为是在血脑屏障外的，这与多潘立酮缺乏中枢神经系统副作用是一致的。多潘立酮的剂量是 20mg，每天 4 次，最大剂量为每天 120mg，至少使用 3 个月来确定临床反应。长期使用多潘立酮未发现药效减退。

15. 什么情况下使用红霉素作为促胃肠动力药？

大环内酯类药物是胃泌素受体拮抗剂（红霉素或阿奇霉素），可以促进胃和小肠的运动。乳糖酸红霉素Ⅳ每 6 ～ 8 小时可使用 3mg/kg 以促进胃和小肠运动。胃轻瘫患者使用液体制剂比片剂更有效的达到最大吸收。然而，因为数周之后剂量耐受，口服红霉素疗效是有限的。推荐以较低的口服剂量 150 ～ 250mg 每天 2 次或 3 次开始来减少促胃动素受体"饱和"及剂量耐受。

16. 什么止吐药对胃轻瘫有效？

● 吩噻嗪类：是多巴胺和胆碱能受体拮抗剂，如普鲁氯嗪、异丙嗪、三甲氧苯酰胺。异丙嗪可以静脉注射、肌内注射、口服或直肠栓剂给药。吩噻嗪类药物可能出现的副作用包括镇静、言语不清、肌张力障碍。

● 毒蕈碱拮抗剂：东莨菪碱是选择性毒蕈碱型胆碱能受体竞争性抑制剂，1.5mg 连续使用 3 天可以提供持久的血浆药物水平，能解决呕吐、口服不耐受和口服其他止吐药吸收不稳定的问题。

● 5-HT$_3$ 拮抗剂：盎丹司琼、格拉司琼、多拉司琼是 5-HT$_3$ 受体拮抗剂，可以抑制延髓最后区的 5-HT$_3$ 受体。外周效应是通过迷走神经传出纤维来实现的，可以口服或胃肠外给药。口服盎丹司琼可溶片对严重恶心的患者也可用。盎丹司琼大剂量静脉注射可以通过细胞色素 P450 通路引起尖端扭转室速，瓶装单剂量 32mg 已经从市场下架。格拉司琼片剂能持续起效长达 7 天。FDA 最近通过的一个这类药物——帕洛诺司琼，有更长的半衰期，单次静脉注射 0.25mg 可以对化疗引起的相关呕吐起效达 5 天。

● 大麻类：大麻是脑、肠 CB$_1$ 受体激动剂，可以止吐及刺激食欲。屈大麻酚在美国是可用的，一部分胃轻瘫患者服用屈大麻酚 5 ～ 10mg 每天 3 次，反应良好。

● 神经激肽 -1 拮抗剂：阿瑞匹坦是一种选择性、口服的、可以渗透至中枢神经系统的非肽类神经激肽 -1（NK-1）受体拮抗剂。直接将 P 物质给药至后脑的孤束核区可以引起呕吐。P 物质在这些区域的作用受 NK-1 受体控制，NK-1 受体拮抗剂表现出了止吐效应。此药对化疗患者可有止吐效果，同时给予胃轻瘫患者每天 125mg 阿瑞匹坦正在被评估（图 12-2）。

17. 三环类抗抑郁药在治疗胃轻瘫中扮演的角色是什么？

低剂量三环类抗抑郁药可以作为治疗胃轻瘫患者恶心、呕吐和腹痛的神经调节剂。尽管特发性胃轻瘫患者使用去甲替林 50 ～ 75mg 时腹痛和过早的饱腹感及 10 ～ 25mg 时恶心症状有所改善，但与使用安慰剂相比在所以症状上并未表现出不同。在不伴胃轻瘫的糖尿病患者中，使用三环类抗抑郁药治疗后恶心呕吐症状的确有所改善。这类药被认为是控制胃轻瘫症状很有价值的辅助治疗，但是仍需针对特殊症状的控制及剂量决定的进一步研究方向。

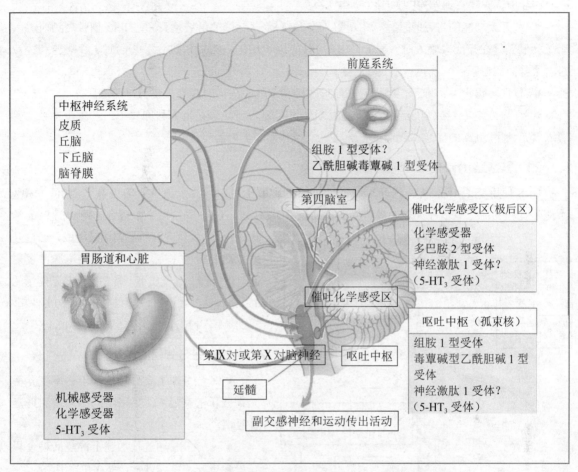

图 12-2　恶心呕吐的病理生理学特点及胃轻瘫止吐药的作用靶点

引自 Krakauer EL. Case 6–2005. A 58-Year Old Man with Esophageal Cancer and Nausea，Vomiting，and Intractable Hiccups. NEJM. © Medical Massachusetts Society. Published with permission

18. 幽门注射肉毒毒素对哪些患者有益？

胃轻瘫患者可能会出现周期性的幽门张力升高和相动性收缩，后者通常被称为痉挛，或者出现慢性幽门括约肌松弛障碍。肉毒毒素是一种神经肌肉传导阻断剂。尽管受试者数量较少，但在两个随机、双盲、安慰剂对照实验中，内镜下幽门注射肉毒毒素（100 ~ 200U）并没有改善胃排空或症状。一些开放性试验报道表现出较积极的结果。尽管经验性肉毒毒素注射治疗胃轻瘫患者并不合理这一观点有待进一步试验，一种被推荐的临床路径是对幽门肉毒毒素注射产生 2 次连续有效的反应（持续改善超过 6 周）就建议行幽门成形术。

19. 胃轻瘫患者什么时候行幽门成形术？

胃轻瘫患者对促动力疗法抵抗可以选择幽门成形术。术后胃排空时间改善及促动力治疗逐渐减少都已经被注意。迷走神经切断术后胃轻瘫是最佳适应证，因为幽门成形术可以克服激进的幽门括约肌活动，也称为幽门痉挛，也能解决迷走神经切除术后幽门松弛障碍。胃电刺激（GES）联合幽门成形术最近被认为可以改善，甚至常可以使迷走神经切断术后患者延迟的胃排空正常化，也能改善症状。

20. 胃轻瘫患者鼻饲管的临床经验是什么？

● 绕开无功能的胃，通过手术、内镜置入空肠（J）营养管或放射线检查超过 Teitz 韧带。特殊指导：①J 管喂养只在夜间（晚 6 时～早 6 时），同时应逐步增加白天经口进食；②同时 J 管喂养和经口进食会导致恶心呕吐；③可以通过 J 管给药。

● 胃造瘘置管并不推荐，因为它们能导致钾和液体丢失而且没有提供营养的潜质。

● 经皮内镜下胃或空肠造瘘术只能短期使用，因为呕吐总是把管移回胃中。基本上需要 J 管置入就是使用 GES 的信号，我们推荐一次手术同时完成 2 种治疗。

21. 胃轻瘫治疗中的 GES 是什么？

GES 使用 Enterra 装置传递高频、低能量的电刺激至胃，因为人道主义的免除了 20%～30% 不能耐受药物治疗或治疗失败的患者的病痛而被 FDA 通过。GES 系统由 2 个缝合到距幽门 9cm 和 10cm 处胃大弯固有肌层的电极组成，通过开腹或腹腔镜手术完成。引线连接电脉冲发射器，后者埋入腹壁皮下。程序参数是低能量的 330 毫秒脉冲宽度，每分钟 14 个周期，0.1 秒起，5 秒结束，12Hz，电流为 5mA（图 12-3）。

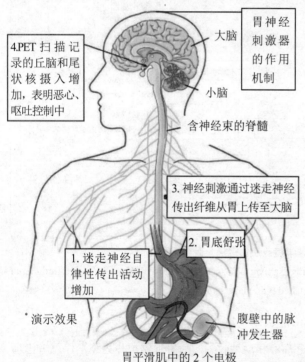

图 12-3　胃电刺激装置

引自 Reddymasu SC：Severe gastroparesis：medical therapy or gastric electrical stimulation，Clin Gastroenterol Hepatol 8：117-124，2010

22. GES 如何工作？

● GES 主要作用是基于心率变异率光谱分析的交感 / 副交感比例结果增加迷走神经活动。

● GES 通过增加迷走神经活动使胃底松弛更好，可以进食、储存更多食物。

● PET 显示长期 GES 治疗后丘脑和尾状核活动增加。该装置刺激迷走神经传入通路，经网状系统至脊髓背侧孤束核、丘脑，从而抑制恶心、呕吐的控制机制。GES 基本上这是目前我们能做到的最好的止吐方式。电节律失常和胃排空并没有显著改善。近期报道 GES 联合外科幽门成形术以加快胃排空获得了比较好的疗效。

23. GES 的结果是什么？

胃轻瘫患者症状反应有恶心、呕吐、饱胀感、进食。除非与呕吐有关，上腹痛几乎不会变化。相对于原发性胃轻瘫患者（48%），更多的糖尿病胃轻瘫（58%）和术后胃轻瘫（53%）患者总的来说症状能改善一半以上。平均糖化血红蛋白由 8.5% 降至 7.8%；住院治疗率下降了 87%，89% 的 J 管喂养患者 12 个月内可以拔除。

24. 什么时候应行全胃切除?

如果患者 GES 治疗失败或者出现伴胃容量受限和胃石形成的比尔罗特Ⅰ、Ⅱ式吻合术术后胃轻瘫,全胃切除是最后的手段。目的是通过实施食管空肠吻合术和附带的 J 管来止吐,从而达到停止住院的效果。恶心、干呕可能还会间断性发作,尽管有时还需要继续使用 J 管来水化和喂养,但是可以避免住院治疗,生活质量有所提高。

25. 胃轻瘫的逐级治疗路径是什么?

胃轻瘫的逐级治疗路径见图 12-4。

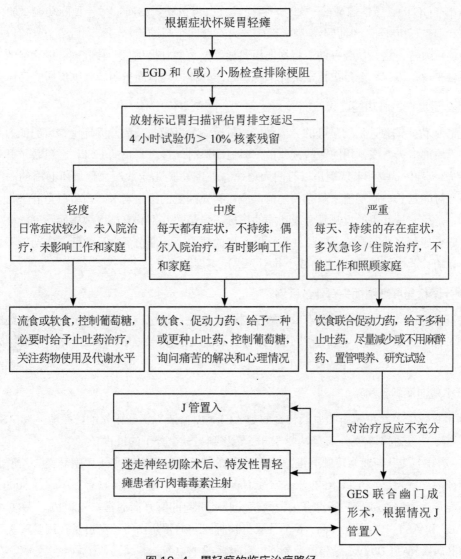

图 12-4　胃轻瘫的临床治疗路径

EGD. 食管胃十二指肠镜检查;GES. 胃电刺激

（陈　晶　译,常晓华　周子栋　校）

肝功能异常的评估

Emily Carey，DO，and William D. Carey，MD，MACG

1. 什么是肝功能试验?

肝功能试验通常是指一般生化，包括丙氨酸转氨酶（ALT）、天冬氨酸转氨酶（AST）、γ-谷氨酸转肽酶（GGT）、碱性磷酸酶（AP）、胆红素、白蛋白和蛋白质。另一种肝功能试验术语是肝功能测试（LFT）和肝酶，但也不是完全准确。只有前四个被准确称为酶，后两个只可以提供一种肝功能的测试方法。这些试验有助于将损伤模式加以分类并且提供了一种肝脏合成功能的大致测试方法。单独来说，没有一个是在特定条件下的诊断。其他试验有助于明确肝脏疾病的具体病因。

2. 什么是真正的肝功能试验?

真正的肝功能试验评估的是肝的合成功能，以及测量肝吸收或清除循环中物质的能力或新陈代谢和转化物质的能力。在常用的一些试验中，凝血酶原时间接近真正的 LFT，它反映了肝合成凝血因子的能力，其中一些有半衰期是以时间为单位。维生素 K 是合成凝血酶原所必需的，所以在判定凝血酶原时间延长与肝功能下降有关之前，应先补充缺乏的维生素 K。白蛋白是肝蛋白合成的常用标记物，是另一种常用的反映肝合成功能的指标，但是它并不具有高度敏感性，可能会受到营养不良、肾脏疾病和其他因素的影响。在慢性肝疾病的情况下，低白蛋白反映肝合成功能不良。由于白蛋白半衰期长达 21 天，所以它的减少并不会快速呈现。

3. 胆汁淤积与肝细胞损失有什么区别?

评价肝功能试验的一个常用且有效的方法是确定原发性损伤是直接针对肝细胞（肝细胞损伤）还是胆道（胆汁淤积）。在一些病例中，两种类型的损伤都包括在内，这种情况通常被称为混合损伤模式。

4. 什么是血清转氨酶?

在临床实践中，两种常用的血清转氨酶是 ALT（原血清谷氨酸丙氨酸转氨酶）和 AST（原血清谷草转氨酶），它们都参与了氨基从一个分子转移到另一个分子的过程。

ALT 或 AST 的升高通常反映肝细胞损伤的存在。急性升高最常见于甲型肝炎、乙型肝炎、药物、乙醇或局部缺血。ALT 或 AST 升高超过 1000U/L 通常与病毒或药物有关，超过 5000U/L 与对乙酰氨基酚毒性、缺血或异常病毒有关。酒精性肝炎引起的酶升高通常＜ 400U/L，AST/ALT 大于 2 ：1。ALT 和 AST 中的慢性升高（6 个月或更长时间）通常是由于乙型肝炎、丙型肝炎、非酒精性脂肪性肝病（NAFLD）、乙醇和自身免疫性肝炎（图 13-1）。

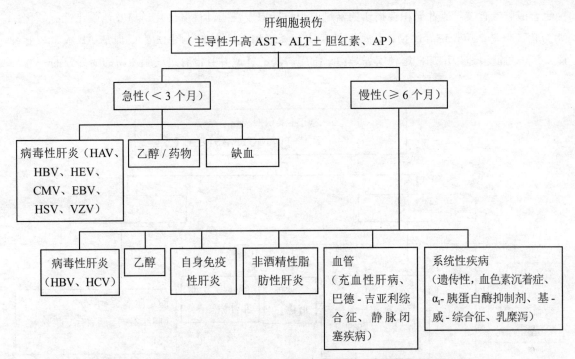

图 13-1　肝细胞肝损伤的诊断可能性取决于具体情况和损伤的持续时间

ALT. 丙氨酸转氨酶；AP. 碱性磷酸酶；AST. 天冬氨酸转氨酶；CMV. 巨细胞病毒；EBV. E-B 病毒；HAV. 甲型肝炎病毒；HBV. 乙型肝炎病毒；HCV. 丙型肝炎病毒；HEV. 戊型肝炎病毒；HSV. 单纯疱疹病毒；VZV. 水痘带状疱疹病毒

5. 肝细胞损伤最特异度的试验是什么？

GGT 是一种肝特异性酶，在大多数肝细胞损伤和胆汁淤积性肝病的病例中升高。AST 和 ALT 均存在于其他器官中，所以其水平的升高并不总能反映肝损伤。ALT 比 AST 具有更强的肝特异性，但是在急性肌损伤中，两者都可能升高。当肝组织损伤或破坏后，两种酶都会被释放到循环血液中。

6. ALT 的正常水平是多少？

许多人口因素影响 ALT 的水平。男性 ALT 水平高于女性；肥胖女性水平更高；某些种族的 ALT 活性要高于其他种族。最近的人口研究表明，不管传统的"正常值"是多少，临床医生应该将男性 ALT ＞ 30U/L、女性＞ 19U/L 定义为异常。

7. 如何能最佳诊断胆汁淤积性损伤？

AP 结合在肝小管膜上，在标准的肝功能测试中，胆汁淤积性损伤 AP 水平升高提示胆汁淤积性损伤，该酶结合在肝小管膜上。由于 AP 可以来自于身体的其他组织（如骨、肠道、胎盘），GGT（肝内胆管酶）或 5'- 核苷酸酶的同时升高有助于支持胆汁淤积机制。

8. 什么情况会导致 AP 水平升高？

AP 是催化磷酸基转移的一组酶。从身上的多个部位（包括肝、骨和肠道）可以鉴定出不同的同工酶。大多数医院实验室可以确定导致 AP 水平升高的同工酶。在一项大型研究中，仅约 65% 住院患者 AP 升高由肝引起。当 AP 水平升高的来源是肝时，其发病机制似乎与局部增加的胆汁酸相关酶合成刺激有关。胆汁淤积性损伤的常见原因包括原发性胆汁性肝硬化、原发性硬化性肝硬化、大的胆管阻塞、药物诱导性损伤、浸润性疾病、炎症相关性损伤（图 13-2）。血清 AP 水平在肝细胞疾病中可能会适当增加，这种增加是由于细胞内酶的释放并且没有过度刺激新的酶导致的。

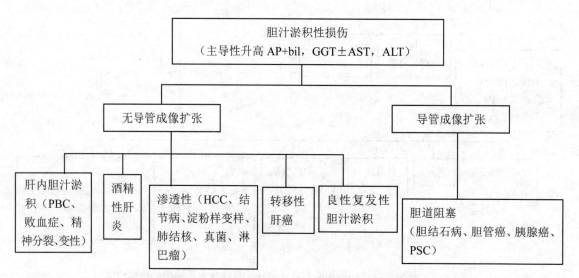

图 13-2　胆汁淤积性肝损伤可由大胆管或小胆管损伤或浸润性肝脏疾病所引起
成像研究经常作为区分病因的最佳早期测试。ALT. 丙氨酸转氨酶；AP. 碱性磷酸酶；AST. 天冬氨酸转氨酶；bil. 胆红素；GGT. γ- 谷氨酰转肽酶；HCC. 肝细胞癌；PBC. 原发性胆汁性肝硬化；PSC. 原发性硬化性胆管炎

9. 胆红素升高意味着什么？

胆红素（红细胞的降解产物）以两种形式存在：结合（直接）和未结合（间接）。未结合胆红素是不溶于水的，在血液循环中与白蛋白紧密结合，被肝细胞摄取并与葡萄糖醛酸结合，使其溶于水并通过胆汁排出。当胆红素水平 > 2.5mg/dl 时出现黄疸。在溶血或血肿重吸收患者中，当红细胞降解速度超过了肝的处理能力时，常在血清中检测到未结合胆红素。因为未结合胆红素与白蛋白紧密结合，所以并不会在尿液中出现。因此，血清胆红素升高同时尿胆红素呈阴性，意味着间接的高胆红素血症，并提示没有肝损伤。相反，胆红素尿意味着血清胆红素升高，反映肝损伤的存在。

两种遗传酶缺乏导致肝中错误或不完全的胆红素结合，最常见的是吉尔伯特综合征（占美国总人群的 5%），其特征在于尿苷二磷酸 - 葡萄糖醛酸转移酶的相对缺乏。个体水平通常在胆红素正常值的上限（2 ～ 7mg/dl）。当他们禁食、生病或减少热量摄入时，胆红素水平上升，因为胆红素未结合形式增加。导致未结合的高胆红素血症的其他遗传疾病包括克里格勒 - 纳贾尔综合征 Ⅰ 和 Ⅱ，受影响的儿童很少成年。结合型高胆红素血症可由肝细胞功能障碍（病毒、化学、药物或乙醇引起的肝炎、肝硬化或代谢障碍）、胆汁淤积（肝内或肝外胆道梗阻）或胆红素排泄障碍性遗传疾病（杜宾 - 约翰逊综合征、罗托综合征）引起。通常把胆红素升高误解为胆汁淤积性肝损伤这种误解，在严重急性肝细胞损伤中也同样常见。

10. 应该用什么试验来评估急性病毒性肝炎？

HAV 在大多数情况下是一种急性、自限性疾病，罕见有死亡病例。总 HAV 抗体（免疫珠蛋白 Ig G 和 IgM）和抗 HAV IgM 在急性甲型肝炎中均为阳性。因为在免疫后，甚至甲型肝炎被治愈几年内，仍存在总 HAV 抗体，因此检测时需谨慎选择。在实验室确认 HAV 时，进一步检测抗 HAV IgM。

在急性乙型肝炎中，乙型肝炎表面抗原（HBsAg）在接触后 2 周内出现。如果检测延迟，则该水平可能下降，对乙型肝炎核心抗原（抗 HBc-IgM）IgM 抗体的检测可以诊断急性乙型肝炎。HBVDNA 在急性肝炎中也呈阳性。

11. 什么试验检测慢性病毒性肝炎？

乙型肝炎的诊断需要检测 HBsAg，典型的乙型肝炎具有抗 HBc（IgG），但没有出现抗 HBs。如果这种模式存在 6 个月，则称为慢性乙型肝炎。HBe 抗原可能是阳性的，HBV DNA 通常也是阳性的。

对丙型肝炎的准确诊断需要在血清中证实 HCV RNA。HCV 抗体的存在具有提示性但并不足够，因为即使感染被清除，该抗体也将持续存在。

12. 是否有检测方法可以诊断非酒精性脂肪性肝病？

没有具体的血液测试可诊断非酒精性脂肪性肝病（NAFLD）。诊断是基于肝脂肪变性（成像或活检）的证据，最小至无饮酒史，以及无肝脂肪变性或其他慢性肝病的其他病因学因素。区分 NAFLD（通常为良性）与非酒精性脂肪性肝炎（可导致纤维化和肝硬化），通常需要肝活检。在综合分析中已经发现，基于年龄、空腹血糖受损、AST、ALT、血小板计数、白蛋白和体重指数的 NAFLD 纤维化风险评分是临床上鉴定个体患有纤维化和肝硬化风险的有用工具。分数超过 0.676 则提示晚期纤维化（详情可参见 http：//nafldscore.com/）。

13. 什么测试用于评估血色素沉着症？

血色素沉着症是肝和其他器官中铁超载的疾病，它可能是遗传性或获得性疾病。在前者，缺陷存在于十二指肠吸铁的调节机制。多年来，受影响的个体在肝、心脏、胰腺及其他器官中积累铁。血色素沉着症最常见的筛查试验是血清铁蛋白；水平升高表明铁超载的可能。不幸的是，铁蛋白也是急性期反应物，并且可能在各种炎症过程（包括酗酒）中升高。如果铁蛋白升高（男性大于 300μg/L，女性高于 200μg/L），应评估血清铁和总铁结合能力（TIBC）。如果空腹血清铁值除以 TIBC（血清转铁蛋白饱和度）大于或等于 45%，则应进一步追溯血色素沉着症的诊断。如果铁蛋白长期＞ 1000，那么肝硬化的风险就会增加。

明确的诊断依赖于肝活检标本中肝铁含量的定量评估。随着年龄增长，肝铁含量的适度增加是正常的。因此使用基于患者肝的年龄和肝铁含量的计算来得出铁龄指数，以确定铁超负荷是否存在（铁龄指数＞ 1.9 表示存在血色素沉着症）。

14. 基因检测在血色素沉着症中的作用是什么？

许多铁超载的个体具有遗传性疾病。测试可以检测至少一种形式的遗传性血色素沉着症。该试验称为 HFE 蛋白。当这种测试在具有（表型）铁超载的个体中是阳性时，临床医生有一个强大的用于筛查亲属的工具。必须牢记的是遗传易感性不会确定铁超载的存在。同样确定的是目前可用的遗传检测并不能确诊所有病例。澳大利亚 95% 以上的病例，以及只有 50% 的地中海病例将被现有的遗传检测所揭示。

已经发现两种主要的 *HFE* 基因缺陷。它们涉及单个氨基酸突变，导致铁吸收转化。遗传性血色素沉着症是常染色体隐性遗传病，因此必须存在两种有缺陷的基因。表 13-1 列出了可能的组合及每个与铁过载的关联性。遗传性血色素沉着症的新型基因蛋白正在研究，包括膜铁转运蛋白、转铁蛋白受体 2、血红素和铁调素。

表 13-1 基于基因缺陷的遗传性血色素沉着症的可能性	
HFE 蛋白	铁超载的概率
C282Y：C282Y	高
C282Y：H63D	适度
H63D：H63D	低
H63D：野生型	低
C282Y：野生型	低
野生型：野生型	无

15. 描述 α_1-抗胰蛋白酶的作用？

肝酶 α_1-抗胰蛋白酶有助于分解胰蛋白酶和其他组织蛋白酶。它有多个变体，最常见的一个变体为 MM（表明来自每个父母的一个等位基因），称为正常型（或"野生型"）。称为 Z 的一个变体是来自野生型蛋白（M）的单个氨基酸基因突变的产物。Z 蛋白很难从肝细胞排出，并引起可能导致肝炎和肝硬化的局部损伤。

16. 哪三种检测能够用来诊断 α_1 抗胰蛋白酶缺乏症？

● 血清蛋白电泳：血清蛋白电泳（SPEP）上的 α_1 带主要由 α_1-抗胰蛋白酶组成。因此，α_1-抗胰蛋白酶缺乏将导致 SPEP 上 α_1 带的变平。这项检测具有临床实用性。

● α_1-抗胰蛋白酶定量：亚正常水平表明患病的可能性。

● α_1-抗胰蛋白酶表型：该测试指定血清中的等位基因蛋白质类型（如 MM、ZZ、MZ、FZ）。具有 ZZ 型蛋白质的患者是 Z 型 α_1-抗胰蛋白酶缺乏症的纯合子。这是与肝脏重要疾病最相关的形式。如果 Z 蛋白滞留于肝细胞中，则可以在肝组织中看到小珠，以过碘酸希夫（PAS）反应染色，并抵抗随后淀粉酶的消化作用。一些机构也可以进行免疫组化。

17. α_1-抗胰蛋白酶异常表型与疾病的关系是什么？

α_1-抗胰蛋白酶的缺乏症通常与早期慢性阻塞性肺疾病关联最大。肝脏表现包括新生儿黄疸。没有黄疸的新生儿和无肺部疾病史的成年人可能会发展为不明原因的肝硬化。ZZ 表型与肝脏疾病最有关联，但 MZ 也可能引起肝硬化。

18. 什么是肝豆状核变性？

肝豆状核变性是一种罕见的铜储存障碍性疾病，与源自肝细胞的酶缺乏有关。像铁一样，铜可能在身体的许多组织中积聚，尤其是肝和脑。铜沉积可能会通过眼睛（凯-弗环）和部分脑组织显露出来。事实上，这种疾病的第一个描述（由 Wilson）突出其神经学特征。许多肝脏的胆汁淤积性疾病（如原发性胆汁性肝硬化）也导致异常的铜储存，但不能达到真正的肝豆状核变性的程度。

19. 如何诊断肝豆状核变性?

最初的筛选试验是血清铜蓝蛋白水平, 其中超过 95% 的肝豆状核变性患者血清铜蓝蛋白水平较低。在具有肝病或神经系统疾病的年轻个体中, 低或正常低值的血清铜蓝蛋白水平表明是肝豆状核变性, 除非证明是另外的疾病。这特别有助于认识到大多数肝豆状核变性与高于正常或升高的血清铜蓝蛋白水平相关。可能低血清铜蓝蛋白的情况包括任何原因导致的大量肝衰竭或任何原因的终末期肝硬化。一些个体有特发性低血小板减少症。

总血清铜水平对诊断无用, 因为大多数在循环血液中与血清铜蓝蛋白相结合。然而, 在许多实验室中可以测量无血清铜含量。血清铜含量 > 25mcg/dl 表明铜超载。尿铜水平高于 40mcg / 24 小时也表明铜超载。

当有肝豆状核变性的神经特征时, 凯 - 弗环几乎总是存在的, 证明大多数患者需要治疗。凯 - 弗环的缺失并不能排除肝豆状核变性。在其他情况 (如原发性胆汁性肝硬化) 中很少发现凯 - 弗环。

肝活检得到的肝组织铜定量评估提供了明确的诊断。铜维生素 (如罗丹明染色) 在肝豆状核变患者中通常是假阴性的, 因此肝组织中的定量铜含量是必需的。如上所述, 慢性胆汁淤积性肝病也可能导致肝铜积聚, 通常达到中等程度。 > 250mcg/dl 干重的肝铜水平是肝豆状核变性的诊断标准。

20. 总结肝脏常见代谢紊乱的检测是什么?

肝脏常见代谢紊乱的检测见表 13-2。许多其他罕见的肝脏遗传性疾病, 包括戈谢病、尼曼 - 皮克病, 以及儿童通常诊断的遗传性酪氨酸血症均超出了本章的范围。

表 13-2　肝脏常见代谢紊乱试验			
疾病	初步测试	支持试验	定义性试验
血色素沉着症	男性血清铁蛋白 > 300 mcg/L 和女性血清铁蛋白 > 200 mcg/L	铁饱和度为 5%, 铁龄指数 > 2	C282Y 纯合子; 复合杂合子 (C282Y: H63D), C282Y 杂合子或 non-C282Y 需要肝活检
α$_1$- 抗胰蛋白酶	血清蛋白电泳或 α$_1$- 抗胰蛋白酶水平	表型 (PI ZZ 型)	肝活检伴 PAS- 抗淀粉酶颗粒阳性
肝豆状核变性	铜蓝蛋白 < 20 mg/dl	尿铜 > 40 mcg/24 h, 凯 - 弗环	肝活检伴定量铜 > 250 mcg/g, 干重

PAS. 过碘酸希夫检测

21. 什么自身免疫测试在肝脏疾病中有用?

自身免疫标记决定了与特定肝脏疾病发展相关的特定细胞成分的抗体的存在。自身免疫标记包括抗核抗体 (ANA), 抗平滑肌抗体 (ASMA, 也称为抗肌动蛋白抗体), 1 型肝肾微粒体抗体 (LKM-1), AMA, 可溶性肝抗原 (SLA) 抗唾液酸糖蛋白受体抗体。ANA、ASMA 和 AMA 是最容易进行的检测, 有助于确定更常见的自身免疫性肝病的概率。目前, SLA 在美国并不容易进行。

22. 常见的抗体检测是如何进行和说明的?

常见的抗体测试是通过将患者的血清暴露于培养的细胞并用针对人抗体的荧光素标记的抗体进行标记来进行的。通过荧光显微镜检查细胞, 并根据信号的强度和细胞与抗体的结合部位进行分级。因此, 得出抗体水平和阳性或阴性结果是非常主观的, 大多数肝脏科医生在测试之前, 需要 >

1 ： 80 或 1 ： 160 稀释滴度的阳性结果。较新的测定可以直接测定抗体水平。ANA 和 ASMA 在老年人、妇女和广泛肝病患者中尤为常见。因此自身免疫性肝病的诊断需考虑到年龄、性别、其他自身免疫过程的存在，以及 γ - 球蛋白水平和肝活检结果在内的广泛临床数据。一个国际小组定义了自身免疫性肝炎的诊断标准，不在本章论述的范围。此外，不同的自身免疫性肝病中抗体的重叠是相当大的。

23. 对疑似肝病患者应何时进行筛查或诊断检查？

当怀疑肝病时，将转氨酶、胆红素和 AP 作为筛查试验。病史、体检和对风险因素的估计有助于确定应该进行哪些具体的诊断检测。一般情况下，患者应至少进行两套肝酶检测，以消除实验室误差，然后开始肝脏疾病的全面治疗。许多疾病（乙型肝炎和丙型肝炎）通常需要在治疗之前确认是否发展为慢性（异常＞ 6 个月），并对肝活检样本进行分期。酶异常的严重性和发现可治疗过程的可能性可能会改变典型的等待期。例如，转氨酶水平为正常水平 10 倍的女性，自身免疫性甲状腺疾病病史和升高的球蛋白部分可能暴发以前未被识别的慢性自身免疫性肝炎。自身免疫特征和早期肝活检可能有助于支持这一假设，并给予及时治疗。对于那些疑似某些遗传性疾病(血色素沉着病、肝豆状核变性、α_1- 抗胰蛋白酶缺乏症)的怀疑，即使在没有肝指标异常的情况下进行筛查也是必要的。

24. 什么是非侵入性纤维化标志物，它们的用途是什么？

非侵入性纤维化标记分为三大类，包括血清生物标志物、评估纤维化程度的成像技术和使用声波来评估肝脏硬度的瞬时弹性成像。早期门静脉高压的标志物与晚期肝纤维化的存在与否呈正相关性。肝病患者的血小板计数低于正常值常表示可导致门静脉高压、脾大和血小板聚集的纤维化。最近，已经描述了或多或少的复杂指数，包括 AST / 血小板比率指数、FIB-4、纤维化检测和 Fibrosure。他们在鉴定肝硬化和纤维化方面具有一定的可靠性，尽管已经报道了 20% ～ 30% 的误差率，并且 F2 与 F3 还不易区分。成像模式包括超声、计算机断层扫描、磁共振成像（MRI）和单光子发射计算机断层扫描。其中，只有使用特殊设备和独特算法的 MRI 才能在临床有用的水平上重复地预测纤维化阶段。最近的发展是短暂弹性成像，其确定的是肝硬化，而不仅仅是纤维化。结果在很大程度上受炎症存在与否的影响，且在较小程度上受脂肪变性和肝铁浓度的影响。该设备被广泛应用为欧洲组织学检查的替代品，于 2013 年 4 月被 FDA 批准。随着越来越多的中心拥有该设备，它将成为标准测试。

25. 肝活检的作用是什么？

肝活检用于确认疑似诊断并评估具有已知疾病过程（例如，患有慢性 HCV 感染的患者的纤维化程度和炎症）患者的预后发现。当有病因不确定性时，活检也可用于评估病因。活检的价值取决于两个因素——提供足够的标本，定义为含有超过 11 个门静脉区域的完整肝切片，并由合格的病理学家或肝病医生进行检查。肝活检在许多慢性肝病患者中提供了重要的预后信息。

作者要感谢 Kenneth E.Sherman 博士的贡献，他是上一版本章的作者。

（陈琦琪　译，周子栋　校）

病毒性肝炎

Christina Hanson , NP-C, Gail Pearson, FNP-C, and Marcelo Kugelmas, MD

1. 什么是病毒性肝炎?

病毒性肝炎是指病毒可能感染肝中的肝细胞引起的炎症过程。在感染肝细胞的过程中，病毒抗原被运送到细胞膜，从而使得抗原被免疫细胞识别。如果免疫系统将这些抗原识别为外源性物质，则会产生炎症反应。这种反应可能足够强大，可以杀死所有携带病毒的细胞，并消除引起急性肝炎的感染（有症状、无症状，甚至致命的）。在其他情况下，免疫系统不能根除感染，导致慢性肝炎。持续的免疫活动可能导致进行性肝损伤，在其他肝脏受侵犯的情况下更是如此，包括化学试剂如乙醇和药物，遗传疾病和代谢性肝病。

2. 哪些病毒会导致病毒性肝炎?

两组不同的病毒可能会导致病毒性肝炎。甲型、乙型、丙型、丁型和戊型肝炎病毒称为嗜肝病毒，因为这些病毒主要在肝细胞中复制。另一组由在肝细胞外复制的病毒组成，尽管如此但仍可能会引发肝炎，该组中最常见的罪魁祸首是 E-B 病毒、巨细胞病毒、Ⅰ型和Ⅱ型单纯疱疹病毒、黄热病和腺病毒。

HAV 是微小核糖核酸病毒家族中无包膜的 RNA 病毒。暴露后，有 2 ～ 6 周的潜伏期。与乙型和丙型肝炎不同，HAV 不会进入慢性期。HAV 具有免疫学清除期，形成 IgG 抗体，提供终身免疫力。

HBV 是肝病毒科家族的一种小型双链 DNA 病毒，分为 8 种基因型，具有不同的地理分布。HBV 通过 RNA 中间体复制并可以整合到宿主基因组中。感染 HBV 可导致一系列肝脏疾病，包括急性或暴发性肝衰竭、慢性肝炎、肝硬化和肝细胞癌。急性乙型肝炎感染可以是无症状的或呈现经典症状性急性肝炎。急性 HBV 变为慢性肝炎的风险与急性感染发生的年龄成反比。

- 90%HBV 围生期发展为慢性获得性感染。
- 1 ～ 5 岁时感染的 HBV20% ～ 50% 发展为慢性。
- 成人 5% 的 HBV 获得性感染发展为慢性。

HCV 是黄病毒科中的 RNA 病毒，有 6 种 HCV 基因型。其潜伏期通常为 2 ～ 12 周。感染 HCV 的大多数患者都不会出现急性肝炎的症状。感染后 1 ～ 3 周可检测到 HCV RNA。然而，HCV 抗体不是保护性的，70% ～ 80% 的急性 HCV 感染逐渐发展为慢性。

丁型肝炎病毒（HDV）是一种卫星病毒，意味着只有同时感染乙型肝炎病毒才能存活，因为它使用 HBV 包膜蛋白才能将病毒颗粒在细胞间进行转移。HDV 感染可以以两种形式存在。HDV 和 HBV 可能引起同时共感染，这通常导致更严重的急性肝炎，死亡率比单独感染急性乙型肝炎的死亡率高，但很少导致慢性感染。第二种形式表现为 HBV 携带者中 HDV 重叠感染，并且可以在先前无症状的 HBV 携带者中表现为严重的，看似急性的肝炎，或作为潜在的慢性乙型肝炎的恶化。这种 HDV 与 HBV 的重叠感染结果几乎总是两种病毒的慢性感染。

HEV 是具有独特基因组结构的单链 RNA 病毒，其定义了肝病毒科家族。HEV 有 4 种基因型。HEV 通常会导致急性肝炎，非常像 HAV，但死亡率更高，尤其是妊娠妇女。在 3 ～ 8 周的潜伏期后，症状（如果存在的话）将会持续数周。HEV 也可引起慢性肝炎，主要是免疫功能低下的宿主，如器官移植受体（表 14-1）。

表 14-1 嗜肝病毒的分类及区别				
病毒	HAV	HEV	HCV	HBV	HDV
核酸	RNA	RNA	RNA	DNA	RNA
传播方式	粪 - 口	粪 - 口	非肠道	非肠道	非肠道
急性肝炎	+	+	±	+	±
慢性肝炎	−	+	+	+	+
接种疫苗	是	否	否	是	是（HBV）
可用的治疗	支持性	支持性	是	是	是

HAV. 甲型肝炎病毒；HBV. 乙型肝炎病毒；HCV. 丙型肝炎病毒；HDV. 丙型肝炎病毒；HEV. 戊型肝炎病毒

3. 急性和慢性病毒性肝炎有哪些风险？

急性病毒性肝炎可以是有症状或无症状的。强烈的免疫反应导致更多的肝实质炎症，增加了临床症状和明显过程的可能性。急性肝炎的爆发性发作最常见于甲型、乙型和戊型肝炎，可导致肝衰竭甚至死亡，或需要肝移植。

急性病毒性肝炎可发生于具有慢性肝病的患者。在第二种情况下，肝衰竭的风险更大。这是对以前未暴露于甲型或乙型肝炎的慢性肝病患者进行检测和接种疫苗的建议的基础。

最后，一些患者经历多年或通常数十年的慢性病毒性肝炎，可能导致进行性肝损伤、肝纤维化和肝硬化。这些慢性感染可能会增加发生慢性肝衰竭或肝细胞癌的风险。

4. 描述病毒性肝炎的症状和体征是什么？

患有急性病毒性肝炎的患者可能会感觉健康或只有轻微的症状却不能引起医疗咨询。在更严重的急性肝炎的情况下，患者最常见的是疲劳、右上腹不适、恶心、有或无呕吐。其他常见症状包括低体温、胆囊炎、头痛、黄疸和巩膜黄染。

慢性病毒性肝炎患者最常见的是无症状。在那些具有症状的人中，最常见的是疲劳。多器官系统参与相关的慢性病毒性肝炎与过多肝内和肝外症状相关。这些症状通常还不太清楚，在许多情况下，直到病毒清除导致具体的症状解决之后，才能认识到与肝炎的联系。

5. 与病毒性肝炎相关的生化与血液学异常有哪些？

病毒性肝炎所见的典型生化异常是 ALT 和 AST 升高。除非出现肝衰竭或伴随酒精性肝炎，ALT/AST 比例可以维持。在少数情况下，酶异常的模式更加混合或表现为胆汁淤积，碱性磷酸酶和胆红素升高较多。HAV 比其他病毒更可能引起急性胆汁淤积性肝炎。

在急性肝衰竭和慢性终末期肝病的情况下，可能会出现许多其他异常。这些异常包括急性低血糖，肾功能不全和伴随国际标准化比率（INR）延长的凝血功能障碍，低蛋白血症，高球蛋白血症，稀释性低钠血症，低胆固醇血症和血液学异常，包括血小板减少症、贫血和最终的中性粒细胞计数减少。在更严重的急性肝炎的情况下，可以看到铁蛋白水平的显著升高（从破坏的肝细胞释放）和急性期反应物，如血浆铜蓝蛋白和 α₁- 抗胰蛋白酶。

6. 肝炎病毒是如何传播的?

HAV 和 HEV 主要通过粪 - 口途径传播。这可能是由于人与人接触或摄入受污染的食物或水。受污染的食物通常是暴发的来源。在水源安全和污水处理充分的发达国家，因为水被充分氯化能够杀死 HAV，所以水源导致的病毒暴发不会经常发生。HEV 基因型 I 和 II 通过粪 - 口途径感染人类，并与发展中国家的流行病学有关。HEV 基因型 III 和 IV 是通过暴露于猪和摄取未煮熟的猪肉或野生动物导致人感染的猪病毒，并且在发达国家与地方性肝炎更相关。

HBV、HCV 和 HDV 病毒通过与感染的血液或体液的肠胃外接触传播。其危险因素包括无保护的性活动、静脉药物注射或鼻内药物使用、意外针刺、输血、血液透析及分娩时母婴垂直传播。

7. 应该为急性病毒性肝炎患者做哪些检查?

作为急性病毒性肝炎患者，你需要确定病毒是急性侵袭还是慢性侵袭，如果是急性的，患者是否有肝功能失代偿的风险，这可以通过临床评估和生化评估的结合来进行评估。

肝检查或转氨酶显著升高的患者（约高于正常上限的 15 倍或更高）通常具有急性肝炎，尽管在某些情况下，可能存在潜在的慢性肝脏疾病，如慢性乙型肝炎患有 HDV 的双重感染。在慢性病毒性肝炎的其他情况下，急性重叠型肝炎可能会发生。操作者应考虑药物诱发的肝损伤（对乙酰氨基酚、青霉素衍生物等）、局部缺血、胆道病理状况和巴德 - 基亚里综合征。对急性病毒性肝炎患者进行的试验是抗 HAV IgM，乙型肝炎表面抗原（HBsAg，在急性和慢性感染中是阳性的），抗 HBc IgM 和抗 HCV 抗体（Ab）。在一些急性丙型肝炎病例中，如果检测太早，则不能检测到 Ab，而 HCV RNA 聚合酶链反应（PCR）检测可能更敏感。如果可以的话，急性 HEV 的诊断最好用 IgM 抗体检测 HEV 病毒。

8. 应该为慢性病毒性肝炎患者做哪些检查?

在所有情况下，基本的血液检测都适用于慢性病毒性肝炎患者，包括全面的生化分析、完整的血液计数和 INR。在慢性乙型肝炎和丙型肝炎病例中，检查应包括抗 HAV IgG（总计），从而接种对 HAV 不免疫的患者。在慢性丙型肝炎病例中，需要接受 HAV 和 HBV 的检测，如果为阴性则接种疫苗。慢性病毒肝炎综合评估包括抗核抗体、抗平滑肌抗体、抗线粒体抗体、定量免疫球蛋白、铁研究、血浆铜蓝蛋白、具有或不具有表型的 α₁- 抗胰蛋白酶水平，以及乳糜泻血清标志物。慢性病毒性肝炎较少见需要进行的血液检查可能包括抗肝肾微粒体 Ab 和抗溶性肝脏抗原 Ab。本章和第 13 章分别讨论了肝脏成像和纤维化评估。

在美国，HDV 感染是罕见的，因此急性或慢性乙型肝炎患者测试 HDV 不是必需的。然而，从 HDV 流行率高的国家，包括东欧和地中海欧洲国家及南美洲国家，移民的患者应该进行检测。初始测试通常限于总抗 HDV，但如有可能，应通过 HDAg 的活组织检查或对血清中的 HDV RNA 进行反转录 PCR 检测来确认肝组织的免疫组织化学染色。总抗 HDV 阴性检测不一定排除急性 HBV / HDV 合并感染。

9. 什么时候需要肝脏成像和组织学检测?

超声（US）是用于对肝进行成像的最常见的初始形态，在患有肝硬化或潜在肝硬化的患者的评估中显示。监测肝硬化及不同类型的慢性乙型肝炎感染的肝细胞癌时超声也有显示。

因为手术的侵入性、与之相关的风险和成本，以及检测样品误差的重大风险、不准确的解释，肝活检在病毒性肝炎患者管理中的作用一直存在争议。肝活检最常用于辅助管理肝状况，无论是通过定义诊断或共存条件，还是记录可能需要一系列不同的管理决策的晚期肝纤维化和肝硬化。暴发性肝衰竭的肝活检可能有助于评估肝坏死的范围。

这是一个迅速变化的领域，因为使用无创技术来评估肝纤维化是可以做到的，并得到更多的接受。慢性病毒性乙型肝炎和慢性乙型肝炎的新型、更有效的治疗方法可以阻止或消除病毒复制和逆转肝损伤，包括一定程度的肝硬化。这使得肝纤维化的连续非侵入性测量优于重复的肝组织活检。

10. 急性病毒性肝炎的一般管理是什么？

免疫球蛋白在暴露前或在早期潜伏期期间使用可以有效预防临床上明显的 HAV。任何类型急性肝炎的主要治疗方法主要是辅助治疗，没有具体的抗病毒治疗可用于治疗甲型肝炎。患者应避免饮酒，并且只有在谨遵医嘱的情况下服用对乙酰氨基酚。急性病毒性肝炎患者最好避免饮酒和对乙酰氨基酚。

轻度至中度肝炎患者在合理监测的情况下可以耐受 < 2g/d 的小剂量对乙酰氨基酚。一般来说，患者不需要住院，除非疾病病情复杂化，如由于脑病、出血同时凝血障碍、肾衰竭或不能保持足够的营养和液体摄入而导致明显的肝衰竭。一般慢性丙型肝炎、其他慢性肝病和老年患者的急性甲型肝炎肝衰竭的可能性较大。

有症状的急性乙型肝炎患者通常不需要抗病毒治疗，因为超过 95% 的急性乙型肝炎免疫功能能够自行恢复。事实上，治疗一般仅针对暴发性乙型肝炎患者和长期严重急性肝炎患者。有已知的预后较差的患者亚组，这些包括免疫受损、伴随 HCV 的感染、已经存在的肝脏疾病或老年患者。

频繁的身体评估、密切监测肝功能的生化指标和合成标记是强制性的，以确保肝炎症状的解决和血清水平的正常化。

急性 HCV 通常无症状，因此很少出现急性 HCV 的诊断。急性 HCV 最常见于暴露后监测的结果。那些被明确急性 HCV 感染的患者应该在头 12 ～ 24 周密切监测，以确定自发性病毒清除是否会发生。急性 HCV 尚未制定完善的治疗指南，急性 HCV 的治疗方法仍存在争议。然而，美国肝脏疾病研究协会（AASLD）2009 年的指南指出有足够的数据表明可以考虑在等待 8 ～ 12 周的自愈后进行干扰素治疗。

11. 慢性乙型、丙型肝炎的一般治疗是什么？

对慢性乙型肝炎感染的个体进行初步评估，需要进行彻底的病史和身体检查，重点关注以下危险因素，如合并感染、HBV 和肝癌或其他慢性肝病的家族史及饮酒史。实验室检测应包括与其他病毒性肝炎的联合性感染的检测，包括甲型、丙型和丁型，以及有风险的人类免疫缺陷病毒（HIV）。应包括额外的血液检测，以评估肝功能和 HBV 疾病的标志物，特别是 e 抗原状态和 HBV DNA 定量。

AASLD 已经制定了最初未被考虑治疗及筛查肝细胞癌的慢性乙型肝炎随访患者的指南。

治疗慢性乙型肝炎的主要目的是抑制病毒复制，使肝生化指标和功能正常化，在发展为肝硬化或肝细胞癌之前预防或延缓肝病的进展，并且如果可能的话治愈感染。

慢性 HCV 患者的管理应包括确定肝脏疾病的严重程度和潜在治疗手段的评估。应咨询患者以降低水平和垂直传播的风险。那些以前没有暴露的人应该接种 HAV 和 HBV 疫苗。应咨询患者过量饮酒史、大麻使用及不健康的体重指数的潜在危害。经常使用大麻已被确定为脂肪变性和纤维化增加的危险因素之一。另一项研究发现每天使用大麻与中度至重度纤维化之间有重要的统计学意义的关联。

随着更好耐受性及更有效治疗的可用性，治疗慢性丙型肝炎的适应证可能在未来有所改变，其治疗的目的是实现病毒持续的病毒应答（SVR）从而达到病毒治愈。实现 SVR 与降低死亡率有关。

12. 我们如何预防甲型肝炎、病毒性肝炎？

疫苗接种是预防 HAV 和 HBV 感染的最佳途径。对于所有 1 岁儿童及任何想要进行免疫的人，建议接种甲型肝炎疫苗。对于高风险患者，应建议接种疫苗。疾病预防控制中心建议对以下人员进行疫苗接种，包括生活或去过高度或中度危险的地区的人员、与男性发生性关系的男性、注射非法药物的人、高职业风险的人、慢性肝病患者、接受凝血因子浓缩物的患者、与来自高或中等甲型肝炎流行率国家的收养儿童和家庭成员进行密切联系的人。

2007 年，美国指南进行了修订，建议对暴露于甲型肝炎的人进行肝炎疫苗接种。对于以前从未接种疫苗的 12 个月至 40 岁的健康人员，在暴露于甲型肝炎后应尽快给予注射单次甲型肝炎疫苗，并尽可能在暴露后 2 周内进行。对于 40 岁及 40 岁以上的人，应优先选择免疫球蛋白。免疫球蛋白应该用于 12 个月以下的婴儿、免疫缺陷型人群、慢性肝病患者和对疫苗过敏的人群。

乙型肝炎疫苗接种是连续的三次注射，建议婴儿在离开医院前进行第一次注射。如果孩子的母亲是乙型肝炎病毒携带者，应该在出生后不久进行第一次注射。在 1～2 个月时进行第二次注射，在 6 个月时进行第三次注射。在婴幼儿时期并未接种疫苗的青少年应尽早接受三次疫苗接种。还应向高风险个人提供免疫接种，如在工作中接触血液的医护人员和公共安全工作人员、居民和管理残疾人士设施的工作人员、到中等或中等以上乙型肝炎感染率地区的旅行者，有多个性伴侣或性伴侣为感染者的人，与男性发生性关系的男性，寻求性传播疾病评估或治疗的人，感染者的家庭接触，以及其他慢性肝病，包括 HCV 感染者的人、HIV 携带者、需要透析的慢性终末期肾脏疾病患者。母亲是 HBsAg 携带者的婴儿应通过施用乙型肝炎免疫球蛋白和 HBV 疫苗来进行保护以避免围生期传播。

没有疫苗可用于 HCV。使用免疫球蛋白进行接触后预防 HCV 感染是无效的。减少 HCV 的负担依赖于减少接触 HCV 的初级预防性活动和减少慢性 HCV 感染者的肝脏和其他慢性疾病的风险的二级预防性活动。

（陈琦琪　译，闫　杰　周子栋　校）

丙型肝炎的抗病毒治疗

Jorge L. Herrera，MD

丙型肝炎治疗领域的快速进展迅速地改变了这种疾病的治疗。事实上，慢性丙型肝炎的治疗方案发展速度十分快，希望读者访问美国肝病研究协会（AASLD）和美国传染病学会（IDSA）开发的在线网站为 http://www.hcvguidelines.org。本网站正在积极更新有关丙型肝炎检测，管理和治疗的最新信息。表 15-1 和表 15-2 总结了治疗肝炎的全部建议。

表 15-1　针对 HCV 基因型（G 型），第一次开始 HCV 感染的治疗或已经经历了 PEG/RBV 治疗方案后病情复发患者的综合建议		
G 型	建议	替换方案
1	符合 IFN 条件者 SOF ＋ PEG/RBV×12 周 符合 INF 条件者 SOF ＋ SMV*±RBV×12 周	符合 INF 条件者 SMV*×12 周＋ PEG/RBV×24 周 符合 INF 条件者 SOF ＋ RBV×24 周
2	SOF ＋ RBV×12 周	None
3	SOF ＋ RBV×24 周	SOF+PEG/RBV×12 周
4	符合 IFN 条件者 SOF ＋ PEG/RBV×12 周 符合 IFN 条件者 SOF ＋ RBV×24 周	SMV×12 周＋ PEG/RBV×（24 ～ 48）周
5 或 6	SOF ＋ PEG/RBV12 周	PEG/RBV48 周

* 对于基因型 1a，应进行 Q80K 的抵抗测试，并考虑替换方案是否存在该突变。IFN 和（或）RBV 不合格的标准定义为以下一个或多个：对 IFN，自身免疫性肝炎和其他自身免疫性疾病不耐受；对 PEG 或其任何组分高敏反应；失代偿肝脏疾病；主要的不受控制的抑郁症；中性粒细胞基线计数低于 1500 /μl；血小板基线计数低于 90 000/μl 或血红蛋白基线低于 10g/dl，或既往有心脏病史。INF. 干扰素；SOF. 索非布韦；SMV. 西咪匹韦；RBV. 利巴韦林；PEG. 聚乙二醇化干扰素 -2α。详情见 http://www.hcvguidelines.org

表 15-2　对于先前丙型肝炎治疗无效患者的治疗建议		
G 型	建议方案	替换方案
1	SOF ＋ SMV*±RBV×12 周	SOF×12 周＋ PEG/RBV×12 ～ 24 周 SOF ＋ RBV×24 周 SMV*×12 周＋ PEG/RBV×48 周
2	SOF ＋ RBV×12 周	SOF ＋ PEG/RBV×12 周
3	SOF ＋ RBV×24 周	SOF ＋ PEG/RBV×12 周

续表

G 型	建议方案	替换方案
4	SOF ＋ PEG/RBV×12 周	SOF ＋ RBV×24 周
5 或 6	SOF×12 周＋ PEG/RBV 12 周	

* 对于基因型 1a，应进行 Q80K 的抵抗测试，并考虑替换方案是否存在该突变。IFN 和（或）RBV 不合格的标准定义为以下一个或多个：对 IFN，自身免疫性肝炎和其他自身免疫性疾病不耐受；对 PEG 或其任何组分高敏反应；失代偿肝脏疾病；主要的不受控制的抑郁症；中性粒细胞基线计数低于 1500 /μl，血小板基线计数低于 90 000/μl 或血红蛋白基线低于 10g/dl，或既往有心脏病史。INF. 干扰素；SOF. 索非布韦；SMV. 西咪匹韦；RBV. 利巴韦林；PEG. 聚乙二醇化干扰素 -2α。详情见 http：//www.hcvguidelines.org

1. 慢性丙型肝炎患者抗病毒治疗的适应证是什么？

应对所有无治疗禁忌证的感染患者进行抗病毒治疗。在所有慢性丙型肝炎感染患者，病情都在缓慢进展但速率不同。发展为肝硬化的平均时间是 30 年，但有广泛的变异性。因为很难预测哪些患者的病情会进展，所以每个慢性感染的患者都应该进行评估以进行治疗。许多因素可以加速纤维化的进程，包括饮酒、非酒精性脂肪性肝病、同时感染乙型肝炎或 HIV、铁过载，以及伴随肝病如 α_1- 抗胰蛋白酶缺乏症、肝豆状核变性或自身免疫性肝炎等。

丙型肝炎感染出现肝外表现的患者，无论肝病的严重程度都应考虑抗病毒治疗。导致白细胞炎性血管炎的混合型冷球蛋白血症，可能是丙型肝炎感染的全身性表现，可能对抗病毒治疗有应答反应。肾脏疾病、关节炎或中枢神经系统并发症可能由微血管损伤引起。治疗丙型肝炎感染的一般方法如图 15-1 所示。

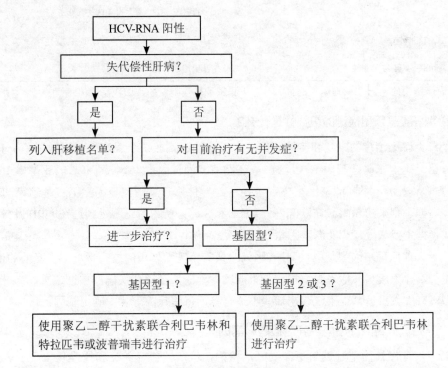

图 15-1　治疗丙型肝炎感染的方法

HCV. 丙型肝炎病毒

2. 在开始治疗前，应建议对慢性丙型肝炎患者进行什么评估?

慢性丙型肝炎患者病史应包括检测在干扰素（IFN）治疗期间可能恶化的抑郁症和其他精神疾病。体格检查对于检测失代偿性肝硬化存在是很重要的，这是基于 IFN 的抗病毒治疗的禁忌证。实验室评估旨在确认病毒血症，建立 HCV 基因型，排除肝脏疾病的其他病因，检测合并感染，评估肝脏疾病严重程度，并检测治疗禁忌证如血细胞减少或肾功能不全。推荐实验室检查参见表 15-3。

建议进行乙型肝炎（乙型肝炎表面抗体）和甲型肝炎（HAV 抗体）免疫试验。未免疫患者应接种预防甲肝和乙肝的疫苗。

表 15-3 慢性丙型肝炎感染患者的治疗前评估	
检测	**目的**
使用 PCR 检测 HCV-RNA	证实病毒血症
血清白蛋白、胆红素、PT	评估肝功能
铁、转铁蛋白、铁蛋白	评估铁过载
抗核抗体	检测自身免疫型肝炎
α_1- 胰蛋白酶表型 *	检测 α_1- 胰蛋白酶缺乏
血浆铜蓝蛋白 *	检测肝豆状核变性
HBsAg、HIV 抗体检测	检测病毒联合感染
丙型肝炎基因型	评估治疗应答的可能性并确定治疗方案
肝活检 *	判断疾病的严重性和活动性
乙型肝炎表面抗体	确定是否需要接种乙型肝炎疫苗
甲型肝炎抗体（总）	确定是否需要接种甲型肝炎疫苗

PCR. 聚合酶链反应；PT. 凝血酶原时间。* 这些测试不是强制性的，取决于临床情况

3. 丙型肝炎基因型检测的重要性是什么?

丙型肝炎感染治疗的方式和持续时间及对治疗的应答取决于病毒的基因型。基于 HCV 的基因组序列，已经确定了一些基因型（或链）。它们被分为基因型 1~6，其中一些亚型以 1a、1b、2a、2b 以此类推来表示。不同的基因型体现了地区差异性。在美国，基因型 1 占了感染的 70%，基因型 2 和 3 占据了剩余的 30%。在欧洲，基因型 2 和 3 感染所占的比例远超过在美国的比例。在中东，基因型 4 占据主要成分，在亚洲基因型 6 更常见。

在治疗之前明确基因型是很重要的，因为它决定了需要使用的抗病毒方案。当前的治疗手段中，基因型 1 的治疗手段与其他基因型相比是不同的。然而，在评估疾病严重性或发展为肝硬化可能性中基因型没有太大价值，也不应该在那些不适合抗病毒治疗的患者中确定基因型。

4. 在开始抗病毒治疗之前，肝活检是必需的吗?

诊断或治疗慢性丙型肝炎是不需要肝活检的，但在评估肝炎症和纤维化水平上它是有用的。肝功能检查（如凝血酶原时间和白蛋白或胆红素水平）只有在发生广泛的损伤时才会异常。同样，

肝酶、病毒载量和基因型与肝病的严重程度无关。在有明显门脉高压症状和体征的患者中，肝活检并不适用，在病程短、进展为纤维化可能性较小的年轻患者中作用较小。随着治疗效果的改善和副作用的减少，在治疗前进行肝活检变得不那么重要，应将其个体化。已经研究出了非侵入性的方法来评估肝纤维化，这些方法包括基于血清生物标志物的血液检测、检测肝柔韧度如瞬时弹性成像（FibroScan）和磁共振弹性成像的检测。这些试验对于鉴别临床上明显的纤维化或肝硬化是相当有用的，但在确定纤维化程度时却不太准确。它们作为肝活检的补充检测，那些不确定的非侵入性测试结果可以使用肝活检来进行评估。

5. 丙型肝炎能治愈吗?

丙型肝炎可以治愈，丙型肝炎病毒是一种 RNA 病毒，不与宿主的基因组整合，可以在抗病毒治疗的有限过程中永久性根除。在抗病毒治疗完成后 24 周内检测病毒呈阴性的患者已经获得了持久的 SVR。一旦达到 SVR，超过 98% 的患者保持无病毒状态超过 15 年，甚至可能是终身的，这些人被认为是治愈的。患者应注意的是当体内不产生针对 HCV 的保护性免疫时，重新感染是可能发生的。

6. 丙型肝炎感染的治疗方案是什么?

一些药物已经被批准用于治疗慢性丙型肝炎感染。聚乙二醇 2α- 干扰素和 2b- 干扰素，特拉匹韦和波普瑞韦，利巴韦林，是目前最常用的药物。

聚乙二醇 2α- 干扰素或干扰素 α-2b 联合利巴韦林是治疗慢性丙型肝炎的主要组成部分。IFN 是一种具有弱抗病毒活性的免疫调节剂，利巴韦林是一种核苷类似物，可以增强干扰素的抗病毒活性，减少治疗结束后复发的风险

最近直接作用为抗病毒的小分子药物已被研发，该药物的直接目标的是在 HCV 生命周期内通过直接靶向定位抑制病毒复制。当联合使用聚乙二醇干扰素和利巴韦林，这些药物大大提高了根除病毒的能力。特拉匹韦和波普瑞韦都是第一代蛋白酶抑制剂，可以抑制基因 1 型丙型肝炎病毒复制，并且已经被美国 FDA 批准联合聚乙二醇干扰素和利巴韦林用于治疗丙型肝炎。这些蛋白酶抑制剂指定用于基因型 1，不批准用于其他基因型的治疗。目前针对基因型 2 ~ 6 仅是聚乙二醇干扰素和利巴韦林（图 15-1）。

7. 抗病毒药物的剂量是多少?

聚乙二醇干扰素 α-2b 是按体重剂量，每周一次皮下注射。聚乙二醇化干扰素 α-2a，每周一次皮下注射 180mg，无须考虑患者体重。干扰素是根据病毒应答反应每 24 ~ 48 周给药一次。

利巴韦林根据体重进行给药；体重＜ 75kg 的患者应每天服用 1000mg 的利巴韦林，而体重在 75kg 以上者或每天服用超过 1200mg 应每天 2 次给药。2 型或 3 型感染的患者无论体重多少都可以给予固定的剂量为每天 800mg 利巴韦林，但是基于体重的利巴韦林可能增强药效。利巴韦林根据干扰素治疗持续时间来进行给药。

特拉匹韦每 8 小时给予 750mg，应进食包含至少 20g 的食物来促进药物的吸收。与聚乙二醇干扰素和利巴韦林联合使用的特拉匹韦只用于治疗周期的前 12 周；之后患者只需使用聚乙二醇干扰素和利巴韦林来完成剩余的治疗。

波普瑞韦的剂量为每 8 小时 800mg，伴零食或任何含有脂肪内容物的饭进食。治疗 4 周后将波

普瑞韦加入聚乙二醇干扰素和利巴韦林中，根据病毒学应答选择治疗 28 周、36 周或 48 周。初始 4 周无波普瑞韦治疗被称为"导入期"，可以对干扰素的反应进行评估。患者联合干扰素和利巴韦林治疗 4 周后经历一个超过 1log 病毒载量下降被认为是干扰素应答，更容易在治疗结束后实现治愈。那些没有干扰素应答的需要 48 周的 3 种药物联合治疗以达到最大效应（表 15-4）。

表 15-4　在抗病毒治疗期间的病毒量监测			
治疗方案	病毒学检测时间	无效定义[①]	治疗的持续时间[②]
聚乙二醇干扰素，利巴韦林和特拉匹韦（仅用于基因型 1）	4、12、24 周（eRVR）；治疗后 24 周（SVR）	4、12 周：HCV-RNA ＞ 1000 U/ml；24 周：任何可检测的病毒	治疗无效或病情复发过：eRVR=24 周，无 eRVR=48 周，更重要的部分或无效的：应答 =48 周，硬化 =48 周
聚乙二醇干扰素，利巴韦林和波普瑞韦（仅用于基因型 1）	4 周（干扰素应答）；8、24 周（eRVR）；治疗后 24 周（SVR）	12 周：HCV-RNA ＞ 100 U/ml 24 周：任何可检测到的病毒	首次治疗：eRVR=28 周，无 eRVR=48 周；优先于无应答：eRVR=36 周，无 eRVR=48 周；硬化 =48 周
聚乙二醇干扰素和利巴韦林（基因型 2 和 3）	4 周（RVR）12 周（EVR）治疗后 24 周（SVR）	在 24 周检测所有病毒	24 周

eRVR．如果任一时间病毒都不可检测，延长病毒应答时间；RVR．如果不可检测，病毒应答迅速；EVR．如果不可检测反映早期病毒学应答；SVR．持续病毒学应答

① 无效准则：如果符合要求，应停止治疗

② 特拉匹韦只在治疗的前 12 周应用，剩余的疗程应仅联合使用聚乙二醇干扰素和利巴韦林。波普瑞韦从治疗的第 4 周开始给药，根据病毒应答反应在治疗的 28 周、36 周、48 周停止使用

8. 哪些治疗前表现预示着针对抗病毒治疗会有好的应答？

- 白细胞介素（IL）28b CC 基因型。
- 感染基因型 2 或 3。
- 低病毒载量（＜ 40 万 U / ml）。
- 肝活检显示轻微或无纤维化。
- 治疗时年龄＜ 40 岁。
- 体重低，没有代谢综合征的证据。
- 黑种人患者的治疗效果可能不如白种人。

已经发现 19 号染色体的 IL28b 区域附近多态性是聚乙二醇化干扰素和利巴韦林治疗方案的最强病毒学应答治疗前预测因子。具有有利的多态性 CC 的患者更能自动清除急性丙型肝炎感染，并且与那些不太有利的基因型 TT 或 CT 相比，可以对基于 IFN 的治疗做出应答。IL28b 多态性具有地理和种族变异性。有利的 CC 基因型在亚洲人中最常见，其次是欧洲人，然后是高加索人。不利的基因型 TT 在黑种人中占主导地位。CT 或 TT 多态性对治疗反应的阴性预测效果可以部分通过更有效的疗法来克服。聚乙二醇化 IFN、利巴韦林和直接作用的抗病毒药物如特拉匹韦或波普瑞韦治疗的患者相比，用聚乙二醇化 IFN 和利巴韦林治疗的 CC 基因型患者具有更大优势。随着更新，更有效的治疗方法得到发展，IL28b 基因型的重要性及以前列出的其他预测因素的重要性将会减弱。

9. 对抗病毒治疗的应答应如何评估?

因为治疗的终点是病毒治愈,通过测量不同时间点的病毒载量来评估对治疗的反应。用于测量病毒载量的测定应该是敏感的,能够将病毒血症定量至少低至 25U / ml,甚至在较低水平检测病毒。病毒学测试的确切时间取决于所用的治疗方法。当用三重抗病毒治疗方案治疗基因型 1 感染时,病毒的快速和持久性清除被称为扩展的快速病毒学应答(eRVR),并与增强的治愈率相关。实现 eRVR 的患者通常能够进行短期治疗(24 ~ 28 周)。病毒清除延迟的患者治愈率较低,需要更长时间的治疗(长达 48 周)才能治愈。抗病毒的治疗方案也有无效规则,即病毒存预示着治疗失败并需要停止治疗(表 15-4)。先前尝试用聚乙二醇化 IFN 和利巴韦林治疗失败的患者无论其早期反应如何,通常需要治疗 48 周。

目前针对 HCV2 ~ 6 型感染的患者,通常使用聚乙二醇化干扰素和利巴韦林治疗。快速病毒学应答被定义为在治疗的第 4 周检测不到病毒,早期病毒学应答定义为在 12 周检测不到病毒。

不论基因型是什么,一旦治疗结束,应在 24 周后重复进行病毒学检测,如果病毒检测仍为阴性,则被认为达到 SVR 并且是治愈的。

10. 目前治疗丙型肝炎感染的疗效是什么?

病毒学疗效应答的治愈率根据所使用的治疗方案,HCV 基因型及患者是否对治疗无效或先前尝试治疗失败而有所不同。一般来说,对于基因型 1 感染治疗无效的患者而言,三联抗病毒治疗的治愈率为 68% ~ 75%。

对于以前治疗失败者而言,应答是不太可能的,这取决于先前使用应答方案的类型。对于那些在治疗期间清除病毒,然后在聚乙二醇化干扰素和利巴韦林治疗后复发,三联疗法对再治疗的应答超过 80%。相比之下,那些对初始治疗有部分反应(治疗 12 周后病毒载量下降 2 log)的患者在治疗后具有约 60% 的治愈率。最后,对初次治疗应答不多的患者,在三联疗法治疗时仍有 30% 的治愈率。

在基因型 2 和 3 感染中,用聚乙二醇化干扰素和利巴韦林治疗时,治愈率在 65% ~ 85%。基因型 2 的治疗反应比基因 3 型感染更好。不管基因型如何,肝硬化的存在降低了治疗应答的可能性。

11. 干扰素疗法的副作用是什么? 如何对患者进行监测?

IFN 抑制骨髓,可能导致白细胞计数减少或血小板计数减少。定期监测红细胞计数,并根据需要调整剂量。干扰素疗法其他副作用包括流感症状、头痛、发热、抑郁、焦虑、性功能障碍、脱发、失眠和疲劳。晚间服用和注射乙酰氨基酚或布洛芬可以减轻流感症状。

需要对抑郁症进行密切监测。患有严重抑郁症病史或有自杀念头或尝试自杀病史的患者不应接受 IFN 治疗,除非有专业精神卫生人员照顾。过去需要药物治疗的轻度抑郁症的患者可以从用 IFN 治疗前开始使用抗抑郁药物中受益。选择性 5- 羟色胺再摄取抑制剂通常在逆转轻度至中度干扰素相关抑郁症方面是成功的。严重的抑郁症是立即停止治疗和紧急精神咨询的指征。对所有患者而言,即使是那些没有先前抑郁史的人,也要就自杀意识进行强制性密切监测。

甲状腺功能亢进是 IFN 的不可逆的副作用。应在开始治疗前和治疗期间定期测定甲状腺激素水平。IFN 在妊娠期间是禁忌的。

12. 利巴韦林的禁忌证是什么? 如何对患者进行监测?

利巴韦林可引起溶血,并可能迅速导致症状性贫血。血红蛋白降至 10g/dl 或更低,如果与症状相关，应减少利巴韦林剂量。如果血红蛋白降至 8.5 g/dl 以下，建议暂时性的停用利巴韦林（图 15-2）。对于已知缺血性心脏病的患者，建议进行更密切的监测，如果与基线相比血红蛋白降低至 2 g/dl，应减少或停止治疗。

利巴韦林的其他副作用包括皮疹，呼吸急促，恶心，喉咙痛，咳嗽和舌炎。皮疹可能是很严重的，需要停药。其他副作用一般不会危及生命，可以对症治疗。

因为利巴韦林是致畸的，因此建议男性和女性在治疗期间和完成后 6 个月内实行有效的避孕措施。

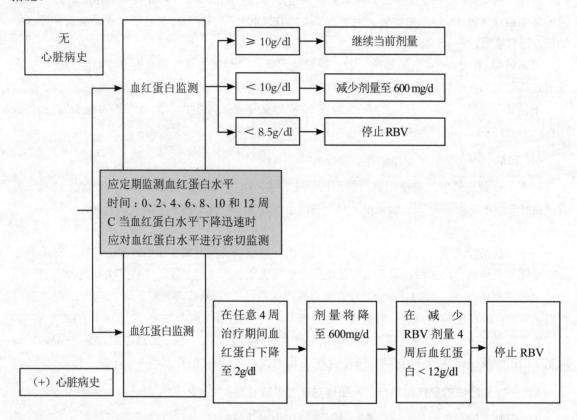

图 15-2　治疗贫血的利巴韦林剂量修改
RBV. 利巴韦林

13. 特拉匹韦和波普瑞韦的副作用是什么？

特拉匹韦可加重利巴韦林引起的贫血；也可能通过增强 IFN 的骨髓抑制作用，导致骨髓对溶血作用的反应减弱。因此血红蛋白的快速和显著的下降在治疗早期经常见到，血红蛋白最低水平通常在治疗的第 12 周发生。血红蛋白水平起初应每隔 7 ～ 14 天进行一次监测，减少利巴韦林剂量以用于治疗贫血。血红蛋白降低至 10 g /dl 需要将利巴韦林剂量降至每天 600 mg，血红蛋白水平低于 8.5 g/dl 可能需要暂时停用利巴韦林。当利巴韦林剂量减少以应对贫血时，持续应答率没有降低，为了应对副作用不应减少特拉匹韦的剂量。

皮疹是特拉匹韦的另一个常见副作用，可能很严重。超过 50% 的患者发生皮疹或瘙痒，但大多数患者，皮疹是轻微的，无须停药。轻微皮症患者应对措施包括局部类固醇和全身抗组胺药物，不应使用全身性皮质类固醇。在不到 10% 的病例中，发生超过 50% 的体表有严重皮疹，需要停用特拉匹韦。如果不存在全身症状，应继续服用干扰素和利巴韦林，并仔细监测患者。不到 5% 的患者会出现严重的皮疹，需要停用所有 3 种药物。已经描述了罕见的严重皮疹事件，如与嗜酸性粒细胞增多症和全身症状有关的药物反应或史 - 约综合征，包括继发于皮肤反应的死亡报道。严重皮肤事件发生的可能性可以通过对患者的密切监测来减少，一旦发生皮疹，需要在急性皮疹患者中立即停用特拉匹韦。

特拉匹韦很少导致治疗中止，其他副作用包括胃肠道症状，如恶心、腹泻及肛门直肠不适。这些可以通过对症治疗轻松应对。

波普瑞韦的副作用主要是贫血和味觉障碍、味觉改变。伴随波普瑞韦治疗出现的贫血发作和严重程度与特拉匹韦相似，并以相同的方式进行治疗。味觉障碍没有具体的管理措施，虽然它可能在治疗期间有助于减肥，很少会导致治疗中断。波普瑞韦治疗与皮肤问题的发病率增加无关。与特拉匹韦类似，波普瑞韦的剂量从来没有减少以应对副作用。

特拉匹韦和波普瑞韦均通过细胞色素 P450 3A4 / 5 代谢。这导致与其他药物频繁的相互作用。尽管只有少数药物是联合使用特拉匹韦或波普瑞韦的禁忌证（表 15-5），但许多其他药物的血液指标可能会受到影响。建议多种药物联合使用的患者咨询药剂师。

表 15-5 在使用特拉匹韦或波普瑞韦期间的药物禁忌证	
药物	**影响**
阿夫唑嗪	阿夫唑嗪水平升高
洛伐他汀	洛伐他汀水平升高
辛伐他汀	辛伐他丁水平升高
利福平	特拉匹韦或波普瑞韦水平降低
生物碱	生物碱水平升高
贯叶连翘	特拉匹韦或波普瑞韦水平降低
哌咪清	哌咪清水平升高
口服咪达唑仑	咪达唑仑水平升高
西地那非或他达拉非治疗肺动脉高压	更高水平的西地那非或他达拉非性肺动脉
卡马西平 *	波普瑞韦水平降低
苯巴比妥 *	波普瑞韦水平降低
苯妥英 *	波普瑞韦水平降低
屈螺酮 *	和波普瑞韦联用有患高钾血症的风险

* 波普瑞韦单独使用是禁忌证但可能会降低特拉匹韦的水平；# 波普瑞韦单独作用是禁忌证

14. 干扰素治疗的禁忌证是什么？

● 由于有潜在骨髓抑制的可能，已经有白细胞减少或血小板减少症的患者不应使用 IFN。不建议用于失代偿期肝硬化的患者，因其效果较差，可能会使肝脏疾病恶化。

● 患有严重抑郁症、企图自杀或有自杀念头、精神病或人格障碍的患者不应使用或在精神科医生的密切监视下进行治疗。躁狂抑郁症患者使用干扰素治疗作用不大，除非精神症状得到良好的控制，而且受精神科医生的看护，否则不应接受治疗。

● 自身免疫疾病，如类风湿关节炎、结节病和系统性红斑狼疮，是治疗的相对禁忌证。治疗期间牛皮癣可能恶化。

● 干扰素治疗不应在妊娠期间进行。如果在妊娠期间诊断出丙型肝炎感染，则只有在分娩和母乳喂养完成后才能开始治疗。

● 晚期并发症患者不应针对丙型肝炎提供抗病毒治疗。丙型肝炎感染进程随时间推移变得缓慢。如果患者的预期寿命小于 5～10 年，则治疗丙型肝炎感染的优点较小。

● 接受肝脏以外的器官移植的患者不应该接受 IFN，因为排斥的风险增加。

15. 利巴韦林治疗的禁忌证是什么？

因为利巴韦林必须与 IFN 一起使用，所以 IFN 的所有禁忌证都适用于利巴韦林。另外还有利巴韦林的特定禁忌证。

● 妊娠是绝对的禁忌证，因为利巴韦林有致畸的潜在可能。

● 贫血和血红蛋白病应被视为相对禁忌证。在治疗这类患者时应特别注意。通常治疗前血红蛋白低于 12 g / dl 的妇女或少于 13 g / dl 的男性在治疗过程中发生严重贫血的风险很高。

● 已知缺血性心脏病患者应慎重对待，并密切监测。

● 肾功能不全患者不宜用利巴韦林治疗，因为严重、持久和威胁生命的溶血症的发生是常见的。

16. 特拉匹韦和波普瑞韦治疗的禁忌证是什么？

因为特拉匹韦或波普瑞韦必须与 IFN 和利巴韦林一起使用，所以对 IFN 和利巴韦林的所有禁忌证均适用于这些药物治疗。然而，特拉匹韦和波普瑞韦的特定禁忌证很少。

● 必须与利巴韦林和 IFN 一起使用特拉匹韦或波普瑞韦。如果利巴韦林或 IFN 永久停药，必须停用特拉匹韦或波普瑞韦。

● 特拉匹韦或波普瑞韦不应与存在相互作用的药物联合使用（表 15-5）。

● 由于特拉匹韦和波普瑞韦的抵抗模式相似，因此一种药物无效的患者不应使用另一种药物治疗，因为再次治疗是可能失败的。

17. 当使用特拉匹韦或波普瑞韦时，有什么具体的避孕措施吗？

特拉匹韦和波普瑞韦都能降低基于激素的避孕药的血液水平，降低其疗效。因此育龄妇女同时服用特拉匹韦或波普瑞韦期间必须使用 2 种形式的非激素避孕。在利巴韦林治疗期间和治疗完成 6 个月后，建议进行定期妊娠试验。

18. 继发于慢性丙型肝炎感染的肝硬化患者是否需要进行抗病毒治疗？

代偿期肝硬化患者（白蛋白和胆红素水平正常；凝血酶原时间正常；无腹水、脑病或食管静脉曲张破裂出血史）是抗病毒治疗的最佳患者。一旦发生肝功能不全或门静脉高压并发症临床表现出来，抗病毒治疗是相对禁忌证。肝移植评估对于这种患者来说是更好的选择。

对于代偿性疾病患者，抗病毒治疗中主要关注的是先天性白细胞减少症或由脾功能亢进引起的血小板减少症。白细胞计数减少可通过减少 IFN 剂量进行治疗。血小板计数减少通常是埃曲波帕作用，可口服血小板生成素受体激动剂或减少 IFN 剂量进行治疗。减少 IFN 剂量可能会降低疗效，因此优选埃曲波帕（Eltrombopag）。

19. HCV-HIV 合并感染的患者是否接受丙型肝炎感染的抗病毒治疗?

HIV 和 HCV 的合并感染导致肝脏疾病进展的显著加速。随着更新，更有效地抗反转录病毒药物出现，感染 HIV 病毒的患者寿命更长，更多的是发展成为 HCV 感染所指的终末期肝病。因此，与 HIV 病毒和 HCV 共感染的患者应被认为是针对 HCV 的抗病毒治疗的候选者。

如果患者首先服用抗反转录病毒疗法，控制 HIV 病毒载量，并重建 CD4 计数，则抗 HCV 疗法最有效。一般来说，CD4 计数< 250 / mm^3 的患者对 HCV 的抗病毒治疗应答较少。

接受抗 HIV 病药物治疗的患者抗 HCV 治疗由于增加了骨髓抑制，其他胃肠道副作用复杂化。利巴韦林和几种抗反转录病毒药物之间的相互作用可能会增加乳酸性酸中毒的风险。由于乳酸性酸中毒的风险增加，强烈地不建议使用去羟肌苷或司他夫定加利巴韦林治疗。齐多夫定虽然在与 IFN 和利巴韦林一起使用时不是禁忌证，但会增强骨髓抑制作用，增加对生长因子治疗的需求，以纠正贫血和白细胞计数减少。需要密切监测血液指标和化学物质。感染 HIV 的患者，推荐使用较低剂量的利巴韦林（每天 800mg），以减少严重贫血的发生。此时，FDA 并未批准将波普瑞维或特拉匹韦用于治疗 HCV-HIV 合并感染。这些药物与许多抗反转录病毒药物之间存在显著的药物间相互作用，建议咨询专家。

20. 患有 HCV-HBV 合并感染的患者应如何治疗?

因为大多数患有 HCV-HBV 合并感染的患者乙型肝炎感染处于静止期，所以抗病毒治疗只能针对 HCV。如果存在活跃的乙型和丙型肝炎感染，如 HBV-DNA 聚合酶链反应测定法所证实的 HCV-RNA 阳性和高水平的病毒血症，则患者应该使用针对乙型肝炎的 IFN 建议剂量同时联合利巴韦林，以及针对丙型肝炎的直接抗病毒药物。治疗乙型肝炎感染可能发生爆发性肝炎的患者，或许可以考虑添加针对乙型肝炎感染的核苷或核苷酸类似物活性（参见第 16 章）。

21. 应如何对清除 HCV 的患者进行监测?

完成抗病毒治疗 24 周后病毒保持阴性的患者已达到 SVR24，可以视为治愈。尽管有 1% 的复发概率，但不需要在治疗后 24 周内重复监测 HCV-RNA。患者应该被告知他们将保持 HCV 抗体阳性多年，可能是终身性的，因此只有 HCV-RNA 的检测才能确定是否会复发或再感染。同样，患者应注意他们对丙型肝炎不能免疫，再次接触会导致再感染。

治疗后治愈的肝硬化患者应被明确告知肝细胞癌的风险至少在治愈后的 5 ～ 7 年内保持不变。对肝细胞癌而言，每 6 个月进行一次监测是强制性的。虽然治愈后不可能发生肝硬化或与门静脉高压有关的新并发症，但建议进行适当的监测。

（王　琦译，闫　杰校）

乙型肝炎抗病毒治疗

Jorge L. Herrera, MD

1. 对急性乙型肝炎推荐抗病毒治疗吗?

急性乙型肝炎不推荐抗病毒治疗。急性乙型肝炎定义为, 乙型肝炎表面抗原 (HBsAg) 检测阳性和乙型肝炎核心抗体免疫球蛋白 M (HBcAb-IgM) (表 16-1) 的存在, 在超过 95% 的成年人中是一种自限性疾病, 临床症状发作后 3 ~ 6 个月无须特异性抗病毒治疗即可缓解。因此, 急性乙型病毒性感染只需支持治疗, 抗病毒治疗只适用于慢性乙型肝炎患者 (HBsAg 检测阳性超过 6 个月)。严重的急性乙肝患者, 肝功能明显异常, 如凝血功能障碍或脑病变, 或许可以考虑使用抗病毒治疗, 在这种情况下, 建议找专家进行咨询。

2. 是否所有的慢性乙型肝炎患者都能从治疗中受益?

不是所有的慢性乙型肝炎患者都能从治疗中受益。只有具有可检测到病毒血症和具有持续肝坏死证据的患者 (如肝酶水平升高或肝活检显示出活动性炎症或纤维化) 最有可能受益于治疗 (图 16-1)。通过聚合酶链反应 (PCR) 测定抗病毒治疗的典型患者具有高水平的乙型肝炎病毒 (HBV) DNA (超过 2000 ~ 20 000U / ml)。相比之下, 处于低复制阶段的慢性乙型肝炎患者, 其特征在于正常水平的肝酶、阴性 HBeAg、阳性 HBeAb 和通过 PCR 检测到无或低水平 (< 2000U / ml) 的 HBV-DNA, 不需要抗病毒治疗, 但需监测疾病是否活动 (表 16-1)。

表 16-1 慢性乙型肝炎患者的抗病毒治疗		
血清学模式	解释	活动监测
HBsAg 阳性, HBcAb-IgM 阳性	急性乙型肝炎	观察；在 90% ~ 95% 的成年人可能缓解
HBsAg 阳性 > 6 个月, HBeAg 阳性, HBeAb 阴性, HBV-DNA > 20 000 U/ml, ALT 水平升高	野生型病毒慢性感染	开始抗病毒治疗
HBsAg 阳性 > 6 个月, HBeAg 阴性, HBeAb 阳性, ALT 正常, HBV-DNA 阴性, 或低水平的病毒血症 (< 2000 U/ml)	低复制期	观察
HBsAg 阳性 > 6 个月, HBeAg 阴性, HBeAb 阳性, HBV-DNA >2000U/ml, ALT 水平升高	慢性感染, 且 HBeAg 突变	开始抗病毒治疗
HBsAg 阳性 > 6 个月, HBeAg 阳性, HBeAb 阴性, HBV-DNA 水平 > 200 000 U/ml, ALT 水平正常, 活检无炎症或纤维化表现, 病程 < 30 年	慢性乙型肝炎感染, 免疫耐受期	观察, 直到患者进入慢性期才开始治疗

ALT. 丙氨酸氨基转移酶；HBcAb-IgM. 乙型肝炎核心抗体 - 免疫球蛋白 M；HBeAb. 乙型肝炎 e 抗体；HBeAg. 乙型肝炎 e 抗原；HBsAg. 乙型肝炎表面抗原；HBV-DNA. 通过聚合酶链反应得到的乙型肝炎病毒 DNA；U. 国际单位

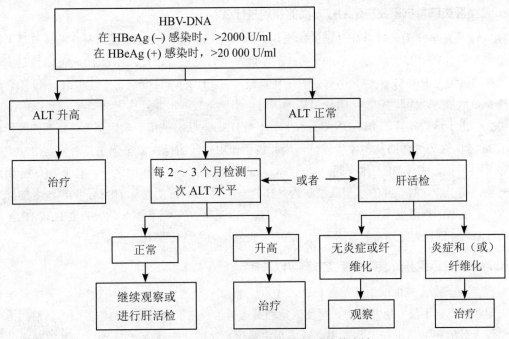

图 16-1　用于治疗慢性乙型肝炎感染的方法

3. 如何将通过 PCR 检测得到的 HBV-DNA 结果用于治疗计划?

乙型肝炎感染几乎从未被完全消除。相反,它可以通过药物控制。当病毒过高载量并且有证据表明肝脏持续受到损伤时,需要治疗。无炎症时的低水平 HBV-DNA 与进行性肝病无关联,不需要治疗。与疾病无活性持续相关的 HBV-DNA 的上限水平尚未明确,但普遍认为,当病毒水平检测不到或始终低于 2000U / ml,且 ALT 水平正常或肝活检显示无炎症时,治疗并不是必需的。值得注意的是,在某些情况下,尤其是 HBeAg 阴性的患者,病毒水平随时间而波动,可能需要进行多次检测以确认病毒水平< 2000U / ml。在晚期肝病患者,尤其是失代偿期肝硬化患者,如果发现任何可检测到的病毒,无论病毒载量有多低都应考虑治疗。

最重要的是,开始决定治疗不应仅基于病毒载量,还需要持续的肝损伤(ALT 水平升高或肝活检显示炎症或纤维化)的证据。处于乙型肝炎感染的免疫耐受期的年轻患者(< 30 岁),会出现病毒载量非常高(> 20 万 U),HBeAg 阳性,ALT 水平正常和肝活检正常,尽管有高水平的病毒血症(表 16-1),仍无须使用抗病毒试剂治疗。

4. 在开始治疗前是否需要肝活检?

不需要用肝活检来确诊乙型肝炎感染,然而肝活检是确定疾病严重程度和活动度的重要工具。晚期纤维化和肝硬化患者与轻微组织病变者的治疗方案不同。对于肝硬化患者,肝癌的风险和肝癌监测的强度会更大。通过肝活检检查肝硬化时,选择一组需要进一步观察和筛查食管静脉曲张的患者。对于具有高病毒载量(> 2000U/ml)但肝酶正常的患者肝活组织检查也是很重要的。活检时炎症或纤维化的存在是考虑治疗的强有力的指标。在治疗 HBV 感染时肝活检的作用如图 16-1 所示。

5. 乙型肝炎病毒抗原在决定治疗方面的作用是什么?

HBeAg 通常被认为是病毒高复制的标志物。对于"野生型"HBV 来说这是真的,但是大量患者感染突变的 HBV,尽管病毒复制水平高,仍不能产生 HBeAg。因此,尽管 HBeAg 阳性是病毒过载量的标志,但是 HBeAg 阴性并不总是表示病毒低载量。HBeAg 突变病毒不能像 HBeAg 阳性野生株那样有效地复制,因此 HBeAg 阴性患者的病毒水平通常较低,并且病毒波动水平比 HBeAg 阳性波动更大。由于这些差异,HBV-DNA 的水平而不是 HBeAg 状态被用于确定是否需要治疗的指标。由于 HBeAg 阴性突变体的复制效率较低,因此需要使用较低的标准值来确定是否需要治疗。对于 HBeAg 阳性感染,HBV-DNA 水平超过 20 000U / ml 被认为是高的;相比之下,对于 HBeAg 阴性突变体感染,高于 2000U / ml 的水平就被认为是高的。区别 HBeAg 阴性和 HBeAg 阳性患者的标准存在争议,已发布的指南也不完全一致。一些指南认为,无论 HBeAg 状态如何,只要 HBV-DNA 水平高于 2000U / ml 则认为是异常的。用于治疗乙型肝炎感染的方法如图 16-1 所示。

6. 治疗慢性乙型肝炎感染有哪些方案可以选择?

目前 7 种药物已被批准用于治疗慢性乙型肝炎感染:干扰素 α-2b、聚乙二醇化干扰素 α-2a、拉米夫定、阿德福韦酯、恩替卡韦、替比夫定和替诺福韦。基于效力和阻力的界限,目前的指南建议,治疗无效的患者应选择恩替卡韦、替诺福韦或聚乙二醇化干扰素 α-2a 治疗;其他获得批准的药物要么药效低,要么易出现药物抵抗,不作为初始治疗的最佳选择。治疗乙型肝炎感染的三种首选药物的性质和剂量如表 16-2 所示。

表 16-2 用于治疗乙型肝炎感染的首选药物		
	聚乙二醇干扰素 α-2a	恩替卡韦	替诺福韦
药效	++	++++	++++
HBeAg 血清学转换（1 年）	≈30%	15%～25%	15%～25%
治疗的持续时间 HBeAg（＋）慢性乙型肝炎	52 周	≥1 年（直到 HBeAg 血清学转换）	≥1 年（直到 HBeAg 血清学转换）
HBeAg（－）慢性乙型肝炎	52 周	不定	不定
用药途径	皮下	口服	口服
剂量	每周 180μg	每天 0.5mg* 空腹	每天 300mg 不包括食物在内
副作用	常见的,在预期反应	不常见,与安慰剂类似	不常见,与安慰剂类似
耐药性	尚无报道	拉米夫定耐药在无病患者中 5 年＜1%,患者 4 年后高达 40%	在耐药或拉米夫定耐药患者 5 年后无抗药性报道

* 每天 1mg 拉米夫定耐药感染或以前对 0.5mg 剂量无反应

干扰素是一种可注射的免疫调节和抗病毒药物。虽然它抗病毒作用相对较弱,但它能加强感染肝细胞的免疫监测和清除能力从而增强 HBV 的清除率,可惜副作用较多。

恩替卡韦和替诺福韦是口服核苷酸类似物。两者都是每天给药一次并抑制病毒复制但不增强免疫应答。恩替卡韦和替诺福韦对初始治疗的患者有很强的作用效果，并且不易产生耐药性。5 年后，不到1%的患者可观察到恩替卡韦的耐药性，迄今为止尚未记录替诺福韦的耐药性。副作用测试稳定，与安慰剂相似。由于方便管理及出现副作用的可能性低，美国大多数患者接受口服药物治疗，不选择干扰素。

7. 抗病毒治疗的最终目标是什么？

抗病毒治疗的目标是抑制病毒复制同时防止肝损伤。除了抑制病毒，还有一些反映治疗效果的血清学最终目标。对于在开始治疗时为 HBeAg 阳性的患者，诱导 HBeAg 血清转换（指达到 HBeAg 阴性，HBeAb 阳性状态）是一个重要的转折点。在 HBeAg 血清学转换实现后，抗病毒治疗继续持续 24 ～ 48 周，也许就可以终止。在这种情况下，病情通常是持久缓解的，但只要患者 HBsAg 检测持续为阳性，他（她）就有病情复发的风险，应进行密切监测。

对于有病毒血症但 HBeAg 阴性的患者将需要终身治疗。大多数患者在治疗 5 年或更长时间后会检测不到 HBV-DNA，但终止抗病毒治疗后病情会复发。因此，当决定治疗 HBeAg 阴性的疾病时，治疗通常是终身的，险非患者 HBsAg 消失，但是这在慢性 HBeAg 阴性感染中是十分罕见的。

在恩替卡韦或替诺福韦治疗期间，HBeAg 阳性患者中 HBsAg 的清除并不常见。治疗 5 年后，只有 7% ～ 9% 患者表面抗原被清除并且被认为是治愈。相比之下，HBeAg 阴性感染患者通过口服治疗清除表面抗原更为罕见。干扰素具有免疫调节作用，因此在应答者中表面抗原被清除的机会会更大。在干扰素治疗期间病毒载量大幅度下降的患者（治疗结束时病毒载量＜ 2000U / ml）中，使用干扰素治疗后 5 年内约 30% 表面抗原转为阴性。

8. 使用干扰素治疗的预期效果是什么？

因为干扰素会刺激免疫反应的产生，所以在治疗期间会增加 HBV 的清除率。通过免疫介导使被感染的肝细胞坏死来实现病毒的清除。因此，在用干扰素治疗期间可能会观察到肝炎的一过性发作。通常在使用干扰素进行治疗后立即发生，并且 ALT 和天冬氨酸氨基转移酶水平升高。一过性发作可能伴有黄疸，以及典型的急性病毒性肝炎的症状，但血液中 HBV-DNA 也会减少或消失。当肝酶水平恢复正常时，HBeAg 测定结果为阴性，随后血清转换为 HBeAb 阳性。如果 HBeAg 实现血清学转换，病毒学应答通常是持久的。对干扰素治疗反应的积极预测因素包括 HBeAg 阳性患者、低水平病毒、ALT 水平升高（＞ 150 U / ml）、HBV 基因 A 型感染和未发生肝硬化。约有 30% 的用干扰素治疗的患者血清转换为 HBeAg 阴性和 HBeAb 阳性，大多数应答者都有持久的反应。

9. 口服核苷或核苷酸的预期效果是什么？

与干扰素不同，核苷和核苷酸抑制病毒复制，但不刺激病毒的免疫清除。因此，免疫介导的肝细胞坏死是不寻常的，并且这些药物很少见到肝炎的生化性一过性发作。在大多数患者中，HBV-DNA 血清水平急剧下降，或在开始治疗后不久就会无法检测到。这种下降与肝酶水平的正常化有关。和使用干扰素相比，在治疗第一年，从 HBeAg 阳性到 HBeAg 阴性和从 HBeAb 阴性到 HBeAb 阳性的血清转换更罕见。经过 4 ～ 5 年的连续口服抗病毒治疗，HBeAg 血清学转换的发生率接近或超过干扰素治疗所观测到的发生率。

应用 HBV-DNA 水平和肝酶监测对治疗的效果。使用恩替卡韦或替诺福韦治疗时，大多数患者

HBV-DNA 水平将在 24 ~ 48 个月下降到不可检测的水平。由于这些药物更不容易产生耐药性，因此在治疗期间超过 1log 的 HBV-DNA 升高通常显示顺应性缺乏而不是突变抵抗的出现。

10. 对于慢性乙型肝炎感染者使用干扰素治疗的优点是什么？

干扰素治疗时间是有限制的（大多数情况下为 52 周），15% ~ 30% 的患者治疗是有效的。有效的应答是可持续的，并且一旦停止使用干扰素也很少复发。一旦 HBV 感染肝细胞，HBV 基因组定位于肝细胞核并转化为共价封闭的环状 DNA。要实现 HBsAg 血清学转换需要清除这种 HBV-DNA，并且只能通过免疫介导使感染肝细胞的裂解来实现。干扰素诱导 HBeAg 血清学转换后的几年，这些药物病例（HBsAg 状态变为阴性、HBsAb 状态变为阳性）已被记录。最后，无记载出现抵抗。

11. 干扰素疗法的缺点是什么？

干扰素的治疗会出现较多副作用，包括焦虑综合征、发热、抑郁、失眠、烦躁和骨髓抑制（见第 15 章）。干扰素可能会诱导严重的肝炎发作，并且对晚期肝病和肝硬化的患者中尤其危险，这些人群可能无法耐受肝炎的发作。因此，在慢性乙型肝炎感染引起的肝硬化患者中干扰素疗法是相对禁忌的，在乙型肝炎感染继发性失代偿性肝硬化患者中绝对禁忌。

另一个缺点是在肝酶水平持续正常的患者，出生时获得性感染的患者和感染 HBV 基因 C 或 D 型的患者一般对干扰素疗法无应答。

12. 哪些数据反映对干扰素疗法应答良好？

对干扰素治疗可能应答的患者的特征在于肝酶升高（ALT > 150U / dl），低病毒载量（HBV-DNA < $2.0×10^8$U / ml），HBV 基因型 A，HBeAg 阳性，女性和成年后获得的感染，在 52 周的干扰素疗程后，这些患者有 30% ~ 40% 达到 HBeAg 血清学转换。相比之下，肝酶水平正常或轻微升高的患者获得持续性缓解的机会 < 5%。

13. 口服核苷或核苷酸疗法的优点有哪些？

口服药物每天服用一次，并且副作用极少。它们具有强的抗病毒作用，超过 98% 的病例肝酶能正常化，并且病毒血症的显著下降。口服药物可以安全地用于失代偿性肝病患者，并且有显著的应答。

14. 口服核苷或核苷酸疗法有哪些缺点？

治疗过程漫长，大多数患者需要多年的治疗，而在 HBeAg 阴性的情况下，治疗通常是终身的。这些药物的成本是巨大的。与干扰素相比，口服药物的 HBeAg 血清学转换率较低，然而通过延长治疗，HBeAg 血清学转换率接近干扰素疗法。一旦停止治疗，特别是 HBeAg 阴性疾病，复发是常见的。虽然恩替卡韦很少发生耐药性，替诺福韦尚未记载，但仍是长期的关注点。

15. 乙型肝炎继发的晚期失代偿性肝硬化患者选择接受抗病毒治疗或肝移植治疗前是否需要先行试验验证？

尽管失代偿的患者不能用干扰素治疗，但用核苷或核苷酸类似物治疗是有益的并且通常能挽救性命。在许多这样的患者中，有证据表明可以逆转严重失代偿，患者在对抗病毒治疗应答后不再需要进行肝移植。此外，当移植后继续联合乙型肝炎免疫球蛋白进行口服治疗，感染复发的概率会下降。一般来说，乙型肝炎感染引起的严重肝病患者除了被列入移植列表外，还应口服核苷或核苷酸治疗。一旦治疗有效,建议终身治疗,因为停止抗病毒治疗引起的肝炎发作对这些患者可能是致命的。

16. 对于治疗效果应如何监测?

在开始治疗后,应该每 3 个月进行一次病毒载量检测。当检测病毒减少到＜ 2000U / ml 和肝脏检查正常化后,治疗期间每 6 个月重复检测记录持续的应答。因为发生耐药性是非常罕见的,所以治疗期间病毒载量上升超过 1log 通常发生在患者药物治疗方案不恰当时。所有的口服核苷和核苷酸抗病毒药物均由肾脏排泄,当肾功能受损时,应调整给药量。因此,应在治疗前评估肾功能,并每年至少监测一次,如果存在肾功能不全,应对口服抗病毒药物的剂量进行调整。

17. 是否可以通过治疗逆转纤维化或肝硬化?

口服核苷酸或核苷治疗的持续病毒抑制已经表明可以逆转纤维化,检查结果显示患者肝组织大幅改善。替诺福韦治疗 5 年后,乙型肝炎病毒抗原阴性和 HBeAg 阳性患者,87% 的组织学改善,51% 的纤维化消退。在肝硬化患者中,74% 的患者在替诺福韦治疗 5 年后不再有肝硬化。在较少数量的延长恩替卡韦治疗的患者中已经显示出类似的结果。

18. 如果患者抑制免疫,乙型肝炎感染的治疗方法是否不同?

免疫系统在控制乙型肝炎感染中起关键作用。HBsAg 阳性但不具有可检测的病毒血症或低水平病毒的患者如果免疫抑制,可立即复发。如果计划进行免疫抑制(即癌症化疗、抗肿瘤坏死因子治疗、高剂量皮质类固醇治疗等),应监测 HBsAg。如果 HBsAg 阳性,即使 HBV-DNA 不可检测、ALT 水平正常,也表明可用核苷或核苷酸类似物开始抗病毒治疗。理想情况下,抗病毒治疗应在引入免疫抑制剂之前 2 ～ 4 周开始,并在免疫抑制完成后持续至少 6 ～ 12 个月。在免疫抑制之前(即高病毒载量、ALT 升高)符合乙型肝炎治疗标准的患者,即使在免疫抑制停止之后,也应继续进行长期的抗病毒治疗,直到达到传统治疗的最终目标。

19. 乙型肝炎病毒感染合并人类免疫缺陷病毒感染的患者应如何治疗?

目前可用于治疗乙型肝炎的大多数抗病毒药物具有抗人类免疫缺陷病毒(HIV)的作用。在已知或未诊断的 HIV 患者中启动 HBV 单一药物治疗可导致出现 HIV 突变抗体。感染 HBV 的所有患者应接受 HIV 检测。如果为 HIV 联合感染,应对其进行高度活性的抗反转录病毒治疗(HAART)评估。目前的 HIV 治疗指南认为乙型肝炎感染的存在是引发 HAART 的原因。推荐选择包括至少两种对 HBV 有活性的药物(即替诺福韦和恩曲他滨或拉米夫定)的 HAART 方案。与 HBV 和 HIV 共感染的患者不应该选择拉米夫定作为 HAART 方案中唯一的 HBV 活性药物,因为 HBV 对拉米夫定的耐药性发展得很快。

20. 在妊娠期间是否需要对乙型肝炎患者进行治疗?

乙型肝炎感染是可垂直传播的。引进乙型肝炎疫苗和乙型肝炎免疫球蛋白注射用于 HBsAg 阳性母亲出生的婴儿显著降低了 HBV 的垂直传播,但没有消除的风险。母体病毒过高载量($> 10^6 \sim 10^7$ copied / ml 或＞ 20 万 U / ml)与垂直传播风险增加有关。即使在出生时使用适当的被动和主动免疫,7% ～ 9% 的病毒过高载量母亲的孩子仍会感染慢性乙型肝炎。有限的临床研究表明,在妊娠的最后 3 个月降低病毒载量可降低垂直传播的风险。

在妊娠期间选择抗病毒药物很困难,目前批准的乙型肝炎治疗药物尚未在妊娠期间进行正式测试。聚乙二醇化干扰素是禁忌的。拉米夫定、恩替卡韦和阿德福韦被 FDA 列为 C 类妊娠药物。替比夫定和替诺福韦是 B 类妊娠药物。HIV 感染患者妊娠期间拉米夫定治疗有充分的经验。这一经验表明，拉米夫定似乎是安全的，与出生缺陷发生率增加无关。使用替诺福韦也有很多的经验。妊娠登记册包括 2000 多名在妊娠期间接受替诺福韦治疗的患者，结果均较良好。替比夫定的使用经验更为有限，但如果在妊娠的最后 3 个月使用，似乎也是安全的。但这些药物都不被 FDA 批准用于妊娠期间。基于有限的数据，替诺福韦、替比夫定和拉米夫定似乎是安全的，但是无长期的随访儿童。在妊娠期间开始抗病毒治疗的好处和潜在风险必须把所有相关方面包括在内并进行仔细讨论和记录。

（赵 红 译，王 琦 校）

自身免疫性肝炎诊断

Albert J. Czaja，MD

1. 什么是自身免疫性肝炎?

自身免疫性肝炎（AIH）是一种由肝未知原因所致的未解决的炎症，其特征在于组织学检查发现的表面炎症、自身抗体和高丙种球蛋白血症。没有特定的疾病特征，其确诊需要排除其他病症，包括慢性病毒性肝炎、肝豆状核变性、药物性肝炎（最常见的是米诺环素或呋喃妥因毒性）、酒精性脂肪肝、非酒精性脂肪肝，以及原发性胆汁性肝硬化（PBC）和原发性硬化性胆管炎（PSC）的免疫介导性胆管病变（表 17-1）。

表 17-1　自身免疫性肝炎的鉴别诊断与鉴别试验		
鉴别诊断	诊断性评估	诊断结果
α_1- 抗胰蛋白酶缺乏	表型	ZZ（强相关性）；MZ，MS，SZ（可能的并发症因素）
	肝活检	肝细胞内小球抗淀粉酶 PAS 阳性
慢性病毒性肝炎	血清学试验	HBsAg，HBV-DNA；抗 HCV，HCV RNA
	肝活检	玻璃样细胞；病毒包涵体；门脉集合淋巴结；脂肪变性
药物性肝炎	临床病史	最近接触的药物，营养补充剂，或中药制剂（尤其是米诺环素或呋喃妥因）
	临床表现	急性特异质反应；停药后症状缓解；无复发
	肝活检	少或无肝纤维化；门脉中性粒细胞；细胞内胆汁淤积
血色素沉着症	基因检测	C282Y 和 H63D 突变；既往家族史
	铁的研究	转铁蛋白饱和度，> 45%
	肝活检	铁染色增加；肝铁指数> 1.9
非酒精性脂肪肝	临床表现	肥胖（BMI > 30 kg/m^2）；2 型糖尿病；高脂血症
	肝脏超声检查	回声
	肝活检	大泡性脂肪变；马络里小体；巨大线粒体；凋亡小体缺失；气球样肝细胞
	基因检测	pnplas3 基因（调查性）
原发性胆汁性肝硬化	血清学试验	AMA 滴度 ≥ 1：40；抗磷酸酶脱氢酶 E_2
	肝活检	破坏性胆管炎（花环状病变）；肝铜浓度增加
原发性硬化性胆管炎	胆道造影	局灶性胆管狭窄和扩张
	肝活检	促胰岛素减少；门脉纤维化水肿；纤维性闭塞性胆管炎（少见）

续表

鉴别诊断	诊断性评估	诊断结果
肝豆状核变性	铜的研究	低血浆铜蓝蛋白；血清铜水平低；高尿铜排泄
	裂隙灯眼检查	凯 - 弗环
	肝活检	肝铜浓度升高
	基因测试	ATP7B 基因（染色体 13q14.3）200 致病突变 H1069Q 突变

AMA. 抗线粒体抗体；ATP7B. ATP 酶铜转运 β 多肽；BMI. 体重指数；C282Y. 在 α_3 环中氨基酸位置 282 处与酪氨酸取代半胱氨酸相关的 HFE 基因内的突变；H63D. 在 α_1 环中氨基酸位置 63 位置组氨酸取代天冬氨酸的 HFE 基因突变；H1069Q. 其中组氨酸被位于第 1069 位的谷氨酸代替的肝豆状核变性的 ATP7B 基因内的突变；HFE. 高铁 Fe 基因；PAS. 过碘酸希夫反应；PNPLAS3. 与脂肪蓄积相关的脂肪分解素 / patatin 样磷脂酶结构域蛋白 3 基因；ZZ、MZ、MS 和 SZ 是与 α_1- 抗胰蛋白酶缺乏症相关的主要蛋白酶抑制剂（PI）缺陷型

2. AIH 主要临床特征和实验室指标是什么？

AIH 主要影响女性（71%），发生在任何年龄（最常见于 40 岁以前）。单独出现 SMA 和 ANA 的概率分别为 44% 和 13%，同时出现的概率为 43%，是北美成年人的主要血清学检测结果。肝肾微粒体 1 型（抗 LKM1）的抗体出现在 14% ～ 38% 的欧洲儿童中，通常不包括 SMA 和 ANA，并且它们在 4% 以下的北美成人中出现。血清 AST 和 ALT 异常占优势，高丙种球蛋白血症，特别是血清 IgG 水平升高是另一个标志。38% 的患者存在同时发生的免疫性疾病（特别是自身免疫性甲状腺炎、格雷夫斯病、溃疡性结肠炎）（表 17-2）。

表 17-2　自身免疫性肝炎并发免疫介导的疾病	
自身免疫性硬化性胆管炎	扁平苔藓
自身免疫性甲状腺炎 *	重症肌无力
腹腔疾病	中性粒细胞减少症
库姆斯试验阳性溶血性贫血	心包炎
冷球蛋白血症	周边神经病变
疱疹样皮炎	恶性贫血
结节性红斑	胸膜炎
纤维性肺泡炎	坏疽性皮炎
局灶性肌炎	类风湿关节炎 *
牙龈炎	干燥综合征
肾小球肾炎	滑膜炎 *
格雷夫斯病 *	系统性红斑狼疮
特发性血小板减少性紫癜	溃疡性结肠炎 *
胰岛素依赖性糖尿病	荨麻疹
肠绒毛萎缩	白癜风
虹膜炎	

* 最常见的相关疾病

3. AIH 的症状是什么？

AIH 的主要症状是疲劳和关节痛。黄疸通常出现在急性严重疾病或晚期纤维化的慢性过程，其 69% 的患者出现过黄疸。25%～34% 的患者初期无症状，但随后 26%～70% 患者出现症状。慢性严重胆汁淤积（瘙痒和色素沉着过度）的特征必须重新进行诊断。

4. AIH 的特征性组织学发现是什么？

界面性肝炎是 AIH 诊断的必要条件。门脉的限制板被延伸到小叶的浸润性淋巴细胞破坏（图 17-1）。浆细胞存在于 66% 的炎症浸润中，但它们不具有特异性，也不是诊断标准（图 17-2）。肝细胞花环和雌二醇化（一个细胞穿过和通过较大的细胞）也是特征性组织学特征。中心小叶（Rappaport 3 区）坏死可能代表慢性疾病的早期急性期或急性损伤（图 17-3）。大多数中心小叶坏死的患者（78%）具有界面性肝炎，可能存在肝硬化。淋巴和多形性胆管炎（非破坏性胆管炎）在 7%～9% 的患者中存在。

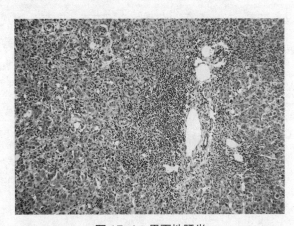

图 17-1　界面性肝炎
门脉的限制板被炎症浸润破坏（苏木精和伊红，原放大倍数 100）

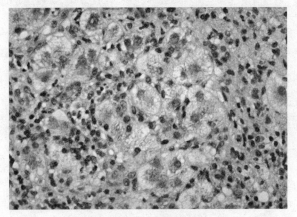

图 17-2　浆细胞浸润
浆细胞的细胞质对核晕明确，浸润汇管区（苏木精和伊红，原始放大 400）

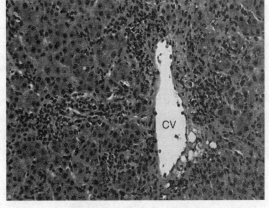

图 17-3　中心小叶坏死
炎性和退行性变化集中在中央静脉（CV）周围，并涉及肝组织的中心小叶或 Rappaport 区（苏木精和伊红，原始放大倍数为 200）

5. AIH 有急性或急性严重（暴发）表现吗？

AIH 有急性发作，其定义为与疾病发病同时出现的或与之相符合的突发症状，在 25%～75% 的患者中出现过，急性暴发性发作，定义为发现疾病的 26 周内出现肿性脑病。在 6% 的北美患者中发生过。

6. 急性或急性严重（暴发）表现的临床特征是什么？

急性或急性严重（暴发）表现的临床症状可能类似于急性病毒性或毒性肝炎，AIH 的典型表型可能是无法辨认。25%～39% 的患者血清 IgG 水平正常，29%～39% 无 ANA 或弱阳性，血清 γ-

球蛋白水平低于慢性期水平。淋巴浆细胞浸润，淋巴细胞聚集或浆细胞浸润的小叶出血性坏死是急性严重（暴发性）AIH 的主要组织学发现，肝脏的断层平扫可能会在 65% 中显示异型低密度区域（而非 0% ～ 5% 病毒引起的急性肝衰竭）。

7. 哪类患者最难诊断？

婴儿、老年人、急性或急性严重（暴发）表现的患者和非白种人有可能不易被察觉患 AIH，与其他疾病混淆，或非典型性也不易被诊断。年龄在 60 岁及 60 岁以上的患者占 AIH 成人的 23%，但被甲状腺、风湿性或其他疾病所掩盖。这些患者也经常发生急性发作，可能被误认为与多种药物相关的肝毒性。非白种人患者由于显著的胆汁淤积特征、男性患者、不同年龄倾向及未能达到为北美和北美白种人患者制定的诊断标准，因此可能不被怀疑。

8. 不同类型的 AIH 有哪些？

基于独特的血清学标记，临床中有两种类型占主导地位（表 17-3）。这些类型没有定义不同病因或预后的亚组，并没有得到国际社会的认可。它们是表示临床表型并保持研究人群同质性的临床描述特征。1 类 AIH 的特点是 SMA 或 ANA，它是全球最常见的形式。肌动蛋白抗体也支持诊断。2 型 AIH 的特征在于抗 LKM1，主要表示年龄（2 ～ 14 岁），白色，欧洲患者。肝细胞胞质 1 型抗体（抗 LC1）也支持这种诊断。抗 LKM1 和抗 LC1 通常不与 SMA 和 ANA 共存。

表 17-3　自身免疫性肝炎的分类		
特征	1 型	2 型
自身抗体	平滑肌 核 肌动蛋白 α- 肌动蛋白（调查） 可溶性肝抗原	肝 / 肾微粒体 1 型 肝细胞质 1 型 肝 / 肾微粒体 3 型
	非典型性 pANCA	
器官特异性抗体	甲状腺	甲状腺 壁细胞 胰岛
自身靶抗原	未知	CYP2D6（P450 IID6）
HLA 相关性	B8、DRB1*03、DRB1*04	DQB1*02、DRB1*07、DRB1*03、B14
易感基因	DRB1*0301、DRB1*0401（北美和欧洲北部） DRB1*04 alleles（日本、中国、墨西哥） DRB1*1301（南美）	DQB1*0201（主要的）；DRB1*0701 DRB1*03 C4A-Q0
占主导地位的年龄	成人	儿童（2 ～ 14 岁）
急性发作	25% ～ 75%	可能的

续表

特征	1 型	2 型
急性重症（暴发性）发作	6%（北美的患者）	可能的
并行免疫病	38%	34% 自身免疫性 自身免疫性
进展期到肝硬化	36%	82%
糖皮质激素应答	是的	是的

CYP. 细胞色素混合功能加氧酶；HLA. 人白细胞抗原；pANCA. 核周抗中性粒细胞胞质抗体

9. AIH 诊断的临床标准是什么？

明确诊断 AIH 需要主要的血清 AST 或 ALT 异常，血清 γ- 球蛋白或 IgG 水平大于正常（ULN）范围上限的 1.5 倍，存在 SMA、ANA 或通过间接免疫荧光（IIF）抗 LKM1 的滴度大于 1：80 或通过酶免疫测定（EIA）的强阳性，以及有或没有浆细胞浸润的界面肝炎的组织学特征（表 17-4）。必须排除病毒、遗传、药物诱导、乙醇相关和代谢紊乱。诊断 AIH 基于不确定的相类似的指标。

表 17-4　自身免疫性肝炎的诊断标准 *

诊断性检测	明确诊断	可能的诊断
自身抗体	血清 ANA、SMA，或抗 LKM1 ≥ 1：80 滴度（不确定的 EIA 水平）；AMA 缺失	滴度≥ 1：40；滴度阴性但抗 SLA，抗 LC1 或非典型 pANCA 阳性
生化试验	血清 AST 和 ALT 水平的正常上限增加；血清 AP 水平≤ 2ULN；血清铜蓝蛋白水平正常；α_1- 抗胰蛋白酶表型正常	与明确诊断一样
免疫球蛋白水平	血清球蛋白 α 和 IgG 水平≥ 1.5 ULN	任何异常的价值
肝组织检查	界面性肝炎；无胆道损伤或肉芽肿；无变化提示替代诊断	与明确诊断一样
毒性物质接触	无肝毒性药物；饮酒＜ 25 g/d	以前但不是最近服药物或饮酒；饮酒＜ 50 g/d
病毒学标记	甲型、乙型、丙型肝炎血清学标志物	与明确诊断一样

ALT. 丙氨酸转氨酶；AMA. 抗线粒体抗体；ANA. 抗核抗体；AP. 碱性磷酸酶；AST. 天冬氨酸转氨酶；EIA. 酶免疫测定；IgG. 免疫球蛋白 G；LC1.肝细胞胞浆 1 型；LKM1.肝肾微粒体 1 型；pANCA. 核周抗中性粒细胞胞质抗体；SLA. 可溶性肝抗原；SMA. 平滑肌抗体；ULN. 正常范围的上限

* 引自 the Intemational Autoimmune Hepatitis Group J Hepatol 31:929-938.1999

10. AIH 的诊断评分系统是什么？

AIH 综合诊断评分系统确保包含了 bAIH 所有关键临床特征的系统评估。它评估 12 个临床成分，并提供 27 个可能的分数，它评估对皮质类固醇治疗的反应，影响 AIH 诊断的治疗结果（表17-5）。现已经开发了简化的诊断评分系统，以便于临床应用。它只评估 4 个临床组成部分，并提供 7 种可能的评分等级（表 17-6）。它是基于自身抗体表达、血清 IgG 浓度、组织学特征和病毒标记物的存在和水平。它对治疗结果不进行评分。

表 17-5　原发性自身免疫性肝炎诊断评分系统[①]			
临床特点	评分	临床特点	评分
女性	＋ 2	平均饮酒量	
		＜ 25 g/d	＋ 2
		＞ 60g/d	－ 2
AP：AST（或 ALT）		组织学表现	
＜ 1.5	＋ 2	界面性肝炎	＋ 3
1.5 ～ 3.0	0	淋巴浆细胞浸润	＋ 1
＞ 3	－ 2	环状形成	＋ 1
		胆汁改变	－ 3
		其他非典型的变化	－ 3
		以上均无	－ 5
血清球蛋白 γ 和 IgG 水平 ULN		并发免疫性疾病	＋ 2
＞ 2	＋ 3	其他 AIH 相关的自身抗体	＋ 2
1.5 ～ 2.0	＋ 2	HLA DRB1* 03 或 DRB1* 04	＋ 1
1.0 ～ 1.5	＋ 1		
＜ 1	0		
ANA、SMA，或抗 LKM1		激素反应	
＞ 1：80	＋ 3	良好	＋ 2
1：80	＋ 2	停药后复发	＋ 3
1：40	＋ 1		
＜ 1：40	0		
AMA 阳性	－ 4	治疗后总评分	
		明确的 AIH	＞ 15
		可能的 AIH	10 ～ 15
肝炎标志物		治疗后总评分	
阳性	－ 3	明确的 AIH	＞ 17
阴性	＋ 3	可能的 AIH	12 ～ 17
肝毒性药物接触	－ 4		
阳性	＋ 1		
阴性			

* 引自 revised original scoring system of the International Autoimmune Hepatitis Group，J Hepatol 31：929-938，1999

11. AIH 诊断评分系统的效果如何?

综合评分系统对 AIH 的诊断灵敏度高于简化评分系统（100% 对 95%），简化评分系统具有高度的特异性（90% 对 73%）和可预测性（92% 对 82%）。临床判断一直是衡量治疗效果的"金标准"，它总是取代评分系统的结果。综合评分系统可用于评估缺乏或非典型特征的患者，其中每个组分必须进行评估。简化评分系统（表 17-6）对于排除具有共存免疫特征的 AIH 患者是有用的。评分系统未经前瞻性验证，主要用于支持临床判断。

表 17-6　国际自身免疫性肝炎组的简化评分系统 *		
特征	结果	分值
自身抗体		
抗核抗体或抗平滑肌抗体	≥ 1 ∶ 40	＋ 1
肝 / 肾微粒体 1 型抗体	≥ 1 ∶ 80	＋ 2
可溶性肝抗原抗体	≥ 1 ∶ 40	＋ 2
	阳性	＋ 2
免疫球蛋白水平		
免疫球蛋白 G	＞正常上限	＋ 1
	＞正常上限的 1.1 倍	＋ 2
组织学发现		
形态特征	与自身免疫性肝炎同时存在	＋ 1
	典型自身免疫性肝炎	＋ 2
病毒感染		
无病毒性肝炎	无病毒学标记	＋ 2
诊断分数	自身免疫性肝炎的明确诊断	≥ 7
	自身免疫性肝炎的可能诊断	6

* 引自 the simplified scoring system of the International Autoimmune Hepatitis Group，Hepatology 48 ∶ 169-176，2008

12. 一系列血清诊断学标准是什么？

ANA、SMA 和抗 LKM1 是 AIH 的诊断标准标记物（表 17-7）。它们不反映预后，不能用于监测治疗效果。ANA、SMA 和抗 LKM1 对北美成人 AIH 的敏感度分别为 32%、16% 和 1%，诊断精确度为 56% ～ 61%。ANA 和 SMA 的组合在每个标记物上具有优异的敏感度（43%）、特异度（99%）、阳性可预测性（97%）、阴性可预测性（69%）和诊断准确度（74%）。1 ∶ 320 或更高的血清滴度具有高诊断特异度（91% ～ 99%），但敏感度低（29% ～ 43%）。弱阳性（滴度为 1 ∶ 40）不能忽视，一些 AIH 患者可能缺乏常规标记。

13. 哪种血清学检测最适合检测标准自身抗体？

基于 IIF 的检测被认为是肝病血清学诊断的"金标准"，但基于重组抗原的 EIA 的检测所需时间和工作量更少，不容易受到观察者的人为性误差。由半自动 EIA 试剂盒识别的抗原可能不是 IIF 检测到的同一种抗原，反应的强度和结果，其临床意义可能与 IIF 获得的不一致，并且没有机制可以在评估中改变结果。在大多数北美医疗中心 EIA 正在取代 IIF。

14. 哪些其他自身抗体可能具有诊断和预后意义？

已经在 AIH 中描述了多种自身抗体，但是没有一种被纳入编码诊断算法。这些血清学标记是辅助诊断工具（表 17-7）。可溶性肝抗原（抗 SLA）抗体对 AIH 具有高特异度（99%），但敏感度低（16%）。他们明确患有严重疾病的依赖治疗的个体，并且与 DRB1 * 0301（同时发生率为 83%）和抗 Ro / SSA 抗体（同时为 96%）具有很强的相关性。肌动蛋白抗体（抗肌动蛋白）是与丝状（F）肌动蛋白反应的 SMA 的亚类，它们对 AIH 的特异度高于 SMA。检测对 α- 肌动蛋白和 F- 肌动蛋白的"双重反应性"的测定法可以确定具有严重临床症状和组织学疾病的个体。1 型肝细胞胞质（抗 LC1）的抗体主要发生在年轻患者中，可发现 32% 的抗 LKM1 患者。它们与严重的疾病有关，它们可能是 14% 的欧洲 AIH 患者的唯一标志物在北美成年人中罕见。

表 17-7　自身免疫性肝炎相关自身抗体	
自身抗体的种类	**特征**
血清学标准	
抗核抗体	1 型 AIH；多核抗原应答；缺乏疾病或器官特异度
平滑肌抗体	1 型 AIH；对肌动蛋白（主要）和非肌动蛋白成分缺乏应答；与 ANA 频繁相关；缺乏疾病或器官特异性
1 型肝 / 肾微粒体抗体	2 型 AIH；靶抗原，CYP2D6；通常不与 ANA 和 SMA 相关；可能发生于慢性丙型肝炎
辅助血清学指标	
可溶性肝抗原抗体	靶抗原是 Sep[O- 磷酸酸丝氨酸]tRNA：Sec [硒代半胱氨酸]；tRNA 合成酶；AIH 特异度高（99%），但敏感度较低（16%）；与 DRB1* 0301 相关；可以显示严重的疾病和治疗后复发；与抗 -Ro/SSA 频繁共存
肌动蛋白抗体	诊断特异度优于 SMA；与 SMA 相关；通常为年轻患者；免疫反应的区域，α- 肌动蛋白；侵袭性疾病（如抗体 α- 辅肌动蛋白存在）；非标准分析
肝细胞胞质 1 型抗体	2 型 AIH；年轻患者；可能是预后差；可能是 AIH 唯一的血清学标志物；针对亚胺甲基转移酶环化脱氨酶
典型的核周抗中性粒细胞胞质	1 型 AIH 常见；2 型 AIH 不存在；在 CUC 和 PSC 常见；非典型因为对核膜有应答；可能在其他血清阴性的患者是有用的
研究血清学标志物	
抗脱唾液酸糖蛋白受体的抗体	AIH 的通用标记；与组织学活性相关；在治疗期间消失；与停药后复发有关；基于重组亚单位（ASGPR H1）的有希望的 EIA

AIH. 自身免疫性肝炎；ANA. 抗核抗体；抗 Ro / SSA. 抗核糖核蛋白 / 佐治综合征 A 抗原；ASGPR. 脱唾液酸糖蛋白受体；CUC. 慢性溃疡性结肠炎；EIA. 酶免疫测定；PSC. 原发性硬化性胆管炎；SMA. 平滑肌抗体

15. 如果通常的标记不存在，应该寻求哪种自身抗体？

非典型的核周抗中性粒细胞胞质抗体（pANCA）存在于 49% ～ 92% 的缺乏抗 LKM1 的 AIH 患者中（表 17-7）。它们在慢性溃疡性结肠炎或 PSC 患者中也很常见。非典型 pANCA 可以提示 AIH 在缺乏其他自身抗体的患者中存在的可能性。组织转谷氨酰胺酶（tTG）或内膜的 IgA 抗体在排除腹腔疾病方面是有价值的。腹腔疾病可与 AIH 共存或与类似 AIH 的肝脏疾病相关。所以 AIH 的出现方式都可以与腹腔疾病的呈现方式类似，并且在所有与 AIH 相似的血清阴性患者中都必须排除这种诊断。

16. 哪些自身抗体可以作为诊断和预后标记的准确标志？

82% 的患者 SMA 或 ANA 阳性、67% 的患者抗 LKM1 阳性和 67% 的患者抗 SLA 阳性患者体内可检测出抗唾液酸糖蛋白受体抗体（抗 ASGPR）（表 17-7）。它们与皮质类固醇停药后的组织学活动和复发倾向相关。ASGPR 受体由两个亚基（H1 和 H2）组成，基于重组 H1 的 EIA 在监测治疗反应方面可以证明有效。

17. 在 AIH 患者中，抗线粒体抗体的意义是什么？

AMA 可以在 7%～34% 的 AIH 患者中存在，且丙酮酸脱氢酶复合物的 E2 亚基抗体有在 8% 可以被证明。组织学检查结果可能与没有 AMA 的患者类似，AMA 可以在没有胆汁淤积临床症状或实验室特征的患者中持续存在或消失。AMA 的发生并不意味着这些患者的诊断或治疗改变，因为在长达 27 年的观察间隔没有证据表明 AMA 可以过渡到 PBC。必须始终考虑 PBC 或发展为 PBC 的可能性，PBC 患者可以具有类似 AIH（"重叠综合征"）的特征。

18. 有没有自身抗体阴性的 AIH？

有自身抗体阴性的 AIH。13% 的慢性隐源性肝炎患者满足 AIH 的诊断标准，但缺乏常规的自身抗体。这些患者在年龄、性别、人类白细胞抗原（HLA）表型、实验室检查结果和组织学特征上与典型的 AIH 患者相似。他们也可能对皮质类固醇治疗产生应答、大部分（83% vs 78%）进入缓解状态，只有少部分（9% vs 11%）治疗失败。有些可能会随后表达 SMA 或 ANA，或有其他自身抗体（抗 SLA，抗 LC1 或 pANCA）。非酒精性脂肪肝和腹腔疾病必须排除。全面的诊断评分系统（表 17-5）可用于确保诊断。

19. 自身抗体的适当测试顺序是什么？

所有不明原因的急性和慢性肝炎患者应评估 ANA、SMA 和抗 LKM1。还应对不明病因的慢性肝炎患者进行 AMA 评估（图 17-4）。缺乏这些标志物的患者应进行第二次检测，其中包括非典型 pANCA、抗 SLA 和 IgA 对 tTG 抗体 tTG 测定和体内测定。对于强烈怀疑 IIF 检测显示 AMA 阴性的胆管疾病患者，其应评估对丙酮酸 E2 基因的脱氢酶复合物抗体。血清阴性患者应该重复 ANA、SMA 和抗 LKM1 常规一系列检测，因为这些自身抗体可以之后表达。一旦检测到自身抗体就不需要重新评估。

20. 什么时候应该考虑 AIH？

在急性、急性严重（暴发）或慢性肝炎、肝移植后发生移植功能障碍时，应考虑 AIH。肝移植后至少 17% 的患者 AIH 复发，在 3%～5% 的因非自身免疫性肝病进行肝移植的儿童和成人中发病。复发频率随着移植后的时间延长而增加，1 年后患病率为 8%～12%，5 年后患病率为 36%～68%。未经治疗的侵袭性 AIH 和该疾病对常规皮质类固醇治疗的反应性要求在所有患有急性或慢性肝病的患者中被认为是不确定的。

21. 什么是 AIH 的重叠综合征？

AIH 的重叠综合征是特指具有 AIH 典型特征和可能类似于 PBC 或 PSC 的辅助性胆汁淤积特征患者的习惯。患有 AIH 的患者可能具有 AMA 和胆管损伤或损失的组织学发现，表明 PBC（图 17-5）。他们可能没有 AMA 和表明 PSC 的胆管造影（图 17-6），或者他们可能有胆汁淤积综合征，其特征在于缺乏 AMA，正常胆管造影和胆管损伤或损失的组织学特征（图 17-7）。后一类可能包括具有 AMA 阴性 PBC 和小管道 PSC 的患者。他们的主要作用在于区分具有 AIH 主要特征的患者，这类患者对常规皮质类固醇治疗有不同的反应。

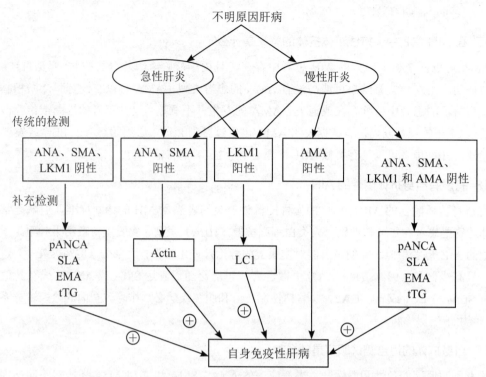

图 17-4　用于诊断急性或慢性肝炎未确定病因的自身免疫性肝病的血清学检测顺序

常规血清学检测包括抗核抗体（ANA），平滑肌抗体（SMA），1 型肝 / 肾微粒体抗体（LKM1）和抗线粒体抗体（AMA）。补充血清学检查确认或进一步指导诊断，包括非典型的核周中性抗中性粒细胞胞质抗体（pANCA）、可溶性肝抗原（SLA）抗体、1 型肝细胞胞质抗体（LC1）和腹腔疾病抗体，以及包括子宫内膜（EMA）和组织的免疫球蛋白 A 抗体转谷氨酰胺酶（tTG 的测定）

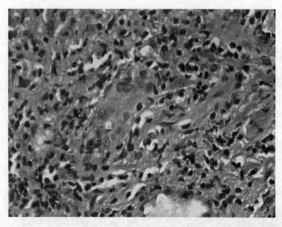

图 17-5　破坏性胆管炎

淋巴细胞和组织细胞炎症细胞破坏胆管。组织学模式表明原发性胆汁性肝硬化（苏木精和伊红，原始放大倍数 400）的可能性

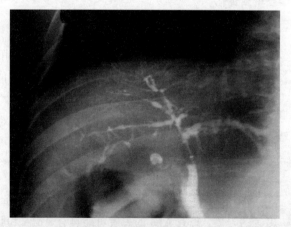

图 17-6　内镜逆行胆管造影：显示原发性硬化性胆管炎的特征，证明局限性胆管狭窄和扩张

22. AIH 重叠综合征的概率是多少？

AIH 重叠综合征的概率是 14% ～ 20%，综合先前报道表明，以特征性 PBC、PSC、不确定性胆汁淤积为特点的 AIH 发病率分别为 2% ～ 13%，2% ～ 11%，5% ～ 11%。由于重叠综合征缺乏明确的诊断标准，这些概率可能偏高；AIH 诊断评分系统普遍对 PBC 或 PSC 患者的定义重叠存在误区。并且错误地将伴随 AIH 症状的 PBC 或 PSC 患者等同于 AIH 患者伴随 PBC 或 PSC 症状。

23. 与 PBC 有重叠综合征的"巴黎标准"是什么？

"巴黎标准"特征是 PBC 患者伴随 AIH 重叠征的，并获得欧洲肝脏研究协会修正。所有患者必须有界面性肝炎，且血清 ALT 超过 5 倍以上，IgG 血清水平超过正常上限 2 倍以上，或 SMAs，或形状记忆合金。诊断为 PBC 必须具备以下三个特点中的两个，包括碱性磷酸酶血

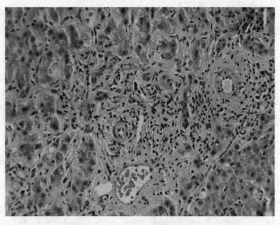

图 17-7　胆管发育不良门
静脉道包含小静脉、纤维化、水肿和小动脉，但没有证据证明有胆管。毛细胆管在门静脉周围增生。组织学模式表明原发性硬化性胆管炎（苏木精和伊红，原始放大倍数 200）的可能性

清浓度超过正常上限 2 倍以上或 γ - 谷氨酰转移酶水平超过正常水平 5 倍以上，或 AMA 和多样的胆管病变，组织学检查显示多样胆管病变。只有 1% 的 PBC 患者满足这些标准，而特征不太明显的患者不符合这些标准。

24. 在诊断重叠症状时要注意哪些事项？

这其中主要的问题是要识别到伴有 PBC 或 PSC 症状的 AIH 患者与伴随 AIH 症状的 PBC 或 PSC 患者有不同的表型特征和结局。每种疾病都应由其主要元素构成。诊断为 AIH 评分系统不应该被用来定义伴随 PBC 或 PSC 症状的 AIH 患者，因为他们并没有被验证。AIH 特征缺乏特异度，PBC 与 PSC 的重叠很罕见，表明大多数具有重叠综合征的疾病，与 AIH 类似，具有非特异度炎症特征。

25. AIH 的诊断在儿童中更难吗？

AIH 的诊断在儿童中更难。具有 AIH 的儿童通常无症状，其血清学标志物可能弱表达，AIH 可能不被怀疑。对于儿童，任何滴度或水平的 ANA、SMA 或抗 LKM1 均为病理特征，儿童比成人更可能表达抗 LKM1（14% ～ 38% 比 4%）。儿童中仅检测 ANA 和 SMA 可能会发生误诊。在没有炎性肠病或胆汁淤积性临床特征的情况下，儿童也可能伴有自身免疫性硬化性胆管炎，这一考虑降低胆管造影的检查标准。

26. 药物会引起自身免疫性肝炎吗？

药物会引起自身免疫性肝炎。米诺环素和呋喃妥因是目前试验中涉及的主要药物，占所有药物诱导的自身免疫性肝炎的 90%（表 17-8）。一些很少使用（二氢哒嗪、氟烷、甲基多巴）或从市场上撤出（双醋酚丁、天宁酸）药物已被证明会引起肝损伤，并且与经典 AIH 无法区分。大量的其他药物、营养补充剂、中草药和环境污染物（三氯乙烯）被提出，并且在所有 AIH 患者中必须考虑药物诱发的肝损伤的可能性。在典型 AIH 特征患者中药物诱导的自身免疫性肝炎的频率为 9%。

表 17-8　药物诱发自身免疫性肝炎的病因		
明确的相关药物	可能的相关药物	营养和中草药补充剂
米诺环素 *	阿托伐他汀	黑升麻
呋喃妥因 *	氯苯酰吲酸	大柴胡汤
双肼屈嗪	双氯芬酸钠	石蚕
氟烷 ‡	英夫利昔单抗	封底
甲基多巴 ‡	异烟肼	麻黄
奥昔布星 ‡	丙硫氧嘧啶	
替尼酸 ‡		

* 最常用于临床实践；‡ 主要替代药物；‡ 从市场上移除

引自 Czaja AJ：Drug-induced autoimmune-like hepatitis，Dig Dis Sci 56：958-976，2011

27. 药物诱导的自身免疫性肝炎如何区别于传统的自身免疫性肝炎？

药物诱导的自身免疫性肝炎通常是急性特异度反应（66%），呈现低频率的肝硬化（0%）。停药后问题可以完全解决，除非再次损伤，否则不会复发。如果出现药物导致的 AIH 不能减轻，这种情况极为罕见。相比之下，典型 AIH 是可自行发展的，停药后不能解决。急性发作率低（16% ～ 25%），呈现晚期纤维化或肝硬化发生率高（16% ～ 28%），皮质类固醇停药后复发率高（50% ～ 87%）。门静脉中性粒细胞和细胞内胆汁淤积是药物诱发疾病组织学特征。

28. AIH 的遗传倾向是什么？

北欧和北美白种人群对 AIH 的易感性主要与 HLA DRB1*03 和 DRB1*04 的存在有关。HLA DRB1*03 是主要的危险因素，DRB1*04 是次要的独立的危险因素。85% 的北美 1 型 AIH 白种人患者有 HLA DRB1*03 或 DRB1*04 或两者兼有。HLA DQB1*02 可能是 2 型 AIH 的主要易感因子，与 HLA DRB1*07 和 DRB1*03 密切相关。HLA DRB1*13 与南美的 AIH 有关，特别是儿童。HLA 表型可以识别具有 AIH 倾向的个体，但不能预测疾病，不能识别家族倾向。

29. 易感性等位基因如何导致 AIH？

AIH 的每个易感性等位基因编码一个 HLA DR 抗原结合槽中的氨基酸序列分子，并且该序列影响 $CD4^+$ 辅助性 T 细胞抗原受体（TCR）对所显示的抗原的识别。在北欧和北美白种人群的 DRB1*0301 和 DRB1*0401 编码的序列由 DR β 多肽链的 67 ～ 72 位的 6 个氨基酸组成。在该关键位置编码相同或相似的短氨基酸序列的不同易感性等位基因对 AIH 具有相同的风险。与编码不同氨基酸序列的等位基因相关的 AIH 可能由不同的抗原触发，其可能与区域和种族特异度有关。

30. 地域和种族因素如何影响 AIH 的临床表型？

某些地域可能具有可以触发 AIH 的本土抗原，并且该区域内的个体可能具有不典型的临床表型。AIH 与南美洲 DRB1 * 1301 儿童之间存在密切联系，可能反映了这些儿童长期暴露于病毒性抗原中，如甲型肝炎病毒。其他地理区域可能具有其他本土病原体和遗传易感性，并且同一地区相同种族不同年龄组之间的变化。非白种人患者倾向于胆汁淤积特征，其中男性居多，而且比白种人患者患肝硬化的更多，诊断标准必须根据种族差异灵活运用。

31. 为什么相同 HLA 的患者有不同的临床表型?

不具有疾病特异性的多重基因多态性可能影响 AIH 的临床表型。这些多态性可能通过影响细胞因子途径进而影响 AIH 的发生和严重程度，这些多态性在不同个体中的可变分布可能导致表型的多样性。免疫调控器，例肿瘤坏死因子 -α 基因（TNFA*2），细胞毒性 T 淋巴细胞抗原 -4（CTLA-4）和 Fas 基因（TNFRSF6），它们可单独的发挥作用，或形成多种不同的组合发挥作用，或与疾病趋动因素协同作用，导致不同的临床表型。这些调节剂的分布可能在种族群体内和种族之间变化。

32. HLA 分型是否应该成为诊断标准的一部分?

HLA DRB1 * 03 和 DRB1 * 04 在北美和北欧健康白种人群中很常见，这些 HLA 预计会在正常个体和其他肝脏疾病患者中出现其概率分别 19% 和 16%。此外，他们的存在不会直接改变治疗方案，而 HLA 分型检测十分昂贵。同样地，与其他种族和年龄组别（HLA DRB1 * 13）不同类型的 AIH（HLA DRB1 * 07，DQB1 * 02）和 AIH 相关的 HLA 的临床价值还不确定，不应进行常规评估。

（闫　杰　译，赵　红　校）

自身免疫性肝炎的治疗

Albert J. Czaja，MD

1. 自身免疫性肝炎首选的治疗方式是什么？

泼尼松或泼尼松龙（每天 30mg，每 4 天诱导期至每天 10mg）与硫唑嘌呤（每天 50mg）联合使用是首选的治疗方案（表 18-1）。急性重症（暴发）表现，严重红细胞减少，硫代嘌呤甲基转移酶（TPMT）活性降低或消失，已知的硫唑嘌呤不耐受或妊娠的患者，以及接受短期治疗试验（6 个月）的患者都首选单独使用泼尼松或泼尼松龙（60 mg，每 4 周诱导期至 20 mg）（表 18-2）。两种方案同样有效，但组合方案的药物相关副作用较少（10% 对 44%）。

剂量调整间隔时间	表 18-1 推荐的治疗方案		
	单一剂量疗法（mg/d）	组合疗法（mg/d）	
	泼尼松（或泼尼松龙）	泼尼松（或泼尼松龙）	硫唑嘌呤
1 周	60	30	50
2 周	40	20	50
3 周	30	15	50
4 周	30	15	50
每天维持剂量直到最后	20	10	50

表 18-2 治疗的适应证和治疗选择标准	
治疗指征	治疗选择标准
紧急	泼尼松或泼尼松龙疗法
急性重症（暴发型） AST 或 ALT ≥正常 10 倍 AST 或 ALT 5 ≥正常 5 倍和 γ- 球蛋白 ≥ 2 倍 ULN 桥接或多小叶坏死的组织学表现 失能的症状 疾病进展	急性重症（暴发型） 严重的全血细胞减少 很少或没有硫嘌呤甲基转移酶活性；妊娠或想要妊娠 已知的不能忍受的咪唑硫嘌呤 短期（＜ 6 个月）治疗试验
不紧急	泼尼松或泼尼松龙和硫唑嘌呤方案
无症状的轻度疾病 轻度症状 轻度实验室变化	首选疗法（副作用少） 绝经后妇女 肥胖；骨质疏松；脆性糖尿病；不稳定的高血压；长期（＞ 6 个月）治疗
没有	
不活动的或轻度活跃的肝硬化	

ALT. 丙氨酸转氨酶；AST. 天冬氨酸转氨酶；ULN. 正常范围的上限

2. 可以用布地奈德替代泼尼松作为一线治疗吗?

可以用布地奈德替代泼尼松作为一线治疗,但适用的人群不确定,应答的持久性也不清楚,组织学缓解的次数是未知的(图 18-1)。在一项大型随机欧洲试验作为一线治疗方法治疗 6 个月后,布地奈德(每天 6 ~ 9mg)与硫唑嘌呤(每天 1 ~ 2mg/kg)联合使血清氨基转移酶水平正常化(47% 对 18%),并且副作用比泼尼松(每天 40mg 逐渐减少到每天 10mg)和硫唑嘌呤(每天 1 ~ 2mg/kg)少(28% 对 53%)。具有适应证的人群可能是患有骨质疏松症、糖尿病、高血压或肥胖的患者,这些可能会因泼尼松治疗而恶化。

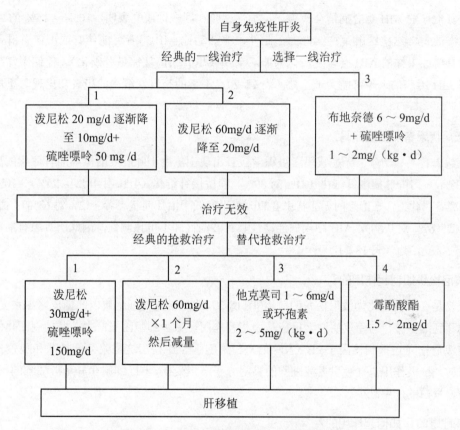

图 18-1　自身免疫性肝炎的一线抢救治疗

泼尼松联合硫唑嘌呤是首选的经典一线治疗方案,高剂量的泼尼松是减轻重症患者病情适当的预处理,同时也适用于无硫唑嘌呤甲基转移酶活性或硫唑嘌呤耐受的患者。硫唑嘌呤联合布地奈德可以考虑选择轻症疾病,没有肝硬化,没有并发免疫性疾病或用泼尼松治疗前状态的患者,选择的顺序由数字评分决定。治疗失败的补救方案包括大剂量皮质类固醇、钙调磷酸酶抑制剂和霉酚酸酯,首选项是按数值顺序给出的

3. 使用布地奈德代替泼尼松作为一线治疗的注意事项是什么?

除了应答的持久性和组织学分辨率的频率之外,还有许多不确定性。布地奈德因其大量(> 90%)的肝脏一次通过清除而具有较低的全身生物利用度,并且可能不能有效地治疗并发的免疫介导的疾病,如血管炎和滑膜炎。肝硬化患者和肝脏清除率降低可能会产生与泼尼松相关的副作用。布地奈德在严重、快速进展或危及生命的疾病中的有效性是不确定的。合适的目标人群可能是轻微非肝硬化、不复杂的 AIH 或具有预先存在共病情况的个体的患者,其可能通过常规皮质类固醇治疗而恶化。

4. 治疗的适应证是什么?

无论症状或疾病严重程度如何（表 18-2），所有患有活动性 AIH 的患者均为治疗的候选者。需要立即治疗的患者通过 AST 或 ALT 水平、血清 γ- 球蛋白浓度和组织学发现（桥接或多发性坏死）评估，具有急性严重（暴发）表现、无法忍受的症状或严重炎症活动。如果未经治疗，这些患者在 6 个月内的死亡率高达 40%。可能治疗不是太紧急，但在症状很少或没有表现症状、炎症活动较少的患者中仍然很重要。无活动性或轻微活动性肝硬化患者无治疗指征。

5. 不进行治疗的 AIH 患者病情会改善吗?

不进行治疗的 AIH 患者病情会改善。控制性试验和回顾性研究表明，10% ～ 15% 的 AIH 患者病情会自发改善，这些缓解是持续性的。此外，非活动性 AIH 患者可能伴有或不伴有肝硬化。一些患者患有惰性未知的 AIH 会自发转化为非活动期（尽管结局往往是肝硬化）。他们不需要治疗，因为这些 AIH 用药的风险可能大于益处（表 18-2）。不幸的是自发解决的患者在出现时不能很明确的辨别。

6. 无症状患者需要治疗吗?

无症状患者需要治疗。无症状患者组织学检查出现中重度小叶肝炎的概率同有症状的患者一样（91% 对 95%），门静脉周围纤维化（41% 对 39%）和桥接纤维化（41% 对 48%），26% ～ 70% 会变成有症状的患者。此外，未治疗的无症状患者的改善程度低于治疗症状患者（12% 对 63%），并且 10 年存活率较低（67% 对 98%）。AIH 中疾病活动性具有波动性和不可预测性，因此所有患有活动性疾病的患者都应接受治疗（表 18-2）。

7. 泼尼松是如何起作用的?

泼尼松是在肝内转化为泼尼松龙的前体(图 18-2)。泼尼松龙与细胞质内的糖皮质激素受体结合。复合体转移到细胞核，与糖皮质激素反应基因相互作用，减少细胞因子产生，并抑制活化淋巴细胞的增殖。泼尼松龙还抑制核因子 κB（NF-κB）和细胞因子途径，这是浆细胞扩散和免疫球蛋白产生所必需的。抗炎作用包括吸引炎症细胞的黏附分子产生受损、淋巴细胞和肝星形细胞的凋亡增加，以及肝胶原蛋白的产生减少。

8. 硫唑嘌呤是如何起作用的?

硫唑嘌呤是一种药物前体,无须酶催化的、通过谷胱甘肽途径转化为血液中 6- 巯基嘌呤（6-MP）（图 18-3）。6-MP 在肝中通过次黄嘌呤鸟嘌呤磷酸核糖转移酶转化为 6- 硫鸟嘌呤核苷酸，或通过黄嘌呤氧化酶转化为 6- 硫尿酸，或被 TPMT 转化为 6- 甲基巯基嘌呤。6- 硫鸟嘌呤核苷酸阻断嘌呤核苷酸的合成并限制活化淋巴细胞的增殖。6- 硫鸟嘌呤核苷酸还可以抑制影响炎症反应性基因的表达，并且可以促进活化 T 细胞和 B 细胞的凋亡，并减少血液和组织中自然杀伤细胞的数量。

9. 硫唑嘌呤开始治疗时要记住哪些要点?

硫唑嘌呤是一种皮质类固醇保留剂,起效缓慢（3 个月），它不是必需的药物。如果已知药物不耐受，红细胞严重减少（白细胞计数 $< 2.5 \times 10^9$ / L 或血小板计数低于 50×10^9 / L），TPMT 严重缺乏或妊娠，则不应给予硫唑嘌呤。泼尼松和泼尼松龙疗效相同，但泼尼松龙不需要肝内转化，而且峰血浆浓度更快达到 [（1.3±0.7) 小时对（2.6±1.3）小时]，和全身生物利用度 [（99%±8%)

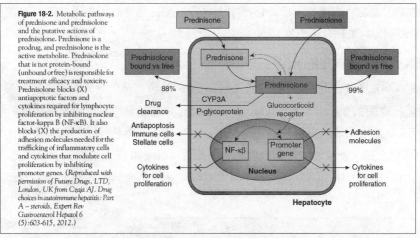

（说明：如图版权属于第三方，故保留原文不做翻译）

图 18-2 泼尼松和泼尼松龙代谢途径及泼尼松龙的作用

泼尼松是一种前体药，是活性代谢物。泼尼松龙不是结合性蛋白（游离态），是在治疗过程中产生疗效和毒性的主要物质。泼尼松龙阻断抗凋亡因子和细胞因子，这两种因子是淋巴细胞增殖抑制核因子 - κ B（NF- κ B）所必需的。它还阻碍了（×）通过抑制启动子基因来产生炎症细胞和调节细胞增殖的细胞因子（Rerproduced with permission of Future Drugs,LTD,London,UK from Czaja AJ.Drug choices in autoimmune hepatitis:Part A-steroids,Expert Rev Gastroenterol Hepatol 6(5):603-615.2012.）

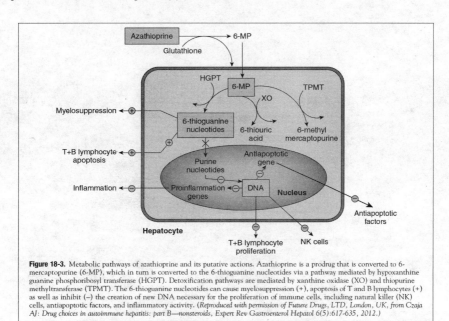

（说明：如图版权属于第三方，故保留原文不做翻译）

图 18-3 硫唑嘌呤代谢途径及其可能的作用

硫唑嘌呤是一种前体药物，其转换为 6 - 巯基嘌呤（6-MP），进而通过由次黄嘌呤 - 鸟嘌呤磷酸核糖转移酶介导途径转化为6- 硫鸟嘌呤核苷酸。其排毒途径是由黄嘌呤氧化酶（XO）和硫代嘌呤甲基转移酶（TPMT）介导的。6- 硫鸟嘌呤核苷酸可引起骨髓抑制（＋）、T、B 淋巴细胞凋亡（＋），以及抑制（－）合成的免疫细胞的增殖所必需的 DNA，包括自然杀伤（NK）细胞、抗凋亡因子和炎症活动（Rerproduced with permission of Future Drugs,LTD,London,UK from Czaja AJ:Drug choices in autoimmune hepatitis:Part B-nonsteroids,Expert Rev Gastroenterol Hepatol 6(5):617-635.2012.）

对（84%±13%）] 更大，因此在治疗急性严重（暴发）AIH 患者时优先选择泼尼松龙而非泼尼松。皮质类固醇半衰期短（3.3±1.3 小时），必须每天给药。

10. 泼尼松治疗的副作用是什么?

泼尼松诱导外形改变，包括面部圆滑、驼背形成、皱纹、体重增加、痤疮、脱发，并且使用 2 年后 80% 患者出现面部多毛症（表 18-3）。严重的副作用包括骨质疏松、椎体压缩、糖尿病、白内障、情绪不稳定、胰腺炎、机会性感染和高血压，13% 的患者需要停药，而通常在接受泼尼松治疗超过 18 个月后均会进一步发展。血清胆红素水平超过 1.3mg/dl 或血清白蛋白水平低于 2.5g/dl 超过 5 个月时副作用的频率增加，因为类固醇结合位点减少和未结合的游离泼尼松龙增加。肝硬化患者更常发生副作用（25% vs 8%）。

表 18-3　与泼尼松和硫唑嘌呤治疗相关的副作用			
泼尼松相关的副作用		硫唑嘌呤相关的副作用	
分型	频率	分型	频率
化妆品（通常是温和的） 面圆 痤疮 体重增加 驼背 纹 多毛症 脱发	80%（2 年后）	血液（轻度）	46%（特别是肝硬化）
体细胞（重度） 骨质疏松 椎体压缩 白内障 糖尿病 情绪不稳定 高血压	13%（治疗结束）	血液学（重症） 白细胞减少症 血小板减少症 骨髓衰竭（罕见）	6%（治疗结束）
炎性 / 肿瘤性 胰腺炎 机会性感染 恶性肿瘤	罕见	体细胞（可变的严重重度） 淤胆型肝炎 胰腺炎 机会性感染 恶心 呕吐 皮疹 发热 关节痛 绒毛萎缩和吸收不良	5%
		吸收不良 不同的细胞类型	3%（10 年后）

11. 用硫唑嘌呤治疗的副作用是什么?

硫唑嘌呤可引起胆汁淤积性肝损伤、恶心、呕吐、皮疹、胰腺炎、机会性感染、关节痛和红细胞减少,包括严重的骨髓抑制(表 18-3)。5% 早期发生不良反应(恶心、呕吐、关节痛、发热、皮疹或胰腺炎),需要停药。50mg/d 治疗剂量产生副作用的概率为 10%,副作用通常在剂量减少或停药后改善。红细胞减少症发生率为 46%,严重血液异常发生概率为 6%。10 年后肝外肿瘤的概率为 3%,恶性肿瘤的风险比正常的高 1.4 倍。

12. 哪些因素造成了泼尼松(或泼尼松龙)的毒性?

治疗的剂量和持续时间最重要。年龄和治疗前的并发症,特别是肥胖、骨质疏松症和肝硬化也会加强其毒性。长时间(平均随访 13.5 年,范围为 7 ～ 43 岁)使用 < 10g/d 的泼尼松(中等剂量为 7.5mg/d)可以长期耐受,而大于此剂量则使用不能超过 18 个月。与绝经前妇女相比,绝经后妇女的药物所致并发症概率更大(77% : 48%),且更容易产生复合并发症(44% : 13%),可能是由于年龄引起的相关并发症。肝硬化可能与持续的高胆红素血症和低白蛋白血症相关,会增加副作用的风险。

13. 硫唑嘌呤毒性有哪些因素?

硫唑嘌呤毒性与其解毒途径的完整性有关,这反过来影响 6- 硫鸟嘌呤核苷酸的红细胞浓度。竞争的酶途径通过黄嘌呤氧化酶途径,或 6- 甲基巯基嘌呤通过 TPMT 途径,可把 6-MP 转化为 6- 硫酸的无活性代谢物(图 18-3)。抑制黄嘌呤氧化酶活性的药物,如别嘌醇或 TPMT 活性减弱,可增加 6- 硫鸟嘌呤代谢物的产生并增强其毒性(和药效)。至少 10 个变异等位基因与低 TPMT 活性相关,并且这些缺陷等位基因的遗传同样可导致 TPMT 活性低或缺失。

14. 药物毒性可以预测吗?

药物毒性不可以预测。年龄因素和并发症的存在并不能提示皮质类固醇不耐受,它们是预防性指标,迫使个体化的治疗策略。类似地,通过测量 TPMT 活性或确定 TPMT 基因型,不能可靠地预测硫唑嘌呤诱导的副作用的发生。硫唑嘌呤不耐受患者的 TPMT 活性比硫唑嘌呤耐受性低,但大多数硫唑嘌呤不耐受患者具有正常的 TPMT 活性。类似地,与 TPMT 低活性相关的等位基因仅存在于 50% 的硫唑嘌呤不耐受患者。预处理血细胞减少是影响硫唑嘌呤耐受的最常见的预防指标。

15. 在硫唑嘌呤治疗前应测量 TPMT 活性吗?

在硫唑嘌呤治疗前应测量 TPMT 活性。虽然没有足够的证据来提供标准方案,但 TMT 检测作为常规的预处理是适当的,除非研究证明这不恰当(表 18-4)。TPMT 活性检测很容易,无 TPMT 活性的患者处于危及生命的骨髓抑制的风险中。只有 0.3% 的正常人群不存在 TPMT 活性,并不是所有完全缺陷的个体都发生骨髓衰竭。然而,预处理 TPMT 检测提供了对不太可能的严重血液学后果的最大程度的保证。TPMT 活性适度降低存在于 6% ～ 16% 的正常个体,与严重的硫唑嘌呤诱导的毒性无关。

表 18-4 减少治疗相关副作用的管理策略	
临床情况	管理策略
甲型肝炎病毒或乙型肝炎病毒感染无保护性抗体	治疗前接种甲型或乙型肝炎疫苗
从未服用过硫唑嘌呤	评估硫嘌呤甲基转移酶活性，如果无咪唑硫嘌呤酶活性应避免唑硫嘌呤治疗
先天性红细胞减少症	评估硫嘌呤甲基转移酶活性，如果无酶活性应避免硫唑嘌呤；如果白细胞计数低于 $2.5×10^9/L$ 或血小板计数低于 $50×10^9/L$，无论硫嘌呤甲基转移酶活性如何，应避免硫唑嘌呤治疗；在治疗 6 个月时监测白细胞和血小板计数。如果白细胞计数低于 $2.5×10^9/L$ 或血小板计数低于 $50×10^9/L$ 停止硫唑嘌呤
妊娠	向母亲提供有关潜在危害的早期咨询胎儿；使用替代硫唑嘌呤泼尼松；预计分娩后疾病活动的耀斑并相应治疗
骨量减少和它的可能性	长期激素治疗（12 个月）患者骨保养方案。鼓励钙补充剂，每天 $1 \sim 1.5g$，维生素 D，每天积极锻炼。评估骨质密度预处理绝经后妇女和老年男性（60 年），并重复 12 个月后皮质类固醇治疗。如果预处理治疗骨质疏松引发的双膦酸盐。每 $2 \sim 3$ 年进行皮质激素治疗骨密度评估

16. 治疗前后应采取什么辅助措施?

所有易感患者应在治疗前接种甲型和乙型肝炎病毒疫苗（表 18-4）。在所有皮质类固醇治疗的患者中，应推荐使用由钙（每天 $1 \sim 1.5g$）、维生素 D 和规律的负重练习组成的骨量维持方案。所有绝经后妇女和年龄在 60 岁以上的骨密度应予以确定，并在皮质类固醇治疗 1 年后予以重新评估。应在所有骨质疏松患者中进行双膦酸盐治疗，并在治疗期间每 $2 \sim 3$ 年监测所有患者的骨质状态。在接受硫唑嘌呤的所有患者中，应每 6 个月测量 1 次白细胞和血小板计数。

17. 妊娠期间可以使用硫唑嘌呤吗?

妊娠期间或许可以使用硫唑嘌呤，但临床需要和理论风险无法证明其可以使用（表 18-4）。在具有 AIH、炎性肠病和肝移植的妊娠妇女中，硫唑嘌呤没有并发症。这些有限的回顾性成功案例必须与药物的 D 类评级相抵消。先天性畸形已经发生在治疗小鼠的后代，并且人类婴儿体内已经检测到从被治疗的母亲输送的 6- 硫鸟嘌呤核苷酸。克罗恩病患儿与新生儿先天性畸形的比值为 3.4。可以在妊娠期间停止使用硫唑嘌呤，其不会导致 AIH，并且可通过剂量调整的泼尼松保持控制。

18. 治疗的终点是什么?

应持续进行标准皮质类固醇治疗，直到所有活跃性炎症的实验室指标和组织学改善转变为正常肝组织或非活动性肝硬化（缓解），或产生药物毒性，或治疗失败或不完全应答。尽管持续治疗，也可能治疗效果差，意味着实验室检测到进行性恶化，持续或复发的症状，形成腹水或肝性脑病。不完整的应答意味着临床和实验室改善不足以达到缓解标准。由于严重药物毒性的危险性超过缓解的可能性，因此在连续 3 年治疗后，这些患者需要进行替代治疗。

19. 治疗期间应该什么时间进行肝活检?

在临床和实验室解决之后,如果疾病恶化,在治疗期间任何时间应立即优先检查肝组织。通常,组织学改善比临床和实验室缓解要晚 3 ~ 8 个月。组织学活动存在于治疗期间 36% ~ 45% 的正常肝脏检查患者的肝脏标本中,组织检查是在停药前记录疾病缓解的唯一方法。肝组织评估对于评估治疗失败特别是排除皮质类固醇相关脂肪肝疾病或以前未被认识或出现的胆汁淤积综合征(胆汁性肝硬化或原发性硬化性胆管炎)至关重要。

20. 治疗结果是什么?

在 2 年内,66% ~ 91% 的治疗患者肝脏检查达到正常,平均治疗时间为 19 个月。临床、实验室和组织学缓解在 2 年内达到 65%,在 22 ~ 27 个月后可尝试停药(图 18-4)。13% 的患者出现药物相关的副作用,会过早的影响治疗(药物毒性),不能忍受的肥胖症或面部变化和骨质疏松症与椎体压迫是早期停药的最常见原因。9% 出现治疗失败,13% 只是改善而不是治愈(不完全反应)。

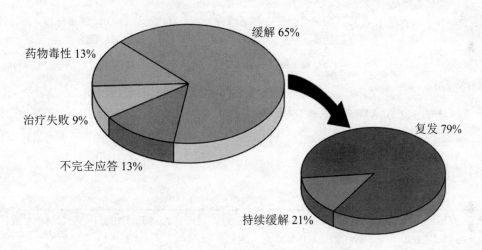

图 18-4　对常规皮质类固醇治疗的反应

21. 生存率能得到提高吗?

是。三项对照临床试验证实了这一好处。治疗三级转诊中心的有或无肝硬化患者的 10 年生存率分别为 89% 和 90%。这些中心的整体 10 年生存率为 93%,与同一地理区域(94%)的年龄和性别匹配的正常人相当。在非移植中心,10 年和 20 年后肝脏相关死亡或肝移植存活率分别为 91% 和 70%,全部病因的死亡标准化死亡率(SMR)为 1.63。

22. 皮质类固醇治疗是否能预防或逆转纤维化?

皮质类固醇治疗可以预防或逆转纤维化。在长达 5 年的观察研究中,使用皮质类固醇治疗,53% 的患者中肝纤维化减轻,26% 的患者肝纤维化停止进展。通过抑制炎症活性,皮质类固醇消除金属蛋白酶抑制剂,刺激纤维化肝脏基质的降解,增强肝星状细胞凋亡。据报道,糖皮质激素可逆转 AIH 中的肝硬化,但这种结果不常见且不确定。36% 的肝硬化患者仍然在发展,通常在早期,最活跃的 AIH 阶段。前 3 年的肝硬化发病年均为 11%,3 年后则为 1%。

23. 治疗前是否有可预测的疗效?

可以，但精确度有限（表 18-5）。来自终末期肝病模型（MELD）的评分至少为 12 分，治疗失败，肝衰竭死亡或肝移植需要的敏感度为 97%，特异度为 68%。患有人白细胞抗原（HLA）DRB*03 的患者治疗失败频率高于其他 HLA 患者，具有抗可溶性肝抗原抗体的个体常具有严重疾病，停药后复发，并具有治疗依赖性。这些发现并没有改变初始管理策略。目前肝硬化的组织学并不能预测治疗结果。

表 18-5 与治疗结果相关的临床指标		
临床指数	发现	指征
晚期肝脏疾病模型（MELD）*	当前≥ 12 分	敏感度为 97%，特异度为 68%，治疗失败
英国晚期肝病（UKELD）†	黄疸患者治疗 7 天未能提高 2 分以上	预后差有 85% 的敏感度和 68% 的特异度
实验室变化	多小叶坏死的患者治疗 2 周后没有改善高胆红素血症	4 个月内死亡有 60% 的敏感度，96% 的特异度，43% 的阳性预测
临床急性发作，实验室和组织学分辨率	12 个月的治疗未达到解决水平	54% 为进展期肝硬化，15% 需要肝移植
HLA 表型（白种人）	HLA DRB1*03 或 DRB1*04	HLA DRB1 * 03：年龄小，频繁治疗失败；HLA DRB1 * 04：并发免疫疾病，女性性别和治疗反应性
可溶性肝脏抗原抗体	预处理血清学阳性	停药后复发，100%，83% 与 HLA DRB1*03 相关

HLA. 人白细胞抗原；*MELD ＝[3.78×Ln 血清胆红素（mg/dl）]＋（11.2×Ln INR）＋[9.57×Ln 血清肌酐（mg/dl）]＋6.43；†UKLED ＝（5.395Ln×Ln INR）＋（1.485×Ln 肌酐）＋（3.13×Ln 胆红素）－（81.565×Ln 钠）＋435

24. 对治疗产生应答的速度是否有评估预后的价值?

有。在治疗期间测量的动态指数比呈现时测量的指标具有更大的评估预后价值（表 18-5）。未能改善高胆红素血症或出现任何肝脏检查恶化的多小叶坏死患者，预计生存时间不超过 4 个月。黄疸治疗 7 天未能改善，英国终末期肝病评分未能提高 2 分的患者，敏感度为 85%，特异度为 68% 的预后可能差。治疗 2 年不能出现 AIH 的缓解与肝硬化（54%）发生率和需要肝移植（15%）的可能性增加相关。

25. 影响治疗应答速度的因素有哪些?

疾病严重程度和患者年龄是重要因素。患有轻度疾病的患者比重症患者对皮质类固醇治疗反应更快，年龄＞60 岁的老年患者比年轻人（年龄＜40 岁）反应更快。在 6 个月内（18% 对 2%）和 24 个月内（94% 对 64%）症状缓解的老年人比年轻人更多。年龄较大的成年患者较年轻人更常出现 HLA DRB1*04（47% 对 13%），而 HLA DRB1 * 03 较少见（23% 对 58%）。

26. 最常见的治疗问题是什么?

停药后复发是最常见的治疗问题。50% 的患者在治疗结束后 6 个月内复发，3 年内 79%～86% 复发。每次随后的再次治疗并停药后的复发率增加，并且缓解的持续时间减少。持续缓解超过 6 个月则复发率为 8%，但风险永远不会消失。在停药后 4～22 年发生复发，则需终身检测这种复发的可能性。如果在停药后 6 个月内复发，且血清 AST 水平从正常范围增加至正常范围上限（ULN）至少 3 倍以上，则不需要进行肝组织检查。

27. 复发和再治疗的结果是什么?

复发和再治疗的后果是进展为肝硬化、肝衰竭死亡、肝移植需求和药物诱发的副作用。反复复发和再治疗可累及发病率和死亡率。与持续缓解的患者相比，肝硬化发病率更高（38% 对 4%，$P = 0.004$），肝衰竭死亡或需要肝移植的可能性更大（20% 对 0%，$P = 0.008$），药物引起的副作用更频繁（70% 与 30%，$P = 0.01$）。每次并发症出现的频率随着随后的复发和再治疗而增加。中断此顺序的最佳时间是在第一次治疗和复发后。

28. 复发如何治疗?

应最大限度地采用预防工作控制复发，并在首次复发后立即进行长期维持治疗。治疗患者直到血清 AST 和 γ- 球蛋白水平正常，且肝组织正常后停药，复发的概率可以从 79% 以上降低到 28% 以下。如果发生复发，合理的方案是长期维持治疗，首选硫唑嘌呤（图 18-5）。首先通过常规治疗实现实验室结果缓解，然后随着减少泼尼松的剂量，硫唑嘌呤的剂量每天增加至 2mg/kg。80% 的患者可以在 10 年内缓解。硫唑嘌呤不耐受可以使用低剂量泼尼松（2.5～10mg/d，平均剂量为 7.5mg/d）。

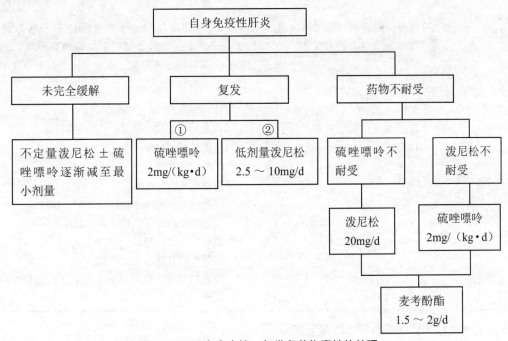

图 18-5　不完全应答、复发和药物毒性的处理

复发的首选治疗方法是按数字顺序显示。无限小剂量泼尼松（范围为 2.5～10mg；中等剂量，每天 7.5mg）可以被认为适用于严重的全血细胞减少复发患者、初次妊娠后患者或硫唑嘌呤不耐受患者

29. 治疗失败怎么办?

硫唑嘌呤(每天 150mg)联合大量泼尼松(每天 30mg)或泼尼松(每天 30mg)治疗可在 2 年内使 75% 患者的临床和实验室缓解(图 18-1)。每月减少剂量,泼尼松减少 10mg,硫唑嘌呤 50mg(如果患者正在进行联合治疗)直到达到常规剂量(泼尼松,每天 10mg;硫唑嘌呤,每天 50mg;或泼尼松,每天 20mg)。组织学缓解率发生在 20% 或更少,大多数患者依赖于治疗,并处于疾病进展和药物相关并发症的危险之中。进展性肝衰竭是肝移植的一种适应证。

30. 对于治疗失败的患者,可以使用钙调磷酸酶抑制剂吗?

对于治疗失败的患者,可以使用钙调磷酸酶抑制剂(图 18-1)。对环孢素作为补救疗法的经验汇总表明,在 10 份报道中列出的 133 例患者中 93% 的患者有 93% 的阳性反应(表 18-6)。以他克莫司作为补救疗法的经验表明,4 项报道中包括的 44 例患者中 98% 的患者有一定程度的阳性反应。AIH 中钙调磷酸酶抑制剂的问题是由于自身反应性淋巴细胞的阴性选择受损,AIH 缺乏给药指南和安全性,可能会引起自身免疫反应的矛盾增强,这些药物如果不能预防或治疗 AIH,后期会发展为需要肝移植,并且有严重副作用的风险,特别是神经毒性。

表 18-6　自身免疫性肝炎的替代疗法

试剂	诱导疗法	经历
环孢素	钙调神经磷酸酶抑制剂可以阻止淋巴细胞释放并阻止其增殖	涉及 133 例患者的十项报道阳性反应(任何类型),93% 严重毒性反应,包括神经毒性,以及肝移植治疗 AIH 仍无效的自体反应,不确定的给药方案、监测机制、安全概况和长期成果
他克莫司	钙调神经磷酸酶抑制剂可以阻止 T 毒性细胞增殖,阻止受体并损害产生过程	4 个报道涉及 44 例患者阳性反应(任何类型),98% 白介素 -2 可刺激实验性纤维形成抗体 不确定给药方案、监测机制、安全概况和长期成果
霉酚酸酯	减少 RNA 和 DNA 产生的嘌呤拮抗剂;防止淋巴细胞增殖和激活;单独的 TPMT 途径	11 例临床经验,主要为抢救 一次一线用药经验 救助功效,45% 一线功效(泼尼松),88% 类固醇戒断,60% 阿扎硫普林耐受不良疗效观察,58% 类固醇顽固性疾病的疗效,23% 致畸(D 类药物)、不良反应,3% ～ 34% 比阿扎硫普林贵 6 ～ 7 倍 剂量时间表、监测机制、安全性和远期预后不明确

31. 对于治疗失败的患者可以用霉酚酸酯吗?

对于治疗失败的患者可以用霉酚酸酯(图 18-1)。下一代嘌呤拮抗剂霉酚酸酯作为救助剂已经在 45% 的患者中起效。该药物在治疗硫唑嘌呤耐受性(58%)似乎比起皮质类固醇难治性 AIH

（23%）更有效。其主要限制涉及其费用（比硫唑嘌呤高 6 ~ 7 倍）、副作用频率（3% ~ 34%），受治疗的母亲（D 类药物）生出的新生儿可能出现严重颅脑、面部和心脏并发症。霉酚酸酯在儿童和成人硬化性胆管炎血管造影改变方面无效。

32. 肝移植在 AIH 中有效吗？

肝移植在 AIH 中有效（图 18-1）。肝移植后 5 年生存率为 75% ~ 79%，儿童高达 86%。AIH 患者肝移植比其他肝脏疾病的患者移植更频繁地出现急性排斥反应，发生率为 8% ~ 68%，随着术后时间增加，概率增大。移植失败发生率为 13%，13% ~ 23% 的失败患者再次移植。复发性 AIH 的准确 5 年生存率为 89% ~ 100%。常规治疗失败的 AIH 患者 10% 需要肝移植，MELD 评分超过 16 分、急性代偿失调、难治性症状、治疗不耐症或早期肝癌的类固醇难治性患者是该治疗方式的候选者。

33. 对于药物毒性或不完全应答的患者，哪种治疗方式最合适？

对于药物毒性，使用的药物剂量应降至最低水平或停药。疾病活动性由已经被药物（泼尼松或硫唑嘌呤）控制，但药物耐受并且被剂量调整以抑制炎症。霉酚酸酯已被用于硫唑嘌呤不耐受，但其副作用与硫唑嘌呤类似，包括红细胞减少。患有明显血小板减少症或妊娠患者应该禁忌使用霉酚酸酯。对于不完全应答，将药物降低到可能的最低水平，以防止症状和抑制组织学活性，如通过维持 ULN 的 3 倍或更多的血清 AST 水平反映。受控不足的患者可能需要肝移植。

34. 肝细胞癌会发生吗？

肝细胞癌会发生。AIH 和肝硬化患者发生肝细胞癌的概率为 1% ~ 9%，发病率为每年 1.1% ~ 1.9%。瑞典 AIH 患者肝细胞癌标准化发病率为 23.3%（95%CI 为 7.5 ~ 54.3），新西兰患者肝胆管恶性肿瘤的 SMR 为 42.3（95%CI 为 20.3 ~ 77.9）。肝硬化是 AIH 肝细胞癌的必需条件，肝硬化至肝细胞癌的平均时间范围为 12 ~ 195 个月（平均间隔 102 个月）。肝硬化 10 年以上肝细胞癌的风险比为 8.4（95%CI 为 1.69 ~ 41.9）。

35. 患者是否接受肝细胞癌监测？

患者接受肝细胞癌监测。肝细胞癌监测是否具有成本效益尚未得到正式认可，但在其他健康个人管理 AIH 的指导方针中已经建议。肝硬化 10 年以上患者，免疫抑制治疗 3 年以上，皮质类固醇治疗期间实验室检查恶化可能性最大，但所有 AIH 和肝硬化患者都应监测。肝脏超声检查每 6 个月监测一次。血清甲胎蛋白水平的测定将肿瘤检测的频率提高 9%，同时将假阳性结果的频率提高 2.4 倍，阳性预测值降低 2.2 倍。其价值仍然有争议。

36. AIH 的重叠综合征如何治疗？

常规皮质类固醇与熊去氧胆酸联合（每天 13 ~ 15mg/kg）治疗已被认可，符合原发性胆汁性肝硬化重叠特征的 AIH 患者和原发性硬化性胆管炎胆碱变性患者的"巴黎标准"（图 18-6）。患有 AIH 和未确定胆汁淤积综合征的患者可以与熊去氧胆酸联合糖皮质激素治疗、单独使用熊去氧胆酸（每天 13 ~ 15mg/kg）或根据胆汁淤积成分强度行常规皮质类固醇治疗方法。所有治疗都是经验性的，并不具有强有力的证据。

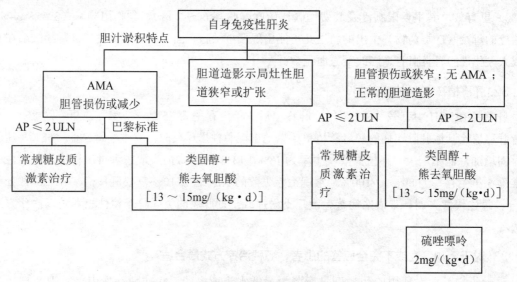

图 18-6　自身免疫性肝炎重叠综合征的治疗方法

自身免疫性肝炎可能有胆汁淤积的特征，类似于原发性胆汁性肝硬化（PBC）或原发性硬化性胆管炎（PSC）的临床表型。患者可能会有一些不确定性的表型，可能类似于抗线粒体抗体（AMA）阴性的PBC或小胆管PSC。例如，AMA、胆管损伤或丢失的组织学证据和血清碱性磷酸酶（AP）超过正常范围的上限（ULN）2倍可以对常规激素治疗，而患者满足巴黎标准与多变的胆管病变和血清AP＞2倍ULN是皮质类固醇激素疗法联合熊去氧胆酸候选人（UDCA）［13～15mg/（kg·d）］。这种组合方案也被推荐为局灶性胆管狭窄、扩张胆管造影像PSC。一个不确定的胆汁淤积综合征缺乏正式建议的人，以及他们的经验性治疗必须与胆汁淤积、PBC或PSC的强度和性质相一致

37. 什么新疗法有希望?

分子和细胞定向干预在 AIH 中有希望，主要是因为动物模型和具有其他免疫介导疾病的人已经取得了成功（表 18-7）。它们构成了 AIH 尚未出现临床实践的试验机会。针对细胞因子途径的关键成分的单克隆抗体，抑制免疫反应性的重组分子，以疾病特异性方式操纵调节性 T 细胞和天然杀伤 T 细胞是这些有希望的新干预措施的一个例子（图 18-7）。

表 18-7　基于位点特异性分子干预和细胞操作的有前途的新疗法

疗法	主要行动	经验
CTLA-4 和免疫球蛋白融合重组	块结扎 CD28 和 B7 防止 CD4 T 辅助细胞活化	批准用于类风湿关节炎；免疫球蛋白在骨髓移植失配后预防排斥反应的成功应用；PBC 动物模型中的有效性；未用于 AIH
CD3 单克隆抗体	靶向 T 细胞抗原受体，并且诱导 T 淋巴细胞凋亡	在动物模型和糖尿病患者中有效；未用于 AIH
CD20 单克隆抗体	靶向 B 淋巴细胞，防止血浆细胞克隆扩张和抗体产生	冷球蛋白血症和系列 AIH 中有效
调节性 T 细胞的过继转移	补充和加强监管 T 细胞应答，促进抗炎细胞因子通路	动物模型和实验性 AIH 中有效
自然杀伤 T 细胞定制的糖脂类抗原刺激	在特定的疾病中进行有利的刺激和抑制细胞因子途径	在红斑狼疮动物模型、胶原诱导滑膜炎和糖尿病中成功应用；未用于实验性 AIH

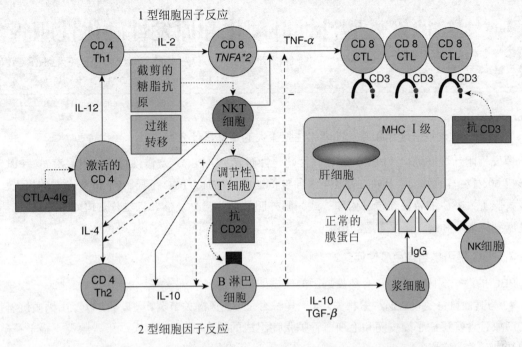

图 18–7　自身免疫性肝炎可行性分子和细胞干预研究

单克隆抗体可以针对 CD3 在 T 细胞抗原受体肝浸润 CD8 细胞毒性 T 淋巴细胞（CTL），诱导其凋亡，或抗 CD20 表达于 B 淋巴细胞，通过自然杀伤（NK）细胞，抑制抗体的产生和抗体依赖细胞介导的肝细胞损伤。与免疫球蛋白融合重组细胞毒性 T 淋巴细胞相关抗原 -4（CTLA-4 Ig）可阻断 T 淋巴细胞活化所需的二次刺激信号和损害性反应。调节性 T 细胞操纵过继转移或自然杀伤 T 细胞（NKT 细胞）通过量身定制的糖脂抗原能抑制（−）肿瘤坏死因子 -α（TNF-α 介导的细胞毒性细胞因子通路 α）和刺激（＋）的抗炎细胞因子白细胞介素 10 介导途径（IL-10）和转化生长因子 β（TGF-β）。这些干预措施在不同的阶段通过免疫介导性疾病动物模型和人类取得了成功，这其中包括自身免疫性肝炎

（张　婷　译，闫　杰　校）

原发性胆汁性肝硬化和原发性硬化性胆管炎

John E. Eaton, MD, Jayant A. Talwalkar, MD, MPH, and Nicholas F. LaRusso, MD

1. 原发性胆汁性肝硬化和原发性硬化性胆管炎的定义是什么？

原发性胆汁性肝硬化（PBC）和原发性硬化性胆管炎（PSC）是慢性特发性胆管疾病。PBC 主要影响 60 岁左右的妇女，其特征是小叶和小叶间胆管的破坏。PSC 主要影响 50 岁左右的男人。经典（大胆管）PSC 的特征在于肝内和（或）肝外胆管的弥漫性炎症和纤维化。PBC 和 PSC 可能最终进展到终末期肝病，需要考虑肝移植。

2. PBC 是否是自身免疫性疾病？

PBC 的潜在病因不明，自身免疫病因的证据如下所述。

● 与其他自身免疫疾病频繁相关，如干燥综合征、类风湿关节炎、硬皮病，以及由钙质沉着症、雷诺现象、食管疾病、硬皮病和毛细血管扩张症组成的综合征（CREST）、甲状腺炎、扁平苔藓、盘状红斑、类天疱疮。

● 存在循环血清自身抗体，如 AMA、ANA、ASMA，可提取核抗原，类风湿因子，甲状腺特异性抗体和血清免疫球蛋白 M（IgM）水平升高。

● 组织学特征，包括提示免疫性胆管破坏的淋巴浆细胞性胆管炎与门静脉扩张。

● PBC 患者亲属循环血清自身抗体的患病率增加。

● PBC 中 Ⅱ 类主要组织相容性复合物抗原的频率增加。

3. PSC 是否是自身免疫性疾病？

支持 PSC 免疫源性来源的证据包括以下几点。

● 欧洲和北美地区 PSC 患者炎症性肠病患病率达 70% ～ 80%。

● PSC 患者家属中 PSC 和慢性溃疡性结肠炎（CUC）的发病率增加。

● 免疫系统失调的证据，包括增加的 IgM 血清水平，血清自身抗体如 ANA、ASMA、pANCA 和循环免疫复合物。

● HLAB8、DR3a 和 DR4 的频率增加。

● HLA Ⅱ 类抗原在胆管上皮细胞上异常表达。

4. PBC 和 PSC 的临床特征是什么？

尽管一些人口统计学和临床特征不同，PBC 和 PSC 的临床表现可能是相似的。85% ～ 90% 的 PBC 患者出现在 40 ～ 60 岁的妇女中，而高达 70% 的 PSC 患者在诊断时约为 40 岁。尽管无症状或亚临床疾病的发病概率越来越大，但是有 40% 以上的患者通常伴随着逐渐发生疲劳和瘙痒症状。疲劳可能是有问题的，重要的是评估症状出现的原因，如药物副作用、甲状腺功能减退或抑郁症。诊断时也可观察到右上腹疼痛和厌食，虽然不常见，PBC 和 PSC 中的脂肪泻通常是由于胆盐吸收不良。然而，吸收不良的其他病因学因素可能包括胰腺外分泌功能不全，同时存在腹腔疾病或细菌过度生长。黄疸作为 PBC 的主要表现是不常见的，但与晚期组织学疾病的存在密切相关。在 PSC 中，可能发生以复发性发热、右上腹痛和黄疸为特征的细菌性胆管炎会逐渐进展，也可能与重建胆道手术的病史、肝外胆道狭窄或叠加的胆管癌的发展。终末期肝病的症状，如胃肠道出血、腹水和脑病，都发生在两种疾病的晚期。

5. 体检的常见发现是什么？

常规体检可能会显示两种瘙痒症状疾病的黄疸和抓痕。黄斑瘤（由胆固醇沉积引起的眼睑隆起性病变）和黄色瘤（在伸肌表面上的损伤）在两种疾病特别是 PBC 的晚期可以见到。可能会伴随色素沉着过度，特别是阳光暴露的地区，以及白癜风。触诊时肝常肿大和柔韧。如果发展为晚期疾病的门静脉高压，脾也可能触及。终末期肝病的特征包括肌肉萎缩和蛛网膜血管瘤，会出现在两种疾病的晚期阶段。

6. 什么病与 PBC 有关系？

高达 80% 的 PBC 患者也有共同的肝外自身免疫性疾病。最常见的肝外自身免疫性疾病是干燥综合征。与 PBC 相关的其他病症包括自身免疫性甲状腺炎、硬皮病 /CREST、类风湿关节炎、皮肌炎、混合性结缔组织病、系统性红斑狼疮、肾小管性酸中毒和特发性肺纤维化。

7. 什么病与 PSC 有什么关系？

CUC 和不常见的克罗恩结肠炎存在于至少 70% ～ 80% 的 PSC 患者中。相比之下，只有 5% 的炎性肠病患者同时患有 PSC。因此，如果肝检查异常，则应对已知炎症性肠病的患者进行 PSC 评估。此外，PSC 患者在诊断时应进行结肠镜检查，无论是否存在并发炎性肠病或炎性肠病症状。即使在肝移植后，CUC 也可以进一步发展，正如 PSC 在结肠切除术后发展。

8. 与 PSC 相关的 CUC 和与 PSC 不相关的 CUC 区别是什么？

几个观察结果表明，单独的 CUC 与 PSC-CUC 是不同的表型。例如，患有 PSC-CUC 的患者倾向于具有微小内镜炎症的全肠炎。在 PSC-CUC 中也观察到直肠切除术后回肠造口术的患者，直肠保留和反冲洗回肠炎的结肠直肠癌、憩室炎、闭孔静脉曲张风险较高。

9. 与 PBC 和 PSC 相关的重要的生化异常有哪些？

在两种疾病中，血清碱性磷酸酶经常升高至正常上限 3 ～ 4 倍，ALT 和 AST 轻度至中度升高。高于正常上限的 4 ～ 5 倍的 ALT 或 AST 的升高对于 PSC 和 PBC 是不寻常的，但是如果存在并发过程（自身免疫性肝炎，急性胆汁阻塞）是可以出现的。在 PBC 中，血清总胆红素值通常在诊断时处于正常范围内。在 PSC 中，诊断时高达 50% 的患者的血清胆红素值适度增加。反映肝合成功能的测试，包括血清白蛋白和凝血酶原时间，除非存在晚期肝病，否则仍然是正常的。90% 的 PBC 患者血清 IgM 水平升高。基于自动血液化学品的广泛使用，越来越多的无症状 PBC 和 PSC 患者被诊断出来。

10. PBC 患者的血脂是多少？冠心病的发病风险会增加吗？

PBC 患者血清胆固醇水平通常升高。在疾病的早期阶段，高密度脂蛋白（HDL）胆固醇的增加超过低密度脂蛋白（LDL）和极低密度脂蛋白的增加。随着肝脏疾病的进展，HDL 浓度降低，而 LDL 浓度明显升高。在与 PBC 相关的持续性高脂血症患者中尚未证实动脉粥样硬化疾病的风险增加。

11. 哪些血清自身抗体与 PBC 相关？

在高达 95% 的 PBC 患者中发现血清 AMA。虽然被认为是非器官特异度和非物种特异度，血清 AMA 通常通过酶联免疫吸附测定法检测。然而，在 98% 的 PBC 患者中存在针对内线粒体膜上的特定组抗原的抗体（M2 抗原）。血清 AMA 的这种亚型增加了疾病检测的敏感度和特异度。

其他 AMA 亚型与和外线粒体膜上的抗原发生反应的 PBC 相关。在 AIH 和 PBC 同时出现的重叠综合征患者中，抗 M4 与抗 M2 相关。当存在抗 M2 时，抗 M8 可能与所选择的患者中更快速的疾病进展过程相关。已经观察到抗 M9 存在和抗 M2 不存在可能有助于早期 PBC 的诊断。

12. 哪些血清自身抗体与 PSC 相关？

在 PSC 中，血清 AMA 是罕见的，如果存在，通常以非常低的滴度出现。然而，在高达 70% 的 PSC 患者中已经发现血清 ANA，ASMA 和抗过氧化物酶抗体可检测出。在高达 65% 的 PSC 患者中观察到 pANCA。自身抗体缺乏特异性限制了其在 PSC 诊断评估中的应用，并不常规推荐其用于诊断。根据胆管造影检查，基于胆汁狭窄的 PSC 的一小部分患者诊断为可能确实具有免疫相关性胆管炎或伴有胆汁狭窄的自身免疫性胰腺炎。因此建议所有患有 PSC 的患者均测量血清 IgG4。

13. 在 PSC 中胆道树的胆管造影特征是什么？

通过胆管造影检查 PSC 中的胆道树可能会显示间隙狭窄扩张的肝内和肝外导管的弥漫性狭窄。这些异常导致 PSC 出现的特征性的串珠外观。只有 20% 的患者发生肝内和肝门受累。硬化性胆管炎继发性原因如缺血性胆管炎或门静脉高压性生物病变可以模拟 PSC 的胆管造影。传统上，内镜逆行胆管造影（ERC）已被用于诊断 PSC。然而，磁共振胆管造影（MRC）也具有优异的诊断性能，与 ERC 相比，它更具成本效益并且避免辐射。因此，MRC 是首选的影像学诊断方法（图 19-1）。

14. 评估 PBC 时胆管树是否重要？

在 PBC，胆道的超声检查通常是足够排除存在肝外胆道梗阻。然而，在非典型性特征的患者如男性、AMA 血清阴性或相关的炎症性肠病，一律应考虑区分 PBC 与 PSC 和其他疾病引起胆道梗阻。

15. PBC 和 PSC 的肝组织学特征是什么？

肝活检组织学异常是 PBC 和 PSC 早期疾病的高度特征。在 PBC 的诊断发现，被描述为一个爆发性胆管病变，揭示胆管破坏与肉芽肿形成。严重的淋巴浆细胞炎性细胞浸润于汇管区同时伴有小叶间胆管节段性退变（也称为慢性非化脓性胆管炎）（图 19-2）。

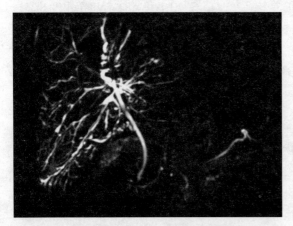

图 19-1　磁共振胆道造影表现出典型的特征，包括原发性硬化性胆管炎、弥漫性肝内狭窄与扩张

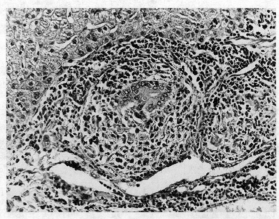

图 19-2　原发性胆汁性肝硬化中的花管样损伤（肉芽肿性胆管破坏），形成不良的肉芽肿围绕并以偏心的方式破坏胆管

在 PSC 早期病理变化包括汇管区因水肿而胀大，门静脉增加和门脉周围纤维化和小叶间胆管增殖。PSC 中诊断形态异常称为纤维性闭塞性胆管炎，这导致纤维结合组织沉积导致小叶间和相邻膈膜胆管完全丧失（图 19-3）。然而，这种组织学特征仅发生在已知病例的 10%。PBC 和 PSC 的末期肝病的组织学发现的特征是胆管缺乏和胆汁性肝硬化。

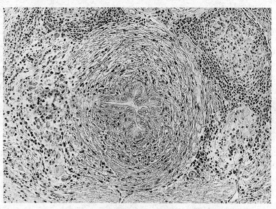

图 19-3　PSC 患者闭塞性胆管炎：小叶间胆管显示了一个典型的纤维环，上皮似乎完好无损

16. 无症状 PBC 患者的预期寿命是否正常？

大多数 PBC 患者经历一个渐进的临床过程，导致最终的肝硬化。无症状患者的平均生存期长于有症状患者。然而，与年龄和性别匹配的健康人群相比，可发现无症状 PBC 患者的平均生存期减少。无肝移植的总体平均生存期估计自诊开始为 10 ～ 12 年，晚期组织学疾病使平均生存期接近 8 年。

17. 无症状患者 PSC 有正常的预期寿命吗？

与正常对照组相比，无症状患者的生存率降低。事实上，近 1/4 的患者在诊断时无症状，5 年后会出现临床症状。所有 PSC 患者至死亡或进行肝移植的平均生存期为 12 ～ 20 年，无论症状如何，对于出现症状者，生存期约为 9 年。

18. 数学模型在评估 PBC 和 PSC 生存期中的作用是什么？

PBC 和 PSC 数学模型的发展提高了预测疾病进展速度和无肝移植患者的生存水平。它们可用于研发治疗失败的终点并设计治疗试验。

梅奥诊所开发的 PBC 的预后模型依赖于血清总胆红素、白蛋白、PT、存在或不存在外周水肿、利尿剂的使用和患者年龄。梅奥诊所 PSC 模型的修订包括患者年龄、血清总胆红素、白蛋白、AST 和静脉曲张出血史等变量。使用终末期肝病模型（MELD）也观察到关于预后的类似结果。MELD 评分用于分配肝移植患者。

19. 描述碱性磷酸酶与 PSC 自然病史的关系。

几项研究表明，随着时间的推移，血清碱性磷酸酶的提高与结果改善有关。例如，碱性磷酸酶的持续提高至小于或等于正常上限（自发或治疗）上限的 1.5 倍与胆管癌和肝相关终点的发展有关，包括与肝有关的死亡。这些观察似乎最常发生在肝内 PSC 患者中，但可能伴随弥漫性 PSC 发生。需要进行其他研究来验证这些初步观察结果。

20. 哪些维生素缺乏症与 PBC 和 PSC 有关？

患有 PBC 和 PSC 的患者易发生脂溶性维生素缺乏症，特别是在晚期疾病阶段。夜间视力下降的发生可归因于维生素 A 缺乏症。维生素 D 缺乏症通常与明显的脂肪泻相关，这与小肠胆汁酸浓度的降低有关。可能导致吸收不良的其他因素可能包括胰腺功能不全，细菌过度生长或腹腔疾病。血清 PT 的延长与维生素 K 缺乏（或肝合成功能恶化）有关。如果胆红素大于 2 mg/dl，维生素 A、维生素 D 和维生素 K 应每年检查一次。最后，维生素 E 缺乏症很少发生，但是当存在时会导致影响后脊柱的神经系统异常，导致反射，本体感觉丧失和共济失调。

21. 什么骨病与 PBC 和 PSC 有关?

可能导致致病性骨折的代谢性骨病（即肝性骨营养不良）是 PBC 和 PSC 的严重并发症。临床表现包括骨质减少、骨质疏松和骨折。与无血管性坏死有关的急性或慢性环境中的严重骨痛可能发生在 PBC 和 PSC 中。

22. 描述 PBC 和 PSC 中骨质疏松症的危险因素。

与性别匹配的对照相比，PBC 患者发生骨质疏松症的可能性高出 8 倍。骨质疏松症的危险因素包括年龄增长、体重指数低、骨折史及晚期组织病。维生素 D 缺乏症和吸烟都被认为是代谢性骨病的危险因素。在一般人群中已经描述的额外的危险因素包括糖皮质激素使用、过量饮酒、吸烟或有父母患有骨折。血清胆红素升高也与 PBC 患者骨量丢失相关。据报道，多达 15% 的 PSC 患者骨质疏松症比相匹配的对照人群增加了 24 倍。除高龄和体重指数较低外，已发现 19 年以上的炎症性肠病的持续时间是 PSC 患者骨质疏松症的危险因素。目前，PBC 和 PSC 患者应进行基线检查和 2 ~ 3 年定期随访的骨密度扫描。

23. 与 PSC 相关的非恶性肝胆管并发症是什么?

● 15% 的 PSC 患者可能发生胆管炎。这通常是内镜胆道手术（在预防性抗生素时代罕见）或继发于阻塞狭窄，恶性肿瘤或结石。

● 主要狭窄定义为肝管狭窄 1 mm 或更小，胆总管 1.5 mm 或更小。据报道，高达 50% 的 PSC 患者有 10% ~ 30% 的患者出现症状。遇到这种情况时，应立即引起怀疑胆管癌的存在。如果在 MRC 上检测到主要的狭窄，则应该提示 ERC 评估潜在的恶性肿瘤并缓解任何阻塞性病变。当遇到荧光原位杂交时，可能会检测到胆汁刷的染色体异常（如多发性），有助于胆管癌的诊断。常规进行胆道细胞学分析。

● 胆囊结石，胆总管结石和肝胆管结石在 PSC 患者中很常见。例如，已发现近 25% 的 PSC 患者有并发胆石症，10% ~ 20% 的病例观察到肝胆管结石。

● 肝硬化和门静脉高压可能由于进行性胆汁淤积和纤维化而最终发展，这可能导致进一步并发症如腹水、肝性脑病和静脉曲张。

24. 什么恶性肿瘤与 PSC 有关，患者应该如何筛查?

● 胆管癌可能发生在 5% ~ 10% 的 PSC 患者。与普通人群相比，PSC 的这种恶性肿瘤的风险高出近 400 倍。近 1/4 的病例在诊断时或患者出现 2 年内诊断。美国肝病研究协会（AASLD）不建议常规筛查胆管癌。尽管如此，一些医疗工作者主张采取务实的筛查方法，包括每年磁共振成像 / MRCP 和血清 CA 19-9 测量，其次是 ERC，如果检测到主要狭窄或 CA 19-9 升高。

● 在约 50% 的 PSC 患者中发现胆囊癌，在成像时检测到并发的大量胆囊损伤。因此，建议每年超声检查胆囊息肉。尽管对胆囊息肉，特别是小息肉的自然病史知之甚少，AASLD 建议患者在胆囊病变检测后进行胆囊切除术。肝细胞癌可能在肝硬化个体发生。PSC 中肝细胞癌的真正患病率尚未得到充分的描述。然而，肝硬化患者应参加 6 个月的超声筛查计划。

● 结肠直肠癌与 PSC 和并发炎症性肠病有很强的相关性。与单独使用 CUC 的患者相比，

PSC-CUC 患者的结直肠癌风险增加了 10 倍。此外，结肠克罗恩病患者也可能有增加的风险。重要的是，在诊断出两种情况后，结直肠肿瘤可以很快发展。此外，肝移植后患者仍然处于危险之中。因此，经过 PSC 诊断后，个体应进行结肠镜检查，如果检测到炎症性肠病，应每隔 1 ~ 2 年继续进行结肠镜检查。肝移植后应继续监测。

25. 如何建立 PSC 患者胆管癌的诊断标准?

具有延迟静脉增强的肿块的存在表明胆管癌。建立肝门胆管癌的诊断标准可能是困难的，因为明显的大规模病变可能不总是存在。如果在 CA19-9 水平 > 129 U / ml 的情况下发现恶性出现的狭窄，或者如果活检或细胞学检查对腺癌呈阳性，则对没有明显肿块的患者也应行胆管癌治疗。通过荧光原位杂交检测的染色体多重性的存在也应引起胆管癌的考虑。

26. PBC 和 PSC 的鉴别诊断是什么?

PBC 和 PSC 的鉴别诊断包括引起慢性胆汁淤积的其他原因，包括由胆总管结石引起的肝外胆道阻塞，医源性狭窄和肿瘤。虽然超声或计算机断层扫描可能表明存在胆管扩张，胆管造影的表现需要做出明确的 PSC 诊断。继发于给予吩噻嗪、雌激素、唑类等多种药物的药物诱发胆汁淤积症也应被视为替代诊断。

27. 什么是 AMA 阴性的 PBC?

患者可能具有 PBC 的典型临床和组织学特征，但 AMA 阴性。这可能发生在约 5% 的 PBC 患者中。AMA 阴性患者应接受胆管造影术，选择实验室检查来排除胆汁淤积的另一原因。如果胆道造影正常，患者应进行肝活检以明确诊断。对熊去氧胆酸(UDCA)的应答和自然病史与 AMA 阳性 PBC 患者相似。

28. PBC 和 PSC 中的重叠或变异综合征意味着什么?

在 AIH 和 PBC 同时存在的特征被定义为重叠或变异综合征。通过血清学检测，血清 ANA 和 AMA 滴度均增加。常见的有淋巴细胞片状坏死和门静脉炎并发胆管破坏。除了 UDCA 之外，该组似乎受益于 UDCA 单一疗法，免疫抑制治疗或两种治疗的组合。使用严格的标准，少于 20% 的 PBC 患者实际上具有 AIH 重叠综合征的客观证据。最近的数据证实，尽管 UDCA 成功治疗，典型的 PBC 患者可以在几年后发展为 AIH。

PSC 和 AIH 在成人和儿童中都发生类似的重叠。虽然重叠的真实患病率是未知的，但据估计，不到 5% 的 PSC 患者将有 AIH 患者重叠综合征的客观证据。在 AIH-PSC 中，典型的 PSC 的多灶性胆道狭窄和扩张通常伴有 AIH 中的组织学病变。在具有 AIH 和炎症性肠病特征的患者，或者对免疫抑制无反应的患者应考虑排除 PSC。类似地，超过转氨酶上限 5 倍以上的 PSC 患者可能暗示 AIH-PSC。AIH-PSC 的预后似乎比传统 PSC 更有利，但与纯 AIH 的预后相比更差。患有 AIH-PSC 重叠综合征的患者可能受益于免疫抑制治疗。

29. 小管性 PSC 是什么意思?

小管性 PSC 定义为存在慢性胆汁淤积性肝脏检查异常，肝组织学检查结果符合 PSC 和通过胆管造影术显示正常胆道。大多数患者还并发炎症性肠病。约 20% 的患者将在 10 年内进展为典型 PSC。与典型 PSC 相比，小管 PSC 与生存期延长及胆管癌风险降低相关。

30. 描述 PBC 和 PSC 患者瘙痒的治疗。

考来烯胺通过降低胆汁淤积患者血清胆汁酸水平，缓解与 PBC 和 PSC 相关的瘙痒。此外，它通过防止胆汁酸的吸收而增加胆汁酸的肠排泄。以 4g 剂量（与液体混合）与膳食或早餐后施用，每天总剂量为 12 ～ 16g。应在其他药物前后 1.5 小时给予考来烯胺，以避免非特异性结合和肠吸收能力减弱。一旦发生瘙痒，应减少剂量至缓解症状的最低限度。

利福平剂量为 300 ～ 600mg /d 也有效缓解由 p450 酶诱导或抑制胆汁酸摄取引起的瘙痒。已经报道了加巴喷丁的好处，当肝功能障碍排除了利福平的安全使用时可能会有帮助。

对于顽固性病例，可以考虑给予舍曲林 100mg/d 或纳曲酮 50mg/d。在主要狭窄的情况下，内镜减压可以改善胆汁淤积并缓解瘙痒。顽固性瘙痒是肝移植的一种适应证，可使症状缓解。

31. PBC 和 PSC 患者骨质疏松症如何治疗？

骨质疏松症的治疗包括锻炼、补充钙和维生素 D 及双膦酸盐。双膦酸盐被认为是治疗骨质疏松症的一线药物。阿仑膦酸已显示改善 PBC 患者的骨量。对于食管静脉曲张患者，应使用胃外双膦酸盐。

32. 描述 PBC 和 PSC 中脂溶性维生素缺乏症的治疗。

维生素 A 缺乏导致的夜视问题可能会因口服替代治疗而缓解。每周 2 次或 3 次口服维生素 A（25 000 ～ 50 000U）可以纠正血清水平的降低。由于过量的维生素 A 摄入与肝毒性有关，血清水平应该经常监测。在维生素 E 水平较低的患者中，可以进行 400U/d 的口服替代治疗。如果水溶性维生素 K（5 ～ 10 mg/d，1 周）试验后 PT 水平有所提高，患者应长期坚持该方案。PT 的延长可能与治疗无应答病例的肝衰竭有关。维生素 D 缺乏症（少于 20 ng/ml）应每周采用维生素 D 50 000 U 1 ～ 3 次替换治疗。在大剂量治疗 8 周后应重复保持维生素 D 水平，如果重复，患者应每天维持在 800 ～ 1000 U。

33. 描述 PSC 中细菌性胆管炎的治疗。

PSC 中的细菌性胆管炎应用广谱的肠胃外抗生素治疗。环丙沙星的使用导致胆汁中高浓度，具有广泛的革兰阴性和革兰阳性覆盖率。其他氟喹诺酮类的使用，如诺氟沙星和左氧氟沙星可以观察到类似的结果。口服氟喹诺酮治疗的预防性治疗可能会减少复发性胆管炎的频率，尽管没有进行对照试验来支持这一结论。

34. 在 PSC 中胆道狭窄的治疗方法是什么？

通过肝穿刺或内镜方式对主要狭窄区域的球囊扩张可以缓解 PSC 中的胆道梗阻。气球扩张在急性升高血清总胆红素水平或最近发生的细菌性胆管炎患者中最有效。在长期存在黄疸或复发性细菌性胆管炎病史的患者中似乎效果较差。虽然一些研究表明胆道支架术后并发症的风险增加，但这一发现尚未得到一致观察。因此临时胆道支架应用于球囊扩张难治性狭窄。口服抗生素在扩张或支架置入后短期（5 ～ 7 天）也可减少术后胆管炎的风险。对于与胆管癌相关的狭窄，可以使用可膨胀金属支架进行姑息治疗。

35. 有哪些药剂已经被用于治疗 PBC？

迄今为止，已经对 PBC 的一些潜在治疗进行了评估，其主要目标是稳定或阻止疾病进展。

药理学试剂如秋水仙素、皮质类固醇、环孢素、硫唑嘌呤、甲氨蝶呤和霉酚酸酯已显示出临床益处和显著的不良反应。在五项最大的随机，安慰剂对照临床试验中，与安慰剂或不活动治疗相比，UDCA 的剂量为 13 ～ 15 mg/（kg·d）与治疗失败或肝移植时间相比估计有 30% 的风险降低。此外，已经进行了几次队列研究，记录了与普通人群相比，UDCA 早期响应 UDCA 的患者的短期和中期生存率增加。除了启动 UDCA，管理 PBC 患者最重要的部分是早期识别和治疗合并症状（图 19-4）。

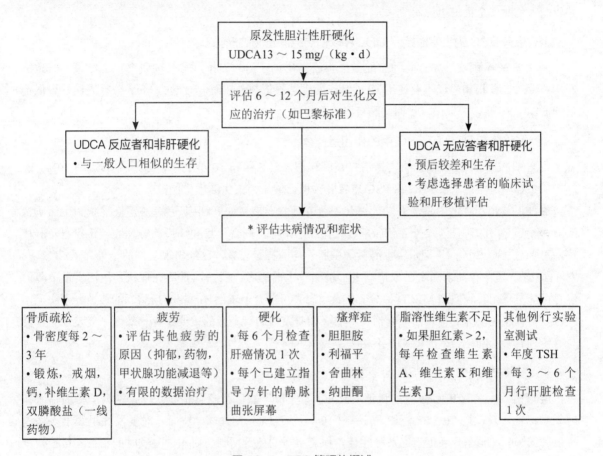

图 19-4　PBC 管理的概述

TSH. 促甲状腺激素；UDCA. 熊去氧胆酸。* 有难治性症状或终级肝病的患者应接受肝移植评估

36. 哪些 PBC 患者对 UDCA 可能不应答？

年龄和性别与对 UDCA 的应答有关。例如，男性比女性不应答的可能性大（分别为 72% 和 80%）。此外，年龄较大（70 岁以上）的患者的应答率为 90%，而在年龄小于 30 岁的患者中，应答率为 50%。具有肝脏生化改善的个体也更有可能成为 UDCA 反应者。实际上，有几个主要基于肝生化的标准来评估对 UDCA 的反应。一个得到广泛验证的一个标准是巴黎标准。治疗后 1 年，符合巴黎标准的人（碱性磷酸酶 3 倍于正常上限，加上 AST 水平 2 倍于正常上限和胆红素水平正常），10 年无移植生存率为 90%。此外，肝硬化患者不太可能受益于 UDCA。

37. 已经尝试了哪些药物治疗 PSC？

由于疾病进展的不同，PSC 中药物治疗评估随机临床试验的发展很困难。作为潜在的结果，没有确定的有效治疗方法。与 PBC 一样，使用药物剂如 D- 青霉胺、秋水仙碱、皮质类固醇和免疫抑制剂如霉酚酸酯没有出现显著的临床益处。标准剂量［13 ～ 15 mg /（kg·d）］的 UDCA 似乎改善生化学参数，但未观察到对组织学发现或存活的显著影响。尽管在两项试点调查中胆管造影和梅奥风险评分可观察到较高剂量的 UDCA20 ～ 30 mg /（kg·d）改善生化，但欧洲大型前瞻性随机双盲对照试验未能证实这些初步结果。使用更高剂量的 UDCA 的北美试验结果也未能证明获得生存益处，并引起人们对安全性的担忧。

38. 患有 PSC 的患者应接受 UDCA 以预防结肠直肠肿瘤吗？

使用 UDCA 预防结肠直肠肿瘤的做法不受高质量证据的支持，有几项研究报道结果不一致。2010 年 AASLD 指南建议不要使用 UDCA 作为化学预防剂。然而，最近的 Meta 分析表明，较低剂量的 UDCA 可能有益于预防晚期结肠直肠瘤的形成。

39. 肝移植在 PBC 和 PSC 中的作用是什么？

终末期 PBC 和 PSC 患者的选择治疗是肝移植，其 5 年和 10 年生存率分别为 85% 和 70%。除了增加生存率，还记录了 PBC 和 PSC 患者肝移植后健康相关生活质量的改善。

影响肝移植考虑的因素是肝功能恶化、合并症状发展（如肝细胞癌）、难治性症状和生活质量下降。一个专门的协议涉及外部和内部近距离放射治疗，联合化疗和随后的分期腹腔镜检查及肝移植，对于与 PSC 相关的早期阶段性肝门周围胆管癌的特定患者，已经出现了好的结果。

MELD 评分有助于确定已故捐赠者移植名单上的患者。然而，难治性症状和生活质量下降的患者可能具有相对较低的 MELD 评分。因此，患者可能会追求活体，相关捐赠者的移植。事实上，PSC 是活体相关供体肝移植治疗难治性症状（如复发性胆管炎）的主要指标。然而，复发性胆管炎与等待列表患者的死亡率的增加并不相关。

40. 肝移植后 PBC 和 PSC 会复发吗？

肝移植后大多数 PBC 患者的血清 AMA 水平下降，然后升高至基线水平。根据严格的临床和组织学标准，复发性 PBC 的累积发病率在 10 年内在 15% ～ 30%。然而，对复发性组织学疾病没有显著的影响。与基于环孢素的治疗相比，他克莫司的免疫抑制与更短的复发时间相关。尽管初步数据表明 UDCA 在减缓疾病进程具有潜在的有益作用，肝移植受者早期进展、复发性 PBC，进一步研究需要验证这一初步观察。

已报道过复发性 PSC，但其真正的患病率依赖于建立明确的诊断标准和严谨的排除可能由慢性阻塞性排斥反应，ABO 不相容性，长时间冷缺血时间，巨细胞病毒感染和肝动脉血栓形成引起的慢性缺血性胆汁狭窄患者。然而，数据显示，移植 PSC 的患者中有 20% ～ 30% 会在 10 年内出现复发性疾病，一些个体需要考虑肝再移植。

41. 肝移植后 PSC 患者的并发症是什么？

PSC 患者的慢性导管排斥反应和缺血性胆管的发病率有所增加。在胆道重建期间可以出现肠系膜缺损，其通常是 Roux-en-Y 胆总管空肠造口术。因此，当肠道通过此缺陷时，内部疝气很少形成。

（张　婷　译，赵　红　校）

胃肠道和肝脏紊乱的免疫接种

Henry A. Horton，MD，Hayoon Kim，MD，Gil Y.Melmed，MD，MS

1. 什么是免疫接种？

身体的免疫系统受病原体（细菌或病毒）的刺激。这一过程反过来通过产生抗体的记忆 B 细胞的出现而产生免疫应答，其在将来提供来自不同病原体的保护。免疫接种考虑到有控制性的病原接触或诱导这些保护性抗体应答的蛋白质，并且自引进以来有助于有效的控制传染病的传播。

2. 两种主要疫苗的类型是什么？

失活疫苗（也称为灭活疫苗）是其中病原体通过触发免疫应答刺激抗体产生的疫苗。灭活疫苗不会复制，因此不能在宿主中引起感染。

减毒的疫苗，也称为活疫苗，是由无法引起活动性疾病的病原体制成的。它们仍然能够刺激抗体产生，从而保护免受疾病的侵害，但在免疫力受损的患者中，理论上可能会由疫苗中引入的病原体导致感染。

3. 在成人和其他医疗条件患者的疾病控制和预防中心指南中，通过疫苗和年龄组来比较建议免疫时间表。

在成人和其他医疗条件患者的疾病控制和预防中心（CDC）指南中，通过疫苗和年龄组来比较建议免疫时间表参见图 20-1 和图 20-2。

疫苗▼　　　　　　年龄▶	19～21 岁	22～26 岁	27～49 岁	50～59 岁	60～64 岁	≥65 岁
流行性感冒*	每年 1 剂					
破伤风、白喉、百日咳（Td/Tdap）*	替换 1 次剂量的 Tdap 用于 Td 加强，然后用 Td 每 10 年增加一次					
水痘*	2 剂					
女性人乳头状瘤病毒（HPV）*	3 剂					
男性人乳头状瘤病毒（HPV）*	3 剂					
带状疱疹						1 剂
麻疹、腮腺炎、风疹（MMR）*	1 或 2 剂					
肺炎链球菌多糖（PPSV23）	1 或 2 剂					1 剂
肺炎链球菌 13- 共价结合（PCV13）	1 剂					
脑膜炎双球菌*	1 剂或更多					
甲型肝炎*	2 剂					
乙型肝炎*	3 剂					

* 由疫苗损伤赔偿计划覆盖

对于符合年龄要求且缺乏疫苗接种证据或无先前感染证据的所有这类人员，无论以前的带状疱疹病例如何，都建议使用带状疱疹疫苗

如果存在其他风险因素则建议（例如，基于医疗、职业、生活方式或其他适应证）

无任何建议

报告疫苗不良事件报告系统（VAERS）的所有临床重要的疫苗接种反应。有关填写 VERS 报告的表格和说明，请访问 www.vaers. hhs.gov 或电话 800-822-7697

有关如何提交疫苗损伤赔偿计划索赔的信息，请访问 www.hrsa. gov/vaccinecompensation 或电话 800-338-2382。要提交疫苗损伤索赔，请联系美国联邦索赔部，717 麦迪逊广场，NWwashington. DC20005；电话，202-357-6400

有关本计划中疫苗的附加信息，可用数据的范围及免疫接种禁忌证，也可在 www.cdgov/caccines 或 CDC-INFO 联络中心 800-CDC-INFO（800-232-4636）上获取英文和西班牙文，8：00 am ～ 8：00 pm. 西部时间，星期一至星期五，不包括假日。商业名称和商业来源的使用仅供识别，不意味着美国卫生和人类服务部门的认可

该计划的建议由疾病预防控制中心（CDC）免疫实践咨询委员会（ACIP），美国家庭医师学会（AAFP），美国劳工和妇产科学院（ACOG）和美国学院护士助产士（ACNM）

图 20-1　按疫苗和年龄组推荐成人免疫时间表

http：//www.cdc.gov/vaccines/schedules/hcp/adult.html（Accessed September 22，2014）

疫苗▼　　　指征►	妊娠	免疫状况改善者（包括人类免疫缺陷病毒HIV）	HIV 感染CD4＋T 淋巴细胞		与男性性交者（MSM）	慢性心脏疾病、肺部疾病、慢性饮酒史	青光眼（包括选择性脾切除术和持续补体成分缺陷）	慢性肝脏疾病	肾功能不全，晚期肾病，接收血液透析	糖尿病	个人健康护理
			＜ 200个细胞/μl	≥ 200个细胞/μl							
流行性感冒 *	每年 1 剂				每年 1剂 IIV或 LAN	每年 1 剂 IIV					每年 1 剂IIV或LAN
破伤风，白喉，百日咳（Td/Tdap）*	每次妊娠用 1剂量的Tdap	替换 1 次剂量的 Tdap 用于 Td 加强，然后用 Td 每 10 年增加一次									
水痘 *	禁忌使用		2 剂								
女性人乳头状瘤病毒（HPV）*	26 岁时 3 剂				26 岁时 3 剂						
男性人乳头状瘤病毒（HPV）*	26 岁时 3 剂				26 岁时 3 剂						
人乳头状瘤病毒（HPV）男性 *	禁忌使用		1 剂								
带状疱疹 *	禁忌使用		1 剂或 2 剂								
麻疹、腮腺炎、风疹（MMR）*		1 剂或 2 剂									
肺炎链球菌多糖（PPSV23）*		1 剂									
脑膜炎双球菌 *	1 剂　或更多										
甲型肝炎 *	2 剂										
乙型肝炎 *	3 剂										

* 由疫苗损伤赔偿计划覆盖

<table>
<tr><td>（浅灰色框）</td><td>对于符合年龄要求且缺乏疫苗接种证据或无先前感染证据的所有这类人员，无论以前的带状疱疹病例如何，都建议使用带状疱疹疫苗</td></tr>
<tr><td>（深灰色框）</td><td>如果存在其他风险因素则建议（例如，基于医疗、职业、生活方式或其他适应证）</td></tr>
<tr><td>（白色框）</td><td>无任何建议</td></tr>
</table>

这些时间表显示了 1 月 1 日～ 1 月 13 日期间对 19 岁以上成年人通常使用的目前获得许可的疫苗的建议年龄组和医疗指征。对于成人免疫计划中推荐的所有疫苗：疫苗系列不要重新启动，不管剂量之间的时间如何，许可组合疫苗可以在组合的任何组分被指出时及疫苗的其他成分不是禁忌证时使用。有关所有疫苗的详细建议，包括针对旅行者或一年内发放的疫苗，请咨询制造商的包装插页和免疫实践咨询委员会的完整声明（www.cdc.gov/vaccine/pubs/acip-list.htm）。使用商品名称和 商业来源仅用于识别，并不意味着美国卫生和人类服务部的认可

图 20-2　基于医疗适应证的推荐疫苗接种

http：//www.cdc.gov/vaccines/schedules/ hcp/adult.html（Accessed September 22，2014）

4. 哪些人群应该接受甲型疫苗免疫接种？

- 生活在甲型肝炎流行国家的旅行者或个人，包括中南美洲、非洲和亚洲大部分地区。
- 与其他男性有性接触的男性。
- 无论是否注射使用非法药物。
- 患有凝血因子疾病如血友病的个体。
- 所有 12 个月以上的儿童。
- 与甲型肝炎感染者同住的人。
- 活跃的军事人员。
- 任何病因的慢性肝病患者。

5. 在接受甲型肝炎疫苗之后多久在被认为可以保护免受感染？

在接种疫苗后 4 周被认为是具有保护性的。在 2 ～ 4 周有保护某些个体的证据，但目前为止，4 周是患者被认为无法受到甲型肝炎保护的时间段。如果有人计划在 4 周内前往一个地方流行甲型肝炎病毒（HAV）的地方，被认为是不受保护的。在接种疫苗后，保护时间在成年人接种疫苗中估计为 25 年，在接种疫苗的儿童中最多可达 20 年。

6. 如果某人尚未感染过 HAV 旅行到一个流行地区，并且以前没有接受疫苗，该怎么办？

他（她）应该接受抗 HAV 免疫球蛋白（Ig）的免疫预防。这可以得到即刻保护，持续长达 5 个月的时间。此外，这些人群也应该接受 HAV 疫苗，但不能理解为立即"去除病因"。

7. 暴露于甲型肝炎后建议的预防措施是什么？

- 12 岁以下儿童应接受免疫球蛋白。建议在接触甲型肝炎 2 周内给予免疫球蛋白。
- 年龄在 12 个月至 40 岁的健康个体应以合适年龄的剂量接受单剂量的单抗原甲型肝炎疫苗。

已经发现该疫苗与免疫球蛋白一样有效，免疫球蛋白以前是 2007 年之前唯一保护暴露于甲型肝炎的个体的推荐方法。

- 对于 40 岁以上的成年人，免疫球蛋白是优选的，因为在该年龄组中缺乏疫苗作用的数据，并且老年人，特别是 75 岁以上的甲型肝炎患者往往有更严重的表现。如果不能使用免疫球蛋白，可以使用疫苗。
- 对于免疫功能低下或慢性肝病患者，建议使用免疫球蛋白。
- 对于对疫苗过敏的患者，建议使用免疫球蛋白。

8. 哪些人群应该接受乙型肝炎疫苗接种？

- 所有 18 岁以下的儿童。
- 慢性肝病患者。
- 旅行者或生活在乙型肝炎流行国家（特别是东南亚地区、撒哈拉以南非洲地区、中东部分地区和加勒比地区，流行率超过 8%）的个人。
- 与其他男性发生性关系的男性。
- 非法药物使用者。
- 与乙型肝炎感染的人生活或性交的个人。
- 医护人员。
- 不属于一夫一妻制关系的性活跃人士。
- 患有人类免疫缺陷病毒（HIV）感染的个体。
- 透析患者。
- 19 ～ 59 岁的糖尿病患者。
- 任何想进行免疫的人。

9. 哪些人群不应该接受甲型或乙型肝炎疫苗？

常识表明以下人员不应该接种疫苗。

- 中度或重度生病的个人。
- 个人对疫苗的任何组分过敏，或曾经对疫苗出现严重过敏反应。

10. 乙型肝炎疫苗接种的推荐时间是什么？

最常见的建议是给予三次剂量的乙型肝炎疫苗。当建议时给予第一剂。在第一次给药后 1 个月给予第二次剂量，并在第二次给药后约 5 个月给予第三次剂量。已经批准了联合接种疫苗和特殊人群的可替换时间表，如肝硬化患者可能通常以特定的间隔从双倍剂量的 HBV 疫苗中受益。

11. 暴露于 HBV 后应该怎么办？

一个人接触 HBV 后，应尽快给予适当的预防措施，最好在 24 小时内给予。可有效预防感染。暴露后免疫预防的主要内容是乙型肝炎疫苗，但在某些情况下，额外增加乙型肝炎免疫球蛋白（HBIg）将会在暴露后 14 天内尽可能快的提供保护。

12. 对于母亲是 HBV 的婴儿来说，推荐的建议是什么？

- 乙型肝炎表面抗原阳性的母亲的婴儿在出生后 12 小时内应接受 HBIg 和第一剂乙型肝炎疫苗。
- 如果母亲的乙型肝炎状况未知，应当抽出母亲的乙型肝炎血清，并且婴儿在出生后 12 小时内接受乙型肝炎疫苗。如果母亲出现乙型肝炎表面抗原阳性，则应即刻施用 HBIg（图 20-3）。

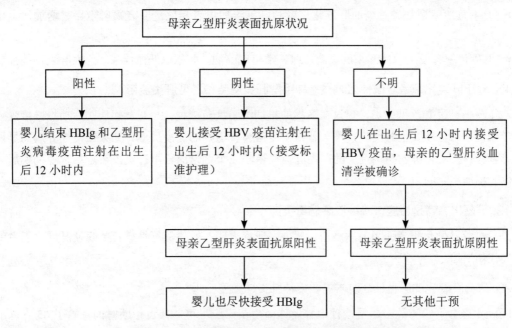

图 20-3　用于治疗母亲与乙型肝炎的婴儿的管理方法
HBIg. 乙型肝炎免疫球蛋白；HBV. 乙型病毒性肝炎

13. 如果乙型肝炎疫苗在接种之间存在中断，接种的疫苗是否需要重新开始？

如果乙型肝炎疫苗在接种之间存在中断，并不需要重新开始接种疫苗。如果疫苗在第一次给药后中断，则应尽快给予第二剂。第二剂和第三剂应间隔至少 8 周。如果只有第三剂量延迟，应尽快给药。

14. 是否推荐使用加强剂量的乙型肝炎疫苗？

乙型肝炎疫苗的加强剂量仅用于乙型肝炎表面抗体水平低于 10 mU/ml 的透析患者和其他免疫受损人群（如 HIV 感染者、移植接受者、接受化疗的患者）中推荐使用。对于以前接种过疫苗的免疫系统正常的人员，不推荐加强剂量。

15. 为什么肝硬化患者易感染？

肝脏在先天免疫反应中起着关键作用，因为它通过门静脉系统的循环与肠道摄入的病原体进行接触。肝硬化患者的肝纤维化肝功能低下、网状内皮系统（肝巨噬细胞和单核细胞中的肝巨噬细胞）及粒细胞（嗜中性粒细胞、嗜酸性粒细胞和嗜碱性粒细胞）功能障碍，已经有研究表明导致自发性感染的肝硬化患者细菌和相关毒素的肠道通透性增加。肝硬化患者肝静脉循环经常发生大量分流，从而使得感染后的清除能力受损。

16. 哪种疫苗可预防的细菌感染对肝硬化患者而言风险增加？

● 肺炎球菌肺炎多达 15% 的患者。
● 仪器操作后的菌血症。
● 高死亡率的脑膜炎。

17. 为什么强烈建议肝硬化患者接种甲型和乙型肝炎疫苗？

● 肝硬化患者不能承受更多的损伤（即感染），没有严重的失代偿和肝衰竭的风险。

- 发生急性甲型肝炎感染的肝硬化患者与肝脏疾病患者相比，肝衰竭风险显著增加，发生死亡的风险高得多。
- 肝硬化患者发生急性乙型肝炎感染时，常出现脑病、腹水、低血栓症、急性肝衰竭等症状。

18. 对于肝硬化患者应该什么时候接种甲型肝炎疫苗和乙型肝炎疫苗？

对于甲型肝炎和乙型肝炎，建议在病程的早期给予疫苗接种。与在其疾病的后期阶段接受疫苗的患者相比，患者在发生肝硬化后不久就给予疫苗会有更好的免疫反应。如果在慢性肝病的早期阶段，患者应该接受标准的两个剂量的甲型肝炎疫苗和三个剂量的乙型肝炎疫苗，尽管晚期疾病（即肝硬化）标准间隔的 HBV 疫苗剂量会使患者受益。

19. 肝硬化患者是否应该接种流感病毒疫苗？

是。推荐肝硬化患者使用流感疫苗。此外，研究表明，发生流行性感冒的晚期肝硬化患者的肝功能失代偿增加。

20. 患有肝硬化的患者什么时候需要接种肺炎球菌疫苗吗？

肝硬化患者不论年龄应尽早接种地肺炎球菌疫苗，应尽可能接近诊断时间。除了 65 岁以上的个体，肺炎球菌感染在肝硬化患者和慢性肝病患者中更为普遍。同时具有饮酒史的肝硬化患者，由肺炎球菌肺炎、脑膜炎或菌血症导致死亡的风险大大增加。

21. 肝硬化患者应接种什么其他疫苗？

肝硬化患者应接种适用于其他健康人群的标准免疫。这包括常规每 10 年的白喉和破伤风加强免疫，以及其他适合年龄的疫苗。一般来说，如果可能的话，灭活疫苗要优于活疫苗。

22. IBD（克罗恩病和溃疡性结肠炎）患者是否对疫苗可预防性感染的敏感性更高？如果是这样，为什么？

炎症性肠病患者对疫苗可预防性感染的敏感性更高。几种感染，包括带状疱疹、人乳头状瘤病毒（HPV）、肺炎和急性 HBV 感染在 IBD 患者中更为常见，特别是在免疫抑制治疗的患者中尤其危险。

IBD 患者更易受到感染，包括疫苗可预防的感染，主要有两个原因。首先，IBD 的特征在于免疫系统的失调，其被共生肠细菌不恰当地激活，导致肠道免疫应答异常。其次，患者经常用短期和长期的免疫抑制药物治疗，即糖皮质激素、免疫调节剂（包括硫唑嘌呤、6- 巯基嘌呤和甲氨蝶呤）和肿瘤坏死因子 -α（TNF-α）抑制剂，如英夫利昔单抗（Remicade）、阿达木单抗（Humira）、戈利木单抗（Simponi）和赛妥珠单抗（Cimzia）。感染是与这些治疗相关的最常见的严重不良事件。

23. 在解决 IBD 患者疫苗接种时间问题上的最佳时机是什么？

一旦诊断，就是开始接种疫苗的最佳时机，最好是在开始免疫抑制药物之前，这可能会使对疫苗的免疫应答不敏感。大多数疫苗可以随时给予，但应在开始进行免疫抑制治疗前合理地制定时间。

24. 无论免疫抑制如何，IBD 推荐使用哪些疫苗？

一般来说，所有灭活疫苗应按照常规指南进行给予。这些包括以下内容。

- 灭活流感疫苗（理想情况下是免疫抑制前）。
- 破伤风疫苗或助推器（作为破伤风 - 白喉、破伤风 - 白喉 - 百日咳或白喉 - 破伤风 - 百日咳的一部分）。

- HPV 疫苗。
- 脑膜炎球菌疫苗。
- 甲型肝炎疫苗。
- 乙型肝炎疫苗。
- 肺炎球菌（理想情况是在免疫抑制之前）。
- 百日咳（理想情况下是免疫抑制）。

25. 对于目前进行免疫抑制治疗如皮质类固醇，免疫调节剂和抗 TNF 治疗的 IBD 患者而言哪些疫苗是禁忌的?

一般来说，所有活疫苗都是禁忌的。这些包括以下内容。

- 活的减毒流感疫苗（鼻内疫苗）。
- 水痘带状疱疹疫苗（一般）。
- 带状疱疹（一般）。
- 黄热病疫苗。
- 麻疹 - 流行性腮腺炎 - 风疹疫苗。
- 伤寒活口服疫苗。
- 结核杆菌 Calmette-Guérin（BCG）疫苗（未在美国提供）。
- 脊髓灰质炎活口服疫苗（不再在美国使用）。
- 炭疽疫苗。
- 天花疫苗。

26. 在特殊情况下，免疫抑制治疗的 IBD 患者可以考虑使用何种活疫苗?

虽然通常是禁忌的，但不能停止免疫抑制治疗的 IBD 患者或许也可以考虑某些活疫苗（水痘和带状疱疹）。当自然感染的风险超过疫苗的风险时，需要进行特殊考虑。水痘和带状疱疹的自然感染风险增加的临床情况包括学龄前教师和医护人员等职业的患者。

对水痘带状疱疹（水痘）和带状疱疹（带状疱疹）患者进行一些考虑是必需的。可能免疫抑制的 IBD 的成人和儿童获得水痘感染可以广泛传播水痘带状疱疹病毒，这可能是致命的。鉴于水痘和带状疱疹疫苗是减毒活疫苗（带状疱疹疫苗是水痘疫苗的浓缩形式），因此在免疫功能低下的患者中通常被认为是禁忌证。然而根据美国 ACIP，低剂量免疫抑制治疗如类固醇治疗（＜ 20mg/d）的患者可接受该疫苗。对于低剂量的甲氨蝶呤、硫唑嘌呤或 6- 巯基嘌呤也是如此。最近的数据还表明，带状疱疹疫苗在抗 TNF 治疗的患者中使用是安全的，而在抗 TNF 治疗时接受带状疱疹免疫接种的老年成年患者与其未接种的人群相比不太可能发展带状疱疹感染。

27. 免疫抑制 IBD 患者的家庭接触成员可以接受活疫苗吗?

免疫抑制 IBD 患者的家庭接触成员可以接受活疫苗。他们应该接受活疫苗，包括 MMR、轮状病毒和水痘。然而，如果水痘疫苗的接收人发生皮疹，应避免与免疫抑制个体直接接触，直到皮疹消退。建议家庭接触成员不接受活的流感疫苗，因为存在病毒传播的理论风险，并且可以使用替代性的灭活疫苗（注射）。

28. 对于将去流行发生地的免疫抑制的 IBD 患者而言，是否需要接种黄热病疫苗？

不。黄热病疫苗是一种活的减毒疫苗，已经发现严重的不良反应，如脑炎和多器官衰竭。在不能安全接受疫苗的患者中，最好避免前往这些流行地区（包括撒哈拉以南非洲地区和南美洲部分地区）旅行。如果必须要到这些地区旅行，应该就发病的风险进行咨询并且防止蚊子叮咬（这是传染媒介）。他们还需要通过旅行医学专家进行正规的免疫接种。

29. 免疫抑制的 IBD 患者对疫苗接种有充分的免疫应答吗？

并不是全部。一些研究表明，与不用免疫抑制剂组合的患者相比，联合治疗（硫唑嘌呤或 6-巯嘌呤与 TNF 抑制剂一起）的患者对几种疫苗的免疫应答显著降低。因此，尽可能地在免疫抑制开始之前，患者在诊断后立即有目的性的进行接种。

30. IBD 女性是否需要接受 HPV 疫苗？如果是这样，为什么？

是。具有 IBD 的妇女具有较高的宫颈发育不良率和致癌 HPV 血清型，特别是如果免疫抑制超过 6 个月。该疫苗适用于 9 ～ 26 岁的女性和男性。

31. 在妊娠期间接受抗 TNF 剂的母亲出生的婴儿可以接受常规的儿童接种疫苗吗？

对于大多数人群而言，在妊娠期间接受抗 TNF 剂的母亲出生的婴儿可以接受常规的儿童接种疫苗，除了在妊娠期间接受抗 TNF 治疗的在生命的头 6 个月内新生儿的明显病例，不应给予活疫苗。许多抗 TNF 治疗是单克隆抗体，其可以积极地跨过胎盘，特别是在第三产程，从而出生时的药物浓度在新生儿中可能高于母亲。在美国，最初 6 个月期间唯一的活疫苗是轮状病毒疫苗，尽管在其他国家可能会有额外的活疫苗（如 BCG 疫苗），但由于对活疫苗的传播感染的担忧而被扣留。

（陈琦琪 译，王 琦 校）

妊娠与肝病

Devina Bhasin, MD, and Roshan Shrestha, MD

妊娠期间的生理变化

1. 妊娠期间肝脏结构和功能性适应改变是什么？

肝脏大小和组织学特征不改变。母体血量和心排血量显著增加，肝血流量并未相应增加，肝血流分数减少。子宫扩大使下腔静脉回流逐渐变得更加困难。血液通过可能发生食管静脉曲张的奇静脉系统分流。

2. 妊娠期间肝功能改变吗？

妊娠期间肝功能保持正常，但实验室值的正常范围发生变化，因为激素的变化和随之血液稀释的血量增加。AST、ALT、GGTP、胆红素和凝血酶原均保持在正常范围内，AP 升高。胎盘是 AP 的主要来源，分娩后 20 天内水平恢复正常。雌激素增加纤维蛋白原及其他凝血蛋白（因子Ⅶ、Ⅷ、Ⅸ和Ⅹ）的合成，另外由于雌激素的作用，血清中主要的脂质类（三酰甘油、胆固醇和低密度脂蛋白）的浓度显著增加。这些水平可能是相同年龄的非妊娠妇女正常极限的 2 倍。血清白蛋白稍有下降，导致血清蛋白浓度下降约 20%。其他血清蛋白（血浆铜蓝蛋白、皮质类固醇、睾酮、甲状腺素血清结合蛋白）及维生素 D 和叶酸的血浆浓度也在妊娠期间增加。

妊娠期间的疾病

- 同时发生肝病（病毒性肝炎、酒精性肝炎、胆结石病、自身免疫性肝炎）。
- 妊娠肝内胆汁淤积（IHCP）。
- 急性妊娠脂肪肝（AFLP）。
- 溶血，肝酶升高，血小板计数低（HELLP 综合征）。

3. 胎龄可以区分妊娠期不同的肝脏疾病吗？

可以。妊娠剧吐出现在妊娠的前 3 个月。患者严重恶心呕吐，约 50% 与胆红素、AST 或 ALT 升高有关。妊娠期胆汁淤积症、病毒性肝炎和由胆石症引起的异常肝脏化学物质可能存在于妊娠前 3 个月的任何时间点。妊娠中期特异性地出现 AFLP 和先兆子痫性肝病（HELLP、肝梗死和肝破裂）。单纯疱疹病毒和戊型肝炎病毒均在妊娠期加重，通常存在于妊娠中期。转氨酶可能呈现为轻度升高或表现为严重肝衰竭。巴德-吉利亚综合征出现在妊娠的后半期到产后 3 个月。

4. 我们可以假设在体检和食管内静脉曲张内镜检查中出现血管瘤和肝掌的患者患有慢性肝病吗？

不可以。约 2/3 的没有肝脏疾病的妊娠妇女出现蜘蛛血管瘤和肝掌是常见的。约 50% 没有肝脏疾病的健康妊娠妇女存在小型食管静脉曲张，因为奇静脉系统中的血流量增加。

5. 妊娠期间黄疸最常见的原因是什么？

病毒性肝炎是妊娠期间黄疸最常见的原因。

6. 妊娠期间获得的病毒性肝炎病程严重度如何？

- 甲型肝炎、乙型肝炎和丙型肝炎在妊娠和非妊娠患者中都有类似的治疗方法。
- 戊型肝炎在妊娠期间有不同的病程。在高达 20% 的患者中是暴发性的，相比之下未妊娠妇女不到 1%。妊娠前 3 个月的死亡率为 1.5%，妊娠中期为 8.5%，妊娠后期的死亡率为 21%，而非妊娠妇女则为 0.5% ～ 4%。如果在妊娠后期获得感染，胎儿并发症和新生儿死亡就会增加。
- 单纯疱疹性肝炎可能在妊娠期间暴发，并且死亡率高。

患有妊娠晚期发热，有全身症状，可能出现水疱性皮疹的患者，可能存在关联性肺炎或脑炎。肝活检是特异度的，在活肝细胞中显示坏死和包涵体，以及很少或没有炎性浸润。对阿昔洛韦治疗的应答是及时的，没有必要立即进行引产。

7. 哪些症状和体征提示诊断为巴德－吉利亚综合征？

近期或分娩后不久，突然发生的腹痛、肝大和腹水临床三联征。腹水在约 50% 的患者中提示高蛋白质含量。活检通常显示中心出血和坏死，以及肝窦扩张和红细胞外渗到 Disse 间隙。肝脏闪烁扫描和计算机断层扫描（CT）通常显示由分开引导到下腔静脉引起的尾状叶的代偿性肥大。门静脉和肝血管的多普勒分析和磁共振成像（MRI）表明肝静脉阻塞。

8. 血清铜蓝蛋白水平在怀疑患有肝豆状核变性的妊娠妇女中是一个很好的诊断标记吗？

妊娠期间血浆铜蓝蛋白水平逐渐升高，达到最大值。正因为如此，在通常血浆铜蓝蛋白水平低的肝豆状核变性患者中，妊娠期间水平可能会增高被误认为在正常范围内（> 20mg/dl）。

9. 妊娠期间我们是否可以继续治疗肝豆状核变性？

妊娠期间必须继续治疗肝豆状核变性，否则母亲存在与暴发性肝衰竭相关的溶血性发作的风险。FDA 批准的药物是 D- 青霉胺、曲恩汀和锌。证据表明，D- 青霉胺和曲恩汀（组织铜螯合剂）在动物研究中是致畸的，并且有学者报道说青霉胺对人体的影响，包括眼睑松质综合征或微小病变、低耳等异常。根据目前的共识，D- 青霉胺和曲恩汀在前 2 个 3 个月的剂量为 0.75 ～ 1g/d 是安全的，在妊娠最后 3 个月和哺乳期的妇女中，剂量应减少到 0.5g /d。锌治疗是一种有吸引力的替代方案，具有不同的作用机制，它诱导金属硫蛋白的合成，其在肠细胞中螯合铜，阻止其吸收。在动物或人类中没有报道致畸作用。对于 24 小时尿铜值 > 0.1mg 的患者推荐剂量为 50mg，每天 3 次，对于尿铜水平较低的患者，推荐剂量为 25mg，每天 3 次。建议严格监测尿铜和锌的含量，锌剂量应相应调整。

妊娠肝内胆汁淤积症

10. 妊娠特有的最常见的肝脏疾病是什么？

妊娠肝内胆汁淤积症（IHCP）是妊娠特有的最常见的疾病。

11. IHCP 的主要临床表现是什么？

IHCP 的主要临床表现严重瘙痒，在妊娠中期出现，且更常见于妊娠后期（超过 70% 的病例）。

12. IHCP 中有哪些生化改变?

通常测量胆碱甘氨酸而测得的血清胆汁酸增加 10 ～ 100 倍。AP 的血清水平上升了 7 ～ 10 倍，同时血清 50- 核苷酸酶水平轻度上升（证实了 AP 的肝脏来源）。AST、ALT 和直接胆红素也上升。没有发现溶血的证据，GGTP 通常正常，凝血酶原时间（PT）和国际标准化比例（INR）也是正常的。

13. IHCP 患者分娩后预期的临床和生化过程是什么?

瘙痒症应在分娩后迅速改善（24 小时内）。黄疸是罕见的，如果存在，可能会持续数天。生化指标异常可能持续数月。

14. 以前诊断为 IHCP 的女性产后出现异常出血的可能原因是什么? 怎样治疗?

以前诊断为 IHCP 的产后女性出现异常出血的可能原因是吸收脂溶性维生素，包括维生素 K，特别是使用考来烯胺治疗瘙痒症的患者。其治疗是 INR 通过肠胃外给药对维生素 K 进行校正。

15. IHCP 对胎儿有什么影响?

需要剖宫产的胎儿窘迫发生率为 30% ～ 60%。早产儿发生在约 50% 的病例中，胎儿死亡在受影响的妊娠妇女中高达 9%。如果这种疾病在妊娠早期开始，所有这些影响更有可能。

16. IHCP 的治疗方法是什么?

缓解瘙痒是主要的目标。治疗药物包括以下几种。

- 熊去氧胆酸，15 mg /（kg•d）；研究表明使用剂量为 24mg /（kg•d），效果良好。
- 胆钙蛋白，4g，4 ～ 5 次 / 天（胆汁酸结合树脂）。
- 盐酸羟胺（atarax）或双羟萘酸（vistaril）（抗组胺药）；盐酸羟胺根据需要每 6 小时 25 ～ 50mg，双羟萘酸根据需要每 6 小时服 15 ～ 30mg。
- 苯巴比妥，100mg /d（胆汁和中枢作用镇静剂）。
- 用皮肤科医生指导的紫外线 B 光进行光疗，强烈推荐使用维生素 K，以尽量减少产后出血的风险。仔细观察母亲和胎儿。如果胎肺已经成熟，建议 36 周（严重病例）或 38 周（平均病例）选择性诱产。

17. IHCP 会复发吗?

IHCP 会复发。40% ～ 70% 再次妊娠患者显示轻度肝内胆汁淤积。使用含雌激素的避孕药可以看出相同的症状。

18. 什么不典型体征和症状使 IHCP 的诊断值得怀疑?

发热，肝脾大，疼痛，瘙痒前或无瘙痒黄疸，分娩后或妊娠 21 周以前的瘙痒，特别是单胎妊娠，应立刻寻找替代诊断。

19. 哪些生化改变提示替代诊断?

- AST 和 ALT 水平正常。
- AP 和 GGTP 升高（即胆道疾病）。
- 主要未结合的高胆红素血症（即溶血）。

急性妊娠脂肪肝

20. 急性妊娠脂肪肝的临床特征和实验室特征是什么?

急性妊娠脂肪肝（AFLP）是一种罕见的疾病，在 16 000 例妊娠妇女中发病率为 1/13 000。起始发生在妊娠的后半期，通常在妊娠中期，尽管有时报道产后发病。AFLP 临床表现包括恶心呕吐、黄疸、不适、口渴、精神状态改变。严重者可迅速发展为低血糖、弥散性血管内凝血（DIC）、肾功能不全、昏迷和死亡。可能同时存在先兆子痫的症状，如动脉血压适度增加、蛋白尿和高尿酸血症。实验室指标异常包括中度 AST 和 ALT 升高（通常 < 1000）、结合型高胆红素血症、升高的 PT、纤维蛋白裂解产物和 D- 二聚体，以及低血小板计数、氨和血清尿酸水平升高和白细胞计数增多。低血糖是极度严重的征兆；必须密切监测血糖水平。

21. 我们如何诊断和治疗 AFLP？

高度临床怀疑对于早期识别和恰当治疗至关重要。在没有危险因素或提示病毒性肝炎的血清学检查结果的情况下，在生产期生产后不久出现的肝衰竭提示 AFLP。口渴、潜在的加压素抗性尿崩症症状是 AFLP 和 HELLP 的特征。如果可行，肝活检在适当的临床背景下进行诊断。AFLP 治疗包括收治入院，由多学科团队（肝病学家、母体胎儿专科医师、重症监护专家）密切监测，并立即生产。通常 AFLP 是可以痊愈的，尽管在分娩前（如 DIC、肾衰竭、感染）患有严重临床并发症的患者可能会延迟。

22. 活检确诊为 AFLP 的标志是什么？

活检是确诊 AFLP，但不是病理诊断或不可或缺的诊断。AFLP 组织学发现的特征是微囊泡脂肪浸润，主要在中心小叶区。一般来说，小叶和小梁结构被保存，如果存在，炎性浸润和细胞坏死是轻微的。AFLP 是一种全身性疾病。在胰腺腺泡细胞和肾脏的肾小管上皮细胞中已经注意到类似的脂肪变化。在其他条件下如瑞氏综合征、丙戊酸钠毒性、牙买加呕吐病，以及尿素循环酶的先天性缺陷或脂肪酸的 β 氧化，可以看到相同的突出的微囊脂肪变性。

23. 描述 AFLP 的发病机制。

AFLP 的发病机制尚不清楚。在一些病例中，胎儿具有长链 3- 羟酰基辅酶 A 脱氢酶（LCHAD）的分离缺陷，其导致线粒体脂肪酸氧化的紊乱。遗传模式是隐性的，涉及至少一个等位基因在氨基酸残基 474（Glu474Gln）上从谷氨酸到谷氨酰胺的突变。假设在纯合子或复合杂合子胎儿存在这种突变的情况下，由胎儿或胎盘产生的长链脂肪酸代谢物在母体中积累并对母体肝脏具有高毒性。母亲表型正常；她的基因型与进展为 AFLP 无关。

24. 一个 AFLP 母亲的孩子的结果是什么？

以前报道的胎儿死亡率为 75% ～ 90%，通过提高认识，早期诊断，新生儿重症监护病房的可及性，以及通过儿童的密切监测和饮食治疗的机制死亡率已经大大减少。在与 LCHAD 缺陷相关的妊娠中，平均年龄为 7.6 个月（范围为 0 ～ 60 个月）的儿童患有急性肝功能障碍（发生率为 79%）。他们可能会发生低热量、低血糖症、低张力、肝大、肝性脑病、高转氨酶水平和脂肪肝。其病情可能迅速进入昏迷和死亡。经常摄入中链三酰甘油脂肪的低脂肪饮食可以预防低氧血症的低血糖性肝功能障碍。根据最近的研究，67% 的饮食改变儿童还活着，大多数已经上学。

25. AFLP 在随后的妊娠中会复发吗？

在与 LCHAD 缺陷相关的病例中，这种疾病是隐性的，影响 1/4 的胎儿。母亲肝脏疾病复发率为 15%～25%。

26. 诊断为 AFLP 的妇女是否进行遗传检测？

所有患有 AFLP 的妇女，以及他们的伙伴和孩子，应该被告知进行分子诊断测试。仅母亲测试 Glu474Gln 不足以排除胎儿或其他家庭成员的 LCHAD 缺陷。

溶血、肝酶升高和血小板低

27. 先兆子痫肝脏受累的概率是多少？

肝因先兆子痫的症状而受累，不论是亚临床症状，如活检发现纤维蛋白原沉积，还是可能出现的严重的几种紊乱。在 HELLP 患者中，主诉是腹痛，通常在妊娠后半期出现，但可能在分娩后 7 天内发生（近 30% 的妇女受影响）。肝梗死是肝参与先兆子痫的又一罕见表现。妊娠晚期或分娩后早期的患者出现无法解释的发热、白细胞计数增多、腹部或胸部疼痛，以及极度升高的转氨酶（＞3000U/L）。诊断依赖于 CT 对比图像或 MRI 上肝梗死的可视化。囊下血肿和肝破裂是具有高发病率和死亡率的危及生命的并发症。高指数的怀疑和早期 CT 成像可进行诊断和及时干预。

28. HELLP 有多常见？

在妊娠期间，HELLP 的发生率为 0.2%～0.6%，先兆子痫患者为 4%～12%。产妇、白种人和老年妇女的发病率较高，但平均发病年龄约为 25 岁。

29. 描述自发性肝内出血的发生率和预后。

1%～2% 的先兆子痫患者出现自发性肝内和囊下出血，估计发病率在 1/4.5 万。预后通过早期意识，成像研究的早期诊断和积极的手术治疗而有所提高。最近报道的产妇死亡率在 33%～49%。胎儿死亡率仍然很高（60%）。

30. 哪些结果通常可以做出 HELLP 的诊断？

HELLP 诊断依赖于肝脏参与相关血小板减少症的典型实验室证据。不是所有患者均出现临床高血压或蛋白尿。肝脏检查异常的是肝细胞，肝功能是正常的。存在血小板减少症，通常＜100 000/mm³。溶血是轻微的，外周涂片发现微血管病。活检是特征性的，但可能是非常危险的，并且不需要诊断。它显示门静脉周围出血、纤维蛋白沉积和坏死，可能伴随着具有局灶性实质性坏死的窦性纤维蛋白原的脂肪变性或沉积。活检正常并不排除诊断，因为可能是部分参与。

31. 严重先兆子痫的治疗方法是什么？

严重先兆子痫最初的首选是通过给予静脉注射液，纠正任何并发的凝血病，给予癫痫发作的镁及治疗严重的高血压来稳定母亲病情。早期肝脏成像提示排除梗死或血肿。胎儿功能状态应该确定。胎儿最终结果主要与胎龄相关。如果检查显示胎龄超过 34 周且胎儿肺成熟的证据，应立即接生胎儿。如果胎儿肺不成熟，可以在给予两剂类固醇后 48 小时接生胎儿。当出现胎儿窘迫的证据时应立即尝试接生胎儿。在囊下血肿破裂的情况下，需要大量输血和立即手术干预。在不能进行外科手术的情况下，出现急性肝衰竭的体征和症状时，应考虑进行肝移植。肝移植通常在紧急类别"1 级"下进行，从而将提供器官放在首位，移植和患者生存结果都很好。

32. HELLP 在随后的妊娠中复发吗？

HELLP 在随后的妊娠中有可能复发。研究报道复发风险低至 3.4%，高达 25%。

33. 哪些数据有助于区分 AFLP 和 HELLP？

在目前，AFLP 和 HELLP 可能难以区分。高血压通常但并不总是与 HELLP 有关。HELLP 患者会出现由溶血引起，为轻度、主要为非结合性高胆红素血症及严重的血小板减少症，但没有提示肝衰竭的实验室数据。实验室异常在 AFLP 中明显更严重；肝脏无法合成的证据表现为延长的 PT 和晚期显著的低血糖。纤维蛋白原低，血氨升高。活检显示 AFLP 患者主要在中心区域存在微囊脂肪变性，而 HELLP 患者主要表现为门静脉周围纤维蛋白沉积、坏死和出血。

34. 在并发 AFLP 或 HELLP 的妊娠中是否需要进行前瞻性筛查？

15% ～ 20% 的妊娠妇女并发 AFLP，< 2% 并发 HELLP 的妊娠妇女与胎儿 LCHAD 缺乏有关。所有并发 AFLP 妊娠妇女的新生儿在出生时应进行筛查。Glu474Gln 的纯合子和杂合子将表明需要避免长期食用膳食长链脂肪酸，并和用中链脂肪酸替代。应教给父母和医生有关代谢危机和猝死的风险信息，并提示在呕吐、嗜睡甚至轻微疾病发作期间需要早期干预静脉注射葡萄糖。

最近的结果不能证明在并发 HELLP 的妊娠妇女中常规筛查新生儿。然而，在多胎妊娠中，并发 HELLP 的妇女应该考虑分子诊断检测。

关注既往有肝病的患者

在妊娠之前和期间

- 避孕。
- 潜在肝脏疾病的管理。
- 门静脉高压治疗。
- 移植相关治疗。
- 防止垂直传播。

避孕

35. 肝脏疾病患者有哪些避孕方法？

患有晚期或未治疗肝病的患者通常出现闭经和不孕。如果临床状况改善导致生殖力恢复，可以采用多种避孕方法，包括屏障方法和子宫内装置。可以在已经结婚的妇女中使用管状结扎。基于雌激素的避孕药通常是禁忌证，特别是对于急性肝病患者，但孕激素避孕药是安全的替代品。联合避孕措施绝对禁忌用于患有胆汁淤积型黄疸的患者，并且 WHO 将其列为任何原因的失代偿性肝硬化患者的第 4 类药物。许多制剂和传送系统都可用。

潜在的肝病治疗

36. 如果先前存在肝病的患者妊娠，应如何进行治疗？

患者最好由多学科团队管理，包括孕产妇专家、围生期医生和肝病医生。妊娠并发症的风险增加，胎儿死亡和早产儿的发病率也更高。一般来说，患者应继续以前的治疗方法，成功控制肝脏疾病和恢复生育能力。自身免疫性肝炎的妇女应该继续使用皮质类固醇或与硫唑嘌呤联合使用，标准剂量下不会致畸。肝豆状核变性患者应继续使用抗铜剂。门静脉高压患者应进行基本内镜检查。如果她们从未出血，存在中型或大型静脉曲张，他们在妊娠期间的静脉曲张出血风险增加，应采用非选择性 β 受体阻滞剂或单硝酸异山梨酯进行初次预防。如果母亲继续使用 β 受体阻滞剂，应监测胎儿的心动过缓或生长迟缓。静脉曲张出血可通过静脉曲张结扎或硬化治疗进行安全治疗。如果需要，常规剂量的奥曲肽在妊娠期是安全的，对具有良好保存的肝功能的患者进行手术门脉分流是可能的。还报道了经颈静脉肝内门体分流术和脾切除术（大量脾大、静脉曲张和血小板减少症患者）。

门静脉高压治疗

37. 妊娠对门静脉高压有什么影响？

由于可能发生肝性脑病，自发性细菌性腹膜炎和进行性肝衰竭，妊娠期门静脉高压发病率为 30% ～ 50%。静脉曲张出血的发生率为 19% ～ 45%，特别是在妊娠中期和分娩时。7% ～ 10% 的妇女出现产后出血，其中最常见于肝硬化门静脉高压患者。血小板减少症起着重要的作用。这些并发症的死亡率在非肝硬化中为 4% ～ 7%，门静脉高压患者的死亡率为 10% ～ 18%。关于该主题的数据主要来自系列病例，获取的前瞻性数据很少。

38. 门静脉高压对妊娠有什么影响？

肝硬化患者自发流产率为 15% ～ 20%。大多数病例发生在妊娠前 3 个月。有趣的是，肝外门静脉高压患者和代偿功能良好的肝硬化患者在受孕前进行手术分流，流产率与普通人群相似。所有以前提及的组中，妊娠中期和妊娠后期妊娠过早终止的发生率相似。如果母亲需要急性外科手术干预静脉曲张出血，胎儿死亡率约为 50%。由于早产、死胎和新生儿死亡，肝硬化母亲的围生期死亡率高达 11% ～ 18%，但与门静脉高压非肝硬化患者和接受外科减压手术的人相类似。

原位肝移植的治疗方法

39. 肝移植受者什么时候可以积极寻求受孕？

至少需要 1 年的等待期。病例报道表明，接近移植日期的概念可能导致母亲和胎儿的发病率和死亡率增加。在恢复性关系之前，应该采取避孕措施，最好采用屏障方法。

40. 肝移植后妊娠可能吗？

一旦正常的月经周期恢复，妊娠就会变得可能。在慢性肝病妇女中，绝大多数移植后闭经在肝移植后 3 ～ 10 个月解决。

41. 肝移植后妊娠可能的并发症是什么？

高血压并发症、早产、感染和胎儿生长受限是肝移植后妊娠可能的并发症。使用的免疫抑制剂如环孢素和他克莫司引起高血压和肾功能不全，以及胎盘氨基转移系统的损伤，导致胎儿生长受限。

如果母亲在妊娠早期感染，巨细胞病毒（CMV）感染可引起先天性异常和肝脏疾病。CMV 感染的风险在移植后最大，或由于排斥反应引起的免疫抑制增加。排斥反应是罕见的并发症，只有报道了约 10% 的妊娠活检被证实为排斥反应。

42. 在肝移植后发生的妊娠有什么建议？

首选妇产专科医院作为高危妊娠妇女的治疗地方。应继续密切监测血液水平并进行免疫抑制。应积极评估肝功能异常检查。经皮肝活检不是禁忌证，但应在超声引导下进行。建议对母体和胎儿进行 CMV 感染的监测。定量的 CMV 免疫球蛋白或母体 CMV 病毒血症和病毒血症的检测是合理地测试，如果怀疑胎儿感染，甚至可以使用羊水分析。如果存在活动性单纯疱疹病变，应通过剖宫产进行接生。预防性抗生素一般应用于分娩。

43. 关于在原位肝移植中使用维护性免疫抑制剂的妊娠安全数据是什么？

- B 类（无证据显示人类有风险）：泼尼松。
- C 类（不能排除风险）：环孢素，他克莫司（FK506），西罗莫司（雷帕霉素），OKT3，抗胸腺细胞球蛋白，抗淋巴细胞球蛋白。
- D 类（风险证据）：硫唑嘌呤。
- D 类黑盒警告（高风险：致突变性 / 致畸性）：霉酚酸酯（cellcept，myfortic）。建议妊娠或已妊娠的任何人改为硫唑嘌呤。

44. 肝移植受者分娩后允许母乳喂养吗？

在这个时候，普遍认为应该不鼓励母乳喂养。服用免疫抑制药物的女性不应该母乳喂养。钙调神经磷酸酶抑制剂可引起免疫抑制和肾毒性，而且目前对于硫唑嘌呤的方案，目前还不建议使用，因为经验非常有限。建议在给予干扰素、利巴韦林、更昔洛韦或拉米夫定治疗的母亲中进行母乳喂养。没有关于膦甲酸的具体建议。没有关于母乳中熊去氧胆酸分泌的资料。

45. 妊娠期间免疫抑制剂安全吗？

皮质类固醇、硫唑嘌呤、环孢素、他克莫司和 OKT3 没有明显的致畸潜能。所有这些都可能导致低出生体重和胎儿早产。他克莫司可以通过胎盘，可能有助于短暂的围生期高钾血症和轻度可逆的肾损伤。在匹兹堡大学 35 名患者的他克莫司治疗组中，没有报道因妊娠导致移植失败的数据。总部设在费城的环孢素登记报告报道了 35 名在妊娠期和产后期间服用环孢素的患者的同种异体移植排斥率为 17%，移植失败率为 5.7%。妊娠期间不应使用霉酚酸酯，因为出生缺陷和流产的风险增加。患者应立即进行一次妊娠试验，然后再开始霉酚酸酯和 8 ～ 10 天的另一次妊娠试验。在常规随访期间应重复进行妊娠试验。患者应该在霉酚酸酯治疗期间就可接受的避孕进行咨询，并在停药后 6 周内控制妊娠。FDA 规定了风险评估和缓解策略，以尽量减少与生育型人群中霉酚酸酯类药物相关的风险。

防止垂直传输

46. 病毒性甲型肝炎的垂直传播如何被阻止？

母亲感染甲型肝炎病毒（HAV）与胎儿死亡或致畸作用无关。HAV 的垂直传播是罕见的。母乳喂养没有限制。被动免疫可用免疫球蛋白进行紧急暴露后预防。HAV 疫苗是安全的，建议有获得疾病风险的妊娠妇女，如前往流行地区的妇女使用。

47. 病毒性乙型肝炎的垂直传播如何被阻止？

乙型肝炎病毒（HBV）可以垂直传播。如果母亲在妊娠的前 3 个月获得 HBV，那么在出生时婴儿会检测到乙型肝炎表面抗原（HBsAg）阳性的风险为 10%。如果在妊娠中期母亲发生急性感染，则 HBsAg 阳性的风险显著上升至 80%～90%。在乙型肝炎 e 抗原（HBeAg）检测为阳性的慢性乙型肝炎母亲中，90% 的未预防新生儿发展为慢性乙型肝炎。如果慢性乙型肝炎的母亲 HBeAg 和 HBeAb 为阴性，40% 的未预防新生儿会发生慢性乙型肝炎感染。

如果母亲 HBeAg 为阴性和 HBeAb 为阳性，感染率降低到 5% 以下。产前血清 HBsAg 检测是必需的。HBsAg 阳性母亲或 HBsAg 状态未知母亲的新生儿在分娩时用乙肝人类超免疫球蛋白（肌内注射 0.5ml）进行治疗。同时，他们被给予第一剂 HBV 疫苗。第二剂在 1 个月月龄时给药，第 3 次在 6 个月月龄时给药。如果母亲 HBsAg 为阴性，那么孩子应该接受三剂方案的接种，首次在出生时接种。该方案在预防新生儿慢性乙型肝炎方面约 85% 有效，并且在血液性胎盘传播的情况下，由于小胎盘撕裂约 15% 的妊娠是无效的。出生时主动和被动免疫也降低了母乳喂养病毒传播的可能性。妊娠乙型肝炎疫苗接种安全。拉米夫定和替诺福韦分别为 C 类和 B 类妊娠药物。替诺福韦具有较高的耐药性，可能是长期可能抗病毒治疗妊娠的更好选择。一般建议针对具有高病毒载量妇女的预防垂直传播在分娩前 4～8 周开始，以使 HBV 病毒载量充分下降。

48. 病毒性丙型肝炎垂直传播的风险是什么？

婴幼儿抗丙型肝炎病毒（HCV）血清阳性妇女围生期传播的风险约为 2%。妊娠妇女在分娩时 HCV-RNA 为阳性，此风险增加至 4%～7%。较高的 HCV-RNA 水平似乎与更大的风险相关。据报道，100 万拷贝 / 毫升的 RNA 水平与高达 50% 的垂直传播率有关。HCV 和 HIV 共同感染的女性，HCV 传播增加高达 20%。目前还没有数据可以确定抗病毒治疗是否可以减少围生期传播。免疫球蛋白治疗无效，一胎和二胎的感染率相似。

49. 防止丁型病毒性肝炎和庚型肝炎临床资料的垂直传播可能吗？

围生期传播的丙型肝炎病毒（HDV）是罕见的。在美国没有记录 HDV 垂直传播的案例。没有关于丁型肝炎的临床资料，并没有进行过垂直传播的研究。由于缺乏关于 HDV 的数据，关于母乳喂养的建议是未知的。

50. 丙型肝炎病毒感染的妇女允许母乳喂养吗？

应该告诉 HCV 感染的妇女，通过母乳喂养的丙型肝炎传播尚未记录下来。目前的研究显示，平均感染率为 4%，与母乳喂养和喂奶婴儿相似。根据疾病预防控制中心和 1997 年国家卫生研究院（NIH）的共识声明"母乳喂养对 HCV 阳性母亲不禁忌"，而母亲对婴儿通过母乳传播 HCV 感染没有记录。除非与 HIV 共感染，否则母乳喂养的传播风险没有发现是显著的。

51. 分娩方式是否会影响丙型肝炎传播?

目前的信息是有限的,但可以表明通过阴道分娩和剖宫产儿的婴儿感染率相似。没有评估使用选择性剖腹产预防母婴传播 HCV 的前瞻性研究。然而,避免胎儿头皮监测和羊水膜破裂后长时间的劳动可能会降低传播给婴儿的风险。

52. 围生期 HCV 感染如何诊断?

婴儿可以被动地获得持续数月的母体抗体。抗 HCV 抗体存在 15 个月后或早期 1 个月或 2 个月可检测到的阳性 HCV-RNA 是诊断 HCV 的围生期传播。最近 NIH 共识会议建议 HCV 感染者出生的婴儿通过 HCV-RNA 检测在 2 ~ 6 个月进行 2 次 HCV 检测和（或）在 15 个月后进行抗 HCV 检测。在 15 个月龄之前的婴儿中的阳性抗 HCV 可能是由于母体抗 HCV 抗体的胎盘转移。

（程 澄 译,闫 杰 校）

肝胆疾病的风湿性疾病表现

Sterling G. West, MD, MACP, FACR

病毒性肝炎

1. 病毒性肝炎与风湿性表现的相关性有哪些?

约 25% 的乙型肝炎抗原血症患者出现风湿综合征。高达 50% 的丙型肝炎患者发生自身免疫性表现。在急性甲型肝炎病毒感染期间,10% 的患者可能发生一过性关节痛。

2. 乙型肝炎感染的最常见的肝外风湿病症状是什么?

- 急性多发性关节炎 - 皮炎综合征。
- 结节性多动脉炎(PAN)。
- 膜性或膜性增生性肾小球性肾炎。
- 冷血球蛋白血症:通常与丙型肝炎相关,只有 5% 的所有必需混合型冷球蛋白血症是仅由于乙型肝炎所致。

3. 描述与乙型肝炎感染相关的多发性关节炎 – 皮炎综合征的临床特征。

在急性乙型肝炎感染的前驱期,10% ~ 25% 的患者出现急性,严重和对称的多关节炎,包括小关节(手指)和大关节(膝盖、踝关节)。伴随关节炎最经常出现的是荨麻疹皮疹(40%)。关节炎和皮疹都可以在黄疸发作之前或肝相关酶升高几天之前出现。关节炎随着非甾体抗炎药物的使用得到的改善,通常在黄疸发作后不久就消退。发生慢性乙型肝炎病毒血症的患者可能随后出现复发性关节痛或关节炎。这种综合征是由于循环乙型肝炎表面抗原(HBsAg)、乙型肝炎表面抗体免疫复合物在关节和皮肤中的沉积引起的。

4. 乙型肝炎相关性结节性多动脉炎的典型表现是什么?

所有 PAN 患者中最多有 10% 具有阳性乙型肝炎血清学发现和病毒复制证据[HBeAg、乙型肝炎病毒(HBV)DNA]。它们可以同时出现发热、关节炎、多发性神经炎、腹痛、肾脏疾病或心脏病。虽然与肝脏相关的酶可能异常,但症状性肝炎并不是突出特征。

5. PAN 与乙型肝炎抗原血症是如何诊断的?

PAN 与乙型肝炎抗原血症诊断是基于临床表现一致的基础上进行的,同时腹部或肾脏血管造影显示血管动脉瘤和螺旋形血管(图 22-1)。金标准是组织活检显示中等血管的血管炎。

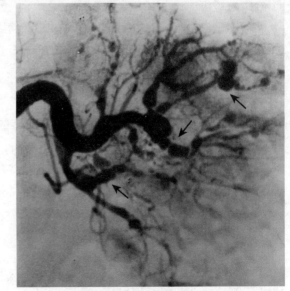

图 22-1 肾动脉造影显示在乙型肝炎相关的结节性多动脉炎患者的血管瘤(箭头)

6. 乙型肝炎相关性 PAN 的治疗方法是什么?

患者通常病情很严重,如果不进行积极的治疗就会死亡。用于去除免疫复合物的抗病毒剂和血浆置换术被用于早期控制急性症状和抗原血症。早期还可以使用皮质类固醇(30 mg/d)来控制炎症。一旦急性过程受到控制,皮质类固醇就逐渐减量(通常在 2 ~ 3 周),因为它们单独或与细胞毒性药物联合使用可以增强病毒复制。应避免使用环磷酰胺。50 岁以上的患者和肾功能不全、心脏病、胃肠道或中枢神经系统受累的患者预后最差。整体 5 年生存率为 50% ~ 70%。

7. 最常见的丙型肝炎病毒(HCV)相关的自身免疫性疾病是什么?

- 混合型(Ⅱ型和Ⅲ型)冷球蛋白血症(40% ~ 60% 的 HCV 患者有冷球蛋白但只有 5% 发生血管炎)。
- 系统性 PAN 样血管炎(< 1% 的 HCV 患者)。
- 膜增生性肾小球性肾炎。
- 非多发性多发性关节炎(2% ~ 20%):急性丙型肝炎感染患者可能会出现类似类风湿关节炎(RA)的急性(通常为一过性)多发性关节炎,涉及手、手腕、肩膀、膝盖和臀部对称。虽然这些患者由于冷球蛋白血症而经常是类风湿因子(RF)阳性,但它们没有抗环瓜氨酸肽抗体。其他患者因间歇性关节炎或轻度关节炎影响大中型关节。
- 自身抗体产生(40% ~ 65%)RF、抗核抗体(ANA)、抗心磷脂抗体、抗平滑肌抗体、抗肝肾微粒体抗体 1 和抗甲状腺抗体。
- 干眼症和口干燥症(5% ~ 19%)的干燥综合征,由淋巴细胞性唾液腺炎引起。抗 SS-A(Ro)和抗 SS-B(La)抗体是阴性的。
- 自身免疫性血小板减少症、重症肌无力和结节病很少与 HCV 感染或其治疗有关。

8. 病毒性肝炎与冷球蛋白血症之间的关系是什么?

80% ~ 90% 的严重混合型冷球蛋白血症(Ⅱ型和Ⅲ型)患者对丙型肝炎呈阳性。丙型肝炎病毒 RNA 在冷沉淀物中浓缩至 1000 倍。

丙型肝炎感染患者易发生自身免疫和淋巴组织增生性疾病(35 倍高风险)。这是由于 HCV 优先通过 CD81 与 B 淋巴细胞结合。这种结合降低这些细胞的活化阈值,促进自身抗体产生和冷球蛋白血症。此外,HCV 可以感染 B 细胞,引起原癌基因 bcl-2 重组,该重组基因抑制细胞凋亡,延长淋巴细胞存活。这导致冷球蛋白血症和肿瘤转化(非霍奇金 B 细胞淋巴瘤)。

9. 描述与丙型肝炎感染相关的冷球蛋白血症的典型临床特征。

冷球蛋白是一种免疫球蛋白,其在 < 37℃的温度下沉淀并且随着加热再溶解。它们在患者的血管中沉淀,引起炎症和各种症状。患者会同时存在发热、关节炎(可与 RA 混淆)、肾脏疾病、周围神经病变引起的感觉异常和主要下肢瘀斑,造成阳性 RF 和低补体水平(特别是 C4)。肝炎不是突出特征。患者已经被联合皮质类固醇、聚二乙醇干扰素 α-2b、利巴韦林、蛋白酶抑制剂的联合治疗和血浆置换术成功治疗。最近,利妥昔单抗(anti-CD20)已被成功地用于清除产生冷球蛋白的 B 细胞群。

自身免疫和其他肝脏疾病

10. 什么是狼疮性肝炎？

疮性肝炎现在称为 I 型（经典）自身免疫性肝炎（AIH）。I 型 AIH 可发生在所有年龄组，但大多数为年轻患者，主要为女性（70% ～ 80%）。许多患者有临床症状［关节痛（50%）］和可能类似于系统性红斑狼疮（SLE）的实验室表现。患者通常具有阳性 ANA（40% ～ 60%）、抗 F 肌动蛋白的抗平滑肌抗原抗体（90%）、高丙种球蛋白血症［免疫球蛋白 G（IgG）］，偶尔有红斑狼疮细胞。他们没有针对 dsDNA 的抗体。I 型 AIH 已在患有 SLE、干燥综合征、混合性结缔组织病和有限的系统性硬化症的患者中有所描述。I 型 AIH 患者可以具有其他自身抗体，如非典型的核周细胞抗中性粒细胞胞质抗体。

11. I 型 AIH 在多大程度上与 SLE 相似？

I 型 AIH 与 SLE 的比较见表 22-1。

表 22-1　I 型 AIH 与 SLE 的比较		
	SLE	I 型 AIH
年轻妇女	+	+
多发性关节炎	+	+
发热	+	+
皮疹	+	+
肾炎	+	−
中枢神经系统疾病	+	−
光敏性	+	−
口腔溃疡	+	−
抗核抗体	99%	40% ～ 60%
红斑狼疮细胞	70%	罕见
多克隆丙种球蛋白病	+	+
抗史米斯抗体	25%	0
抗 dsDNA 抗体（+）	70%	罕见
抗 F 肌动蛋白（+）	罕见	60% ～ 95%

12. 抗 SM 和抗 SM 抗体有什么区别？

抗 SM 抗体是针对 SM 抗原的抗体，SM 抗原是小核糖核蛋白上的表位。它是 SLE 的高度诊断标志。抗 SM 抗体是抗平滑肌抗原（通常是 F 肌动蛋白）的抗体。它是 I 型 AIH 的高度诊断标志（表22-2）。

表 22-2　抗 Sm 与抗 Sm 抗体		
	SLE	Ⅰ型 AIH
抗 Smith（SM）抗体	有	无
抗平滑肌抗体（SM）	无	有

13. 列出与原发性胆汁性肝硬化（PBC）相关的常见自身免疫性疾病。

约 50% 的 PBC 患者有一种或多种其他的自身免疫性疾病，以下疾病最常见。

- 角结膜炎（主要是继发性干燥综合征）：25%～30%。
- 自身免疫性甲状腺炎（桥本病）：20%。
- 雷诺病：20%。
- RA：8%～10%。
- 有限的系统性硬化症［钙化、雷诺现象、食管、毛细血管扩张症（CREST）］发生在 4%～8% PBC 患者，早于 PBC 出现的平均为 14 年。
- 其他：恶性贫血（4%）、乳糜泻、SLE（1.5%）、多发性肌炎。

14. 比较和对比可能与 PBC 和 RA 伴随发生的关节炎。

PBC 关节炎与 RA 伴随发生的关节炎的对比见表 22-3。

表 22-3　PBC 关节炎与 RA 伴随发生的关节炎的对比		
	PBC 关节炎	RA 伴随发生的关节炎
患者发生次数	10% 会出现 RA	1%～10% 出现 PBC
关节影响 *	多关节	多关节
对称性	对称的	对称的
炎症	是	是
类风湿因子	有时	是（85%）
射线照射	罕见	常见

PBC. 原发性胆汁性肝硬化；RA. 类风湿关节炎；* PBC 可以涉及手指的远端指间关节，而 RA 不涉及这些关节

15. PBC 患者可能出现哪些肌肉骨骼表现？

- 脂溶性维生素 D 吸收不良引起的骨质疏松（25-OH 维生素 D 水平低）。
- 由肾小管性酸中毒引起的骨质疏松症。
- 肥厚性骨关节病。

16. PBC 患者常出现什么自身抗体？

最常见和诊断的抗体是在 80%～90% 的 PBC 患者中观察到的抗线粒体抗体（AMA）。该抗体针对各种线粒体酶，最常见的是丙酮酸脱氢酶复合物的 E2 组分。

约 60% 的患者有一种或多种 AMA 以外的自身抗体，包括以下几点。

- ANA：20%～50%。

- 抗磷脂抗体（通常为 IgM）：15% ～ 20%。
- 抗凝血素抗体：15% ～ 20%。
- 大多数患者也具有有限系统性硬化症的 CREST 变体的表现。

17. 在遗传性血色素沉着症的患者中关节炎的发生有多常见?

40% ～ 75% 的患者具有非炎性退行性关节炎，最常见于涉及第 2 和第 3 指掌（MCP）关节、近端指间关节（PIP）关节、腕关节、髋关节、膝盖和足踝。重要的是，这种关节病可能是血色素沉着症患者的并发症表现（30% ～ 50%），并且在血清阴性的 RA 年轻男性中经常被误诊。

18. 描述提示血色素关节病（HA）的放射学特征。

提示性放射学特征包括软骨下硬化、囊肿形成、不规则关节间隙变窄、软骨钙化和与所涉关节退行性关节炎一致的骨赘形成。关键是发现具有钩状骨赘的 MCP 关节（通常是第 2 和第 3 关节）的退行性变化（图 22-2）。这个发现是重要的，因为 MCP 关节和手腕很少发展退行性关节疾病而没有潜在的病因如血色素沉着症。

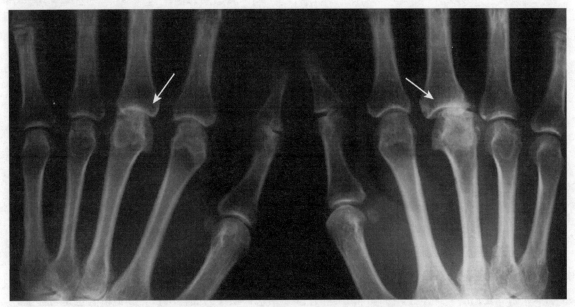

图 22-2　显示患有血色素沉着症患者（箭头）的第 2 和第 3 指甲关节的钩状骨赘的退行性关节炎的放射学影像

19. 焦磷酸钙与血色素沉着症之间的关系是什么?

在 20% ～ 50% 的血色素沉着症患者中，可见到手尺侧三角纤维软骨软化症和膝盖透明软骨。焦磷酸钙的晶体可能会进入关节，导致炎性关节炎的叠加性暴发（即假性痛风）。

20. 讨论 HHC 的遗传学。

HHC 是北欧血统白种人最常见的遗传疾病之一。有 4 种类型的 HHC，都与遗传突变有关。经典 HHC（1 型）是最常见的类型（80%）。它是常染色体隐性遗传，与编码参与铁吸收调节的蛋白质的 6 号染色体上 HFE 基因的突变相关。80% ～ 90% 的患者对于该基因的相同突变（C282Y）是纯合的。白种人中的纯合子频率为 0.3% ～ 0.5%，载体频率为 7% ～ 10%（即杂合子）。然而，并非所有这些 HFE 突变纯合子的患者均出现铁过载的临床表现（男性为 28%，女性纯合子 12 年以上为 1%）。因此，其他基因及环境因素（乙醇等）可能在改变铁超载的表型表达方面起作用。

21. 比较和对比血色素性关节病和类风湿关节炎的特征。

血色素性关节病与类风湿关节炎的对比见表 22-4。

表 22-4　血色素性关节病与类风湿关节炎的比较

	血色素性关节病	类风湿关节炎
性别	M＞F（10∶1）	F＞M（3∶1）
发病年龄	＞35 岁	所有年龄
关节	多关节	多关节
对称性	对称的	对称的
炎症的症状和体征	如果假性痛风发作	有
类风湿因子	阴性	阳性（85%）
基因	HFE（90%）	HLA DR4（70%）
滑液流体	非炎性	炎性
X 线片	退行性变	炎性、糜烂性病变

HFE. 血色素沉着病基因；HLA. 人白细胞抗原

22. 止血如何有效阻止 HA 的发展？

止血并不会阻止 HA 的进展。

23. 关节病的严重程度与血色素沉着症肝病的严重程度之间有什么关系？

关节病的严重程度与血色素沉着症肝病的严重程度之间没有相关性。

24. 血色素沉着症为何会导致退行性关节炎？

关节病的特征在于滑膜和软骨细胞中含铁血黄素沉积。这些细胞中铁的存在可导致破坏性酶（如基质金属蛋白酶）的产生增加，自由基产生或导致软骨损伤的晶体沉积。其他机制也是可能的，慢性铁超载导致组织损伤的精确途径尚未完全建立。

25. 血色素沉着症患者可能会发生哪些肌肉骨骼问题？

● 由铁超负荷状态引起的垂体功能不全导致的骨质疏松症［低促卵泡激素（FSH）、黄体生成激素和睾丸激素］。

● 由肝脏疾病导致的维生素 D 缺乏引起的骨质疏松（低 25-OH 维生素 D 水平）。

● 肥厚性骨关节病 - 任何原因的肝硬化，包括血色素沉着症都可能与涉及长骨轴的骨膜反应相关。

（范　颖 译，张　婷 校）

肝脏局部肿块的评估

Mark W. Russo，MD，MPH，FACG，and Roshan Shrestha，MD

1. 描述肝脏肿块患者的初步治疗。

在评估患有肝脏质量的患者时，关键之一是确定肿块是否为良性或恶性。经常可以通过获得准确的病史和身体检查来确诊。恶性肿瘤史可能表明转移性疾病，特别是乳腺癌和结肠癌，而肝硬化病史则表明肝细胞癌（HCC）。慢性乙型肝炎或慢性丙型肝炎或肝硬化病史的危险因素增加了原发性恶性肿瘤的可能性，可能存在肝大或脾大、腹痛，或慢性肝病的特征，如肝掌、蜘蛛痣或男子乳腺发育不良症。肝腺瘤可能与口服避孕药或合成代谢类固醇。

除 γ - 谷氨酰转肽酶外，肝相关酶通常在良性肝肿瘤是正常的。血清碱性磷酸酶水平通常随着肝转移而升高，但并不在所有情况下，如果肿块引起胆道系统阻塞，总胆红素可能升高。血清转氨酶的增加可能意味着慢性肝炎或肝硬化。乙型肝炎或丙型肝炎阳性血清学检查结果或铁研究可能被确定肝功能障碍或肝硬化的一种潜在原因（表 23-1）。

表 23-1 成人肝脏局灶肿块的鉴别诊断	
良性	**恶性**
上皮性肿瘤	
肝腺瘤	原发性肝细胞癌
胆总管腺瘤	胆管癌
胆管囊腺瘤	肝胆管囊腺癌
间质瘤	
海绵状血管瘤	血管肉瘤
	肝原发性淋巴瘤
其他病变	
局灶性结节性增生	转移性肿瘤
肝脓肿	
肝硬化巨块型结节	
局灶性脂肪浸润	
单纯性肝囊肿	

由 Kew MC 修改：Tumors of the liver. In Zakim D，Boyer TD，editors：Hepatology：a textbook of liver disease，ed 2，Philadelphia，1990，WB Saunders，pp 1206–1239

2. 什么肿瘤标志物可用于评估局灶性肝脏病变？

血清甲胎蛋白（AFP）和糖类抗原 19-9（CA 19-9）是原发性肝脏恶性肿瘤的标志物，可用于当射线研究表明源于肝脏的局灶性肿瘤时。癌胚抗原用于测量腺癌，特别是结肠癌。

虽然它有其局限性，但 AFP 是 HCC 最普遍使用的诊断标记，也在筛查危险人群中发挥重要作用。高于 200ng/ml 的 AFP 水平高度提示 HCC，而较小的升高可能是由于良性慢性肝炎，可能不表示存

在 HCC。AFP 在 HCC 诊断中的普遍接受的临界值尚未建立，超过 200ng / ml 的水平对 HCC 具有
＞ 90% 的特异度。不是所有的肝癌分泌 AFP，约 1/3 的患者具有正常的 AFP 值，特别是当肿瘤＜ 2cm
时。AFP 水平在治疗 HCC 后随访中是有用的，并应在成功治疗后减少或正常化。已经研究用于检
测包括 AFP-L3% 和 DES 羧基凝血酶原（DCP）在内的 HCC 的其他肿瘤标志物。AFP-L3% 和 DCP
对 HCC 的敏感度分别为 56% 和 90%，特异度分别为 87% 和 85%。

CA 19-9 用于胆管癌的诊断，胆管癌是源于胆管的恶性肿瘤。超过 50% 的患者发现超过 100U/ml
的 CA 19-9 水平，超过 1000 的值表明不可切除性。这种标志物在原发性硬化性胆管炎患者中更为
敏感，这是胆管癌的危险因素。细菌性胆管炎可发生 CA 19-9 显著的假阳性升高。CA 19-9 也作为
胰腺肿瘤标志物，虽然被广泛使用，但尚未证明对胆管癌的筛查有益，并且由于非特异度而可能引
起过度焦虑。

3. 什么成像方式用于局灶性肝肿块的检测和特征？

CT 和 MRI 的最新进展允许详细评估局灶性肝病变。这些成像研究已经大大取代了以前使用的
基于核医学的肝肿块鉴定方案。

现在广泛可用的三相 CT 在肝成像中显著改善，因为其单次呼吸中的快速扫描时间。该功能消
除了呼吸的影响，并且可以在未增强的动脉（早期）和门静脉灌注期观察对比剂注射。来自肝动脉
血管供应的病变，如 HCC 和高血运转移，在动脉期是突出的。螺旋 CT 的静脉或门静脉期提供正
常肝实质的最大程度的增强，并优化检测低血运病变，如结肠、胃和胰腺转移。在肝硬化患者中，
幽门螺杆菌感染者或不能持续呼吸的 MRI 患者，或在 MRI 上产生肝脏和神经元的运动的腹水患者
优先选用 CT。

MRI 扫描已经经历了类似的改进，具有呼吸保持 T_1 加权图像和快速（涡轮）自旋回波 T_2 加权
序列，消除运动伪像并以类似于三相 CT 的方式使用造影剂。在使用碘的 CT 禁忌证患者中应考虑
钆增强 MRI，如对比过敏或肾功能不全。MRI 也在疑似胆道肿瘤或胆道梗阻的患者中获得胆道［磁
共振胰胆管造影（MRCP）］的图像有优势。由于幽闭恐惧症、不能屏住呼吸或静止的患者的 MRI
可能会无效。肾源性全身纤维化（NSF）是与肾衰竭相关的钆基造影剂相关的罕见严重状况。因此，
虽然肾衰竭患者的 MRI 可能优于 CT，但应注意避免 NSF，这可能是致命的。

美国的对比增强超声检查是将良性和恶性病变区分开来的一种方式。这种模式可能会降低成本
和辐射，但在美国并不广泛使用。

许多局灶性肝肿块是偶然在腹部超声检查中发现。虽然肝脏超声通常不能完全体现病变，但它
在验证简单的肝囊肿方面起作用，肝囊肿可能在 CT 或 MRI 上具有非特异性的放射照相。肝囊肿
是常见的，高达 10% 的人口存在。1/5 以上的肝囊肿或囊肿需要进一步调查，因为患者可能患有多
囊性肝病或胆囊性囊腺瘤以（表 23-2）。

表 23-2　评价肝脏肿块 CT 和 MRI 对比		
哪些测试应该被用来评估肝脏肿块？		
	CT	MRI
幽闭恐惧症患者	X	
估计 GFR 30 ～ 40ml/min		X
腹水	X	
磁性异物	X	
鉴别腺瘤与 FNH		X
怀疑胆漏		X（使用 MRCP）*

CT. 计算机断层摄影；FNH. 局灶性结节性增生；GFR. 肾小球滤过率；MRI. 磁共振成像
* 肝胆亚氨基二乙酸扫描是一项核成像研究，如果胆汁漏出强烈怀疑时，也是一个很好的诊断测试，但不能评估肝实质

4. 局灶性肝脏病变最常见的良性病因是什么？

海绵状血管瘤是最常见的良性肝肿瘤，发病率高达20%。它们发生在所有年龄组，更常见于女性，单发（60%）或多发无症状肿块。大多数＜3cm，通常发生在右肝叶的后段。有时当大小超过 5cm 时称为巨细胞血管瘤。偶尔，血管瘤足够大以致腹部疼痛，如果压迫嫌疑人或其他器官，可能需要切除。然而，即使对于巨型血管瘤，肿瘤生长或出血的风险也很小，除非患者症状明显，否则手术切除是合理的。显微镜下，血管瘤包括由结缔组织膈膜分隔的血液充填的血管窦。

5. 为什么口服避孕药在局灶性肝肿块的鉴别诊断中起重要作用？

大多数肝腺瘤直接关系到使用口服避孕药（OCP）。这种良性肿瘤在 20 世纪 60 年代普遍使用口服避孕药前很少见到。风险与使用期限和 30 岁以上的年龄相关。肝腺瘤最常见于中青年妇女，发病率为每 10 万人中有 3 ～ 4 人发病。尽管有合成代谢类固醇使用的病例有报道，但男性很少发展为腺瘤。

肝腺瘤边界清楚，具有突出表面脉管系统的肉质肿瘤。显微镜下，它们由没有胆管，门静脉管或中央静脉的正常或小肝细胞的单调片组成。

6. 为什么推荐肝腺瘤手术切除？

自发性破裂和腹内出血可发生在高达 30% 的肝腺瘤患者，特别是在月经或妊娠期间。HCC 也可以在腺瘤内发育，特别是＞10cm 的腺瘤。约 50% 的腺瘤患者有腹痛，有时是腺瘤内出血的结果。已经知道腺瘤与停止使用应该被推荐的避孕药有关，但手术切除仍然是选择的治疗方式。消融是另一种用于治疗腺瘤的方法，特别是在不符合手术指征的患者中。

7. 局灶性结节性增生（FNH）是什么？

FNH 是一种圆形的，未包裹的肿块，通常存在血管中心瘢痕。纤维间隔从瘢痕以辐条状从瘢痕中放射出来。肝细胞排列在膈膜之间的结节或绳索中，肿块包括胆管、库普弗细胞和慢性炎症细胞。FNH 被认为是继发于血管畸形的血流增加的增生反应的结果。

FNH 是第二常见的良性肝肿瘤。超过 90% 发生在女性，通常在 20 ～ 60 岁中诊断出来。口服避孕药与 FNH 的病原体不直接相关，然而，OCP 可能在其增长中发挥作用，因此，如果诊断出 FNH，一些医疗机构建议停止在女性中使用 OCP。

8. 列出肝腺瘤与 FNH 之间的差异。

肝腺瘤与 FNH 之间的差异见表 23-3。

表 23-3　肝腺瘤和局灶性结节性增生的特征		
	肝腺瘤	局灶性结节性增生
大小（平均）	5 ～ 10cm	＜ 5cm
库普弗细胞	否	是
中央瘢痕	罕见	常见
症状	常见的	罕见的（只有大病灶）
并发症	出血、恶性肿瘤	罕见病变可增大大小
治疗	手术切除；消融；停止服用避孕药	切除不必要的
硫胶体肝扫描	冷缺陷	阳性摄取在 60% ～ 70%

9. 肝脏中最常见的恶性肿瘤是什么？

在美国和欧洲肝转移性疾病比原发性肝肿瘤更常见。结肠癌、胃癌、胰腺癌、乳腺癌、肺癌和黑素瘤中的癌症是最可能转移到肝脏的肿瘤。食管，肾脏和泌尿生殖道肿瘤在寻找主要部位时也应该考虑。神经内分泌肿瘤可能转移到肝脏。肝脏多重缺陷表明存在转移过程：只有 2% 存在为孤立性病变。两叶均涉及是最常见的，20% 仅限于右叶，3% 仅限于左叶。

10. 最常见的原发性肝癌是什么？

肝癌是迄今为止最常见的恶性肿瘤，占原发性肝癌的约 80%。美国的发病率在每 10 万人中有 2 ～ 3 例，在过去 20 年中翻了一番。过去 10 年来，美国 HCC 近期的增长直接归因于丙型肝炎的发病率上升。地理位置影响高峰期发病年龄（美国＞ 55 岁）和男性与女性发病率之比。亚洲和非洲的高发病率与乙型肝炎有关，平均年龄更年轻，男性占主导地位。在世界范围内，男性比女性更有可能感染，比例为 4 ：1。HCC 通常发生在肝硬化的肝脏内，诊断为 HCC 的患者约有 80% 患有肝硬化（框 23-1）。

框 23 - 1　肝细胞癌的影像学标准	
增强 CT 或 MRI 中 HCC 的影像学特征，增强 CT 和 MRI 可确诊 HCC，病变部位活检不能确诊 HCC	
1cm ＜病变部位＜ 2cm	动脉期的对比增强密度快速升高 和门静脉期对比增强密度快速降低 和延迟期的边缘增强 或动脉期的对比增强密度快速升高，6 个月内直径增长 50%
病变部位≥ 2 cm	动脉期的对比增强密度快速升高，延迟期 / 门静脉期对比增强密度快速降低， 或延迟周边强化 或动脉期的对比增强密度快速升高，6 个月内直径增长 50%

11. 描述 HCC 的各种呈现形式。

- 结节：最常见不同大小的多个结节散布在整个肝脏中。
- 单发（或大量）：发生在年轻患者，其体积大，单个肿块，常在右叶。
- 弥漫：罕见；成像难以检测，广泛浸润微小肿瘤灶。

纤维板层 HCC 是一种组织学变体，在没有肝硬化的情况下，年轻女性很少发生。该变体的特征在于基质纤维化增加，嗜酸性玻璃细胞肝细胞及没有潜在的炎症或纤维化。其预后优于与肝硬化相关的 HCC。

12. 最常见与肝癌相关的肝硬化种类有哪些？

尸检研究表明，20% ～ 40% 的肝硬化患者携带 HCC。肝硬化多种病因学因素与 HCC 密切相关，按其风险性进行降序排列，顺序如下所述。

- 慢性丙型肝炎（5 年以上，7% 的 HCV 肝硬化患者发生 HCC）。
- 酒精性肝硬化（酒精增强病毒性肝硬化的致癌风险）。
- 非酒精性脂肪性肝炎 1% ～ 3%，10 ～ 15 年。
- 慢性乙型肝炎（即使没有肝硬化）。
- 色素沉着症。
- α_1- 抗胰蛋白酶缺乏症。

13. 哪些临床和实验室检查结果提示可疑为 HCC？

大多数 HCC 患者无症状，筛查时可检测到病变。如果症状出现，它们与出血或副肿瘤综合征的腹痛相关。临床研究结果可以包括以下几点。

- 新的腹痛或减肥。
- 肝大。
- 肝血管杂音。
- 急性腹腔内出血。
- 血性腹水。
- 持续发热。
- 血清碱性磷酸酶激增。
- AST 与 ALT 的比值增大。
- 嗜酸性粒细胞增多症或持续性白细胞增多症。
- 低血糖。
- 高钙血症。
- 高胆固醇血症。

嗜酸性粒细胞增多症或持续性白细胞增多症、低血糖、高钙血症中高胆固醇血症是与肝癌相关的副肿瘤综合征。

14. 哪种原发性肝肿瘤会发生在没有潜在肝硬化的年轻人中？

HCC 的纤维板变异体是一种特征性，缓慢生长的肝肿瘤亚型，发生的平均年龄为 26 岁。患者先前很少有肝病史。与典型的 HCC 不同，男性和女性同样受到影响。纤维板瘤通常存在由大的孤立性肿块引起的腹痛，最常见于左叶（75%）。AFP 水平正常。

术语"纤维板层"表现这种病变的微观外观：薄层纤维化分离肝细胞肿瘤。在成像研究中可以看到纤维性中心瘢痕。由于患者不具有这种变体的肝硬化，识别这种变体是重要的，因为在诊断时几乎一半可以切除。

15. 什么因素易于胆管癌的发展？

胆管癌占原发性肝癌约 10%，以胆管上皮细胞的腺癌形式出现。黄疸是这种肿瘤最常见的临床表现。胆管癌的危险因素包括以下几条。

- 原发性硬化性胆管炎。
- 肝脏吸虫感染。
- 慢性溃疡性结肠炎。
- 先天性囊性肝病，胆总管囊肿。

只有约 25% 出现胆管癌发生肝硬化。然而，在 50% 以上的病例中，胆管癌患者未发现潜在的肝脏疾病。虽然没有证实的血清胆管癌筛查试验，CA 19-9 经常用于筛查患有胆管癌的 PSC 患者。

16. 什么是肝门部胆管癌？

在肝管的肝门分叉处的胆管癌被称为肝门部胆管癌（Klatskin 瘤）。外周（或肝内）和肝外胆管胆管癌是其他亚型。在约 75% 的肝内胆管癌中，注意到静脉注射（IV）造影后 CT 延迟肿瘤增强。伴随这些肿瘤的特征性促结缔组织增生性通常使得它们在成像研究上不太可见，并且在活组织检查难以诊断。诊断可能需要内镜逆行胰胆管造影，通过细胞学检查显示恶性肿瘤特征或荧光原位杂交分析，还可以使用内镜超声检查，或者两者同时使用。新开发的胆道镜检查技术通过镊子活组织检查直接观察和组织采集进行诊断非常有用。切除术是治疗的支柱，但不幸的是，大多数病变是不可切除的。在某些情况下，肝移植可能是治疗的选择。在移植前进行新辅助化放疗和分期腹腔镜检查的小肠胆管癌的仔细选择可以接受移植后存活。不幸的是，大多数在诊断时是不可切除的，因此需要通过内镜，经皮或手术方法姑息性引流阻塞性黄疸。

17. 肝移植患者何时应该考虑肝移植？

符合米兰标准的患者应考虑肝移植，在美国一些地区，肝移植采用加利福尼亚大学旧金山分校（UCSF）标准（表 23-4）。

表 23-4　肝细胞癌肝移植标准	
米兰标准	**UCSF 标准**
单发病灶 ≤ 5 cm	单发病灶 ≤ 6.5cm
或 1～3cm 病灶 3 个或以下	或最大病灶 ≤ 4.5 cm 有 3 个或以下，且累积直径 ≤ 8 cm
和无肉眼可见血管浸润或肝外疾病	和无肉眼可见血管浸润或肝外疾病

18. 在 HCC 患者何时应考虑切除？

只有约 10% 的美国患者 HCC 被切除，因为门静脉高压和肝脏合成功能障碍引起的肝硬化可能影响切除。手术治疗的 5 年生存率为 17%～40%。大多数患者死于肝内肿瘤复发。HCC 致癌作用的多灶性质导致了这种不良预后。肝癌可切除选择标准包括以下几点。

- Child-Pugh 类 A 型肝硬化。
- 孤立病变 < 5cm。
- 缺乏明显的门静脉高压，定义为 < 10 mmHg 的肝楔形压力梯度。
- 缺乏血管入侵或肝外扩散。

19. 还有哪些方法可用于治疗肝癌?

射频和微波消融是通过经皮或手术手段直接应用热能，其破坏 HCC 不可切除的区域。射频消融优于通过减少局部复发率和增强定向组织坏死的经皮乙醇注射，尽管现在两种方式都被普遍使用。

动脉化疗栓塞（TACE）涉及选择性化疗的实施，然后栓塞入营养肿瘤的肝动脉分支。与支持性治疗相比，TACE 具有生存优势。TACE 经常用于延迟等待肝移植的患者的肿瘤进展。

用于治疗肝癌的另一种方法是放射栓塞，其通过肝动脉血液供应引入钇 90。该方法可用于对于 TACE 或 TACE 患者门静脉血栓形成患者而言太大的肿瘤。然而，没有随机临床试验证明放射栓塞的生存益处，这是一种昂贵的治疗方法。

索拉非尼，每天口服 2 次，是唯一的系统性化疗药物，在随机临床试验中具有证明的生存优势。与不可切除的肝癌和肝硬化患者相比，该试验证实了与安慰剂相比 12 周的生存优势。

20. 哪些人群应该筛查 HCC? 描述典型的筛选策略。

肝硬化患者，尤其是 HCC 高风险患者应进行筛查。患有病毒性肝硬化（乙型肝炎和丙型肝炎）和肝硬化与代谢性肝病有关的人群应进行周期性筛查。

AFP 测量和肝脏超声检查是最常用的筛选工具。最佳筛查间隔未确定，但 AFP 水平和每 6 个月超声检查是常见的做法。虽然监测可能不会对死亡率有明确的影响，只有一次随机试验证明存活优势，它允许更多的肿瘤适合治愈性切除。其他较新的生物标志物如 AFPL3%（甲胎蛋白晶状体凝集素反应分数），DCP 与 AFP 组合提供了边缘性的改进。

21. 哪些良性组织异常可以模拟局灶性肝脏肿块?

局灶性脂肪浸润可能与以前描述的局灶性肝病变类似。局灶性脂肪肝常见于酒精中毒、肥胖、糖尿病、营养不良、皮质类固醇过量或治疗，以及获得性免疫缺陷综合征。MRI 成像对于完全描述该实体的特征具有必要性。局灶性脂肪的一个有趣的方面是一旦诱发想疾病进程得到纠正，它会迅速消失。

22. 目前正在开发哪些新的成像技术来评估局灶性肝脏肿块?

允许快速获取动脉和静脉序列的 β MRI 血管造影显示了检测三相 CT 扫描漏诊的小 HCC 的希望。

目前正在研究正电子发射断层扫描（PET）扫描，以改善难以检测的胆管癌。当准备进行肝切除术时，PET 扫描也在检测结肠直肠癌肝转移中发挥越来越大的作用。

据报道，当其他组织取样方法（如导管内细胞学检查）未能提供诊断时，已经报道了具有细针抽吸（FNA）的内镜超声检查有助于诊断疑似胆管癌。

23. 为什么肝脏的细针活检是有争议的?

由于正常肝细胞与良性病变或甚至分化良好的肝癌之间的微小组织病理学差异相比，通过 FNA 细胞学检查建立局灶性肝脏肿块的诊断更成问题。文献揭示了基于 FNA 的原发性肝损伤诊断的广泛敏感度。最乐观的研究报道了敏感度和特异度超过 90%。血管瘤、FNH 和 HCC 似乎更难以通过 FNA 准确诊断，许多系列的敏感度范围在 60% ～ 70%。使用两个或多个成像研究来表现良性病变的严格方案可以具有高达 80% ～ 90% 的准确度和敏感度。当怀疑 HCC 时，使用 MRI、CT 和血管造影术（在选定的情况下）可以不用 FNA 确诊超过 95% 的患者。

关于在 HCC 中使用 FNA 的另一个争议是针扎种植和肿瘤扩散到循环中的风险，风险可能高达 5%。随着肝移植在肝癌治疗中的应用越来越多，这种并发症可能会产生严重后果。

FNA 在将疑似转移到肝脏的疾病和不能手术的原发性癌症中起主要作用。当手术切除病变时，根据临床和影像学结果，被认为是必要的，术前活检一般不提倡。

24. 当发现小型附带肝脏病变时应该怎么办？

＜ 1cm 的病变是肝脏成像的常见偶发性发现。在绝大多数情况下，它们代表良性实体，如小囊肿或血管瘤。它们的小尺寸使得通过其他放射性研究或经皮活检进一步特征通常是不可能的。

单一的、薄壁的肝囊肿，无论大小如何，当通过超声明确记录时无须进一步随访，否则建议在 6 个月内重复成像研究进行临床随访。这提供了病变没有增长的证据。这种病变的间隔增长应该促进进一步的治疗。

25. 概述一种评估肝局灶性肿块的逻辑方法。

肝局灶性肿块的处理必须在仔细考虑的鉴别诊断的背景下进行。在继续进行射线照相研究之前，必须评估相关症状、潜在肝病或肝外恶性肿瘤的存在、药物和职业暴露，以及实验室异常等情况。偶然发现的病变和症状性病变可能具有不同的病因。患者的年龄和性别是重要线索。由于 HCC 的可能性增加，肝硬化需要修订后的方法。无创性 GI 成像，进行综合讨论和肝脏病变评估成像选择的实例（框 23-2）。

框 23-2 肝病变评估	
易发生病变	**肝硬化或导致肝外胆管癌的风险因素**
小病变＜ 1cm →在 6 个月内重复研究 小囊肿→通过超声进行鉴别 血管瘤→三相 CT 对比成像→ ^{99}Tc 标记血细胞扫描（针对病变＞ 2cm）或钆增强 MRI FNH →三相 CT 对比成像→钆增强 MRI →？活检 肝腺瘤→根据 OCP 病史→排除血管瘤和 FNH →切除（提前标注）	HCC → AFP →三相 CT →对比 MRI 或 MRI 血管造影 肝外胆管癌→ CA19-9 →延迟增强三相 CT → MRCP、ERCP 联合胆管造影的细胞学检测，FISH 和活检及 PET 扫描
病变特征	**恶变史**
肝腺瘤→ OCP 病史→排除血管瘤 /FNH →切除 肝脓肿→脓毒症→超声→三相 CT（边缘增强）	转移→三相 CT 增强→如果考虑切除→ PET 扫描（以排除多重转移）

AFP. α- 胎蛋白；CA. 糖抗原；CT. 计算机断层扫描；ERCP. 内镜逆行胆管造影；FISH. 荧光原位杂交；FNH. 局灶性结节性增生；HCC. 肝细胞癌；MRCP. 磁共振胰胆管造影；MRI. 磁共振成像；OCP. 口服避孕药；PET. 正电子发射断层成像

（范　颖　译，赵　红　校）

药物性肝病

Cemal Yazici, MD, Mark W. Russo, MD, MPH, FACG, and Herbert L. Bonkovsky, MD

1. 药物引起的肝病常见吗?

来自任何单一药物引起的药物诱导性肝病(DILI)发病率高度可变。然而,对于可能导致 DILI 的大多数药物,发生率在 1/1 000 000 ~ 1/10 000。

DILI 是批准药物从市场上撤出的最常见原因之一。抗生素是引起 DILI 的最常见的药物。在美国急性肝衰竭(ALF)的病例中,有 52% 是由于 DILI 引起的。1990 ~ 2002 年,美国因 DILI 导致的 ALF 肝移植患者占 15%。

在 DILI 病例 6 个月的随访中,10% ~ 15% 的患者持续存在实验室异常,表明该疾病进展为慢性 DILI。其中 8% 死亡,DILI 发病 6 个月内死亡的死亡原因 44% 与肝相关。

2. DILI 的主要调节方式是什么?

- 药物(剂量、持续时间、分类)。
- 宿主 [年龄、性别、体重指数(BMI)、遗传和免疫因子]。
- 环境(饮食、其他有毒物质、抗氧化剂、益生菌)。

3. 因果关系如何评估?

贝叶斯定理是估计在特定情况下特定个体发生特定不良事件的总体概率,假定此事件发生在具有类似暴露的个体群体中的可能性。

根据因果相互作用的确定程度,使用不同的术语来描述关系的强度,如确定的、非常可能的、可能的、不太可能的。

已经提出了几种用于评估 DILI 可能性的仪器和方法。最广泛使用的是 Roussel-Uclaf 因果关系评估方法(RUCAM),其中给出了几种人口统计学和临床特征中的每一种的数值分数。得分越高,给药造成肝损伤的可能性越大。然而,RUCAM 的应用存在许多困难和不确定性,在日常实践中通常不会使用。

4. DILI 的模式是什么,如何通过生物化学方式进行区分?

- 肝细胞(HC)。
- 胆固醇(CL)。
- 混合。
- 脂肪变性。
- 微囊泡。
- 混合微大囊泡。

不同 DILI 模式之间的生物化学区别见表 24-1。

表 24-1	不同 DILI 模式之间的生化特征			
	血清 ALT、AST（×ULN）	血清 ALP（×ULN）	血清胆红素（×ULN）	R 值*
肝细胞	> 5	<2	TB 和 DB，变量	> 5
胆汁淤积性	< 5	> 2	TB 和 DB > 2	< 2
混合性	> 3	> 2	TB 和 DB > 2	2 ~ 5
脂肪变性	5 ~ 25	1 ~ 3	TB 和 DB，变量	> 5
微泡	1 ~ 5	1 ~ 3	TB 和 DB，变量	2 ~ 5
微混合性微大囊泡				

* R 值的定义为 ALT 的血清水平 / ALT 上限值再除以水平 ALP 的血清水平 / ALP 上限值，ALT 和 ALP 浓度以单位 / 升计。通过普遍的共识和惯例，在肝细胞 DILI 中，R> 5。在胆汁淤积性 DILI 中，R 为< 2，混合 DILI 为 2 < R < 5。ALP. 碱性磷酸酶；ALT. 丙氨酸转氨酶；AST. 天冬氨酸转氨酶；DB. 直接胆红素；DILI. 药物诱发的肝损伤；TB. 总胆红素；ULN. 正常上限。损伤模式通常由血清 ALT、AST、ALP、总胆红素，直接反映胆红素和所谓的 R 值的水平区分

5. 描述药物暴露、典型病程和损伤类型之间的时间关系。

CL 或 HC 肝损伤通常在初次暴露于病原体后 5 ~ 90 天发生。

停止使用药物时，临床和生化清理药物通常发生以下几点。

- 在超过 50% 的病例中，HC 损伤在 8 ~ 30 天解决。
- CL 损伤在 60 ~ 90 天解决。
- 混合伤害通常比 HC 更持久，但不如 CL 长。
- 微囊脂肪变性与 HC 损伤相似。
- 混合的微型大泡性损伤比微囊脂肪变性更具有可变的过程。

持续存在超过这些间隔的肝生化异常表明引起肝脏疾病 [如病毒性或自身免疫性肝病，原发性胆汁性肝硬化（PBC）或原发性硬化性胆管炎（PSC）] 的共存或独立原因的存在。然而，慢性 DILI 定义为 DILI 发生后或超过 6 个月后的肝损伤异常的实验室检查、成像或组织病理学特征，发生在 10% ~ 15% 急性 DILI 受试者。

6. DILI 的鉴别诊断是什么？

需要高度可疑的指标来防止 DILI 诊断延迟。详细的病史、完整的体格检查和实验室和影像学研究的回顾是非常重要的。DILI 的诊断需要排除其他病因学可能性，例如，病毒、自身免疫和心血管疾病、暴露于其他毒素（乙醇、工业毒素等）、遗传性疾病、胆结石、PBC、PSC 和恶性肿瘤。影响因素的撤出和密切观察，往往为诊断提供充分的间接证据。应该在病情快速改善但并未停止服药时考虑肝活检，肝病的病因仍然存在问题，有几个可能的原因，或需要治疗性干预（肝移植、皮质类固醇）的严重性。重点排除的潜在病毒血病因是甲型肝炎、戊型肝炎、巨细胞病毒和单纯疱疹病毒。自身免疫性肝炎是较常见的病症之一，难以与 DILI 区分。

7. 描述免疫过敏现象和自身免疫性肝炎损伤。

某些药物或其代谢物可以与宿主蛋白结合并产生被宿主识别为外源的抗原。这可能导致宿主免疫系统产生 T 淋巴细胞或 B 淋巴细胞反应。在药物代谢中发挥关键作用的肝细胞也可能出现这种新型抗原。这可能导致自身免疫性肝炎样肝损伤的发展。虽然许多药物可能引起自身免疫性肝炎，但已经发现几种药物以更频繁的次数引起这种反应。这些药物包括肼屈嗪、甲基多巴、米诺环素、呋喃妥因和抗肿瘤坏死因子 α 剂，如英夫利昔单抗和依那西普。

8. 什么可变因素会影响 DILI 的敏感度？

- 年龄：根据宿主的年龄，药物可能会产生不同的影响。例如，阿司匹林（ASA）和丙戊酸可能更多地影响年轻人，而对乙酰氨基酚、异烟肼和氟烷可能更多地影响老年人。
- 性别：妇女更容易得 DILI，这可能是因为 BMI 较低和对自身免疫性肝炎的潜在易感性。
- 肝酶诱导剂：诱导肝细胞色素 P450 系统的物质（苯巴比妥、苯妥英、乙醇、香烟烟雾和葡萄柚汁）可以改变药物代谢，增强肝脏毒性。
- 药物 - 药物相互作用：可能起重要作用，因为这些反应的结果和终产物可以增加肝损伤。丙戊酸增加氯丙嗪诱发的胆汁淤积。利福平增强异烟肼肝毒性。长期饮酒增强对乙酰氨基酚和异烟肼肝毒性。
- 营养不良：低谷胱甘肽（GSH）水平会加剧对乙酰氨基酚的肝毒性，也可能是由与 GSH 结合参与排毒的其他化学物质引起的毒性。
- 遗传关联：阿莫西林 - 克拉维酸是遗传关联方面研究最多的药物。已确定某些人白细胞抗原（HLA）单倍型如 DRB1 * 1501，DRB1* 15 和 DRB1* 0602 会受到这种药物组合引起的 DILI 风险的影响。单倍型 HLA A * 201-B * 0702-DRB * 1501-DQB 1 * 0602（优势比为 13 ～ 20）有显著的遗传相关性。其他具有显著 HLA 关联的药物包括阿巴卡韦、氟氯西林（DRB1 * 5701，OR = 80.6）、异烟肼（INH）、拉帕替尼、卢西卡品、噻氯匹定和西美加群。
- 给药途径：四环素肝毒性主要发生在胃肠道给药后，现在很少使用。

9. 引起 DILI 的两个最常见药物是什么？

- 对乙酰氨基酚。
- 阿莫西林 - 克拉维酸。

10. 对乙酰氨基酚如何对肝脏产生毒性作用？

当服用过量（每天超过 7.5g）时，对乙酰氨基酚对肝有毒性；HC GSH 体内储存已经清除，肝脏中的保护性解毒途径 [N- 乙酰基 - 对苯醌 - 亚胺（NAPQI）的无毒硫醇酯结合物的形成] 不足以应对。有毒代谢物 NAPQI 的积累导致肝损伤，并导致严重的 HC 中心小叶的坏死。对乙酰氨基酚是导致药物诱导性 ALF 的最常见原因，也是美国中毒导致死亡的第二大原因。线粒体是早期的靶点，但是 NAPQI 也在细胞质、微粒体、细胞核和质膜中形成肝内蛋白质的加合物。

11. 什么剂量的对乙酰氨基酚有毒？

对乙酰氨基酚在单剂量＞ 7.5g 的非酒精性肝病患者中具有肝毒性。由于乙醇可诱导细胞色素 P450 2E1 系统，慢性酗酒者面临更大的对乙酰氨基酚损伤的风险，这增加了 NAPQI 的形成，参与试验的营养不良患者通常伴有低 GSH 水平，GSH 通常在肝细胞中可被发现的高浓度细胞内保护剂。

12. 对乙酰氨基酚毒性如何治疗？

Rumack-Matthew 列线图有助于预测对乙酰氨基酚引起肝损伤的可能性并指导治疗。对乙酰氨基酚过量的解毒剂是 N- 乙酰半胱氨酸（NAC）。NAC 的常规口服剂量为 140mg/kg，随后每 4 小时 17 次维持剂量为 70mg/kg。NAC 也可以与口服途径疗效相同或更好疗效的静脉给药 48 小时。尽管 NAC 的治疗时间有争议，但专家建议 NAC 的治疗时间至少持续 72 小时。如果没有临床或生化改善，治疗持续时间可以延长。如果摄入时间可以证明为不到 4 小时，则给予催吐治疗。活性炭通常不施用，因为它可能干扰口服 NAC 的吸收。

13. 内在性和特异性肝损伤有什么区别？

● 内在（可预测）肝损伤：依托已经描述的机制，对乙酰氨基酚是内在肝损伤的最常见原因。在几乎所有摄入有毒剂量的动物中，它会产生肝损伤，尽管所需剂量有变化。

● 特异性（不可预测）肝损伤：当药物引起非剂量相关（不可预测）DILI 时，发生特异性反应。特异性反应可能伴有免疫过敏反应，如发热、外周嗜酸性粒细胞增多、皮疹和关节痛。

14. 有哪些药物被报道会引起慢性肝炎和肝硬化？

很少药物可能与慢性肝损伤有关。更经常引发的药物包括甲氨蝶呤（MTX）、甲基多巴、呋喃妥因和双氯芬酸。MTX 可能与发展为肝硬化相关，特别是在有饮酒史的患者。

15. 什么药物一般与 DILI 模式相关联？

一般与 DILI 模式相关的药物见表 24-2。

表 24-2　一般与 DILI 模式相关的药物			
肝细胞	胆汁淤积性	混合性	脂肪变性伴微血管和微大血管混合增生
他汀类药物	别嘌醇	阿米替林	黄曲霉毒素 β1；FIAU
异烟肼	阿米替林	阿莫西林	胺碘酮；氟烷
	合成代谢类固醇	氨苄西林	L- 天冬酰胺酶甲氨蝶呤
	雄激素	卡托普利	阿司匹林；米诺环素
	硫唑嘌呤	卡马西平	氯仿；丝裂霉素
	卡托普利	西咪替丁	服用可卡因
	卡马西平	氟他胺	香豆素；四 / 三氯乙烯
	雌激素	布洛芬	去铁胺；四环素类
	口服避孕药	丙米嗪	去羟肌苷；丙戊酸
	苯妥英	萘普生；呋喃妥因；保泰松；奎尼丁；雷尼替丁；磺胺类药物；舒林酸；毒油综合征；TMP-SMT	乙醇

DILI. 药物性肝损伤；FIAU. 氟尿苷；SMT. 磺胺甲；TMP. 甲氧苄啶

16. 描述 Mallory-Denk 体，肝紫癜和磷脂病。

Mallory-Denk 体是肝细胞中的细胞质透明包裹体，可能因酒精性脂肪肝或非酒精性脂肪性肝炎发展而成。

肝紫癜存在囊性，充满血液的腔（血管损伤），随机分布在整个肝实质中。

磷脂是细胞中过量的磷脂积累，在光学显微镜可以看作泡沫状巨噬细胞或细胞质液泡，或在电子显微镜下可以看作层状包裹体或板层小体。

Mallory-Denk 体、肝紫癜和磷脂病有关药物和化学物质见表 24-3。

表 24-3 与 Mallory-Denk 体、肝紫癜和磷脂质病有关的药物和化学物质		
Mallory-Denk 体	**肝紫癜**	**磷脂**
胺碘酮	合成代谢类固醇；糖皮质激素	两亲性药物；氯喹；米帕林
己烯雌酚	砷；醋酸甲羟孕酮	金刚烷胺；氯苯那敏；异丙嗪
二乙氨基乙氧基己内酯	硫唑嘌呤；他莫昔芬	阿米卡星；氯丙嗪；普萘洛尔
乙醇	OCP（类固醇）；硫鸟嘌呤	胺碘酮；地昔帕明；TMP-SMT
糖皮质激素	达那唑；钍造影剂	阿米替林；庆大霉素；硫利达嗪
灰黄霉素	己烯雌酚；氯化乙烯基	氯霉素；丙米嗪；曲米帕明
硝苯地平	雌酮；维生素 A 过量	氯环利嗪；伊普吲哚；曲比那敏
他莫昔芬		氯帕明；酮康唑

OCP. 口服避孕药；SMT. 磺胺甲；TMP. 甲氧苄啶

17. 三种最常见的药物引起的肝肿瘤是什么？

- HC 癌：雄激素类固醇，雌激素类固醇，氧化钍（Thorotrast），氯乙烯。
- 血管肉瘤：氧化钍（thorotrast），氯乙烯，砷，雄激素类固醇。
- 肝腺瘤*：雌激素类固醇，雄激素类固醇。

*口服避孕药之前，肝腺瘤很少见。经过 5 年的口服避孕药使用后，发现肝腺瘤的相对危险度估计增加了 116 倍。当外源性雌激素被去除时肝腺瘤通常退化并且会在妊娠期间复发。合成代谢类固醇已经被报道会引起肝腺瘤。肝腺瘤通常无症状，但可与腹胀、疼痛、肝大和出血相关。

18. 什么药物最常引起肝肉芽肿出现？

最常引起肝肉芽肿出现的药物见框 24-1。

框 24-1 最常引起肝肉芽肿出现的药物		
别嘌醇	呋喃妥因	地西泮
奎尼丁	金	磺胺类药物
青霉素	口服避孕药	苯妥英
矿物油	甲苯磺丁脲	奎宁
地尔硫草	异烟肼	苯唑西林
保泰松	氯丙嗪	

19. 非甾体抗炎药如何影响 DILI？

- 阿司匹林：风险因素包括高剂量、结缔组织疾病［类风湿关节炎（RA）、系统性红斑狼疮］，以及在发热性疾病儿童中使用，瑞氏综合征（可能与先天性线粒体酶缺陷或缺陷有关）。

- 舒林酸：由舒林酸引起的 DILI 通常具有超敏反应（发热、皮疹、瘙痒和肝大）的特征。它可引起胰腺炎，大量 HC 坏死，发展为重症多形性红斑和死亡。

- 双氯芬酸：损伤的范围是从 HC 损伤到自身免疫模式的肝损伤。患有骨关节炎的老年妇女更多见于双氯芬酸相关的肝损伤。类固醇在严重的情况下可能有帮助。

- 布洛芬：很少是 DILI 的病因，很少引起严重的 DILI。

- 塞来昔布（Celebrex）：肝损伤模式从 HC 到 CL。磺胺类过敏史在这些患者中很常见。再次接触可引起复发，特征表现为免疫和过敏性病因学基础。

20. 如何对长期接受 MTX 的患者监测慢性肝炎和肝硬化？

- MTX 是广泛用作抗肿瘤和免疫抑制剂的抗叶酸和抗代谢剂。

- 它是广泛用于银屑病，RA 和其他自身免疫性疾病的疾病改善型抗风湿药物。

- 通过抑制肝脏中的 RNA 和 DNA 合成，并引起细胞停滞，甲氨蝶呤被认为是通过直接毒性导致肝损伤。

- 如果氨基转移酶水平升高并保持在正常上限的 3 倍以上，则应考虑进行强化监测和戒断治疗（表 24-4 和表 24-5）。

表 24-4　甲氨蝶呤致肝损伤的危险因素及建议	
风险因素	建议
既往有肝病（尤其是脂肪肝疾病）	在开始治疗前获得肝活检；每月监测肝酶 1 次，检测 6 个月后每 3 个月监测肝酶 1 次
酗酒	避免饮酒和服用叶酸补充剂
肥胖	鼓励减肥
糖尿病	获得最佳血糖控制
累积剂量＞ 1500 mg，治疗＞ 2 年，每天给药	甲氨蝶呤诱导的肝毒性没有解毒剂，停止使用药物导致改善；密切监测肝酶在长期治疗；每周补充叶酸 1 次

表 24-5　甲氨蝶呤诱导的肝损伤的组织病理学分类				
等级	脂肪浸润	核变异度	门动脉炎症	纤维化
Ⅰ 级	没有或极少	没有或极少	没有或极少	没有
Ⅱ 级	中度至重度	中度至重度	中度至重度	没有
Ⅲ a 级	可能存在或缺乏	可能存在或无	可能存在或不存在	最小
Ⅲ b 级	可能存在或缺乏	可能存在或无	可能存在或不存在	中度至重度
Ⅳ 级	可能存在或缺乏	可能存在或无	可能存在或不存在	肝硬化

21. 基于肝活检结果改变 MTX 治疗的建议是什么?

基于肝活检结果改变 MTX 治疗的建议见框 24-2。

框 24-2 基于肝活检结果改变 MTX 治疗的建议	
分级	建议
I	可以继续治疗;重复 1 ~ 1.5g 累积剂量后进行肝活检
II	可以继续治疗;重复 1 ~ 1.5g 累积剂量后进行活检
III A	可以继续治疗,6 个月重复活检
III B	停用 MTX;特殊情况需要密切组织学随访
IV	停用 MTX;特殊情况需要密切组织学随访

22. 哪些用于治疗常见的内分泌失调的药物可能会导致 DILI?

用于治疗常见内分泌疾病的药物和 DILI 见表 24-6。

表 24-6 用于治疗常见内分泌疾病的药物和 DILI		
药物	损伤机制:突出	推荐疗程
糖尿病药		
唑烷二酮类 曲格列酮	过氧化物酶体增殖物激活受体 -γ 激动剂 曲格列酮是该类的第一种药剂 据报道由于严重的肝毒性和死亡人数,它于 2000 年被淘汰	如果基线血清 ALT > 2.5× ULN 则避免 第一年每 2 个月监测一次 ALT 水平 如果 ALT 变为 > 3× ULN 或患者出现肝损伤迹象则停止用药
罗格列酮 / 吡格列酮 磺酰脲 氯磺丙脲,格列吡嗪,格列本脲,甲苯磺酰胺,甲苯磺丁脲乙酰苯磺酰环己脲	肝毒性很少见,可引起混合、胆汁淤积或肝细胞损伤 超敏反应被认为是负责任的	在患有磺酰胺超敏反应或肝毒性的患者中谨慎使用 可能导致复发
双胍类 二甲双胍	很少引起药物性肝损伤 如果在肾、肝损伤,手术和对比研究中进行剂量调整,二甲双胍是安全的	药物停止后立即解决 据报道慢性损伤 二甲双胍停止后恢复快速
类固醇衍生物		
合成代谢类固醇 甲睾酮,甲基睾酮,羟孕酮,达那唑,氟甲睾酮,依诺唑洛尔,诺罗酮,奥多罗酮	它们引起胆汁淤积或小管型肝损伤 睾酮的 C17 位置的烷基化使口服形式的合成代谢类固醇成为可能 它们诱导雄激素刺激的基因并促进细胞的生长和发育	增加非标签用途,以提高运动表现 如果肝损伤发展,雄激素类固醇必须停药 肝损伤通常是可逆的,但已报道死亡

药物	损伤机制：突出	推荐疗程
口服避孕药		
他莫昔芬	雌激素和 OCP 通过雌激素对调节胆汁代谢的受体的作用抑制胆红素和胆汁酸分泌	
	它可引起肝损伤、脂肪肝、脂肪性肝炎和肝硬化	
	肝损伤被认为是由于对他莫昔芬代谢物的特异性反应	
	呈现为胆汁淤积、混合或肝细胞损伤	
硫脲衍生物		
PTU	PTU 通常导致肝细胞肝损伤	PTU 肝毒性可导致 ALF，导致肝移植死亡或需要
甲巯咪唑	甲基咪唑肝损伤通常是胆汁淤积的	甲基咪唑引起自我限制性损伤

OCP. 口服避孕药；PTU. 丙硫氧嘧啶

23. 哪些心血管药物通常与 DILI 有关？

常见的心血管药物和 DILI 见表 24-7。

表 24-7 常见的心血管药物和 DILI

药物	损伤特征	显著特点和推荐
ACE 抑制剂	急性肝损伤罕见，通常为胆汁淤积	药物停止后迅速改善
	对其中一种代谢物的特异性反应	
抗心律失常		
胺碘酮	可引起广泛的肝损伤	如果剂量 > 400 mg /d，则定期监测 ALT 水平
	代谢物蛋白聚糖内分泌素是磷脂的标志	如果 ALT > 3 倍 ULN，减少剂量或停止
	可引起肝脂肪变性和 Mallory-Denk 体	如果高 ALT 持续，请进行肝活检与肝毒性相比，"狼疮样反应"的结果更常见
普鲁卡因胺	肝损伤是由于超敏反应引起的	类似于奎尼丁的肝损伤
	可能导致肉芽肿形成	它可能导致复杂的药物相互作用
	导致胆汁淤积性肝损伤	
奎尼丁	肝毒性是由于超敏反应引起的	
	通常是胆汁淤积或混合	
钙通道阻断剂		肝损伤罕见，通常是轻度和可逆的
地尔硫草	可能由超敏反应引起	
	损伤模式是肝细胞或胆汁淤积	
硝苯地平	可能由有毒代谢物的形成引起	它可能导致脂肪变性和透明的 Mallory
	通常是肝细胞或混合	

续表

药物	损伤特征	显著特点和推荐
维拉帕米	这可能是超敏反应 肝细胞、混合或胆汁淤积损伤	
利尿剂	没有任何病例系列提示这类患者的肝毒性、安全考虑	由于急性和慢性肝炎,1979 年利尿剂、尿毒素利尿剂从美国市场上清除
肼屈嗪	它被代谢为免疫加合物,其导致自身免疫性肝炎样综合征,导致肝细胞、胆汁淤积或肉芽肿损伤	
α- 甲基多巴	有毒的代谢中间体在敏感宿主中作为抗原性半抗原 它可引起急性慢性肝炎、胆汁淤积性肝炎、暴发性肝衰竭和肝硬化 通常是肝细胞,很少混合或胆汁淤积	自身免疫性肝损伤 复发可导致肝损伤的快速复发,并可导致死亡 妇女似乎更容易受伤 它可以模拟自身免疫性类风湿性肝炎
降血脂药		
非诺贝特	通常肝细胞损伤,但混合和胆汁淤积模式报道 似乎是免疫学方面的提供,可能导致自身免疫性肝炎	肝酶通常正常化,但是尽管有肝损伤证据仍然在继续治疗的患者中报道了慢性肝损伤和纤维化 持续释放形式的毒性很常见
烟酸(烟碱酸)	主要为肝细胞,偶尔发生胆汁淤积性损伤 损伤是剂量依赖性的,继发于由高浓度的烟酸引起的内在毒性反应	应监测肝酶 如果酶升高,应停止使用 它可能偶尔出现自身免疫表型
他汀类(HMG-CoA 还原酶抑制剂)	严重 DILI 很少见 即使在慢性肝病患者也能安全使用作为敏感宿主细胞靶标的半抗原 损伤模式在肝细胞和胆汁淤积 / 混合损伤之间大致相等	专家建议仅在失代偿性肝硬化或使用他汀类药物引起的急性肝衰竭或肝损伤的患者中避免使用他汀类药物

24. 哪些常见的抗菌药已被证明会引起肝损伤?

常用的显示为引起肝损伤抗菌药物见表 24-8。

表 24-8 常用的显示为引起肝损伤抗菌药物

抗菌药	突出特征
四环素	
米诺环素	肝损伤见于高度Ⅳ使用;低剂量口服四环素是非常罕见的。肝损伤是由于线粒体脂肪酸氧化的抑制而引起的微囊脂肪变性。它可引起急性和慢性自身免疫性肝炎,具有阳性 ANA 和 ASMA
大环内酯类	
红霉素	由于特异性免疫过敏反应,DILI 主要是胆汁淤积症;它很少是致命的,恢复可能需要几周。红霉素和克拉霉素是 CYP3A 的有效抑制剂,可能引起药物不良反应,特别是与免疫抑制剂如他克莫司和环孢素 A

续表

抗菌药	突出特征
克拉霉素、阿奇霉素和罗红霉素	肝损伤较少发生
青霉素	肝毒性很少，是由于免疫特征的特异性反应，可引起 HC、胆汁淤积、混合或肉芽肿性损伤
阿莫西林 - 克拉维酸	这些是抗生素相关性 DILI 的最常见原因。引起的疾病通常是胆汁淤积，但可以混合。肝毒性可能是原发性免疫过敏源，并且随着肝毒性药物的使用而恶化，也表明药物 - 药物相互作用。在老年男性和某些 HLA 类型的患者中更常见。单用阿莫西林不太可能引起 DILI
磺胺类药	
乙嘧啶 - 磺胺多辛	DILI 是特异性的，通常反映对磺胺衍生药物的敏感性。损伤模式通常混合，但也可以是 HC 或胆汁淤积。
柳氮磺胺吡啶	DILI 可能是系统性超敏反应的一部分，如 DRESS
TMP / SMX	应该避免反击。用于治疗弓形虫病和一些抗性疟疾病例。它常用于治疗炎性肠病。在艾滋病病毒感染患者中引起过敏反应发生率高（≥ 20%）。严重程度从无症状表现到急性肝衰竭的程度不同
其他抗生素	
利福平	肝毒性是由特殊的代谢产物引起的。更有可能影响患有潜在肝病的患者。它可以诱导药物代谢酶。同时应检测药物（OCP、抗凝血剂、抗反转录病毒药物、环孢素、苯环类药物及大环素）
呋喃妥因	它能产生氧化自由基，并导致自体免疫损伤，尤其是在老年妇女中（这可能是因为主要是年纪较大的女性服用这种药物来抑制 UTI）它能引起急性或慢性的肝类疾病；受伤的模式通常是 HC。从轻微的肝酶升高到严重的损伤和死亡。预计完全恢复；重新激发可以导致复发，并且应该避免
氯霉素	报道有罕见的胆结石和黄疸病例
抗菌类	
灰黄霉素	很少引起 DILI，但药物可能会引起急性间歇性卟啉症的发作。肝脏 CYP3A 的有效竞争性抑制剂可能导致药物不良反应
酮康唑	DILI 是由一种可转化为有毒二醛的 N- 脱乙酰代谢物形成的。伤害通常为 HC，但也可以混合和胆汁淤积。恢复缓慢，已经报道急性肝衰竭和死亡。应该避免重新激发
氟胞嘧啶	它很少引起临床上明显的肝损伤。它的使用非常有限，而 DILI 似乎与剂量有关

25. 哪些人接受 INH 治疗存在肝毒性风险？

INH 导致明显的临床肝炎症状的特异性肝炎反应。这是在美国需要肝移植的 ALF 的第二常用药物。分子机制被认为涉及乙酰异烟肼的形成，其被水解成单乙酰肼，然后活化成有毒的代谢物。其危险因素包括年龄较大，遗传变异引起的乙酰化状态缓慢，可能的饮酒史，肝硬化，亚洲种族，营养不良，潜在的慢性乙型或丙型肝炎，与利福平和吡嗪酰胺联合使用等。INH 起病隐匿，临床上类似于急性病毒性肝炎。虽然通常是自限的，但 10% 的患者病情严重，可出现死亡或需要肝移植的 ALF。

26. INH 毒性如何预防?

目前的建议包括筛查患者酗酒史和预先存在的肝脏或肾脏疾病。慢性肝病的存在不是使用 INH 的绝对禁忌证,而是应仔细检查适应证,并进行进一步监测治疗。如果患者单独服用 INH,对除健康的年轻的(< 35 岁)非人类免疫缺陷病毒感染的成年人以外的所有人进行基线实验室检查,并每月进行一次监测。

如果患者也服用利福平或吡嗪酰胺,每周监测肝酶 2 次,持续 2 周(每 2 周监测 1 次直至服药 2 个月,然后每月监测 1 次)。如果 ALT 超过 ULN 的 3 倍以上同时伴有症状,或超过 5 倍的 ULN 无症状,则需要停用 INH。

27. 哪些常用的娱乐性毒品与肝毒性相关?

● 可卡因:可卡因毒性患者可能出现黄疸或疲劳和全身性不适。可卡因毒性也可能引起凝血病、横纹肌溶解和弥散性血管内凝血(DIC)。肝毒性的机制被认为是由于转化为有毒的代谢物。其临床表现为急性重型肝。肝活检通常显示Ⅲ区坏死和脂肪变化,表明相关缺血。它通常是自限性的,但是死亡患者主要是由于其主要的全身性影响。肝损伤可能是多因素的,包括共存病毒性肝病(乙型肝炎、丙型肝炎和三角洲)和对乙酰氨基酚或饮酒。NAC 通常导致类似于对乙酰氨基酚肝毒性的损伤。

● 3,4- 亚甲基二氧代甲基安非他明(MDMA、迷魂药):MDMA 是通常被滥用的危险的合成安非他明。它是一种强效的中枢神经系统兴奋剂,引起欣快感和提高认知能力。苯丙胺通过肝脏 P450 系统进行广泛的代谢,并且认为是继发于有毒代谢物产生的损伤。肝损伤通常为 HC,可能严重到足以引起 ALF 和死亡。最初认为迷魂药毒性很小,它可引起各种全身作用,包括心律失常、DIC、急性肾衰竭和高热。

28. 哪些麻醉药与 HC 有关?

临床上显著的肝毒性仅在挥发性卤化剂中被看到。与以后开发的卤化剂相比,氟烷具有更多的引起肝毒性的倾向,如恩氟烷、异氟烷、地氟烷和七氟醚。肝损伤通常由中心小叶坏死组成,但也报道过 CL 模式。40 ~ 60 岁的肥胖女性风险较高;少部分患者可能发生暴发性肝衰竭,可能需要肝移植。

● 氟烷:由氟烷引起的严重肝损伤是罕见的,初次暴露后约 1/15 000 出现,重复暴露后约 1/1000 出现。怀疑肝损伤是由反应中间体的产生引起的免疫过敏。其危险因素包括先前接触卤代麻醉剂和氟烷酸肝炎病史或无法解释的发热和用卤化剂麻醉后的皮疹。其他危险因素包括低血压、年龄较大、肥胖和 CYP 2E1 诱导剂同时使用。预后不良的因素包括暴露于黄疸、肥胖、年龄大于 40 岁、肝性脑病和凝血酶原时间延长。皮质类固醇的使用和交换输血无效,无肝移植的暴发性氟烷肝炎死亡率近 80%。

29. 苯妥英如何引起 DILI?

苯妥英可引起过敏性肝炎、胆汁淤积、肉芽肿性肝病和暴发性肝衰竭。反应性芳氧基代谢物的形成随后形成导致半抗原和免疫激活的邻醌。全身症状包括发热,不适、淋巴结肿大、脾大、皮疹。肝酶升高 2 ~ 100 倍(ALT >天冬氨酸氨基转移酶)和碱性磷酸酶水平升高 2 ~ 8 倍。苯妥英可引起白细胞增多症和异性淋巴细胞，表明为单核细胞增多症和嗜酸性粒细胞计数增多，但狼疮样综合征和假性淋巴瘤罕见。在大多数情况下，停药可导致毒性消失。如果发展为肝衰竭，死亡率可高达40%。由于交叉反应性，应避免使用卡马西平、奥卡西平和氟苯妥英。

30. 中药疗法会导致肝损伤吗?

中草药的组成是可变的和不受管制的。有些有造成肝损伤的潜在可能。患有原发性肝病的患者应特别谨慎，并咨询医生。

乳蓟（silybum marianum）尚未显示会引起肝酶升高或临床上明显的急性肝损伤，并且已经被潜在的肝病患者使用了几个世纪。许多肝病患者用乳蓟自行处理。慢性肝病患者的人类研究一直很有前途，但不确定。在欧洲，正在使用纯化的静脉注射形式的水飞蓟素来治疗伞形毒覃蘑菇中毒。

潜在的肝毒性药物包括以下几种。

- 自身免疫性肝炎：小柴胡汤、麻黄、石蚕。
- 急性肝炎：石蚕，大白屈菜、拉瑞阿（一种进口草药）、金不换、卡瓦胡椒、Hydrocut、LipoKinetix（一种减肥药）。
- 慢性肝炎综合征：石蚕、金不换、何首乌、缬草。
- 严重肝炎：小柴胡汤、拉瑞阿（一种进口草药）、大白屈菜、康宝莱（减肥药）。
- 暴发性肝功能衰竭或死亡：蘑菇（通常是鹅膏蕈）、苍术苷。
- 静脉闭塞性疾病：吡咯烷啶胺生物碱（柴草科植物、狗舌草）。

（王京京 译，闫 杰 校）

酒精性肝病、酒精性中毒和戒酒综合征

Clark Kulig，MD

1. 饮酒和滥用乙醇、酒精中毒和酒精性肝病的流行病学因素是什么?

超过 50% 的美国成年人饮酒。每年美国 70% 以上的酒饮购买只有 10% 的人口使用，其中约 3/4 是男性。有 11% 的男性和 4% 的女性，或总计超过 6% 的美国人是酗酒者，更多的人滥用乙醇。15% ～ 30% 的每天饮酒的酗酒者会发生肝硬化。酒精性肝硬化占肝硬化总死亡人数的 28% ～ 50%，年龄调整率为每 10 万人中 3.8 人发生酒精性肝硬化。

2. 酗酒与酒精性肝病一样吗?

酗酒与酒精性肝病（ALD）不一样，ALD 包括炎症、脂肪变性和瘢痕形成对肝的物理损伤，而酒精依赖或酒精中毒是通过行为诊断，包括身体（戒断或耐受）症状和行为症状（尽管已知后果仍喝酒或丧失饮酒的控制能力）。

3. 所有酗酒者都有 ALD 吗?

一般来说，所有酗酒者都有 ALD。酗酒这一术语与酒精依赖是同义词，包括戒断症状的身体表现和通常与导致至少轻度脂肪性肝炎的乙醇摄入量相关，并且有时伴随着肝纤维化的耐受性。

4. 所有 ALD 患者都是酗酒者吗?

不是所有 ALD 患者都是酗酒者。ALD 可能与间歇性饮酒相关，可能更多地被分类为乙醇滥用而不是依赖性。此外，慢性日常饮酒可能没有酒精依赖症状出现，但仍然与肝炎、脂肪变性甚至晚期瘢痕形成有关。

5. 肝脏如何代谢乙醇?

大部分乙醇在肝脏代谢。摄取后，乙醇从胃和近端小肠吸收，并通过肠系膜循环向肝脏移动（图 25-1）。

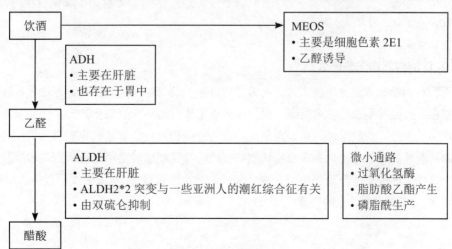

图 25-1 乙醇代谢

ADH. 醇脱氢酶；ALDH. 醛脱氢酶；MEOS. 微粒体乙醇氧化体系

6. 什么是 ALD 的发病机制?

ALD 的发病机制尚不清楚,但有多种可能有助于发病(图 25-2)的病理生理学途径。

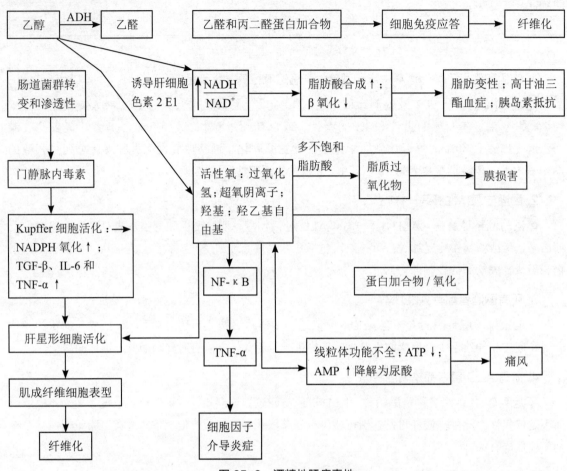

图 25-2 酒精性肝病毒性

ADH. 醇脱氢酶;AMP. 腺苷单磷酸;ATP. 三磷酸腺苷;IL. 白细胞介素;NAD. 烟酰胺腺嘌呤二核苷酸;NADH. 烟酰胺腺嘌呤二核苷酸和氢;NADPH. 烟酰胺腺嘌呤二核苷酸磷酸;NF-κB. 核因子-κB;TGF. 转化生长因子;TNF. 肿瘤坏死因子

7. ALD 的自然病史是什么?

由于酒精中毒患者是异质性人群,乙醇导致肝损伤的患病率因人而异,与过量乙醇摄入的晚期肝病的直接相关性并不总是被观察到。遗传因素很重要,与异卵双胞胎相比,同卵双生子的酒精中毒数量增加了 3 倍。一般来说,和饮酒量与随后的肝脏相关死亡率之间存在直接的相关性。和肝细胞缺乏脂肪变性的患者相比,患有酒精性脂肪肝的持续饮酒患者更可能进行到终末期肝硬化。脂肪肝也与全部病因的死亡率升高相关。在那些每天过量饮酒超过 12 年或更久的人中,超过 20% 会发展成肝硬化。ALD 进展的危险因素见表 25-1。

风险因素	药剂量	相对风险
表 25-1　酒精性肝病的危险因素		
乙醇（ETOH）数量		
男性	80 g/d×10+ 年	1.1 ↑↑↑
女性	40 g/d×10+ 年	↑↑↑
消费模式	连续 > 周期	1.2 ↑↑
营养不良		1.3 ↑↑
种族	西班牙裔和美国黑种人 > 美国白种人	1.4 ↑
遗传学	日本 AHD 基因 ALDH2 * 2	1.5 ↑↑
肥胖	脂肪含量高 从 ETOH 获得空卡路里	1.6 ↑↑
丙型肝炎病毒感染	聚合酶链式反应阳性，病毒复制	1.7 ↑↑↑
血色素沉着症	纯合基因	1.8 ↑↑↑
年龄 > 65 岁	与一般的健康和营养不同	1.9 ↑

8. 戒酒症状的病理生理学是什么？

慢性乙醇摄入增强 γ-氨基丁酸对脑神经受体的影响，导致脑兴奋性降低。随着快速戒酒，大脑高度兴奋，产生戒断症状。

9. ALD 的不同组织学类型是什么？

可能会观察到饮酒的几种形态学表现，尽管一些慢性酒精中毒患者在肝活检时无肝损伤的组织学证据。有关酒精（ethyl alcohol，ETOH）性肝损伤的组织学检查结果见第 32 章。

● 肝脏的脂肪变态是最常见的组织学发现和饮酒后最早的表现。脂肪在肝细胞中的积累可以在过量饮酒后的 2 天内发现，并在停止饮酒 2 周内清除。脂肪变性是巨大的液滴脂肪代替中心肝细胞核。饮酒后脂肪肝的发现可能是乙醇持续摄入后将会发展为酒精性肝硬化风险的指标（图 25-3）。

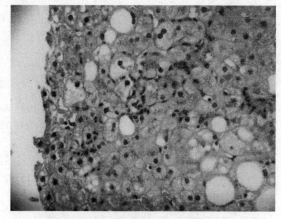

图 25-3　酒精性脂肪肝组织病理学表现

● 微泡脂肪变性或酒精性泡沫变性是饮酒不常见的并发症。这似乎是由乙醇引起的线粒体功能障碍的结果，主要发生在中心小叶肝细胞内，导致高胆红素血症、肝性脑病和死亡。

● 酒精性肝炎发生在 10% ~ 20% 的慢性酒精中毒患者，是大多数慢性饮酒患者发生肝硬化的途径。酒精性肝炎的诊断是建立在长期日常饮酒的典型病史，适当的实验室检查结果和肝组织学发现，包括中心叶肝细胞坏死、多形核白细胞炎症和马洛里透明质酸的存在（图 25-3 和第 32 章）。

● 酒精性肝硬化伴随酒精性肝炎并发展为微结节性肝硬化。随着停止饮酒，许多患者将转变为大结节（较大的再生结节）肝硬化。酒精性肝炎可能与继续饮酒患者的肝硬化共存。酒精性肝硬化也是肝细胞癌的易感性病变。

10. ALD 与非酒精性脂肪肝有何不同？

非酒精性脂肪肝（NAFLD）不能在组织学上与 ALD 区分开来。在几项研究中，美国成年人 NAFLD 患病率估计超过 30%。NAFLD 的组织学表现不能从 ALD 中辨别出来，其诊断依赖于排除重要的饮酒量。大多数饮酒量少于 20 g/d 的乙醇摄入标准来确定 NAFLD 的诊断，但从实际的临床观点来看，两者同时经常存在。在肝脏活检中鉴定马洛里透明质酸对酒精性肝炎无特异性，可见于 NAFLD 及其他肝脏疾病。

11. ALD 患者的临床表现是什么？

AST 通常比 ALT 浓度高 2 倍。这些发现是非特异性的，可以在任何慢性肝脏疾病中发现。掌腱膜挛缩症和肥大性酒渣鼻（杜松子酒）分别与斯堪的纳维亚遗传性和酒渣鼻更为密切相关。

12. ALD 患者的实验室检查结果如何？

- AST 通常是 ALT 浓度的 2 倍以上。
- 低白蛋白血症和高丙种球蛋白血症（通常伴有 IgG 和 IgA 升高）。
- 铁蛋白水平高达 5000 ng/ml 可能发生为酒精性肝炎的急性期反应物。
- 尿酸和三酰甘油升高。
- 国际标准化比例（INR）由于凝血因子肝脏产生受损和膳食维生素 K 不足而升高。
- 溶血（由 LDH↑、网织红细胞增多症、触珠蛋白↑、头盖细胞和外周涂片上的棘皮细胞提出）。
- 酒精性肝炎是具有碱性磷酸酶↑、γ-谷氨酰转肽酶和血清胆红素水平的胆汁淤积性疾病。
- 平均红细胞体积可能从营养缺乏（叶酸或维生素 B_{12}）或乙醇对细胞膜的影响而升高。
- 酒精性肝炎中常见的白细胞增多症为 12 000～14 000μl，白血病反应可能发生在 30 000～50 000μl。
- 血小板减少症（<125 000μl）可能与门静脉高压、脾大、骨髓功能下降、内源性肝细胞生成素生成减少有关，可能支持肝硬化。
- 所有以前讨论过的测试是相对非特异性的，但增加了对 ALD 诊断的支持。
- 血液、呼吸和尿液的乙醇检测在敏感性方面相似，检测时间通常在 8 小时以内。
- 尿乙基葡糖苷酸临床可用，非常具体，并支持最近的乙醇摄入，检测期大于标准乙醇测试。

13. 放射成像如何有助于 ALD 患者的评估？

ALD 肝脏放射摄影成像的结果是非特异性的。脂肪肝的变化是常见的，特别是通过超声指出的高回声，但在病因学上与脂肪肝疾病的其他原因无差别。发现门静脉扩大、脾大，通脐静脉和结节性肝脏的发现一般增加了对肝硬化和门静脉高压的怀疑，但对于 ALD 并不具有特异性。

14. 酒精性肝炎的临床特征是什么？

酒精性肝炎的临床特征是黄疸、明显的肝脾大、发热、肝性脑病，有时也会有肝收缩期杂音。轻度脂肪性肝炎形式的慢性 ALD 可能具有很少或缺乏的症状，只有轻度的氨基转移酶升高。当肝硬化存在时雄激素减少可能会导致女性症状、睾丸萎缩和男性乳房发育症。如果严重的脂肪性肝炎改善并且肝脏瘢痕缩小，门静脉高压的证据如脾大甚至食管静脉曲张可能会减退。蜘蛛状毛细血管扩张症在肝硬化患者上胸部常见。

15. 哪种综合征可能与酒精性肝炎以类似的方式呈现，应如何辨别？

伴有或不伴有感染性胆管炎的急性胆总管结石可能以与乙型肝炎非常相似的方式存在，但通常伴有胆汁阻塞成像的证据 [胆汁扩张，通常通过 US 或磁共振胰胆管造影（MRCP）]。与各种病因有关的急性肝炎（和急性重症慢性肝炎）可能与乙型肝炎非常相似。急性病毒性肝炎可以用血清学诊断（甲型肝炎 IgM、巨细胞病毒 IgM、乙型肝炎表面 Ag 和核心 IgM）。应在潜在暴露 8 周内的急性乙型和丙型肝炎感染，应高度怀疑（近期新的性伴或静脉注射药物）并进行定量 DNA 和 RNA 检测。毒素相关性肝炎可以从历史诊断（最近新药）和实验室检测（对乙酰氨基酚浓度、他汀类药物肝炎的肌酸激酶检测）中诊断。慢性 NAFLD 的暴发（氨基转移酶升高）很少出现症状，ALT 往往高于 AST。慢性肝脏疾病如血色素沉着症、α_1- 抗胰蛋白酶、腹腔疾病相关性肝炎和原发性胆汁性肝硬化一般不会发生急性生化或症状性疾病暴发，如酒精性肝炎所见。急性肝豆状核变性通常与低血浆铜蓝蛋白和碱性磷酸酶水平、溶血性贫血和高 24 小时尿铜浓度有关。多普勒 US 可以诊断急性巴德 - 吉亚利综合征（肝静脉血栓形成）。肝脓肿和肿瘤通常通过 US 进行诊断，并通过计算机断层扫描（CT）或 MRI 进一步表征。自身免疫性肝炎通常具有阳性血清学检测结果（抗核抗体，抗平滑肌抗体，IgG 升高）。

16. 肝活检对于诊断或治疗 ALD 是必要的吗？

通常可以通过综合病史、体格检查和实验室数据，以及通过排除其他诊断来诊断 ALD。当需要肝活检时，内部颈静脉途径可能具有较低的出血风险。肝活检以评估已知酒精性肝炎的纤维化阶段在急性情况很少改变治疗方式（禁欲、优化营养、泼尼松龙），但检测肝硬化则需要筛查食管静脉曲张和肝癌。如果肝脏检查持续波动，尽管怀疑戒酒导致，而没有其他明确的病因因素，应考虑肝活检。许多临床医生倾向于支持肝活检血小板超过 80 000 mm³，INR < 1.6。

17. 戒酒综合征的症状和体征是什么时候出现？

如表 25-2 所述，ETOH 戒断的体征和症状可分为 4 个时间间隔。

表 25-2　戒酒的体征、症状和时间		
乙醇戒断症状	时间从停止到出现发病症状	典型表现
失眠症、震颤、焦虑、胃肠不适、头痛、出汗、心悸、食欲缺乏	6 ～ 12 小时	
乙醇幻觉：视觉、听觉或触觉	12 ～ 24 小时	这些症状通常在 48 小时内缓解
戒断发作：全身强直 - 阵挛型难治疗；避免药物降低癫痫发作阈值	24 ～ 48 小时	不要上当；癫痫发作最早发生在酒精停止后 2 小时
震颤谵妄：幻觉（主要是视觉）、定向障碍、心动过速、高血压、低热、激动、出汗	48 ～ 72 小时	这些症状在 5 天达到高峰

18. 如何对一个入院患者进行酒精中毒筛查试验？

酒精依赖的诊断可以基于精神障碍诊断和统计手册（第 4 版，文本修订），7 个类别中至少有 3 个包含耐受性、戒酒、摄入过量的乙醇，希望减少乙醇消耗，用于获得乙醇的时间，放弃重要的饮酒的活动，并尽管知道人身伤害继续饮酒。CAGE 问卷助记符是一个快速简单的测试，可以帮助确定酒精依赖。它包括 4 个问题（图 25-4），特异度为 76%，敏感度为 93%；用于鉴定过度饮酒，特异度为 77%，敏感度为 91%，用于鉴别酒精中毒更多的问题得到肯定的回答。

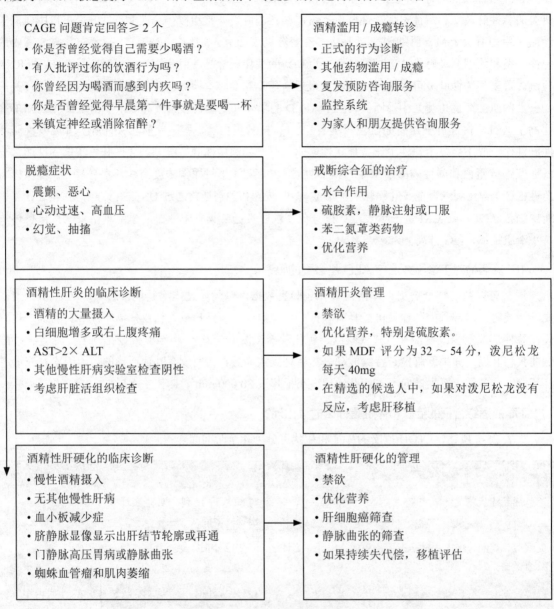

图 25-4　酒精性肝病的临床评估

19. ALD 治疗的主要方式是什么?

　　戒酒是最明显的治疗，一般最难达到。当滥用药物滥用专家（精神病学或精神病学）或行为计划（住院或门诊康复和复发预防计划，或者酗酒者匿名）时，对戒酒者尤其是酒精依赖者实行禁欲往往更为可取。提供营养支持的医护人员在帮助康复方面对患者有更多的控制。泼尼松龙和己酮可可碱是可以改善精选群体生存的酒精性肝炎的药物治疗。

20. ALD 的治疗方法是什么?

步骤 1 是支持关心。

- 禁止 ETOH。
- 物质使用紊乱程序。
- 营养。
- 维生素补充剂：叶酸和硫胺素。

步骤 2 是确定高风险性酒精性肝炎。

- 胆红素和凝血酶原 INR 水平是预测的结果。
- 酒精性肝炎和胆红素水平低于 5 mg/dl 的患者通常表现良好。
- Maddrey 判别函数（MDF）评分可用于评估酒精性肝炎死亡的风险，并确定何时应将皮质类固醇用于严重临床疾病患者。

MDF= 胆红素（mg/dl）+ 4.6×[凝血酶原时间（秒）一对照]。

MDF < 32 分，相关死亡率在 2 个月内达 15%，泼尼松龙未见。

MDF ≥ 32 分，相关死亡率在 2 个月内达到 50%，泼尼松龙指标为 40mg/d×28 天。

MDF > 54 分，泼尼松龙治疗死亡率升高。

服用皮质类固醇可以改善 MDF 在 32 ～ 54 分的患者的 30 天生存期，以及存在酒精性肝炎的自发性脑病患者。

21. 哪些酒精性肝炎患者因病情太重而不宜服用泼尼松龙?

胃肠道出血、肾衰竭和活动性细菌感染的患者一般不属于酒精性肝炎类固醇的主要试验。另外，在一项研究中，MDF 超过 54 分的患者的类固醇治疗死亡率较高。

22. 己酮可可碱对酒精性脂肪性肝炎有帮助吗?

己酮可可碱对酒精性脂肪性肝炎有帮助。生存获益已经显示出来，与肝肾综合征发生率较低有关。泼尼松龙治疗可能更有益，因为联合治疗跟单独使用泼尼松龙治疗相比无益处。

23. 如何对乙醇解毒进行最后治疗?

解酒治疗将减少并发症，改善酒精中毒患者的康复情况。解毒包括停止饮酒、治疗戒断症状，并维持戒断治疗以防止再次发作。在戒酒中，10% ～ 20% 需要住院治疗。医生应该考虑将以前有严重酒精戒断症状、撤离前的癫痫发作、伴随的医疗或精神疾病及缺乏可靠的家庭支持的患者收治入院。

24. 因戒酒综合征而收治入院的通常步骤是什么?

第 1 步是支持关怀。

- 提供一个安静的房间，柔和的照明和支持性的照顾。
- 给予Ⅳ液体治疗和预防脱水。
- 正确的电解液干扰（减少钾、葡萄糖、磷和镁）。
- 给予肠胃外硫胺素，然后每天服用 100mg。
- 因为口服硫胺素吸收不良，在给予葡萄糖之前给予硫胺素以防止韦尼克谵妄。
- 给予叶酸治疗和预防营养不良。
- 给止吐药用于恶心。

- 给胃酸不好的抑酸剂。

第 2 步是治疗戒断症状（惊恐、幻觉、激动和自主性多动症）

- 苯二氮䓬类药物减少戒断症状的严重程度。
- 考虑甲状腺毒症、抗胆碱能中毒、苯丙胺或可卡因过量等药物。
- 半衰期（$t_{1/2}$）较长的药物是氯氮䓬和阿拉伯他灵（老年人要小心）。
- $t_{1/2}$ 较短的药物是劳拉西泮和奥沙西泮（肾脏清除，肝衰竭更安全）。

第 3 步是管理其他治疗方法。

- 对于癫痫发作，给予地西泮、苯妥英或卡马西平。
- 对于激动或幻觉，给予氟哌啶醇。
- 对于心动过速，给予 β 受体阻滞剂或可乐定。

可以使用每天苯二氮䓬或症状诱发方案的固定剂量方案。经过修订的临床研究所乙醇量表提取评估是对 10 分以上使用苯二氮䓬类药物有帮助患者症状的临床指南。

使用症状触发方案通常导致总体药物剂量比标准或固定的戒断治疗方案少。随着时间的推移，苯二氮䓬类药物的剂量应该随着戒断症状的改善而减少。

25. 对于乙醇依赖，有哪些长期有用的治疗方法？

长期禁欲应包括转介到物质使用障碍诊所，因为需要认知和行为治疗来维持乙醇禁欲。那些反复排毒的人经常增加乙醇渴求，这增加了后续戒断发作的严重程度。再次滥用是常见的，可以使用鼓励禁欲的药理代理。双硫仑是一种乙醛脱氢酶抑制剂，其可以防止乙醛代谢，并增加循环乙醛水平，以产生如乙醇消耗时出现的潮红、眩晕和呕吐症状。这种厌恶疗法可能有助于在禁欲的早期减少乙醇摄入量，以允许发生行为治疗的时间。阿昔洛芬和纳曲酮并没有非常有效，而纳曲酮具有黑盒警告，不能用于急性肝炎。正在研究巴氯芬、托吡酯和昂丹司琼。一般来说，尽管有足够的解毒作用，但在 1 年随访期间，只有 1/3 的患者戒酒或饮酒量有限。

26. 在 ALD 中使用双硫仑安全吗？

如果通过实验室测试和简短的诊所访问（约每 2 周 1 次）监测，双硫仑是安全。如果胆红素水平升高，可以及早诊断特异性双硫仑肝炎综合征。该药可以停止使用，可以避免肝衰竭的风险。不幸的是，使用双硫仑（通常通过司法系统协议鼓励）通常没有得到适当的监测，作者在两年内已经看到三例双硫仑肝衰竭。当其他类型的肝病 [丙型肝炎病毒（HCV）、NAFLD] 与 ALD 联合存在时，双硫仑是否安全，尚未得到广泛的研究。

27. 终末期 ALD 患者可以进行肝移植吗？

长期戒酒和失代偿性酒精性肝硬化（HCC、静脉曲张出血、脑病或腹水）的患者是肝移植的良好候选者。其结果与其他形式的终末期肝病患者相似，优于 HCV 患者。持续酒精中毒是不被认为是肝移植候选者的最常见原因。在肝移植前通常推荐 6 个月的乙醇戒断期，再仔细评估可能预测再次发作的因素。对于那些否认酗酒者，移植后恢继续饮酒更有可能。等待移植的酒精中毒复发是肝移植的禁忌证。肝移植后，移植酒精性肝硬化的患者需要继续支持以防止酒精中毒的恢复。戒酒应该是关心的目标，建议继续参与物质使用障碍的临床诊断。尽管做出最大的努力，20% 以上因酒精性肝硬化而进行肝移植患者有 5% 移植物丢失而重新恢复饮酒。

28. 急性酒精性肝炎患者肝移植可考虑吗?

急性酒精性肝炎患者肝移植很少考虑，Mathurin 及其同事报道说对于没有对泼尼松龙反应的选择性队列，在 3 年时间内获得了巨大的生存获益。然而，移植了不到 2% 的研究。只有患有足够社会支持的患者，没有以前的酒精性肝炎失代偿，以及签署不使用乙醇的合同的患者。26 例移植患者中有 1 例偶尔饮酒，2 例在日常饮酒，并且他们无移植功能障碍。

29. 乙型肝炎患者如何评估类固醇治疗的反应?

症状的恢复往往与患者的感觉、饮食、注意力和动员更好相关。生化反应见于 INR、肌酐和胆红素的改善，从而导致终末期肝病模型评分。已经使用里尔模型（http://www.lillemodel.com）（凝血酶原时间、白蛋白、肾功能、第 0 ~ 7 天胆红素和年龄）了解对泼尼松龙的反应。里尔得分范围从 0 ~ 1；治疗 1 周后 > 0.45 的分数表明缺乏对类固醇的反应。

30. ALD 患者的预后如何?

停止乙醇消耗的脂肪肝患者的预后良好。然而，继续饮酒的人更有可能进展为肝硬化。根据肝病的严重程度，酒精性肝炎的死亡率范围广泛，为 15% ~ 55%。酒精性肝炎可以在戒断后的前几周或数月继续进行，同时伴有白血病反应。具有脑病的患者的结果差，MDF > 32 岁。对于酒精性肝硬化患者，5 年和 10 年生存率分别为 23% 和 7%。对于那些维持和缺乏门静脉高压证据的人，可能会发生与年龄匹配的控制相似的预期寿命。乙醇 MELD 评分来自 73 例中有 16 例死亡患者的队列研究，非常易于使用（http://www.mayoclinic.org/meld/mayomodel7.html）。乙醇 MELD 评分为 27、34 和 40 在 90 天内大致与 50%、75% 和 90% 的死亡率相关。

31. 重度饮酒者发生肝硬化的比例是多少?

一些研究发现，长达 5 年以上长期使用至少饮用 50g/d 的人中，10% ~ 20% 会发展为肝硬化。

32. 在大量饮酒的人中谁更有可能发展成肝硬化?

随着时间的推移，乙醇量是发生肝硬化的主要危险因素，但又有另一种慢性肝病（HCV、NAFLD、血色素沉着症）是另一个重要的危险因素。女性似乎使用乙醇的风险似乎较高，这可能与体型较小和体脂肪百分比一般较高有关，这相当于分布体积较小。剂量、日常或散发、食物是否与乙醇一起食用也似乎是风险因素。在具有肝硬化的患者中已发现 330T> G 白细胞介素 -2 基因的 TT 和 GT 基因型的较高比率。此外，核因子 κB 多态性的缺失可能具有较高的发展 ALD 的风险。

33. 酒精性肝硬化可能发生什么形式的肝功能失代偿?

患有酒精性肝硬化的患者，如大多数其他病因的肝硬化患者，均存在 HCC、腹水、黄疸、食管静脉曲张、肝性脑病和肝肾综合征的风险。

34. 酒精性肝硬化是否会使患者发展为 HCC?

酒精性肝硬化与 HCC 发病有关，诊断后间隔 4 ~ 5 年。肥胖、乙型肝炎病毒或 HCV 感染和酒精性肝硬化的结合可能增加 HCC 发展的风险。在没有肝硬化的 ALD 患者中，HCC 较不常见。

35. 我应该筛查 HCC 患者酒精性肝硬化吗?

酒精性肝硬化患者如果戒酒和 HCC 治疗候选者（索拉非尼、化疗栓塞、射频消融、移植）定期筛查 HCC。US 筛查每 6 ～ 12 个月是合理的。甲胎蛋白（AFP）在这些间隔也是合理的，需要注意的是，AFP 通常具有差的阴性预测值，但如果该值超过 200ng/ml，则具有良好的阳性预测值。许多肝移植中心在良好的 HCC 治疗候选患者中每 6 个月在横断面成像（CT 或 MRI）和 US 之间交替。

作者要感谢 Rowen Zetterman 博士的贡献，他是上一版本章的作者以及 Drs.David Kaneshiro 和 Aruna Dash 贡献了组织学数据。

（程 澄 译，张 婷 校）

肝血管疾病

Dawn M. Torres，MD，and Angelo H. Paredes，MD

背景

1. 负责供血并将氧气输送到肝脏的是哪些血管?

门静脉供应肝总血流的 70% 和将近 50% 的氧。虽然氧含量较低，门静脉同时将肠道营养物质、药物和炎症介质输送到肝脏。肝动脉（通过肝十二指肠动脉分支的腹腔动脉）约占供应肝血量的30%，但运输超过 50% 的氧气。肝动脉将大多数氧气供应给胆道。

2. 描述组成门脉的血管。

小静脉从肠和脾毛细血管排出血液，形成上肠系膜和下肠系膜静脉和脾静脉。这些静脉共同形成门脉，随后分为支流，最终分支到肝脏的开放毛细血管（血窦）。

3. 在肝脏的微观水平血液流动如何发生?

血流量降低压力梯度从门静脉和肝动脉（从门静脉和肝动脉分别导出）通过血窦。开放内皮细胞排列呈这些窦状血管。他们在排入中央小静脉之前供应肝板。

4. 肝脏有多少解剖段?

肝脏有 8 段，有自己的输入和输出的血流量定义（图 26-1）。

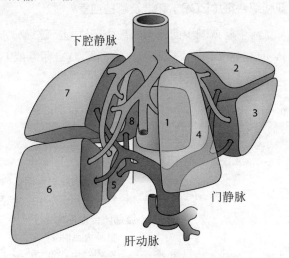

图 26-1　肝脏的血管和手术解剖

据 Couinaud 介绍，肝脏有 8 个功能区段（1～8），通过门静脉和肝动脉接受血液供应。血液排出通过右、中、左肝静脉。尾状叶（第 1 段）通过背侧肝静脉分开并直接流入腔静脉

5. 尾状叶有什么独特的?

尾状叶是第 1 段，单独的通过背侧肝静脉（HV）直接排入下腔静脉（IVC）。

6. 描述肝小叶与其各自的血流的三个"区域"。

肝细胞可以通过其与汇管区或中心小静脉接近来定义。区域 I 包括门静脉周围的肝细胞。这些肝细胞接受最多的含氧血液，但也是最先暴露于任何毒素。区域 II 包括发生在门静脉周围区域和腹膜周围区域之间的中间区域的肝细胞。区域Ⅲ由对缺氧介导的损伤最敏感的静脉肝细胞组成（图 26-2）。

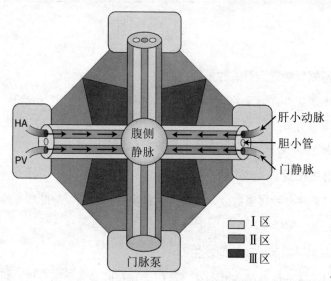

图 26-2　Rappaport 肝小叶带入门（区域 I），肝窦（区域 II）和心脏周围肝细胞（区域Ⅲ）

巴德 – 吉亚利综合征

7. 什么是巴德 – 吉亚利综合征（BCS）和涉及哪些血管？

BCS 是导致肝脏正常血流中断或减少的任何病理生理过程。这通常涉及一个或所有三个主要 HV（右、中、左）或小 HV 的完全或部分血栓形成。在亚洲，IVC 阻塞或 IVC-HV 联合阻塞更常见。

8. BCS 的次要原因是什么？

BCS 的次要原因见框 26-1。

框 26-1　BCS 的次要原因	
中心性原发性肝肿瘤	**其他原因**
• 原发性肝细胞癌	• 肝切除术或移植后肝静脉的扭结
• 局灶结节增生大结节	• 寄生虫和非寄生虫囊肿
• 多囊肝疾病	**腹部闭合性损伤**
• 原发性肝血管肉瘤	• 腹腔内血肿
• 上皮样血管内皮瘤	• 与外伤相关的下腔静脉血栓形成
肝外肿瘤	• 横膈破裂
• 肾腺癌	**心功能不全**
• 肾上腺皮质腺癌	• 右心衰竭合并严重的三尖瓣关闭不全
• 下腔静脉肉瘤	• 缩窄性心包炎
• 右心房黏液瘤	

9. BCS 的临床特征是什么?

在右上腹痛(rigt upper quadrant, RUQ)疼痛,无法解释的肝功能障碍和腹水患者中应考虑诊断 BCS。腹水蛋白含量超过 3g/dl,血清 - 腹水白蛋白浓度梯度 1.1g/dl 以上则提示 BCS、心脏病或心包疾病。

10. 下腔静脉的膜性梗阻是什么?

下腔静脉的膜性梗阻(MOVC)是 BCS 的先天病因,主要在亚洲和非洲。这是一种主要的下腔静脉阻塞,膜性病变通常发生在刚好靠近右侧 HV 入口的 IVC 中。伴随的高凝状态不太常见,尽管血栓组织通常发生在梗阻部位。

11. MOVC 的自然病程与 BCS 有哪些不同?

MOVC 与 HCC 相关,这在经典 BCS 中较少见。与其他 BCS 的病因相比,MOVC 更适合于血管成形术或支架置入术。

12. Janus 激酶 2 是什么?

Janus 激酶 2(JAK2)是仅在造血祖细胞上发现的酪氨酸激酶。JAK2 突变与骨髓增生性疾病(MPD)的发病机制密切相关,他们在约 90% 的真性红细胞增多症患者、50% 的原发性血小板增多症和特发性骨髓纤维化患者中发现。

13. BCS 中 JAK2 突变和其他高凝状态的作用是什么?

有 26%～59% 的 BCS 患者有突变。许多标记为特发性的 BCS 病例不符合 MPD 的诊断标准,但在 JAK2 中具有突变。在所有 BCS 病例中,多达 50% 具有潜在的 MPD,75% 将伴有高凝状态。

14. 暴发性或急性 BCS 患者的典型人群有哪些?

急性 BCS 占 BCS 病例的 20%～30%,在妇女中更常见,特别是被认为具有生理性高凝状态的妊娠妇女。

15. 描述急性 BCS 的典型表现。

患者通常有 RUQ 疼痛、肝大、黄疸、腹水和高血清氨基转移酶水平(> 1000 U/L)。血清碱性磷酸酶通常为 300～400U/L,血清胆红素水平通常 < 7mg/dl。在暴发性病例中观察到肝功能迅速恶化,导致肝性脑病和肾衰竭。尽管临床表现取决于血栓位置,阶段和进展速度(图 26-3),但需要立即进行血运重建,以免需要肝移植。

16. 慢性 BCS 的表现与急性 BCS 有何不同?

BCS 的临床表现从无症状到肝衰竭均有,最常见的表现为门静脉高压的体征。大多数患者出现症状,如腹水或下肢水肿,持续时间多超过 6 个月。肝脏生化检测时,肝细胞型或混合型有轻微的升高。

17. BCS 患者无症状有多久?

无症状性 BCS 多达 20% 的病例。BCS 的诊断常延误,因为病情不常见,症状可能非特异性。

18. BCS 什么时候应该肝活检?

对于多普勒超声、MRI 或 CT 未显示肝静脉流出道阻塞的病例时,应进行肝活检。

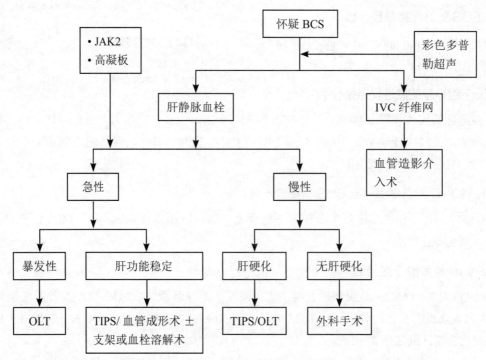

图 26-3　关于巴德 – 吉亚利综合征（BCS）的诊断和治疗管理的拟议算法

IVC. 下腔静脉；JAK2.Janus 激酶 2；OLT. 原位肝移植；TIPS. 经颈静脉肝内门体分流术

19. BCS 的组织病理学特征是什么？

BCS 主要肝组织学特征包括中心小叶充血、出血、血窦扩张和非炎性细胞坏死。在延迟诊断中，纤维化发生在中心小叶区域，少量出现在门静脉区域。

20. BCS 为什么会导致尾状叶肥大？

在 75% 的 BCS 患者中发现尾状叶肥大，因为不同的静脉引流入 IVC，不受 HV 阻塞的影响。

21. 评估 BCS 的金标准是什么？

肝静脉造影一直是 HV 评估的黄金标准，但其他无创 X 线摄像模式通常也足以诊断。现在通常将静脉造影用于疑难病例诊断，并在制订治疗方案时，准确描述阻塞性病变位置。

22. 如果怀疑 BCS 应选择哪种放射摄影？

超声（US）被认为是首选的成像模式，敏感性和特异性超过 80%。多普勒 US 提供关于血管通畅和血流方向的信息。缺血或逆转肝静脉血流被认为是 BCS 的诊断。对比增强 MRI 和对比 CT 也可以诊断 BCS，并提供与尾状叶和静脉血流阻塞有关的间接证据，如尾状叶增大或灌注模式改变（图 26-4）。

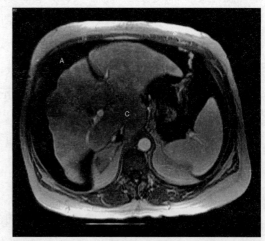

图 26-4　磁共振图像显示巴德 – 吉亚利综合征的特征，包括具有尾状叶肥大、腹水、脾大和肝大

A. 腹水；C. 尾状叶

23. 药物治疗的作用是什么?

目的是使用抗凝剂防止进一步肝坏死,并利用利尿药和低钠饮食减轻液体潴留。腹水得以控制,肝生化指标得以改善,即药物治疗有效,但药物治疗有效者仅为极少数。

24. 什么患者需要或不需要溶栓药物进行抗凝治疗?

在具有潜在高凝状态障碍的患者中考虑终身使用抗凝治疗。临床高度怀疑急性或亚急性 BCS 并且使用溶栓剂无禁忌证的患者中可以考虑使用溶血药物。

25. 经颈静脉肝内门体分流术(TIPS)的作用是什么?

TIPS 的作用是通过建立另一条静脉流出道来减轻肝段充血的程度。TIPS 可用于治疗肝静脉和 IVC 阻塞综合征,并且可用于等待肝移植的暴发性 BCS 患者。在慢性 BCS 中,TIPS 是具有顽固性腹水或静脉曲张出血患者进行肝移植的有效桥梁。通过使用聚四氟乙烯覆盖的支架,需要修复的 TIPS 功能障碍已减少。

26. 哪些潜在的高凝状态可通过肝移植治愈?

肝移植将明确治愈由蛋白 C、蛋白 S 或抗凝血酶缺乏引起的潜在高凝状态。患有其他潜在高凝状态的患者需要长期抗凝。

27. 因 BCS 而进行移植的患者长期结局是什么?

BCS 移植后的预后良好,报道的 5 年生存率为 75%～95%,尽管肝动脉和门静脉血栓形成(PVT)及复发性 BCS 的风险增加。患有恶血质的患者如红细胞增多症需要用羟基脲和阿司匹林治疗以减少移植后的长期并发症,但这仍然存在病情进展转化为白血病的风险。

门静脉血栓形成

28. 新诊断的 PVT 的患者最初的治疗是什么?

初步处理包括寻找病灶、炎症或一般危险因素。确定局灶危险因素不应排除系统性血栓形成因素的评估,因为 36% 的患者也患有一般性血栓性疾病(框 26-2)。

框 26-2　　与 PVT 相关的危险因素和条件	
局灶风险因素	• 胰腺炎
• 肝硬化	• 十二指肠溃疡
• 外伤	**一般风险因素**
• 局灶肿瘤病变	• 骨髓增生性疾病
炎症病变	• 高凝状态
• 克罗恩病	

29. 急性 PVT 有何表现?

急性 PVT 主要临床特征包括突然发作的腹部疼痛或腰部疼痛和全身性炎症反应,伴无感染性发热,或仅表现为血栓。

30. 哪些放射学检查结果与 PVT 有关？

多普勒 US 显示门静脉或其分支内没有血流。CT 扫描可以提供关于血栓程度，相关恶性肿瘤的存在或炎症性病变的额外信息。

31. 急性 PVT 发生肠梗阻的概率是多少，如何发生？

据报道，2% ～ 28% 的急性 PVT 患者出现肠梗死，死亡率为 20% ～ 60%。怀疑患有持续剧烈疼痛的患者，尽管充分抗凝，但仍因血栓形成、护理、腹水或因代谢性酸中毒而发生多器官衰竭。

32. 抗凝治疗的持续时间是多久？

急性 PVT 推荐抗凝治疗时间为 3 ～ 6 个月。应考虑永久性血栓形成的长期治疗。

33. 你期望的抗凝治疗急性 PVT 的结果是什么？

自发性再通很少发生。在接受 6 个月抗凝治疗的患者中，50% 完全通畅，40% 部分通畅，10% 无自发性再通。口服抗凝治疗出现并发症的报道＜ 5%。

34. 患有慢性 PVT 的患者有何表现？

患有慢性 PVT（也称为门静脉海绵体瘤海绵体转化）的患者临床表现与伴有复发性胃肠道出血、亚临床肝性脑病和腹水的门静脉高压有关。

35. 在肝硬化患者中，PVT 发生概率是多少？

PVT 的发病率随着肝脏疾病的严重程度而上升：在代偿性肝硬化中不到 1%，8% ～ 25% 为移植申请者。临床特征非特异度，大多数病例在 HCC 监测期间通过 US 常规病例被发现。在所有肝硬化患者和新的 PVT 患者中应考虑 HCC 对门静脉的肿瘤浸润。

36. 慢性 PVT 治疗与急性 PVT 有何不同？

在有永久性血栓形成的患者中应考虑使用抗凝药物，但应考虑食管静脉曲张出血风险。初步预防食管静脉曲张出血的患者应推迟抗凝治疗。

肝窦阻塞综合征

37. 肝窦阻塞综合征的发病机制是什么？

肝窦阻塞综合征（SOS），也称肝静脉闭塞病（VOD），为继发静脉上皮细胞损伤窦性充血性循环障碍。中央静脉阻塞多见于严重病例。

38. 发生 SOS 的风险因素有哪些？

- 大剂量化疗：环磷酰胺、奥沙利铂、吉妥珠单抗。
- 造血干细胞移植（发生率接近 25%）。
- 用钇 90 标记的微球进行肝脏照射或栓塞。
- 硫唑嘌呤，6- 硫鸟嘌呤，他克莫司。
- 含有吡咯烷啶类生物碱的植物，通常用于草药茶。

39. SOS 的临床特征是什么?

SOS 临床表现可以不出现症状,非特异性症状如体重增加、腹水、RUQ 疼痛和肝大;或在严重的情况下,急性肝功能障碍导致多器官衰竭和死亡。

40. 如何对 SOS 进行诊断?

在没有败血症或肾衰竭或心力衰竭的情况下,SOS 临床诊断可依据暴露于易感条件(药物、干细胞移植)体重增加、RUQ 疼痛、肝大和黄疸。在适当的临床环境下,静脉肝活检时肝静脉压升高超过 10 mmHg 高度提示 SOS,由于该疾病可能是点灶性的,肝活检可能是假阴性。

41. SOS 的治疗方案是什么?

用利尿药治疗液体潴留的治疗的中心,不推荐溶栓。具有去纤维蛋白原性的预防实验性和治疗产生了与 TIPS 和肝移植相似的结果。

遗传性出血性毛细血管扩张症

42. 什么是遗传性出血性毛细血管扩张症? 涉及哪些基因?

遗传性出血性毛细血管扩张症(HHT,Rendu-Osler-Weber 综合征)是罕见的(1 ~ 2/10 000)常染色体显性多系统血管疾病,可影响肝脏,特别是 HHT2 型。血管畸形是由编码涉及跨膜蛋白的激活素受体样激酶 1 型基因突变引起的,涉及转化生长因子 β 信号通路。

43. 血管畸形如何导致窦前性门静脉高压?

显微镜和肉眼可见的血管畸形发生在直接动静脉和逐渐扩大的门静脉分流。门静脉高血压由慢性窦性高血压发展而来,继发于血流量的增加,以及门静脉和门静脉周围的纤维沉积。

44. 描述已发现的 HHT 肝脏疾病中的临床表现。

- 由肝内分流导致的高输出性心力衰竭。
- 门静脉高压伴腹水。
- 由胆道缺血引起的胆道疾病,可导致严重的胆汁淤积症伴有或不伴有复发性胆管炎。

紫癜性肝炎

45. 什么是紫癜性肝炎?

紫癜性肝炎是一种罕见的疾病,其特征在于肝细胞和窦状内皮细胞的局灶性破坏,导致在肝脏内充满血液的多个囊腔。患者通常无症状,但腹腔内出血或肝衰竭很少发生。

46. 什么因素与紫癜性肝炎的发病机制有关?

- 感染巴尔通体在获得性免疫缺陷综合征相关紫癜。
- 血液恶性肿瘤。
- 使用合成代谢类固醇。
- 免疫抑制药物和口服避孕药。

缺血性肝炎

47. 缺血性肝炎（休克肝）的标志性特征是什么？

发生全身性低血压或心排血量下降后天冬氨酸转氨酶（AST），丙氨酸转氨酶（ALT），胆红素，凝血酶原时间（PT）和乳酸脱氢酶（LDH）水平均大幅增加。一旦血流动力学不稳定性得到纠正，这些值在 7 ～ 10 天恢复正常。

48. 缺血性肝炎的长期结局是什么？

患者在重症监护病房中往往年龄较大、男性患病严重。大多数死亡归因于感染性休克、心源性休克或心搏骤停。急性肝衰竭罕见，似乎仅限于长期充血性心力衰竭和心源性肝硬化患者中。

充血性肝病

49. 充血性肝病是什么？

充血性肝病是由心血管疾病谱导致中心静脉压升高带来的慢性肝损伤。

50. "肉豆蔻肝"发现的相关组织病理学特征是什么？

肝静脉高压导致中枢静脉出血、窦性充血和末端肝静脉的纤维化。"肉豆蔻"外观反映了出血和Ⅲ区坏死的交替模式。

其他

51. 结节性多动脉炎（PAN）血管炎如何表现为肝脏疾病？

PAN 是一种全身性坏死性血管炎，在中小型动脉中免疫复合物沉积，在严重的情况下导致肝梗死、脓肿和胆囊炎。当组织活检显示坏死性动脉炎时，可确诊。

52. 肝脏最常见的血管肿瘤是什么？

海绵状血管瘤是良性肿瘤，发病率为 2% ～ 20%，女性多见。病变＜ 5cm 的通常无症状，＞ 5cm 的病变可能引起腹痛，超过 10cm 的患者有破裂出血的风险，也可能导致弥散性血管内凝血（卡萨巴赫 - 梅里特综合征）。MRI 是首选的诊断方法。巨大肿瘤可手术切除或选择肝移植。

作者要感谢 Marcello Kugelmas 博士的贡献，他是上一版本章的作者。

（王京京 译，闫 杰 校）

非酒精性脂肪性肝病和非酒精性脂肪性肝炎

Dawn M. Torres, MD, and Stephen A. Harrison, MD

1. 非酒精性脂肪性肝病与非酒精性脂肪性肝炎之间有什么区别?

非酒精性脂肪性肝病(nonalcohdic fatty liver disease,NAFLD)是一组以肝内脂肪(脂肪变性)过多积累为特征的总的疾病分类,通常是由于胰岛素抵抗并且大量的饮酒史(男性每天 2 ~ 3 杯或女性每天 1 ~ 2 杯)。非酒精性脂肪性肝炎(nonalcoholic steatohepatitis,NASH)是 NAFLD 的一个子集,除了肝脂肪变性外,还有肝细胞损伤的组织学证据,包括小叶炎症、气球变性、有或没有 Mallory 玻璃样和可变的纤维化。

2. 孤立脂肪肝病患者的自然病史与 NASH 有何差异?

尽管孤立的脂肪肝(大多数 NAFLD 患者)具有普遍有利的预后,发展为肝硬化的风险较低,NASH 患者的临床过程更容易发生变化。NASH 患者的自然病程研究如下所述。

- 1/3 的 NASH 患者显示疾病(纤维化)进展。
- 1/3 患有疾病退化。
- 1/3 患者的病情在 5 ~ 10 年稳定。

3. NAFLD 患者的死亡率与普通人群相比如何?

NAFLD 患者的全部原因死亡率,癌症发病率 [主要为肝细胞癌(HCC)] 和 2 型糖尿病均较高。与 NAFLD 患者相比,肝脏相关死亡率与 NAFLD 患者相比无统计学差异,而 NASH 患者与肝脏相关死亡率升高。

4. NAFLD 患者如何表现出症状?

NAFLD 患者经常注意到血常规血液转氨酶升高,这促使转诊消化科。绝大多数这些患者是无症状的,虽然一小部分患者临床显著抱怨右上腹部不适。这种症状可以从钝性疼痛到剧烈,严重的疼痛的表现,归因于肝大的膜肿胀,尽管它并不总是与肝增大相关,并且与疾病严重程度无关。碱性磷酸酶较少升高,特别是在女性身上。

5. NAFLD 患者的血清学检查结果如何?

血清学处理后正常水平的血浆铜蓝蛋白和 α_1- 抗胰蛋白酶通常为阴性,阴性病毒性肝炎。在高达 1/3 的病例中,抗核抗体和抗平滑肌抗体可能是阳性的。作为炎症的标志物,NAFLD 患者血清铁蛋白可能升高。铁蛋白水平是正常上限的 1.5 倍以上,预测 NAFLD 组织学发现更为晚期,虽然进一步研究评估遗传性血液色素沉着症或肝脏铁过载(通过肝活检)的遗传标记也应该考虑。

6. 描述典型的 NAFLD 患者。

大多数患者是超重、中年大人,虽然这种疾病继发于越来越多的肥胖儿童导致儿童发病持续增加。男女平均分布。大多数患者已经达到了代谢综合征的标准,其中至少有以下三项。

- 腰围增加(男性> 40in;女性> 35in)。

- 空腹血清三酰甘油为 150mg/dl。
- 男性的高密度脂蛋白为 40 mg/dl，女性为 50 mg / dl。
- 收缩压为 130 mmHg。
- 舒张压为 85 mmHg。
- 空腹血糖为 100mg/dl。

7. NAFLD 和 NASH 的发病率如何？

虽然 NAFLD 的确切患病率是未知的，但它是发达国家最常见的慢性肝病。流行研究表明，美国人口中有 30% ～ 40% 具有 NAFLD。在非美国人口中，有一个较低的流行率，为 18% ～ 25%。2 型糖尿病患者患病率较高，NAFLD 患病率高达 70% ～ 75%。

鉴于大多数流行病学研究缺乏组织学数据，NASH 在较大的 NAFLD 人群中的比例是不确定的，尽管尸体解剖数据表明 NASH 的总发病率为 3% ～ 6%。德国中老年人的一项流行病学研究表明 NASH 患病率高达 12%，在进行减肥手术的病态肥胖患者中，NAFLD 患病率为 91%，NASH 患病率为 37%。

8. 某些种族群体的 NAFLD 或 NASH 风险更大吗？

初步证据表明，尽管有类似的合并症状，但拉美裔人群的患病率增加，非拉美裔人群的患病率降低。亚裔人群虽然体重指数较白种人低，但疾病进展更加严重。

9. 你如何区分 NAFLD 和 NASH？

区分 NAFLD 和 NASH 简单的方法是进行肝活检，它仍然是金标准，是唯一可以提供明确的脂肪性肝炎证据的测试。虽然 US 在病态肥胖中的准确性降低，但是像 US、计算机断层扫描和 MRI 这样的成像研究非常适用于诊断脂肪变性，其敏感度为 95%，特异度为 80%。然而这些研究无法区分 NASH 与孤立性脂肪肝。

10. 什么非侵入性标记可用于诊断 NASH 或纤维化？

最新进展表明 US 和 MRI 临床弹性成像可能是非侵入性标记诊断 NASH 最佳方式（框 27-1），其显示非侵入性鉴定晚期纤维化（阶段 3 和 4）。

框 27-1　诊断 NASH 或晚期纤维化的非侵袭性标记物

实验室检查
- APRI ≥ 1.5(显著纤维化)
- AST / ALT ≥ 0.8
- 细胞角蛋白 18 ≥ 246 (NASH：敏感性为 75%，特异性为 81%)

评分系统
- BARD 评分
- FIB - 4 评分≥ 2.67(纤维化评分为 80% PPV)
- FibroMeter ≥ 0.715
- NAFLD 纤维化评分＞ 0.676 高概率纤维化，＜ - 1.455 低概率
- FibroTest
- SteatoTest

- NashTest
- FibroSpect Ⅱ

放射研究
- 常规影像学检查 (用于脂肪变性，而非 NASH 或肝纤维化)
- US
- CT
- MRI
- 新技术
- ARFI
  瞬时弹性成像
  磁共振弹性成像
  微气泡

ALT. 丙氨酸转氨酶；AST. 天冬氨酸转氨酶；APRI. AST 与血小板比值指数；NAFLD. 非酒精性脂肪肝；NASH. 非酒精性脂肪性肝炎；PPV. 阳性预测值；US. 超声波；ARFI. 声脉冲辐射力成像技术

血清生物标志物也很有前景，但尚未准备好用于临床实践。几个研究中心已经开发了使用血清生物标志物，基础实验室或临床指标的组合的评分系统来努力预测 NASH 或晚期纤维化的存在，没有一个评分系统已经被普遍适用于临床实践。提示临床医生进行肝活检的晚期疾病的一般指标包括天冬氨酸氨基转移酶 / 丙氨酸氨基转移酶比例＞ 0.8，存在糖尿病，病态肥胖或年龄＞ 50 岁（图 27-1）。

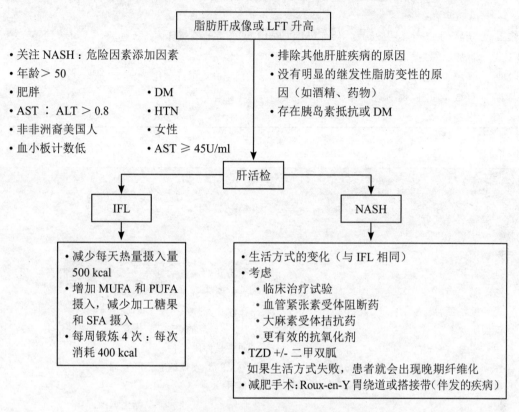

图 27-1　非酒精性脂肪性肝病 NAFLD 算法

ALT. 丙氨酸转氨酶；AST. 天冬氨酸转氨酶；DM. 糖尿病；HTN. 高血压；IFL. 孤立脂肪肝；肝功能检查；MUFA. 单不饱和脂肪酸；NASH. 非酒精性脂肪性肝炎；PUFA. 多不饱和脂肪酸；SFA. 饱和脂肪酸；TZD. 噻唑烷二酮类

11. NASH 患者确诊疾病的严重程度如何?

肝组织学特征是肝损伤程度的最终指标。用于研究试验或临床实践的不完美代用品包括血清转氨酶、空腹胰岛素和血清葡萄糖。

Brunt 分类系统是用于评估肝组织学发现的主要系统，其中等级由脂肪变性和炎症程度定义，阶段基于纤维化程度（框 27-2）。

12. 除胰岛素抵抗、肥胖和代谢综合征外，还有其他原因导致脂肪肝吗?

乙醇诱发的脂肪性肝炎与肝脏活检中的 NASH 无法区分，但男性终身成人饮酒史超过 20g/d 或超过 10g/d，女性支持酒精作为患者肝脏疾病的主要原因。降低乙醇摄入量（甚至低至每周 40g）与共存的胰岛素抵抗的组合也可能导致脂肪性肝炎。有或没有脂肪性肝炎的肝脂肪变性的其他比较罕见的原因如表 27-1 所示。虽然这些病症组成不到肝脂肪变性或脂肪性肝炎的 5%，但鉴于其具体和独特的治疗方法，所以很重要。

框 27-2　暴力分类	
1 级	高达 66% 的脂肪变性，主要在区域Ⅲ的最小气胀肝细胞，分散的 PMN，可能是没有或轻度门静脉内的研究内淋巴细胞炎
2 级	脂肪变性为 33% ~ 66%，更突出的 PMN，明显膨胀的肝细胞；轻度中度门静脉和内镜下慢性炎症也存在
3 级	明显脂肪变性，明显气胀，伴有 PMN 的内镜下炎症，伴有气球性肝细胞，轻度、中度门静脉炎症
第 1 期	区域 3 周围 / 周细胞纤维化至轻度、中度
第 2 期	区域 3 周围 / 周细胞纤维化与局灶性或广泛的门静脉周围纤维化
第 3 期	区域 3 周围 / 周细胞纤维化和早期桥接门静脉纤维化
第 4 期	肝硬化

PMN. 多核中性粒细胞

表 27-1　肝性脂肪变性或脂肪性肝炎的原因	
原因	情况
药物	
与肝病相关	
他莫昔芬	脂肪变性（更常见），很少有脂肪性肝炎
胺碘酮	会发生正常血清氨基转移酶
钙通道阻滞剂	在停止治疗后 3 个月增加至 4 年
糖皮质激素	1% ~ 3% 的患者
甲氨蝶呤	通常是停用药物
伊立替康	罕见的肝硬化或急性肝衰竭
奥沙利铂	有争议
	血清三酰甘油和葡萄糖上调所介导
	非酒精性肝病
	化疗相关脂肪性肝炎
与脂肪变性相关	
丙戊酸	
布洛芬	
阿司匹林	
四环素	
齐多夫定 / 地达诺新 / 司坦夫定	
手术	
空肠 - 回肠旁路	
胆胰分流术	
广泛小肠切除	
其他	
肠外营养	
细菌过度生长	空肠憩室病
无脂蛋白血症	
丙型肝炎病毒	

13. 肝脂肪变性与 HCV 感染之间的关系是什么?

HCV 感染与肝脂肪变性有关,特别是在基因型 3 感染中,即使基因 1 型构建体已显示促进肝细胞中的三酰甘油积聚。在基因 3 型感染中,成功根除 HCV 感染导致肝脂肪变性明显减少,这表明病毒直接参与了这一过程。与原发性 HCV 感染无关的预先存在的 NAFLD 也对疾病的严重程度具有重要意义,并且意味着晚期肝纤维化的发展。

14. NAFLD,特别是 NASH 的原病因(发病机制)是什么?

胰岛素抵抗被认为是复杂多步通路中的共同特征,其始于三酰甘油在肝细胞中的积累,并且结束于促进胶原沉积和纤维化发育的星状细胞的活化。干预步骤被认为涉及氧化应激,与促炎细胞因子水平升高、细胞保护性细胞因子水平降低、线粒体功能障碍、内质网应激、细胞自身消化和导致细胞凋亡的分子内毒素,以及促进肝脂肪变性、坏死性炎症的遗传因素和纤维蛋白原发生有关。维生素 D 缺乏症和人类肠道微生物组合是 NAFLD 发病机制研究的新兴领域。

15. 你如何治疗孤立性脂肪肝患者(即没有 NASH 的组织学证据的 NAFLD 患者)?

由于这些患者的慢性肝病(即肝硬化和肝癌)风险显著增加,所以生活方式的改变是治疗的主要方法。学者认为每周减少约 500kcal 热量摄入量及每周运动 4 次,每次消耗 400 kcal 的量,足以产生生物化学和组织学改善,尽管缺乏大量精心设计的研究。改善心血管危险因素是必不可少的,因为 NAFLD 患者心血管事件风险增加。

16. 活检证实的 NASH 患者的最佳治疗方法是什么?

没有一种治疗方法已被证明是普遍有效的,适用于所有治疗 NASH 的患者。NASH 治疗通常分为生活方式干预措施、药物疗法和外科手术。

17. 描述 NASH 患者的最佳生活方式?

生活方式的干预包括减少热量、增加活动水平,类似于孤立脂肪肝患者的推荐方式。还有支持饮食组合物修饰的证据,如低血糖指数饮食、果糖和饱和脂肪酸摄入量降低。增加摄入的 ω-3 脂肪酸也可能是有益的。

最佳的体能训练方案尚未建立,阻力和心血管训练都是有益的。每周 3 ~ 4 次有氧运动或阻力训练,中度强度,30 ~ 45 分钟似乎是一个合理的推荐。虽然这些干预措施是安全有效的,但难以长期维持,难以适用于临床实践。

18. 咖啡和 NAFLD 的作用是什么?

咖啡因由若干生物活性化合物组成,对慢性肝病如 HCV 具有有利影响,其中研究将其消费与患者肝纤维化程度降低相关联。最近的一项横断面研究发现 NASH 患者咖啡因咖啡消耗量与肝纤维化之间成反比关系。适度的日常正常咖啡因可能被认为是 NAFLD 患者多学科治疗计划的合理辅助(不加奶油和糖)。

19. NASH 有什么 FDA 批准的药物治疗?

没有 FDA 批准的医疗治疗。药物治疗作为治疗方式是吸引人的,因为许多 NASH 患者已经服用药物共存高血压或高脂血症。许多药物,包括抗氧化剂、细胞保护剂、降脂药物、减肥药和糖尿病药物都得到了不同的结果的评估。维生素 E 和噻唑烷二酮类,特别是吡格列酮研究最多,并已对 NASH 组织学检查发现有一些有益的影响。

20. 吡格列酮在治疗 NASH 中的作用是什么?

糖尿病患者可以考虑吡格列酮或具有进展的组织学检查结果,因为它通常显示已改善肝脂肪变性、坏死性炎症,在某些情况下甚至可以改善纤维化。

患者应咨询副作用,包括体重增加(治疗 1 年后增加 2 ~ 5kg)、外周水肿、充血性心力衰竭加重、骨质疏松症及膀胱癌可能增加的比例。停药后组织学上的益处似乎并没有持续。

21. 维生素 E 在治疗 NASH 中的作用是什么?

抗氧化维生素 E 已经在成年 NASH 中得到了普遍有益的研究。尽管另一个较小的试验表明治疗改善了肝纤维化,每天 1 次 800U 的剂量显示肝脂肪变性和分叶炎症而不是肝纤维化的显著改善。尽管曾经被认为是一种完全良性的治疗方法,但最近报道维生素 E 可增加心血管风险,全部病因死亡率和前列腺癌发生率。尽管有这些潜在的负面影响,三所协会 [AASLD(美国肝病研究协会)、AGA(美国胃肠病学协会)、ACG(美国胃肠病学学会)] 指南目前推荐维生素 E 在非糖尿病患者中经活检证实 NASH。

22. NASH 的潜在未来疗法是什么?

减肥药及其他糖尿病药物如肠降血糖素类似物(如艾塞那肽)、血管紧张素受体阻断药、核激素激动剂依托昔酸和己酮可可碱是 NASH 目前正在研究的几种药物。

23. 减肥手术作为 NASH 治疗的作用是什么?

针对病态肥胖患者进行减肥手术的研究表明,外科手术减肥可能会改善 NASH 组织学检查结果。早期研究对胆管胰胆分流术患者表现出对肝纤维化恶化的担忧,但绝大多数使用 Roux-en-Y 胃旁路或腹腔镜带置入术的研究均显示出肝组织学检查结果有显著改善,甚至肝硬化都可缓解。这些研究提供令人信服的证据表明,肥胖患者的肥胖手术可改善脂肪性肝炎。这些侵入性手术可能被认为是合适的条件,可以证明侵入性外科手术的风险。

24. 有多少诊断为 NASH 的患者需要肝移植?

目前 NASH 引起的肝硬化或肝细胞癌是目前美国肝移植第三大常见指标,预计到 2020 年将成为肝移植的主要指标。

所有 NAFLD 患者中有 20% 具有 NASH。有一项研究表明,在 NASH 患者中,11 例发生肝硬化,并且在数月至数年的不同时期内,7% ~ 31% 的肝硬化患者代谢失代或发展为 HCC。

25. 肝移植供体肝脂肪变性的作用是什么?

所有肝脏评估的肝脏,高达 30% 显示出一些脂肪变性。学者认为< 30% 脂肪变性的供体肝脏认为是可以接受的,慎用 30% ~ 60% 脂肪变性的供体肝脏,而超过 60% 脂肪变性的供体肝脏被认为是不适合移植的。最近的两项研究表明,尽管初始重症监护病房持续时间较长,中度甚至严重的脂肪变性对缺乏或轻度脂肪变性的患者具有可比较的短期和长期死亡率。

26. 肝移植后 NAFLD 或 NASH 复发吗?

NASH 术后移植的大多数数据仅限于病例报道或一系列复发性先天性 NASH 或复发型脂肪性肝炎。在原位肝移植(OLT)后,NAFLD 或 NASH 的发展可能是多因素的,其主要代谢因素和一些来自促进糖尿病发展的移植后免疫抑制药物如泼尼松和他克莫司的一些贡献。68 例 OLT 患者的随访平均(28±18)个月的回顾性数据显示,18% 的患者发生了新生 NAFLD,9% 的患者发展为复发 NASH。

(赵 红 译,闫 杰 校)

急性胰腺炎

Stevan A. Gonzalez, MD, MS, and James F. Trotter, MD

1. 目前优先考虑尸体移植患者的依据是什么?

肝移植的优先级目前由终末期肝病模型评分确定,其中将血清肌酐(creatinine,Cr),胆红素(bilirubin,bili)和国际标准化比例(international normalized ratio,INR)纳入以下数学方程式,预测 90 天生存。

MELD 评分 =(0.957×ln [Cr(mg/dl)] + 0.378×ln [bili(mg/dl)] + 1.12×ln [INR] + 0.643)×10

MELD 评分预测 90 天死亡率,因此 MELD 评分较高的患者优先移植。MELD 评分低于 9 的患者 90 天死亡率仅为 2%,而 MELD 评分为 40 或更高的患者的死亡率为 71%。与以前的系统相比,基于 MELD 评分的肝源分配主要在两个方面不同。

- 不包括腹水和肝性脑病等程度的主观措施。
- 在移植列表的时间作用很小,只能打破同一分数的患者之间的联系。一些移植候选人死亡风险增加,MELD 评分未反映出来。这发生在患有 HCC 的患者中,并且在一小部分患有肝肺综合征或肺动脉高压的患者中。在这些个人中,可以根据地区实践对待特殊 MELD 点。为了增加危重患者的器官可用性,器官分配政策的最近变化扩大了 MELD 评分为 35 以上的患者器官采集的地理区域。这项新政策的目标是降低这些患者移植列表的死亡率。

2. 对于慢性肝病患者,肝移植的最佳时间是什么时候?

列出移植患者的决定最终取决于移植中心的医生的判断和经验。一般情况下,如果 MELD 评分为 15 以上,或终末期肝病(包括腹水、脑病、门静脉高压出血、黄疸、重度体重减轻或 HCC)的危及生命的并发症,则应考虑进行肝移植。冠状动脉疾病、慢性阻塞性肺病、心肌病或肺动脉高压等并发症可能危及肝移植成功,特别是老年人。因此,需要评估患有并发症状况的患者,以确定他们的移植候选资格。由于等待时间长短不再具有任何优势,因此早期列入肝移植名单的患者并无优势。

3. 哪些 HCC 患者考虑并优先移植?

精心挑选的 HCC 患者的长期生存率与非恶性原因进行移植的患者相似。联合体器官共享网络(UNOS)要求对 HCC 候选人进行认真的分期,以确定恶性疾病的程度。用腹部 CT 评估肝脏疾病的程度,并使用胸部 CT(和一些中心的骨扫描)来确定转移性肝癌的存在。符合米兰标准的肝移植接受者与无恶性肿瘤患者的 3 ~ 4 年精算生存期相同,4 年生存率为 85%。

- 一个肿瘤 5cm 或更小;或三个或更少的肿瘤,每个小于 3cm。
- 没有涉及大血管。
- 没有肝外疾病的放射学证据。

符合米兰标准的患者被优先移植 22 次。等候名单上每 3 个月增加 10% 的患者。在大多数移植中心,这些患者在 HCC 进展前几个月内被移植。

虽然有争议,但最近的研究提出扩大目前 HCC 患者的选择标准。例如,加利福尼亚大学旧金山分校的标准包括以下几点。

- 单个肿瘤＜ 6.5cm。
- 最多三个肿瘤，没有＞ 4.5cm 的。
- 肿瘤体积＜ 8 cm。

据报道，在肝脏分配肝癌中使用这一标准已经有 5 年的移植后生存率为 75%。然而，联合国系统目前没有使用这些标准优先考虑患者的移植。

4. 在丙型肝炎患者中 HCC 的风险是什么及这对肝移植的趋势有何影响？

慢性丙型肝炎目前是美国 HCC 最常见的危险因素，占 HCC 病例的 50% 以上。丙型肝炎感染与丙型肝炎和肝硬化患者的风险增加了 20 倍，而丙型肝炎患者每年的风险最高可达 5%。在过去 30 年里，美国 HCC 的发病率增加了 2 倍，这一趋势很大程度上归功于丙型肝炎。虽然丙型肝炎的肝移植总体数量似乎已经达到了一个稳定的水平，但是 HCC 的移植数量却急剧增加，大多数病例都是由于丙型肝炎感染造成的。相比之下，慢性乙型肝炎的肝移植较少，这可能是更有效的抗病毒治疗所致。

5. 基于等候名单的高死亡率，活体肝移植是一个选择吗？

基于等候名单的高死亡率，活体肝移植（LDLT）是一个选择。在美国，约有 10% 列为肝移植的患者每年死于等待合适的供体器官。LDLT 是针对死亡供体（DD）器官短缺和等候名单死亡率而开发的。此外，一些患者从列表中删除为"太不适应移植"。目前，活体供肝移植占所有移植的 3%。美国大多数成年 LDLT 使用正常的肝脏来源。LDLT 最重要的优点是减少了受体的等待时间，降低了列表中死亡的风险。LDLT 的缺点包括捐助者的风险（死亡和发病风险）及 LDLT 受体可能比尸体器官受体更多的胆汁并发症的风险。

6. 哪些患者是 LDLT 的潜在受者？

最适合的受体是迫切需要移植的理想肝移植候选人，他们在移植之前死于 DD，即失代偿的肝脏疾病或 HCC 的死亡风险很大。

LDLT 受体候选人经历与 DD 受体相同的评估。LDLT 可能与显著的生存优势相关，而不是等待 DD 肝移植。然而，具有低 MELD 评分（<15）的 HCC 候选人可能不会受益于 LDLT。多发并发症患者，以前的主要腹部手术或广泛的肠系膜静脉血栓形成增加了术后并发症的风险，可能不适合 LDLT。

7. 列出进行肝移植的疾病。

- 急性肝衰竭（ALF）（8%）：ABC。
  - 对乙酰氨基酚、自身免疫性肝炎、伞形毒素蘑菇毒素。
  - 乙型肝炎、巴德 - 吉亚利综合征。
  - 隐源性。
  - 药物（对乙酰氨基酚、异烟肼、双硫仑、其他）。
  - 遗传性（肝豆状核变性）。
  - 脂肪浸润（Reye 综合征、急性妊娠脂肪肝）。
- 慢性肝病（82%）。
  - 慢性病毒性肝炎（丙型肝炎、乙型肝炎）。

- 酒精性肝病。
- 隐源性肝硬化。
- 自身免疫性肝炎。
- 原发性胆汁性肝硬化。
- 原发性硬化性胆管炎。
- 非酒精性脂肪性肝炎（NASH）。
- 巴德 - 吉亚利综合征。
- 药物性肝硬化（甲氨蝶呤，胺碘酮）。
- 结节病。
- 多囊肝病。
- 先天性和代谢性肝病（8%）。
  - 血色素沉着症。
  - 肝豆状核变性。
  - α_1- 抗胰蛋白酶缺乏症。
  - 囊性纤维化。
  - 淀粉样变性。
- 其他（2%）。
  - 肝母细胞瘤。
  - 血管内皮瘤。
  - 转移性类癌肿瘤。
  - 重新移植。

肝移植最常见的表现是慢性丙型肝炎，其次是酒精性肝病，再次是 NASH。随着 NASH 日益普及，它将很快超过酒精性肝病，成为肝移植的第二大指征。

8. 急性肝衰竭（暴发性肝衰竭）的定义是什么?

美国每年约有 2500 例 ALF。急性肝衰竭的定义是肝功能急剧下降，其特征在于黄疸，凝血病（INR> 1.5）、肝性脑病在发病前 8 周内发生，不存在以前的肝病。患者通常在几天内呈现渐进性嗜睡和黄疸。美国急性肝衰竭的最常见原因从高到低依次为对乙酰氨基酚（46%），不确定（14%），药物诱导（11%），乙型肝炎（6%），自身免疫性肝炎（6%），缺血（4%），甲型肝炎（3%）和其他（9%）。

由于 ALF 的快速发展，患者需要及时转诊到肝移植中心。患者可能会在数小时内从轻度脑病进入昏迷状态。患者生存因 ALF 的病因而异，其中对乙酰氨基酚肝毒性更可能与自发恢复相关（65%）。然而，如果考虑到其他病因，则发生在总体不到半数的患者中。两种最常见的死因是脑水肿和感染。移植后的 ALF 存活率取决于病因，为 70% ~ 80%。预后标准，如剑桥大学国王学院的标准，可用于识别死亡风险最高并从紧急肝移植中受益的患者。剑桥大学国王学院的标准预测基于对乙酰氨基酚与非乙酰氨基酚 ALF 的高死亡率风险如下所述。

以下标准确定对乙酰氨基酚相关的 ALF。

- pH <7.30。
- 凝血酶原时间（PT）> 100 秒（INR> 6.5），血肌酐 > 3.4 mg / dl，3 级以上的肝性脑病。

以下标准识别非特异性氨基酸相关的 ALF。

- PT＞100 秒（INR＞6.5）或以下任意三个。
  - 年龄小于 10 岁或 40 岁以上。
  - 病因：非 A 型，非乙型肝炎；氟烷药物反应。
  - 脑病发作期间黄疸持续时间超过 7 天。
  - PT 超过 50 秒（INR＞3.5）。
  - 血清胆红素超过 18 mg / dl。

9. 一名 21 岁的女子因服用过量的对乙酰氨基酚而入院，如何确定是否应该进行肝移植？

ALF 最常见的病因是对乙酰氨基酚。对乙酰氨基酚的急性摄入可能通过毒性代谢物 N- 细胞色素 P450 系统的代谢物 N- 乙酰基对苯醌亚胺引起严重的肝损伤。慢性乙醇摄取可能导致细胞色素 P450 系统的诱导和导致肝毒性所需的对乙酰氨基酚的量的减少。不进行治疗的话，在 4 小时时，对乙酰氨基酚水平超过 300mcg / ml 或在 15 小时时超过 45mcg / ml 与肝毒性的 90% 的风险相关。如果患者摄入 4 小时内存活，活性炭可以减少对乙酰氨基酚的吸收。在所有疑似对乙酰氨基酚过量的情况下，应给予 N- 乙酰半胱氨酸（NAC，Mucomyst）谷胱甘肽前体，而不考虑对乙酰氨基酚摄入的剂量或时间。不仅在对乙酰氨基酚肝毒性的患者中推荐早期使用 NAC，而且在具有 1 级或 2 级肝性脑病的非乙酰氨基酚 ALF 的情况下也应给予，这有显著的生存获益相关联。

10.HIV 感染是肝移植的禁忌证吗？

HIV 感染不是肝移植的禁忌证。虽然 HIV 毒感染以前是肝移植的禁忌证，但高活性抗反转录病毒治疗（HAART）的出现改变了感染患者的筛选过程。HIV 毒患者的选择标准正在发展，但包括以下几点。

- HAART 治疗患者。
- CD4 计数为 100 ～ 200 mm^3 或更高。
- 缺乏与 HIV 相关的感染或恶性肿瘤。

在符合这些标准的 HIV 感染候选人中，肝移植后的生存与非 HIV 病毒患者相当，然而与 HCV 和 HIV 共感染的个体的移植后存活率显著降低。因此，一些中心不会考虑这种共同感染的肝移植患者。仔细的受体和供体的选择对于优化移植成果很重要。

11. 肝移植是胆管癌的有效治疗方案吗？

在大多数情况下，胆管癌仍然是肝移植的相对禁忌证；然而，一些移植中心在选定的个体中报道了可接受的结果。肝移植通常在不可切除的早期肝周胆管癌阶段（肿瘤大小 <3cm，无转移）的情况下进行，其中涉及新辅助化疗随后肝移植的方案与无复发生存率为 68% 相关。在肝内胆管癌的情况下，由于复发率非常高，一般不进行肝移植。

12. 哪些情况被认为是肝移植的禁忌证？

在特定患者中进行肝移植的决定是基于移植中心的医生的判断和经验。

- 绝对禁忌证包括以下几条。
  - 肝外恶性肿瘤（不包括皮肤鳞状细胞癌）。
  - 活化的不受控制的脓毒症或感染。

- 活跃的酒精或非法药物使用。
- 移植后无法恢复的心理因素。
- 不受控制的心肺疾病（冠状动脉疾病、充血性心力衰竭、瓣膜病、肺动脉高压、限制性肺部疾病和严重慢性阻塞性肺疾病）。
- 相对禁忌证包括以下几条。
- 高龄（65 岁）。
- 肥胖。
- 门静脉或肠系膜静脉血栓形成。
- 胆管癌。
- 精神病。
- 社会支持不好。
- HIV 病毒感染（见前面的讨论）。

最近有数据显示，选择符合戒烟标准（＞6 个月）的酒精性肝病肝移植受者具有与其他患者相同的结果。但是，这种做法在美国还没有被广泛采用。

13. 肝移植候选人发展恶化的肾衰竭，什么时候应该同时进行肝肾移植？

在 MELD 评分中纳入肌酐与肾功能障碍和肝移植候选者的优先次序联系起来。结果，自从制定基于 MELD 的肝脏分配以来，急性和慢性肾功能不全的肝脏受体比例有所增加。一些接受者的肾功能非常差，在肝移植时需要同时进行肾移植，以提供足够的肾功能，以获得可测量的长期存活。事实上，过去几年，SLK 移植的数量有所增加。在选择的肝移植受者中提供肾移植可以对移植后生存和生活质量产生重大影响。在肝移植候选人中考虑 SLK 的建议标准包括以下几点。①持续性急性肾损伤＞4，且有下述表现之一的：肌酐与基线相比增加 3 倍，肌酐为 4 mg/dl 或更高，急性增加 0.5 mg/dl 以上，需要肾替代治疗（RRT），估计肾小球滤过率（GFR）为 35ml/min 以下。②慢性肾脏疾病＞3 个月，且有下列表现之一的：估计 GFR 为 40 ml/min 或少于 2g/d 或更多的蛋白尿，肾活检超过 30% 的肾小球硬化症或超过 30% 的间质性纤维化，代谢疾病。

14. 出现肝肾综合征的肝移植患者需要肾移植吗？

由于有效的血容量不足和肾脏灌注不足，导致高动力循环，心排血量减少和严重的肾血管收缩，肝肾综合征（HRS）发生在肝硬化和腹水患者中。两种类型的 HRS 定义如下所述。

- HRS 1 型：在 2 周内将基线肌酐快速加倍至大于 2.5 mg/dl 的水平，通常发生在突发事件之后
- HRS 2 型：肌酐缓慢进展，为 1.5～2.5 mg/dl，通常与难治性腹水相关。

其他诊断标准包括以下几点。

- 使用静脉注射白蛋白后，利尿药停用 48 小时，体积膨胀后，肌酐无改善，降至 1.5 mg/dl 以下。
- 无休克，接触肾毒性药物或实质性肾脏疾病（蛋白尿＞500 mg/d，每个高倍视野血尿＞50 个红细胞，肾脏异常成像）。

尽管 HRS 1 型与进行性肾衰竭，RRT 的要求和非常高的死亡率风险（中位生存期 1 个月）有关，但相关的肾功能不全在肝移植后是潜在可逆的。研究数据表明，大多数在 1 型 HRS 发病 4～6 周进行肝移植的个体将恢复肾功能，可能不需要肾移植。

15. 患者的哪种心理社会特征的特点是在肝移植之前继续戒酒？

对于有酗酒历史的患者，大多数医院需要戒酒期（至少 6 个月），并在移植前由药物滥用专业人员进行评估。患者和其家属对酒精中毒的认可尤其重要，患者通过遵守乙醇康复计划来证明这一点。与再次入院率相关的特征包括缺乏共同药物滥用、良好的社会功能和缺乏酗酒家族史。

16. 移植前接受者测量的哪些因素与术后生存率降低有关？

报道指出，移植前临床因素如 Child-Pugh 分级和 MELD 评分并不是移植后良好的生存预测因子，尽管在移植前立即获得高 MELD 评分的受试者可能降低了移植后存活率。与移植后 1 年以上肝脏相关死亡风险增加相关的移植前受体特征包括再移植、肾功能不全和糖尿病的需要。其他的移植前与移植后生存率总体下降相关因素包括年龄增长和肝脏恶性肿瘤（HCC 或胆管癌）。HCV 感染显著损害长期患者和同种异体移植物存活，因为肝脏移植会使 HCV 复发。

17. 肝脏移植中使用哪种免疫抑制剂？他们的作用机制和副作用是什么？

肝脏移植中使用的免疫抑制剂及抑制剂的作用机制和副作用见表 28-1。

表 28-1　免疫抑制剂的作用机制和副作用

药物	作用机制	副作用
他克莫司	钙调神经磷酸酶抑制剂：抑制 IL-2 依赖性 T 细胞增殖	肾功能不全、神经系统、糖尿病、腹泻
环孢素	与他克莫司相同	高血压、肾功能、功能不全、神经系统、高脂血症、多毛症
咪唑硫嘌呤	通过干扰嘌呤合成抑制 T 细胞和 B 细胞增殖	骨髓抑制、肝毒性、消化不良
霉酚酸酯；霉酚酸	通过干扰嘌呤合成选择性抑制 T 细胞和 B 细胞增殖	骨髓抑制、腹泻、消化不良
糖皮质激素	细胞因子抑制剂（IL-1、IL-2、IL-6、TNF、IFN-γ）	糖尿病、肥胖、高血压、骨质减少、感染、情绪不适
西罗莫司；依维莫司	mTOR 抑制剂：抑制信号转导；从 IL-2 受体减少 T 细胞和 B 细胞增殖	中性粒细胞减少症、血小板减少症、肺炎、高血脂、肝动脉血栓形成[*]
达克珠单抗 / 巴利昔单抗 / 球蛋白	阻断 IL-2 受体的单克隆抗体；抑制 T 细胞活化	超敏反应与巴利昔单抗

IFN. 干扰素；IL. 白介素；mTOR. 西罗莫司靶蛋白；TNF. 肿瘤坏死因子
[*] 由于肝动脉血栓形成，西罗莫司与"黑盒警告"有关

18. 什么是典型的免疫抑制方案？

具体的免疫抑制方案因中心而异。目前的免疫抑制治疗通常涉及两种或三种药物，以在术后立刻预防同种异体移植排斥反应。通常，这涉及钙调神经磷酸酶抑制剂（CNI）如他克莫司（TAC，FK506）或环孢素与一种或多种其他药剂的组合。目前超过 90% 的肝移植受者接受 TAC 和其余的环孢素。与 CNI 一起使用诸如霉酚酸酯（MMF）、霉酚酸（MPA）或硫唑嘌呤的次要试剂。这些药物通过不同的机制起作用以增加免疫抑制作用，同时使 CNI 的肾毒性副作用最小化。环孢素和

TAC 通过抑制参与细胞内信号转导的钙依赖性磷酸酶的钙调神经磷酸酶阻止 T 细胞活化。硫唑嘌呤，MMF 和 MPA 防止活化的 T 细胞和 B 细胞的扩增。硫唑嘌呤是嘌呤类似物，其被代谢为其活性化合物 6- 巯基嘌呤，然后抑制 DNA 和 RNA 合成，特别是在快速增殖的 T 细胞中。MMF 和 MPA 是合成嘌呤核苷酸鸟嘌呤所必需的酶的非竞争性抑制剂。

皮质类固醇在许多医院用作免疫抑制的一线治疗。然而，越来越多的证据表明长期维持皮质类固醇对于防止排斥反应可能不是必要的。因此，大多数肝移植受者在手术后几个月内完全断绝皮质类固醇。在术后即刻最常见的方案是与 MMF 或 MPA 短期（几周至数月）的皮质类固醇混合使用。最近，FDA 批准了一种药物——依维莫司，它是一类新的免疫抑制 [西罗莫司哺乳动物靶向抑制剂（mTOR）]。西罗莫司，另一种 mTOR 抑制剂，在肝移植中不被批准，但是可在有限的基础上给予肝脏受体。

基于 MELD 评分的肝脏分配影响免疫抑制的施用。在 MELD 中纳入肌酐作为决定因素，增加了肾功能不全的肝移植受者的优先移植性和数量。结果，移植后免疫抑制方案被配置为使肾毒性最小化。一种策略是手术后立即减少或避免 CNI 暴露。许多中心已经引入了使用兔抗胸腺细胞球蛋白作为诱导疗法。减少 CNI 暴露的其他策略包括使用白细胞介素 -2 受体抗体如达替珠单抗或巴利昔单抗，mTOR 抑制剂如西罗莫司或依维莫司，或增加剂量的 MMF 或 MPA。在移植后期发展为肾功能不全的受试者中，CNI 通常在剂量下降或停止使用，然后用 mTOR 抑制剂、MMF 或 MPA 替代或补充。

19. 肝移植患者刚刚持续癫痫大发作 36 小时后，环孢素水平在可接受的限度内，患者处于静息状态，但无明显局灶性神经功能缺损。哪些因素导致移植后癫痫发作风险增加？

环孢素和 TAC 都与神经毒性有关，包括震颤、癫痫发作、感觉异常、共济失调和谵妄。伴随药物的剂量的减少或停药，神经系统的副作用通常是可逆的。

20. 红霉素是否影响免疫抑制治疗？

环孢素和 TAC 由细胞色素 P450-3A4 系统代谢。抑制 P450-3A4 的药物会升高环孢素和 TAC 水平，并使患者处于毒性或过度免疫抑制的危险之中。诱导 P450-3A4 降低水平并增加排斥风险或需要较高剂量的免疫抑制剂的药物。如果这些药物是必需的，可能需要对环孢素和 TAC 的剂量进行调整和监测（框 28-1）。

框 28-1 通常与环孢霉素和 TAC 相互作用的药物	
增加环孢素 / 他克莫司水平	**降低环孢素 / 他克莫司水平**
红霉素	苯妥英
克拉霉素	卡马西平
酮康唑	苯巴比妥
伊曲康唑	利福平
氟康唑	
维拉帕米	
地尔硫䓬	
胺碘酮	
特拉匹韦 / 波普瑞韦	

21. 急性排斥反应与移植后丙型肝炎在肝组织学活检上的发现是什么？

复发性丙型肝炎与急性细胞排斥反应之间的区别是临床移植中最具争议性的领域之一。在许多情况下，肝脏活组织检查的组织学发现在区分这两种疾病方面是不确定的。急性细胞排斥的组织学特征包括几下几点。

- 门静脉三联症中混合细胞浸润（包括嗜酸性粒细胞）。
- 胆管的炎症表现为凋亡或上皮内淋巴细胞。
- 中枢或门静脉的内皮炎。

复发性丙型肝炎可能难以与排斥反应区分开来。组织学发现可能在门静脉区域中显示主要的淋巴细胞浸润，而不是排斥反应的混合细胞浸润。HCV 的其他组织学发现包括斑点实质性炎症，嗜酸性粒细胞的存在和胆道上皮的空泡化。相比之下，胆管炎症和静脉内皮炎症在排斥反应中更突出。

22. 描述由肝酶升高所表现的其他移植后并发症。

肝动脉血栓形成仍然是移植后的严重并发症。其临床表现可能是变化的，但通常与升高的氨基转移酶相关。其他迹象包括胆汁排出减少、PT 持续升高、胆红素或菌血症。肝动脉血流停止优先引起胆道缺血性损伤，导致胆道破裂，发生白血病、胆汁漏出，最终导致狭窄。肝动脉血流停止治疗早期肝动脉血栓形成可能适用于介入放射学方法，但通常需要手术干预。在肝动脉血栓形成中，通常需要重新移植以获得长期的成功。

在移植后早期，门静脉血栓形成可能具有移植物功能障碍的迹象，需要立即血运重建或再次移植。晚期血栓形成可能耐受良好或导致移植物功能障碍或门静脉高压。球囊血管成形术，支架置入和血栓溶解输注已被用于重新建立门静脉循环。

胆汁漏出或狭窄可能无症状，但也可导致黄疸、菌血症或败血症。由于胆管破坏，胆漏可能发生在胆道吻合和肝内。肝动脉血栓形成的缺血性损伤可能是一个促成因素。

药物也可能引起肝酶升高。胆囊淤积型可能与环孢素、TAC、硫唑嘌呤、磺胺药物和各种抗生素使用相关。硫唑嘌呤、非甾体抗炎药物和一些抗生素可能发生肝细胞模式。

肝脏同种异体移植物最常见的机会性感染是巨细胞病毒（CMV）感染，感染可能以肝酶升高、发热、红细胞减少或嗜睡形式存在。当涉及肝、肺或胃肠道时，组织侵袭性疾病可能导致危及生命的并发症。CMV 病最常见的时期是移植后 4 ～ 12 周。由于普遍较低的免疫抑制水平和有效的预防措施，在某些中心，肝移植受者中 CMV 病的发生率下降至不到 5%（图 28-1）。

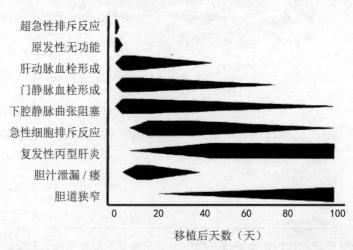

图 28-1 移植后并发症及发生时间

23. 慢性排斥反应的临床、生物化学和组织学特征是什么?

慢性同种异体移植排斥通常的特征是隐形的但逐渐升高得碱性磷酸酶和胆红素。患者通常无症状,直到后期,合成功能保持完整。这种综合征的发病机制尚不清楚,但是证据有利于胆管的损失和小肝动脉闭塞性动脉病的发展。组织学发现包括正常出现的薄壁组织,在门静脉区域几乎没有单核浸润,但几乎所有汇管区都没有胆管。在此之后,患者发生类似原发性硬化性胆管炎的较大胆管狭窄和扩张。在这些情况下,临床过程可能由于胆源性脓毒症的复发而复杂化。本阶段的鉴别诊断包括肝动脉血栓形成、CMV 胆管炎、胆道吻合狭窄和复发性原发性硬化性胆管炎。

慢性排斥是非常罕见的,通常发生在不符合免疫抑制治疗的肝移植受者。该过程经常发生于移植物衰竭,但最近的报道显示,20% ~ 30% 的患者可能对额外的免疫抑制治疗做出反应。由慢性排斥引起的进行性肝衰竭的患者可能需要评估再次移植。

24. 进行第二次肝移植有多必要,以及再次进行的原因是什么?

在美国进行的少于 10% 的肝脏移植是重新移植。早期再移植物通常用于原发性非功能性和肝动脉血栓形成。改进的手术技术降低了早期再植率。晚期可能重新发生原始疾病复发或慢性排斥反应。复发性疾病可能发生在接受自身免疫性肝炎(36% ~ 68%)、原发性硬化性胆管炎(20% ~ 25%)和原发性胆汁性肝硬化(21% ~ 37%)受体的 5 ~ 10 年。复发性丙型肝炎发生在所有移植时伴有病毒血症的移植患者。相比之下,通过使用移植后乙型肝炎免疫球蛋白(HBIg)核苷和核苷酸类似物,复发性乙型肝炎的发病率已经降至 10% 以下。越来越有效的核苷和核苷酸类似物具有很高的抵抗屏障,如恩替卡韦或替诺福韦,导致复发率可以忽略不计,可能会降低对 HBIg 的需求。

25. 推荐复发性丙型肝炎进行再移植吗?

慢性丙型肝炎仍然是美国肝移植最常见的表现。自 1990 年以来,接受再次移植的 HCV 感染患病率明显增加。由于复发性丙型肝炎导致越来越多的患者出现移植物衰竭,所以以再次移植被认为更为频繁。然而,由复发性丙型肝炎引起的移植物衰竭患者的再移植的争议性有三个原因。

- HCV 导致移植物衰竭的患者再次移植的长期存活率仅为 50%。
- DD 肝脏的严重短缺迫使临床医生选择移植后最有可能生存的患者。
- 从复发性 HCV 发生移植物衰竭的肝脏受体通常比首次移植时出现更多的并发症。他们年龄较大,可能遭受长时间暴露于免疫抑制剂的副作用,即糖尿病、高血压和肾功能不全。

虽然 HCV 感染最初被发现是再移植后死亡率再次移植的独立预测因子,随后的报道已经描述了 HCV 和非 HCV 受体的相似生存率,可能归因于改善的患者和供体选择。然而,胆汁淤积性丙型肝炎再次移植后的生存率非常差。因此,大多数移植中性不会向由 HCV 复发引起的移植物丢失的患者提供再移植,或在非常有限的基础上提供移植物。

26. 描述肝脏移植受体发生的长期代谢并发症。

尽管患者在肝移植后的生活质量有明显的改善,但与使用免疫抑制方案有并发症的风险很大。最常见的代谢并发症包括糖尿病、高血压和肾功能不全。由皮质类固醇或 CNI 引起的糖尿病可能在移植后发生。高血压是常见的环孢素和 TAC,相关的肾功能不全可能加剧这个问题。皮质类固醇、西罗莫司和环孢素引起的高脂血症也在移植后发生。尽管代谢并发症可能通过免疫抑制降低来改善,但持续的高脂血症或糖尿病需要积极的治疗。所有这些因素都可能使患者患心血管或脑血管疾病的风险更高，患者应接受关于适当饮食、运动和戒烟的咨询。肝移植后经常发生肾功能不全，在接受环孢素的患者中比 TAC 更频繁。移植后 10 年，高达 28% 的患者发展为终末期肾病（ESRD）。发展 ESRD 的其他危险因素包括高龄、高血压、糖尿病、丙型肝炎、肝移植前的肾脏疾病和术后急性肾衰竭。

患者可能患有与皮质类固醇相关的骨质疏松症的风险，特别是在移植前接受重要的类固醇。在移植前测量骨密度的低阈值可能适用于高危人群，如胆汁淤积性肝病患者。有风险的患者应咨询内分泌科医生进行适当治疗的评估，其中可能包括钙、维生素 D 补充剂和其他药物。

27. 肝移植后非酒精性脂肪性肝病经常发生吗？

肝移植后非酒精性脂肪性肝病（NAFLD）越来越被认为是慢性肝病导致肝硬化的主要原因。大多数符合代谢综合征（腹部肥胖、糖尿病、高脂血症和高血压）标准的隐源性肝硬化患者，否则没有可识别的慢性肝病的原因可能具有潜在的 NAFLD。由于移植后代谢综合征可能在高达 50% 的移植受者总体发生，移植后 NAFLD 的发展是一个问题，特别是那些有可能的移植前 NAFLD 患者。据报道，肝移植后 NAFLD 的复发率为 40%～70%。尽管这些患者中有很大一部分也证实了 NASH，但是还不清楚这是否可能导致同种异体移植失败或生存率下降。新 NAFLD 的发展可能发生在最多 1/3 的移植受者，尽管该组的 NASH 患病率可能低于 5%。

28. 肝移植受者患癌症风险增加吗？

免疫抑制显著增加恶性肿瘤的风险，使约 15% 肝脏移植的患者复杂化。肝移植后最常见的恶性肿瘤是皮肤鳞状细胞癌。因此，如果患者参与导致阳光照射的活动，患者应避免接触紫外线，应穿防护服和涂防晒霜。

移植后淋巴增生障碍（PTLD）发生在肝移植后 1% 的患者中。大多数是由 E-B 病毒（EBV）感染引起的大型 B 细胞型非霍奇金淋巴瘤在慢性免疫抑制中的应用。PTLD 的两个最重要的危险因素是免疫抑制和 EBV 供体错配程度（EBV 免疫球蛋白 G 阴性受体和 EBV IgG 阳性供体）。其临床表现是可变的，包括发热、淋巴结肿大、体重减轻或器官受累。结肠外受累在胃肠道、肝、肺和骨髓中很常见。其治疗是免疫抑制或使用抗病毒剂使 E-B 病毒显著降低，这可能导致疾病的完全消除。转诊肿瘤咨询也是考虑化疗或放射疗法所必需的，这是许多患者所需要的。

29. 移植后代谢性骨病的因素有哪些？

慢性肝病，特别是胆汁淤积性肝病与骨质减少有关。其发病机制最初被认为与胆汁盐流量和维生素 D 吸收不良有关，但血浆维生素 D 水平正常。相反，这些患者似乎具有抑制骨形成，以及低或正常的骨吸收。在移植前，这些患者可能已经有明显的骨质流失。移植后，糖皮质激素使病情恶化，并使患者处于骨折风险之中。一项测量 20 例原发性胆汁性肝硬化患者骨密度的研究显示，移植后 3 个月，骨密度以平均每年 18.1% 的发生率下降。骨密度的最低点似乎在前 6 个月发生。随着糖皮质激素使用减少，骨密度提高，最终超过移植前 2 年的骨密度。

（张　婷　译，闫　杰　校）

腹水

Phillip S. Ge，MD，Carlos Guarner，MD，PhD，and Bruce A. Runyon，MD

1. 腹水最常见的原因是什么?

腹水是腹腔内液体的积聚。超过 80% 的腹水患者同时伴有失代偿性慢性肝病。然而，重要的是要了解腹水的其他可能原因，因为治疗和预后可能会有很大的不同。一般来说，腹水的最常见原因有肝硬化、心力衰竭、腹膜癌、酒精性肝炎和暴发性肝衰竭。腹水鉴别诊断可根据病理生理进行分类（表 29-1）。

表 29-1 根据病理生理学分类鉴别腹水	
机制	鉴别诊断
门静脉高压症	肝硬化 酒精性肝炎 急性肝衰竭 肝静脉闭塞（Budd Chiari 综合征） 心力衰竭 缩窄性心包炎 透析腹水
低蛋白血症	肾病综合征 营养不良 蛋白丢失性肠病
腹膜疾病	恶性腹水 结核性腹膜炎 真菌性腹膜炎 腹膜透析 嗜酸粒细胞性胃肠炎 淀粉肉芽肿性腹膜炎
其他	乳糜性腹水 胰性腹水 黏液性水肿 腹腔积血

2. 腹水患者在入院时应进行哪些常规检查?

当腹膜腔中存在大量液体时可诊断为腹水。如果临床检查在检测或排除腹水方面不确定，超声检查可能有帮助，并可能提供有关腹水病因的信息。腹腔穿刺术具有安全、快速和成本少、效益高的特点。腹腔穿刺术分析腹水有助于寻找腹水病因及为评估自发性细菌性腹膜炎（SBP）提供重要依据。

心力衰竭引起的腹水和肝硬化引起的腹水相似,两者难以进行鉴别诊断。血浆脑利钠肽（BNP）或 BNP 的 N 端激素的测定可用于将由肝硬化引起的腹水与心力衰竭引起的腹水区分开来。但这并不意味着不需要穿刺术。

诊断性穿刺术是新发腹水评估中必不可少的重要步骤。若未及时行诊断性腹部穿刺术可导致诊断和治疗延误。通常,应对以下患者行诊断性腹部穿刺术。

- 检测新发腹水时。
- 在所有腹水患者入院时。
- 有临床失代偿证据,如 SBP、继发性细菌性腹膜炎、肝性脑病、胃肠道出血或肾功能恶化。

3. 诊断性穿刺术如何进行?

尽管穿刺术简单安全,但还是应采取一些预防措施以避免并发症的发生。腹部应用碘液或类似溶液进行消毒,医师应在整个操作过程中佩戴无菌手套。针头应插入对叩诊迟钝的区域。最佳入针位置是左下象限部位,从髂前上棘开始的两个指宽手骨处和位于该标志物内侧的两个指宽处。因为这个区域的脂肪较少,所以针头穿过的组织较少。左下象限的引流可比中线排出更多的液体。服用乳果糖的患者盲肠可扩展,因此和右下象限相比,应优选左下象限。穿刺时应避开瘢痕部位,因为它们通常是侧支血管和肠粘连的部位,应抽取 30 ～ 50 ml 腹水用于分析。

4. 应对腹水进行哪些常规检查?

腹水分析有利于腹水的鉴别诊断。然而,没有必要对每个样本进行所有测试。对腹水进行的最重要的测试是细胞差异计数,因为它提供了可能的细菌感染的即时信息。当绝对中性粒细胞计数［即多核形细胞（PMN）占白细胞总数或有核细胞总数的比例］达到 250 个 /mm^3 或以上时,提示出现腹水细菌感染,可开始经验性使用抗生素治疗。以淋巴细胞为主的白细胞计数升高提示腹膜癌或结核性腹膜炎。

腹水应通过在床边接种培养皿进行培养。该方法的灵敏度高于向实验室转送流体管或注射器以检测细菌生长的灵敏度。临床怀疑结核性腹膜炎时应选择结核病的特定培养物,显示淋巴细胞的腹水白细胞计数升高。腹水的革兰染色通常在肝硬化和早期 SBP 患者中无细菌表现,但可能有助于确定有无肠道穿孔,其腹水中可见多种细菌。

利用腹水的白蛋白浓度可以计算血清 - 腹水白蛋白梯度（SAAG）,将样本分类为高或低梯度类别（参见问题 6）。腹水的总蛋白浓度可用于确定哪些患者患 SBP（总蛋白质 <1g/dl）的风险高并区分自发性继发性细菌性腹膜炎。也可通过腹水中的葡萄糖和乳酸脱氢酶（LDH）的测量有助于进行这种区分（参见问题 11）。腹水中的淀粉酶活性在胰源性腹水和肠穿孔进入腹水时显著升高,当临床上怀疑时,也可检查腹水的淀粉酶活性。当腹膜可能发生恶性肿瘤时,腹水的细胞学检查可用于检测恶性腹水。不幸的是,腹水细胞学检查无法检测转移到腹膜的肝细胞癌。

难治性腹水患者在门诊需重复大量穿刺。这些患者发生腹水感染或细菌性腹水的概率非常低。因此,在临床穿刺术中的所有腹水样本、仅有症状（即腹痛或发热）门诊患者的腹水样本及外观混浊的样本,均应进行细胞计数和性质鉴别。

5. 患有胸腔积液的肝硬化患者是否应进行诊断性胸腔穿刺术?

肝源性胸腔积液被定义为肝硬化患者的胸膜腔积水,其中排除了心脏、肺部或胸膜原因。

5% ～ 10% 的肝硬化和腹水患者，可发生肝源性胸腔积液，主要在右侧（近 70% 的病例），但也可发生在左侧或双侧。收入院的近 10% 伴有肝源性胸腔积液的肝硬化患者可出现自发性细菌性脓肿，但其中 40% 的发生与 SBP 无关。因此，肝硬化腹水患者的诊断性胸腔穿刺术可用于评估选定情况下胸腔积液的其他原因，并诊断患有疑似细菌感染的自发性细菌性脓胸的肝硬化患者，以及对腹水、血液和尿标本阴性的研究。胸腔插管术对肝源性胸腔积液的患者禁用，其可导致病情恶化。

6. 为什么测量 SAAG 很重要？

SAAG 比腹水总蛋白浓度在腹水分类中更为实用。这种梯度在生理上是基于肿胀的静态平衡，并且与门静脉压力直接相关。通过从同一天获得的血清的白蛋白浓度中减去腹水的白蛋白浓度来计算 SAAG 为 1.1g/dl 以上患者具有门静脉高压，梯度小于 1.1g/dl 的患者无门静脉高压。

7. SAAG 高（比如 1.1g/dl）的病因是什么？

SAAG 高的最常见原因是肝硬化，但任何原因的门静脉高压均会导致高梯度（表 29-2）。混合性腹水是由多种并发原因引起的，其中至少一种引起门静脉高压（如肝硬化和结核性腹膜炎）。

表 29-2　基于 SAAG 的腹水分类

SAAG	鉴别诊断
高（SAAG ≥ 1.1 g/dl）	肝硬化 心力衰竭 酒精性肝炎 急性肝衰竭 巨大肝转移 肝静脉闭塞（Budd Chiari 综合征） 缩窄性心包炎 门静脉血栓形成 黏液性水肿 妊娠脂肪肝 混合性腹水
低（SAAG<1.1 g/dl）	腹膜转移癌 结核性腹膜炎 胰腺炎 胆汁性腹水 肾病综合征 浆膜炎 肠梗阻或梗死

SAAG. 血清 - 腹水白蛋白梯度，SAAG= 白蛋白$_{血清}$ － 白蛋白$_{腹水}$

8. SAAG 低的原因（即 <1.1g/dl）是什么？

低梯度腹水见于门静脉高压患者，通常由于腹膜疾病导致（见表 29-2）。最常见的原因是腹膜癌。

9. 腹水的变异感染有哪些？

腹水感染可以是自发的也可以继发于腹腔内，是手术治疗的感染源。肝硬化患者 90% 以上的腹水感染是自发性的。根据腹水培养和 PMN 计数的特点，在肝硬化患者中显示了腹水感染的四种不同变异型。

- SBP 定义为腹水感染，PMN 计数为 250 个 /mm^3 或更高，阳性培养（通常用于单个细菌）。
- 培养阴性的中性粒细胞性腹水被定义为含有阴性培养物的腹水 PMN 计数为 250 个 /mm^3 或更多。
- 菌丝体被定义为小于 250 个 /mm^3 的腹水 PMN 计数，对单个细菌培养阳性。
- 多微生物性腹水是指 PMN 计数 < 250 个 /mm^3 的腹水，可培养出多种细菌。这种情况可能是由反复穿刺引起的。

10. 自发性细菌性脓胸的诊断标准是什么？

自发性细菌性脓胸目前的诊断标准是胸腔积液培养阳性，胸腔积液 PMN 计数为 250 个 /μl 或更高，同时排除了胸腔内感染。当患者胸腔积液培养阴性和 PMN 计数为 500 个 /μl 以上而且没有胸腔内感染时，定义为自发性细菌性脓胸阴性。

11. 如何区分自发性和继发性腹膜炎？

区分自发性和继发性腹膜炎对肝硬化的患者来说很重要，因为 SBP 的治疗方式是使用药物，而继发性腹膜炎的治疗方式通常是外科手术。尽管继发性腹膜炎占腹水感染的 10% 以下，但在任何患有中性粒细胞性（PMN 计数为 250 个 /μl）腹水的患者中都应该考虑。腹水分析有助于区分上述两种类型。当腹水分析占以下 2 条或 3 条（Runyon 标准）时，应怀疑继发性细菌性腹膜炎：

- 总蛋白超过 1g/dl。
- 葡萄糖少于 50mg/dl。
- LDH 超过 225mU/ml（或超过血清正常上限）。

最新研究表明，此标准的敏感度为 66.6%，特异度为 89.7%。当与多细菌腹水培养物的存在相结合时，特异度提高至 95.6%。继发性细菌性腹膜炎患者大部分腹水培养物均为多细菌性，而在 SBP 患者中，感染通常为单一细菌。基于腹水分析的疑似继发性腹膜炎患者必须通过腹部计算机断层扫描成像和早期手术进行及时评估。

上述标准不适用于非穿孔性继发性腹膜炎患者，治疗 48 小时后的 PMN 细胞计数将超过预期值，并且腹水培养将持续保持阳性。相反，在恰当治疗的 SBP 患者中，腹水 PMN 细胞计数迅速下降，腹水培养变为阴性。明确腹水癌胚抗原和碱性磷酸酶水平 [> 5 ng / ml 和（或）> 240 U/L] 可能有助于诊断由隐匿性肠穿孔引起的继发性细菌性腹膜炎（一项研究中表明特异度高于 Runyon 标准）。

12. 哪些人群发展为 SBP 的风险高（框 29-1）？

框 29-1　发展为 SBP 的风险因素

• 以胃肠道出血收治入院	• 低钠血症（≤ 130 mEq/L）
• 肝硬化腹水患者总蛋白 <1.5 g/dl 和晚期肝病，特别是：	• 肾功能不全（血清肌酐 ≥ 1.2mg/dl 或者血尿素氮 ≥ 25mg/dl）
• 高胆红素血症（>3.2 mg/dl）	• 患有肝硬化的患者在 SBP 中存活了下来
• 血小板减少症（<98 000 个 /mm^3）	• 暴发性肝衰竭
• Child-Pugh 评分 ≥ 9 分	

13. SBP 的发病机制是什么?

革兰阴性细菌是肝硬化患者细菌感染中最常见的致病菌。因此,有人认为肠道可能是 SBP 感染细菌的来源。如果肠黏膜完整,肝硬化患者中未出现过肠道细菌直接进入门静脉血或腹水的案例。在同时患有肝硬化和腹水的大鼠及经历过开腹手术的肝硬化患者的实验模型中已证实存在细菌易位,即活细菌从胃肠道转移至肠系膜淋巴结。事实上,在肝硬化大鼠肠道,肠系膜淋巴结和腹水中分离的细菌之间已经观察存在遗传识别。肠内细菌过度增殖似乎是肝硬化大鼠细菌易位的主要机制。

已经证明减少肠道菌群的数量会降低细菌易位和 SBP 的发生率。一项实验研究发现,回肠和盲肠严重肠道氧化损伤的肝硬化大鼠细菌易位发生率较高,表明功能性黏膜改变可能是 SBP 发病机制。免疫缺陷,尤其是单核 - 吞噬细胞系统的活性降低和血清补体水平低,导致肝硬化患者出现频繁和长期的菌血症,以及细菌在体液(如腹水)定居。细菌感染的发展状况取决于腹水杀死细菌的能力。在体外,腹水杀死细菌的能力(即调理活性)与腹水的总蛋白和 C3 浓度有关。肝硬化患者腹水调理活性低,C3 和总蛋白含量低,故 SBP 的发病高。相比之下,腹水调理活性高且具有较高的 C3 和总蛋白含量,细菌定植可自发解决。

14. 哪一种检测提供了腹水可能感染的早期信息?

必须尽快开始进行经验性抗生素治疗的使用,因为生存率取决于早期诊断和治疗。革兰染色仅 5% ~ 10% 为阳性,腹水细菌培养至少需要 12 小时才能显现。腹水中性粒细胞计数在检测腹腔液体的细菌感染方面非常敏感。若患者绝对中性粒细胞计数为 250 个 $/mm^3$ 或更多,则可以使用经验性抗生素进行治疗。

15. 怀疑 SBP 感染的患者应选择哪类抗生素治疗?

第三代头孢菌素如头孢噻肟可治疗大多数菌群导致的 SBP,并且已经在随机试验中证实,优于以前使用的氨苄西林和庆大霉素的组合,肾毒性或多重感染的并发症较少。当怀疑 SBP 时,应开始使用头孢噻肟或类似的头孢菌素。头孢噻肟应每 8 小时静脉注射 2g。短期治疗(5 天)已被证明与长期疗程(10 天)一样有效。头孢噻肟优于其他第三代头孢菌素,因为其腹水渗透性良好;头孢曲松可以以每天 2g 静脉滴注。同时,静脉注射白蛋白应在诊断 SBP 时以 1.5g/kg 的剂量使用,在治疗的第 3 天应给予 1g/kg。研究表明,该方案可减少肾损伤和死亡的发生。对于 SBP 和血尿素氮(BUN)超过 30 mg/dl,血清肌酐超过 1 mg/dl 或血清总胆红素超过 4 mg/dl 的患者应考虑使用白蛋白(图 29-1)。如果已经发展成肾损伤,应考虑用米多君和奥曲肽联合治疗(见问题 31 和问题 40)。

在由于药物过敏而不能使用第三代头孢菌素的患者中,可考虑使用氟喹诺酮类药物。静脉注射环丙沙星 200 mg,每天 2 次,然后口服环丙沙星(500 mg,每日 2 次,持续 5 天)已被证实是治疗 SBP 的有效治疗方法。另一项研究表明,可以用口服氧氟沙星(400 mg,每天 2 次)安全治疗不易复发的 SBP 患者(即没有休克、肠梗阻、胃肠道出血或肝性脑病的患者)。一般来说,口服或静脉注射氟喹诺酮类药物不应作为口服氟喹诺酮用于预防 SBP 患者的经验性治疗;在这些情况下,尽管头孢噻肟在这种患者中似乎仍然有效,但感染性细菌可能已经具有耐氟喹诺酮类药物的作用。应避免使用类似氨基糖苷类的肾毒性抗生素,因为肝硬化和 SBP 患者的肾脏已经受累,这会增加肾脏的损伤风险。

快速治疗时,SBP 患者的病情也会迅速改善。对静脉注射抗生素应答不足的患者,需要对腹水培养进行即时敏感性检测。

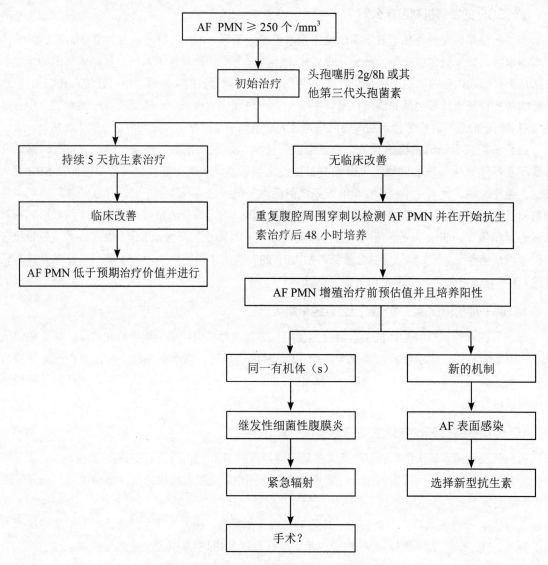

图 29-1 自发性细菌性腹膜炎的治疗方法

AF. 腹水；PMN. 多核中性粒细胞

16. 院内感染或头孢菌素耐药性 SBP 应选择何种治疗？

由于头孢菌素越来越多地用于社区获得性 SBP 和其他细菌感染的患者，并且用于预防胃肠道出血中的细菌感染，所以具有对第三代头孢菌素耐药性的细菌的 SBP 的发生率增加。最近在对头孢曲松耐药的危险因素及其对社区获得性与医院内 SBP 死亡率的影响研究中得到证实。考虑到这些问题，应将碳青霉烯类抗生素推荐用作医院内 SBP 或在第一个 24 小时内用第三代头孢菌素治疗无法应答患者的一线治疗用药。

17. 对于患有肝硬化和疑似腹水感染的患者应何时用抗生素治疗？

对于患有肝硬化和疑似腹水感染的患者，必须尽快启动经验性抗生素治疗以提高存活率。医嘱应说明"第一次用药剂量"，以避免这一剂量循环到下一班护士或下一个 8 小时周期。当住院的腹水患者出现可能的 SBP（发热、腹痛、脑病）临床症状或实验室检查时，应立即进行腹水、血液、尿液、痰液的细菌培养及腹水细胞计数和分类。当出现腹水的肝硬化患者进入医院时，应分析腹水和尿液。对细菌感染保持高度怀疑是必要的，因为它是肝硬化患者病情恶化的可逆转病因和频繁死因。经验性抗生素治疗应在进行腹水培养和分析后立即开始。

- 基于腹痛或发热的疑似细菌性感染。
- 腹水中性粒细胞数为 250 个 / mm^3 以上（图 29-1）。

相关文献中提到了早期靶向治疗严重脓毒症和败血性休克的治疗策略。其中心原则之一是早期开始使用抗生素，理想时间是在第一个小时之内。存活性脓毒症运动指南持续确认"黄金时段"的概念，在此期间应尽早开始静脉注射抗生素，并始终在确认严重脓毒症和败血性休克的第一个小时之内。这些概念同样可用于 SBP。

18. 在 SBP 的治疗过程中，需要对腹水中 PMN 细胞计数进行监测吗？

在 86% 的 SBP 患者中，使用单次 2g 剂量的头孢噻肟钠后，腹水培养变为阴性。90% 的患者在治疗期间中性粒细胞计数也迅速下降到正常值。用第三代头孢菌素治疗后的多重感染或早期复发是不常见的。如果症状（晚期肝硬化）是典型的，重复穿刺是不必要的，一个有机体培养已足够诊断。如果患者对治疗有显著疗效，也不用反复穿刺。

19. 细菌性腹水代表真正的腹膜感染吗？应该进行治疗吗？

研究记载了中性粒白细胞不增高单株细菌性腹水的短期自然史。在开始抗生素治疗之前，对细菌性腹水患者进行重复穿刺，显示 62% ～ 86% 患者的腹水可自发消退。进展到 SBP 的所有患者在第一次穿刺时都有细菌感染的症状。这样的数据表明细菌性腹水是一个动态过程；其进展可能取决于几个因素，包括全身和腹水防御能力及细菌毒力。根据这些研究，有症状的细菌性腹水患者应接受抗生素治疗。无症状患者不需要接受抗生素治疗，但应重新评估。如果患者 PMN 计数为 250 个 / mm^3 以上，则应开始使用抗生素。

20. 血液和腹水存在细菌 DNA 在肝硬化患者中代表什么？

分子生物学技术已经证明患有腹水的肝硬化患者和大鼠的血液及腹水中均存在细菌 DNA。30% 出现腹水的肝硬化患者，尽管其腹水中存在阴性培养和正常的 PMN 计数，但可以检测到细菌 DNA。细菌 DNA 的存在代表细菌易位发生，这些患者具有与 SBP 患者相似的全身性细胞因子反应，其存在与存活率差有关。需要更多的研究来确定这些患者是否需要抗生素治疗或预防。

21. 哪些肝病亚组患者应接受细菌感染预防？

因为肠道革兰阴性细菌是肝硬化细菌感染中分离出的最常见的致病细菌，且细菌易位是主要原因，所以抑制肠道革兰阴性细菌是预防细菌感染的有效方法。患有发生细菌感染或 SBP 的高风险的肝病患者应考虑用选择性肠道去污（SID）。SID 是通过维持革兰阳性球菌和厌氧菌的数量来抑制肠道革兰阴性菌群。肠道厌氧菌的停留对于预防肠道定植、过度生长和随后的病原菌易位具有重要作用。几项试验表明，口服诺氟沙星的 SID 在预防肝硬化患者的细菌感染和 SBP 方面非常有效。

- 胃肠道出血（头孢曲松 1 g /d 或诺氟沙星 400 mg，每日 2 次）。
- 早期 SBP（诺氟沙星 400 mg /d）。
- 腹水低蛋白（诺氟沙星 400 mg /d）。

● 肝衰竭（诺氟沙星 400 mg / d）。

长期抗生素治疗已被用于预防 SBP 的第一次发作及复发。长期预防性治疗降低了两种情况下 SBP 的发生率，但增加了喹诺酮耐药和感染的风险。二次预防已被广泛接受，特别是在等待肝移植的患者中。对晚期肝病患者如腹水低蛋白（低于 1.5g/dl）和高血清胆红素（大于 3mg/dl）或低血小板计数较低（低于 98 000 个 /mm³），低钠血症（小于 130mEq/L）或肾功能受损（血肌酐水平 1.2mg/dl 或更高，BUN 水平为 25mg/dl 或更高）进行长期一级预防。诺氟沙星的初步预防对这些患者的病程有很大影响，因为它降低了 SBP 的发生率，减少了肝肾综合征的发生并提高了患者的生存质量。

22. 是否有使用喹诺酮类以预防肝硬化中的细菌感染的替代性预防性治疗方法？

甲氧苄啶 - 磺胺甲噁唑（每日 1 次双重强度片）是美国口服喹诺酮类药物的合理替代品，因为它具有通用且价格便宜的特点。口服喹诺酮或甲氧苄啶 —— 磺胺甲噁唑可有效预防由耐药性革兰阴性杆菌引起的感染，这降低了预防性治疗的功效，特别是在长期预防的患者中。因此开发用于预防肝硬化细菌感染的替代药物尤为重要。

在收治入院的患有胃肠道出血和严重肝脏疾病的患者中，随机对照试验已经证明，肠外头孢曲松给药（每天 1g，共 7 天）比口服诺氟沙星（400mg 每日 2 次）能更有效地预防该人群患 SBP 的风险。

23. 自发性细菌性脓胸的治疗方法是什么？

胸腔积液的微细菌学研究表明，革兰阴性菌存在于近 50% 的自发性细菌性脓胸患者中，其余细菌培养为阴性。因此，患有自发性细菌性脓胸的患者应和 SBP 患者一样使用广谱抗生素治疗。胸部插管不是必须的，应该避免。应该对自发性细菌性脓胸存活的患者进行肝移植评估。

24. 为什么了解出现腹水的肝硬化患者的钠平衡很重要？

肝硬化中的腹水形成是由于肾脏的水钠潴留。肝硬化患者腹水治疗的目的是通过建立一个钠的负平衡网来转移腹水。这个目标是通过降低饮食中的钠摄入量和增加尿钠排泄来实现的。因此，利用尿液排泄的知识可帮助临床医生进行初步治疗。此外，尿钠排泄是一种容易确定的预后指标。尿钠排泄量低于 10 mEq /d 的肝硬化患者的 2 年存活率为 20%，而钠排泄量超过 10 mEq /d 的患者 2 年生存率为 60%。

25. 描述出现腹水的肝硬化患者的初步治疗。

出现腹水的肝硬化患者应首先限制钠摄入量（50 ~ 88 mEq /d）同时使用利尿药进行治疗。严格限制钠摄入量可能会出现厌食和营养不良。如果血清钠浓度超过 120 mEq / L，通常不需要限制水分。在 15% ~ 20% 的患者中，在没有利尿药的情况下，可以通过膳食钠限制获得负钠平衡。然而，由于 80% ~ 85% 的患者需要利尿药，因此在所有患者中开始使用利尿药是合理的。利尿药的初始剂量应为 100mg 的螺内酯和 40mg 呋塞米，两种药物均以早晨单一剂量口服给药。如果在治疗 2 ~ 3 天后体重不减少或尿钠排泄量不增加，则应逐步增加利尿药的剂量，通常分别同时增加 100mg /d 和 40mg /d。尿钠排泄量和日重量的连续监测是确定利尿药最佳剂量的最佳途径。利尿药应逐渐增加剂量，直到得到相应体重减轻的负钠平衡（即随机或任意时刻尿钠浓度＞钾浓度）为止。螺内酯和呋塞米的上限剂量分别为 400mg/d 和 160mg /d。一旦腹水被转移，应该单独调整利尿药剂量，以保持患者无腹水或至少能耐受腹水。如果腹水被完全控制，有些患者会出现脑病；因此，必须仔细权衡较高利尿药剂量的好处,以防脑病的发生。大量腹水的患者应首先进行 4L 或更多的治疗性穿刺术进行治疗(图 29-2)。

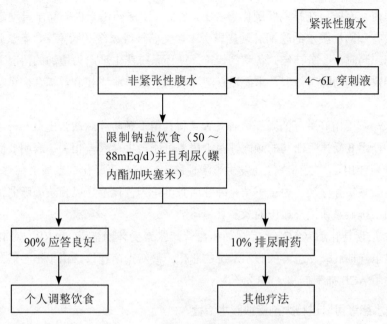

图 29-2 肝硬化患者腹水的初始疗法

26. 什么是顽固性腹水?

难治性腹水是限制钠盐饮食和大剂量利尿药治疗后(400mg /d 螺内酯和 160mg /d 呋塞米)的应答不足所致。这种应答不足具体表现在体重减轻(4 天体重减轻 0.8kg)或出现利尿药的并发症,如肝性脑病、肾功能损害、低钠血症、低钾血症或高钾血症。在将患者诊断为顽固性腹水之前,应排除钠摄入过多、细菌感染、隐匿性胃肠道出血和摄入前列腺素抑制剂(如阿司匹林或非甾体抗炎药)。早期腹水复发(在抽取后 4 周内)也被认为是难治性腹水。对标准药物治疗而言,不到 10% 的肝硬化患者是属于难治性的。应该对其他治疗方案进行评估,如肝移植、慢性门诊穿刺术(通常每 2 周)、腹腔静脉分流术或经颈静脉肝内门静脉支架分流术(TIPS)。

27. 腹水的肝硬化患者的存活率与血压的关系是什么?

在多项研究中已经提出了肝硬化患者血压与生存率的相关性。在出现腹水的肝硬化患者的生存分析中发现平均动脉压是存活的独立预测因子。82 mmHg 以下的平均动脉压与生存期缩短最为相关,平均动脉压 82mmHg 或以下的患者的生存概率为 24 个月时约为 20%,48 个月时为 0;而平均动脉压超过 82mmHg 的患者在 24 个月时约为 70%,48 个月时为 50%。

肝硬化是一种动态临床过程,早期无腹水的肝硬化和顽固性腹水的晚期肝硬化患者有显著的血流动力学差异。最重要的是,有效动脉血容量的减少可导致交感神经系统的阶段性刺激和心脏补偿储备的下降。随着时间的推移,肝硬化因有效血容量减少从而相对地降低了高血压。理想情况下,患者应进行家庭血压密切监测和定期门诊复查,以尽量减少服用任何抗高血压药物的风险,包括用于一级和二级预防静脉曲张出血的 β 受体阻滞药。

28. 如何在出现腹水的肝硬化患者中应用抗高血压药物?

β 受体阻滞药用于肝硬化患者静脉曲张出血的一级和二级预防。然而，β 受体阻滞药仅在晚期肝病的特定病程内才有效。在早期肝硬化患者中，β 受体阻滞药由于内脏和全身动态循环状态的稳定而无效。在具有顽固性腹水的晚期肝硬化患者中，交感神经系统和肾素 - 血管紧张素 - 醛固酮系统最大程度上调。同时，心脏补偿储备受到损害，循环系统在生理压力增加的情况下不能进一步增加心排血量，导致平均动脉压降低，重要器官灌注减少，氮质血症和肝肾综合征风险增加且末端器官损伤。

将 β 受体阻滞药引用肝脏界的同一位研究者又将其用于预防静脉曲张出血的一项小型前瞻性观察性研究表明，使用 β 受体阻滞药的顽固性腹水患者可能与生存率差相关，表明 β 受体阻滞药应在该亚型患者中禁忌使用。一般而言，在发生难治性腹水、低血压恶化或氮质血症恶化的患者中，β 受体阻滞药应逐渐减量并停药。内镜下结扎静脉曲张可作为替代治疗以预防静脉曲张出血。还可以考虑使用如增加心排血量和提升血压的米多君等药剂。

调查血管紧张素转化酶（ACE）抑制剂和血管紧张素受体阻滞药（ARB）对肝硬化患者的影响的研究同样显示晚期肝硬化患者的腹水情况的恶化。最新指南建议，由于担心低血压和肾衰竭，腹水患者禁止使用 ACE 抑制剂和 ARB 类药物。

29. 哪些腹水患者可以进行大剂量放腹水治疗?

大量放腹水是一个古老而有效的治疗肝硬化腹水的操作。在过去的 10 年中，对这一操作有新的认识，已经表明治疗性穿刺术不仅安全而且可能对大量腹水患者的血流动力学状态有额外的有益效果。然而，反复大量放腹水会消耗蛋白质且可能导致 SBP。因此，治疗性穿刺不应作为肝硬化腹水患者的常规治疗，而应该用于大量腹水或顽固性腹水患者。

30. 应考虑哪种治疗方式来防止大量穿刺放腹水导致的循环功能障碍?

穿刺引起的循环功能障碍，定义为血浆肾素活性超过 50%，同时以超过 4ng/（ml·h）水平的增加，在抽取大量腹水后未进行容量扩张或使用非白蛋白扩容剂治疗的肝硬化患者中，发生率较高。有研究发现因穿刺引起的循环功能障碍，本身可能无症状表现，但预后较差。

在抽取 5L 或更多腹水的治疗性穿刺后肝硬化患者中，为避免可能出现理论上的血流动力学紊乱，可采用包括白蛋白在内的扩容剂。由于输注白蛋白价格昂贵，已经在广泛研究替代疗法，包括人工胶体和血管收缩剂。最近的一项 Meta 分析包括 17 项临床试验，共计 1225 名患者，研究结果表明使用白蛋白扩容剂在减少穿刺术引起的循环功能障碍、低钠血症和总死亡率方面优于替代疗法。

根据近期一项前瞻性交叉研究表明，当接受普萘洛尔治疗的患者在大剂量穿刺放腹水后出现循环功能障碍、平均动脉压显著降低的情况时，应停止使用 β 受体阻滞药。

31. 描述盐酸米多君在治疗难治性腹水的肝硬化患者和肝肾综合征患者中的作用。

盐酸米多君是一种 α_1- 肾上腺素能激动剂，曾对内脏循环具有优势作用，其急性给药总体上改善了非氮质血症腹水患者的全身血流动力学、肾功能和钠排泄。盐酸米多君治疗可显著增加尿量，尿钠排泄量和平均动脉压，血浆肾素活性和总死亡率降低。换句话说，盐酸米多君似乎改善了全身血流动力学而不引起肾脏或肝脏功能障碍。奥曲肽和米多君的联合使用也已被证明是 Ⅰ 型肝肾综合征的重要治疗方法。

32. 目前有什么可以表明腔静脉分流的指征吗？

腹腔静脉分流术最初用于治疗肝硬化和难治性腹水患者。尽管搭配钛尖端使用，但分流管阻塞，尤其是静脉末端阻塞，仍是主要的并发症，从而需要安置新的分流器。此外，腹腔静脉分流术不能降低初次住院期间的死亡率，也不能提高肝硬化患者的长期生存率。因此，腹腔静脉分流术仅适用于顽固性腹水的肝硬化患者，这些患者被认为不是肝移植或 TIPS 的候选者，且大量穿刺困难。

最近，研究人员设计了一种置入式泵，该泵可将腹水从腹腔中抽出并泵入膀胱，在那里通过正常的排尿来清除腹水。研究表明泵系统消除了 90% 的腹水，并显著减少了平均每月的穿刺次数。但需要进一步的研究来比较这种新出现的治疗方案与标准的大容量穿刺术。

33. 哪些出现腹水的肝硬化患者应考虑 TIPS？

TIPS 是介入放射学技术，其包括在肝静脉和门静脉之间产生瘘管，然后将可扩张金属支架置于球囊扩张的瘘管中以保持通畅。引入该技术，通过降低门静脉压力来治疗复发性静脉曲张出血患者。初步结果表明，TIPS 可用于治疗难治性腹水的肝硬化患者。然而，分流功能障碍的发生率仍然较高。在难治性腹水患者中进行的两项试验表明，TIPS 加药物疗法优于药物治疗（需要时利尿药加上总穿刺），可用于控制腹水，但不能改善生存期、住院时间和生活质量。TIPS 组肝硬化发病率较高，但两组患者其他肝硬化并发症如静脉曲张出血或急性肾衰竭均相似。在一项研究中，TIPS 组的花费明显高于药物治疗组。这些数据表明，TIPS 应作为二线治疗或肝移植的桥梁，特别是在肝功能相对保留的患者中。关于 TIPS 的另一个关注点是 TIPS 功能障碍的高发生率，需要频繁超声评估和再介入治疗。最近引入聚四氟乙烯覆盖的支架可改善分流障碍并降低 TIPS 功能障碍和肝性脑病的发生率。

34. 哪些出现腹水的肝硬化患者应进行肝移植评估？

腹水是肝硬化患者最常见的并发症，并且通常与基于终末期肝病模型（MELD）评分的肝功能不良相关。腹水初次发生后在 1 年和 5 年随访后生存率分别为 50% 和 20%。使用利尿药的腹水患者预后更差；1 年生存率为 25%。由于肝移植后 1 年生存率大于 75%，故而肝硬化腹水患者应考虑肝移植。一旦腹水出现利尿药耐药性，移植的需求变得更加迫切。然而，一些酒精性顽固性腹水患者在戒酒后数月可能会对利尿药敏感性提高。

35. 肝性胸腔积液的治疗是什么？

肝性胸腔积液的初步治疗与腹水相同：限盐，利尿药和腹腔穿刺术。治疗性胸腔穿刺术在肝硬化患者中（10% 发展为气胸）并发症发生率高，如果不需要缓解肺部症状应避免。复发或难治性肝性胸腔积液患者应慎重评估。胸膜固定术通常无效。膈肌缺损的手术修复可以通过检影镜进行，并可用于所选择的患者。TIPS 似乎是难治性肝性胸腔积液和 Child-Pugh 评分低于 12 分，MELD 评分小于 18 分的患者的良好选择。胸腔穿刺对肝性胸腔积液患者禁忌，可导致临床恶化，快速 TIPS 或移植或死亡。

36. 肝硬化患者的稀释性低钠血症是什么？

稀释性低钠血症是肝硬化的常见并发症，其发病率和死亡率高，预后差。近期研究发现稀释性低钠血症后患者一年存活率为 25.6%。稀释性低钠血症定义为在细胞外液体积扩大的情况下，血清钠低于 130mEq/L，如腹水或水肿的存在所示。主要是由于血管加压素非渗透性分泌增加而引起严重的肾脏水潴留。

37. 稀释性低钠血症的治疗方法是什么？

对患有肝性脑病或症状极严重的低钠血症等患者（小于 120 ～ 125 mEq / L），治疗稀释性低钠血症的基础是液体限制（1 ～ 1.5L/d）和停用利尿药。肝硬化患者通常不会出现低钠血症症状，直到血钠降至 110mEq/L 以下或血钠降低极快。对血管加压素 V2 受体拮抗药（维生素）的初步调查显示，尽管使用利尿药治疗，出现低钠血症的肝硬化患者在短期和长期内均有改善血清钠的作用，但低钠血症的矫正似乎并不与更重要的临床结果相关。美国食品和药品监督管理局已经发出了一个有关托伐普坦的警告，因为其对低钠血症的快速纠正，可能导致潜在致命的渗透性脱髓鞘。沙他伐坦被特别评估以确定其治疗腹水的疗效，发现该药在腹水长期治疗中不具有临床意义，与安慰剂相比死亡率增加。因此，由于潜在的风险和临床上缺乏有意义的证据结果，目前不建议使用。

38. 什么是肝肾综合征？

肝肾综合征发生于晚期肝衰竭和门静脉高压患者。这是由于内脏循环中的动脉血管扩张和内源性血管收缩系统的严重反射激活引起的肾内血管收缩而导致的功能性肾衰竭。根据临床结果，肝肾综合征可分为两种：

● Ⅰ型肝肾综合征的特征是 2 周内初始血清肌酐加倍至＞ 2.5mg/dl 的水平，或初始 24h 肌酐清除率降低 50%（＜ 20ml/min），临床表现为急性肾衰竭。

● 在Ⅱ型肝肾综合征中，肾衰竭并不具有如此快速进展的过程。这些患者会出现临床上的难治性腹水。

39. 肝肾综合征的标准是什么？

肝肾综合征的标准见框 29-2。

框 29-2　肝肾综合征的诊断标准	
• 肝硬化腹水	• 无休克症状
• 血清肌酐超过 133 μmol/L（1.5mg/dl）	• 当前或最近没有使用肾毒性的药物治疗
• 经过至少 2 天的利尿药消失与白蛋白扩容（白蛋白的推荐剂量为 1g/kg 体重，每天最多 100g/d）后，血清肌酐无改善（降低到 133μmol/L 的水平）	• 蛋白尿超过 500mg/d，微血尿无实质肾脏疾病（每高倍视野超过 50 个红细胞），或肾超声波图异常者

40. 描述一下出现肝肾综合征患者的治疗方式。

肝移植是目前肝肾综合征患者的首选治疗方式。未治疗Ⅰ型肝肾综合征患者在不到 2 个月内的死亡率几乎达到 100%。治疗如血液透析、腹膜分流术、白蛋白输注和多巴胺输注评估，发现其疗效只是暂时的。最近的研究表明，通过给予血管收缩药物，如奥曲肽和米多君、鸟苷酸、特利升压素或去甲肾上腺素，白蛋白输注或其他扩张药可以逆转肝肾综合征。几项试验表明，与白蛋白输注相关的特利加压素是Ⅰ型肝肾综合征患者的有效治疗方式，可改善肾功能。这些药物可维持患者生命直至可以进行肝移植。然而，美利坦在美国不可用。

在美国，奥曲肽和米多君或去甲肾上腺素（患者在重症监护期间不服用口服药物）是治疗肝肾综合征的选择。奥曲肽最好以 50 μg / h 的连续输注给药，但可以 100 μg 的剂量开始皮下注射，8 小时后以 200 μg，然后每 8 小时 200 μg。口服给予米多君，剂量为 7.5mg，8 小时后以 10mg 剂量口服，然后 8 小时 12.5mg，每 8 小时 12.5mg。目标是将平均动脉血压升高至 15 mmHg。虽然最初治疗方式不包括使用剂量大于 12.5mg，但可以根据需要使用每 8 小时 15mg。如果收缩压升高到 140 mmHg 以上，可以减少剂量。然而，高血压方面的治疗是不明显的，因此对肝肾综合征的诊断有进一步研究，因为肝肾综合征患者的收缩压通常在 70 ～ 80mmHg。在奥曲肽和米多君治疗期间，白蛋白通常以每日 25g 的剂量给药。去甲肾上腺素以 0.1mcg/（kg•min）的初始剂量连续输注，并且如果平均动脉压不增加 10mmHg，则每 4 小时以 0.05mcg/（kg•min）增加。TIPS 插管似乎是临床治疗肝肾综合征的另一种选择，特别是对肝功能保留的患者来说。

41. 预防肝肾综合征可能吗?

Ⅰ型肝肾综合征患者的短期死亡率在接下来的 2 个月内几乎达到 100%。Ⅰ型肝肾综合征发病率高。因此，预防这一因素可能是治疗Ⅰ型肝肾综合征的最佳方法。在一项研究中，在腹水和 SBP 患者中输注白蛋白（第一天 1.5g/kg 体重加上 1g/kg 体重）使Ⅰ型肝肾综合征的发生率从 33% 降低到 10%，提高了患者的生存率。在血清胆红素超过 4mg/dl，肌酸酐超过 1mg/dl，尿素氮大于 30mg/dl 的患者中同样有效。长期应用诺氟沙星对肝硬化晚期患者进行 SBP 一级预防，可将肝肾综合征一年发病率从 41% 降至 28%，一年生存率从 48% 增至 60%。

（陈琦琪 译，闫 杰 校）

肝脓肿

Jorge L. Herrera，MD，Christopher D. Knudsen，DO

1. 肝脓肿的两大主要类型是什么?

肝脓肿有两种类型，化脓性肝脓肿和阿米巴肝脓肿。化脓性肝脓肿由需氧厌氧菌、革兰阴性菌、革兰阳性菌或真菌感染而成。阿米巴脓肿是由溶组织内阿米巴（entamoeba histolytica）感染引起的。这两种类型的脓肿之间的区分十分重要，因为其治疗结果有很大差异。

2. 描述化脓性肝脓肿的临床特征。

既往患者多是年轻人；然而，近年来已经向老年男性患者转移了。由于胆道手术、糖尿病和肝移植等危险因素的增多，其患病率也在增加。临床表现无特异性，由低度发热、不适、厌食、体重减轻和右上腹疼痛组成。在 30% 的病例中，不存在低热，也只有 37% 的患者存在发热和右上腹痛的典型表现，可见其体征和症状的非特异性。膈肌刺激可导致右肩疼痛、咳嗽或打嗝。由于亚急性症状的存在，住院前症状出现的平均持续时间约为 26 天。

3. 阿米巴肝脓肿的临床特征是什么?

阿米巴脓肿在男性中比女性高 10 倍。在美国，其主要影响来自于疫区年轻西班牙裔男性移民或发展中国家的旅行者。美国西部和东南部也有较高的流行率。通常其症状发展十分迅速，在感染后 2～4 周，发热可持续 85% 的时间，腹部疼痛常定位于右上腹部。如果肝脏的膈肌表面受累，则可能导致右侧胸膜痛，涉及肩痛、咳嗽或打嗝。胃肠道症状发生于 10%～30% 的患者，包括恶心、呕吐、腹部绞痛，腹胀、腹泻和便秘。然而，肝脓肿和阿米巴痢疾同时存在是十分少见的。

4. 肝脓肿患者的实验室检查是什么?

常规实验室检查结果不能证实化脓性或阿米巴肝脓肿。白细胞增多症，正常红细胞贫血和升高的 C 反应蛋白和红细胞沉降率见于多种疾病。与天冬氨酸转氨酶和丙氨酸转氨酶相比，超过 90% 的患者的碱性磷酸酶有更显著的升高。高胆红素血症可见于胆道受累的患者，较少见于具有隐源性脓肿的患者。低白蛋白血症是常见的，小于 2g/dl 者预后差。低于 50% 的化脓性脓肿患者血液培养为阳性，75%～90% 的脓肿吸出物中细菌呈阳性。

5. 化脓性肝脓肿最常见的来源有哪些?

胆道疾病是化脓性肝脓肿最常见的来源，占 35%。与胆道疾病相关的脓肿大多数是由胆管炎或急性胆囊炎引起的，其可通过胆管或穿透性血管向肝脏传播而发生。肝脓肿也被证明是内镜下括约肌切开术或手术胆道吻合术的晚期并发症。胰腺、胆总管和壶腹的恶性肿瘤占胆源性肝脓肿的 10%～20%。蛔虫或吸虫等寄生虫侵袭胆道也可导致胆道感染和肝脓肿。胆源性肝脓肿往往是多个和体积小，多发可涉及两个肝叶。

化脓性脓肿可能是由细菌通过门静脉播撒而引起的菌血症的并发症。这种来源比较少见，与此相关的腹部疾病多是憩室炎、阑尾炎、胃肠道恶性肿瘤和炎性肠病等，其占化脓性肝脓肿的 30%。

而高达 40% 的化脓性肝脓肿没有明显的感染源，被定义为隐源性肝脓肿。腹部疾病通过门静脉播种所的肝脓肿涉及肝右叶，因为大部分门静脉血流通过右叶。约 15% 的肝脓肿的来源直接延伸发现，如膈下脓肿或胆囊脓肿。致病性感染也可由远端局部感染如心内膜炎或严重牙科疾病引起肝动脉的血流流向肝脏。

6. 列出通常引起化脓性肝脓肿的生物体。

已经发现多种细菌引起肝脏脓肿。目前最常见的是革兰阴性菌占 50% ～ 70% 既往细菌培养中最常见的需氧革兰阴性的大肠埃希菌，现在已被亚洲和西方国家患病率升高的肺炎克雷伯菌所取代，多常见于具有糖尿病或转移性并发症的患者。革兰阳性需氧菌约占 25%，高达 50% 的病例是由厌氧菌引起的。然而，最近的报道表明，有氧生物正成为比厌氧菌更常见的引发脓肿的原因（表 30-1）。在免疫功能低下的个体和血液恶性肿瘤患者中也发现真菌性脓肿。

表 30-1　化脓性肝脓肿细菌学

革兰阴性需氧菌（50% ～ 70%）	革兰阳性需氧菌（25%）	厌氧菌（40% ～ 50%）
大肠埃希菌	粪链球菌	具核梭杆菌
克雷伯菌属	β- 链球菌	类杆菌
变形杆菌	α- 链球菌	脆弱类杆菌
肠杆菌属	金黄色葡萄球菌	消化链球菌属
沙雷菌	米氏链球菌	放线菌属
摩根菌属	梭状芽孢杆菌	
放线杆菌属		
假单胞菌		

7. 来自脓肿吸出物的阴性培养物是否表示无脓肿性脓肿？

虽然 75% ～ 90% 的患者脓肿抽取物培养通常为阳性，但是不适当的处理或早期的抗生素治疗可能会出现阴性。适当的采集和培养技术对于厌氧菌的培养是重要的，培养物质应立即转移至实验室的培养皿，以避免暴露在空气中。不要培养肝脓肿的拭子，所有吸出的物质都应该被用于培养需氧生物、厌氧生物和微生物。厌氧生物通常需要一周以上才能通过培养基鉴定。因此，吸出物的革兰染色是至关重要的。

8. 阿米巴脓肿的发病机制是什么？

从粪便污染的食物或水中摄入溶组织内阿米巴包囊可引起感染。然后在肠腔中进行排卵，产生利用半乳糖和 N- 乙酰基 -D- 半乳糖胺（Gal / GalNAc）特异性凝集素的滋养体黏附于结肠黏蛋白层并导致定植。约 90% 的滋养体在肠黏蛋白层中聚集并形成新的脓肿，出现自我限制的无症状感染。然而，10% 的病程 Gal / GalNAc 特异性凝集素引起结肠上皮的溶解和滋养体侵袭结肠，通过激活宿主免疫系统导致结肠炎恶化，导致核因子 κB、淋巴因子和嗜中性粒细胞上调。肠上皮侵袭导致血源性传播和最终肝脓肿占总病程的时间不到 1%。

9. 肝脓肿患者标准放射学检查有什么异常?

50%～80%的肝脓肿患者的胸部 X 线片存在异常。右下叶肺不张，右侧胸腔积液和右侧右心室膜升高可能是肝脓肿存在的线索。化脓性肝脓肿穿刺进入胸腔可能导致脓肿扩散。在 10%～20% 的病例中，腹部放射照片显示脓肿腔内含空气，也可以看到由肝脏扩大引起的胃位移。这些特征对于肝脓肿的诊断不敏感。

10. 在评估疑似肝脓肿时应该利用哪些影像学检查?

- 超声（US）。
- 计算机断层扫描（CT）。
- 磁共振成像（MRI）。

成像结果与化脓性和阿米巴肝脓肿相似，其中 US 和 CT 是最常用的初始成像方式。US 是非侵入性，易于获得且为高度准确的检查，灵敏度为 80%～90%，是区分囊性与实体病变的首选方式，大多数患者 US 比 CT 扫描更准确，可视化胆道。然而，US 具有操作者依赖性，其准确性可能受到患者的习惯或上覆气体的影响。CT 也很敏感，脓肿通常被描述为低密度，在不到 20% 的病例中可以看到对比度增强的边缘。CT 也能够显示脓肿中的气体和与相邻结构相关的脓肿位置，它不仅提供了肝脏的评估，而且还提供了整个腹膜腔的评估，其可以提供关于引起肝脓肿的原发性损伤的信息。MRI 对肝脓肿扫描的灵敏度并不大，脓肿具有低信号强度的 T_1 加权图像和与使用钆增强的高信号强度 T_2 加权图像，因为细菌性肝脓肿大量摄取镓。然而，阿米巴脓肿倾向于将镓集中在脓肿腔的周围。一般来说，MRI 显像不如 CT 扫描检查。

11. 肝脏哪些区域通常受肝脓肿的影响?

仅右叶	60% 的患者
两叶	20%～30% 的患者
仅左叶	5%～20% 的患者

12. 肝脓肿的位置，大小和数量如何有助于确定来源?

- 化脓性肝脓肿（来源确定位置和分布）：
  - 胆道源性倾向于参与双侧大叶。
  - 脓性栓塞往往是孤立的，主要发现在右叶（门静脉流优先供应较大的肝右叶）。
  - 相邻的来源往往是单独的，并且仅局限于一个叶。
- 阿米巴肝脓肿往往是孤立的、大的，优先发现在右叶。对于阿米巴结肠炎，阿米巴通过盲肠和右结肠破坏肠系膜静脉系统。肝右叶远大于左叶并接受肠系膜门静脉的大部分血流量，因此，阿米巴脓肿优先预测位于右叶。位于肝顶或并发支气管胸膜瘘的脓肿通常为阿米巴脓肿。

13. 什么时候应该抽取肝脓肿?

- 如果肝脓肿被认为是化脓性而不是恶性脓肿，应该吸取肝脓肿。患有多发性脓肿，共有胆道疾病或腹内炎症过程的患者更有可能患有化脓性脓肿，对此类患者，在 US 指导下进行抽取并使用革兰染色和培养有助于指导抗生素的选择。
- 在以下情况下，应考虑抽取阿米巴脓肿：

- 不能排除化脓性脓肿或继发感染阿米巴脓肿时。
- 当在 5 ～ 7 天对阿米巴肝脓肿患者进行适当治疗后，患者治疗无应答。
- 当脓肿非常大，通常大于 5cm，或在左叶，有破裂和严重疼痛的风险。

14. 在什么情况下需要通过手术引流治疗阿米巴肝脓肿？

当阿米巴肝脓肿位于肝左叶时，无法进行针引流，或者如果在 24 ～ 48 小时没有明显的应答反应，则应进行手术引流。左叶脓肿的并发症如心脏压塞与高死亡率有关，需要及时干预来预防其发生。腹腔镜引流是首选的方法，因为与开放手术引流相比，这已被证明具有更短的手术时间、更少的失血量、更快的恢复速度和更短的住院时间。

15. 大多数患者是否愿意抽取阿米巴肝脓肿作为诊断依据？

不愿意。在不到 20% 的吸出物中没有滋养体，尽管外观上将典型的阿米巴肝脓肿的内容描述为"鱼酱"，但实际上大多数抽取物质与描述的不一致。阿米巴肝脓肿的内容通常无臭。恶臭的分泌物或阳性革兰染色应提示化脓性脓肿或二次感染的阿米巴肝脓肿。

16. 阿米巴肝脓肿患者中涉及胆道的多吗？

胆汁对阿米巴是致命的，因此不会发生胆囊和胆管的感染。在具有大的阿米巴或化脓性肝脓肿的患者中，胆道系统的压迫可能导致黄疸，但是仅在继发性细菌感染时发生胆管炎。

17. 阿米巴脓肿的诊断如何被证实？

通过血清学检测，阿米巴肝脓肿最好与化脓性肝脓肿区分开来。

间接凝血试验（IHA）	凝胶扩散（GDP）
间接免疫荧光	补体结合（CF）
对流免疫电泳	酶联免疫吸附试验
免疫电泳	胶乳凝集试验

血清学检查仅在有侵袭性的阿米巴病如肝脓肿或阿米巴性结肠炎的患者中是阳性的，无症状携带者为阴性。CF 除外，这些测试非常敏感（95% ～ 99%）。IHA 非常敏感，阴性检查不排除诊断；在几乎所有有侵入性疾病患者中存在大于 1 ：512 的滴度。然而，IHA 多年来一直是阳性的并且阳性结果可能表明以前有过感染。感染后 6 个月，GDP 滴度通常会变低，这是曾居住于阿米巴病的流行地区患者的首选。患有肝脓肿的患者的高 GDP 滴度表明为阿米巴肝脓肿，即患者具有侵袭性阿米巴病史。一般来说，血清学检查的选择取决于可用性和流行病学考虑。

18. 描述化脓性肝脓肿的治疗方法。

全身抗生素与经皮引流的联合治疗成为治疗化脓性肝脓肿的首选治疗方法。治疗是基于脓肿的大小，小于 3 ～ 5cm 的脓肿可以单独使用抗生素治疗。抗生素覆盖面需要覆盖厌氧菌、革兰阴性杆菌和肠球菌。当怀疑胆道源时应给予氨基糖苷和氨苄西林，如果怀疑有结肠来源，应使用第三代或第四代头孢菌素加甲硝唑或克林霉素来覆盖厌氧菌。万古霉素是肠球菌覆盖的优先选择。静脉注射（IV）抗生素应持续至少 2 周，然后口服长达 6 周。如果脓肿大于 3 ～ 5cm，或患者不能单独应用抗生素，则应进行经皮引流。经皮成像引导引流已被证明是同样有效的，连续导管引流或间歇针抽吸。在引流 4 ～ 7 天后依旧没有应答，多次大或包裹性的脓肿，破裂性脓肿或腹内疾病（图30-1）这样的患者应考虑手术引流。经皮引流与静脉注射抗生素联合使用，治愈率达到 76%，而单独使用抗生素则为 65%，单用手术为 61%。与患有糖尿病或隐源性原因的患者相比，具有潜在胆道疾病患者的复发更为常见。

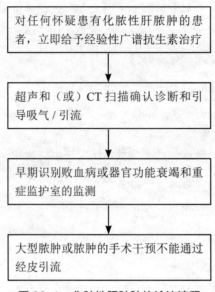

图 30-1　化脓性肝脓肿的诊治流程

19. 描述阿米巴肝脓肿的治疗。

唯一一种对肠外阿米巴病有效的药物是甲硝唑，剂量为 750 mg tid 10 天，治疗应答发生在 96 小时内。寄生虫在接受甲硝唑治疗的 40% ～ 60% 的时间内持续存在，这就是为什么在用甲硝唑治疗后，应给予患者口腔内灭菌剂，如碘喹诺酮 650 mg tid，持续 20 天，二氯尼特糠酸酯 500 mg tid 10 天或巴龙霉素 25 ～ 35 mg/kg tid 7 ～ 10 天，防止复发。因为腹泻是巴龙霉素的常见不良反应，难以评估患者对治疗的应答，因此甲硝唑和巴龙霉素不能一起给药。应对 5 ～ 7 天对药物治疗无临床反应的患者，或者要确定体积在 5cm 以上的腔体大小或左叶病灶的高危型患者考虑引流脓肿。仅当脓肿无法进行针引流术时，或在联合药物和经皮引流治疗 4 ～ 5 天后无效果出现时才进行手术引流。

20. 列出化脓性肝脓肿的潜在并发症。

未经治疗的化脓性肝脓肿患者死亡率为 100%。潜在并发症包括导致膈下、肝周或肝下脓肿或腹膜炎所致的腹膜破裂。破裂也可发生在胸膜腔内，导致脓肿，而心包膜破裂可导致心包炎和压塞。在 10% 的病例中可能发生转移性脓毒栓塞，涉及肺、脑和眼睛。

21. 列出阿米巴肝脓肿的潜在并发症。

阿米巴肝脓肿的并发症与化脓性肝脓肿相似。由于靠近隔膜，可能会发生胸膜间隙的破裂，从而导致脓肿。这可以传播得更远，产生肺脓肿或支气管胸膜瘘。因为脓肿大多见于右叶，仅在 1% ～ 2% 的病例中发现心包受累，并且与左肺叶受累有关。浆液性心包积液表示可能即将发生破裂，限制性心包炎偶尔会出现化脓性阿米巴心包炎，以及血源性的脑脓肿也被报道过。

22. 肝脓肿患者的预后是什么?

预后取决于诊断的快速性和潜在疾病及早发现。适当治疗的阿米巴肝脓肿患者一般预后良好，死亡率分别为 4.5% 和 2.2%。其对治疗的反应迅速且具有戏剧性。脓肿愈合导致与脓腔下收缩相关的瘢痕组织残留。脓肿较大的患者，可能偶有被持续存在的纤维连接组织包围的残留腔。

在及时诊断和适当的抗生素治疗后，与化脓性肝脓肿相关的死亡率已降至 5% ~ 10%，多发性脓肿患者死亡率最高，仍然高达 50%，主要是由于治疗的复杂性和长时间引流有关。

23. 一种针对阿米巴病的疫苗是否可行?

疫苗接种将有助于改善健康，特别是发展中国家的儿童。人类免疫被证明与肠道免疫球蛋白 A 及 Gal / GalNAc 特异性凝集素有关。对于溶组织内阿米巴的克隆种群结构而言，Gal / GalNAc 特异性凝集素的高度序列保守性表明疫苗具有广泛保护性。然而，自然感染不会因长期免疫导致发展受到阻碍。

（陈琦琪　译，刘广林　校）

肝脏疾病的遗传形式

Bruce R. Bacon, MD

血色素沉着症

1. 人体内各种铁负荷如何分类？

铁过载综合征通常分为遗传性血色素沉着病（HH）、继发性铁过载和肠外铁过载。

● HH 导致肠道铁吸收增加，并优先在肝脏、心脏、胰腺和其他内分泌腺的实质细胞中沉积。大多数 HH（85% ～ 90%）在 HFE 血色素沉着的基因中发现的 C282Y 突变纯合子。然而，在过去几年中，还发现其他基因的突变也会导致铁过载，这些变化包括转铁蛋白受体 -2（TfR2）、铁蛋白血珠蛋白和肝脏抗菌多肽（HePCIDIN）基因的突变。

● 在继发性铁过载中，一些刺激会导致胃肠道吸收更多的铁。此外，铁的吸收增加是由潜在的紊乱引起的，而不是由铁吸收的调节缺陷引起的。如由无效的红细胞生成（如珠蛋白生成障碍性贫血、再生障碍性贫血、红细胞发育不良和一些镰状细胞性贫血患者）引起的各种贫血、慢性肝病，以及极少的过量药用铁摄入。

● 在肠外铁过载中，患者接受过量的铁通过红细胞输入或肠胃外给右旋糖酐铁。严重发育不良的贫血患者可能需输入红细胞。随着时间的推移，患者右旋糖酐铁过载变得显著。不幸的是，一些医生对不是因铁缺乏引起的贫血患者给予铁葡聚糖注射，会导致患者铁过载。肠外铁过载大多是医源性的，应尽量避免或将伤害最小化。

● 在真正需要红细胞输血的患者（没有失血的情况下），应开始使用去铁胺的螯合方案，以防过量铁的毒性积累。

2. 什么是新生儿铁过载和非洲铁过载？

● 新生儿铁过载是一种罕见的病症，可能与免疫介导的子宫内膜缺损有关。婴儿出生时肝铁适度增加，许多患儿不能耐受；可治疗手段为肝移植。

● 非洲铁过载，以前称为班图含铁血黄素沉着，被认为是过量的铁摄入，如饮用铁桶酿造的酒精饮料所导致的疾病。最近的研究表明，这种疾病确实具有遗传成分，一些患者有膜铁转运蛋白基因的突变。因此，黑种人患者可能面临出现遗传性铁过载疾病的风险。

3. 每天通常吸收多少铁？

典型的西方饮食每日含有 10 ～ 20mg 的铁，通常存在于含有血红素的化合物中。正常铁吸收量为每日 1 ～ 2mg，约为吸收效率的 10%。缺铁、HH 或无效红细胞生成的患者吸收铁量增加（3 ～ 6mg/d）。

4. 通常身体哪里可以发现铁？

正常成年男性含有约 4g 的总铁，其大致分为循环红细胞血红蛋白中的 2.5g 铁，肝实质和网状内皮系统及脾脏和骨髓的单核 - 吞噬细胞系统中的存储位点中的 1g 铁，在骨骼肌的肌红蛋白中为 200 ～ 400mg。

此外，所有的细胞都含有一些铁，因为线粒体中含有铁，它们都是血红素，是参与电子传递的细胞色素的中心部分，也是参与电子传递的铁硫簇。铁在血管内和血管外隔室中都与转铁蛋白结合。在铁蛋白中发现细胞内的储存铁，而含铁血黄素随着含铁量的增加而增加，与血清铁蛋白与铁缺乏或单纯性 HH 患者的总铁储存量成正比，在生化上与组织铁蛋白不同。

5. 讨论 HH 患者的遗传缺陷。

1996 年，引起血色素沉着症的基因被发现并命名为 HFE。HFE 是一种与主要组织相容性复合体（MHC）类型 I 类相关蛋白，其属于跨膜蛋白，并具有短细胞质内尾、跨膜区和三个细胞外 α 环。单个错义突变导致在氨基酸位置 282 处的半胱氨酸的缺失，由酪氨酸（C282Y）置换，这导致二硫键的破坏，进而导致 $α_1$ 环缺乏关键性折叠。结果，HFE 不能与 $β_2$ 微球蛋白（$β_2M$）相互作用，这是 MHC I 类蛋白质功能所必需的。

1997 年，证实 HFE/$β_2M$ 复合物与转铁蛋白受体结合，并且是转铁蛋白受体介导的铁摄入细胞所必需的。这一观察结果将 HFE 与铁代谢蛋白联系起来。在 85% ~ 90% 的血色素沉着症患者中发现 C282Y 纯合子。氨基酸位置 63 处的组氨酸被天冬氨酸（H63D）代替的第二个突变是常见的，但在细胞内的铁稳态中不太重要，已经表征了第三个突变，其中丝氨酸被氨基酸位置 65 处的半胱氨酸取代（S65C）。像 H63D 一样，S65C 对铁过载几乎没有影响，除非它作为具有 C282Y 突变的复合杂合子存在。其他发现显示，铁调素（一种 25- 氨基酸的肽）在血色素沉着症患者中是缺乏的。因此，具有 HFE 突变的患者和 TfR2、血球珠蛋白及铁调素突变的患者中，肝脏产生的铁调素缺乏。正常量的铁调素干扰铁蛋白在肠细胞的基底外侧表面的活性，防止铁吸收。因此，当有铁调素缺乏时，尽管事实是患者处于铁过载状态，铁的吸收仍然是增加的。

6. 铁过载常见的毒性表现是什么？

在慢性铁过载中，氧化应激的增加导致脂质过氧化成细胞的含脂成分，如细胞器膜，这个过程会导致细胞器损伤。肝细胞损伤或死亡伴随着肝巨噬细胞的吞噬作用，铁负载的肝巨噬细胞被激活，产生促纤维细胞因子如转化生长因子 $β_1$，继而激活肝星状细胞。肝星状细胞是导致胶原合成和肝纤维发生的重要因素。

7. HH 患者最常见的症状是什么？

目前，大多数患者通过常规筛查化学面板上的异常铁研究或通过筛选已知患者的家族成员来鉴定。当以这种方式确定时，患者通常无明显症状和体征。尽管如此，了解 HH 患者可以展现的症状是有用的。通常，这些症状是非特异性的，包括疲劳、不适和嗜睡。其他更多的器官特异性症状是关节痛和与慢性肝病、糖尿病和充血性心力衰竭并发症相关的症状。

8. 描述 HH 患者最常见的体检发现。

患者就医的方式决定了他们是否有身体检查结果。目前，大多数患者在诊断中没有临床症状。通过筛选试验确定的患者也没有异常的检查结果。相比之下，晚期疾病患者的临床表现可能包括在阳光照射区域出现灰白色或"青铜色"皮肤色素沉着；肝大伴或不伴肝硬化；关节病伴第 2 和第 3 掌指关节肿胀和压痛；以及其他与慢性肝脏并发症相关的临床表现。

9. 血色素沉着症如何诊断？

对血液筛查铁异常的患者，血色素沉着症的任何症状和身体发现，或血液色素沉着的家族史均应进行一次铁代谢的血液研究,这些研究包括血清铁、总铁结合能力(TIBC)或转铁蛋白和血清铁蛋白。转铁蛋白饱和度(TS)应根据铁与 TIBC 或转铁蛋白的比例计算,如果 TS 大于 45%,或者如果血清铁蛋白升高,应该着重考虑血色素沉着症,特别是在没有其他肝脏疾病(如慢性病毒性肝炎、酒精性肝病、非酒精性脂肪性肝炎)证据而已知铁检查异常的患者中。

如果铁研究异常,应进行 HFE 的突变分析。如果患者 C282Y 突变或复合杂合子 (C282Y/H63D) 纯合且年龄小于 40 岁或肝酶正常 (丙氨酸转氨酶和天冬氨酸转氨酶) 和铁蛋白水平低于 1000ng/ml,则不需要进一步评估,可以开始治疗性静脉切开术。对于年龄大于 40 岁或肝酶异常或铁蛋白显著升高 (大于 1000ng/ml) 的患者,下一步是进行经皮肝活检,以获得用于常规组织学检查的组织,包括用于储存铁的普鲁士蓝染色并测定肝铁浓度(HIC)。在这些个体中进行肝活检的主要目的是确定纤维化的程度,因为增加的纤维化与铁蛋白水平和肝酶明显升高有关。同时,可以得到 HIC 的生化测定,然后由 HIC 计算肝铁指数(HII)。HII 的计算更为重要,是因为我们可进行基因测试。

10. 有没有用于确定 HH 的非 HFE 连锁病因的基因测试?

有。除了 HFE 突变分析之外,诊断 DNA 实验室还研发了血红素、铁调素、铁红蛋白和转铁蛋白受体 -2 的测定。

11. 其他类型的肝脏疾病会出现血清铁检查异常吗?

在各类研究中,30% ~ 50% 的慢性病毒性肝炎、酒精性肝病和非酒精性脂肪性肝炎患者血清铁异常。在没有 HH 的情况下,肝细胞中异常血清铁比胆汁淤积性肝病更常见。通常血清铁蛋白异常。一般来说,TS 升高对于 HH 更具特异性。因此,如果血清铁蛋白升高,TS 正常,可能是另一种形式的肝脏疾病导致的。相比之下,如果血清铁蛋白正常,TS 升高,则可能诊断为血色素沉着症,特别是年轻患者。如今使用基因测试(C282Y 和 H63D 的 HFE 突变分析),在其他肝脏疾病存在的前提下分化 HH 变得更加容易。

12. 计算机断层扫描(CT)或磁共振成像(MRI)可用于诊断血色素沉着症吗?

在大量铁过载患者中,CT 显示肝脏为白色,MRI 为黑色,符合与铁沉积增加相关的变化种类。在轻度铁沉积患者中,由于沉着情况明显,影像学诊断无临床意义。因此,对于重度铁沉积患者,诊断相对明确,无须依靠影像学检查;同样轻度铁沉积患者中影像学检查也无意义。CT 或 MRI 仅在可能患有中度至重度铁超载但肝活检不安全或被拒绝的患者中有用。同样,随着基因检测的出现,这个问题也不常见。

13. 在肝活检中,HH 中的典型细胞和小叶中铁的分布在哪里?

在青年人早期 HH 中,铁完全存在于门静脉周围(1 区)分布的肝细胞中。在老年患者铁负荷较重的情况下,仍以肝细胞分布为主。Kupffer 细胞和胆管细胞中也可发现一些铁,维持汇管区向周围(1 区、3 区)梯度分布,但在负荷较重的患者中可能不那么明显。当患者发展为肝硬化时,典型表现为微结节,并且再生结节铁染色可能不明显。

14. HIC 的用处是什么?

由于遗传检测已经变得容易获得,故肝活检和 HIC、HII 的测定已不太重要。尽管如此,每当对怀疑 HH 的患者进行肝脏活检时,应获得定量 HIC。在有症状的患者中,HIC 通常大于 10 000μg/g。

发生纤维化的铁浓度阈值约为 22 000μg/g。较低的铁浓度可见于具有共存毒素（如酒精或丙型肝炎或乙型肝炎病毒）的肝硬化 HH。HH 早期的年轻人 HIC 可能只有适度增加。过去，HIC 浓度随年龄的差异通过使用 HII 来澄清。

15. 如何用 HII 来诊断 HH？

HII 是在 1986 年引入的，它基于对纯合性 HH 患者 HIC 随着年龄的增长而逐渐增加的观察。相比之下，在继发性铁过载或杂合子的患者中，铁过载不会随时间增加。因此，HII 被认为是可区分纯合性 HH 患者与继发性铁过载或杂合子患者。HII 是通过将 HIC（以 μmol/g 计）除以患者的年龄（以岁计）来计算的。值大于 1.9 的被认为与纯合 HH 一致。随着基因检测的出现，我们已经了解到，许多 C282Y 纯合子没有表型表达到会导致 HII 升高的程度，并且它们不会增加铁储存量。因此 HII 不再是诊断 HH 的金标准。HII 在肠外铁超载患者中不起作用。

16. 如何治疗 HH 患者？

HH 的治疗相对简单，包括每周 1 次或每 2 周 1 次全静脉放血。每单位血液含有 200 ~ 250mg 的铁，这取决于血红蛋白。因此，出现症状性 HH 并且有高达 20g 过量储存铁的患者需要去除 80 多单位的血液，以每周 1U 血液的速度需要接近 2 年。患者需要注意的是，这种治疗可能是单调的、长期的。有些患者不能耐受每周 1 次血液的清除，偶尔对时间表做出调整，每隔一周除去 1 ~ 2U。相比之下，在轻度铁质的年轻患者中，铁储存量可能会迅速消耗，只需 10 ~ 20 次静脉切开术。初始静脉切开术治疗的目的是减少组织铁储存，不会造成铁缺乏症。一旦铁蛋白小于 50ng / ml，TS 小于 50%，大多数铁储存已经成功耗尽，患者可采取维护放血疗法（每 2 ~ 3 个月除血 1U）。

17. 治疗后期望得到什么样的治疗效果？

静脉注射治疗开始后，即使许多患者在治疗前无症状，也会感觉好转。能量水平可能提高，疲劳感减轻，腹痛缓解。一旦铁储存已耗尽，肝酶通常会改善，肝脏体积缩小。心脏功能可得到改善，约 50% 的葡萄糖不耐受患者更易于治疗。不幸的是，晚期肝硬化、关节病和性腺功能减退并不会随着静脉切开术而改善。

18. 血色素沉着症患者的预后如何？

在发生肝硬化前诊断和治疗的患者不影响正常寿命。血色素沉着症最常见的死亡原因是慢性肝病和肝细胞癌的并发症。早期诊断和治疗的患者不伴有上述并发症。

19. 因为血色素沉着症是一种遗传性疾病，一旦患者确定，医生对家庭成员应该做什么？

一旦确诊，所有一级亲属应进行基因检测（C282Y 和 H63D 的 HFE 突变分析）筛选，并检测 TS 和铁蛋白。如果遗传检测显示亲属是 C282Y 纯合子或复合杂合子（C282Y/H63D），并且铁检查异常，则可诊断 HH。肝活检不是必需的，也不常进行人白细胞抗原。

20. 要进行普通人群筛查以评估血色素沉着症吗？

随着基因检测的出现，有学者认为 HH 可能是适合人群筛选的疾病。因为基因检测是可行的，表型表达容易确定，诊断与疾病表现之间存在较长的潜伏期，治疗有效安全。一些大规模人群研究已经证明约 50% 的 C282Y 纯合子具有表型表达的证据，且铁储存量增加。因此，对人口筛查的意义已经下降，许多人将被鉴定为遗传性疾病，后续开展治疗不会继续发展为铁过载。

α₁ 抗胰蛋白酶缺陷

21. 健康人中 α₁ 抗胰蛋白酶（α₁-AT）的功能是什么？

$α_1$-AT 是在肝脏中合成的蛋白酶抑制剂，它的主要作用为抑制胰蛋白酶、胶原酶、弹性蛋白酶和多形核嗜中性粒细胞的蛋白酶。在 $α_1$-AT 缺乏的患者中，这些蛋白酶的功能是无应答的。在肺部，这可能导致弹性蛋白逐渐减少和早发性肺气肿。肝脏不能分泌 $α_1$-AT，同时可发现缺陷蛋白的聚集，这无法解释为何会导致肝硬化的发生。已鉴定出超过 75 种不同的蛋白酶抑制剂（Pi）等位基因。Pi MM 为正常，Pi ZZ 代表 $α_1$-AT 的最低水平。

22. α₁-AT 缺陷有多常见？

$α_1$-AT 缺陷发生率为每 2000 人当中有 1 人。

23. 异常基因位于哪里？

该基因位于 14 号染色体上，使单一氨基酸被取代（即 342 位由赖氨酸替代谷氨酸），这导致唾液酸缺乏。

24. 导致 α₁-AT 缺陷疾病的性质是什么？

$α_1$-AT 缺陷是蛋白质分泌缺陷。通常这种蛋白质被转运到内质网的内腔，与伴侣蛋白质相互作用，正确折叠，被运送到高尔基复合体，然后被输出到细胞质内。在 $α_1$-AT 缺乏症患者中，由于唾液酸缺乏，蛋白质结构异常，只有 10% ～ 20% 的分子在内质网内发生正确折叠，导致高尔基体复合体不能打开并在肝细胞内积累。在瑞典一项详细研究中，PiZZ 型的 $α_1$-AT 缺乏导致仅 12% 的患者肝硬化。75% 的患者存在慢性阻塞性肺疾病，其中 59% 被归为原发性肺气肿。一些低水平的 $α_1$-AT 患者会出现肝脏或肺部病的原因尚未可知，而其他的则不会。

25. 描述 α₁-AT 缺陷的常见症状和体征。

具有肝脏受累的成年人可能没有症状，直到发展为慢性肝病的体征和症状。同样，儿童可能没有发现特定症状，直到出现慢性肝病，出现并发症为止。在具有肺部疾病的成年人中，典型症状为早发性肺气肿，吸烟可显著加重症状。

26. α₁-AT 缺陷的诊断如何被确定？

在评估所有慢性肝病的患者中，对 $α_1$-AT 水平和表型进行排序是非常有用的，因为没有临床表现可确诊（除了早期肺气肿）。某些杂合状态可导致慢性肝病，如 SZ 及 ZZ 患者可能发展为肝硬化。MZ 杂合子患者通常不发病，除非患有其他肝脏疾病，如酒精性肝病或慢性病毒性肝炎。然而，偶尔也有明显的肝脏疾病的患者，除了 MZ 杂合性之外没有其他异常，由其他原因引起的肝病可能进展得更快。

27. 用何种组织病理学染色来诊断 α₁-AT 缺陷？

高碘酸希夫染色（PAS）- 淀粉酶消化法的原理是 PAS 可将糖原和 $α_1$-AT 染成暗紫色，同时淀粉酶分解糖原。因此，当使用 PAS- 淀粉酶染色时，通过淀粉酶除去糖原，唯一的阳性染色球是由 $α_1$-AT 产生。在肝硬化中，这些小球特征性出现在结节的周围，并且可以在肝细胞内看到大小不一的表现。免疫组织化学染色也可用于检测 $α_1$-AT 小球，电子显微镜可以显示被捕获在高尔基体中的特征性小球。

28. 如何治疗 α_1-AT 缺乏症?

α_1-AT 相关肝病的唯一治疗方法是治疗并发症和进行肝移植,移植后,肝脏呈现为移植肝的表型特征。

29. α_1-AT 缺乏患者的预后是什么? 应该进行家庭筛查吗?

预后完全取决于潜在肺或肝脏疾病的严重程度。尽管在一些患者中,两种器官都严重受累,但一般情况下,患有肺部疾病的患者没有肝脏疾病,肝脏疾病患者没有肺部疾病。在失代偿性肝硬化患者中,预后很大程度上与肝脏移植器官的可获得性有关,移植患者通常预后较好。家庭筛查应采用 α_1-AT 水平和表型进行。这种筛查主要用于预后信息,除了肝移植以外,肝脏疾病的其他确定性治疗方法是不可行的。

肝豆状核变性

30. 肝豆状核变性常见吗?

肝豆状核变性的发病率在 30 000 人中约仅有 1 人。

31. 肝豆状核变性基因位于何处?

导致肝豆状核变性(常染色体隐性遗传病)的异常基因位于 13 号染色体上,最近已被克隆出来。该基因与 Menkes 病基因具有同源性,可导致铜代谢紊乱。肝豆状核变性基因(称为 ATP7B)编码 P 型腺苷三磷酸酶,这是一种跨膜铜转运蛋白,这种蛋白质突变最有可能导致肝细胞溶酶体内铜向胆汁转运缺陷。这种缺陷导致组织铜逐渐积累,随后出现肝毒性。不幸的是,肝豆状核变性基因中有 60 多个突变,遗传性检测的作用有限。

32. 肝豆状核变性的通常发病年龄是什么时候?

肝豆状核变性特征是发生于青少年和儿童的疾病。5 岁以前尚未出现临床表现,到 15 岁以前,几乎 50% 的患者出现临床表现。也有些罕见病例发病年龄在 40 ~ 50 岁,甚至是 80 岁。

33. 肝豆状核变性会涉及哪些器官?

会涉及肝脏,所有由肝豆状核变性引起的神经系统异常的患者都有肝脏受累。肝豆状核变性也可以影响眼睛、肾脏、关节和红细胞。因此,患者可能有肝硬化、神经功能障碍与震颤和排尿动作异常,眼睛表现如 Kayser-Fleischer 环、精神问题、肾结石、关节病和溶血性贫血。

34. 肝豆状核变性中不同类型的肝脏表现是什么?

肝硬化是肝豆状核变性的典型症状。然而,患者可以出现慢性肝炎,而在所有年轻慢性乙型肝炎患者中,血清铜蓝蛋白的水平可作为肝豆状核变性的筛查试验。虽然很少有患者出现暴发性肝衰竭,但如果发生肝衰竭而没有成功的肝移植也是致命的。最后,患者可以早期出现肝脏脂肪变性,与慢性肝炎一样,年轻的脂肪肝患者应筛查肝豆状核变性。

35. 肝豆状核变性的诊断如何建立?

初步评估应包括血浆铜蓝蛋白的测定,如果异常,应考虑检测 24 小时尿铜水平。85% ~ 90%

的患者血清铜蓝蛋白水平降低，但正常水平并不能排除疾病。如果血浆铜蓝蛋白降低且 24 小时尿铜水平升高，则应进行肝活检以进行组织学解释和定量铜测定。组织学改变包括肝脂肪变性，慢性肝炎或肝硬化。铜与罗丹明的组织化学染色不是特别敏感。通常，在既定的肝豆状核变性中，肝铜浓度大于 250μg/g（干重），也可高达 3000μg/g。尽管其他胆汁淤积性肝脏疾病可能会发生肝铜浓度的升高，但临床表现仅见于肝豆状核变性与原发性胆汁性肝硬化，肝外胆道梗阻和儿童肝内胆汁淤积之间容易区分。

36. 肝豆状核变性患者有哪些治疗方法?

主要治疗方法是铜螯合药物 D- 青霉胺。由于 D- 青霉胺存在不良反应，所以也可使用曲恩汀。曲恩汀同样有效，且不良反应少，还应采取膳食补锌的维持治疗。神经系统疾病可以通过专科治疗改善。出现慢性肝病或暴发性肝衰竭并发症的患者应立即考虑应用原位肝移植。

37. 有必要针对肝豆状核变性进行家庭筛查吗?

肝豆状核变性是一种常染色体隐性遗传性疾病，患者的一级亲属应进行筛查。如果血浆铜蓝蛋白水平降低，则应检测 24 小时尿铜水平，然后进行肝活检以进行组织学检查和定量铜测定。如果对第一个发病的人进行了基因分型，则遗传测试对于家族筛查是有价值的，并且可供家庭成员使用。

38. 比较肝豆状核变性和 HH。

这两种疾病都涉及金属代谢异常，并被定为常染色体隐性遗传性疾病。组织损伤的机制可能与两种疾病的金属诱导的氧化应激有关。在 HH 中，该基因位于染色体 6 上，而在肝豆状核变性中，异常基因位于 13 号染色体上。HH 发生率为每 250 个人中约 1 个左右，但肝豆状核变性发生率在 1/30 000 左右。HH 遗传的缺陷导致肠道对铁的吸收增加，肝脏成为过度铁的被动接受者；相比之下，肝豆状核变性的遗传性缺陷在肝脏中，导致对铜的肝脏排泄减少，沉积过多，处于亚平衡状态。虽然肝脏在肝豆状核变性和 HH 两者都受到影响，但其他受影响的器官是不同的。在血色素沉着症中，心脏、胰腺、关节、皮肤和内分泌器官受到影响；在肝豆状核变性中，大脑、眼睛、红细胞、肾脏和骨骼都受到影响。如果在发展为终末期并发症之前诊断出来，这两种疾病都可以完全治愈。

（刘沁雨　译校）

肝活检

Kiyoko Oshima，MD

肝活检

1. 肝活检的作用

- 诊断：活检对于临床特征不典型和共存疾病如脂肪变性和丙型肝炎病毒的患者特别有用。适应证包括未知原因的异常肝功能检测、多发性实质性疾病、不明原因的发热，以及影像学显示诸如淀粉样变性或肉芽肿病等疾病的局灶性和弥漫性异常。
- 预后：评估纤维化以预测预后，在评估并发症风险［包括肝细胞癌（HCC）］中尤为重要。
- 治疗：根据组织学分析制订治疗方案。例如，通常使用肝活检以确定在类固醇剂量减少之前控制炎症或停止针对自身免疫性肝炎的免疫抑制治疗。

2. 肝活检前需要进行什么样的药物检测和管理？

- 测量完整的血细胞计数，包括血小板计数、凝血酶原时间和国际标准化比例。
- 抗血小板药物应在活检前 7 ～ 10 天停药。肝活检前至少 5 天应停用华法林。

3. 肝活检的禁忌证是什么？

- 绝对：不合作的患者、严重凝血病、肝内感染、肝外胆汁梗阻。
- 相对：腹水、病态肥胖、可能的血管病变、淀粉样变性、糖尿病。

4. 描述肝脏活检的充分性。

充分的门静脉数量超过 11 个，最低要求是 5 个以上门静脉。长度小于 2.0cm 的活组织切片中分级和分期精度降低。虽然 1.5cm 的活检标本可能足以评估许多肝脏疾病，但一个短的样本可能导致无法识别超过 20% 病变的肝硬化。

组织病理学基础

5. 描述肝脏的正常组织学。

肝脏的正常组织学详见图 32-1。

6. 可以看到哪些改变作为肝脏肝细胞损伤的证据？

- 嗜酸性细胞（Councilman 小体）：Councilman 医生首次在黄热病患者身上描述嗜酸性粒细胞。肝细胞显示嗜酸性细胞质和细胞核具有固缩或凋亡两种状态。病因包括病毒性肝炎、药物、毒素和脂肪性肝炎（图 32-2A）。

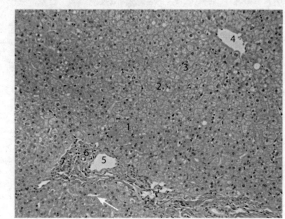

图 32-1 正常肝脏的显微照相（苏木精和伊红染色）
1. 区域 1；2 区域 2；3 区域 3；4. 中心静脉；5. 门静脉；
6. 肝动脉；7. 胆管

- 气球样变性：细胞角蛋白在肝细胞内形成丝状支持网络。肝细胞内中间丝蛋白的损伤导致细胞质体积增加和细胞肿胀。病因包括脂肪性肝炎、急性肝炎和缺血（图 32-2B）。

- Mallory - Denk 体（Mallory hyaline）：不规则粗糙的嗜酸粒细胞胞质是细胞角蛋白中间丝细胞（细胞角蛋白 8 和 18）的聚集体。原因包括脂肪性肝炎、药物（胺碘酮等）、慢性胆汁淤积症和肝豆状核变性（图 32-2B）。

- 羽化变性：肝细胞损伤是由胆汁盐所导致的。肝细胞为可见网状细胞质（图 32-2C）。

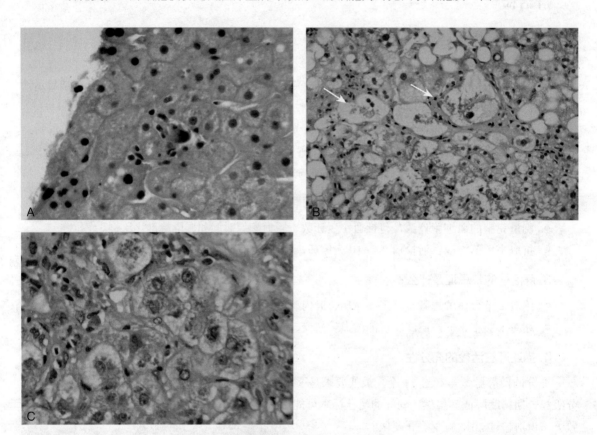

图 32-2　肝细胞损伤的显微照片。苏木精和伊红染色

A. 嗜酸性体；B. 气球细胞变性与 Mallory-Denk 体（箭头）；C. 羽化变性，胆汁色素可在肝细胞中注意到，气球细胞变性和羽化变性两者类似，有时它们是无法辨别的

7. 肝细胞坏死的组织学特征如何？

- 单细胞坏死。

- 表面活动（零碎坏死）：限制板上个体肝细胞的坏死导致门静脉和门静脉周围纤维化。病因包括病毒性肝炎、自身免疫性肝炎和药物（图 32-3A）。

- 区域坏死：3 区坏死（小叶中心型坏死）可见于缺血、药物使用（对乙酰氨基酚）（图 32-3B）。

- 桥接性坏死：中心之间和门静脉门间坏死的原因包括严重的自身免疫性肝炎、局部缺血、病毒和药物。它会导致严重的纤维化和肝硬化。

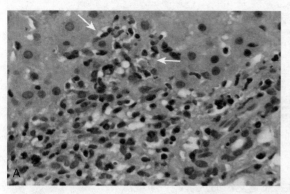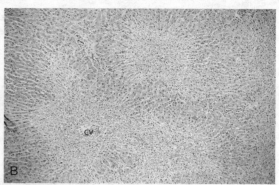

图 32-3　肝细胞坏死显微成像模式图

A. 表面活动，单个肝细胞在界板上坏死（箭头）；B. 3 区坏死（小叶中心型坏死），中央静脉周围可见带状坏死

8. 肝细胞胞质内积累了哪些异常物质，是什么原因导致的?

● 脂肪变性：肝细胞中脂质的积累，主要是三酰甘油。正常情况下肝细胞脂类少于 5%。病因包括乙醇、肥胖、糖尿病和药物（图 32-4A）。

● 铁：原因包括血色素沉着症，频繁的输血，溶血（图 32-4B）。

● 铜：原因包括肝豆状核变性和慢性胆汁淤积，因为胆汁是铜的唯一排泄途径。

● α_1- 抗胰蛋白酶：蛋白异常沉积主要在肝小叶 1 区，可用 PAS 染色成 PASD 染色标记。

● 毛玻璃样细胞：病因是乙型肝炎病毒的病毒颗粒，只能在慢性肝炎中见到（图 32-4D）。

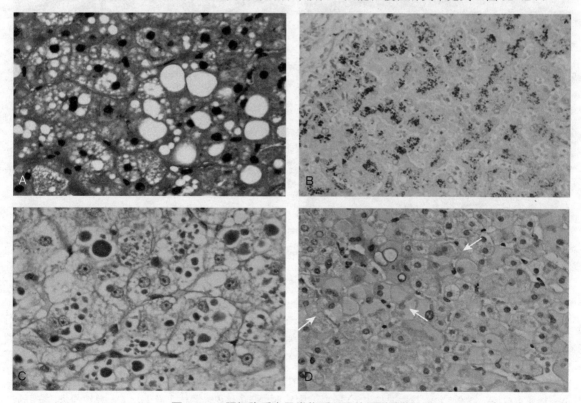

图 32-4　肝细胞质中异常物质积累的显微成像

A. 脂质积累，微囊脂肪变性（左侧）和大疱性脂肪变性（右侧），苏木精和伊红染色；B. 在血色素沉着症中见到的肝细胞中铁的积累，铁染色；C. α_1- 抗胰蛋白酶小球，肝细胞异常蛋白积累，过碘酸 - 希夫 - 淀粉酶染色；D. 毛玻璃样肝细胞，乙型肝炎病毒颗粒的积累（箭头），苏木精和伊红染色

9. 肝活检可见到哪些炎症细胞，可能是哪些病因导致的？

● 中性粒细胞：脂肪性肝炎［酒精性和非酒精性肝炎（手术），手术过程中中性粒细胞着边］，药物毒性。

● 嗜酸性粒细胞：药物毒性、寄生虫感染、自身免疫性肝炎。

● 浆细胞：自身免疫性肝炎。

● 淋巴细胞：病毒性肝炎、药物。

10. 肝脏中可以见到哪些色素？

● 含铁血黄素：金棕色色素在 1 区看到，为红细胞变性的残余。

● 脂褐素：褐色的颗粒在 3 区的出现；"磨损性"颜料，在老年患者中常见；溶酶体活性增加。

● 胆汁：3 区可见绿色黄色色素，胆汁在正常肝脏中不存在。

11. 肝细胞中可见哪些核内包涵体？

● 糖原生成核：可见到糖原累积。原因包括脂肪性肝炎、糖尿病和肝豆状核变性（图 32-5A）。

● 巨细胞病毒包涵体：在细胞核内可见到猫头鹰眼（图 32-5B）。

● 单纯疱疹：多核细胞的核内包涵体是诊断标准（图 32-5C）。

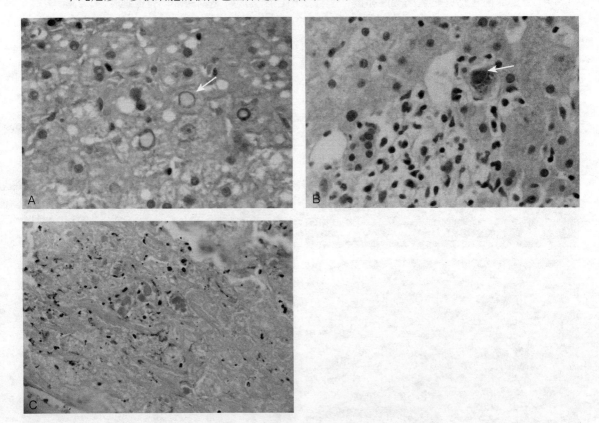

图 32-5 在肝细胞的核内包涵体的显微成像

A. 糖原生成核，糖原在细胞核中的积累；B. 巨细胞病毒。病毒核内包涵体（箭头）。C. 单纯疱疹，在肝细胞坏死的基础上多核细胞内病毒包涵体

- 丁型肝炎病毒：可见核包裹体。丁型肝炎与乙型肝炎重叠感染。
- 腺病毒：可见颜色深的包裹体。

12. 肝活检常用哪些特殊的染色方式？

- Masson 三色染色显示肝纤维化。
- 网状纤维染色显示肝板，在评价肝脏结构改变如大量肝细胞坏死和肝癌网状结构缺失中起作用。
- PAS 染色显示肝细胞的糖原和在门静脉周围的 α_1- 抗胰蛋白酶小体。当用 PAS 染色时，糖原被淀粉酶所代替，唯一的阳性染色球是 α_1- 抗胰蛋白酶。
- 珀尔斯铁染色显示铁分布和铁负荷量。
- 罗丹明染色检测铜的积累。
- 刚果红染色检测淀粉样蛋白。
- 油红 O 证实小疱型脂肪变性。新鲜的组织对于诊断妊娠期急性脂肪肝是有用的。

13. 脂肪肝和脂肪性肝炎有什么不同？

脂肪肝表明肝细胞脂质蓄积。脂肪性肝炎是指肝组织表现出肝细胞受脂肪肝影响产生损伤如气球样变性，并附加如 Mallory-Denk 小体或炎症坏死等证明。

14. 什么是大疱性脂肪变性和小疱性脂肪变性（见图 32-4A）？

- 大疱性：肝细胞充满细胞核缺失的单一液滴导致肿胀。
- 小疱性：肝细胞充满了中心核存在的小液滴。

15. 组织学检查能区分酒精性肝炎和非酒精性肝炎吗？

并不能完全能分清。酒精性肝炎显示更多的是中性粒细胞和 Mallory 透明小体，有时两者是可以区分的。

16. 脂肪性肝炎的瘢痕修复过程是如何进行的（图 32-6）？

纤维化从周围静脉开始，有类似于鸡丝样的纤维化伴随着血窦。而另一方面，病毒性肝炎的进展是从门静脉开始的。

17. 非酒精性脂肪性肝炎如何分级？

因为在脂肪性肝炎与病毒性肝炎中，疾病进展过程包括坏死性炎症反应、肝细胞损伤类型和纤维化是明显不同的。两种系统［Brunt 系统和 NASH 临床研究网络（CRN）评分系统］被用来评估活动性与纤维化程度，尤其是 NASH，分级是基于脂肪变性程度、肝细胞气球样扩张和小叶炎症。CRN 被逐渐扩大更新至包括成人和儿童在内。

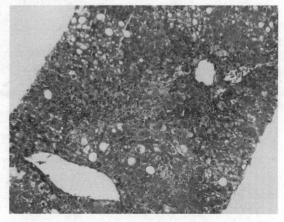

图 32-6 显微成像中，在脂肪性肝炎中可见到血窦纤维化

慢性肝炎

18. 慢性肝炎的典型组织学特征是什么?

慢性肝炎是一个坏死性炎症过程,在该过程中主要是肝细胞受损而不是胆道。炎症细胞由淋巴细胞和浆细胞组成,并且有证据表明炎症过程主要是在胆道进行表面活动。病毒性肝炎、自身免疫性肝炎、肝豆状核变性和 α_1- 抗胰蛋白酶病均显示为慢性肝炎模式。

19. 在自身免疫性肝炎中可以看到哪些组织学特征?

自身免疫学肝炎的组织学特征有多种表现。经典的组织学发现包括门静脉和肝小叶慢性炎症,炎症中以浆细胞主导的表面活动与点状坏死相关,可能会见到肝的"玫瑰花样改变"与桥接坏死。突变体包括无浆细胞主导的病例,急性肝炎和意外的肝硬化。

20. 在慢性丙型肝炎中可以见到哪些组织学特征?

会出现淋巴细胞聚集及轻度至中度的表面活动。肝小叶的活动轻微,由 1 ～ 2 个单核细胞的点状坏死和嗜酸性小体组成,胆管可能会出现淋巴细胞浸润。

21. 在慢性乙型肝炎中会出现哪些组织学特征?

慢性乙型肝炎中可能会出现毛玻璃样肝细胞,它反映了肝细胞内质网中乙型肝炎抗原的聚集。

22. 慢性肝炎分级和分期系统的目标是什么,目前有哪些系统?

目的是为了确保无论评估者是谁,都可以对同样的病变给予类似的诊断。目前可用的有很多系统 [Kendoll 组织活动性指数(HAI)评分、IshaK 修订后的 HAI 评分、Scheuer 系统、Metavir 系统,以及 Batts 和 Ludwig 系统],但是所有的评估都是基于门静脉慢性炎症、表面活动、肝小叶坏死性炎症病变及纤维化。

23. 如何对慢性肝炎进行分级和分期?

Batts 和 Ludwig 系统是最简单并且使用范围最广的系统。

- 炎症活动分级:
  - 1 级(最小活动度):轻度门静脉炎,但表面活动轻微,无小叶坏死。
  - 2 级(轻度活动):轻度门静脉炎症,表面活动和小叶坏死。
  - 3 级(中度活动):中度门静脉炎症,表面活动和小叶点状坏死。
  - 4 级(严重活动):显著门静脉炎症,严重的表面活动,大量的点状坏死和融合性坏死。
- 纤维化分期:
  - 阶段 1(门静脉纤维化):门静脉扩张。
  - 阶段 2(门静脉周围纤维化):汇管区或门静脉间隔板。
  - 阶段 3(间隔 / 桥接纤维化):具有结构扭曲的纤维隔板。
  - 阶段 4(肝硬化):肝硬化。

药物性损伤

24. 在药物相关性肝损伤中可以看到哪些组织学特征?

具体内容详见表 32-1。

表 32-1　与药物有关的肝损伤的组织学模式	
组织学结果	与代理相关的例子
大片坏死	异烟肼, 苯妥英钠
3 区坏死	对乙酰氨基酚
小叶炎症和坏死	异烟肼, 苯妥英钠
脂肪性变	甲氨蝶呤, 皮质类固醇, 肠外营养, 乙醇
肉芽肿	别嘌醇, 磺胺类药, 苯基丁氮酮
Mallory 小体	胺碘酮, 乙醇
没有炎症的胆汁淤积	合成代谢类固醇, 口服避孕药, 环孢素 A
有炎症的胆汁淤积	大量抗生素
肝紫癜	合成类固醇
肝窦阻塞综合征	大剂量化疗
肝腺瘤	口服避孕药, 合成类固醇

胆道疾病

25. 胆道阻塞的组织学特征是什么（图 32-7）?

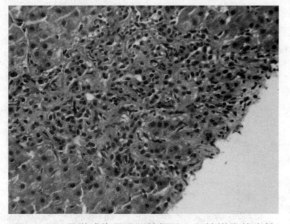

肝活检显示肝小叶内胆汁淤积，与门静脉水肿相关的胆管增生与中性粒细胞浸润。这与胆管周围的中性粒细胞及胆管细胞表达的白细胞介素 -8 相关，而与感染不相关。

26. 原发性胆汁性肝硬化（PBC）的组织学特征是什么（图 32-8）?

PBC 影响小胆道，明显的胆道病变（非化脓性阻塞性胆管炎）是 PBC 的诊断标准。它的特点是胆管上皮阻塞、基底膜的破坏、淋巴浆细胞的浸润，在多达 25% 的病例中可见到非干酪性肉芽肿。

图 32-7　显微成像显示胆管梗阻。胆管增生伴炎性细胞

27. 原发性硬化性胆管炎（PSC）的组织学特征是什么（图 32-9）?

PSC 可以影响肝内和肝外胆道，但是更容易影响中、大胆管。伴随胆管数量减少的洋葱皮样纤

维化是诊断标准；然而，或许只能在不到 40% 的肝活检中可以见到。肝活检最常见的表现是门静脉的非特异性纤维化，正常胆管结构缺失或与肝外胆管梗阻相同的组织学表现。影像学研究证实了 PSC 的诊断。

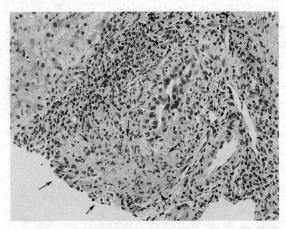

图 32-8　原发性胆汁性肝硬化显微成像。明显胆管病变的非干酪性肉芽肿

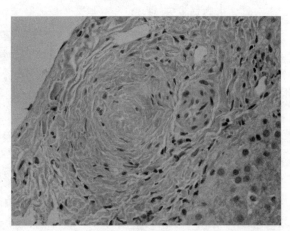

图 32-9　原发性硬化性胆管炎的显微成像。胆管的纤维闭塞

28. 什么是小胆管原发性硬化性胆管炎？

原发性硬化性胆管炎的亚型，只影响小胆管，其胆道造影是正常的，只有肝活检可以明确这个诊断。

29. 什么是重叠综合征？

在一个患者身上可见到超过一个以上自身免疫过程的临床和组织学特征。最常见的重叠是自身免疫性肝炎伴随 PBC 或 PSC，肉芽肿性炎症。

肉芽肿性炎

30. 什么是肉芽肿？（图 32-10）

肉芽肿是上皮样细胞的聚集。

31. 肝脏肉芽肿的成因是什么？

* 感染：结核分枝杆菌、结核、血吸虫病、真菌感染。
* 相关药物：别嘌醇、奎尼丁、青霉素、异烟肼、苯唑西林。
* 结节病。
* PBC。
* 肝外炎性疾病：慢性肉芽肿病、炎症肠病。
* 肿瘤：霍奇金病。
* 异物。

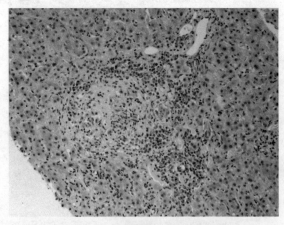

图 32-10　门静脉肉芽肿的显微成像

遗传性肝病

32. 铁的积累模式有助于确定原因吗？

有助于。铁在肝细胞中堆积可能为遗传性血色素沉着症、酒精性肝病和其他卟啉症。肝巨噬细胞中铁的积累可能为多重输血或溶血性贫血。

33. 描述肝豆状核变性的组织学特征。

活检显示多样的门静脉炎症，脂肪变性，汇管区糖原生成核，呈现中度至明显铜积累，并在门静脉周围的肝细胞内存在 Mallory-Denk 小体。定量检测肝铜有助于确诊。

34. 肝活检中 α_1- 胰蛋白酶缺乏的特征是什么？

在肝细胞汇管区存在 PAS 阳性，淀粉酶球蛋白，在淤血或缺氧中也可见到。与临床相关联的电泳也是必需的。

血管疾病

35. 门静脉高压的患者总会患肝硬化吗？

不会，门静脉高压患者可伴发结节增生性再生、特发性门静脉高压、肝门静脉硬化症，只患有门静脉高压而不会患肝硬化。

肿瘤

36. 在诊断原发性肝脏肿瘤方面，活检的作用是什么？

如果某些成像标准符合，肝癌可以通过单独成像研究进行确诊。当四期螺旋 CT 扫描或动态增强磁共振成像（MRI）显示动脉血管和肿块或 2cm 肿块或更大时的延迟相消失时，肝癌可以确诊。当影像学研究不确定时，需要进行肝活检以明确诊断。

37. 在诊断转移性肿瘤中肝活检的作用是什么？

活检可以证实一个已知的原发肿瘤的转移。一些活检会显示肿瘤可能是转移性的，但没有已知的原发性肿瘤并不明确。在这种情况下，可以对活检组织进行各种免疫组化染色来寻求进一步检查。

38. 急性排斥反应的主要组织学特征是什么？如何利用 Banff 标准去评分？

门静脉炎、内皮炎和胆管损伤是组织学三大主要特征。Banff 标准包含两个部分。第一部分是对排斥等级的总体评估 (不确定、轻度、中度、重度)。第二部分涉及对急性同种异体排斥反应的三个主要特征的评估，0 分 (无)，1 分 (轻度)，2 分 (中度)，3 分 (重度)，进而产生一个总的排斥活动指数。每一项最高得分是 3×3=9 分。

39. 肝移植术后第一年肝活检的作用是什么？

肝移植术后肝酶异常，其常见原因包括急性排斥反应、病毒性肝炎复发、慢性排斥反应、脂肪性肝炎、其他疾病（PBC、PSC、自身免疫性肝炎）复发。肝活检有助于鉴别诊断。

40. 慢性排斥反应的组织学发现是什么?

慢性排斥反应的发生往往是反复发作,对免疫抑制不敏感导致的急性排斥反应的结果。主要组织学异常是小胆管缺失或闭塞性血管病变影响大、中动脉。前者可以通过活检诊断,而后者可能需要检查的外来植入体。胆管缺失症的特点是在门管区超过 50% 胆管缺失和通过单一活检或一系列活检确诊。

41. 急性和慢性移植物抗宿主病(GVHD)的组织学发现是什么?

急性移植物抗宿主病的特点是胆管退化性病变伴单核细胞炎症,可以看到胆汁淤积。

(陈琦琪 译,闫 杰 刘广林 校)

肝胆疾病

Joshua Friedman，MD，PhD ，and Marianne Augustine，MD

1. 描述先天性胆管囊肿的五大类及其亚型。

先天性胆管囊肿的五大类及其亚型见图 33-1 和表 33-1。

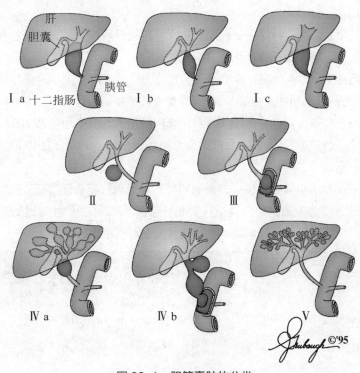

图 33-1　胆管囊肿的分类

胆管囊肿的 TODANI 分类	类型	肝内	肝外
表 33-1　根据 Todani 分类的肝内和肝外介入			
Ⅰa 型：肝外胆管囊状扩张 *	1a		√
Ⅰb 型：肝外段胆管扩张 *	1b		√
Ⅰc 型：纺锤形或圆柱形，弥漫性胆管扩张 *	1c		√
Ⅱ 型：肝外胆管憩室	2		√
Ⅲ 型：胆总管囊肿	3		√
Ⅳa 型：多发性肝内外胆管囊肿 †	4a	√	√
Ⅳb 型：多发性肝外胆管囊肿	4b		√
Ⅴ 型：肝内胆管囊肿，也与 Caroli 病相关	5	√	

* Ⅰ型是最常见的类型（80%～90%）

† 通常与胰胆异常连接有关

2. 描述胆管囊肿的典型临床表现。

胆管囊肿的经典临床表现是腹痛、黄疸和腹部肿块的三联征。婴儿和儿童比成人更常见。可能存在一个或两个症状，其他症状包括胆管炎或胰腺炎。胆总管囊肿也可能是偶然性发现的。

3. 比较 Caroli 病和 Caroli 综合征的主要特征。

Caroli 病和 Caroli 综合征的特征在于：

- 先天性肝内胆管扩张，无肝外胆管受累。
- 弥漫性或节段性扩张。
- 胆管癌的风险增加。

Caroli 病是一种罕见情况，特征在于肝胆管扩大，可能分段扩张。与可引起肝内复发性结石和胆管炎的胆汁淤滞有关，不存在肝纤维化及其后遗症。

Caroli 综合征是常染色体隐性病，比 Caroli 病更常见。可以发生大小肝内导管的囊性扩张，可导致门静脉高压性肝纤维化，并始终存在，组织学检查通常显示导管畸形。卡罗林综合征存在于先天性肝纤维化和常染色体隐性多囊肾病（ARPKD）的谱上。所有这三个均与 *PKHD1* 基因突变有关（表 33-2）。ARPKD 的临床谱范围广泛，新生儿期的死亡率为 30% ～ 50%，一般由严重的肾脏疾病所致。然而，许多人可以活到成年。

治疗因疾病模式而具有患者特异性。熊去氧胆酸有助于预防胆总管结石，抗生素用于治疗胆管炎。许多患者可能进行过去除胆石的内镜逆行胰胆管造影术（ERCP）和管道支架置入术。如果疾病仅限于一个肝叶，可以进行部分肝切除。在特定情况下可以考虑肝移植。

表 33-2 与胆管囊肿相关的基因			
肝脏疾病	基因	蛋白	相关肾病
先天性肝纤维化 Caroli 综合征	*PKHD1*	fibrocystin/ polyductin	ARPKD
常染色体显性遗传的 PLD	*PKD1/2*	多囊蛋白 -1 和多囊蛋白 -2	ADPKD
孤立的 PLD	*SEC63/prkcsh*	sec-63/hepatocystin	None
PLD	*NPHP1-8*	nephrocystins	髓质囊性肾病

ADPKD. 常染色体显性多囊肾病；ARPKD. 常染色体隐性多囊肾病；PLD. 多囊肝病

4. 先天性胆管囊肿恶性肿瘤的发生率是多少?

据报道，先天性胆管囊肿恶性肿瘤发病率为 10% ～ 30%。这可能是一个偏高的预估，因为胆管囊肿疾病的真实发病率尚不清楚。所有类型的胆管囊肿均有报告发展为恶性肿瘤，恶性肿瘤的发病概率随着患者年龄的增长而增加。因先天性胆总管患者胰胆道反流产生炎症，最终发育不良。

胆管癌是先天性胆管疾病最严重的并发症，早期发现是最好的预防措施。原发性硬化性胆管炎（PSC）占胆管癌病因的 30%。当 PSC 是基础诊断时，非肝硬化者每年，肝硬化者每 6 个月行超声和 CA19-9 检查。

5. 描述胆管囊肿疾病患者的首选治疗方法。

大部分治疗是支持性的。对于胆总管囊肿,优选的治疗是肝管空肠吻合术完全性手术切除胆囊、胆总管。完全切除显著降低但不能消除发生胆管恶性肿瘤、狭窄和胆管炎的风险。有症状的肝内胆管囊肿病患者可能需要部分性切除或行肝移植。

6. 胰胆管造影在胆管囊肿患者中的作用是什么?

胆管胰胆管造影可以显示胆道树。肝外胆管囊肿患者异常胰胆管连接的发生率增加。

直肠胰胆管造影 - 经皮,内镜或术中 - 允许对胰管插入的准确识别,这在手术计划中很重要。此外,胆管造影术可以区分多个在计算机断层扫描(CT)上看起来相似的肝内胆囊囊肿。

磁共振胰胆管造影在辨明胰胆管交界处是有帮助和较少侵入性的,并且风险较小。

由于复发性胆管炎和败血症的风险很高,因此,怀疑患有 Caroli 病或 Caroli 综合征的患者应谨慎行 ERCP。治疗性 ERCP 仍然是治疗因胆管结石引起的急性胆管炎的有效方法。

7. 肝囊性病变的鉴别诊断。

区分单纯性和复杂的囊肿是重要的。

单纯性肝囊肿通常是被薄柱状上皮包围的良性液体,一般不需要治疗,而复杂的囊肿更多涉及感染或恶性肿瘤。

- 简单的肝囊肿。
- 传染性(脓肿、化脓、阿米巴、棘球绦虫囊肿)。
- 多囊肝病(PLD)。
- 肿瘤(胆汁性囊腺瘤、错构瘤、肝细胞癌、海绵状血管瘤)。
- 假囊虫。
- 血肿。
- 胆汁瘤。

8. 单纯性肝囊肿的意义是什么?

许多单纯性肝囊肿是单发的、无症状的,并且经常在影像检查中偶然发现。它们与其他器官的囊性疾病无关,无遗传、传播性。对于单纯性肝囊肿不需要治疗。

囊肿相关症状包括腹痛、腹围增大和阻塞性黄疸。如果症状发展,单纯性囊肿的腹腔镜手术切除是一线治疗方式。不推荐经皮引流,因为液体会再次聚集。由于感染的风险,也不推荐临时性引流。

9. 简述肝囊肿的超声,CT 和磁共振成像(MRI)特征。

在超声上,单纯性肝囊肿周围没有明显的壁或内部实质回声,边缘平滑。不符合任何这些标准会增加错误诊断的可能性,如囊肿感染、糖尿病囊肿或胆囊肿疾病。

在 CT 上,单纯性肝囊肿表现为薄壁病变,用碘化静脉造影剂不能增强。病变的密度是水在 T_1 加权 MRI 扫描中的密度,囊肿出现均匀、非常低强度的信号。在 T_2 加权扫描中,它们可以表现为离散的高强度信号。

10. 哪些恶性潜能的肝胆囊性肿瘤可以被认为是单纯性肝囊肿、PLD 或囊性囊肿?

肝胆囊腺瘤是一种罕见的肿瘤,具有较厚的不规则壁和内部分隔,需要将其与简单的囊肿相区分。腹痛是最常见的症状。这些囊肿内衬胆管上皮,并具有转化为囊腺癌的高度可能。治疗方式为手术切除整个肿瘤。

11. 与 PLD 相关的常见疾病是什么?

PLD 的特征在于遍布肝实质的各种大小的囊肿。一半的 PLD 病例涉及孤立性囊肿。

有两种形式:

- 一种形式与常染色体显性多囊肾病(ADPKD)相关。超过 75% 的 ADPKD 患者也有 PLD, ADPKD 与颅内囊性动脉瘤(浆果动脉瘤,5%~7%),二尖瓣脱垂和结肠憩室之间也存在很大的联系。
- 第二种形式是 ADPLD。ADPLD 患者无肾脏疾病,但也可能增加颅内动脉瘤的风险。

一些学者建议,通过磁共振或 CT 血管造影检查颅内动脉瘤筛查每一种类型的 PLD 患者 (见表 33-2)。

12. ADPKD 患者发展为 PLD 的危险因素是什么?

PLD 是 ADPKD 最常见的肾外表现。ADPKD 患者 PLD 的存在和严重程度随着年龄、女性性别、妊娠次数和肾脏疾病严重程度而增加。

13. 描述复杂 PLD 的临床表现。

PLD 的常见并发症与肿块效应有关。大囊肿压迫邻近结构可能会导致慢性疼痛、厌食、呼吸困难或阻塞性黄疸。肝囊肿很少发生感染,但与发病率显著有关。囊肿合并感染的确定性诊断通常需要经皮 CT 或超声引导的细针穿刺。

14. 肝囊肿的存在如何影响肝功能?

肝功能通常不受肝囊肿的影响。在没有并发症的情况下,血清转氨酶、胆红素和碱性磷酸酶水平通常在正常范围内或仅略微升高。在 ARPKD 和 ADPKD 患者中,血清生化异常反映肾功能不全的程度。

15. 有症状 PLD 患者的治疗方案是什么?

通常,直径大于 5cm 的囊肿可以治疗,经皮或手术可治疗症状性肝囊肿。在简单的超声或 CT 引导后,经皮抽吸会导致囊液的快速再积聚。在抽吸时灌注硬化剂如乙醇,可大大降低囊肿复发率。当囊肿与胆道系统或腹膜腔相通时,禁忌行肝囊肿的经皮硬化,可选择腹腔镜或开放性囊肿开窗等手术。

感染的囊肿不能单独使用全身抗生素治疗,抗生素应与经皮或手术引流联合使用。

其他治疗失败的难治性症状的患者,如果他们对透析十分依赖,可能是孤立性原位肝移植或联合肝肾移植的候选者。

16. 什么是包虫病?

包虫病是由棘球绦虫引起的寄生虫感染。有 4 种已知的棘球绦虫引起人类疾病:

- *E. granulosus*(细粒棘球绦虫)。
- *E. oligarthus*(少节棘球绦虫)。
- *E. vogeli*(福氏棘球绦虫)。
- *E. multilocularis*(多房棘球绦虫)。

E. oligarthus 和 *E.vogeli* 在中美洲和南美洲都有发现多房棘球绦虫,甚至包括阿拉斯加在内的北极地区。细粒棘球绦虫在全球分布,囊性和多囊性类型的棘球蚴病都形成大的,充满液体的囊肿,

不会侵入相邻组织。相比之下，多房棘球蚴病的特征是外源性出芽，局部组织浸润和转移扩散。

17. 描述细粒棘球绦虫的通常生命周期。

细粒棘球绦虫是一种小型绦虫，其导致囊性绦虫病，虫长 2 ～ 8mm。成年蠕虫生活在宿主的肠腔内，如狗或狐狸。卵被释放，并随宿主排到粪便中。虫卵通过受污染的食物或水被中等宿主如羊、牛、山羊和猪摄入。在十二指肠中寄存卵，幼虫穿过肠黏膜，由循环系统携带至远处器官的毛细血管床。

中间宿主通过产生周围的纤维化形成包虫囊肿，新囊肿从旧囊肿的内壁发芽。随着时间的推移，母囊肿可能形成原始囊肿。当受感染的内脏被食肉动物食用时，这些头节发展为成虫。

18. 细粒棘球绦虫是如何感染人类的？

人类感染的细粒棘球绦虫是棘球绦虫属最常见的动物，在全世界都有发生。这在中南美洲、中国、地中海、中东、东欧、俄罗斯等地区是重大公共卫生问题。人类感染最常见于犬，它们可以帮助放牧，在羊和养牛区域，犬吃被感染的内脏，并在其粪便中排泄感染性卵。人们通常在摄入粪便或卵污染的食物或水时被感染为中间宿主。超过 50% 的人类感染涉及肝脏，包虫病囊肿的其他常见部位是肺、脾、肾、心脏、骨骼和大脑（图 33-2）。

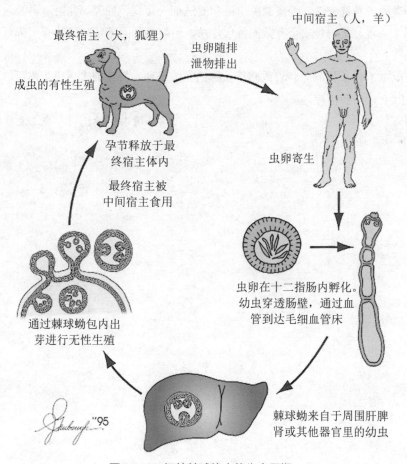

图 33-2　细粒棘球绦虫的生命周期

19. 描述肝囊性包虫病的典型临床表现。

患者可能被感染多年，直到出现明显的腹部肿块或其他症状才被发现。囊肿直径通常每年增加 1～5cm。肝囊性包虫病的症状主要与扩大囊肿的积累效应有关：肝包膜肿胀腹痛、胆管受压黄疸、门静脉高压、门静脉阻塞。约 20% 的患者有囊肿破裂进入胆道，可能具有与胆总管结石或胆管炎相似的症状。囊肿破裂到腹腔可能引起强烈的抗原反应，导致嗜酸性粒细胞增多、支气管痉挛或过敏性休克。

20. 如何诊断囊性包虫病?

确认囊性包虫病的诊断涉及影像学和血清学检查。CT 扫描可以显示囊性囊肿是一个边界清晰的低密度病变，具有孢子状分叉，母囊肿钙化边缘的存在大大提高了 CT 检查的特异性。当通过超声成像时，包虫囊肿表现为具有来自碎片和膈膜的多个内部回波的复合物质。85%～90% 的患者用酶联免疫吸附测定法或间接血凝素血清学检测法检测棘球绦虫抗体阳性。通过经皮针抽吸从可疑的囊肿中回收的头节是诊断标准。但由于有可能使头节溢出到腹膜腔内，所以必须谨慎使用。

21. 肝囊性包虫病的治疗方法是什么?

肝囊性包虫病的最佳治疗取决于当地的专业知识和个体患者的特点。手术囊肿切除术通常是治疗大型或感染囊肿的首选方法。经皮囊肿引流和灌洗剂（穿刺、抽吸、注射、再吸入）对于不复杂的囊肿或非手术患者，是一种安全有效的替代疗法。治疗期间阿苯达唑的治疗可降低两种技术的复发率。

预处理 ERCP 有助于排除与胆管或胰管系统的囊肿流通。持续的术后胆道瘘可以通过内镜括约肌切开术被 ERCP 诊断和治疗。

（陈琦琪　译，闫　杰　麦维利　校）

胆囊疾病

Cynthia W. Ko, MD, MS, and Sum P. Lee, MD, PhD

1. 西方人群中胆结石患病率如何?

西方国家有 10% ~ 20% 的成年人患有胆结石。西方人最常见的胆结石是胆固醇结石。

2. 不同类型胆结石的化学成分是什么?

常见胆结石类型的化学成分是胆固醇和胆红素钙。胆红素钙结石可以表现为棕色或黑色素结石。棕色素结石具有柔软的黏土状韧度,可以在肝内和肝外胆管而非在胆囊中发现。黑色素结石从胆囊内胆红素沉淀中形成,它们通常含有钙盐,并且射线无法透过。

3. 列出 4 种与胆固醇胆结石形成有关的病理生理因素。

- 胆汁胆固醇过饱和:肝脏分泌胆固醇到胆汁内的量超过胆汁中胆汁酸和磷脂的溶解能力。
- 成核:胆固醇晶体从过饱和胆汁中沉淀,这一现象通常发生在胆囊中。
- 胆汁淤滞:胆囊中胆汁淤滞使胆汁浓缩,加速晶体成核并使晶体排入十二指肠产生障碍。
- 增强肠内胆固醇吸收:肠内胆固醇吸收增加,增加胆固醇的总体积。

4. 胆固醇胆结石的危险因素是什么?

胆结石的强风险因素包括年龄增长、女性、种族(美洲印第安人,西班牙裔)、身体质量指数增加和体重迅速减轻。日常活动少者易患胆结石,摄入高糖类或低植物蛋白质或纤维含量低者也易患胆结石。怀孕是加速胆结石形成的一个时期,生产次数多也是导致胆结石的危险因素,包括黄体酮,口服避孕药和雌激素替代疗法在内的药物也与胆结石有关。

5. 褐色或黑色素结石有哪些临床症状?

- 棕色素结石在亚洲人群中更为常见,与胆汁中定植细菌或寄生虫相关,并可能伴有急性化脓性胆管炎。
- 黑色素结石与慢性溶血、长期全胃肠外营养及肝硬化有关。

6. 胆汁淤积有什么意义?

胆汁淤积由胆固醇或胆红素钙的微沉淀组成,代表了胆结石形成的最早阶段。胆汁淤积也可引起与胆结石相同的症状。

7. 描述无并发症的胆绞痛的特点。

胆道绞痛的特征在于上腹部或右上腹部发生严重的间歇性疼痛。疼痛可能在餐后发生,往往没有刺激诱因,疼痛可能会辐射到右肩,并与恶心或呕吐有关。持续超过 6 小时的疼痛应当立即考虑胆结石并发症,如胆管炎或胆囊炎。

8. 检测胆结石的最佳影像学检查是什么?

经腹部超声诊断胆结石的敏感性和特异性高于 90%(图 34-1)。在超声图像上,胆结石看上去具有声波后的高振幅回声阴影（图 34-2A）。超声检查也是诊断胆汁淤积的最为敏感的方法（图 34-2B），其显示为没有回声阴影的可移动物质。

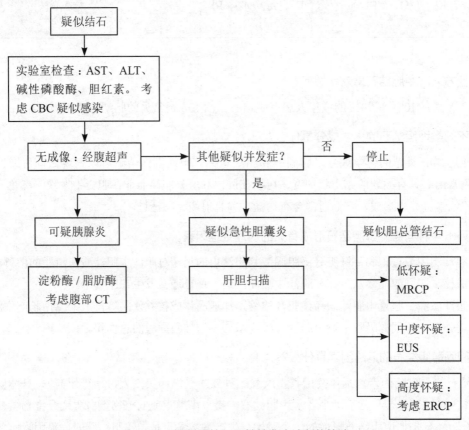

图 34-1　疑似胆结石及其并发症诊断的算法

ALT. 丙氨酸转氨酶；AST. 天冬氨酸转氨酶；CBC. 全血计数；CT. 计算机断层扫描；ERCP. 内镜逆行胰胆管造影；EUS. 内镜超声；MRCP. 磁共振胰胆管造影

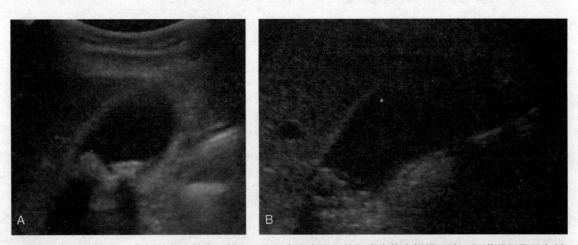

图 34-2　显示胆结石（A）的超声检查，其显示为具有声音阴影的胆囊内的高振幅回波。胆道沉积显示为低振幅回波，无声光阴影（B）

9. 患有胆结石的无症状患者是否需要行胆囊切除术?

发生胆石症相关症状的风险估计为每年 2% ~ 4%。在胆囊结石患者中，并发症通常发生在非复杂的胆汁性绞痛之后，因此并不建议行胆囊切除术（图 34-3）。

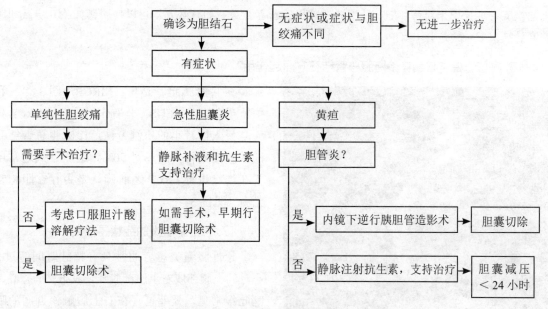

图 34-3　胆结石及其并发症的处理

10. 有症状胆结石患者选择哪种治疗方法?

一旦发展成为并发症，治疗方法是腹腔镜胆囊切除术（图 34-3）。胆总管结石患者的并发症风险高，应进行胆囊切除术和石块清除术。胆总管结石可在手术时或内镜逆行胰胆管造影时去除。无并发胆绞痛的患者可用口服溶解胆汁酸治疗。

11. 症状特征可以预测胆囊切除术的反应吗?

最近出现症状的患者最有可能对胆囊切除术做出反应。不连续的疼痛发作，无伴随的胃食管反流或肠易激综合征的患者，持续时间少于 30 分钟的疼痛或疼痛不太剧烈的患者对胆囊切除术的反应较少。

12. 胆囊切除术的常见并发症是什么?

胆囊切除术的严重并发症包括胆汁漏出，0.1% ~ 0.3% 的患者可能需要行矫正手术。约 0.02% 的患者主要有肠道或血管损伤的风险。腹膜炎、术后出血和腹内脓肿发生率均少于 0.5%。总体围术期死亡率变化范围在 0% ~ 0.3%。

13. 对不想进行胆囊切除术的患者可采取哪些治疗方案?

因为腹腔镜胆囊切除术通常是安全有效的，因此是符合手术指征患者的首选治疗方法。在选定的患者中，可以用口服药溶解胆汁酸，如熊去氧胆酸治疗结石。胆总管结石可以通过内镜下 ERCP 去除。

14. 哪些患者可以使用口服溶解胆汁酸进行治疗?

可以口服溶解胆汁酸行溶解治疗的患者包括主要由胆固醇组成的小的（<1cm）、非钙化性结石的患者。囊性管必须是首次使用，并且其胆囊是有功能的，治疗通常需要几个月才能完全溶解，每

年的复发率可达 10%。

15. 如何处理孕妇有症状或复杂的胆结石?

腹腔镜胆囊切除术可以安全地在妊娠中期进行,但在前 3 个月和后 3 个月里相对禁忌。通常可以通过支持性护理来对待孕妇,特别要注意保持营养充足。如有必要,可以使用诸如胎儿屏蔽和镇静麻醉技术安全地进行 ERCP。

16. 哪些影像学检测在诊断胆总管结石方面起作用?

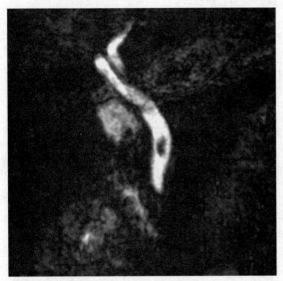

图 34-4 磁共振胰胆管造影显示远端胆总管中的充盈缺损,与胆结石潴留一致

磁共振胰胆管造影(MRCP,图 34-4)和内镜超声检查(EUS)是有作用的,与 ERCP 相比是侵入性较小的检测方法,诊断胆总管结石的敏感度和特异度超过 90%。这些方式通常用于在继续进行 ERCP 之前确认是否存在胆总管结石(见图 34-1)。

17. 急性胆囊炎的症状是什么?

急性胆囊炎患者通常具有持续时间超过 3 小时的上腹部或右上腹部腹痛。发低热、恶心、呕吐很常见,墨菲征,在右上腹触诊期间的吸气停止可能存在。15% ~ 20% 的患者可以出现黄疸。在超声或腹部计算机断层扫描(CT)扫描中,显示患者胆囊壁增厚和胆囊周围有液体。肝胆显像扫描显示胆囊灌注不足,反映胆囊管阻塞。

18. 应如何对急性胆囊炎患者进行治疗?

急性胆囊炎患者应住院进行支持治疗,并给予覆盖革兰阴性菌和厌氧菌的抗生素。早期胆囊切除术(7 天内)与延迟治疗(1 ~ 2 个月)相比,住院时间较短。早期胆囊切除术通常可以在腹腔镜下完成,但开放手术的转换率高于非复杂的胆结石患者。延迟胆囊切除术与复发性胆汁并发症的风险增加有关。

19. 列出治疗急性胆管炎的要点。

● 静脉注射液。
● 针对革兰阴性菌和肠球菌的抗生素。
● 出现临床疱状应 24 小时内胆道减压。ERCP 是胆道减压的首选方法。如果内镜引流不可用或在技术上不可行,经皮胆道造影术是一种替代引流方法。

20. 讨论胆结石移动的并发症。

当大石块通过胆囊壁侵入胃肠道时,会发生胆石性肠梗阻。最常见的是,石块会影响回肠。肺气肿是一种常见的影像学发现。胆结石可能也会侵蚀胃部并阻塞幽门(Bouveret 综合征)。胆囊囊性瘘可能导致胆汁盐吸收不良。

21. 什么是 Mirizzi 综合征?

当石块在胆囊或囊性管的颈部受到挤压时,会发生 Mirizzi 综合征,引起胆总管的外在压迫。

22. 胆囊息肉的鉴别诊断是什么?

胆固醇息肉是胆囊息肉最常见的类型,其次是腺瘤病、腺瘤或腺癌。CT 和 EUS 可能有助于区分良性和恶性病变。腺癌通常广基无蒂并且直径大于 1cm。在息肉大于 1cm 的患者中,因为恶性肿瘤的潜在可能,推荐使用胆囊切除术。较小的息肉可能继发于周期性的超声。

23. 低胆囊射血分数的临床意义是什么?

胆囊活动障碍,定义为胆囊射血分数低于 35%,常常怀疑患有胆汁性疼痛但超声检查正常。胆囊运动障碍可以通过注入胆囊收缩素的肝胆闪烁扫描诊断。胆囊运动障碍患者的治疗方式尚有争议。胆汁性疼痛的症状在高达 80% 的无治疗患者中达到自愈。相反,胆囊切除术后症状往往不能解决。因此,需要进一步的研究来了解胆汁运动障碍的临床意义和胆囊切除术在治疗这种疾病中的作用。

24. 什么是瓷样胆囊?

瓷样胆囊的特征是胆囊壁壁内钙化。可以通过腹部平片,超声检查或腹部 CT 进行诊断。因为有超过 30% 的病例发生癌变,推荐使用预防性胆囊切除术预防癌症的发生。

（陈琦琪　译，闫　杰　刘广林　校）

ERCP 和 Oddi 括约肌功能障碍

Raj J. Shah, MD, FASGE, AGAF

1. 内镜逆行胰胆管造影（ERCP）已明确的适应证是什么？

ERCP 通常使用十二指肠镜进行，该内镜具有直径为 4.2mm 的侧视图和工作通道，其允许进行括约肌切开术，气囊和导管通道及支架装置的插入。适应证为胆道和胰腺等疾病。胆道疾病的适应证包括去除胆总管结石，通过刷细胞学检查或镊子活检诊断恶性狭窄，良性和恶性胆管狭窄的治疗和缓解，以及肿瘤性壶腹部病变的去除。其他适应证包括与 Oddi 括约肌功能障碍相关的胆漏和腹痛的治疗。胰腺疾病的适应证包括去除胰管结石，支架置入狭窄的胰管，评估复发性急性胰腺炎，以及胰瘘和假性囊肿。

2. ERCP 的常见并发症是什么？

并发症包括括约肌切开术出血、胆管炎、通过十二指肠切开术后的十二指肠的乳头穿孔、与患者相关的因素（如年轻女性比老年男性更高的风险）及技术上胆总管插管困难和不经意的胰管插管相关的胰腺炎。疑似 Oddi 括约肌功能障碍是发展为 ERCP 后胰腺炎（PEP）的独立危险因素，可能性为 15% ～ 30%。

3. 描述用于胆管插管的 ERCP 设备和技术。

这通常基于内镜医师的偏好，并且包括插管、括约肌切开术和导丝的使用。导丝尺寸范围为 0.018 00 ～ 0.035 00，插管和切开刀的范围在 4.5 ～ 5.5F。由于十二指肠镜位置或壶腹解剖结构改变有关的原因，可能会遇到复杂的胆管通路。在这些情况下，使用先进的 ERCP 技术，包括"双线"技术，将导丝推进到胰管并且并排引入第二导丝以尝试胆管通路；额外的技术包括经胰支架、随后胆道通路、经胰切开术和针刀术。

4. ERCP 期间何时进行胆管镜检查和胰腺镜检查？

该技术涉及大小为 10μm（3.3mm）的微型内镜或光学导管，可直接通过各个管道进行观察。能探查者可有病理学发现，如评估狭窄和活检，并允许使用电液碎石术或激光碎石术，用于难以去除的胆管和胰管结石的导管内碎石。

5. ERCP 期间使用的支架可以由金属或塑料制成。如何决定要放置哪种类型？

对于良性胆道狭窄，通常在数月内以串联方式使用多个塑料支架（尺寸在 7 ～ 10F）以解决狭窄。通常，金属支架被插入用于缓解恶性梗阻性黄疸，它们具有扩大到更大直径的优点（8mm 或 10mm，而塑料支架的直径为 2 ～ 3mm），并且具有可移除性的涂层，那些裸露的网格通常是不可移动的。塑料和金属支架都可能随着时间的推移而闭塞，并且可以分别替换或插入新的支架。

6. 在患有胆结石性胰腺炎的患者中，何时使用 ERCP？

随机对照试验表明，ERCP 在急性胆汁性胰腺炎的环境中的最大益处为，在石块阻塞胆总管时，如果基于升高的胆红素怀疑的阻塞（总胆红素超过 3.5 或诸如胆管结石的超声或磁共振胰胆管造影

（MRCP）的成像提示胆管结石时，改善的肝功能检查（LFT）或腹痛的减轻可能表明石头已经自行通过，或者在管道内发生了"球阀"效应。因此，遵循临床和生物化学参数来帮助确定何时或是否适宜实施 ERCP。当临床不怀疑持续胆管结石存在时，无论有无术中胆管造影，都应在恢复期进行胆囊切除术。

7. 疑似胆管结石患者应何时使用 MRCP 代替 ERCP？

临床怀疑胆管结石可能性低时，使用 MRCP。如果临床参数高（胆红素升高或超声扩张胆管但无结石），则应该选择 ERCP。MRCP 的限制包括检测较小的结石（小于 5mm）和靠近壶腹的远端石块。对于低度或中度的临床怀疑，如果有可能，应考虑行内镜超声（EUS），对于检测胆管结石和泥沙样改变具有较高的准确性而没有与 ERCP 相关的风险。它可以在 ERCP 之前和在相同的内镜操作期间立即进行。

8. 上行性胆管炎的症状和体征是什么？

- Charcot 的三联征包括黄疸、右上腹痛（RUQ）和发热。
- 雷诺的五元素包括上述三个改变及心理状态和低血压。

这两者都是指示性的败血症，上行性胆管炎是紧急 ERCP 的唯一明确指征。如果上行性胆管炎患者血流动力学不稳定，ERCP 不能安全地进行镇静或麻醉，可能需要经皮肝穿刺胆汁引流。

9. 在手术改变胃十二指肠解剖的患者中，是否可以进行 ERCP？

随着肥胖发病率的增加，Roux-en-Y 胃旁路手术越来越普遍。这些患者行空肠 - 空肠造口术之前，由于 Roux 四肢（范围为 100 ～ 200cm）较长而构成挑战，便需要插管进入或转入胰胆管支。这种解剖结构的替代方案包括腹腔镜胃切除和经腹 ERCP，其具有较高的成功率，但与较高的发病率相关。其他改变的手术解剖结构如 Billroth 2、Roux-Y 肝空肠吻合术和 Whipple 重建术都有较高的成功率。大多数较长的 Roux 肢体需要使用超声辅助的肠镜检查才能进入乳头、胆管或胰肠吻合处。

10. Oddi 括约肌是什么？

Oddi 括约肌是围绕胆总管末端部分，主胰管（Wirsung）和十二指肠第二部分的共同通道的纤维肌鞘。它由平滑肌组成，存在三个相互关联的括约肌：胆总管、胰腺管和壶腹（图 35-1）。在 1887 年作为医学生的 Ruggero Oddi 发表了括约肌的早期形态学观察结果。

11. Oddi 括约肌的功能如何？

- 调节胆汁和胰液进入十二指肠。
- 减少十二指肠回流到胰胆管和胆管。
- 在消化道内消化期间，促使胆囊充盈。
- 在消化期间相互合作促进胆汁进入十二指肠。

通过胆碱能刺激增加 Oddi 括约肌的活动。内源性物质也可以控制括约肌 - 胃动素，增加括约肌收缩的强度。胆囊收缩素（CCK）可由食物摄取引起，刺激胆囊收缩和括约肌松弛。血管活性肠肽（VIP）和一氧化氮均能促进括约肌松弛。

12. 什么是 Oddi 括约肌功能障碍（SOD）？

SOD 是以 Oddi 括约肌水平的功能或结构性阻塞为特征的良性疾病。呈现胆汁或胰腺起源的上腹部疼痛的患者应怀疑 SOD。目前，诸如肝脏或胰腺酶的短暂升高和无创性导管扩张成像广泛应用的客观事实，SOD 并不以单独的腹部疼痛为特征，现在已经成为支持临床怀疑 SOD 和考虑 ERCP 的必要措施。

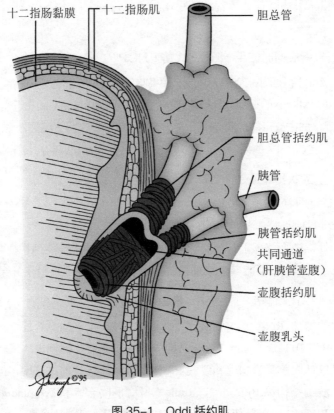

图 35-1　Oddi 括约肌

13. 描述 SOD 的潜在病理生理表现。

两种异常可导致 SOD，并且两者可能存在于单个患者体内。一个是括约肌的运动异常，称为胆道运动障碍或痉挛（升高的压力）；另一种是纤维化或炎症，最有可能是胆道结石复发和微结石症。胆囊切除术后症状可能更明显，因为当胆囊膨胀时，抵抗胆道压升高的能力丧失。此外，据推测，胆囊切除术可能会切断神经抑制途径，通常会引起括约肌松弛，作为增加胆道压力的反应。然而，在具有完整胆囊的患者中也鉴定出 SOD。

14. SOD 的典型症状。

SOD 的症状可以是胆汁性或胰腺性的。疼痛位于上腹部或右上腹，辐射到背部或右侧肩胛下区域，并可能与膳食相关。它是偶发性的或持续性周期恶化，与肠易激综合征或非溃疡性消化不良的症状往往共存。另一个表现是由括约肌高血压引起的特发性急性胰腺炎。其他结构异常如肋骨炎、溃疡、胃食管反流病、恶性肿瘤、胆道结石和慢性胰腺炎，必须在诊断 SOD 之前进行排除。

15. 谁有 SOD 的风险？

女性的好发年龄是 30 ~ 50 岁；风险高达 90%。胆囊切除术后症状通常会变得更明显（如胆囊切除术后综合征），但是在许多情况下，患者将经历胆囊切除术后疼痛认为是起源于胆囊的。最重要的是，SOD 可能被不恰当地诊断。一项对照研究表明，参与胆道 SOD 患者疼痛区域（如上腹部）

的外周伤害感受神经元感觉过敏可能是持续性疼痛原因。

16. 在出现 SOD 症状的患者中应该考虑哪些诊断性评估?

在进行 SOD 诊断之前,彻底的病史和身体检查通常将决定哪种测试是必需的。疼痛发作期间的身体检查经常显示出患者上腹部或右上腹有非中毒性压痛。在任何炎症发作期间或之后,应该获得肝酶和胰酶指标,进行超声或计算机断层扫描(CT)成像以排除胆石症,慢性胰腺炎或其他腹内病理学改变。如果恶心和呕吐是主要症状,则可以考虑胃排空研究,如果消化不良或回流性症状明显,则 24 小时食管 pH 研究或上消化道内镜检查是合适的检查。

17. 你应该什么时候考虑用具有 Oddi 括约肌测压仪(SOM)的 ERCP?

在那些症状明显影响患者生活质量、未确定替代性诊断及治疗药物治疗失败的患者中进行 SOM。由于往往与运动障碍或肠易激综合征的症状重叠,应首先尝试使用解痉药,低剂量抗抑郁药或选择性 5- 羟色胺再摄取抑制剂(SSRI)。需要麻醉的疼痛可能表明需要进行压力测量研究。然而,这些药物干扰了压力测量的精确性。理想情况下,应在患者使用麻醉药物之前进行测压。

18. 什么是 Milwaukee 分类?

SOD 的标准分类是 Milwaukee 分类(也称为 Geenan-Hogan),其通常应用于胆囊切除术后的患者。分类在 SOM 之前进行,并且预测异常 SOM 的频率和对括约肌切开术反应。目前,使用修改后的密尔沃基(Milwaukee)标准(不比原来的密尔沃基标准严格)。在疼痛发作期间,实验室异常值应在不存在疼痛的情况下变得正常化,以符合短暂的流出道梗阻和 SOD。这些标准对于胆道和胰腺类型都是相似的(表 35-1 和表 35-2)。

表 35-3 显示 SOM 前患者分为 SOD 类型的研究结果。右列列出了胆道括约肌高血压患者的百分比。一般来说,认为 SOD Ⅰ 型或 Ⅱ 型患者与 SOD Ⅲ 型患者相比更可能出现结构性流出阻塞(即狭窄),而 SOD Ⅲ 型患者更可能与括约肌功能性问题有关。

表 35-1　改良 Milwaukee 分类:胆汁	
SOD 型	**临床和生物化学特征**
Ⅰ 型	胆道型疼痛,ALT / AST / Alk Phos > 1.1 ULN,胆管 > 10 mm
Ⅱ 型	胆道型疼痛和 ALT / AST / Alk Phos > 1.1 ULN 或胆管 > 10 mm
Ⅲ 型	仅胆道型疼痛

ALT. 丙氨酸转氨酶;AST. 天冬氨酸转氨酶;Alk Phos. 碱性磷酸酶;SOD. 括约肌功能障碍;ULN. 正常上限

表 35-2　改良 Milwaukee 分类:胰腺	
SOD 型	**临床和生物化学特征**
Ⅰ 型	胰腺型疼痛,淀粉酶 / 脂肪酶 > ULN 和扩张胰管 *
Ⅱ 型	胰腺型疼痛和淀粉酶 / 脂肪酶 > ULN 或扩张胰管 *
Ⅲ 型	仅有胰腺型疼痛

* 胰腺导管 > 头 6mm,胰腺体内 > 5mm
SOD. 括约肌功能障碍;ULN. 正常上限

表 35-3　SOD 患者（I、II、III 型）患者基础括约肌压力升高的百分比	
可疑的胆道 SOD 型	高压基础喷雾器压力
I 型	> 90%
II 型	55% ～ 65%
III 型	25% ～ 60%

SOD. Oddi 功能障碍括约肌

引自 Sherman S: What is the role of ERCP in the setting of abdominal pain of pancreatic or biliary origin (suspected sphincter of Oddidysfunction)? Gastrointest Endosc 56（Suppl）：S258-266，2002

19. 怀疑 SOD 的哪些患者最受益于 ERCP？

根据改良的密尔沃基分类，I 型或 II 型 SOD 患者最有可能从括约肌切开术中获益（表 35-4）。值得注意的是，测压法不能预测 I 型 SOD 患者（也称为乳头状狭窄）的反应，因此在这些患者中建议进行既定客观标准的经验性括约肌切开术。据胆囊切除术（EPISOD）临床试验显示，内镜下括约肌切开术对疑似 Oddi 括约肌功能障碍及疼痛相关性障碍的效果如下：III 型 SOD 患者 ERCP 术后与压力测量法和括约肌切开术相比，疼痛无明显减少，EPISOD 结果不支持在 III 型 SOD 患者中使用 ERCP 和括约肌切开术。

表 35-4　内镜下括约肌切开术（ES）的有效率		
SOD 类型	如果 SOM 异常则来自 ES 的疼痛减轻	如果 SOM 正常则来自 ES 的疼痛减轻
I 型	> 90%	> 90%
II 型	85%	35%
III 型	NS	NS

SOD. 括约肌功能障碍；SOM. 括约肌 Oddi 测压仪；NS. 不重要

20. 有没有药物治疗疑似 SOD 的患者？

SOD 特别轻微的病例，可以药物治疗。低脂肪饮食降低胰胆管刺激可能会改善症状。然而，随着脂肪增加胃排空时间，改善还可能与上肠道运动障碍有关。药理疗法也已被研究，减少括约肌压力（如钙通道阻滞剂和硝酸盐）的药物已被证明可以减少一些患者的症状。然而，治疗往往受到不良反应的阻碍。解痉剂可能有所帮助。

21. 药物可以引起临床 SOD 吗？

是，其中最显著的物质是阿片类药物。在使用芬太尼和吗啡后，可记录到胆管压力增加。一些患者在使用这些药物后会出现胆汁性疼痛。此外，SOD 被记录在一系列男性阿片成瘾者中。理论上，长期使用阿片可导致括约肌高压和持续功能障碍。

22. 在 SOD 患者中，胰管何时需要支架？

在进行胆汁性括约肌切开术的 SOD 患者中，胰腺括约肌高压的预防性胰支架置入术与未接受支架的患者相比，降低了 PEP 发生率（7% vs 26%）。此外，支架置入可以降低疑似 SOD 患者和正常患者的输尿管测压结果（2.4% vs 9%）。胰管支架置入术也应在进行胰腺括约肌切开术的患者中进行，并在具有 PEP 史的患者中进行。比较支架置入术与无支架置入术的患者的荟萃分析结果显示，PEP 发生风险较高的患者胰腺炎发生率明显降低（5.8% vs 15.5%；优势比 3.2；95% 置信区间 1.6～6.4）。然而，一般来说，在确定胰腺支架置入术的适当性时，需要内镜医师的自由裁量权和专业知识，因为技术因素可能会妨碍其放置，而胰腺支架置入尝试失败的患者的 PEP 风险较高。

23. 可以使用什么药物来降低 PEP 的风险？

四项随机对照试验的荟萃分析发现，使用直肠给药的非甾体抗炎药（NSAID）似乎降低了 PEP 风险。在一个具有里程碑意义的"新英格兰医学杂志"论文中，一项前瞻性、随机、双盲、安慰剂对照的多中心研究显示，在降低 PEP 方面，高风险患者使用直肠吲哚美辛优于安慰剂。其中共有 602 名患者入组并完成随访，大多数患者（82%）临床怀疑患有 SOD，吲哚美辛组 295 例（9.2%）中有 27 例发生 PEP；307 例（56.9%）中有 52 例为安慰剂组（$P=0.005$），吲哚美辛组 13 例（4.4%）和安慰剂组 27 例（8.8%）发生中度至重度胰腺炎（$P=0.03$）。

（陈琦琪　译，闫　杰　刘广林　校）

急性胰腺炎

Enrique Molina, MD, and Jamie S. Barkin, MD

1. 急性胰腺炎有多常见？

在美国，2012 年因急性胰腺炎入院治疗的患者人数约为 300 000 人，是最为常见的胃肠病入院诊断。平均住院天数为 5 天。大多数急性胰腺炎病情轻微，其中 80% 归类为水肿性胰腺炎。如果急性胰腺炎伴有坏死（约占 20%），这一临床过程更为严重，总体死亡率约为 15%。

2. 急性胰腺炎最常见的病因是什么？

在美国和世界范围内，胆结石和酒精是急性胰腺炎的最常见原因（图 36-1）。在过去的 20 年里，经年龄标准化后，男性的胰腺炎发生率为每年 16/10 万，女性为每年 10.2/10 万。

对男性而言，酒精性胰腺炎更为常见，约占病例总数的 50%（世界范围内发病率为 7.9/10 万），第二位的胆石性胰腺炎约占总例数的 25%（世界范围内发病率为 3.5/10 万）。

对女性而言，胆石性胰腺炎是最常见病因，约占病例总数的 50%（世界范围内发病率为 4.8/10 万），其次为特发性胰腺炎和酒精性胰腺炎。

特发性急性胰腺炎作为一种排他性诊断，是男性排位第三的急性胰腺炎的病因（世界范围内发病率为 3.8/10 万），在女性中是排名第二位的病因（世界范围内发病率为 1.9/10 万）。10% 的特发性病例继发于微小结石，在腹部超声或其他类型影像检查时发现。以往研究显示微小结石发生率高，占特发性病例的 50% ～ 75%。因此，如果特发性胰腺炎反复发生，应该考虑选择行性胆囊切除。

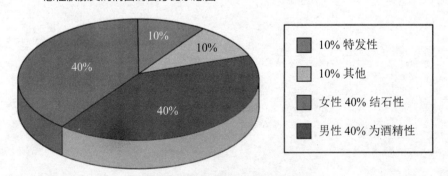

图 36-1　急性胰腺炎最常见的病因

3. 如何记住急性胰腺炎的病因？

"GET SMASHED"（喝醉酒的）

G：胆石（gallstones）、微小结石（microlithiasis）和胆汁淤积（biliary sludge）。

E：酒精（ethanol），ERCP（内镜逆行胰胆管造影）。

T3 Ts：毒素类（toxins，有机磷酸盐、甲醇、蝎子蜇）、肿瘤（tumors，原发性胰腺肿瘤或转移瘤）、创伤（trauma：通常为自行车车把或方向盘等钝器伤或手术）。

S：类固醇激素（steroids）和溃疡（ulcers）。

M：流行性腮腺炎（mumps）和其他感染（寄生虫、病毒和细菌）。

A：自身免疫［autoimmune：自身免疫性胰腺炎、免疫球蛋白 G4（IgG4）疾病、乳糜泻（celiac disease）、脉管炎（vasculitis）］。

S：狭窄（stenosis），Oddi 括约肌功能障碍和乳头狭窄。

H 3 H：高三酰甘油血症（hypertriglyceridemia）、高钙血症（hypercalcemia）、低温（hypothermia）。

E（Genetic）：囊性纤维化［cystic fibrosis（CFTR）］、遗传性胰腺炎［hereditary pancreatitis（PRSS1）］及其他。

D（Drugs）：硫唑嘌呤、6- 巯基嘌呤、雌激素、抗人类免疫缺陷症病毒药物、四环素、呋塞米。

4. 已经报道的能够引起急性胰腺炎的药物有什么？

药物诱导的胰腺炎占急性胰腺炎的 2%，可在用药后立即发生或延迟到用药后数月。药物性胰腺炎是每个急性胰腺炎患者必须考虑的病因，世界卫生组织（WHO）的数据库列出了 525 种不同药物的不良反应包含诱发胰腺炎。

这些药物中许多和胰腺炎的因果关系仍不确定，525 种药物仅有 37 种被认定为存在明确的因果关系（表 36-1）。如果激发试验中症状再次发生则被 WHO 分类定义为与胰腺炎存在明确证据的因果关系。新药物上市有许多，其中一些药物有报道称可引起胰腺炎。

这些药物根据已发表证据的权重和服药后出现胰腺炎临床表现进行分类，这种分类如下：

● 第 1 类：药物激发试验阳性（1A：排除其他原因胰腺炎；1B：不排除急性胰腺炎的其他原因，如酒精）。

● 第 2 类：文献中报道的 4 例病例以上的药物。

● 第 3 类和第 4 类：无一致的数据证明药物和急性胰腺炎的关联。

表 36-1 37 种与胰腺炎有密切关系的药物

去羟肌苷	←最常见到最不常见→			辛伐他汀
门冬酰胺酶	雌激素	舒林酸	苯乙双胍	硼替佐米
硫唑嘌呤	阿片制剂	呋塞米	氢氯噻嗪	卡培他滨
丙戊酸	四环素	拉米夫定	干扰素 2α	西咪替丁
五价锑剂	阿糖胞苷	奥曲肽	顺铂	甲硝唑
喷他脒	类固醇	卡马西平	红霉素	奥氮平
美沙拉嗪	甲氧苄啶 / 磺胺甲噁唑	对乙酰氨基酚	伊曲康唑	他莫昔芬
巯基嘌呤	柳氮磺吡啶	依那普利	甲基多巴	羟布宗

引自 Nitsche C，et al: Drug-induced pancreatitis，Curr Gastroenterol Rep 14（2）:131-138，2012.

5. 妊娠与急性胰腺炎的关系是什么？

急性胰腺炎在妊娠期相当少见，患病率约为 0.001%。50% ～ 90% 的患者存在胆石症或小结石病，其他原因包括高脂血症和用药。大多数发生在妊娠第二期且整体预后良好，前 3 个月的急性胰腺炎发作约有 20% 的流产风险，但手术最好在前 3 个月过后完成。非手术治疗的胆石性急性胰腺炎患者中复发率高达 50%，而那些胆石性胰腺炎患者行胆囊切除术后无复发。因此，可以在保证患者安全的前提下等待产后进行胆囊切除术。内镜医师应对孕妇采取 X 线防护措施。

6. 引发急性胰腺炎的病原体是什么？

大量的病例报显示病原体感染和胰腺炎之间存在潜在的关联，但这一结论仍因缺乏确凿的证据有争议。病原体包括以下几种。

- 病毒：流行性腮腺炎，柯萨奇病毒，巨细胞病毒，单纯疱疹，带状疱疹和水痘，EB 病毒，甲型肝炎、乙型肝炎和戊型肝炎病毒，A 型和 B 型流感病毒。
- 细菌：钩端螺旋体，支原体，军团菌，沙氏菌、结核杆菌、布氏杆菌。
- 真菌：黄曲霉菌，白色念珠菌。
- 寄生虫：弓形虫、隐孢子虫、蛔虫、华支睾吸虫、肝吸虫、绦虫。

7. 华支睾吸虫、蛔虫等寄生虫感染引起急性胰腺炎的机制。

这些寄生虫感染导致胆胰管梗阻。寄生虫进入胆胰管可阻断主胰管，影响胰腺分泌，而诱发急性胰腺炎。

8. 艾滋病病毒感染者和获得性免疫缺陷综合征（艾滋病）患者的急性胰腺炎发病率是否会增加?

会的，高达 10% 的艾滋病病毒感染者或艾滋病患者会患急性胰腺炎。原因通常是多因素的，药物和感染是最常见的。可能的药物包括去羟肌苷、甲氧苄啶和磺胺甲噁唑、喷他脒。最有可能导致急性胰腺炎的感染是巨细胞病毒感染、隐孢子虫感染和弓形虫感染。

感染艾滋病毒的患者接受蛋白酶抑制剂导致脂质代谢异常，包括高三酰甘油血症和高胆固醇血症，这可能会导致急性胰腺炎。

9. 胰腺受到钝器创伤是否能引起急性胰腺炎？

穿透性创伤（如枪击或刺伤）可能会导致胰腺实质损害，也可能会破坏其导管系统，并导致急性胰腺炎的发生。

然而，导致胰腺炎的最常见的创伤原因是钝性创伤。成人通常是在汽车引起的交通事故中由转向盘或安全带将胰腺压向脊柱引起。自行车车把引起的腹部损伤可导致儿童和成人胰腺损伤。

创伤引起的急性胰腺炎可轻可重，重者可使腺体横断，如胰管未破裂可诱发急性胰腺炎，而急性胰管破裂会导致胰性腹水。损伤导致的胰管狭窄可引起慢性胰腺炎。

10. 什么是胰腺分裂? 胰腺分裂是否增加急性胰腺炎的复发率?

胰腺分裂症是一种常见的先天性胰管畸形，白种人多发（7%），黑种人和黄种人罕见。胰腺分裂症由于背侧和腹侧胰管未能融合成一个胰管所导致。每个胰管具有一个单独的十二指肠引流部位，腹侧胰管引流到大乳头而背侧胰管引流到副乳头（小乳头）。胰腺分裂症患者的大部分胰腺外分泌引流通过副胰管及副乳头进行，副乳头通常较小且发育不全，从而造成背侧胰管的压力升高。

最近的研究表明，遗传因素如 CFTR、CLADN-2、PRSS1 或 SPINK1 可能与急性胰腺炎的发生相关。而慢性胰腺炎与胰腺分裂等解剖异常有关。

11. 阐述高三酰甘油血症与急性胰腺炎之间的关系。

高三酰甘油血症引起的急性胰腺炎占患者总数的比例高达 3%，比高钙血症引起的急性胰腺炎更为常见。血清三酰甘油水平高于 800mg/dl 常会诱发急性胰腺炎。酗酒和雌激素治疗能快速促使中度高三酰甘油血症升到 800 ~ 1000mg/dl。三酰甘油水平应在患者使用常规药物和普通膳食时测定（非禁食状态、禁食会导致三酰甘油水平下降）。治疗方法包括低脂饮食和使用降脂药物，从而降低初发急性胰腺炎控制后的复发。有高脂血症史的胰腺移植患者，急性胰腺炎的发生率在胰腺移植后仍高于正常。高三酰甘油血症引起的急性胰腺炎的另一种辅助治疗方式是血浆置换。

12. 阐述高钙血症和急性胰腺炎之间的关系。

任何原因引起的高钙血症（甲状旁腺功能亢进或肿瘤）可增加急性胰腺炎发作的风险。原发性甲状旁腺功能亢进症患者患急性胰腺炎的风险是正常人群的 10 倍。其中可能的机制是钙可在胰腺原位激活胰蛋白酶胰原。

13. 如何诊断急性胰腺炎？

急性胰腺炎的诊断需要基于临床评估、生化学检查和影像学资料三个方面的考量（框 36-1）。三个标准中的两个为阳性可以确立诊断。

腹痛：大多数急性胰腺炎患者表现为上腹痛并放射至背部（40% ~ 70%）并伴有恶心和呕吐。30% ~ 40% 的患者不出现临床上的典型疼痛，或疼痛被其他临床症状如精神状态改变，或被多器官功能衰竭的典型临床表现所掩盖。

实验室检查：诊断急性胰腺炎需要满足血清淀粉酶 / 脂肪酶 3 倍于正常上限（ULN）；血清淀粉酶 / 脂肪酶水平超过正常上限 5 倍更能说明疾病源自胰腺。血清或尿液中的其他胰腺酶检测也可以用于诊断，但这些测试没有被广泛应用。这些试验包括血清胰淀粉酶同工酶、磷脂酶 A2、弹性蛋白酶 1、胰蛋白酶原 1、胰蛋白酶原 2、胰蛋白酶原 3、原降钙素、胰蛋白酶原激活蛋白、羧肽酶 B 激活肽、胰蛋白酶 -2α_1 抗胰蛋白酶复合物及循环 DNA，但这些指标都没有淀粉酶或脂肪酶更敏感。

框 36-1 急性胰腺炎诊断标准（2012 年亚特兰大国际共识修订版）
急性胰腺炎的临床诊断需要三个标准：
1. 血清淀粉酶或脂肪酶 ≥ 3×ULN
2. 腹部疼痛强烈提示急性胰腺炎（上腹部疼痛并放射到背部）
3. 影像学上的特征性表现，常规的显像模式检查的特征性表现，优选 CT

CT. 计算机体层摄影；ULN. 正常上限

引自 Banks PA, Acute Pancreatitis Classification Working Group: Classification of acute pancreatitis, 2012: revision of the Atlanta classification and definitions by international consensus, Gut 63:102-111, 2012.

影像学检查：增强 CT（CECT）是评价胰腺最好、最方便的方法。当急性胰腺炎诊断和病因不确定，或是急性胰腺炎因为感染而使病情加重或复杂化时最优选择为增强 CT。增强 CT 是有效的且最安全的检查手段，是 48 ~ 72 小时后最准确估计胰腺坏死程度的检查手段。超声在检查胆结石方面具有优势，但在胰腺的检查方面往往因为肥胖或急性胰腺炎伴随的肠梗阻所引起气体伪影而受限。磁共振成像钆剂造影可准确地估计胰腺炎的严重程度，但往往适用于重症胰腺炎患者。超声内镜（EUS）在检查疑似微石症、胆总管（CBD）和胆结石方面应用越来越广泛，治疗性采样或透壁性坏死分泌物收集方面也有应用。

14. 在急性胰腺炎诊断中血清淀粉酶与血清脂肪酶的区别是什么?

血清淀粉酶通常会在急性胰腺炎发病起 6 ~ 12 小时增加,1 周后逐渐下降。相对于血清淀粉酶,血清脂肪酶在发病 24 小时内升高,并在相当长一段时间内保持较高血清水平,因此其灵敏度高于血清淀粉酶。几种非胰腺来源疾病可出现假性血清淀粉酶水平升高(见问题 15),血清总淀粉酶 40% 为胰腺起源而 60% 为胰外起源。因此,有研究证实血清脂肪酶在诊断急性胰腺炎的特异度方面优于血清淀粉酶,两种酶联合使用并不能提高诊断准确率。将升高的总血清淀粉酶分离为胰腺型淀粉酶和唾液型淀粉酶有助于诊断急性胰腺炎或排除胰腺源性疾病。

15. 高淀粉酶血症和高脂血症的原因是什么?

- 高淀粉酶血症:急性胰腺炎、胰腺假性囊肿、慢性胰腺炎、胰腺癌、胆道疾病、穿孔引起的小肠肠道通透性增加、梗死、梗阻、急性阑尾炎、异位妊娠。其他如肾衰竭、腮腺炎、巨淀粉酶血症、恶性肿瘤异位淀粉酶产物、输卵管炎、HIV 感染、肝硬化、酸中毒或酮症酸中毒。
- 高脂血症:急性胰腺炎、胰腺假性囊肿、慢性胰腺炎、胰腺癌、胆道疾病、小肠通透性增加(穿孔、梗死、梗阻)、急性阑尾炎。其他如肾衰竭、酮症酸中毒、巨脂酶血症(macrolipasemia)、HIV 感染。

16. 阐述巨淀粉酶血症和巨脂酶血症定义。

在某些病理条件下,脂肪酶和淀粉酶结合血清免疫球蛋白(IgG 和 IgA)或多糖形成巨大分子,不易通过肾排泄。肾清除能力下降导致这些血清酶水平的提高。测定血清及尿中的淀粉酶或脂肪酶水平可以做出诊断。巨淀粉酶血症和巨脂酶血症患者,脂肪酶和淀粉酶血清水平升高但尿水平低甚至检测不到。这两种酶学异常与腹腔疾病、HIV、炎性肠病及结节病相关。

17. 疑似急性胰腺炎患者血清淀粉酶水平正常的原因是什么?

- 延迟呈现(淀粉酶已恢复正常)。
- 慢性胰腺炎基础上的酒精性胰腺炎表现为急性胰腺炎(胰腺衰竭)。
- 严重的高三酰甘油血症(高三酰甘油可干扰淀粉酶测定)。

18. 高脂酶血症或高淀粉酶血症与急性胰腺炎的严重程度是否相关?

淀粉酶和脂肪酶的水平与急性胰腺炎严重程度及预后无关。连续测量急性胰腺炎患者的血清酶水平对预测预后或变更治疗策略没有帮助。因此,只测定到初始升高值即可,没有必要进行连续测定。

19. 诊断胆源性急性胰腺炎的最可靠的血清标志物是什么?

丙氨酸转氨酶(ALT)超过 150 U/L 的阳性预测值为 95%。

将碱性磷酸酶、总胆红素、直接胆红素、淀粉酶和脂肪酶的水平升高综合考虑,可用于诊断胆源性胰腺炎,其阳性预测值为 80%。

20. 急性胰腺炎如何分类?

亚特兰大国际共识修订版分型(2012)将急性胰腺炎分为轻度、中度和重度三型。

- 轻度急性胰腺炎:无器官衰竭,无局部或全身并发症;病程为自限性。
- 中度急性胰腺炎:器官衰竭在 48 小时内缓解,局部或全身出现并发症而无持续性器官衰竭。
- 重症急性胰腺炎:单个或多个器官衰竭超过 48 小时。此型患者通常有一个或多个局部并发症，死亡风险增加。

急性胰腺炎的严重程度和生存率可以通过临床评分预测（见问题 21），包括 Ranson 评分和急性生理和慢性健康评估（APACHE Ⅱ）评分。

亚特兰大研讨会建议评估以下器官系统来定义器官衰竭：

- 心血管：休克（收缩压小于 90 mmHg）。
- 呼吸：肺功能不全（PaO_2/FiO_2 比值小于 400）。
- 肾衰竭（血肌酐大于 1.4mg/dl）。

21. 用什么样的预后评分系统来评估其严重程度？

使用最广泛的临床预后评分包括 Ranson 标准、Glasgow 预后标准、APACHE Ⅱ 分类系统和 Balthazar CT 严重指数，除此之外，新近应用标准还有重症急性胰腺炎床边指数（BISAP）。许多免费的应用程序和在线计算器可用于评分系统（如 http://www.mdcalc.com/ 和 http://medcalc3000.com/ BISAPScore.htm）。

- Ranson 标准：包括入院时的 5 项临床指标和 48 小时的 6 项指标，各项 1 分，合计 11 分。Ranson 标准因 11 个变量的 6 项指标需要延迟 48 小时才能测定，因此应用受到限制。Ranson 标准总分与急性胰腺炎的严重程度、胰腺坏死及死亡率具有相关性。

- Glasgow 预后标准：将 Ranson 标准的 11 项指标减少为 8 项，用于胆石症所致急性胰腺炎的预后判断。格拉斯哥标准的局限性在于其使用的是国际单位制单元（在美国不适用），且仅用于入院 48 小时的评价。

- APACHE Ⅱ 分类系统：可用于入院后的任何时间。这种评分采用年龄和仅在重症监护病房中才常用的急性生理参数。得分 8 分及以上者死亡率高，预测精度约为 90%。

急性胰腺炎预后不良患者通常会出现全身炎症反应综合征（SIRS）。SIRS 可在患者住院期间的任何时间确定，标准包括以下内容：

- 心率大于 90 次 / 分
- 体温大于 38℃ 或小于 36℃。
- 呼吸频率大于 20 次 / 分或二氧化碳分压低于 32 mmHg。
- 白细胞计数大于 12 000/ml 或小于 4000/ml，或带状核型比例大于 10%。

- Balthazar CT 严重指数是基于增强 CT 评分系统的评分系统，指标包括炎症程度、出现积液和坏死程度。Balthazar CT 严重指数可区分急性胰腺炎为间质性胰腺炎和坏死性胰腺炎。一般而言，间质性胰腺炎（间质水肿和炎症）病情较轻，死亡率约为 1%。相反，坏死性胰腺炎（局灶性或弥漫性坏死）病情严重，需积极治疗。无菌性坏死性胰腺炎患者的死亡率为 10%，感染性坏死性胰腺炎患者的死亡率为 30%。幸存者中，出现胰腺坏死者预后差（出现严重的并发症，住院时间延长甚至死亡）。严重指数评分小于 2 分的患者死亡率和并发症发病率低。相反，严重指数评分大于 5 分的患者预期住院时间延长的概率增大 17 倍，预计需要手术清除坏死的可能性增加 10 倍，患者死亡概率增加 8 倍。

- BISAP 评分是更为简单的新型预后评分系统，对急性胰腺炎预后的判断精度与 APACHE Ⅱ 和 Ranson 标准相当。BISAP 评分在发病 24 小时内适用。BISAP 评分采用五项指标，每个指标出现得 1 分。五项指标包括血尿素氮（BUN > 25 mg/dl），精神状态改变（Glasgow 昏迷评分 < 15 分），

年龄大于 60 岁，出现 SIRS，出现胸腔积液。评分为 0 的患者死亡率低于 1%，而 3 分以上的患者死亡率约为 15%（表 36-2）。

表 36-2 BISAP 评分	
指标	分值
尿素氮水平（BUN）> 25 mg/dl	1
精神状态异常	1
出现全身炎症反应综合征（SIRS）（两个指标以上）	1
年龄 > 60 岁	1
出现胸腔积液	1

22. 血清标志物在评估的严重程度中的作用如何?

多种血清标志物可以在理论上用于预后，区分轻度和重症胰腺炎，但尚需大量数据支持。这些标志物包括胰蛋白酶原激活肽、多形核白细胞弹性蛋白酶、白细胞介素（IL-6、IL-8、IL-10、肿瘤坏死因子、血小板活化因子、血清降钙素原、抗凝血酶Ⅲ、P 物质、C 反应蛋白、血细胞比容（血液压积），仅有两个指标应用于临床。

- C 反应蛋白已在欧洲应用，能够较好预测入院后 48 小时内重症胰腺炎，但不能用于入院时的预测。
- 血细胞比容水平保持在 0.44 而未能在 24 小时内降低者提示坏死性急性胰腺炎和器官衰竭，这一指标和尿素氮升高合用预测效果更好。两者均在充分水化后降低。

23. 急性胰腺炎的其他预后指标是什么?

急性胰腺炎第一周的患者死亡原因为全身炎症反应综合征（见问题 21）。酒精性急性胰腺炎者发生坏死性胰腺炎的死亡风险增加，并有可能需要进行人工通气。症状发作和入院时间间隔小于 24 小时，表现出反跳痛或肌紧张提示急性胰腺炎严重程度增加。另外一个预后因素为质量指数，肥胖者患重症急性胰腺炎的发病率和死亡率均高于非肥胖患者。内脏脂肪沉积和腰围增加均是预后不良的因素。

24. 阐述急性胰腺炎的最主要的全身并发症。

- 呼吸衰竭：20% 急性重症胰腺炎患者出现急性呼吸窘迫综合征。渗出性胸腔积液左侧易发，诊断时胸腔积液中淀粉酶水平高于血清。
- 肾衰竭：肾灌注不足导致急性肾小管坏死。
- 休克：是由第三间隙液体、外周血管扩张和左心室功能不全引起。
- 高血糖：胰岛细胞坏死引起的胰岛素缺乏或胰高血糖素血症导致高血糖。
- 弥散性血管内凝血：以入院时抗凝血酶Ⅲ值为 69% 作为最佳截断值来预测死亡结局，其预测敏感度为 81%，特异度为 86%。
- 脂肪坏死：皮肤上的淡红色结节（皮下组织）提示脂肪坏死。脂肪坏死是由循环中脂酶升高引起的，可影响到腹膜、纵隔、骨、心包、胸膜和关节，关节受累症状与急性关节炎类似。
- 视网膜病（Purtscher 病）：是一种急性胰腺炎的罕见并发症，由粒细胞聚集阻塞视网膜后动脉引起。

- 脑病：从轻到重分为激惹、定向障碍、幻觉和昏迷几个阶段。

25. 阐述可疑的胰腺坏死感染发生时机。

胰腺坏死感染通常在发病后 5～14 天(中位数为 8 天)发生。胰腺坏死感染的标志是症状无缓解，持续发热，心动过速，低血压，白细胞增多及腹部疼痛加剧。在这种情况下，应采用增强 CT 进行诊断和定位坏死，细针穿刺物（进行革兰染色和培养）来判断为无菌性坏死还是感染。如果发现胰腺坏死感染且病情稳定，应根据微生物种类和药敏结果选择抗生素治疗。胰腺内或腹膜后腔出现气泡表明胰腺存在感染。

26. 感染性胰腺坏死所分离出的最常见微生物是什么?

感染性胰腺坏死通常是由单一的微生物引起的（80%）。感染源自肠道细菌移位，经血行播散，胆道及淋巴扩散定植到坏死的胰腺组织造成感染。分离出的微生物通常为大肠埃希菌（50%）、肠球菌、葡萄球菌、克雷伯菌属、变形杆菌属、假单胞菌、粪链球菌、拟杆菌属（极少情况下为念珠菌属）。

内科治疗取决于患者的病情是否稳定。如果患者病情不稳定，那么病灶清除术是治疗的首选方式，临床上多见。然而，如果患者病情稳定，可根据抽吸物中微生物的药敏结果进一步调整抗生素作用范围作为首选。如果患者病情不改善，则应及时清创。

27. 阐述急性胰腺炎的治疗。

急性胰腺炎发作后的 24 个小时是治疗的"黄金时段"，此时通过维持胰腺和肠微循环治疗可以最大程度降低患者发病率和死亡率。大剂量液体复苏应在急诊室即开始采用，通常为先行输注 1～2L 乳酸林格液，然后在第一个 24 小时内以 150～300 ml/h 的速度持续滴注 [2～3 ml/（kg•h），根据体检结果及已经存在的并发症情况进行调整]，然后用根据尿量或尿素氮和血细胞比容的变化调整剂量。乳酸林格液是一种含钙的碱性溶液，与生理盐水相比，乳酸林格液已被证明可减轻 SIRS 并降低死亡率。在急性胰腺炎合并高钙血症的情况下应避免使用乳酸林格液。

轻度急性胰腺炎治疗只需一般支持治疗，如前所述。肠梗阻或恶心呕吐时可放置鼻胃管。急性胰腺炎不是预防性抗生素的适应证。

重型急性胰腺炎有较高的发病率和死亡率。因此，重型急性胰腺炎患者应该接受监护仪或进入重症监护病房治疗，同时还应特别注意出现的系统性并发症，监测恢复情况和出入量状态。胰腺坏死患者没有必要预防性使用抗生素，否则可能会促使耐药菌或真菌出现二重感染。

如果胰腺坏死受到感染应该接受清创治疗，标准的做法是进行开放的外科清创术。若患者病情稳定，手术可推迟到胰腺炎发作 30 天后。与立即清创相比，延迟手术死亡率低，但可能会造成抗生素使用期延长、真菌感染、耐药菌形成等问题（见问题 26）。

新近采用的腹腔镜技术包括经腹膜后和经腹膜腔镜清创术替代开放手术进行清创。最近，内镜清创术已被证明是安全和有效的。确切有效率为 76%，死亡率为 5%，发病率为 30%（四个内镜会议报道的平均值）。

28. 阐述急性胰腺炎营养支持的途径和时机。

肠内营养的恢复应是急性胰腺炎治疗的目标。在没有恶心、呕吐及肠梗阻表现的情况下应尽早让患者进食。对于轻症急性胰腺炎患者，胃肠外营养或经鼻肠管肠内营养是没有必要的，因为患者往往在发病后 1 周内开始口服。如果预计不能在 5 ～ 7 天恢复进食，则应考虑其他途径营养来源。全胃肠外营养（TPN）可导致管道感染和肠道通透性增加。有力证据表明，使用肠内营养可保持肠道功能和完整性，与全胃肠外营养相比更能减少细菌移位（减少胰腺感染）。肠内营养可通过鼻腔肠管给予，但置管道于幽门以下并非必要。此外，肠内营养比全胃肠外营养成本低。通过十二指肠给予全要素膳食和半要素膳食已被证明可减少对胰腺 50% 的刺激。同时，一个小规模的随机研究显示经鼻胃管营养（低脂、半要素膳食）与经鼻腔肠管营养相比，发病率和死亡率无显著差异。只要患者三酰甘油基线水平小于 400 mg/dl，既往没有高脂血症史，选择全胃肠外营养，静脉给予脂肪乳剂相对安全且耐受性良好，使用谷氨酰胺可能有助于减少急性胰腺炎的并发症。

29. 阐述胆源性急性胰腺炎进行 ERCP 的时机。

以下情况下应在急诊入院后立即进行括约肌切开术的 ERCP。

● 在急性胆源性胰腺炎的治疗中，出现急性胆管炎的表现。

● 影像学提示胆总管结石持续存在或临床表现为持续性黄疸的病因，肝功能异常或腹部超声提示胆总管扩张。胆总管结石持续存在的最佳临床预测指标是血清总胆红素水平在入院第二天升高 1.35 倍以上（敏感度为 90%，特异度为 63%）。磁共振胰胆管造影（MRCP）可以用来确定胆总管结石的存在，且为非侵入性的检查。患者行 ERCP 提倡使用超声内镜，不仅能可靠地诊断胆总管结石，还可有效避免胆道无结石时不必要的 ERCP 检查。

● 一些研究者认为严重的，或有可能发展为严重的胆源性胰腺炎患者（有争议的）应行 ERCP。

● 急性胆源性胰腺炎患者接受 ERCP 手术取胆总管结石时如果括约肌切开困难，建议放置胰管支架，可使并发症的发生率由 31.9% 降低至 7.7%。

对疑似患有胆源性胰腺炎的患者，在行腹腔镜前不应常规进行 ERCP。这种情况下应该行术前 MRCP 或 EUS 检查。

无胆总管结石证据，肝功能正常或术前证实存在小结石的患者应该在腹腔镜胆囊切除术中行胆道造影，如果需要移除结石应行胆总管探查术。如果结石不能被移除，术后应行 ERCP，其成功率较高。

30. 急性胆源性胰腺炎患者痊愈后是否需要行胆囊切除术？

急性胆源性胰腺炎患者首次发作后 6 ～ 8 周出现胆源性并发症如急性胰腺炎、胆囊炎或胆管炎复发风险约为 20%，故应在疾病痊愈后行胆囊切除术。否则再次出现胆道并发症，再次入院的风险和住院时间均增加。

31. 胆源性急性胰腺炎患者何时接受胆囊切除术？

轻度胆源性胰腺炎患者，入院第 1 周内行腹腔镜胆囊切除术是安全的。有研究表明，如果患者接受择期腹腔镜胆囊切除术会导致此类患者中的 20% 在择期手术前（通常为首次急性胰腺炎发作后 6 周）出现不良事件再次入院。重症胆源性急性胰腺炎患者，腹腔镜胆囊切除术应在首次发作后 1 周进行，以便患者能够从急性发作中恢复。

患有其他疾病无法接受胆囊切除术的患者，选择内镜下括约肌切开术来预防胆源性急性胰腺炎。

32. 酗酒和胆结石共存患者是否应行胆囊切除术以防急性胰腺炎再次发作?

胆囊切除并不能防止酗酒的患者再次发生急性胰腺炎,因为此类患者倾向于酒精性胰腺炎。强制性戒除酗酒是保证不复发或进展为慢性胰腺炎的关键。当血清标志物提示结石排泄时,则应该考虑择期胆囊切除术,术中进行肝活检并行术中胆道造影。

33. 什么是急性胰腺液体积聚?

急性胰腺液体积聚是由胰腺炎症引起的。57% 的严重急性胰腺炎患者出现急性液体积聚,积聚的液体不与胰管相通,缺乏明确的包裹壁。液体中胰腺酶含量低,大部分经非手术治疗 6 周内自发地改善。少数积液可发展为一个缺乏上皮的完整囊性结构,称为假性囊肿。

34. 什么是假性囊肿?

胰腺假性囊肿是胰腺积液形式中的一种,胰腺酶的含量高,与胰管破裂有关,早期即与胰管相通。胰腺假性囊肿通常在急性胰腺炎发作后 4 ～ 6 周形成,因缺乏上皮囊壁而得名,可出现在胰腺内部,也可出现在胰周区域,但通常位于胰腺体尾部。

35. 什么情况下考虑诊断为假性囊肿?

急性胰腺炎患者出现以下情况时应考虑假性囊肿。
* 急性胰腺炎病情无缓解。
* 淀粉酶和脂肪酶水平持续升高。
* 出现上腹部肿块。
* 急性发作临床症状缓解后腹痛持续存在。

36. 假性囊肿引流术的适应证是什么?

假性囊肿引流术的适应证如下:
* 症状(疼痛或腹胀)。
* 包块进行性增大(专家认为大小超过 6cm 或出现超过 6 周假性囊肿应考虑引流)。
* 出现疑似并发症(感染、出血、胰源性腹水、腹腔脏器受压或梗阻)。
* 疑似恶性肿瘤或假性囊肿的诊断存疑。

37. 胰腺假性囊肿如何进行引流?

符合引流的假性囊肿可根据其位置、大小,与胰管的关系及医生的执业经验选择影像辅助下治疗、内镜下治疗还是手术治疗。
* 无症状的或小的假性囊肿(小于 6cm)通常采用保守治疗或在腹部超声引导下治疗。
* 手术引流是金标准。
* 影像辅助下引流可以通过 CT 引导下经皮穿刺置管引流。此法主要用于不能接受手术的高危患者,或不成熟的胰腺假性囊肿或假性囊肿感染患者。
* 当假性囊肿黏附于胃或十二指肠时可采用内镜超声引导下的内镜引流。内镜引流分为经胃壁透壁途径、经十二指透壁途径及经胰管途径三种,经胰管途经可在放置支架后通过壶腹进入胰管和假性囊肿腔进行引流。

38. 阐述未经治疗的胰腺假性囊肿的可能的并发症。

● 感染：假性囊肿诊断性穿刺引发的感染；引流造成的感染。

● 胰性腹水：囊肿的内容物或胰管引流物泄漏入腹腔。分析穿刺所得腹水（高淀粉酶和高蛋白）可做出诊断，支架置入胰管联合使用奥曲肽可作为备选治疗方案，禁食和完全胃肠外营养可提高疗效。如果上述方案失败，应考虑手术治疗。

● 瘘管形成：通常出现在假性囊肿外引流术后。

● 破裂：假性囊肿破裂进入胸腔和腹腔。表现为急性腹部或胸腔积液，应该选择手术治疗。

● 出血：是最危及生命的并发症。假性囊肿侵蚀相邻血管形成假性动脉瘤，出血可局限于囊肿，也可通过胰管或瘘管进入肠道自发引流，即胰性出血。急性胰腺炎患者出现此类情况时应注意和胃肠道出血或急性原因不明的血细胞比容降低性腹痛相鉴别。胰性出血通过腹部 CT 进行诊断，并通过血管栓塞进行治疗。

● 梗阻：假性囊肿可引起胆道系统（尤其是位于胰头的假性囊肿可梗阻胆总管）、血管（下腔静脉、门静脉）、肠道十二指肠和泌尿系统的梗阻。

● 黄疸：可能是由于假性囊肿阻断胆总管。

（向晓辉　译，夏时海　校）

慢性胰腺炎

Enrique Molina，MD, and Jamie S. Barkin, MD

1. 慢性胰腺炎如何分类？

慢性胰腺炎是一种进行性不可逆的胰腺实质炎症和纤维化，同时伴有外分泌和内分泌功能损害。慢性胰腺炎最常用的分类是 Sarles 修订的马赛 - 罗马分类，此分类根据其流行病学特征、分子生物学、形态学特点将慢性胰腺炎分为四组（表 37-1）。

表 37-1 马赛 - 罗马分类		
类型	特征	举例
钙化性慢性胰腺（结石性）	不规则纤维化 导管内蛋白栓 导管内结石 导管损伤	酒精滥用是首要致病因素
梗阻性慢性胰腺	腺体改变 无纤维化 导管扩张 腺泡萎缩 胰腺导管梗阻移除改善	常见原因 • 良性导管狭窄 • 导管内肿瘤
炎性慢性胰腺炎	单核细胞浸润 外分泌实质破坏 弥漫性纤维化 萎缩	相关的自身免疫性疾病 • 原发性硬化性胆管炎 • 干燥综合征 • 自体免疫性胰腺炎
无症状胰腺纤维化	沉默弥漫性小叶周围纤维化	特发性老年慢性胰腺炎

引　自：Sarles H, Adler G,Dani R, et al. the pancreaitis classification of Marseilles—Rome 1988.Scandinavian J Gastroenterol 1989;24:641-642

2. 成年人中最常见的原因是什么？

慢性胰腺炎的最常见病因因文化和地域的差异而有所不同。在西方国家中，酒精滥用占慢性胰腺炎病例数的 70%。而在印度南部，70% 的病例是热带胰腺炎。图 37-1 显示的是美国慢性胰腺炎的病因构成情况。

每天饮酒超过 5 杯，持续 5 ～ 10 年饮酒成为胰腺炎显著的相关风险的必要条件。此外，只有 5%的酗酒者进展为慢性胰腺炎，只有 10% 的酒精性肝硬化发展为慢性胰腺炎。《北美胰腺炎研究》第 2 版确认在 CLDN2 和 RSS1-PRSS2 位点的常见遗传变异会改变酒精性和散发性的胰腺炎风险。X- 连锁的 CLND2 基因型纯合子（或半合子男性）具有因饮酒引发胰腺炎的最大风险。酒精性慢性胰腺炎患病率的男女对比为 4：1 或 5：1，造成这一比例的可能原因是男性的 CLND2 半合子频率为 0.26 而女性的 CLND2 纯合子频率为 0.07。这些新的发现进一步支持慢性胰腺炎是多重伤害"打击"和易损伤倾向性的结果。这些"打击"包括前哨急性胰腺炎事件和免疫遗传途径之间复杂的相互作用（图37-2）。

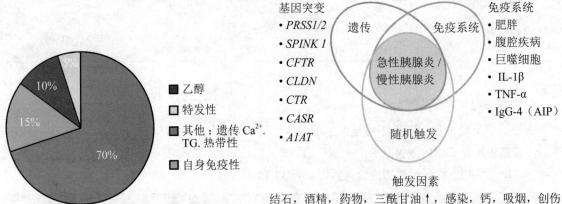

图 37-1　慢性胰腺炎的病因
Ca²⁺. 钙；TG. 三酰甘油

图 37-2　急性和慢性胰腺炎的病因
Ig. 免疫球蛋白；IL. 白细胞介素；TNF. 肿瘤坏死因子

3. 慢性胰腺炎其他病因是什么？

TIGAR-O 分类系统列出了慢性胰腺炎可能的原因：

Toxic metabolic（毒物代谢）：酒精、吸烟、高脂血症、高钙血症、慢性肾衰竭。

Idiopathic（特发性）：热带性及原因不明等。

Genetic（遗传）：常染色体显性遗传，阳离子胰蛋白酶原 PRSS1-PRSS2，常染色体隐性遗传 / 修饰基因，CFTR 基因突变，X- 染色体连锁，CLND2，SPINK1 突变，胰凝乳蛋白 C（CTRC），CaSR，其他。

Autoimmune（自身免疫）：1 型和 2 型。

Recurrent（复发性重症急性胰腺炎）：坏死性（重症急性胰腺炎），血管疾病或缺血，放射暴露。

Obstructive（阻塞性）：胰腺分裂（有争议），Oddi 括约肌功能障碍（有争议），胰管梗阻（肿瘤、创伤后）。

4. 什么是自身免疫性胰腺炎？

自身免疫性胰腺炎是最近描述的慢性胰腺炎类型，也被称为硬化性胰腺炎、淋巴浆细胞性胰腺炎或特发性瘤样慢性胰腺炎。自身免疫性胰腺炎的特点是存在的自身抗体，血清免疫球蛋白水平升高，血清 IgG4 水平升高（通常高于 140mg/dl），并对糖皮质激素治疗有效（停用类固醇复发率大约为 41%）。患者常出现腹部包块、黄疸伴腹痛。影像学显示胰腺弥漫性或局部增大的同时伴胰管狭窄。病理报告显示淋巴浆细胞浸润。这一类型的慢性胰腺炎与其他自身免疫性疾病相关联，如原发性硬化性胆管炎、自身免疫性肝炎、原发性胆汁性肝硬化、干燥综合征、硬皮病（表37-2）。

梅奥诊所提出的 HISORt 标准包括以下一个或多个指标：（H）组织学检查提示自身免疫性胰腺炎；（I）胰腺影像学提示自身免疫性胰腺炎；（S）血清学结果，IgG4 超过 2 倍正常上限；（O）累及其他器官，如腮腺、泪腺受累，纵隔淋巴结肿大或腹膜后纤维化；和（Rt）胰腺和胰外征象表明类固醇治疗有效。

5. 什么是热带性或营养性胰腺炎？

热带胰腺炎是一种在印度及印度尼西亚、巴西和非洲一些近赤道国家和地区的人群中最为常见的慢性胰腺炎类型，病因不明。有些患者存在 *SPINKI* 基因突变。热带胰腺炎表现为腹痛，严重营养不良，胰管扩张合并大的胰管结石和外分泌、内分泌不足并进展为糖尿病，儿童和年轻人多见。热带胰腺炎可能由蛋白质热量营养不良引起，而且与营养抗氧化剂的摄入不足有关，如锌、铜、硒。

6. 什么是梗阻性慢性胰腺炎？

无论是恶性还是良性的胰腺管阻塞都可导致慢性胰腺炎。梗阻原因包括创伤后狭窄、钙化结石、乳头狭窄、假性囊肿、恶性肿瘤。去除梗阻可逆转部分胰腺损伤，保护脏器功能。

胰腺分裂可以导致小乳头引流不畅而形成相对梗阻，进而发展为慢性胰腺炎，遗传突变在胰腺炎的形成过程中的作用可能与胰腺分裂作用叠加。

表 37-2　自身免疫性胰腺炎

	1 型自身免疫性胰腺炎（日本 100%，美国 80%）	2 型自身免疫性胰腺炎（主要在欧洲）
组织学表现	淋巴浆细胞性硬化性胰腺炎	特发性导管中心型胰腺炎
无创诊断	> 70% 病例可诊断	最终诊断需要组织学检查
平均年龄（岁）	70 岁	50 岁
临床表现	阻塞性黄疸 75%，急性胰腺炎 15%	阻塞性黄疸 50%，急性胰腺炎 ≈ 33%
影像表现	弥漫性肿胀 40%，局灶性表现 40%	局灶性表现 ≈ 85%
IgG4 相关性	血清 IgG4 ↑↑ 和 IgG4 染色阳性	与 IgG4 无关联
涉及其他器官	多个	无
与 IBD 的相关性	2% ～ 6%	16%
应用激素是否有效	是	是
长期结果	经常复发	不复发

IBD. 炎性肠病；Ig. 免疫球蛋白

引自：From Sah RP, Chari ST. Autoimmune pancreatitis: an update on classification, diagnosis, natural history and management. Curr Gastroenterol Rep. 2012;14(2):95–105.

7. 什么是遗传性胰腺炎？

遗传性胰腺炎是一种常染色体显性遗传疾病，虽然外显率高达 80% 但遗传性胰腺炎不足全部慢性胰腺炎总病例数的 1%。遗传性胰腺炎男女患病率相同，儿童时期（10 ～ 12 岁）出现反复发作急性胰腺炎并进展为慢性胰腺炎。遗传性胰腺炎患者易患胰腺癌，70 岁时的胰腺癌发病率约为 40%。遗传性胰腺炎的遗传异常包括阳离子胰蛋白酶原基因突变（*PRSS1*）、胰腺分泌的胰蛋白酶抑制剂（*SPINK1*）和囊性纤维化跨膜传导调节基因（*CFTR*）异常，这些异常已被证实为慢性胰腺炎主要危险因素。胰凝乳蛋白酶 C（*CTRC*）和 *CASR* 基因突变被认为是慢性胰腺炎的次要风险因素。*PRSS1* 基因突变是唯一一种常染色体遗传性型胰腺炎。年轻的复发性胰腺炎患者应该进行这些基因检测，尤其是有胰腺疾病家族史的患者。

8. 囊肿性纤维化（CF）与慢性胰腺炎有何关联？

在白种人患者中，囊肿性纤维化是最常见的常染色体隐性遗传缺陷性疾病。囊肿性纤维化患者除了患呼吸道疾病外，85% 的患者常有胰腺外分泌功能不全。囊肿性纤维化由 *CFTR* 基因突变引起（已确定 1000 多种不同的 *CFTR* 基因多态性类型）。*CFTR* 基因突变导致氯离子及其他受 *CFTR* 影响离子如钠和碳酸氢盐转动紊乱，导致胰腺分泌物黏稠，导致胰管梗阻和腺泡细胞的破坏及后续的纤维化和胰腺炎。胰腺炎可以出现囊肿性纤维化的其他相关表现，也可以不出现。临床表现取决于额外的遗传或环境因素是否存在叠加效应。伴发肺疾病的胰腺炎患者及有妊娠困难史的年轻胰腺炎患者应该考虑患有囊肿性纤维化。

9. 什么是特发性慢性胰腺炎?

特发性慢性胰腺炎与酒精滥用或前面描述的发病因素无关，占慢性胰腺炎病例数的 10% ～ 30%。

10. 慢性胰腺炎最常见的症状是什么?

多达 80% 的患者最常见的症状是腹痛。腹痛表现为上腹部痛并放射到背部，性质为持续性钝痛。餐后 15 ～ 30 分钟疼痛加剧，坐位或前倾位疼痛减轻，并常伴有恶心和呕吐。然而，多达 23% 的慢性胰腺炎患者不出现腹痛。

11. 慢性胰腺炎患者体重减轻的原因是什么?

造成体重减轻的原因包括：
- 胰腺外分泌功能不全造成的蛋白质、糖类和脂肪吸收不良（胰腺90%以上部分无功能时出现）。
- 糖尿病未加控制。
- 由于恐惧腹部疼痛而减少热量的摄入（畏食）。
- 胃排空延迟或胃出口梗阻 - 十二指肠梗阻引起的早饱。

12. 脂肪泻是慢性胰腺炎的早期症状吗?

当超过 90% 的胰腺外分泌功能受损或功能不全时才出现脂肪泻。脂肪泻意味着慢性胰腺炎进入晚期。脂肪泻出现在蛋白质缺乏之前，因为脂肪分解减少的速度比蛋白水解快。脂肪泻表现为恶臭、脂样便、便溏及脂溶性维生素缺乏（维生素 A、维生素 D、维生素 E、维生素 K）。

慢性胰腺炎的早期症状不典型，包括腹胀、腹部不适、疼痛和排便习惯改变。

13. 糖尿病是慢性胰腺炎的早期表现吗?

糖尿病不是慢性胰腺炎的早期表现，糖尿病发生在慢性胰腺炎晚期，多达 70% 的慢性胰腺炎病患者会发展为糖尿病。那些慢性钙化性疾病患者相对于非钙化患者更易发展为糖尿病。慢性胰腺炎引起糖尿病的原因为产生胰岛素的 β 细胞受到破坏，与之相对，1 型糖尿病患者产生胰高血糖素的 α 细胞也同时被破坏，因此导致自发性低血糖频繁发作。与其他类型的糖尿病相比，慢性胰腺炎导致的糖尿病患者患视网膜病变和神经病变的可能与其他类型糖尿病相当，但糖尿病酮症酸中毒和肾病罕见。

14. 测定血清胰蛋白酶对慢性胰腺炎诊断有帮助吗?

胰腺纤维化导致腺泡细胞的破坏，淀粉酶和脂肪酶的产生也随之减少。这些酶对慢性胰腺炎的诊断没有帮助。尽管临床上有疼痛症状，但酶的水平可能升高、正常或降低。虽然诊断慢性胰腺炎没有敏感或特定的指标，但低水平的胰蛋白酶原和粪弹性蛋白酶可提示慢性胰腺炎。

15. 慢性胰腺炎患者血清胆红素和碱性磷酸酶的升高提示什么？

慢性胰腺炎患者的胆红素和碱性磷酸酶水平升高提示胆道梗阻，胆道梗阻由纤维化、胰腺肿块或癌及脏器水肿造成的胆管胰内段挤压所引起。同时，酶水平升高也可由酒精摄入或其他肝毒性药物引起。

16. 有什么特异性检测能直接测定胰腺外分泌功能？

胰液外分泌物正常情况下富含碳酸氢盐（pH 为 7.8 ～ 8）。促胰液素刺激试验，注射促胰液素后测定给予或不给予胆囊收缩素情况下胰腺分泌量和碳酸氢盐的浓度。这一试验为侵入性试验，需要在十二指肠置管（Dreiling 管）收集分泌物。由于操作复杂性，这种检验未被广泛使用，敏感度为75% ～ 95%。此方法对于晚期疾病的诊断更为敏感（表 37-3）。内镜方法与标准的促胰液素刺激试验效果相当，目前已被广泛应用。内镜可通过其抽吸通道抽取胰腺分泌物，并能测定分泌物的碳酸氢盐水平。

表 37-3 促胰液素刺激试验	
碳酸氢盐水平（mEq/L）	结果
＜ 50	与慢性胰腺炎一致
50 ～ 75	不确定
＞ 75	正常

17. 什么情况可出现促胰液素刺激试验假阳性？

原发性糖尿病、乳糜泻、肝硬化和 Billroth Ⅱ 式胃切除术可出现促胰液素刺激试验假阳性结果。在急性胰腺炎的发作恢复期患者也可能出现假阳性结果。

18. 有什么胰腺外分泌功能间接检测方法？

间接试验包括测定血清和粪便中的胰蛋白酶或口服给药后血清、尿液或呼吸中的酶的代谢产物。因为这些试验检测的是胰性消化不良水平，所以越接近疾病晚期，测定越敏感。由于胰腺的分泌能力损失超过 90% 时才出现明显的外分泌功能障碍，因此这些检测方法对早期胰腺疾病不敏感。

这些研究包括：

- 血清胰蛋白酶：慢性胰腺炎晚期和脂肪泻发生时非常低（20ng/ml）。
- 粪糜蛋白酶。
- 粪弹性蛋白酶：比胰糜蛋白酶检测更稳定且使用方便。
- [14C] - 脂肪吸收试验。
- 粪便中的脂肪含量：患者进食 3 天含有 100g/d 的脂肪餐后收集 72 小时粪便进行脂肪定量。
- 呼吸试验：标记后的底物被胰蛋白酶消化后用于呼吸测试，目前这一方法仍处于研究之中。

19. 腹部 X 线对慢性胰腺炎的诊断有帮助吗？

腹部 X 线可以发现弥漫性胰腺钙化对诊断慢性胰腺炎具有特异性。钙化见于 30% ～ 40% 的慢性胰腺炎患者。疾病的早期阶段见不到钙化，所以腹部 X 线大多对疾病的晚期诊断很有帮助。钙沉积多见于美国的酒精引起的慢性胰腺炎患者和印度的热带胰腺炎患者。

20. 有什么其他成像方式可用于诊断慢性胰腺炎？

- 经腹超声（US）。

- 计算机断层扫描（CT）。
- 磁共振成像（MRI）。

所有三项检查均能够显示胰管扩张、钙化，胰管内充盈缺损和假性囊肿。经腹超声的敏感性为60% ~ 70%，特异性为80% ~ 90%。与 US 相比，CT 比经腹超声的敏感性高出 10% ~ 20% 且特异性相近。磁共振成像在评估胰管细节方面更具优势，能显示更多胰管细节。

21. 内镜下逆行胰胆管造影（ERCP）在慢性胰腺炎诊断中的作用是什么？

ERCP 以前曾用于中度 - 晚期的慢性胰腺炎患者胰管异常的检查。ERCP 被认为是评估胰腺的金标准，敏感度达 90%，特异度达 100%。然而，ERCP 是一种侵入性检查，过程具有一定的风险性（5%的并发症和 0.1% 的死亡率）。随着新技术的发展，如磁逆行胰胆管造影（MRCP）和超声内镜（EUS）的应用，ERCP 的作用仅限于治疗。ERCP 提示慢性胰腺炎的特征性表现包括主胰管"链状湖泊"的串珠样特性，不规则分支导管及导管内充盈缺损。同时，ERCP 可以用于区分慢性胰腺炎和胰腺腺癌，胰腺腺癌表现为一处显著的狭窄，而慢性胰腺炎表现为多处胰管狭窄、扩张改变及不规则分支导管和导管内结石。自身免疫性胰腺炎表现为主胰管在狭窄区域内变窄，而慢性胰腺炎则表现为狭窄区域内出现导管扩张。

22. 什么是基于 ERCP 表现的慢性胰腺炎剑桥分级系统？

基于 ERCP 表现的慢性胰腺炎剑桥分级系统，见表 37-4。

表 37-4　依据 ERCP 的慢性胰腺炎剑桥分级系统

分级	胰管	侧支
正常	正常	正常
不明确	正常	＜ 3 异常
轻度	正常	≥ 3 异常
中度	异常	≥ 3 异常
明显	异常 + 另外一个或一个以上以下指标： 大空洞（＞ 10 mm） 导管梗阻 严重的导管扩张或变形 导管内充盈缺损或钙化	≥ 3 异常

ERCP. 内镜逆行胰胆管造影术

23. 超声内镜在诊断慢性胰腺炎中的作用是什么？

超声内镜在实现胰管和胰腺实质可视化方面性能优越。可根据导管的异常表现或胰腺实质的异常表现诊断为慢性胰腺炎（见问题 24）。至少满足标准中的三条可诊断为慢性胰腺炎。超声内镜可显示轻症慢性胰腺炎患者中 ERCP 未发现的异常表现或功能检测。新的成像技术如对比增强的超声内镜和弹性成像能够较好评估慢性胰腺炎、胰腺癌和自身免疫性胰腺炎。

24. 什么是慢性胰腺炎的诊断检查的标准?

慢性胰腺炎的诊断检查的标准,见表 37-5。

表 37-5 慢性胰腺炎(超声内镜标准)*	
导管内所见	扩张的主导管
	扩张的侧支胰管
	导管变形
	导管边缘强回声
	结石 / 钙化
实质表现	强回声灶
	强回声条索
	腺体分叶
	囊性空洞

* 发现阳性结果越多,慢性胰腺炎的诊断准确率越大

25. MRCP 在诊断慢性胰腺炎中的作用如何?

MRCP 是一种无创性检测且可评估胰腺实质和导管,经初步研究用于评价慢性胰腺炎具有一定的优势。MRCP 检查所见的导管征象与 ERCP 获得的征象高度一致。MRCP 检查可使胰管解剖结构可视化,包括狭窄,且能够识别与胰管系统没有连接的囊肿。MRCP 的局限性在于无法评估胰管较小的区域(胰尾或侧支)。促胰液素增强的 MRCP 有助于通过提高胰管解剖成像质量以显示微小的胰腺疾病,但这样会显著增加研究成本。

26. 慢性胰腺炎最常见的并发症有哪些?

慢性胰腺炎中最常见的并发症是形成假性囊肿,出现在 20% ~ 40% 的患者。稳定的慢性胰腺炎患者应怀疑存在假性囊肿:

- 持续性腹部或背部疼痛。
- 上腹肿块形成可能导致出现梗死症状,如恶心、呕吐、黄疸。

假性囊肿的转归分以下两种情况:

- 急性(6 周内消失)。
- 慢性(没有自行消失,持续 6 周以上)。

27. 假性囊肿如何治疗?

无症状或是体积不增加的假性囊肿(通常小于 6cm)通常采用保守治疗后进行腹部超声随访。符合引流标准的假性囊肿应采用介入、内镜或手术进行治疗,具体采用哪种治疗手段根据假性囊肿的位置、大小、医生的手术经验及假性囊肿胰管的关系而定。

手术是治疗假性囊肿的金标准,用于出现以下情况的患者:

- 经皮或内镜引流失败(发病率增加)。
- 多个或体积大的假性囊肿。
- 出现并发症如瘘、出血,靠近壶腹或胰管梗阻的假性囊肿。
- 高度怀疑为恶性。

无法接受手术的高危患者及假性囊肿未成熟或积液感染的患者可在射线引导下通过经皮穿刺

置管引流的手段非手术治疗。

能够等待到囊肿壁成熟与胃或十二指肠粘连后可在超声内镜引导下进行引流。可采用囊肿胃造口术或囊肿十二指肠造瘘术或经壶腹置入胰管支架导通囊肿腔和十二指肠进行引流治疗。

28. 慢性胰腺炎的其他并发症有哪些？

- 慢性胰腺炎患者中 5% ～ 10% 出现胆总管远端（CBD）梗阻。水肿、胰腺纤维化或假性囊肿压迫胰头部位的胰内胆总管，可引起黄疸、疼痛和导管扩张，甚至发生胆管炎。如果不及时治疗，会导致胆汁性肝硬化。

- 糖尿病是慢性胰腺炎的晚期并发症，多达 1/3 的慢性胰腺炎患者发展为糖尿病。

- 慢性胰腺炎患者中有 5% 发生十二指肠梗阻。胰腺对十二指肠的压迫可引起恶心、呕吐、体重减轻、胃出口梗阻和餐后胃潴留。

- 外科手术或经皮囊肿引流术后或囊壁坏死造成的胰外瘘。

- 胰管自发破裂或假性囊肿渗漏可形成胰腺内瘘。

- 假性囊肿侵蚀胰脾静脉造成胰腺出血，称为假性动脉瘤。

- 脾静脉血栓形成是胰腺炎症或假性胰腺囊肿阻塞后形成的胃静脉曲张所引起。

- 慢性胰腺炎患者一生中约有 4% 的概率患上胰腺癌。

29. 如何诊断和治疗远端胆总管梗阻？

以碱性磷酸酶升高作为早期发现的慢性胰腺炎患者应怀疑存在远端胆总管梗阻。随后，可能发生黄疸或上行性胆管炎。远端胆总管梗阻由炎症、纤维化或胰头部位的胰腺假性囊肿形成引起。MRCP 等影像学检查可发现胆总管远端逐渐变细形成鸟嘴状狭窄或沙漏状狭窄。

无胆管炎、继发性胆汁性肝硬化等并发症的患者可以选择至少 2 个月观察并监测一系列的肝功能指标（LFT）。如果发生任何一种并发症或出现肝功能指标持续升高，应该进行手术减压。经内镜胆道支架通常作为胆总管狭窄的一线治疗，但放置支架只能作为临时缓解措施，且支架由于堵塞或移位需要频繁更换。胆道旁路手术如胆囊空肠吻合术或胆总管空肠吻合术比内镜治疗的长期预后好，因此作为年轻患者首选。如果假性囊肿是由胆道梗阻引起的，假性囊肿减压应当作为首选。如果不适合内镜下引流应行胆道减压手术的同时行胆总管空肠吻合术。

30. 十二指肠梗阻如何诊断和治疗？

出现早饱、餐后腹胀症状或诊断为胃出口梗阻时应考虑存在十二指肠梗阻。上消化道系列检查可做出诊断。短暂性的十二指肠梗阻只需支持治疗，但持续性梗阻通常需要手术治疗，通常行胃空肠吻合术。如果同时出现胆道梗阻需要进行胆道旁路手术，如果出现胰管梗阻导致的持续性疼痛则需要联合进行胰管空肠吻合术。如果患者条件不适合外科手术，则可选择在内镜下放置十二指肠支架。

31. 胰瘘如何处理？

对胰瘘治疗的普遍方法包括使用生长抑素类似物（奥曲肽 50 ～ 250μg 每 8 小时皮下注射）减少胰腺分泌，并在禁食水的同时全肠外营养保持胰腺处于休息状态。这一治疗方案需要持续数周，期间可能采取一些更为激进的干预措施。

如果胰腺断裂位点确定及手术减压或切除后出现持续性胰瘘经内科治疗失败后可以采用 ERCP 放置胰管支架的方法治疗。

如果胰腺胰性腹水或胸腔积液形成时，应该额外分别采用大量放腹水的同时加用利尿药或胸腔穿刺及加用利尿药的治疗办法。

32. 如何诊断胰源性腹水或胰源性胸腔积液?

临床上出现高度疑似的诊断信息。腹腔穿刺或胸腔穿刺液出现典型的淀粉酶浓度升高（正常淀粉酶水平低于 150 U / L，但胰性穿刺液中大于 1000 U / L），脂肪酶和白蛋白超过 3 g/dl 可做出诊断。诊断是通过检查明确的，血清白蛋白腹水梯度小于 1.1 g/dl。

33. 为什么在胃底静脉曲张的情况下不出现食管静脉曲张提示慢性胰腺炎?

脾静脉在胰体和胰尾部上方经过。慢性炎症导致约 12% 的慢性胰腺炎患者形成脾静脉血栓。脾静脉血栓形成导致脾大，脾静脉高压，并通过胃短静脉继发形成胃底静脉曲张。虽然慢性胰腺炎所致的胃底静脉曲张可引起消化道大出血，但很少发生。如果出血持续，脾切除是治疗方式的首选。

34. 脂溶性维生素缺乏症是否高度提示慢性胰腺炎?

虽然慢性胰腺炎患者脂溶性维生素（维生素 A、维生素 D、维生素 E 和维生素 K）的吸收减少，但临床表现为这些维生素缺乏并不多见。然而，长期的慢性胰腺炎可能与维生素 D 缺乏和其他脂溶性维生素缺乏有关。

35. 慢性胰腺炎患者易患肾结石吗?

慢性胰腺炎患者容易患肾结石。慢性胰腺炎患者脂肪泻使结肠内长链脂肪酸结合肠腔中的钙形成不溶性的钙皂。管腔内与草酸结合的钙减少，从而使草酸的吸收入血量增加，随后在肾产生草酸尿和肾结石。

36. 慢性胰腺炎患者的高草酸尿症如何治疗?

高草酸尿症可用胰腺酶替代，低草酸盐饮食，低长链三酰甘油饮食，增加钙的摄入量（3g/d）或服用含铝抗酸剂（3.5g/d）等方法进行治疗。

37. 慢性胰腺炎患者会发生维生素 B_{12} 吸收不良吗?

慢性胰腺炎患者会发生维生素 B_{12} 吸收不良。胰蛋白酶通常破坏钴胺素结合蛋白从而使维生素 B_{12} 与内因子结合。胰腺功能不全时维生素 B_{12} 竞争性地结合到钴胺素结合蛋白，从而影响其与内因子的结合及在回肠末端的吸收。慢性胰腺炎患者中的 40% 因胰蛋白酶缺乏造成维生素 B_{12} 吸收不良。首选治疗方法是胰酶替代疗法。

38. 慢性胰腺炎所致脂肪泻如何治疗?

胰腺外分泌功能部分不足 10% 时出现脂肪泻。腹泻治疗的主要手段是胰酶替代疗法。

替代胰酶的成分包括消化脂肪的脂肪酶和其他治疗同化不良的胰腺酶。起始剂量为每餐 30 000 U 或以上剂量。胰酶在进食时服用以确保其与膳食或零食充分混合。胰酶往往被酸灭活，因此胰酶制剂有两种形式可供选择：非肠溶性和肠溶性。非肠溶性胰酶制剂容易被胃酸失活，适合于胃酸缺乏和毕罗Ⅱ式手术患者。肠溶性胰酶制剂在胃酸存在的情况下药效增加。然而，脂肪酶仅仅在 pH 高于 5 时才从药物包衣中释放，胰腺外分泌功能不全患者的肠道远端才符合这一条件。因此，服用胰酶的同时需要加服质子泵抑制剂。

饮食调整是最终的治疗手段，包括限制脂肪的摄入量通常少于 20g/d，给予中链三酰甘油

（MCT）。中链三酰甘油的消化和吸收不需要脂肪酶或胆盐的参与，通常在限制脂肪摄入和胰酶替代治疗控制不理想的情况下使用。

39. 慢性胰腺炎疼痛控制的非手术方式?

腹痛是慢性胰腺炎最常见的症状。疼痛的控制首先应考虑改变生活方式如戒酒和戒烟，摄入少量的低脂肪的食物和使用非麻醉性镇痛药（如阿米替林和普瑞巴林）。如果这些措施效果不理想，通常需要进一步采用阶梯性镇痛方法。

持续性腹痛的治疗可分为内科治疗和外科手术治疗（在问题 41 中讨论）。

持续性疼痛的药物治疗包括：

● 补充胰酶可以减少胰腺的刺激，减少腹胀和腹泻与同化不良的发生，从而减少腹部疼痛。治疗慢性疼痛的胰酶最好采用蛋白酶含量高的无包衣制剂而不是采用用于治疗脂肪泻的高脂肪酶肠溶制剂。

● 每 8 小时皮下注射生长抑素 200μg 也可降低慢性胰腺炎所致的疼痛，但有效性未被随机对照研究所证实。

● 如果以上措施不能有效控制疼痛，则可能需要使用麻醉性镇痛药。但如果疼痛持续存在则极有可能出现药物成瘾。

● 用酒精或类固醇进行腹腔神经丛阻滞可在一定程度上减少疼痛，镇痛效果持续 2～6 个月，需要重复多个疗程。

● 单剂量外放射治疗已被证明能改善疼痛。

40. 内镜是否有助于控制慢性胰腺炎所致疼痛?

如果慢性胰腺炎患者的疼痛是由主胰管狭窄、结石梗阻或胰管内结石形成的胰管阻塞所引起的，内镜治疗可以控制疼痛。但内镜控制疼痛的效果未经有效的随机试验所证实。一些小规模研究表明，内镜下括约肌切开术的同时扩张狭窄的胰管及置入支架可以缓解慢性胰腺炎所致的复发性疼痛。另外一些研究表明，行胰管括约肌切开术的同时移除胰腺结石，体外碎石取石均能缓解疼痛。

41. 慢性胰腺炎所致疼痛的手术治疗方式有什么?

手术镇痛用于药物治疗不能有效控制的持续性疼痛患者。手术的作用是解除胰腺内的压力。虽然技术上实现存在困难，但可缓解 80% 患者的疼痛。

常用的几种手术方式：

● 侧胰管空肠吻合术（改良 Puestow 手术）：作为胰头部位的胰管远端梗阻患者的首选术式。

● 保留幽门的胰头十二指肠切除术或胃窦切除的"Whipple 手术"用于治疗弥漫性腺体疾病。

● 胰腺部分切除作为位于胰尾部的小导管病变患者的首选术式。

● 保留十二指肠的胰头切除术的适应证与"Whipple 手术"相似。

● 胸腔内脏大神经切断术快速有效，但镇痛效果不完全。

多项研究表明，保留器官的手术在疼痛控制方面较好，但这些治疗手段在内分泌和外分泌功能保全方面没有差别，可能因为慢性胰腺炎只是一个进展缓慢（或很少进展到晚期）的疾病，尽管经过外科手术，胰腺炎的进展仍在继续。另有一些研究表明，手术方法在疼痛缓解方面优于内镜治疗。

（向晓辉　译，夏时海　校）

胰腺癌

Shajan Peter，MD，Ji Young Bang，MD，MPH，Shyam Varadarajulu，MD

1. 胰腺癌的发病率是多少?

胰腺癌的全球年发病率约为每年每 100 000 人中 8 例。在美国，每年大约有 45 220 人被诊断出患有胰腺癌，约有 38 460 人死于胰腺癌恶化。患上胰腺癌的终身风险是 1.47%（男性和女性 68 例中有 1 个患病），是继肺癌、前列腺癌和结直肠癌之后第四位导致患者死亡的最常见原因。

2. 胰腺肿瘤最常见的类型是什么?

腺癌是最常见的胰腺肿瘤类型，近 90% 起源于导管上皮。其余胰腺肿瘤包括神经内分泌肿瘤、囊腺癌、腺泡细胞癌和淋巴瘤。

3. 胰腺癌的位置分布在哪?

胰头部位的癌症占 60% ~ 70%，胰体部位的癌症占 5% ~ 10%，胰尾部位的癌症占 10% ~ 15%（图 38-1）。胰头癌的大小为 2.5 ~ 3.5cm，而胰体和胰尾癌的大小为 5 ~ 7cm。

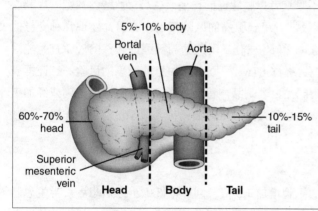

Figure 38-1. Distribution and location of pancreatic cancer. Tumors of the head of the pancreas are those arising to the right of the superior mesenteric-portal vein confluence. Tumors of the body of the pancreas are defined as those arising between the left edge of the superior mesenteric-portal vein confluence and the left edge of the aorta. Tumors of the tail of the pancreas are those arising to the left of the left edge of the aorta. (*Adapted with permission from AJCC cancer staging handbook, ed 7, Chicago, 2010, American Joint Committee on Cancer. 2010.*)

（说明：如图版权属于第三方，故保留原文不做翻译）

图 38-1　胰腺癌的分布与定位

胰头肿瘤位于肠系膜上静脉汇合处的右侧。胰体肿瘤位于肠系膜上静脉汇合处的左缘与主动脉左缘之间。胰尾肿瘤位于主动脉左缘（引自：AJCC cancer staging handbook，ed 7，Chicago，2010，American Joint Committee on Cancer. 2010 经授权）

4. 胰腺癌的临床表现是什么?

胰头癌患者最为常见的表现是由胆道梗阻引起的黄疸（>50%）（表 38-1）。位于胰体或胰尾部的癌症不出现黄疸或在晚期出现。出现黄疸也可能是疾病晚期转移到肝。胰腺癌一个主要的症状是腹痛，定位于上腹部或中、上背部，往往意味着癌症侵及腹腔或肠系膜上动脉。其他症状如恶心、体重减轻、漂浮粪便和消化不良等也可出现。发病突然的 2 型糖尿病或急性胰腺炎患者应注意是否患有胰腺癌。晚期肿瘤累及十二指肠时可引起胃出口梗阻。胰腺癌也可表现为不常见的脂膜炎和抑郁。

| Table 38-1 Clinical Presentations in Pancreatic Cancer ||
SYATPOM	PERCENTAGE%
Abdominal pain	78～82
Anorexia,early satiety	62～64
Jaundice	56～80
Weight loss	66～84
Diabetes	97
Back pain	48

（说明：如表 38-1 由于受第三方版权限制，故保留原文不做翻译）

5. 在胰腺癌上被命名的临床症状是什么?

Courvoisier 征表现为患者右上腹部可触及明显扩张的胆囊，并伴有继发于胰腺癌的胆管梗阻造成的黄疸。这一征象并不是胰腺癌的特异性表现。患者远端胆管癌或壶腹包块可能表现相似。Trousseau 综合征是指胰腺癌时形成浅或深静脉血栓的表现。

6. 胰腺癌的确定性危险因素有哪些?

吸烟与胰腺癌密切相关，现时吸烟者与不吸烟者患胰腺癌的比值（OR）为 2.2。戒烟者患胰腺癌的风险减小到 1.2，戒烟 10～20 年后与不吸烟者患胰腺癌的风险相当。有研究发现几种介导的烟草降解的变异解毒基因，如 CYP1B1-4390-GG 和 5'- 尿苷二磷酸葡萄糖醛酸转移酶（UGT）能降低患胰腺癌的风险，而变异的谷胱甘肽 S- 转移酶（GSTM1）则会增加患胰腺癌的风险。有证据表明饮食因素可增加患胰腺癌的风险，如食用肉制品、乳制品，特别是经高温烹饪过的红肉或经加工的肉类。另外，与以往的想法相反，食用新鲜水果和蔬菜咖啡或酒精摄入似乎没有保护作用。肥胖者（身体质量指数＞ 30）患胰腺癌的相对风险为 1.19。

7. 糖尿病与胰腺癌的关系是什么?

长期糖尿病患者（4 年以上）患胰腺癌的风险增加 1.5 倍。同样，妊娠糖尿病患者后半生患胰腺癌的风险也增加。另一方面，新发糖尿病的患者患胰腺癌的风险增至 5～8 倍，即所谓的双向关联。也有越来越多的证据表明，胰腺癌会引起副肿瘤性糖尿病或糖耐量异常，这一情况通常会在胰腺癌临床症状出现之前的几个月到 2～3 年出现。糖尿病的临床表现可在手术切除胰腺癌后减轻。有趣的是，口服降糖药物如二甲双胍具有保护作用。

8. 慢性胰腺炎患者的胰腺癌风险有哪些?

慢性胰腺炎患者的进展为胰腺癌的相对风险为 13.3，估计每 10 年约为 2%。遗传性胰腺炎患者患胰腺癌的终身风险（胰蛋白酶原的常染色体显性遗传突变）是 40%～55%。

9. 胰腺癌与遗传性肿瘤综合征的关系是什么?

胚系突变可增加患胰腺癌的风险，特别是 *BRCA2* 基因突变占已知的遗传性癌症综合征病例中比例最高。虽然一个以上的一级亲属（FDR）患有胰腺癌时患上胰腺癌的风险明显增大，但精确的遗传关联仍不能确定。遗传性胰腺炎和胰蛋白酶缺陷患者 70 岁时患上胰腺肿瘤的潜在风险大于

40%。Peutz-Jeghers 综合征（PJS）是一种常染色体显性遗传性息肉病综合征，其中错构瘤性息肉可出现在整个胃肠道，但在胃肠道外（如乳腺、甲状腺、性腺，特别是胰腺）的成瘤风险最大。家族性非典型多发性痣 - 黑色素瘤综合征的特征是 2 个或 2 个以上的第一级或第二级亲属出现发育不良痣和恶性黑素瘤大于 50 个的情况。其他增加胰腺癌患病风险的情况如表 38-2 所示。

表 38-2 胰腺癌与遗传综合征的相关性

相关疾病	异常基因	相对风险	70 岁时和患病风险
无遗传病史	无	1	0.5
有一个一级亲属患胰腺癌	?	2.3	1.15
有三个一级亲属患 胰腺癌	?	32	16
家族性胰腺癌	*BRACA2，PALB2，ATM*	2 FDR: 6.4 ＞3 FDR: 32	2 FDR: 8～12 ＞3 FDR: 16～38
Peutz-Jeghers 综合征	*LKB1*	132	36
家族性非典型多痣黑素瘤	*CDKN2A/CDK4*	20～34	17
Li-Fraumeni 综合征	*TP53*	2	＜5
遗传性乳腺卵巢综合征	*BRAC1，BRAC2*	2 3.5～10	1 5
遗传性慢性胰腺炎	*PRSS1，SPHINK1*	50～80	25～40
囊性纤维化	*CFTR*	5.3	＜5
遗传性非息肉病综合征	*hMSH2，hMLH1，hPMS1*	1.3	＜5
家族性腺瘤性息肉病	*APC*	4.6	＜5

FDR. 一级亲属

10. 早期发现胰腺癌的血清标志物有哪些？

目前尚无理想的单一标记物用于胰腺癌检测，糖类抗原检测（CA 19-9）得到了广泛的应用。当截止值为 37 U/ml 时，检测胰腺癌的敏感度为 86%，特异度为 87%；当截止值为 200 U/ml 时，检测胰腺癌的灵敏度增至 97%，特异性增至 98%。超过 1000 U/ml 时提示疾病晚期。重要的是，黄疸、高胆红素患者标志物高值往往提示诊断为假阳性。CA19-9 可作为生存率的独立预后因素和治疗反应的监测指标。研究表明其他一些不同精度的指标可用于胰腺癌诊断（表 38-3）。

11. 胰腺癌的癌前病变有什么？

胰腺癌三个已知的癌前病变（表 38-4）：
- 导管内乳头状黏液性肿瘤（IPMN）。
- 黏液性囊性肿瘤（MCN）。
- 胰腺上皮内瘤变。

胰腺上皮内瘤变可导致非侵入性的多发性疾病，往往见于有较强的家族史的患者。这些病变可引起小导管阻塞导致胰腺多灶性萎缩。计算机断层扫描（CT）扫描和超声内镜（EUS）可在这些病变的诊断上优势互补。然而，影像学、细胞学检查和血清学检查在准确预测恶变风险方面的能力有限，因此，经常性筛查是非常必要的。通常，黏液性囊性肿瘤通过切除治疗并检查排除预后很差的浸润型癌瘤病灶。年轻患者的主胰管导管内乳头状黏液性肿瘤（导管直径 > 10mm）或那些具有高风险的影像学特征病变如囊壁结节、局灶性肿块或大的单房囊性成分应予以切除。

表 38-3　胰腺癌肿的瘤标志物		
血清标记物	敏感度（%）	特异度（%）
CA 19-9	70～90	90
CEA	16～92	49～93
CA 50	65～90	58～73
CA 125	45～60	76～86
TIMP-1	60～99	50～90

CA. 糖类抗原；CEA. 癌胚抗原；TIMP-1. 组织金属蛋白酶 1

表 38-4　胰腺癌前病变的常见特征									
癌前病变的类型	年龄（岁）	性别	囊到导管的导通	囊体大小（cm）	定位	CEA	壶腹黏蛋白溢出	多个病灶	恶变风险
MCN	40～50	女 > 男	通常不与导管相通	1～3	胰体和胰尾	↑80%	无	很少	18%
IPMN	60	男女比例相当	与侧支胰管或主胰管相通	<1	胰头 > 胰尾	↑80%	有	20%～30%	65%（MD）40%（BD）
PanIN	随年龄增长	男女比例相当	尚无数据	镜下可见	胰头 > 胰尾	尚无数据	无	经常	高度：未知低度：<1%

BD. 分支管；CEA. 癌胚抗原；MCN. 黏液囊肿肿瘤；IPMN. 导管内乳头状黏液性肿瘤；MD. 主管；PanIN. 胰腺上皮内瘤变

12. 胰腺癌常见的生化异常有什么？

胆道梗阻或转移性疾病的患者可出现血清胆红素和碱性磷酸酶升高。胆管炎患者的白血细胞计数升高。血清淀粉酶升高只见于 5% 的患者。新发糖尿病患者出现高血糖症。

13. 简述胰腺癌的影像诊断。

经腹超声检测肿瘤的敏感度为 70%，诊断作用有限。多排螺旋 CT（MDCT）诊断任意大小的胰腺癌的总体敏感度为 86%～97%，但对较小病变（小于 2cm）的敏感度只有 77%（图 38-2）。磁共振成像（MRI）和正电子发射断层 -CT 一体机（PET-CT）的敏感度分别是 84% 和 73.7%。而内镜逆行胰胆管造影（ERCP）胆道刷的诊断率较低，为 25%～60%，内镜超声引导下细针穿刺诊断的准确性（EUS-FNA）超过 85%～90%（图 38-3）。新的成像技术如胆管内镜检查、光学相干断层扫描、激光共聚焦成像和对比增强内镜超声仍在探索之中，可以全面提高诊断的准确性。

14. 超声内镜在胰腺癌患者治疗中作用是什么?

超声内镜是对胰腺癌进行诊断和分期的一种重要形式。超声内镜在肿瘤分期上优于 CT 扫描,在检测门静脉系统及其汇合处受肿瘤侵及方面,超声内镜比 CT 扫描更敏感(评估涉及动脉的疾病有优势)(图 38-4)。超声内镜细针穿刺活检在诊断胰腺肿瘤方面的敏感性为 85%,特异性接近

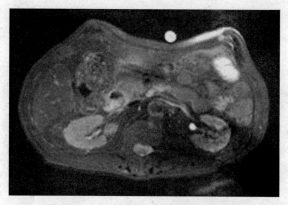

图 38-2　T$_2$ 加权磁共振显示胰头肿块

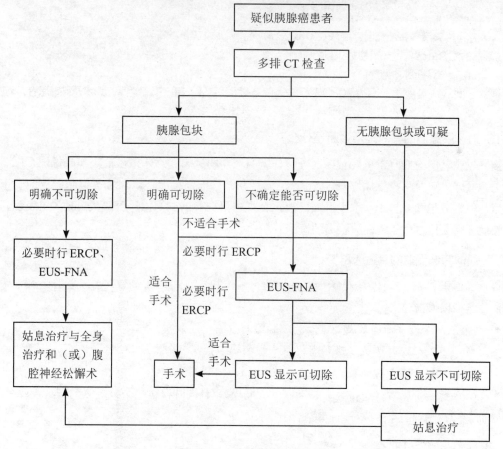

图 38-3　胰腺癌的治疗方案

CT. 计算机断层扫描;ERCP. 内镜逆行胰胆管造影;EUS. 超声内镜;EUS-FNA. 超声内镜细针穿刺活检(引自:Mohammad Al-Haddad,John DeWitt: EUS in pancreatic tumors. In Endosonography,ed 2,St Louis,2011,WB Saunders,pp 148-165. 经授权)

100%。现场细胞学检测可使超声内镜细针穿刺活检的诊断收益最大化。超声内镜检查能够更好地识别和定位小于 2cm 的肿瘤。超声内镜也可以用于标记位置以便更好地行靶向放射治疗肿瘤及行腹腔神经丛松解术缓解疼痛。

15. 胰腺癌的"双管征"是什么?

ERCP 检查时出现"双管征",显示远端胆总管和胰头部位胰管存在狭窄（图 38-5）。在出现梗阻性黄疸或胰腺肿块的患者中,"双管征"预测胰腺癌的特异度为 85%。

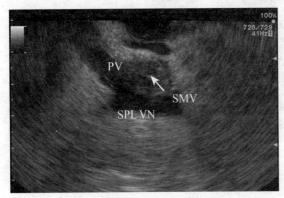

图 38-4　超声内镜示胰头部低回声肿块(3cm×2cm)
侵及门静脉的汇合处。内镜超声引导下细针穿刺活检
诊断肿块为腺癌

PV. 门静脉；SPL VN. 脾静脉；SMV. 肠系膜上静脉

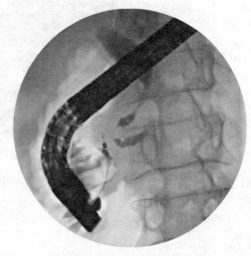

图 38-5　内镜逆行胰胆管造影术示腺癌患者"双管征"

16. 对于胰腺癌的其他鉴别诊断是什么?

按照慢性胰腺炎的背景可能难以区分慢性胰腺炎和胰腺癌。临床拟诊征象和成像配合组织取样可以进行区分。自身免疫性胰腺炎（AIP）的表现与胰腺癌高度相似,出现类似胰腺癌的临床表现如黄疸、体重减轻和 CA 19-9 水平升高。血清免疫球蛋白（IgG4）水平升高的同时 CT 表现为弥漫性胰腺病变则支持自身免疫性胰腺炎的诊断。

17. 如何筛选受益的高危人群?

国际胰腺癌筛查（CAPS）组织推荐使用超声内镜和（或）MRI 及磁共振胰胆管造影术筛查高危个体,包括以下情况:

- 两个及两个以上一级亲属受累及的胰腺癌患者的一级亲属。
- *p16* 或 *BRACA2* 基因突变携带者,且一级亲属中存在一个累及者。
- Peutz-Jeghers 综合征患者。
- Lynch 综合征患者（遗传性非息肉病性大肠癌）,且同时存在一个或更多的一级亲属受累及。然而,开始筛查的年龄或筛查间隔目前尚无共识。

18. 胰腺癌如何分期?

胰腺癌的精确分期很重要,因为只有 20% 的患者在确诊时肿瘤是可切除的。美国肿瘤联合委员会分期是最常用的分期系统,这一分期系统基于肿瘤的 TNM 分期（表 38-5）。肿瘤被分为可手术切除、临界可手术切除、局部晚期或不能手术切除等类别。

表 38-5　胰腺癌 AJCC 分类（2010）
原发肿瘤（T）
T_X 原发肿瘤不能评估
T_0 无原发肿瘤
T_{is} 原位癌*
T_1 肿瘤局限于胰腺，最大直径 2cm 或更小
T_2 肿瘤局限于胰腺，最大直径超过 2cm
T_3 肿瘤超出胰腺，但未侵及腹腔干或肠系膜上动脉
T_4 肿瘤累及腹腔干或肠系膜上动脉（不能手术切除的原发性肿瘤）
区域淋巴结（N）
N_X 区域淋巴结无法评估
N_0 无区域淋巴结转移
N_1 区域淋巴结转移
远处转移（M）
M_0 无远处转移
M_1 有远处转移
分期
0 阶段：原位癌 $N_0 M_0$ 肿瘤局限在胰腺
Ⅰ A 期：$T_1 N_0 M_0$ 肿瘤局限在胰腺
Ⅰ B 期：$T_2 N_0 M_0$ 肿瘤局限在胰腺内
Ⅱ A 期：$T_3 N_0 M_0$ 局部侵袭性，可手术切除
Ⅱ B 期：T_1、T_2 或 $T_3 N_1 M_0$ 局部侵袭性，可手术切除
Ⅲ 期：T_4 任何阶段的 N M_0 局部晚期，不能手术切除
Ⅳ 期：任何阶段的 T 任何阶段的 N M_1 远处转移

* 此分类涵盖 PanIn Ⅲ 分类

19. 胰腺癌的分期方式是什么?

胰腺癌诊断和分期的最常用的手段是多层螺旋 CT（MDCT），不可切除性的阳性预测值高。然而，MDCT 预测可切除性的敏感度较低，仅为 25% ～ 50%。新近的三维断层扫描成像技术可非常准确地检测血管被侵及的情况：腹腔干（CA）、肠系膜上动脉（SMA）和肝总动脉受累。应用 MRI 或示踪剂为氟脱氧葡萄糖的 PET-CT 扫描有助于确定 CT 遗漏的较小病变。超声内镜不仅有助于获取病变组织而且可检测到 CT 遗漏的较小病变，因此是 CT 检查的有效补充。CT 有 5% ～ 15% 的机会遗漏隐匿性转移，腹腔镜检查（非常规检查）有助于识别这些种植转移（如腹膜、包膜或浆膜）。

20. 不可切除胰腺癌的 CT 特征有哪些?

胰腺癌有如下肿瘤浸润特征出现时被认为是不可切除的，这些情况包括肠系膜上动脉范围内的脂肪层消失，下腔静脉、主动脉或腹腔动脉受累，180°或以上的肿瘤包绕，肠系膜上静脉 - 门静脉系统的静脉闭塞或者发生远处转移（切除术区和腹膜外的实质器官或淋巴结受累）。

21. 胰腺癌晚期患者的化疗效果如何?

传统的化疗药物氟尿嘧啶（5-FU）和亚叶酸的整体应答率为 10%，对提高生活或生存质量无效。吉西他滨由于其毒性较小优于 5-FU，但整体的结果相近。对于晚期或已转移性胰腺癌，亚叶酸、5-FU、伊立替康和奥沙利铂有望延长平均生存时间达 11 个月。

22. 简述确诊为胰腺癌晚期患者的中位生存期。

胰腺癌的 5 年生存率不足 5%，从确诊为胰腺癌起的平均生存时间为 6 个月。手术切除是胰腺癌唯一的根治疗法。然而，胰腺癌患者确诊时只有 15% ~ 20% 存在切除可能。手术切除后，中位生存期增加 25 ~ 30 个月，联合辅助化疗时 5 年生存率可以达到 20% 以上。然而，不能手术切除肿瘤的胰腺癌患者，位于胰头和胰体部位者中位生存期小于 1 年，位于胰尾者其生存期小于 3 个月。

23. 胰腺癌的预后不良因素有什么?

预后不良的因素包括发现时已处于晚期，R1 切除（大体为阴性但微观切缘阳性），神经周围或血管浸润，一般状况差，血清白蛋白低，肝转移和 CA19-9 水平升高。分子水平的不良预后因素包括肿瘤抑制基因如 *SMAD4* 和 *TP53* 的突变。

24. 简述可切除的胰头癌的外科手术方法。

Whipple 切除术（胰十二指肠切除术）是位于胰头的可切除肿瘤的标准手术。Whipple 切除术包括胃部分切除术（切除胃窦部），胆囊切除术和胰头、远端胆总管、十二指肠及局部淋巴结的整体切除。整个过程通常涉及三个吻合：胰空肠吻合术、肝空肠吻合术和胃空肠吻合术（图 38-3）。保留幽门的胰十二指肠切除术可以保留胃及幽门的功能。长期比较研究证实两种术式的预后相近。

25. 胰体癌和胰尾癌所采取的外科手术方式是什么?

远端胰腺切除术是胰体癌和胰尾癌的术式选择，自系膜上血管左缘切除胰腺，同时常规切除脾脏。

26. 简述肿瘤辅助疗法的作用。

肿瘤辅助疗法用于可切除的胰腺癌，治疗作用不明确。最近的一项荟萃分析显示术前放、化疗治疗可能使那些不能手术切除的肿瘤患者受益，并能使胰腺癌分期下调，从而使多达 30% 的肿瘤患者行手术切除。

27. 简述常规术前内镜引流术治疗恶性胆道梗阻的作用。

目前，尚无证据表明常规术前胆道引流可提高手术效果。然而，常规术前内镜引流可以用于以下几类患者：可手术切除的胰腺癌患者存在黄疸和手术明显延误者、急性胆管炎患者或临界可切除的肿瘤接受辅助放、化疗的患者。

28. 简述胰腺癌的内镜治疗策略。

内镜下胆道放置支架治疗梗阻性黄疸仍是不可切除胰腺癌患者胆道引流的主要方法。放置自膨式金属支架优于塑料支架，适用于生存期较长的患者。大的胰腺肿块所造成的胃十二指肠梗阻患者可通过内镜放置支架绕过狭窄以解除梗阻。超声内镜引导下腹腔神经丛阻滞可缓解现有疼痛并延迟无症状患者的疼痛发作。通过在腹腔干水平联合注射局部麻醉剂（如丁哌卡因）和高浓度的乙醇

（50%），可使 60% ～ 75% 的患者在 2 周内得以缓解。

29. 简述胰腺癌的其他姑息性治疗手段。

如前所述，内镜治疗有助于缓解梗阻性黄疸，治疗顽固性皮肤瘙痒，治疗胆管炎，解除十二指肠梗阻。如果不适合内镜治疗，可由介入放射科医生进行经皮肝穿刺胆道引流或支架置入。如果两者均失败，可考虑外科旁路手术，如用于胆道引流的胆囊空肠吻合术或用于解除十二指肠梗阻的胃空肠吻合术。其他治疗包括使用麻醉品常规治疗疼痛，补充胰腺酶治疗吸收不良或脂肪泻，口服降糖药物或使用胰岛素治疗高血糖症。

（向晓辉 译，夏时海 校）

胰腺囊性病变

Brenda Hoffman，MD，and Jason R. Roberts，MD

1. 简述胰腺囊性病变（PCLS）的定义。

真正的胰腺囊肿是由上皮细胞为囊壁的液体填充的囊性结构。胰腺假性囊肿是胰腺炎性壁包裹所形成的液体积聚。胰腺实性肿瘤可能包含的内部囊性成分与胰腺内分泌肿瘤和腺癌类似。黏液囊肿的囊壁由分泌黏蛋白的卵巢型基质细胞构成。

2. 简述胰腺囊性病变的临床意义。

胰腺囊肿可能为恶性的，癌前病变，也可能为无恶变的风险良性病变，或仅为一个症状来源。治疗手段根据囊肿性质存在很大的差异，从手术切除到仅观察而不需要额外的检查。

3. 简述胰腺囊性的发病率。

胰腺囊肿通常在体部影像检查时偶然发现，且越来越常见。CT 检查中的检出率为 2.3%，磁共振成像（MRI）的检出率为 2.4% ～ 13.5%。高分辨率的多排螺旋 CT 和 MRI 扫描仪可检出极小的囊肿（< 1 ～ 2 cm）。某些囊肿有恶性潜能，需要进一步用影像监测评估、囊肿液分析或手术切除做组织病理诊断。

4. 简述胰腺囊性的鉴别诊断。

胰腺囊肿的鉴别诊断包括范围较广，包括无恶性潜能良性病变，具有潜在恶性的病变和恶性病变（表 39-1）。黏液性囊肿有恶变可能，而非黏液性囊肿无恶变可能。90% 的胰腺囊肿是良性的，其中大部分是假性囊肿。

表 39-1 根据恶性潜能鉴别胰腺囊性病变类型

良性	恶变前	恶性
假性囊肿	导管内乳头状黏液瘤	导管腺癌囊性变
浆液囊腺瘤	黏液性囊腺瘤	神经内分泌瘤囊性变
囊状淋巴管瘤		实性假乳头状肿瘤
淋巴上皮囊肿		
潴留囊肿		

5. 胰腺囊肿有哪些症状？

腹部疼痛是进行体部成像发现胰腺囊肿的最常见指征。大多数囊肿无症状，仅为偶然发现，特别是小囊肿（<1 ～ 2 cm）。最近有急性胰腺炎、慢性胰腺炎急性发作史的单个或多个囊肿很有可能是假性囊肿。大的假性囊肿可能表现为明显的腹部肿物或造成胃出口梗阻相关的症状如恶心、呕吐和早饱。假性囊肿也可能引发感染，导致发热和白细胞增多。胰头囊肿可引起胆管梗阻，从外压迫或侵犯肝外胆管。

6. 胰腺囊肿的治疗方案是什么?

胰腺囊肿的治疗以往多为手术切除，根据病变的位置决定手术类型。胰头部囊肿需要胰十二指肠切除术（Whipple 手术）。胰体和胰尾采用远端胰腺切除术。有些囊肿可以剜除而保留胰腺。切除术可治疗囊肿相关的症状且兼顾组织病理诊断。胰腺假性囊肿通过手术切除或经外科手术引流、内镜或经皮穿刺技术去除。囊肿消融术是一种新的治疗方法，即用酒精或化学药物破坏黏液囊肿上皮囊壁，但这一技术仅可在几个有条件的中心开展。

7. 胰腺囊肿的恶性比例如何?

约 23% 的胰腺囊肿需要手术切除是因为影像学可疑及临床标准至少符合原位癌，其中 52% 具有恶性潜能，包括导管内乳头状黏液性肿瘤（IPMN）、黏液性囊性腺瘤（MCA）和实性假瘤。25%的导管内乳头状黏液性肿瘤涉及主胰管，其中超过 60% 的肿瘤是恶性的。57% 的导管内乳头状黏液性肿瘤涉及胰管分支，其中超过 25% 的肿瘤是恶性的。在切除的黏液性囊性腺瘤中，13% 为重度异型增生，4% 为浸润性癌。

8. 简述胰腺假性囊肿的定义。

胰腺假性囊肿是明确囊壁包裹所形成的液体积聚。急性胰腺积液需要至少 4 周才能成熟为假性囊肿。大多数的假性囊肿会在一段时间内消退；但当假性囊肿与胰管有沟通时常常增大或持续存在形成慢性假性囊肿，引起腹胀或疼痛、早饱和胃流出道梗阻等症状。

9. 胰腺假性囊肿的治疗时机是什么?

假性囊肿持续增大、感染或出现疼痛或胃流出道梗阻等症状需要引流。出血性假性囊肿情况特殊，可能涉及潜在出血的血管，需要外科治疗的同时进行血管造影。

10. 胰腺假性囊肿如何治疗?

将囊肿引流到胃肠道中是治疗假性囊肿首选的干预措施，良好的技术条件下临床成功率高。可经内镜或手术进行囊肿胃吻合引流术或囊肿十二指肠吻合引流术。无论是内镜治疗还是手术治疗疗效均可，具体可根据当地经验进行选择。延迟引流手术（>4 周）可提高两种手段的疗效。磁共振造影或内镜逆行胰胆管造影（ERCP）可以明确胰管与假性囊肿是否相通。进行 ERCP 的同时放置经十二指肠乳头放置胰管支架可作为自然腔道引流的主要或辅助治疗手段，适用于那些与胰管相通的假性囊肿患者。

11. 简述黏液性囊性腺瘤的特点。

- 女性占绝对优势，约占 95%。
- 其中 95% 定位在胰体和胰尾。
- 通常存在钙化的壁。
- 外边存在囊性结构，内部存在分隔。
- 病灶单发。
- 胰管通常是正常的，不与囊结构相通。
- 多见于 40 ～ 50 岁人群。

12. 导管内乳头状黏液性肿瘤的特点是什么?

- 男女比例相同。
- 如果导管大小超过 5mm,则不会发生梗阻,一般为主胰管受累。
- 如果有囊性侧分支与胰管连通,则多为分支导管变异。
- 以上两种情况发生时,以上两种特征均出现。
- 分支导管受累多为多发性。
- 多见于 60 ~ 70 岁人群。

13. 简述排除胰腺囊性病变为假性囊肿的鉴别过程。

当临床和影像学上资料与假性囊肿不一致时,则需要做进一步评估。如果 CT 或 MRI 检查结果呈现高风险特征,推荐患者接受手术切除(图 39-1)。囊肿虽没有高风险的特点但存在可疑特征的患者可以进一步接受超声内镜细针穿刺活检。囊液分析鉴别黏液性和非黏液性囊肿时,囊液中癌胚抗原(CEA)水平在 192 ng/ml 以上的准确率为 80%。囊液 CEA 水平用于诊断重度异型增生或恶性肿瘤。虽然囊液的细胞学检查非常特异,但检出恶性肿瘤的敏感度小于 50%。

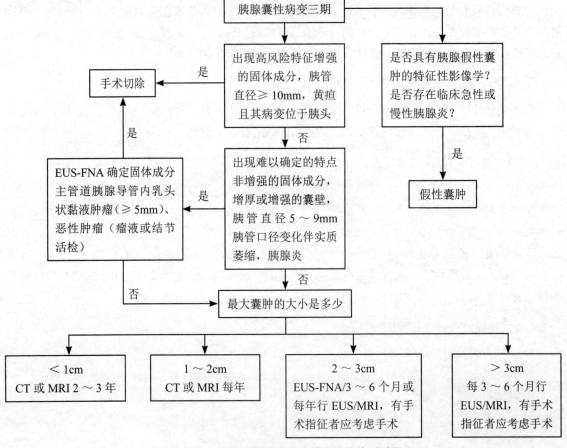

图 39-1　胰腺囊性病变的多排 CT 的鉴别过程

EUS. 超声内镜;FNA. 细针穿刺活检;MRI. 磁共振成像

14. 胰腺囊肿的高危特征是什么？

- 梗阻性黄疸伴胰头囊肿。

- 囊性固体成分增加。

- 主胰管大于 10mm。

15. 简述胰腺囊肿的可疑特点。

- 主胰管 5 ～ 9mm。

- 囊性固体成分无增加。

- 囊壁增厚。

- 导管直径变化伴远端腺体萎缩。

- 急性胰腺炎。

16. 如何将囊液的分子分析用于胰腺囊肿的鉴别和风险分层。

许多目标分子已经确定可帮助确定囊肿的组织学特点（黏液性和非黏液性）或预测重度异型增生及癌变。*KRAS* 基因突变、杂合性缺失和 DNA 的数量是目前可用于诊断黏液囊肿的商业化诊断手段，适用于 CEA 水平不能进行判断（5 ～ 192 ng/ml）或没有足够的囊液测定 CEA 水平的情况。GNAS 突变可以出现在导管内乳头状黏液性肿瘤，而不出现在黏液性囊性腺瘤，所以可用于鉴别分支导管型的导管内乳头状黏液性肿瘤和黏液性囊性腺瘤。囊液的分子分析在胰腺囊性病变诊断中应用作用尚不确定，因此需要更大规模的多中心研究进行验证。

（向晓辉　译，夏时海　校）

乳糜泻

Daniel A. Leffler, MD, MS, and Rohini R. Vanga, MBBS, MD

1. 乳糜泻的临床表现是什么？

乳糜泻是一种遗传易感性的系统性免疫异常且损害多脏器系统的疾病，常由摄入含麸质的产品，如小麦、黑麦或大麦而导致发病。其临床表现为消化道和肠道外症状，也可以完全无症状。40%～50% 的成年患者常见表现为慢性腹泻、体重减轻、胃胀气、腹胀和腹部不适。但至少还有50% 的患者只有肠外表现或不典型症状（框 40-1）。

框 40-1 乳糜泻的肠外表现或不典型症状	
常见	• 神经精神症状（头痛、抑郁，焦虑，周围神经病变，共济失调，癫痫伴或不伴脑钙化）
• 铁缺乏伴或不伴水肿	• 疱疹样皮炎
• 慢性乏力	• 低蛋白血症
• 骨质缺乏和骨质疏松	• 不孕
• 肝功能异常	
不常见	• 胃肠镜或其他检查偶然发现异常
• 便秘	

2. 乳糜泻流行情况如何？

乳糜泻是一种常见的慢性疾病，全球的流行率约为 1%，乳糜泻在撒哈拉以南非洲和东亚的土著人群罕见（表 40-1）。

表 40-1 乳糜泻患病率	
人群特点	**患病率**
北美和欧洲人后代	1%
直系亲属有乳糜泻患者	10%～15%
1 型糖尿病	3%～16%
甲状腺炎患者	5%
唐氏综合征	10%*
特纳综合征	9%
IgA 缺乏者	9%
嗜酸细胞性食管炎（儿童）	5%～10%+
自身免疫性肝炎、IgA 肾病、干燥综合征	增高

*Book L，Hart A，Black J，Feolo M，Zone JJ，Neuhausen SL: Prevalence and clinical characteristics of celiac disease in Downs syndrome in a US study，Am J Med Genet 98（1）:70-74，2001.

+Pellicano R，et al: 2013 update on celiac disease and eosinophilic esophagitis，Nutrients 5:3329-3339，2013；Leslie C，Mews C，Charles A，Ravikumara M: Celiac disease and eosinophilic esophagitis: a true association，J Pediatr Gastroenterol Nutr 50（4）:397-399，2010.

3. 如何诊断乳糜泻?

诊断乳糜泻步骤详见图 40-1。

血清学检查是诊断乳糜泻的第一步。对于 IgA 水平正常的人,如组织转谷氨酰胺酶(TTG)IgA(IgA)抗体阳性且有大于 95% 的敏感性和特异性则诊断为乳糜泻,并应在大多数情况下作为筛查试验。对于 IgA 缺乏的患者,如 TTG IgA 阴性且血清脱醇溶蛋白肽 IgG 抗体阳性具有超过 90% 的敏感度和特异度则诊断为乳糜泻。乳糜泻诊断中肌内膜抗体 IgA 具有中度敏感性和高度特异性,用于未治疗且 TTG IgA 可疑阳性的乳糜泻患者。肠黏膜大体外观可能提示乳糜泻但这种方法既不敏感也不特异(图 40-2)。小肠活检(通常十二指肠降部 4 ~ 6 块和十二指肠球部 2 块)是确认乳糜泻的金标准。绒毛萎缩及上皮内淋巴细胞浸润(Marsh 3)是乳糜泻的特征病变(图 40-3)。

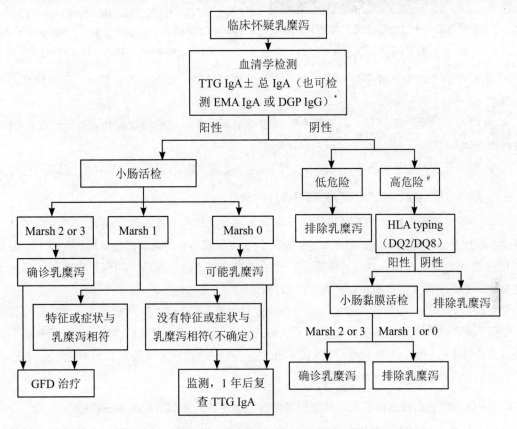

图 40-1 乳糜泻疾病诊断思路图

*EMA IgA:在 TTG IgA 弱阳性时有 98% 特异度。DGP IgG 为 90% 特异度,用于 IgA 缺乏患者或小于 2 岁的患儿
贫血,体重下降,慢性腹泻或难以解释的骨质疏松,家族中有乳糜泻患者,伴随有自身免疫性疾病
DGP. 脱醇溶蛋白肽;EMA. 肌内膜抗体;HLA. 人类白细胞抗原;GFD. 无麸质饮食;Ig. 免疫球蛋白;TTG. 组织型转谷氨酰胺酶

4. 乳糜泻的可能并发症有哪些?

● 未治疗的乳糜泻患者中有 40% ~ 50% 的病例出现无症状氨基转移酶升高。如果给予严格的无麸质饮食(GFD)后大多数患者氨基转移酶水平降低,但少数患者可进展为肝衰竭和肝硬化,尤其见于合并自身免疫性肝炎、原发性胆汁性肝硬化和原发性硬化性胆管炎。

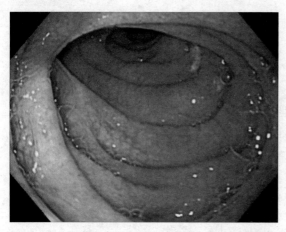

图 40-2 乳糜泻患者十二指肠黏膜在内镜下表现为扇贝样改变

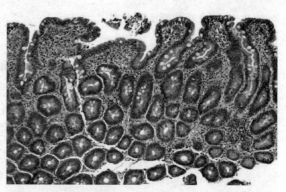

图 40-3 乳糜泻患者病理下表现为绒毛变钝、隐窝增生及上皮内淋巴细胞增加（提示较重）（引自 McNally PR: GI/liver secrets plus, ed 4, Philadelphia, 2010, Mosby, online color images.）

- 未治疗的乳糜泻患者另一个可能并发症是骨质疏松症。乳糜泻患者常见骨密度降低且骨折风险增加。

- 乳糜泻还与女性不孕有关。筛查不明原因不孕症患者需要检测是否有乳糜泻可能，GFD 后生育可能会改善。

- 乳糜泻患者发生小肠腺癌、肠病相关 T 细胞淋巴瘤（EATCL）及死亡风险增加。

5. 乳糜泻如何治疗？除了 GFD 外有没有其他治疗方法？

终身避免麸质是目前治疗乳糜泻的唯一有效方法。虽然没有麸质饮食是理想的治疗方法，但少量的含麸质食品（隐藏麸质）总有可能被食用。非常重要的是，乳糜泻患者应该接受一个专长于 GFD 的注册营养师的咨询和教育，从而适应新的饮食习惯，并尽量减少隐藏麸质食用。另一个方法是参加一个乳糜泻支持小组从而扩大 GFD 的相关知识。

免疫抑制药物治疗如糖皮质激素（布地奈德或泼尼松）、美沙拉秦、或 6- 巯基嘌呤偶可作为辅助治疗用于那些乳糜危象或顽固性乳糜泻（RCD）的患者。然而，对这些患者建议转诊至一个治疗乳糜泻的专科中心更好。非饮食治疗药物如醋酸拉氮唑酯（一种紧密连接调节剂和粘连蛋白拮抗剂）和麸质酶制剂目前正在进行 2 期临床试验。

6. GFD 治疗会有什么样的常见结果是需要保健医生或胃肠病专家需要注意的？

乳糜泻患者不仅要遵循严格的 GFD，也需要保持健康和平衡 GFD，否则会导致体重增加、便秘和营养缺乏。许多商业无麸质食品主要来自大米、玉米、马铃薯和木薯，这些均为高糖类、低纤维，往往营养价值不高。

一般来讲，诊断乳糜泻时的患者身体质量指数（BMI）低于普通人群。然而，乳糜泻确诊患者体重分布很大。这是由于患者不同的食物选择和肠道吸收好转，体重指数往往在 GFD 治疗后增加，特别是那些 GFD 治疗依从性好的患者，同时总胆固醇和低密度脂蛋白胆固醇也可能上升。因此乳糜泻患者饮食教育中应包括如何保证合理体重。

GFD 治疗中另一个常见问题是便秘，这主要是由于大多数无麸质食品的纤维含量低造成的。增加膳食纤维并给予充足的液体摄入是便秘首选和最好的治疗方法。面粉制品富含铁和 B 族维生素，而大多数无麸质制品则缺乏这些营养素。

健康的 GFD 应包括水果和蔬菜、谷物和纤维、瘦肉蛋白、低脂奶、钙、维生素 D 和健康脂肪。大多数患者还应建议予以营养补充剂治疗，包括多种维生素、钙和维生素 D。

7. 疑似乳糜泻患者已经进行 GFD 治疗应如何评价？

症状和 GFD 治疗后症状好转均不应用来诊断乳糜泻。对于已经进行 GFD 治疗的患者，通过乳糜泻特异的血清学检测和肠道活检来诊断或排除乳糜泻也不可靠，因为经过足够疗程治疗这些检测结果可能会正常。在已经初行 GFD 治疗怀疑乳糜泻的患者中，应首先进行人白细胞抗原（HLA）- DQ2 和DQ8 检测，这个结果有超过 99% 的阴性预测值，有助于排除乳糜泻。如果基因测试结果显示 DQ2 阳性或 DQ8 阳性，或者两者阳性，则需要患者正常麸质饮食 2～4 周后行多十二指肠活检及乳糜泻特异的血清学检测。

8. 什么是不应答乳糜泻（NRCD）？临床该如何处理？

大多数乳糜泻患者经过 GFD 治疗后症状有显著改善。但有 7%～30% 的乳糜泻患者经过6～12 个月 GFD 治疗仍有持续性典型的乳糜泻症状，体征或实验室检查异常。这些患者被称为NRCD。这是由多种病因导致的，最常见的原因是仍然有进食含麸质食品，在所有 NRCD 患者中占35%～50% 的比例。当患者症状没有改善或当症状再次出现，则有一个系统步骤来识别具体原因（图40-4）。确认乳糜泻的初步诊断是否正确，需要通过再次回顾诊断时小肠组织学和血清学结果来确认。如果诊断完全是基于乳糜泻血清学检测，那么则需要进行内镜检查，这将帮助医生评估肠道愈合情况并排除可能会导致类似的组织学发现的其他情况。

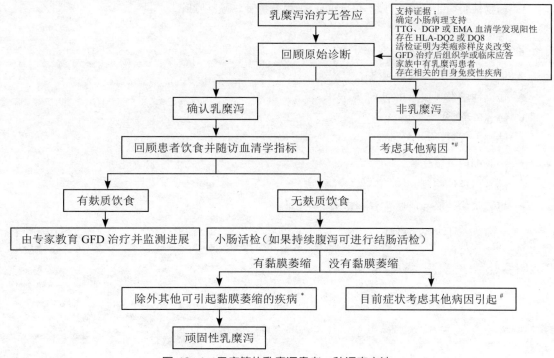

图 40-4 无应答的乳糜泻患者一种调查方法

* 自身免疫性肠病、合并各种免疫缺陷疾病、胶原性口炎性腹泻、SIBO、热带口炎性腹泻、嗜酸性肠炎、消化性十二指肠炎
\# 肠易激综合征、SIBO、食物不耐受、嗜酸性肠炎、显微镜下结肠炎和克罗恩病
DGP. 脱醇溶蛋白肽；EMA. 肌内膜抗体；GFD. 无麸质饮食；HLA. 人类白细胞抗原；SIBO. 小肠细菌过度生长；TTG. 组织转谷氨酰胺酶［引自 Rubio-Tapia A，Hill ID，Kelly CP，et al: ACG clinical guidelines:diagnosis and management of celiac disease，Am J Gastroenterol 108（5）:656-676，2013.］

9. 简述顽固性乳糜泻（RCD）。

RCD 是经过 12 个月的严格 GFD 治疗后，患者仍有持续性或复发性吸收不良的症状和肠道绒毛萎缩，且没有其他原因会影响治疗应答，治疗过程中没有明显的淋巴瘤表现。RCD 是相对罕见的，乳糜泻患者中仅有 1%～2% 发病率。I 型 RCD 典型表现为多克隆小肠黏膜上皮内淋巴细胞浸润，与未治疗的乳糜泻患者类似。II 型 RCD 表现为存在异常的单克隆 T 淋巴细胞，表现为 CD3 阳性，CD8 阴性。I 型和 II 型 RCD 的传统治疗包括全身应用糖皮质激素或布地奈德或免疫抑制剂如硫唑嘌呤。II 型 RCD 预后较差，因其有肠病相关 T 细胞淋巴瘤的恶变风险。

10. 十二指肠绒毛萎缩或非乳糜泻肠病（NCE）应该与何种疾病鉴别?

除了乳糜泻，还有很多疾病导致十二指肠绒毛萎缩。如果患者存在绒毛萎缩但乳糜泻相关的 HLA-DQ2 / DQ8 基因检测阴性或正常饮食时乳糜泻血清学结果阴性，以及在 GFD 治疗后没有组织学改善，则强烈提示 NCE 的可能。

常见的 NCE 疾病包括：

- 获得性免疫缺陷综合征（AIDS）肠病。
- 自身免疫性肠病。
- 常见的各种免疫缺陷疾病。
- 胶原性口炎性腹泻。
- 克罗恩病。
- 药物性肠病［如奥美沙坦（Benicar）、甲氨蝶呤、硫唑嘌呤］。
- 嗜酸性肠炎。
- 移植物抗宿主病。
- 低丙种球蛋白口炎性腹泻。
- 传染性肠炎（贾第虫病）。
- 肠淋巴瘤。
- 营养不良。
- 小肠细菌过度生长。
- 热带口炎性腹泻。
- 惠普尔病（肠性脂质营养不良）。

（李　海　译校）

克罗恩病

Bret A. Lashner, MD, and Aaron Brzezinski, MD

诊断篇

1. 克罗恩病常见的症状和体征是什么?

克罗恩病的症状与病变的部位和类型(如炎症、狭窄或瘘管)有关。最常见的受累部位是回肠(约 45%)。患者常出现腹泻和腹痛,腹痛常为右下腹隐痛,常在餐后出现或加重,同时可伴有压痛、右下腹炎性肿块和体重减轻。腹泻常常为非血性大便,这种症状可作为线索有助于鉴别回肠结肠克罗恩病和溃疡性结肠炎,其中后者常常为血性大便。患者常还有发热、体重减轻、肛周瘘或肛裂,以及一些肠外表现如口腔溃疡、关节炎及结节性红斑。仅表现为结肠症状的克罗恩病患者(约占 30% 病例)通常表现为腹泻、腹痛、便血、体重减低。

查体常见肛周皮赘,有时会被误认为是外痔,直到切除这些病变时发现因为难以愈合的伤口而病程复杂时才戏剧性地想到是克罗恩病。有时,尽管患者有克罗恩病其他部位受累,但主要症状是肛周瘘管或脓肿引起的。肠瘘可累及其他器官,如膀胱或其他肠段,或瘘到腹膜腔。克罗恩病累及胃十二指肠(约 5%)并不常见,临床表现类似于复杂的消化性溃疡病的腹痛、早饱,或十二指肠梗阻症状。

有狭窄的患者会因狭窄部位不同而出现相应的梗阻症状,常包括严重腹部疼痛、腹胀、呕吐和便秘。由于此种狭窄常缺乏炎症表现,因此通常需要手术治疗而非抗炎治疗。

2. 如何确立诊断克罗恩病?

克罗恩病是通过病史、体格检查、内镜检查、活检、放射影像和实验室检查来诊断的。克罗恩病最常见发病年龄为 15 ～ 25 岁。慢性腹泻有典型的肠道溃疡而排除其他诊断的患者应考虑克罗恩病诊断。克罗恩病的溃疡可能是浅表性如口疮样(图 41-1),也可以是沿肠管纵轴边界清晰深凹匐行性溃疡(图 41-2)。特征表现为跳跃性,鹅卵石样病变而直肠常无病变。通过或不通过结肠充气进行气钡灌肠来使小肠显影、小肠 CT 造影或结肠镜检查均可以证明这些典型病变存在。克罗恩病的小肠病变常为肠管分离、狭窄和回肠末端溃疡,晚期患者可能表现为所谓串珠征(图 41-3)。病变部位活检组织表现为结构变形和慢性炎症浸润,10% ～ 30% 克罗恩病结肠炎患者表现为非干酪样坏死性肉芽肿,具有诊断价值。克罗恩病的典型病变也出现于上消化道中。

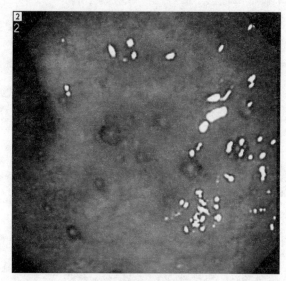

图 41-1 一个克罗恩病患者结肠炎表现为口疮样溃疡

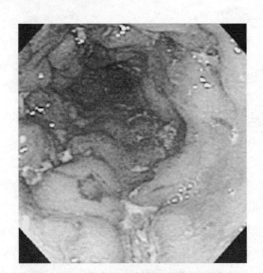

图 41-2　克罗恩病患者深凹匐行性溃疡

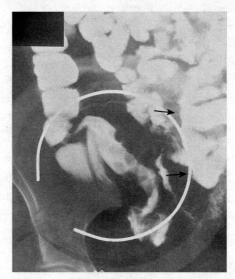

图 41-3　克罗恩病患者小肠多处狭窄影像

3. 哪些疾病的症状和体征与克罗恩病类似?

需要与克罗恩病鉴别诊断的疾病很多,常见的类似克罗恩病的结肠炎是溃疡性结肠炎(表 41-1)、缺血性结肠炎、憩室炎或结直肠癌。克罗恩病的回肠炎应与小肠耶尔森菌感染导致的炎症或结核分枝杆菌感染相鉴别。免疫低下的患者,病毒如巨细胞病毒(CMV)感染可能会被误认为是克罗恩病暴发。克罗恩病其他重要鉴别诊断疾病包括肠易激综合征、肠道淋巴瘤、乳糜泻、肠炎和非甾体抗炎药相关肠病。

表 41-1　溃疡性结肠炎和克罗恩病对比		
	溃疡性结肠炎	克罗恩病
直肠出血	常见	少数
腹部肿块	少见	常见
腹痛	有时	常见
肛周疾病	极少见	5% ~ 10%
上消化道症状	无	偶尔
吸烟	极少见(< 10%)	多数(> 50%)
营养不良	有时	多数
低热	有时	常见
直肠疾病	常见	少数
疾病延续性	常见	少数
肉芽肿	无	10%
隐窝脓肿	多数	少见
弥散溃疡	少见	多数
口疮性溃疡	少见	多数
鹅卵石样变	无	多数
跳跃征	少见	多数

续表

	溃疡性结肠炎	克罗恩病
累及回肠	少见，倒灌性回肠炎	常见
瘘	极少见	多数
癌症	少见	极少见
微小跳跃征	少见	多数
透壁性炎症	无	多数

4. 什么血清学试验可以帮助确定克罗恩病诊断？

临床上，内镜和组织学可以确诊或鉴别 85% ～ 90% 的克罗恩病和溃疡性结肠炎患者。余下的 10% ～ 15% 的未定型结肠炎患者可用血清学检测检查。抗酿酒酵母抗体阳性和抗中性粒细胞胞质抗体阴性最符合克罗恩病的诊断，而反之则提示溃疡性结肠炎。新的血清学试验结合基因突变及炎症标志物可增加诊断的敏感度。

病因篇

5. 吸烟与克罗恩病有关吗？

克罗恩病更常见于吸烟者，且 50% 克罗恩病患者每天至少吸 5 支香烟，而在一般成年人群中这个比例只有 25%。另外，吸烟与患者不良预后有关，如早期复发、更严重的并发症和重复手术的可能性较高。因此必须鼓励克罗恩病患者戒烟。

6. 什么样的传染性病原体可能导致克罗恩病？

在反刍动物中，结核分枝杆菌（MAP）导致的回肠末端或其他小肠部位的肉芽肿性炎症称为约内病。在一小部分克罗恩病患者，经过原位杂交和聚合酶链反应方法在切除的标本中发现结核分枝杆菌和其他非结核分枝杆菌。然而，这种因果关系尚未确定，且只有少数患者对抗感染的治疗有效。其他传染因子，如麻疹病毒或麻疹疫苗也曾被认为与克罗恩病有关，但缺乏确凿证据而不能确立病因。可能确实存在一种病原体能够通过刺激肠道天然免疫系统异常反应而引发克罗恩病，这些病原如难辨梭状芽孢杆菌、巨细胞病毒或其他病毒。

7. 克罗恩病有没有遗传倾向？

克罗恩病发病机制是，遗传易感个体因存在环境因素（如感染、食物成分通过渗透肠道进入血液，或存在香烟烟雾某种成分）触发消化道炎症而致反应失控。克罗恩病在某些人种中的发病率可高达 10/10 万。第一代或第二代亲属中如果有克罗恩病患者的人群患克罗恩病的比例接近 20%。父母患有克罗恩病的儿童患病风险约为 3%。克罗恩病患者的配偶则很少患病。遗传易感性发生与一些在肠道炎症调控关键蛋白的基因突变有关。对有炎性肠病的族系基因研究表明在 16 号染色体上 NOD-2/CARD-15（IBD-1）出现突变。人群研究发现这种突变在约 30% 的克罗恩病患者中出现，但也见于非克罗恩病患者，且在日本，克罗恩病患者中罕见这种突变发生。对于欧洲和美国的白种人，存在这种突变似乎与病变是否累及回肠末端有关。目前被发现的克罗恩病易感基因突变已经超过 70 个。除了 NOD-2，自噬基因 *ATG16L1* 是最重要的易感基因。值得注意的是，1 号染色体上 IL-23 受体（IL-23R）基因突变显示了抗克罗恩病进展的作用。

自然史篇

8. 克罗恩病会增加患者病死率吗?

患有普通克罗恩病患者,与年龄和性别类似的对照组相比没有增加病死率。但疾病的一些并发症,如恶性肿瘤、短肠综合征、高凝状态和原发性硬化性胆管炎,则会增加患者病死率。幸运的是,这些并发症非常罕见。

9. 克罗恩病有哪些危险因素?

吸烟是克罗恩病复发的最重要的临床危险因素。吸烟患者复发率至少是不吸烟者的 2 倍。口服避孕药对复发率的影响是存在争议的,虽然口服避孕药的使用与复发率的增加无关,但有一个吸烟与口服避孕药的协同作用;综合效应大于个体效应。症状复发的其他重要危险因素是肠道感染或非甾体抗炎药的使用。

10. 根据克罗恩病的临床表现可以推测其自然病史吗?

根据克罗恩病的临床表现,将其分为炎症型、狭窄型和瘘管病型。炎症型的特点是肠溃疡主要症状为腹泻、腹痛、炎症性肿块,严重时,出现发热和体重减轻。

炎症型疾病对抗炎治疗反应最好,尤其是皮质类固醇激素和英利西单抗治疗,但复发是常态而不是例外。炎症型疾病的自然史是早期复发。狭窄型疾病有一个更无痛的过程,其对抗炎治疗反应良好。尽管所有的克罗恩病始于炎症,但狭窄型主要的病理改变是固有层广泛纤维化。对于狭窄型患者手术治疗为其最佳选择,并且需要进行第二次手术概率低于其他类型的克罗恩病。瘘管型的特点是肠外或小肠出现肠瘘。肠瘘出现在炎症区域,通常起源于肠段狭窄的近端。成功的内科或外科治疗瘘后,复发是常见的。大多数的炎症型或瘘管病型患者将从维护治疗中受益,以最大限度减少复发风险。

虽然外科手术对于大多克罗恩病患者来说是必要的,但这不是一种治愈的方法。回肠末端切除术和近端结肠切除术后的内镜复发率几乎为 100%。术后复发常有类似于术前的临床表现。炎症型患者常表现为术后炎症型疾病,狭窄型患者存在相同的情况。为了减少第二次或第三次手术的风险,通常需要长期维持治疗。

11. 克罗恩病是否为患小肠癌高危因素?

克罗恩病患者出现小肠癌是一种罕见的现象,其报道少于 100 例。然而,流行病学研究表明,克罗恩病患者患小肠癌的相对危险性显著升高。克罗恩病的小肠癌与克罗恩病的分布相同。克罗恩病的疾病分布(回肠 > 空肠 > 十二指肠)与散发性小肠癌的分布正好相反。将小肠癌危险因素并且是克罗恩病之一的环形慢性瘘排除在外,例如,在溃疡性结肠炎患者中,广泛结肠克罗恩病患者(即结肠至少 1/3 存在炎症)大肠癌患病率增加。

与溃疡性结肠炎患者一样,广泛的克罗恩结肠炎患者应进行常规治疗。并应用结肠镜检查进行广泛活检,以确定其是良性病变还是癌前病变。结肠发育不良者患癌风险显著升高,通常建议手术治疗以减少风险的发生。

12. 克罗恩病的肠外表现是什么?

克罗恩病的肠外表现类似于溃疡性结肠炎。多关节不变形性关节炎是最常见的肠外表现,约

20% 的患者发生；关节炎是对肠道治疗的不良反应。原发性硬化性胆管炎在克罗恩病患者中较溃疡性结肠炎患者少见，它遵循一个独立于疾病活动的过程，对肠道的抗炎治疗没有反应，包括外科手术。结节性红斑、坏疽性脓皮病、虹膜炎、葡萄膜炎、胰腺炎、肾结石、胆石症、淀粉样变性、骨质疏松症和强直性脊柱炎都是克罗恩病的肠外表现。肾结石通常是草酸盐结石。克罗恩病伴有脂肪吸收不良的患者优先结合管腔脂肪酸而不是草酸，但随后吸收食物中的草酸增加，进而草酸结石形成。

治疗

13. 5- 氨基水杨酸（5-ASA）制剂对于克罗恩病患者治疗有效吗?

5-ASA 制剂用来治疗炎性肠病，其中大多是溃疡性结肠炎，已使用多年。这一类制剂都是食品监督管理局（FDA）批准的抗溃疡性结肠炎药物，但并没有批准用于克罗恩病。在克罗恩病中对 5-ASA 在诱导和持续缓解方面的反应小于对溃疡性结肠炎。5-ASA 是外用剂而不是全身用药；因此它需要用于炎症部位。柳氮磺吡啶需要磺胺吡啶和 5-ASA 之间的偶氮键之间的细菌裂解去发挥局部抗炎作用。因为细菌在大肠存在足够的数量，柳氮磺吡啶只对克罗恩病的结肠炎患者有效。其他能在结肠释放 5-ASA 的口服 5-ASA 化合物有美沙拉秦（Apriso）、奥沙拉秦（Dipentum）和奥柳氮（Colazal）。Pentas 和 Apriso 都是会有乙基纤维素涂层的空心珠的胶囊，可在大、小肠释放 5-ASA。从理论上讲，Pentas 和 Apriso 应该在克罗恩病患者和广泛的小肠疾病最有效，也可用 5-ASA 栓剂或灌肠剂的形式治疗直肠炎或乙状结肠患者。5-ASA 制剂仅用于有轻度至中度活动性疾病的患者；其对克罗恩病维持缓解的作用是有争议的。

14. 激素可以用于克罗恩病的治疗吗?

类固醇治疗炎症性克罗恩病有效，约有 85% 的患者表现出部分或完全症状缓解。但是不推荐长期使用，因为其有许多严重的不良反应，如骨质疏松症、糖尿病、白内障和类固醇依赖性疾病等。类固醇激素对于狭窄型克罗恩病是无效的，实际上可能使存在瘘管的患者病情恶化，特别是如果局部感染没有充分引流。

布地奈德是一种有效的类固醇，首过代谢率很高，85%～90%。因此，系统性不良反应大大减少，但并没有完全消除。美国现有的制剂可用于未接受小肠切除患者的回肠末端和盲肠内的药物。布地奈德对缓解中度活动性克罗恩病患者有效，并已被批准用于临床缓解。建议给服用类固醇的患者补充钙和维生素 D。

15. 免疫抑制治疗对于克罗恩病的治疗起到什么作用?

硫唑嘌呤和 6- 巯基嘌呤是克罗恩病患者的常用药。两者都是嘌呤类似物，用于干扰淋巴细胞和巨噬细胞等快速分裂细胞的 DNA 合成。因为这些药物药效不到 2～3 个月，主要用于维持缓解炎症型和瘘管型克罗恩病，可给予 4 年或更长的时间。严重的不良反应包括胰腺炎、过敏和白细胞减少。白细胞计数和肝功能检查需要定期检查。在开始这两个主要传统策略时，药物是在低剂量下开始的，剂量是根据白细胞减少的速度而增加的。首选方案是基于体重和硫嘌呤甲基转移酶（TPMT）活性的起始剂量，全剂量用于 TPMT 酶活性正常的患者，减少剂量用于中等 TPMT 酶活性的患者。替代疗法是低或无 TPMT 活性患者。无应答者也可以检测活性代谢物 6- 硫鸟嘌呤（6-GT）水平，通常有以下几种原因：①没有执行医疗方案（6-GT 水平为 0）；②执行不足（6-GT 水平低于 230 pmol/8×10^8 个红细胞）；③真的缺乏应答（6-GT 水平高于 230 pmol/8×10^8 个红细胞）。

16. 哪种生物疗法对克罗恩病患者有效?

英利西单抗(Remicade)是一种抗肿瘤坏死因子(TNF)的免疫球蛋白 G1 的人鼠嵌合型抗体,静脉滴注时,结合可溶性肿瘤坏死因子,对于炎性细胞膜表面的 TNF,引起补体和细胞裂解。它已被批准用于诱导炎症型克罗恩病和克罗恩病的维持治疗肛瘘。在随机临床试验中,48% 的炎症型与 55% 的瘘管型患者病情得到完全缓解,明显高于安慰剂治疗的患者。输液过程中的不良反应,如恶心、头痛和咽炎可以通过减慢输注来减弱。

从 1998 获得 FDA 批准以来,使用英利西单抗获得了大量的临床经验。我们了解到每 8 周持续使用一次,有效率达 60% ~ 70%。结核病,机会性感染,以及在较小程度上,恶性肿瘤是其使用的主要并发症,对梅奥诊所的 500 名患者的分析显示,接受英利西单抗治疗的患者死亡率为 1%。长期使用或间歇使用,患者可能会形成英夫利昔单克隆抗体,这可能会降低其有效性。

阿达木单抗(Humira)是一个完全的人类抗 TNF 抗体,批准用于诱导和维持治疗克罗恩病。每 2 周给药 40mg 皮下注射,第 0 周和第 2 周的剂量为 160mg,每次 80mg。它的有效性和毒性与英利西单抗非常相似。赛妥珠单抗(Cimzia)是一种长效的 Fab 片段的人源化抗 TNF 抗体。它的有效性和毒性类似于英利西单抗和阿达木单抗,每月皮下注射。那他珠单抗(Tysabri),一个抗整合素抗体,是另一种在被批准应用于克罗恩病的生物制剂。其有效性似乎与其他生物制剂相似,机会性感染率可能较低。那他珠单抗与渐进多灶性白质脑病相关,这造成它的使用仅限于参加国际登记的患者。

17. 药物维持缓解有效吗?

在药物或手术缓解后复发风险高的患者应考虑药物维持治疗。吸烟患者、至少进行过一次手术的患者,以及炎症型或瘘管病型患者复发风险最高。长期与硫唑嘌呤或 6 - 巯基嘌呤治疗具有良好的维护作用,如甲氨蝶呤。5-ASA 药物维持作用较差。布地奈德是被批准应用的维持缓解药物,以及如英利西单抗、阿达木单抗、赛妥珠单抗和那他珠单抗。所有有效的维持性药物都与黏膜愈合有关,这是一种与减少手术和降低住院率相关的治疗终点。类固醇不诱导黏膜愈合。

18. 克罗恩病的手术适应证是什么?

手术并不能治愈克罗恩病。手术的主要目标是尽可能多地保留肠道,以处理最重要的问题。应避免对降低复发降率无益的广泛切缘。手术适应证包括内科治疗难治的活动性炎性疾病,泼尼松依赖,肠狭窄,瘘,脓肿,生长迟缓,出血,穿孔,严重肛门直肠疾病,发育不良和癌症。切除脓肿引流之外,有相当多的经验(在不去除肠道的情况下打开一个狭窄的通道)和推进皮瓣手术(通过在内部操作系统上推进正常的黏膜来消除直肠内瘘)。对于控制疾病和降低发病率内科医生或胃肠和结直肠外科医师之间密切的工作关系是非常重要的。然而,复发性疾病是常见的,在高危患者中应密切考虑术后维持用药。

19. 对于狭窄型克罗恩病最常见的有效治疗方案是什么?

通常,狭窄型克罗恩病需要手术。抗炎治疗不可能缓解症状。手术的目的是减轻症状和保持肠道长度。然而,这些手术提供的不是切除术,狭窄段小肠或吻合口梗阻症状者行狭窄成形术可以提供长期的缓解,是整形中最常见的类型,切口是在一个短狭窄的纵轴上进行的,沿着垂线缝合。进行整形前,外科医生会在狭窄处用冷冻切片来排除肿瘤。在一些患者中,内镜下球囊扩张术在回结肠吻合口缓解症状,延迟手术的必要性。没有证据表明在球囊扩张时在吻合口高位注射类固醇是有效的。

20. 哪种治疗方案对于炎症型克罗恩病最有效?

抗炎药对炎症型克罗恩病应有作用。通常首先使用 5-ASA 试剂,由于毒性较小,但其疗效有限。抗生素如环丙沙星或甲硝唑是有效的,尤其是在结肠和肛周疾病患者。类固醇通常是下一步尝试,因为起效较快。硫唑嘌呤/6-巯基嘌呤,甲氨蝶呤通常保留类固醇依赖性炎症性疾病和维持缓解。所有可用的生物制剂英利西单抗、阿达木单抗、赛妥珠单抗和那他珠单抗用于炎症型克罗恩病。除那他珠单抗例外,必须单独使用,其他生物制剂联合免疫抑制剂治疗效果更好。

21. 对于瘘管型克罗恩病最常见的有效治疗方案是什么?

对黏膜活动程度的评价是瘘管克罗恩病治疗的重要因素。当疾病活跃时,抗炎治疗与 5-ASA 制剂、硫唑嘌呤、6-巯基嘌呤或生物制剂联合治疗非常有效。肛周瘘,通常需要联合手术治疗。脓毒症应充分引流和空挂线缝合的位置以促进持续引流和促进愈合。抗生素、硫唑嘌呤、6-巯基嘌呤,或英利西单抗通常是有益的。如果黏膜疾病是静止的,那么外科手术加上推进皮瓣的手术较为合适。

22. 克罗恩病患者营养支持的治疗时机是什么时候?

营养支持可作为克罗恩病的主要或辅助治疗方法。肠道休息和全胃肠外营养(TPN)将大大改善大多数患者炎症型或瘘管病型症状。当炎性克罗恩病肠内缓解时,肠内营养几乎和类固醇一样有效,但不良反应小得多。不幸的是,摄取食物后,症状和预示疾病活动的体征会迅速卷土重来。营养支持对儿童克罗恩病和生长迟缓也是有效的。由于 TPN 的费用和发病率,长期肠外营养应治疗保留在短肠综合征或广泛性小肠疾病的患者。

23. 克罗恩病患者最初对英利西单抗的临床作用是什么,但为什么在响应时间表现出无应答(LOR)?

第一步是重新评估的其他原因包括社区获得性腹泻,肠道感染艰难梭菌,条件致病菌与克罗恩病的进展包括狭窄和瘘。在最初对英利西单抗作出反应并失去反应的患者中,英利西单抗水平和英利西单抗抗体检测可能有助于指导治疗。如果英利西单抗抗体是阳性,切换到另一个抗肿瘤坏死因子药物,如阿达木单抗可能是有效的,因为抗体英利西单抗不与其他药物发生交叉反应。在没有英利西单抗和低英利西单抗水平的患者中,通过缩短输注间隔时间来增加剂量通常是有帮助的。在没有英利西单抗和高水平英利西单抗的患者中,炎症仍然存在,然后切换到具有不同的作用机制的另一个药物,如那他珠单抗,应该是有帮助的。

24. 回肠狭窄克罗恩病患者进行外科切除术来防止复发吗?

答案是肯定的。克罗恩病是一种慢性复发性疾病。在手术数周以内,吻合手术的复发性炎症的组织学证据很明显,而内镜检查常在手术一年内有所发现。研究正在进行,以确定最佳使用药物预防术后克罗恩病的复发,但似乎抗 TNF 药物在术后约 4 周开始对预防吻合性复发和手术后复发有所帮助。

(李 海 译校)

溃疡性结肠炎

Ramona O. Rajapakse，MD，FRCP（UK），and Burton I. Korelitz，MD，MACG

1. 什么是溃疡性结肠炎（UC）？

溃疡性结肠炎是结肠的一种慢性炎性疾病。它不同于克罗恩病，其炎症主要局限于黏膜，不仅累及结肠，大多数也累及直肠，而克罗恩病累及结肠，通常不累及直肠。

2. 回肠炎的定义是什么？

反流性回肠炎是指严重的溃疡性结肠炎既累及末端回肠又累及近端结肠。反流性回肠炎的内镜、组织学、X 线表现与溃疡性结肠炎相同。在回肠中看到较深的线形溃疡和狭窄，更有利于诊断克罗恩病。

3. 什么是未定型结肠炎？

尽管溃疡性结肠炎和克罗恩病发病机制的相关数据越来越多被收集，它们之间的区别仍不明确。如果炎症过程仅限于结肠（不累及回肠）约 7% 的患者，其内镜、病理、影像学的表现不能鉴别这两种疾病。这种结肠炎被称为未定型结肠炎。一部分被诊断为溃疡性结肠炎多年的患者，后来出现符合克罗恩病的症状和体征变化，从而影响诊断。另一些被诊断为克罗恩病的患者，但仅在结肠癌切除术后和在回肠造口术或回肠贮袋发生复发性回肠炎的进展，又被确诊为溃疡性结肠炎。

4. 为什么溃疡性结肠炎和克罗恩病的鉴别很重要？

这两种疾病的内科治疗有部分相同，但溃疡性结肠炎通过结肠切除术（存在回肠憩室炎的风险）通常是可以治愈的。而克罗恩病在切除术后往往不能彻底治愈。因此正确的诊断是非常重要的。

5. 溃疡性结肠炎的病因是什么？

溃疡性结肠炎的病因目前尚不明确，与易感基因的肠道外抗原的异常免疫应答明显相关。8～15 因子和 CD25～CD42 因子与溃疡结肠炎的进展相关。克罗恩病的进展比溃疡性结肠炎快 2 倍，而患溃疡性结肠炎的风险是克罗恩病的 4 倍。在过去的 10 年里，人们注意到炎性肠病（IBD）遗传学的进展。迄今为止有 60 多个易感基因位点与炎性肠病相关，仅 21 个位点用于确诊溃疡性结肠炎，26 个位点仍需在溃疡性结肠炎和克罗恩病中鉴别。炎性肠病的家族史是导致感染的最大危险因素，约 15%IBD 患者，其直系亲属患有此病。但家族相关性溃疡性结肠炎较克罗恩病少见。同样，IBD 患者的直系亲属的发病率比一般人群高出 30～100 倍。

虽然研究已经证实，有遗传、环境和免疫学的影响，但病因仍不明确。溃疡性结肠炎发生的环境尚不明确，饮食抗原和细菌被认为是触发溃疡性结肠炎发病的因素，但没有证据支持这一观点。吸烟可降低溃疡性结肠炎的发病率，不吸烟者的发病率明显高于吸烟者，戒烟者明显高于不吸烟者。这种保护作用是否继发于香烟中的尼古丁或其他成分还没有完全得到证实。

6. 溃疡性结肠炎的易患人群有哪些？

在众多患者中，溃疡性结肠炎好发于 20～30 岁和 50～60 岁人群。而 50～60 岁的人群可能存在假阳性，因为其他类型的结肠炎与其难以鉴别。各个民族都对该病有所描述，但白种人比非白种人更常见；犹太人比非犹太人更常见。以人种为基础的研究同样支持基因遗传观点。

7. 溃疡性结肠炎的症状与体征是什么？

溃疡性结肠炎的主要症状是腹泻，伴或不伴有血便。如果炎症局限于直肠，粪便表面可有血附着，其他症状包括里急后重、尿急、直肠疼痛，无腹泻的黏液便。

溃疡性结肠炎好发于直肠和乙状结肠；炎症可从左侧延伸至近端结肠脾曲、横结肠，甚至全部的结肠，包括任何一段的近端结肠乃至整个结肠。炎症反应在未经过药物灌肠时，总是侵犯直肠。如果病情加重不仅有直肠的炎症反应，也可能侵犯回肠末端。

更广泛的结肠炎可伴有全身症状，除了血性腹泻以外，还可以有体重减轻和全身不适。虽然疼痛不适体征显著，但患者主诉仍可有腹部不适，排便减轻，可出现腹部压痛，以左下腹为主。详细的病史可知是否伴有直肠痉挛后便秘与腹泻交替的症状。尽管患者可出现肠外症状，但大多是与肠道病变的严重程度相并行。

8. 溃疡性结肠炎如何分类？

Truelove 和 Witts 根据症状、体征、实验室检查，将患者分为轻度、中度、重度。蒙特利尔将溃疡性结肠炎分为三型，E1，直肠炎；E2，左半结肠炎（脾区远端）；E3，全结肠炎。蒙特利尔将溃疡性结肠炎严重程度分类，从无临床症状到重症分为 S0 ～ S3。梅奥诊所根据大便的频次、出血、内镜下表现和医生的病情评估，将溃疡性结肠炎分为 0 ～ 12 分，分数越高病情越重。我们将内镜及影像学表现的严重程度也加入这个评分中。腹部 X 线的表现可评估结肠的扩张程度，即使肠管扩张肠间气体可评估黏膜溃疡及水肿，以此预评估病情的严重程度。即使内镜下表现与临床症状相关性不大，但严重的黏膜病变提示需要更积极处理（表 42-1）。

表 42-1　溃疡性结肠炎严重程度的临床指南	
轻度	大便少于 4 次 / 天，带或不带血便，ESR 正常，无全身症状
中度	大便大于 4 次 / 天，小于 6 次 / 天，轻度全身症状
重度	大便伴血大于 6 次 / 天，全身症状明显，如发热、心动过速，或 ESR>30mm/h

ESR. 红细胞沉降率

9. 溃疡性结肠炎的肠外表现是什么？

虽然溃疡性结肠炎主要侵犯肠道，但也可侵犯其他器官。这些肠外表现可独立存在，与肠道炎症的活动性无关（表 42-2）。

表 42-2　溃疡性结肠炎的肠外表现	
肠外表现	伴随活动性结肠炎
损伤性关节炎	有
强直性脊柱炎	无
坏疽性脓皮病	有
结节性红斑	有

续表

肠外表现	伴随活动性结肠炎
原发性硬化性胆管炎	无
葡萄膜炎	通常，但不总有
巩膜炎	通常，不总有

10. 什么是损伤性关节炎?

损伤性关节炎是一种游走性关节炎，可累及膝关节、髋关节、踝关节、腕关节、肘关节，通常不对称分布。本病对皮质激素反应良好。

11. 简述溃疡性结肠炎与强直性脊柱炎的关系。

强直性脊柱炎与溃疡性结肠炎的关系较克罗恩病的关系更密切，溃疡性结肠患者发生强直性脊柱炎的可能性比正常人高出 30 倍，与结肠炎的活动期无关。许多患者早期骶髂关节炎是无症状的，仅在 X 线片中可诊断。

12. 探讨溃疡性结肠炎的肝并发症。

肝并发症包括脂肪肝、胆管炎、慢性活动性肝炎、肝硬化、原发性硬化性胆管炎。大多数硬化性胆管炎可伴有溃疡性结肠炎，但只有少数溃疡性结肠炎的患者会并发硬化性胆管炎。而这些结肠炎患者通常为轻度，伴有碱性磷酸酶或 γ- 谷氨酰转移酶的异常增高，熊去氧胆酸（熊去氧胆酸制剂）治疗可改善硬化性胆管炎患者的临床症状。硬化性胆管炎合并溃疡性结肠炎的患者均有较高的并发结肠癌的风险。考来烯胺可有助于缓解相关的瘙痒症状，但唯一治愈的方法是肝移植。

13. 溃疡性结肠炎的眼部并发症是什么?

眼部并发症包括葡萄膜炎、虹膜炎和巩膜炎。葡萄膜炎引起眼痛、畏光、视物模糊，且需要立即干预，以此预防永久的视力损害。可通过局部类固醇治疗，有时需要全身性类固醇治疗。

14. 简述溃疡性结肠炎与血栓栓塞的关系。

炎性肠病的患者血栓栓塞的发生率增高，最常见于下肢深静脉血栓形成。在排除其他病因之后高凝状态的患者应接受标准的抗凝治疗。

15. 医生该如何评估患溃疡性结肠炎的患者?

溃疡性结肠炎的评估取决于病情的严重程度和病变侵袭的位置。详细病史、持续时间、严重程度、体格检查及内镜下黏膜的范围和程度都是最好的评价标准。虽然乙状结肠镜检查可提示疾病的严重程度，但全结肠镜检查也是必要的，它可确定全结肠整体的病变程度及范围。病程的进展、抗生素和非甾体药物的应用、实验室检查（全血细胞计数、生化、粪便培养、粪便找虫卵、便找寄生虫和难辨梭状芽孢杆菌）对疾病的评估尚有争议。近年来，芽孢杆菌感染的报道越来越多。如果有高度疑似病例，应多留便培养及粪便检查，因为假阴性是很常见的。

这些评估只提示疾病的严重程度（如直肠炎、左侧结肠炎或全结肠炎），影响治疗方案的选择（见表 42-1）。一些研究表明，粪便中钙卫蛋白是评估炎症侵袭程度的重要指标，但不经常使用，病情严重发生深部溃疡和早期中毒性巨结肠时运用。任何高度疑似腹部肠管胀气的病例，均应做平卧位和立位腹部 X 线的评估。血清学检测中抗中性粒细胞胞质抗体的敏感性较低，因此不能用于诊断溃疡性结肠炎。抗酵母抗体和抗中性粒细胞胞质抗体阴性在诊断溃疡性结肠炎时无意义，但可有助于溃疡性结肠炎和克罗恩病的鉴别。如果疾病的严重程度为轻中度，可在门诊接受治疗。然而，根据先前描述的评判标准，疾病严重程度为重度时应考虑住院治疗。

16. 什么是 5- 氨基水杨酸（5-ASA）制剂？

柳氮磺吡啶，第一个 5- 氨基水杨酸制剂，已成功用于治疗轻度至中度溃疡性结肠炎多年。它可被结肠菌裂解的、重氮键偶联的磺胺嘧啶。5-ASA 具有副作用。最常见不良反应包括恶心、呕吐、发热和皮疹。这是因为磺胺吡啶不仅仅是一个载体，它也可引起粒细胞缺乏症、自身免疫性溶血性贫血、叶酸缺乏和精子数量及形态特征的改变从而产生继发性不孕。新的制剂仅含 5-ASA（美沙拉秦），且只在小肠释放。目前的治疗方案可为美沙拉秦栓剂 4g，60ml 灌肠（氨基水杨酸），合并口服亚沙可、美沙拉秦、颇得斯安、奥沙拉秦、巴柳氮、美沙拉秦缓释胶囊和美沙拉秦缓释片（表 42-3）。

表 42-3　5-ASA 制剂			
5-ASA	载体分子	释放	活动的范围
亚沙可	丙烯酸树脂 -S	pH ＞ 7	回肠末端和结肠
颇得斯安	乙基纤维素微球，定时释放	pH>6	小肠和结肠
奥沙拉秦	偶氮键	细菌	结肠（细菌生长过多的回肠）
柳氮磺吡啶	磺胺吡啶	细菌	结肠（细菌生长过多的回肠）
美沙拉秦缓释片	基质	结肠 pH>6	结肠
美沙拉秦缓释胶囊	荧光二抗延迟和延长释放	pH ≥ 6	结肠
巴柳氮	重氮键	结肠	结肠
奥沙拉秦	二聚体	左侧结肠	左侧结肠

5-ASA. 5- 氨基水杨酸制剂

17. 如何治疗直肠炎和乙状结肠直肠炎？

对于轻中度溃疡性结肠炎，可用局部治疗。如果病变仅限于肛门直肠区域，可用含美沙拉秦的栓剂 1 次 / 日或 2 次 / 日。氢化可的松泡沫剂或氢化可的松灌肠剂也可单独使用，也可与 5-ASA 交替使用。治疗乙状结肠直肠炎时，美沙拉秦灌肠剂、单独或交替使用氢化可的松灌肠剂是有效的。维持治疗可仅使用美沙拉秦灌肠剂，不用氢化可的松制剂。患者必须在灌肠后取左侧卧位，确保足够的药剂作用于病变区。里急后重严重的患者，最好利用重力的向下作用采取膝胸卧位灌肠。口服的治疗效果优于灌肠或栓剂的治疗效果的情况极少。其他情况下，口服治疗联合灌肠或栓剂治疗是必需的。

18. 医生应如何治疗溃疡性结肠炎的恶化？

当炎症浸润至近端时，必须加用口服药，且不可替代局部治疗。局部用药治疗远端疾病往往比口服用药治疗更有效，两者联合治疗比单独用药更有效。口服 5-ASA 制剂的选择是由浸润范围决定的。颇得斯安（4g）、亚沙可（3.2g）、美沙拉秦、巴柳氮（6.75g）、美沙拉秦缓释片或美沙拉秦缓释胶囊均可用于治疗普通的结肠炎。奥沙拉秦（1g）可用于治疗左半结肠的病变，泊利塞嗪片 1 次 / 日具有类似的疗效。亚沙可的最大剂量为 4.8g/d。目前尚不知道较高 3 种药物的任意 1 种剂量使用，其疗效是否会增加。布地奈德治疗轻中度溃疡性结肠炎是有效的，剂量 9mg 口服 1 次 / 日持续治疗 8 周。如果用 5-ASA 或布地奈德，病情仍未控制，或者出现中重度表现，则按规定使用短效口服的糖皮质激素控制病情，如可使用泼尼松最大有效口服剂量 60mg/d 冲击治疗。如果病情得到控制，第 2 ～ 7 天的剂量可递减至 40mg/d。泼尼松进一步的细化治疗是个体化的，给予 5-ASA 药物的同时也可加用泼尼松。泼尼松和其他糖皮质激素均不是维持治疗药物。

19. 如果病情加重，应采取哪些措施？

重度溃疡性结肠炎应住院治疗，给予静脉注射皮质激素、[英利西单抗（类克）]，予以监测体格检查、实验室检查及腹部 X 线。重度的溃疡性结肠炎可伴有中毒性巨结肠或穿孔的并发症，静脉给予皮质激素、抗生素，随着侧卧位至仰卧位和俯卧位在小肠管吸附，有时直肠吸附。如果这些治疗方案都不成功，伴或不伴穿孔的发生时，可考虑结肠次全切术。若腹部 X 线提示结肠扩张和黏膜表面增粗，可与外科医生协同诊疗。

如果给予静脉皮质激素无效，应考虑改用静脉给予环孢素，英利西单抗，或手术治疗，根据临床情况紧急程度和自身经验控制严重并发症。病情迅速恶化的早期，可外科手术干预，行回肠造口术和结肠次全切除术。若有时间运用环孢素治疗，应在具有丰富经验的医生指导下用药。环孢素 4mg/（kg•d）持续静脉输注，密切监测血压、肾功能、电解质和血药物浓度水平。环孢素不能用于血清胆固醇偏低的患者，可增加患者癫痫发作的风险。可联合使用复方新诺明，同时也可预防卡式肺孢菌肺炎，3 天内无明显效果则预后不良。新的数据表明，英利西单抗治疗溃疡性结肠炎优于环孢素，用于重度溃疡性结肠炎和静脉类固醇治疗失败后的重度克罗恩病疗效是一样的。它的优势是短期毒性小于环孢素，且可进行有效的维持治疗。专家认为早期临床干预能显著减少需重症手术的例数。

20. 中毒性巨结肠的定义是什么？

中毒性巨结肠定义为一种严重的全部或节段性结肠扩张的侵袭性炎症（横结肠直径通常可大于 5 ～ 6cm）。可通过腹部 X 线清晰地显示出结肠胀气（未经内镜检查），若除结肠胀气外结肠直径小于 5cm，或含有两个或两个以上的以下标准被认为是中毒性巨结肠：

- 心率 >100 次 / 分。
- 体温 >38.6℃。
- 白细胞 $>10×10^9/L$。
- 白蛋白 <30g/L。

21. 如何预防复发？

急性期治疗的同时（或急性期治疗后立即）给予维持治疗。轻中度溃疡性结肠炎，予以口服 5-ASA 或局部治疗，或者两者同时给予也是可以的。根据我们的经验，这类患者仅占 20% ～ 30%。对于重症或复发性溃疡性结肠炎，免疫抑制剂的使用是更有效的，如 6- 疏基嘌呤（6-MP）、硫唑嘌呤（AZA）或英利西单抗（抗肿瘤坏死因子 TNF）。6- 巯基嘌呤起始剂量为 50mg/d，应对患者采取及时而详尽的随访。治疗 3 周，每周化验血细胞计数，药量随后递减。在治疗前应确认硫嘌呤甲基转移酶水平（TPMT），硫嘌呤甲基转移酶水平较低时，导致白细胞减少的风险升高。在临床上许可的情况下，若初始剂量效果良好，白细胞计数是正常的，可将剂量逐渐增加。这些药物的早期不良反应包括白细胞减少，胰腺炎（3%），肝炎，无肝炎表现的氨基转移酶异常、皮疹和发热。胰腺炎或肝炎的发生常阻碍了一些药物的进一步使用。患者出现典型过敏反应时应停用致敏药物，使用替代治疗（6-MP 对 AZA）。6-MP 代谢产物嘌呤核糖和 6- 硫代鸟嘌呤的高水平或 TPMT 的低水平可以预测患者不良反应的发生。

确认被用于抗 TNF 治疗克罗恩病的英利西单抗，现在被美国食品药品监督管理局批准也可用于治疗溃疡性结肠炎。治疗前应行乙型肝炎血清学和纯化蛋白衍生物检测。在治疗的第 0、2 和 6 周，给予 5mg/kg 英利西单抗静脉注射诱导治疗，遂给予维护输液治疗每 2 个月一次，维持剂量为 5mg/kg，若患者在 2 个月内出现病情恶化，可监测血清英利西单抗水平及嵌合抗体（人抗嵌合抗体）水平。英利西单抗可增加至 7.5mg/kg 或 10mg/kg，伴或不伴苯海拉明、对乙酰氨基酚（扑热息痛）或类固醇治疗。有些人担心，6-MP / 硫唑嘌呤和英利西单抗联合治疗可能增加患者淋巴瘤感染的风险。在进一步的数据更新之前，应该根据病情的严重性和弱病质，以及医生的经验来选择联合疗法和单独疗法。

22. 是否有辅助治疗溃疡性结肠炎的方法？

益生菌被认为是有利于人体的可食用的活性微生物。研究最广泛的是 VSL＃3 益生菌，它同时包含乳酸杆菌、双歧杆菌、链球菌。VSL＃3 已被证明在全结肠切除后、回肠贮袋肛管吻合术后立即服用可降低第 1 次憩室炎发病率。它也可与抗生素联合用于缓解慢性肠炎的维持治疗。益生菌治疗急慢性溃疡性结肠炎的证据仍不足，但它可以用于溃疡性结肠炎的辅助治疗。

高剂量的 ω-3 胶囊可通过短链脂肪酸向结肠提供营养，被用于辅助治疗慢性溃疡性结肠炎。若患者的饮食营养均衡，维生素不是必需的。口服铁剂可能引起便秘、腹胀，口服钾补充剂可能会刺激胃肠道，补充镁剂引起腹泻，这些都是不可取的。

23. 患者应该多久进行结肠镜检查？

目前的建议如下：左半结肠炎患者，监测肠镜应于结肠炎发病后 10 年进行。对于大多数结肠炎患者，监测应于结肠炎发病后 8 年进行。在结肠中每 10cm 应取 3 个活检标本。有黏膜异型增生时需增加随机活检的次数。为了达到大于 90% 的检出率，应取超过 33 个活检标本。此外，任何狭窄的、隆起的、息肉样，或那些有特殊形状或纹理的病理改变应取活检。大多数溃疡性结肠炎患者应每年行结肠镜检查，左半溃疡性结肠炎检查应缩短时间。影响异型增生和结肠癌的风险的因素是病程、病变范围、病变的程度（慢性长期性），持续性的组织学炎症也可作为一个危险因素。

新技术如内镜窄带成像技术（NBI）能够更好地发现异常的黏膜。在内镜下结肠喷洒靛蓝或亚甲基蓝，可针对异常区取活检。NBI 在鉴别假性息肉与腺瘤性息肉是比较有用的。放大内镜是一种新的技术，也可有助于有针对性地取活检。虽然这些技术可有针对性地取活检做切片检查，但在溃疡性结肠炎的常规监测中的作用尚未确定。

24. 如果发现息肉或不典型增生怎么办？

显然发现息肉应予以切除，并取周围组织活检。若无癌前病变（如腺瘤性息肉），则无须特殊处理，只需常规监测即可。然而，如果发现异型增生，应予以结肠切除术治疗。异型增生可分为重度不典型增生，轻度不典型增生，以及不确定型不典型增生。大家都认为结肠中的重度不典型增生是行结肠直肠切除术的指征。轻度不典型增生的管理共识较少。当活检标本取自炎症明显部位时，可干扰轻度不典型增生的诊断。溃疡性结肠炎的积极治疗可导致不典型增生的误诊，活检标本应取自扁平且无炎症的黏膜。诊断异型增生可推荐予以结肠切除术治疗。一些胃肠病理学专家在做出最终诊断前应再一次审查活检切片。根据我们的经验，直肠段发现异型增生或癌细胞时，结肠造口术应优于回肠贮袋 - 肛管吻合术。

25. 定期监测有效吗？

研究表明，高达 42% 的溃疡性结肠炎患者的活检病理可为高度不典型增生、癌前病变或在短时间内的癌变进展期。低度不典型增生也可预示癌变：19% 的患者发展为结肠癌，甚至可能在诊断时已发生癌变。非不典型增生的研究显示较好的短期预后。研究结果和病例对照表明，良好的监测方案可较早地发现恶性肿瘤。因此监测筛查，更有利于提高生存率和降低癌症相关的死亡率。

26. 药物预防溃疡性结肠炎有效吗？

一些研究表明，长期服用美沙拉秦可降低患结肠癌的风险。也有证据表明，免疫抑制剂 6-MP 治疗可能减少结肠癌的风险的增加比率。熊去氧胆酸可减低原发性硬化性胆管炎患者患结肠癌患病的风险。

我们的观点还需进一步的研究证明。例如，维持治疗可能主要是通过控制炎症发挥效果，活检对镜下识别炎症和异型结构同样重要。

27. 在溃疡性结肠炎的管理中日常饮食重要吗？

没有证据表明，任何食物可对溃疡性结肠炎患者有益。除了建议乳糖不耐受的患者，应避免食用含乳糖的食物，没有特殊的饮食限制。

28. 压力会使溃疡性结肠炎加重吗？

压力与溃疡性结肠炎发作可能存在关联，但没有致病的作用。没有研究数据表明心理压力、性格或明显精神疾病的病因可使溃疡性结肠炎恶化。然而，抗焦虑药物或抗抑郁药物可能对慢性病导致的抑郁症有所帮助。

任何慢性疾病的治疗方案影响是多方面的，包括医学专家和手术团队，一个精神病药理学专家和知识丰富的辅助人员。

29. 月经如何影响溃疡性结肠炎？

分散的数据弥补我们的经验不足，溃疡性结肠炎和克罗恩病恶化或诱发可在经前，一些人也可在月经期。有时候 2 ～ 3 天的类固醇治疗是必要的。

30. 溃疡性结肠炎患者存在生育和怀孕问题吗？

在考虑溃疡性结肠炎对妊娠的影响时，同时也应考虑妊娠对溃疡性结肠炎的影响，这两个方面都很重要，溃疡性结肠炎本身的影响和治疗用药对妊娠的影响。良好控制的病情对生育或怀孕没有有害影响。然而，如果在妊娠期间溃疡性结肠炎处于活动期，胎儿损伤的发生率可能会增加。因此，在妊娠期间维持和控制病情是很重要的。

在妊娠期，美沙拉秦（5-ASA）的使用有长期的安全记录。糖皮质激素也被证明可用于妊娠期间。对于免疫抑制剂 6- 巯基嘌呤和硫唑嘌呤，在移植相关文献数据表明，妊娠期使用也是安全的。一项用免疫抑制剂治疗溃疡性结肠炎和克罗恩病的研究表明，免疫抑制剂的治疗是安全的，不需要终止妊娠。然而，根据我们的经验，孕前女性在服用这些药物后，可能会导致胎儿损伤；而男性服用这些药物后，女性在受孕后 3 个月内可使先天性畸形和自然流产的发生率增高。因此我们建议在临床上可行的情况下停用药物治疗，至少计划在受孕前监测 3 个月。如果女性正在病情缓解期，停用免疫抑制剂前应先评估早期复发的可能；如果病情在活跃期，应推迟妊娠。柳氮磺吡啶可引起精子形态异常和运动缺陷，但停用药物 3 个月，这些现象是可逆的，男性患者可用一种新的 5-ASA 药物取代治疗，以此开始新的治疗。

31. 溃疡性结肠炎患者禁用药物有什么?

一些证据表明，非甾体抗炎药可能会突然加重病情，在某些条件下可诱发溃疡性结肠炎的发生。常用的非甾体抗炎药包括阿司匹林、布洛芬和萘普生。溃疡性结肠炎患者应避免使用这些用药。华法林抗凝治疗可增加活动期患者的出血风险和血性腹泻的发生。然而，肝素治疗有报道证实可改善一些患者活动期的病情。虽然肝素不是标准治疗，但其抗凝作用在治疗活动性溃疡性结肠炎时是有效的。任何类型的结肠炎都应避免阿片类药物衍生物的使用，阿片类药物衍生物的使用可导致中毒性巨结肠的发生。

32. 简述溃疡性结肠炎的手术治疗。

当药物治疗失败或出现并发症时，如穿孔或不典型增生的发生，应选择次全结肠切除、回肠造口术或回肠贮袋治疗。很多患者对回肠造口术后的生活感到恐惧，但临床教育可缓解他们的恐惧。幸运的是，我们已有大批的患者习惯了回肠造口术后的生活，可以继续正常生活。

回肠贮袋也是合理的选择。它是由回肠的双回路组成，回肠末端改造成贮袋，直肠黏膜剥脱，并重建直肠，行直肠肌鞘内回肠贮袋肛管吻合，并保留肛门括约肌。其缺点包括炎症的复发或慢性肠炎，大便频繁，夜间失禁，需要持续监测内镜检查。甲硝唑、环比沙星、铋剂可单独或联合治疗慢性肠炎。这些药物可用于溃疡性结肠炎的急性期，也可用于维持治疗预防复发。益生菌在早期也可使用。在一些情况下，5-ASA 药物、激素、免疫抑制剂或生物制剂也可用于治疗。在日后，难治性结肠炎的全结肠切除术可被回肠贮袋术取代。

（涂志越　译，李　海　校）

嗜酸细胞性胃肠炎和嗜酸性粒细胞性食管炎

Shahan Fernando, MD, and Glenn T. Furuta, MD

1. 嗜酸细胞性胃肠道疾病（EGID）是如何定义的?

EGID 是一个全球术语，越来越多的人认识到，它是在儿童和成年人中发生胃肠道（GI）异常组织的疾病。它的特点是慢性的，非特异性胃肠道症状和整个胃肠道中嗜酸性粒细胞密集的炎症反应。它可表现为嗜酸细胞性胃肠炎、结肠炎或嗜酸性粒细胞性食管炎（EOE）。在诊断 EGID 前应排除嗜酸性粒细胞增多的其他病因。

2. 什么是嗜酸性粒细胞性食管炎?

EGID 中嗜酸性粒细胞性食管炎最常见。主要导致腹痛、呕吐、小儿喂养障碍和食物嵌顿及成人吞咽困难等，是目前公认的一个临床病理学难题。嗜酸性粒细胞性食管炎是一种慢性炎性疾病，变态反应可诱发炎症使病情进展，主要症状为食管功能障碍和食管黏膜嗜酸性粒细胞增多。

3. 嗜酸细胞性胃肠道疾病和嗜酸性粒细胞性食管炎的发病率是多少?

EGID 是一种罕见的疾病，发病率低于 1/10 万。回顾性流行病学的研究发表较少，在长达 37 年的时间里，研究患者从 8 名增至 59 名。在另一项研究中，嗜酸性粒细胞性食管炎的发病率在持续增长，患者从 40 人增至 10 万人，患者绝大多数为白种人，男性。最终这两种疾病都有广泛的地理及民族分布。

4. EGID 和 EoE 的发病机制是什么?

EGID 和 EoE 认为是被变态反应所介导，TH-2 细胞因子的炎症反应，可促进遗传易感因子和胃肠道嗜酸性粒细胞的增多。除食管外，嗜酸性粒细胞还是肠黏膜内重要的常驻白细胞，其维持机体健康的作用尚不清楚。虽然确切的发病机制尚不明确，其研究主要局限于浅表黏膜活检，EGID 被认为是由于暴露在环境或食物中的过敏原刺激，导致胃肠道嗜酸性粒细胞增多。嗜酸性粒细胞在胃肠道中的确切功能尚不可知，但一些基础研究表明，嗜酸性粒细胞可起到抗原呈递的作用，作为效应细胞可释放大量细胞毒性颗粒，如细胞因子、趋化因子、转化生长因子、脂类介质和神经递质等。

在基因序列和全基因组的关联研究中，几个基因被认为与 EoE 密切相关，包括胸腺基质、嗜酸性粒细胞淋巴细胞趋化因子 -3、白细胞介素（IL）–13 和白细胞介素（IL）-5。有报道约 10% 的患者可有家族易感性。

5. 简述 EGID 和 EoE 的临床特点。

累及胃肠道和食管远端的 EGID 的早期类型表现是基于嗜酸性粒细胞炎症在肠壁侵袭的深度，黏膜型可表现为出血、腹泻和疼痛；肌肉型可表现为部分或完全性肠梗阻；浆膜型可表现为腹胀（表 43-1）。最近的研究表明，EGID 可出现黏膜形态的改变。高达 75% 的患者会有个人过敏史，如湿疹、食物过敏、季节性过敏或哮喘。此外，EGID 的患者中高达 80% 监测出外周血的嗜酸性粒细胞增多，也可以继发于其他过敏性疾病，可见这是一个不可靠的疾病活动的生物标志物。

　　EoE 的患者可出现任何症状和食管功能障碍症状，这取决于患者的年龄（表 43-1）。小儿由于发育水平，无法表达吞咽困难的症状，反而出现喂养困难的症状。许多症状与胃食管反流病相似，但不影响标准的治疗或抗反流治疗手术。通常情况下，采集病史时，症状可在额外的问题中被发现。

表 43-1　EGID 和 EoE 的临床特征			
	EGID		EoE
黏膜层	腹痛 贫血 腹泻 胃肠道出血 恶心 蛋白丢失性肠病 呕吐 体重下降	儿童	腹痛 胸部疼痛 窒息，作呕 咳嗽 食欲下降 吞咽困难（如食物粘连） 喂养困难 反流 睡眠困难 咽喉痛 体重下降
黏膜下层	腹痛 幽门口梗阻 肠动力障碍 胰腺炎 小肠梗阻	成人	吞咽困难 食物嵌塞 胸骨后疼痛
浆膜层	嗜酸细胞性腹水 嗜酸细胞性腹膜炎 严重的腹胀		

EGID. 嗜酸细胞性胃肠病；EoE. 嗜酸性粒细胞性食管炎

6. EGID 和 EoE 的自然病史是什么？

　　由于相对较低的发病率和混杂的胃肠道症状，通常会延迟诊断，有时长达 3 ～ 4 年。根据目前的研究和临床经验，EGID 的自然病史可分为三种类型，患者可有单发型、复发型或长期慢性型。此外，还有几个潜在的累及肠道深度的表型。

　　根据广泛的临床经验，关于 EoE 的自然病史的 3 个问题已经很明显了。首先，EoE 是一种慢性疾病，多数患者标准治疗有效。其次，EoE 的并发症包括食物嵌塞、食管狭窄、喂养障碍。什么样的人，怎样发作在并发症中尚不确定。最后，基于患者是否食物消除或局部类固醇，可能还有其他的 EoE 表型。

7. 如何诊断 EGID 和 EoE？

　　如前所述，EGID 特点是非特异性的胃肠道症状合并密集的肠嗜酸性粒细胞浸润。什么是肠道嗜酸性粒细胞"异常"的数量仍不清楚，这值得临床医生和病理学家探讨研究。诊断 EoE 的标准被确立，更有利于帮助诊断（框 43-1）。

框 43-1 嗜酸细胞性食管炎的诊断标准	
症状与食管功能障碍相关	在质子泵抑制剂试验后剥脱食管黏膜示嗜酸性粒细胞持续增多
食管活检提示以嗜酸性粒细胞为主的炎症伴随高倍视野下嗜酸性粒细胞的个数 ≥ 15 个	排除间接导致嗜酸粒细胞性增多症的原因 维持治疗的反应，但不是诊断必需的

对 EGID 应对所有患者进行全面的评估，以排除任何其他原因引起的肠道嗜酸性粒细胞增多症。没有特征性的体征、症状，或血液试验可定义 EGID 或 EoE。有几种方法可根据特定的肠道器官及其伴随症状确诊。

病史和体格检查

● 采集全面的病史，包括社会和家庭史，准确地概括所有的胃肠和肠外症状。这包括发病时间、持续时间、连续性、加重及缓解因素等相关症状（如体重下降），以及既往治疗史、旅游史及 EGID 的家族史、食物嵌塞、食管扩张，评估正常生长发育。

● 询问有关食物或环境的过敏原及与胃肠道、皮肤或呼吸反应的相关的症状或体征。

● 进行彻底的体格检查，特别要注意体重和身高，与过敏性疾病相关的症状和 EGID 的间接症状（如皮疹、关节炎、口腔损伤、肛周疾病）。

实验室检查

● 常规检查：获得完整的全血细胞计数、免疫球蛋白 E 族，血沉和粪便病原学检查（如虫卵和寄生虫，幽门螺杆菌）。

● 特殊检查：若存在腹水，应穿刺后行细胞计数分类检查。若存在嗜酸性粒细胞增多，应进行骨髓分析，超声心动图检查，血清维生素 B_{12} 和胰蛋白酶，对 FIPL1-PDGFRA 突变的基因分析，以及活检和其他受累组织检查。

● 过敏原检查：推荐经验丰富的专家建议患者食用非 IgE 介导的食物，行过敏抗原的监测，如果食物不必要的限制可能会导致营养不良。

内镜和组织病理学检查

● 根据胃肠道症状，选择上消化道内镜检查或结肠镜检查并取活检是对该疾病进行诊断的基础（图 43-1）。

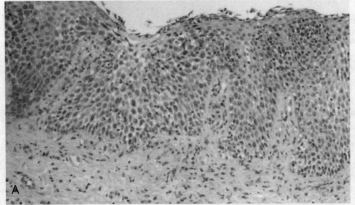
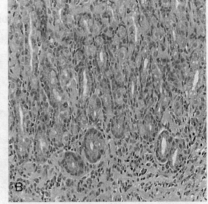

图 43-1　食管活检显示嗜酸性粒细胞性食管炎（A）；胃窦活检证明嗜酸性粒细胞性胃肠炎（B）

- EoE 可与几种内镜下表现如黏膜水肿、皱纹、固定环、分泌物，皱襞纸样变，管腔直径缩小，甚至狭窄相关（图 43-2）。然而，正常的黏膜外观也不排除患 EGID 或 EoE 的可能。

- 由于内镜下取活检技术取得的黏膜有限，EGID 和 EoE 可"不协调"分布，故应取多处黏膜活检。怀疑有更深层的侵犯患者，在术中可行全层病理活检。

影像学检查

- 食管钡剂造影是评估吞咽功能障碍的患者最有价值的检查，可提示黏膜不规则，管腔变窄或狭窄，内镜下可不明显（图 43-3）。

- EGID 的上消化道造影和 CT 可提示肠内病变黏膜不规则或活动障碍。它们也可以用来排除其他病因如肠扭转和炎性肠病。

- 腹部超声有助于鉴别腹水。

8. 嗜酸性粒细胞增多综合征（HES）是什么？

HES 是一组异质性疾病，起初 HES 被认为是至少 6 个月持续外周嗜酸性粒细胞大于 1500 个 /μl、嗜酸性粒细胞引起的器官损伤或功能障碍，并排除继发性嗜酸性粒细胞增多等。近期的描述表明，缩短观察期以免延误治疗，2006 年共识报告中表明 HES 包含几个亚型。其患病率尚不清楚，但它往往会影响中青年人，好发于男性。HES 诊断前应注意 EGID 的患者，高外周血嗜酸性粒细胞计数和肠外症状及体征，可能与嗜酸性粒细胞增多相关。

9. 什么是肠道嗜酸性粒细胞增多症的鉴别诊断？

EGID 和 EOE 的鉴别诊断包括许多疾病，这些疾病也都表现为以胃肠道症状和嗜酸性粒细胞为主的炎症，并统称为继发性嗜酸性粒细胞相关的胃肠道疾病。表 43-2 表明这些继发疾病的广泛，在肠道活检中提示嗜酸性粒细胞浸润或任何形式的肠道炎症与外周血嗜酸性粒细胞增多是非常重要的。

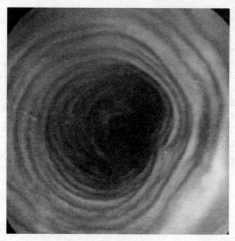

图 43-2　嗜酸性粒细胞性食管炎在内镜下可观察到同心环或"气管化"

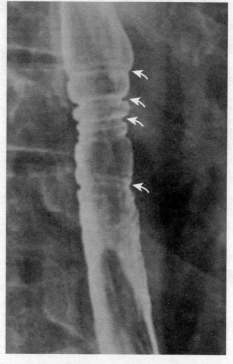

图 43-3　上消化道对比研究提示在嗜酸性粒细胞性食管炎中可有食管上段多发缩窄环

表 43-2 肠道嗜酸性粒细胞增多症的鉴别诊断	
原发性 EGID	其他原因的肠道嗜酸性粒细胞增多
嗜酸性粒细胞性食管炎	贲门失弛缓症
	乳糜泻
	结缔组织病（如硬皮病）
	克罗恩病
	药物过敏
	嗜酸性粒细胞性胃肠炎
	胃食管反流病
	移植物抗宿主病
	嗜酸性粒细胞增多综合征
	医源性（如药物）
	感染
	平滑肌瘤
	天疱疮
	PPI 反应型食管嗜酸细胞增多
嗜酸性粒细胞性胃肠炎	乳糜泻
	结缔组织病（如硬皮病）
	嗜酸性粒细胞增多综合征
	医源性（如药物）
	感染
	炎性肠病
	炎性纤维性息肉，息肉
	血管炎（如嗜酸性肉芽肿性血管炎）
嗜酸性粒细胞结肠炎	乳糜泻
	结缔组织病（如硬皮病）
	嗜酸粒细胞性胃肠炎
	嗜酸性粒细胞增多综合征
	医源性（如药物）
	感染
	炎性肠病
	小儿息肉，息肉病，腺瘤
	血管炎（如嗜酸性肉芽肿性血管炎）

EGID. 嗜酸细胞性胃肠病；PPI. 质子泵抑制剂

10. 目前治疗 EGID 和 EoE 的治疗及管理策略是什么？

由于较低的患病率，对 EGID 的前瞻性、多中心的研究较少见。目前可能的管理策略，基于回顾性研究和病理报告，包括正规的过敏原监测、饮食调整，局部和全身类固醇使用，内镜下扩张术或手术切除治疗（即内镜和外科治疗）（图 43-4）。有限的数据支持白三烯抑制剂和肥大细胞稳定剂治疗及生物疗法如白介素 5 抗体和 IgE 抗体处于研究阶段。

治疗目的包括规范儿童生长和发育，最大限度地减少症状，风险评估和提高生活质量，并在可能的情况下使黏膜正常化。具体诊疗策略应具体化个性化，应考虑到患病的程度，症状的严重程度，治疗成本和患者依从性等各种因素。

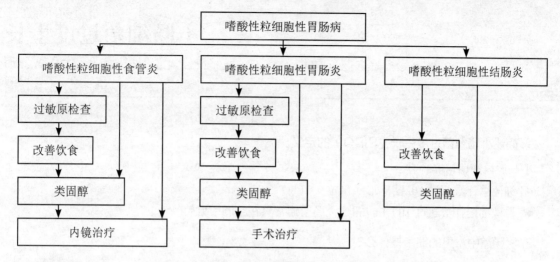

图 43-4　嗜酸性粒细胞性胃肠病（EGID）的治疗方法

改善饮食

- 基础饮食（如以氨基酸为基础的配方饮食）。
- 基于过敏试验有针对性地排除过敏原食品。
- 勿食 6 种经验性食物包括牛奶、鸡蛋、大豆、小麦、坚果和贝类。

类固醇

- 局部给药（如氟替卡松、布地奈德）。
- 全身性给药（如泼尼松、甲泼尼龙）。

治疗性干预

- EoE 中食管狭窄可用内镜扩张术（最好用类固醇行预处理）。
- 嗜酸细胞性胃肠炎患者可行手术切除治疗。

（涂志越　译，李　海　校）

小肠细菌过度生长

Catherine S. Manolakis，MD，Travis J. Rutland，MD，and Jack A. Di Palma，MD

1. 简述小肠细菌过度生长（SIBO）的定义。

小肠腔内细菌培养含有：

- 细菌总计数超过 10^5 菌落形成单位（CFU）/ml。
- 特殊细菌计数超过 10^3 CFU/ml（大肠菌通常只在结肠中繁殖）。

2. 胃肠道中常见的细菌是什么?

- 口腔里有 200 种。
- 胃内 $< 10^3$ CFU/ml。
- 十二指肠和近端空肠 $10^2 \sim 10^3$ CFU/ml。
- 回肠 10^8 CFU/ml。
- 结肠 $10^{10} \sim 10^{11}$ CFU/ml。

小肠细菌过度生长的分型：正常菌群，小肠细菌与口腔细菌类似是革兰阳性菌；兼性菌群，在需氧和厌氧条件下均可生存的细菌,过度生长的细菌大多数为革兰阴性，如大肠埃希菌、厌氧菌，同样也包括梭状芽孢杆菌和拟杆菌属（图 44-1）。

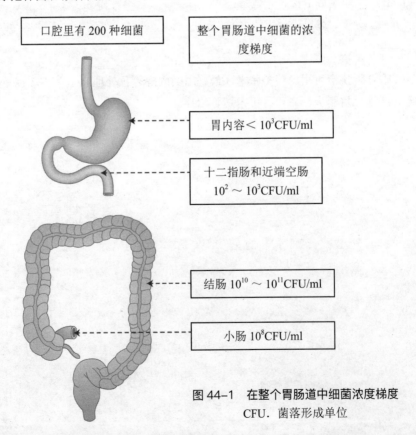

口腔里有 200 种细菌

整个胃肠道中细菌的浓度梯度

胃内容 $< 10^3$ CFU/ml

十二指肠和近端空肠 $10^2 \sim 10^3$ CFU/ml

结肠 $10^{10} \sim 10^{11}$ CFU/ml

小肠 10^8 CFU/ml

图 44-1　在整个胃肠道中细菌浓度梯度
CFU. 菌落形成单位

3. 对 SIBO 天然保护机制是什么?

- 蠕动。
- 胃酸。
- 胆汁酸。
- 胰酶活性。
- 小肠蠕动(复合运动)。
- 回盲瓣。

4. 有哪些因素影响小肠细菌的繁殖?

- 组织结构上损伤。
- 手术改变解剖部位。
- 运动障碍。
- 细菌负荷过量。
- 主动防御机制不足。

5. 何种类型的异常细菌易过度繁殖?

手术吻合口或网膜,粘连或狭窄,可阻塞肠腔内容物流出。SIBO 的发生倾向于使用手术重建回盲瓣或造口袋,如回肠造口术。肥胖症的普通手术治疗,重建空回肠,易并发细菌过度生长。大肠细菌在憩室成倍的繁殖导致肠道细菌过度繁殖。SIBO 患病率的增加可能导致肠衰竭。SIBO 与克罗恩病有紧密的联系,特别是经过手术的患者(表 44-1)

表 44-1 生理异常和过度繁殖	
解剖结构异常	手术吻合,网膜、粘连、狭窄、小肠憩室病、盲袢,造口袋,急性肠道感染
异常种植	胃结肠瘘、腹腔结肠瘘、回盲瓣切除术
动力障碍	硬皮病、糖尿病、假性梗阻,阿片类药物的使用,药物改变蠕动,胃酸缺乏,放射性肠炎,肠易激综合征
酸分泌降低	药物、萎缩性胃炎、迷走神经切断术
多种机制	克罗恩病,腹腔疾病,类风湿关节炎、肥胖症、肝硬化、慢性胰腺炎、慢性肾病、囊性纤维化、肢端肥大症、局灶节段性缺血

6. 细菌的过度生长怎样导致运动障碍?

肠内容物的转运延迟导致淤滞。过度复杂的假性肠梗阻综合征。肠道的复合运动障碍,与细菌过度生长相关。麻痹性肠梗阻导致细菌增殖。以往的研究提示 62.5% 的硬皮病患者与 SIBO 相关。任何情况下的运动障碍,如糖尿病和肠易激综合征或药物,都可诱细菌过度生长。

7. 小肠如何产生过度生长的细菌?

回盲瓣的缺失或功能不全和肠瘘可为结肠细菌在小肠急剧生长提供条件。

8. 哪些小肠防御系统的损伤加重 SIBO?

- 手术或药物抑酸治疗(最初的报道表明,质子泵抑制剂的使用是 SIBO 的风险因素,但近期的研究未能找出其相关性)。

- 胃酸过少性疾病,如恶性贫血。
- 免疫缺乏,特别是缺乏分泌性免疫球蛋白 A。
- 营养不良,从而降低胃酸度和免疫功能。
- 肝硬化,可导致肠道运动障碍和细菌的过度生长,增加了自发性细菌性腹膜炎的发病率。

9. 细菌的过度生长的症状是什么?

SIBO 的临床表现各异。腹泻、厌食、恶心、体重下降和贫血是主要症状,但先天性小肠畸形可影响研究结果。患者可出现肠道梗阻或狭窄而致肿胀和疼痛。小肠憩室中过度繁殖的细菌可导致代谢紊乱。细菌的过度生长可导致小肠黏膜刷状缘缺陷及胆汁酸盐分泌紊乱,进一步导致维生素 B_{12}、铁、脂肪的吸收不足。

10. 细菌过度增生的鉴别诊断是什么?

鉴别诊断包括肠易激综合征、乳糜泻、Whipple's 病、镜下结肠炎、社区获得性难辨梭状芽孢杆菌感染、甲状腺功能亢进和甲状腺功能减退,以及药物不良反应。

11. 为什么细菌的过度生长可引起贫血?

巨幼细胞贫血、大细胞性贫血可能是由于维生素 B_{12} 缺乏引起的。缺铁性小细胞低色素贫血主要由失血或小肠损伤所致,但不是由细菌过度生长所造成。随着维生素 B_{12} 和内因子的摄入,厌氧菌与维生素 B_{12} 发生竞争性抑制,诱发维生素 B_{12} 缺乏。肠腔细菌消耗维生素 B_{12},叶酸是一种细菌发酵培养基。因此,SIBO 的重要临床表现是维生素 B_{12} 缺乏和高叶酸水平。

12. 其他微量元素的缺乏在临床上重要吗?

此外,铁、钙和维生素等微量元素缺乏,包括水溶性维生素的缺乏(如维生素 B_1 和维生素 B_5)和脂溶性维生素吸收降低(维生素 A、维生素 D、维生素 E、维生素 K)。SIBO 相关研究中尚未有关于微量元素吸收障碍的报道。

13. SIBO 如何诊断?

小肠液培养是诊断 SIBO 的金标准。超过 10^5CFU/ml 的细菌在十二指肠液中可诊断为 SIBO(正常小肠液中正常菌群> 10^3CFU/ml)。诊断方法见表 44-2。

表 44-2 小肠细菌过度生长的诊断	
病史	既往手术史、老年人、医疗条件和药物相关使小肠蠕动改变、吸收不良或营养不良表明代谢性骨病,易淤血,手足搐搦
检查	全身性疾病如减肥、营养不良和吸收不良
实验室价值	血红蛋白(降低),红细胞平均体积(增加),维生素 B_{12}(下降),叶酸(增加),脂肪粪便(增加)
实验	^{14}C-甘胆酸(增加),^{14}D 木糖(减少),葡萄糖和果糖的氢气试验、空肠分泌物细菌菌落计数及菌种鉴定

14. 检验方法如何使用?

- 通过空肠造口术后细菌菌落计数和染色鉴定,空肠细菌计数大于 10^5 CFU/ml 以明确诊断。

口咽部细菌潜在污染，经内镜下取小肠培养标本活检。此外，细菌过度生长是不均匀分布的，因此单一取活检，可出现漏检。由于检测烦琐，一些临床医生可依靠间接检测。内镜下可行空肠造口术，并保护导管可用于获得更有效的抽吸。

- 甘氨胆酸或戊醛糖的放射性呼气试验已用于诊断过度生长。放射性标记细菌降解胆汁酸，释放的甘氨酸。戊醛糖被革兰阴性菌需氧菌分解，在近端小肠吸收。这些方法并不普遍。

- 在细菌过度生长的患者中空腹呼气氢离子是升高的。在晨起葡萄糖和果糖的对比中，反应细菌异常浓度下的小肠发酵。当空腹呼气 H_2 水平连续 2 次比空腹基线高出 10/1 000 000，或一次超过基线 20/1 000 000 时，特别是在测试前 20 分钟内发生可诊断小肠细菌过度生长。结肠发酵相关的第二峰值可辅助诊断。15% ～ 20% 患者在葡萄糖和果糖的对比中不产生氢离子，而产生甲烷。单独测量氢离子则降低了 SIBO 的检出率。氢气和甲烷气体的结合测量（$H_2 + 2×CH_4$）可用于检测甲烷短杆菌（图 44-2）。

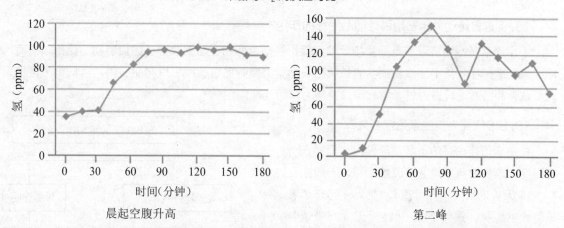

果糖对 H_2 的反应对比

晨起空腹升高　　　　　　　　　　　　　　第二峰

图 44-2　每百万氢（ppm）表示测量氢气＋测量甲烷的 2 倍。在连续 2 个样本中晨起氢气升高超过 10ppm. 或大于 20ppm，特别是在前 20 分钟内对比。第二峰值是结肠发酵反应

15. 其他的检验方法是什么？

尿靛苷计数，药物代谢产物和结合对氨基苯甲酸剂不能区分其他类型的吸收不良的过度生长。另一种方法是抗生素经验性诊断治疗。大多数 SIBO 患者可在初始 1 周内改善症状。

16. SIBO 的治疗方法是什么？

- 改善的基本条件。
  - 手术。
  - 促进胃肠动力药物（红霉素和替加色罗）。
- 营养。
  - 无乳糖，低残留饮食。
  - 增加卡路里。
  - 补充微量元素（维生素 B_{12}、脂溶性维生素、微量元素）。
- 抗生素。
- 益生菌。

- 促动力药物。

17. 什么抗生素可用于治疗 SIBO？

- 阿莫西林克拉维酸（500mg，每日 3 次）。
- 环丙沙星（250mg，每日 2 次）。
- 氯霉素（250mg，每日 4 次）。
- 多西环素（100mg，每日 2 次）。
- 甲硝唑（250mg，每日 3 次）。
- 新霉素（500mg，每日 4 次）。
- 诺氟沙星（每日 800mg）。
- 甲氧苄啶磺胺甲噁唑（1 DS 片，每日 2 次）
- 利福昔明（400～500mg，每日 3 次）。

利福昔明似乎有较好的疗效。有青霉素过敏史的患者应考虑使用该抗生素。

18. 促进胃肠动力药物是否有辅助治疗的作用？

手术通常是不切实际或是不被接受的。促胃肠动力药物有助于改善小肠内容物的流出。然而，标准的刺激药物效果不佳。高剂量的长效生长抑素类似物奥曲肽，可引起脂肪泻，但低剂量可在正常受试者和肠蠕动较慢的患者中起到改善动力作用（即硬皮病）。

19. SIBO 需要抗生素治疗多久？

抗生素治疗的目的不是消除细菌，而是在一定程度上改善细菌环境从而改善症状。一般来说 7～14 天抗生素的治疗可改善 46%～90% 患者数月内的症状。最终 20%～75% 患者呼吸试验可为阴性。治疗结束后，应根据症状重新评估。一些患者可能需要延长治疗、连续疗程，或更换抗生素方案。长期的抗生素治疗具有较高风险，可导致抗生素诱发的肠炎（图 44-3）。

20. 益生元是否可用于治疗 SIBO？

益生元是不消化的，发酵后刺激内源性结肠细菌的繁殖和活动，而乳酸杆菌和双歧杆菌优于益生元，但其相关的临床数据极少。

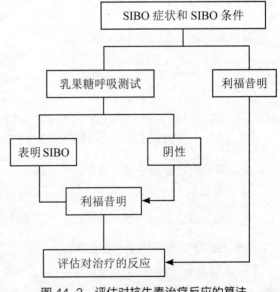

图 44-3　评估对抗生素治疗反应的算法

SIBO. 小肠细菌过度生长

21. 益生菌是否可用于治疗 SIBO？

很少有关于探讨益生菌治疗 SIBO 的研究。布拉酵母菌是一种益生菌，它在儿童细菌过度生长中具有一定的疗效；然而，在成年人中未见明显疗效。乳酸杆菌在双盲交叉研究中与安慰剂的对比并无明显优势。

（涂志越　译，李　海　校）

结肠功能障碍和结肠癌

Carole Macaron, MD, and Carol Ann Burke, MD

1. 结直肠癌（CRC）的发病率和死亡率有多少?

CRC 是美国男性和女性第二大高发肿瘤。据监察、流行病学调查和最终结果方案（SEER）统计的人群中癌症患者登记情况显示，经过年龄修正后，2006 ～ 2010 年每年癌症发病率男性为 52.2 /10 万人，女性为 39.3/10 万人。2013 年新发病例 142 820 人，预计有 50 830 人死亡，在男性和女性中约 9% 的新发癌症及死亡病例。2006 ～ 2010 年，经过年龄修正后的 CRC 每年病死率男性为 19.6 /10 万人，女性为 13.9 /10 万人。

2. 近年来，美国 CRC 的发病率和死亡率趋势是什么?

近期（2005 ～ 2009 年）数据表明，CRC 每年发病率，男性降低 2.6%，女性降低 2.1%，降低的原因主要是因为进行结肠癌筛查和结直肠息肉切除。美国 CRC 的死亡率也呈稳定下降趋势，每年下降 2.5% ～ 3%。

3. 种族对 CRC 发病率和死亡率的影响有哪些?

尽管在影像学和治疗方面都有所进步，但研究表明 CRC 的发病率和死亡率在人种间的差异依旧存在。黑种人与白种人相比有较高的发病率（65.1/10 万 vs 52.8/10 万）和经病情分级修正后的死亡率（29.8/10 万 vs 19.8/10 万）。

4. 描述引起 CRC 的分子途径。

发现有三种不同基因的不稳定性构成三条引起结肠癌的分子路径。

● 染色体的不稳定性是引起结肠癌的最主要路径，占 80%。其他的基因不稳定性是以丧失肿瘤抑制基因的野生型杂合性为特征的，如 APC 基因。此型结肠癌前期病变为腺瘤。

● 微随体不稳定性路径（MSI）的发生主要是因为错配修复（MMR）基因的失活（如 MLH1、MSH2、PMS2 和 MSH6）。MMR 基因功能的缺失导致无法修复重复性 DNA 序列，即微随体。无蒂锯齿状息肉（SSP）是高 MSI 型结肠癌的前期病变。

● CpG 岛甲基表现型（CIMP）路径可引起 20% 结肠癌发生。锯齿状新生物是此类癌的前期病变。

5. 列举在散发 CRC 发生发展中相关的环境因素。

研究表明，CRC 与吸烟、酗酒、肥胖和食用腌制过的红肉等因素有关，而锻炼、食用蔬菜和水果则会降低 CRC 的风险。最近，Johnson 利用 Meta 分析量化了影响 CRC 发展的不同环境危险因素（表 45-1）。

6. 炎性肠病患者和早期硬化性胆管炎（PSC）患者患 CRC 风险有多少?

CRC 风险显著增加。一旦确诊 PSC 一定要立即进行结肠镜检查（见第 19 章和第 62 章）。

7. 同时和异时 CRC 的区别是什么?

同时 CRC 是指可见超过 1 处的肿瘤。

异时 CRC 是指在随访中发现的另一处原发的结直肠癌病灶。

表 45-1　影响 CRC 发展的不同环境危险因素		
危险因素	暴露水平	相对危险率 (95% 可信区间)
吸烟	30 vs 0 包 / 年	1.26 (1.17 ~ 1.36)
饮酒	20 vs 0 次 / 周	1.26 (0.68 ~ 2.32)
体重指数	30 vs 22 kg/m²	1.10 (1.08 ~ 1.12)
红肉	5 vs 0 次 / 周	1.13 (1.09 ~ 1.16)
水果	3 vs 0 次 / 天	0.84 (0.75 ~ 0.96)
蔬菜	5 vs 0 次 / 天	0.86 (0.78 ~ 0.94)
家族结直肠癌病史	是 vs 否	1.8 (1.61 ~ 2.02)

8. CRC 的临床表现是什么?

最常见的临床表现是腹痛 (44% 患者可出现)。但 CRC 还有其他的多种不同表现,如排便习惯改变、便血或黑粪、乏力、缺铁性贫血和消瘦等。牛链球菌血症、肠 - 肠瘘和憩室炎不是 CRC 常见的临床表现。另外,6% 不知起源的转移性腺癌也是由 CRC 引起的。

左半结肠癌较右半结肠肿瘤癌易于出现梗阻症状,而右半结肠癌则因盲肠和升结肠处空间较大多处于进展期。

9. CRC 是如何进行病理分期的?

Dukes 分期是首次由苏格兰病理学家 Cuthbert Esquire Dukes 提出用于 CRC 分期的系统。Dukes 分期分为 3 期。第 4 期是后来加上的用于表明是转移性疾病 (表 45-2)。

表 45-2　Dukes 分期		
Dukes 分期	侵犯深度	无癌 5 年生存率
A	穿透黏膜和黏膜下层,未达固有肌层	95% ~ 100%
B	穿透固有肌层,甚至达浆膜层和结肠周围脂肪	80% ~ 85%
C	任何深度侵犯 + 淋巴结转移	50% ~ 70%
D	有远处转移	5% ~ 15%

目前,CRC 分期采用肿瘤 - 淋巴结 - 转移 (TNM) 分期系统,依据原发性肿瘤的侵犯深度 (T),局部淋巴结侵犯 (N) 和是否有转移 (M) 进行分期。TNM 分期总结如表 45-3 和表 45-4。

表 45-3　TNM 分期		
T 分期	N 分期	M 分期
T_0 无肿瘤	N_x 无法评估有无淋巴结受累	M_x 无法评估有无转移
T_{is} 原位腺癌（局限在黏膜层）	N_0 无淋巴结受累	M_0 无远处转移
T_1 达黏膜下层，未达固有肌层	N_1 转移至 1～3 处淋巴结	M_1 有远处转移，注意，非区域的淋巴结侵犯（如髂总动脉、髂外动脉，腹主动脉周围及锁骨上等处）即被认为是转移
T_2 达固有肌层	N_2 转移至 4 处以上淋巴结	
T_3 穿透固有肌层达浆膜下层或非腹膜周围壁外组织		
T_4 侵犯其他器官（T_{4a}）或穿透内脏腹膜（T_{4b}）		

TNM. 肿瘤 - 淋巴结 - 转移

表 45-4　TNM 分期与 5 年生存率		
TNM 分期		5 年生存率
Ⅰ 期	$T_{1\sim2}$，N_0，M_0	93.2%
Ⅱ A 期	T_3，N_0，M_0	84.7%
Ⅱ B 期	T_4，N_0，M_0	72.2%
Ⅲ A 期	$T_{1\sim2}$，N_1，M_0	83.4%
Ⅲ B 期	$T_{3\sim4}$，N_1，M_0	64.1%
Ⅲ C 期	$T_{1\sim4}$，N_2，M_0	44.3%
Ⅳ 期	任何 T，任何 N 及 M_1	8.1%

TNM. 肿瘤 - 淋巴结 - 转移

10. 区别微卫星稳定性（MSS）与微卫星不稳定性：低（MSI-L）和高（MSI-H）。

MMR 基因缺陷一般是由启动子甲基化引起，也可由基因突变引起（如 Lynch 综合征），从而导致 MMR 缺失或功能丧失，引起肿瘤组织中 DNA 重复序列长度改变，即称为 MSI。存在 MSI 的肿瘤组织依据显示出的不稳定 DNA 标志可分为 MSI-H 或 MSI-L。如应用 5 个标志的操作盘，5 个中有 2 个或以上显示有不稳定性即为 MSI-H 肿瘤，5 个中只有 1 个显示不稳定性则为 MSI-L，没有 DNA 显示有不稳定性则为 MSS。

11. MSI-H 肿瘤的诊断意义是什么？

大多数研究表明，MSI-H 肿瘤与 MSS 肿瘤相比有更显著的优势。MSI-H 肿瘤不论哪一期都有较高生存率，较少转移到淋巴结或远处器官，有更低的结肠癌死亡率。

12. 癌胚抗原（CEA）在 CRC 筛查、诊断、预后及随访中的作用是什么？

CEA 相关细胞黏附分子 5，即 CEACAM5（亦称为 CEA），是一种大分子量糖蛋白，属于免疫球蛋白超家族。美国国立卫生研究院的共识会议和美国社会临床肿瘤专家协会因 CEA 的低敏感性和低特异性并不建议应用 CEA 来筛查或诊断 CRC。CEA 水平建议用于术前评估。如果术前高水平，在成功地切除癌症组织后 CEA 应该下降至正常水平。CEA 水平的增高说明癌症进展或复发。

13. CRC 的是如何进行临床分期的？

浸润性结肠癌患者需要全面的检查，包括：
- 完整的血细胞计数、血液生化检查、CEA。
- 胸、腹和盆腔的计算机断层摄影术（CT）扫描。
- 结肠镜检查和肿瘤组织活检。

依据美国国立综合癌症网络（NCCN）建议，缺乏转移证据的癌症不需要常规进行正电子发射计算机断层显像（PET）扫描。如果在 CT 或磁共振成像（MRI）中发现可疑病灶，可再用 PET 进行更进一步检查。

14. 如何处理局限性结肠癌？

手术治疗是取得长期治愈效果的最好办法。因为结肠周围肠系膜淋巴结是肿瘤转移的首站，因此建议原发肿瘤及边界连同区域淋巴结进行全部切除。切除范围应包括肿瘤及周围边界 5cm 正常组织。依据 NCCN 肿瘤学指南，至少要选取 12 个淋巴结进行检查，以明确是否属于 II 期（$T_{3 \sim 4}$，N_0）结肠癌。

15. 何时可采用腹腔镜下的结肠切除术？

依据 NCCN 指南，腹腔镜在以下情况可采用：
- 有腹腔镜下进行结直肠手术的外科专家。
- 直肠无病变。
- 无受限制的腹部粘连。
- 无进展期的局部或转移病灶。
- 无癌症引起的急性肠梗阻或穿孔。

16. 外科手术切除结肠癌经过治愈后，多长时间进行结肠镜的随访检查？

依据美国癌症协会和结直肠癌多学会工作组（MSTF）意见，结肠癌患者需要在围术期行高质量的结肠镜，以排除同步性肿瘤形成。在梗阻型癌症，如果手术中未发现无法切除的转移灶，患者需术后 3～6 个月行结肠镜复查。随后在手术切除后 1 年或结肠镜下病灶清除后 1 年复查结肠镜。如果 3 年内的结肠镜检查都是正常的，则以后每 5 年复查一次结肠镜。

17. 结肠癌切除术后最易复发的位置是哪里？

手术切除后，最易复发的位置如下：
- 肝（33%）。
- 肺（22%）。
- 局部（结肠、吻合口）或周边（21%）。
- 腹腔内（18%）。

直肠癌与结肠癌相比更易局部复发，较少出现腹膜后的淋巴结侵犯。

18. 对存在一般风险的个体，多大年龄时需要进行 CRC 筛查？

美国胃肠病学院（ACG）建议，存在一般风险的男性和女性均应在 50 岁进行 CRC 筛查（级别 1B），而黑种人则建议在 45 岁开始筛查（级别 2C）。

19. 何时停止 CRC 筛查和复查？

美国预防服务工作组（USPSTF）建议 85 岁以后不必进行 CRC 筛查，因其风险超过收益（级别 D）。75 ～ 85 岁的个体同样不建议筛查（级别 C），但需依据个体情况区别对待，如收益、风险、并存病及预期寿命。

20. CRC 筛查的建议有哪些？

CRC 筛查可分为癌症预防和癌症检测两个方面（表 45-5）。癌症预防检测可检测癌症和息肉；而癌症检测则对息肉的敏感度低，主要对 CRC 诊断有效。

表 45-5　癌症预防和检测试验	
癌症预防试验	**癌症检测试验**
每 10 年进行结肠镜检查	每年进行高敏感性 FIT、FOBT 检查或愈创树脂 FOBT
每 5 ～ 10 年进行乙状结肠镜检查	
每 5 年进行 CT 虚拟结肠镜检查（非 USPSTF 建议）	每 3 年进行粪便 DNA 检测（非 USPSTF 建议）

CT. 计算机断层摄影术；FIT. 粪便免疫化学检测；FOBT. 粪便隐血试验；USPSTF. 美国预防服务工作组

ACG 建议每 10 年进行结肠镜检查是最好的预防癌症的检测方法，每年进行粪便免疫化学检测（FIT），隐血试验是发现癌症最好的检测方法。

21. 对于有 CRC 家族史的个体，ACG 如何建议进行筛查和随访？

此处内容见表 45-6。

表 45-6　ACG 对于有 CRC 家族史个体的筛查和随访建议	
家族史筛查	**建议**
有 1 位 ≥ 60 岁的 1 级亲属患 CRC 或进展期的腺瘤（腺瘤 ≥ 1cm，或高级别发育不良或含绒毛成分）	50 岁开始每 10 年进行结肠镜检查
有 1 位 < 60 岁的 1 级亲属患 CRC 或进展期腺瘤，或 2 位 1 级亲属在任何年龄患 CRC 或进展期腺瘤	40 岁开始每 5 年进行结肠镜检查或较最年轻的患病亲人诊断年龄早 10 年开始结肠镜检查

ACG. 美国胃肠病学院；CRC. 结直肠癌

22. 粪便隐血试验如何检验粪便中的血液？

粪便隐血试验（FOBTs）是以粪便为基础的 CRC 筛查项目，主要用于发现结直肠新生物的隐性失血。有两种主要 FOBT 类型：愈创木脂基础的 FOBT（gFOBT）和 FIT。gFOBT 通过血红素或血红蛋白的假性过氧化物酶活性检测出血液，这种酶可将无色的愈创木脂转变为蓝色；FIT 是一种可与人球蛋白发生反应的抗体。

23. 比较 gFOBT 和 FIT 的诊断正确性。

许多研究都比较过不同种类 FITs 和 SENSA 潜血试纸（一种高敏感的 gFOBT）。在所有的高敏感性的 gFOBT 和 FIT 之间，两者效果类似，没有明确哪一种更好。

众所周知，三个采用 gFOBT 的大型随机对照试验（RCTs）已证明 CRC 的死亡率有显著下降，下降幅度由 15% 变为 33%。在 RCT 中，未采用 FIT 方法。Allison 最近和他的团队在研究中发现，FIT 和 gFOBT 的敏感度分别为 81.8% 和 64.3%。在特异度方面，FIT 更优于 gFOBT，对于远端癌症可达到 97%。

24. 请比较 CT 结肠成像（CTC）和结肠镜的意义。

非随机对照试验研究表明，对于有进展性肿瘤形成的患者进行筛查，两者的作用类似（CTC3.2%，结肠镜 3.4%），有 7.9% 的患者需要在做完 CTC 后要再做结肠镜。目前在筛查患者方面的数据有限，结果不一致。近期，一项大的针对有症状患者的大型随机研究（SIGGAR 研究）表明，在发现 CRC 或大的息肉方面，CTC 与结肠镜都有较低的漏诊率（CTC 组为 1/29）。但意外的是，做完 CTC 检查再转而做结肠镜的比率却非常高（30%），这使检查成本增加。

25. 结肠镜检查的优势是什么？

目前，尚无随机临床试验证明结肠镜筛查可降低结肠癌死亡率。美国全国息肉研究项目（National Polyp Study，NPS）发现，结肠镜下息肉切除术可降低 CRC 发生率至 66%，低于 SEER、梅奥诊所（Mayo Clinic）和 St.Mark 的数据所预期的 CRC 发生率。直到最近 10 年才发现结肠镜下息肉切除术在降低死亡率方面的优势，与普通人群 CRC 预期死亡率相比，结肠镜下息肉切除术降低了 53% 的 CRC 死亡率。

26. 对于左半结肠和右半结肠，结肠镜检查的优势有区别吗？

近期研究表明，结肠镜检查降低 CRC 死亡率程度因结肠癌的存在位置而有所不同，对于近端 CRC 死亡率的降低作用较小。内镜在发现和切除潜在的癌症隐患方面因所在位置不同而有不同的优势，其原因与近端和远端 CRC 的生物学差异（近端结肠发生 CIMP、DNA MSI 和 BRAF 突变的比率更高）及近端结肠更易发生扁平状息肉的特点有关。

27. 什么是间期结肠癌？

间期癌症，即筛查后未发现而在下一次筛查之前发现的 CRC。近期北美 8 个大型前瞻性研究数据表明，0.6% 的个体在全面的结肠镜检查及腺瘤性息肉切除后，在平均 4 年的时间里发展为间期癌。这种情况下，遗漏的病灶（52%）和未完的病灶切除（19%）是 70% 间期癌出现的主要原因。其他队列研究则发现，经过结肠镜检查后 6～36 个月诊断为 CRC 的患者比率已达 9%。

28. 结直肠都有哪些锯齿状病变？

结直肠的锯齿状病变包括增生性息肉（HPs）、SSP 和传统的锯齿状腺瘤（TSAs）。HPs 是最为常见的锯齿状病变，患病率在 20%～40%。以隐窝为基础，持续对称性增生后成为 HPs，研究发现 SSP 较 HPs 少见，通过结肠镜筛查，其发生率约为 2%。SSP 表现为非正常的细胞增生，增生带从隐窝基底部移位至其表面，呈 L 形或靴形扩散，TSAs 少见，常位于左半结肠，细胞核的不典型性是 TSA 的特征性标志。

29. 有哪些化学拮抗剂可降低腺瘤的复发?

具体内容见表 45-7。

表 45-7 化学拮抗剂			
试剂	证据	不良反应	建议（专家意见）
阿司匹林	RCT 进展期腺瘤复发率降低 35%	出血（3/1000 中年男性低剂量阿司匹林可出现） 出血性脑卒中（1/10 000 使用者）	不建议
COX2 抑制剂 （塞来考昔）	RCT 进展期腺瘤复发率降低 50%	增加 60% 心血管并发症 增加 40% 所有病因的病死率	不建议
叶酸	RCT 腺瘤及进展期腺瘤复发率无降低	增加非结直肠癌症风险，主要是前列腺癌 也许会增加腺瘤数量	不建议
钙剂	RCT 腺瘤复发率降低 15%	肾结石 增加心血管性死亡率［RR1.24（1.07，1.45）］	高腺瘤风险患者、有 CRC 家族史患者可考虑应用

COX. 环氧化酶；CRC. 结直肠癌；RCT. 随机对照试验；RR. 相对风险

30. 依据美国 MSTF 最新 CRC 共识，对于有腺瘤性息肉病史的患者应何时进行结肠镜复查?

具体内容见表 45-8。

表 45-8 MSTF 对有腺瘤性息肉病史的患者进行结肠镜复查的建议	
结肠镜主要发现	建议复查周期（年）
1 ～ 2 个小管状腺瘤（≤ 10mm）	5 ～ 10
3 ～ 10 个管状腺瘤，有绒毛特征或 HGD（≥ 10mm）	3
> 10 个腺瘤	< 3（视遗传症状而定）

MSTF. 美国癌症协会和结直肠癌协会

31. 依据美国 MSTF 最新 CRC 共识，对于有锯齿状息肉病史的患者应何时进行结肠镜复查?

具体内容见表 45-9。

表 45-9 MSTF 对有锯齿状息肉病史的患者进行结肠镜复查的建议	
结肠镜主要发现	建议复查周期（年）
直肠或乙状结肠小增生性息肉（≤ 10mm）	10
无蒂锯齿状息肉 < 10mm，无发育不良	5
无蒂锯齿状息肉 ≥ 10mm	3
无蒂锯齿状息肉，有发育不良	3
传统的锯齿状腺瘤	3
锯齿状息肉病综合征	1

MSTF. 美国癌症协会和结直肠癌协会

32. 列举遗传性息肉病综合征的突变基因和遗传类型。

具体内容见表 45-10。

症状	息肉	突变基因	遗传类型
腺瘤性息肉病综合征			
经典 FAP	结肠腺瘤（一般数千个） 十二指肠腺瘤 胃底腺息肉 小肠腺瘤	*APC*	常染色体显性遗传
轻表型 FAP	结肠腺瘤（＜ 500 个，近端） 十二指肠或壶腹周围腺瘤 胃底腺息肉	*APC*	常染色体显性遗传
MYH 相关息肉病	结肠腺瘤（5 ～ 100 个，发病年龄较晚，一般在 40 岁末期） 其他结肠外的 FAP 特征	*MYH*	常染色体隐性遗传
错构息肉病综合征			
青少年息肉病综合征	多数青少年息肉发生在： 结直肠（98%） 胃（14%）——大部分有 SMAD4 突变 十二指肠、空肠、回肠（7%）	*SmaD4* *BMPR1A*	常染色体显性遗传
Peutz-Jeghers 综合征	多数胃肠道息肉发生在： 胃（24%） 小肠（96%） 结肠（27%） 直肠（24%）	*STK11* （亦称 *LKB1*）	常染色体显性遗传
Cowden 综合征	错构瘤遍布全胃肠道 食管（66%） 胃（75%） 十二指肠（37%） 结肠（66%）	*PTEN*	常染色体显性遗传
遗传性各类息肉病综合征	混合有青少年腺瘤性息肉病，腺瘤性息肉，增生性息肉及锯齿状腺瘤 混合有增生腺瘤性息肉	*SCG5*	常染色体显性遗传

表 45-10　遗传性息肉病综合征

FAP. 家族腺瘤性息肉病

33. 什么是锯齿状息肉病综合征?

锯齿状息肉病综合征过去常称为增生性息肉综合征，以结肠遍布锯齿状息肉和腺瘤，在近端结肠有较大息肉为特征，患 CRC 的风险高达 50%。世界卫生组织（WHO）制定的诊断标准如下：

- 由近端至乙状结肠至少有 5 个锯齿状息肉，其中≥ 2 个的大小≥ 10mm。
- 于近端结肠至乙状结肠间，发现任何数量的锯齿状息肉，与增生性息肉（HPs）有一级相关性。
- 不论大小，全结肠遍布超过 20 个锯齿状息肉。

34. 什么是林奇（Lynch）综合征?

林奇综合征是一种常染色体显性遗传病，由错配修复（MMR）基因或 *Epcam* 基因种系突变引起。林奇综合征导致 CRC 及其他结肠癌症。

35. 什么是遗传性非息肉病性结直肠癌（HNPCC）?

HNPCC 用于描述符合阿姆斯特丹 I 标准的个体。不要与林奇综合征相互混用，林奇综合征是指有 MMR 基因的功能异常。

36. 什么是家族性 X 型 CRC ?

家族性 X 型 CRC 用于描述符合阿姆斯特丹 IHNPCC 临床标准的患者，但不存在由于基因突变或存在肿瘤 MSI 导致的 MMR 功能缺失。这类患者与林奇综合征患者相比，在一生中患 CRC 的风险较低，患肠外癌症的风险亦未增加。

37. 林奇（Lynch）相关癌症的分子特征是什么?

林奇综合征是由于 DNA MMR 基因的种系突变引起，包括 MSH2（39%）、MLH1（32%）、MSH6（15%）和 PMS2（14%）。在众多怀疑患有林奇综合征的患者中，未发现 *MMR* 基因种系突变，在 *EPCAM* 基因的后两个外显子处发现有杂合种系的缺失。这种缺失破坏 *EPCAM* 基因 3′ 端，导致其相邻 *MSH2* 基因的沉默，最终导致林奇综合征。

38. 列举与林奇综合征相关的癌症。

林奇综合征患者患结肠癌、子宫内膜癌、卵巢癌、胃癌、泌尿道上皮癌、小肠癌，胆囊和胰腺癌、皮脂腺新生物和脑癌（一般是恶性胶质瘤）的风险均增高。林奇综合征患者患癌症的风险因突变的基因不同而有所不同。

已经发现 *MSH6* 基因突变患癌症风险较低。*MLH1* 和 *MSH2* 基因突变的患者患卵巢癌和子宫内膜癌的风险最高。

39. 林奇综合征患者的筛查建议是什么?

有强烈证据显示，经常性的内镜检查及息肉切除术可降低林奇综合征患者 CRC 的发生率和死亡率。最近，通过分析林奇综合征患者的死亡原因，大部分（61%）癌症死亡患者与非结直肠癌及非子宫内膜癌有关。不幸的是，尚无数据支持结肠以外癌症筛查的益处。许多指南建议对林奇综合征进行癌症分布的筛查。表 45-11 总结了 NCCN 的建议。

表 45-11　林奇综合征患者的筛查建议			
癌症分布	开始筛查的年龄	检查方式	间隔
结直肠	20～25 岁	内镜	每 1～2 年
子宫、卵巢 需考虑预防性的 TAH 和 BSO	30～35 岁 BSO 产后	经阴道超声 子宫内膜活检	每 1 年
胃	30～35 岁	EGD 25 岁后筛查 Hp 感染者	每 3～5 年
泌尿道	25～30 岁	尿液分析	每 1 年

BSO. 两侧输卵管 - 卵巢切除术；EGD. 食管胃十二指肠镜检查；TAH. 经腹子宫全切术

40. 家族性腺瘤性息肉病（FAP）或 MUTYH 相关性息肉病（MAP）的肠外表现有哪些?

除了结直肠息肉，患 FAP 或 MAP 的患者还可有许多良性或恶性结肠外表现。

良性结肠外表现如下：

- 皮肤破损：皮脂或表皮的囊肿、脂肪瘤、纤维瘤。
- 骨瘤。
- 牙齿异常：未萌出牙或多生牙。
- 先天性视网膜色素上皮增生。
- 鼻咽部的血管纤维瘤。

恶性结肠外表现如下：

- 硬纤维瘤（15%）。
- 十二指肠（3%～5%）。
- 甲状腺癌（2%）。
- 脑瘤（通常是髓母细胞瘤）（2%）。
- 胰腺（1.7%）。
- 肝母细胞瘤（1.6%）。
- 胃癌（0.6%）

41. 对于 FAP 患者有哪些筛查建议?

具体内容见表 45-12。

表 45-12　FAP 患者的筛查建议

癌症	开始筛查年龄	筛查方法	筛查间隔
结肠	10～12 岁	结肠镜	每 1 年
十二指肠或壶腹周围	20～25 岁	用带侧视镜的 EGD 对十二指肠乳头检查	每 1～3 年
甲状腺	10～12 岁	超声	每 1 年
胃	20～25 岁	EGD	每 1～3 年
脑	最初 10 年	每年查体，对于受影响的家庭可做头颅 MRI	每 1 年

EGD. 食管胃十二指肠镜检查；FAP. 家族性腺瘤性息肉病；MRI. 磁共振成像

42. FAP 的外科治疗方法是什么?

结肠切除术仍是 FAP 防治癌症的主要方法。手术选择如下：

- 结肠次全切除空肠直肠吻合术。
- 全结肠切除回肠贮袋肛管吻合术（IPAA）。

结肠次全切除术属于一期手术，术后并发症较 IPAA 少。手术完成后，直肠或贮袋发生癌症的风险仍旧存在，因此建议每年行乙状结肠镜复查。

43. 对于 FAP 患者，除了结肠镜还有哪些辅助手段可降低息肉的产生?

多种化学类预防试剂已在 FAP 患者中进行研究。

在一项 RCT（CAPP1 试验）中发现，与安慰剂相比，高剂量阿司匹林（600mg/d）并没有降低息肉的大小和数量。

对于 FAP 患者研究发现，非类固醇类抗炎药 - 舒林酸（sulindac）可降低结直肠腺瘤大小（降低 65%）及数量（降低 56%）。

对于无论有无结肠手术的 FAP 患者，环氧化酶 -2 抑制剂（塞来考昔）可降低 31% 的腺瘤发生。也可使十二指肠息肉的产生减少 14% ～ 31%。

在 FAP 患者中对二十碳五烯酸，即鱼油的作用进行研究。在一项 RCT 中发现，与安慰剂组相比，服用鱼油 6 个月后息肉数量降低 22.4% 和息肉大小降低 29.8%。

44. 阿司匹林可以预防林奇综合征患者患 CRC 吗?

CAPP2 随机试验纳入 1009 例林奇综合征患者，分别给予 600mg 阿司匹林肠溶片及安慰剂各 2 ～ 4 年。两组患者发生腺瘤的情况没有差别。但是，当试验循环进入到第 10 年再次分析时发现，阿司匹林组患 CRC 的风险显著降低（风险降低 44%）。资料并未提及阿司匹林应用的不良反应。目前，建议患有林奇综合征的患者服用阿司匹林。

（王佐妤 译，夏时海 校）

便秘和便失禁

Reena V. Chokshi, MD, and Suzanne Rose, MD, MSEd

1. 便秘的定义是什么?

便秘是指一组功能失调的症状, 如排便次数减少、粪便干硬、排便费力及排便不尽感等。便秘可分为急性和慢性, 致病因素分为原发和继发。因症状的多样性, 罗马共识提出了慢性便秘的特殊诊断标准 (表 46-1 A), 要注意与以便秘为主肠易激综合征 (IBS-C, 表 46-1 B) 的诊断标准相区别, 肠易激综合征以腹痛症状为主诉。

表 46-1 功能性便秘和便秘为主肠易激综合征的罗马 Ⅲ 标准	
A 功能性便秘	**B 以便秘为主的肠易激综合征**
至少诊断前近 6 个月内需满足以下 2 条或 2 条以上的症状 ≥ 3 个月: 1. 必须满足以下 2 条或 2 条以上 • 每周少于 3 次排便 • ≥ 25% 排便费力 • ≥ 25% 排便为块状或硬便 • ≥ 25% 肛门直肠梗阻和 (或) 阻塞感 • ≥ 25% 排便不尽感 • ≥ 25% 需要手法辅助排便 2. 不用缓泻药几乎没有松散大便 3. 诊断 IBS 的条件不充分	至少诊断前近 6 个月内需满足以下症状 ≥ 3 个月: 反复发作的腹痛或不适, 最近每月至少 3 天出现症状, 合并以下 2 条或 2 条以上症状: 1. 排便后症状缓解 2. 发作时伴有排便频率改变 3. 发作时伴有大便性状 (外观) 改变 至少 25% 的大便是坚硬或块状, 可诊断便秘为主型

引自 Longstreth GL, et al. Functional bowel disorders. Gastroenterol 2006; 130:1480-1491, 经罗马基金会允许

2. 原发和继发性便秘的区别是什么?

继发便秘由其他因素引起, 包括代谢性、内分泌性和神经系统等异常 (表 46-2)。在做出原发性便秘的诊断前首先要考虑继发性原因。

3. 评价便秘的流行病学和影响。

北美研究估计 2% ～ 27% 的人群曾患便秘, 大部分数据报道患病率也为 12% ～ 19%。之所以会有这么大的范围可能是因为定义的多样性, 便秘带来严重的经济负担, 包括直接的治疗费用及间接的费用 (如失业)。另外, 这些患者生活质量下降, 并出现精神异常, 如焦虑和抑郁。

表 46-2 引起继发性便秘的原因	
种类	举例
药物	镇痛药（尤其是类罂粟碱）、抗胆碱能药物、抗腹泻药、袢类和噻嗪类利尿药、抗组胺药、抗镇静药、抗精神病药、抗惊厥药、抑酸药（包括钙剂或铝剂）、钙通道阻断药、铁补充剂
解剖结构	结直肠新生物、狭窄、外部压迫、直肠脱垂、直肠膨出
代谢	高钙血症、低钾血症、低镁血症、慢性肾脏病、脱水
内分泌	糖尿病、甲状腺功能减退症、甲状旁腺功能亢进症、全垂体功能减退症、妊娠、嗜铬细胞瘤
神经系统	脑卒中、脊髓损伤、帕金森病、多发性硬化症、痴呆、自发性神经病变、先天性巨结肠、结肠假性梗阻
肌病	硬皮病、强直性肌营养不良、淀粉样变性病
其他	抑郁、食欲低下、运动不足

4. 有哪些人群更易患便秘？

便秘的危险因素如表 46-3 所列。

表 46-3 便秘的危险因素	
人口统计	老年
	女性
	社会经济地位低下
	收入和教育程度低下
	非白种人
生活方式	脱水
	不运动
	旅行
	低纤维饮食（有争议）
医疗	近期腹部或盆腔手术
	危重疾病
	营养不良
	服药过多

5. 急性便秘的可能原因是什么？

急性便秘病因可能是机械性肠梗阻、小肠梗阻和结肠假性梗阻。

6. 原发性便秘的类型有哪些？

原发性便秘可分为正常传输型便秘、慢传输型便秘、排便障碍及 IBS-C。需要注意的是，这几种类型会混合存在。

7. 请描述正常的结肠动力。

结肠的神经系统受自主神经、肠神经系统及起搏细胞——Cajal 间质细胞的控制。神经、平滑肌或两者间任何化学信号的异常都可引起动力紊乱。结肠的收缩包括袋状往返运动、分节运动和集团蠕动。高幅度的传输性收缩主要用于运输团块状物体，一般发生在清醒和饭后。胃结肠反射是指饭后结肠运动加强，一般结肠传输时间大概是 36 小时。

8. 请描述正常的排便机制。

排便涉及的肌肉主要包括耻骨直肠肌和肛门内、外括约肌（图 46-1）。静息压主要由肛门内括约肌产生（大约 80%），耻骨直肠肌保持静息状态时的张力性收缩。当直肠内存有大便时，通过直肠肛门抑制反射（RAIR），引起肛门内括约肌放松，阴部自主神经控制的肛门外括约肌收缩。排便过程中，耻骨直肠肌松弛，肛门直肠角变大，盆底下移。随着肛门外括约肌的自主放松，腹压增加，大便即排出。

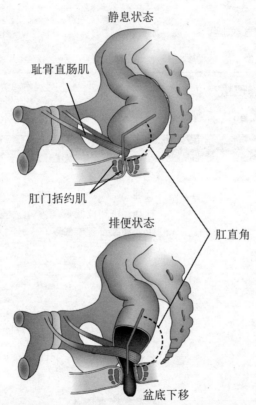

图 46-1　静息时耻骨直肠肌像吊索一样在前方牵引直肠。形成肛直角（80°～110°），抑制自发的、无意识的大便通过。在排便过程中，耻骨直肠肌、盆底和肛门外括约肌松弛。在这种状态下，肛直角变大 15°，会阴下移 1.0～3.5cm，外括约肌的松弛使大便排出

9. 什么是盆底痉挛？

盆底痉挛是排便时出现异常，即指在试图排便时，肛门直肠肌没有充分放松或出现矛盾运动。2/3 的病例是后天产生的，原因包括过度紧张、妊娠和心理压力。有盆底痉挛的患者往往同时患有结肠传输延迟。诊断出排便功能紊乱类型要比判定结肠传输情况更加重要。

10. 什么是直肠膨出？

直肠膨出是指直肠向前膨出，是由于分隔直肠和阴道间的筋膜组织较为薄弱造成的。直肠膨出、

肠疝或会阴下降过度都可能会导致排便梗阻的症状发生。

11. 询问便秘患者时哪些问题很重要?

一份详细的病史要包括症状的发生和发展、排便频率和性状、是否有便意、是否有排便不尽感和是否排便费力或需要手动辅助解除梗阻。询问是否有其他胃肠道症状,如恶心和呕吐、腹部或直肠痛、吞咽困难、血便及体重减轻等症状。完整的系统回顾要评估是否存在继发性便秘的可能。还要询问患者的医疗史,包括非处方药物的应用情况及饮食习惯等。在保护患者隐私的情况下,询问患者的不良习惯史也是非常重要的。

12. 什么是 Bristol 大便性状分类?

Bristol 大便性状分类是评估便秘患者大便的一个有效的一致性方法(图 46-2)。要求患者依据表中描述来评估自己的大便性状。Bristol 大便性状分类与便秘患者的粪便传输时间具有相关性,是评价排便过程的重要组成部分。

第一型:	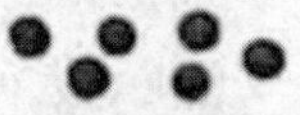	一颗颗散在的硬球,像坚果(很难通过)
第二型:		香肠状,但表面凹凸
第三型:		像香肠,但表面有裂痕
第四型:	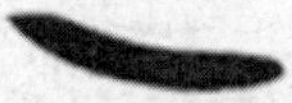	像香肠或蛇一样,且表面很光滑
第五型:	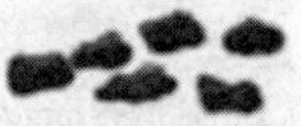	断边光滑的柔软块状(容易通过)
第六型:		粗边蓬松块,糊状大便
第七型:	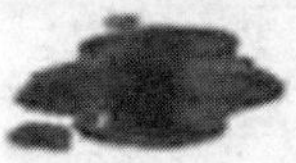	水状,无固体块(完全液体)

图 46-2 Bristol 大便性状分类

引自 Lewis SJ,Heaton KW. Stool form scale as a useful guide to intestinal transit time. Scand J Gastroenterol 1997;32: 920-924.

13. 对于便秘患者,哪些体格检查特征是需要注意的?

应对便秘患者进行全面系统的检查,包括腹部和神经系统的检查,从而有助于发现继发性便秘的原因。会阴检查和数字式直肠检查内容见表 46-4 中描述。

会阴	检查
	• 瘢痕、瘘管、溃疡、创伤、脓肿、皮赘、外痔
	观察动力（静息时和排便时）
	• 会阴下移
	感觉
	• 肌皮反射
数字式直肠检查	疼痛评估
	• 有溃疡、瘘管、盆底肌痉挛
	括约肌状态（静息时、最大收缩时及排便时）
	• 无力、矛盾收缩、直肠脱垂
	肛管触诊（静息时、最大收缩时及排便时）
	• 粪便填塞、痔疮、脱肛、肿块、肛管狭窄、会阴下降

表 46-4　会阴和数字式直肠检查详细内容

14. 便秘患者应该做哪些实验室检查?

单纯的便秘不需要做特殊的实验室检查。事实上，如果没有报警症状和迹象，建议继续原有的治疗。报警症状包括发病时出现的或突然出现的排便习惯改变、胃肠道出血、体重减轻、贫血、梗阻症状或有结直肠癌的家族史。当高度怀疑是继发性原因引起的便秘时，应该针对怀疑的异常情况进行实验室检查。

15. 哪些便秘患者应该做结肠镜?

有报警症状的患者都应预约检查结肠镜。结肠镜癌症筛查要始终作为一个独立的项目。

16. 什么是肛门直肠测压法（ARM），如何应用?

ARM 是用来检测控制排便的盆底肌压力和协调性的检查方法。检查过程中，将电极及附带的一个气囊插入到患者的直肠中，然后让患者用力收缩肛门，类似抑制排便的动作，然后再用力逼出，类似排便的动作。随后逐步扩张附带的气囊以帮助评估直肠的感觉功能和是否存在 RAIR 反射。ARM 可评估盆底肌协同功能，是难治性便秘患者的首选检查方法。

17. 什么是球囊排出试验?

球囊排出试验一般与肛门直肠测压法（ARM）联合检查，在直肠放置一个充 50ml 的水囊或其他特殊材料，然后让患者模拟排便到马桶中，排出球囊延迟则高度说明排便协同失调。

18. 先天性巨结肠患者进行肛门直肠测压法（ARM）检查会有哪些重要发现?

先天性巨结肠患者没有 RAIR 反射。当直肠中存有粪便时，RAIR 反射使肛门内括约肌放松。RAIR 反射消失在临床上并不常见，但对于先天性巨结肠的诊断非常重要，一旦确诊首选手术治疗。

19. 便秘患者还可做哪些其他检查?

便秘患者可做的检查详见表 46-5。

表 46-5 评估便秘需做的检查	
检查	目的和价值
肛门直肠测压法	评估静息时、用力时肛门内外括约肌压力 评估排便协同失调的类型 评估是否存在直肠肛门抑制反射 评估直肠感觉功能和容受性 是难治性便秘的首选检查方法
球囊排出试验	需要从直肠排出一个 50ml 的球囊 对于判定排便协同失调具有特异性，但数据正常亦不能排除协同失调的诊断 经常与肛门直肠测压联合应用
腹部放射影像	在紧急情况下，怀疑肠梗阻或阻塞性疾病是最常用到的方法
结肠传输（sitzmarks）试验	通过口服不透射线的标记物评价结肠传输是否有延迟；是一项应用最为普遍的评价结肠传输的方法
无线动力胶囊	通过口服一粒胶囊来评价结肠传输功能，此胶囊能够感知其周围环境的温度、pH 和压力
结肠闪烁扫描法	通过口服放射性标记的材料来评估结肠传输是否有延迟
标准或 MR 排粪造影	利用钡剂和 X 线透视或 MRI，可评价排便时盆底肌的动力情况 评估结构异常，包括直肠膨出、直肠脱垂及盆底功能失调 如其他结果互相矛盾或不确定时，常用到此项检查来评估盆底功能失调
结肠测压及恒压器测试	评估结肠动力 评估结肠感觉和节律 评价结肠的神经源性或肌源性病变 只能在高级别专科中心检查

MR. 磁共振；MRI. 磁共振成像

20. 请列举一些便秘患者需采用的饮食和生活方式的改变，以利于改善其症状。

轻微便秘患者需要增加饮食中的纤维和液体的含量。另外，要鼓励患者有足够的时间进行肠道运动。虽然鼓励多运动，但因效果不显著未将其加入到便秘的治疗指南中。

21. 增加纤维类食物的正确方法是什么？

要建议患者增加富含纤维类食物的摄入，每天 25～35g。要逐渐增加纤维摄入，以免腹胀和肠胀气。另外，患者要保证全天的水分摄入。对一些有结肠无力和末端膨大综合征或巨直肠问题的患者，则不建议高纤维饮食，这类患者应食用低渣饮食更利于缓解症状。

22. 请叙述便秘患者的药物治疗方法。

可采用多种药物治疗方法，详见表 46-6。

表 46-6　便秘的常用治疗方法

种类	举例	作用机制
容积增大型泻药，膳食纤维	欧车前、甲基纤维素、麦麸、聚卡波非钙	增加粪便重量，加速传输
渗透性泻药	PEG3350、乳果糖、山梨糖醇、氢氧化镁	增加肠道中的水分；镁剂也可降低结肠传输时间
粪便软化剂		影响粪便表面状态，让更多的水与粪便混合
刺激性泻剂	双醋苯啶、甘油、番泻叶、药鼠李	刺激神经末梢促进肠道收缩；抑制水分的吸收；甘油可局部刺激直肠促进排便
润滑剂	矿物油	润滑粪便
灌肠剂	自来水、磷酸盐、肥皂水、矿物油	灌洗和扩张结肠；诱导排便
益生菌	双歧杆菌、乳酸杆菌	可调节肠道菌群；研究表明可加速结肠传输
促分泌性泻剂	鲁比前列酮，利那洛肽	刺激小肠氯通道促进水分分泌，并增强肠动力
5-羟色胺受体激动剂	普卢卡比利	通过刺激 5-HT4 受体促进结肠动力（未经美国批准）
阿片受体拮抗剂	甲基纳曲酮，爱维莫潘	阻断周围阿片受体的作用，但不降低止痛作用；仅用于特殊情况
回肠胆汁酸转运抑制剂	Elobixibat	阻断胆汁酸的肠肝循环，从而促进传输和软化粪便（尚在研究中）

23. 对于便秘患者有哪些非药物性治疗方法？

生物反馈是一种基于操作环境下的行为训练，训练时患者要学习如何重新运用肛门直肠肌。这种训练通常用于盆底肌功能失调的患者，对约 70% 的患者有效。在初期的研究中发现骶骨和后胫骨神经的神经刺激疗法亦对患者有效。

24. 便秘患者何时应考虑咨询胃肠病医生？

图 46-3 描述了成年便秘患者的诊断流程。通常在初级保健诊所先进行评估，较难治的病例或需要专业检查时，如结肠镜或 ARM，再进一步咨询胃肠病医生。

25. 便秘患者何时考虑外科治疗？

便秘患者很少会考虑外科治疗，一般在咨询了胃肠病医生后或有结肠无力等难治性症状、先天性巨结肠或解剖学异常等情况时，才考虑外科治疗。

26. 便秘潜在的并发症有哪些？

便秘潜在的并发症有痔疮、肛裂、粪便嵌塞、直肠脱垂和粪性溃疡等。

27. 便失禁的定义是什么?

便失禁是指大便和气体反复的、非自主性从直肠肛门漏出或排出。

28. 什么原因引起便失禁?

正常生理功能的维持需要完整的神经肌肉系统及对排便活动进行正确感知和反应的能力。而原发的中枢神经系统异常,如脑卒中及多发性硬化症,尽管存在完整的肛门括约肌,依然可引起失禁。肛门直肠感觉受损会降低对直肠中粪便充盈的感知能力,可见于糖尿病患者或阴部神经病变。直肠顺应性降低,如炎症性肠病或放射性直肠炎患者,可引起紧急的、高频的失禁。相反,感觉功能降低,直肠顺应性增加同样可引起失禁,如粪便嵌塞和巨直肠。直接损伤肛门括约肌肌肉如产科创伤,或平滑肌功能失调如硬皮病,会损伤具有控制排便作用的高压带。认知障碍和动力下降经常是老年患者便失禁的原因。最后,严重腹泻也可影响正常自主性排便过程。

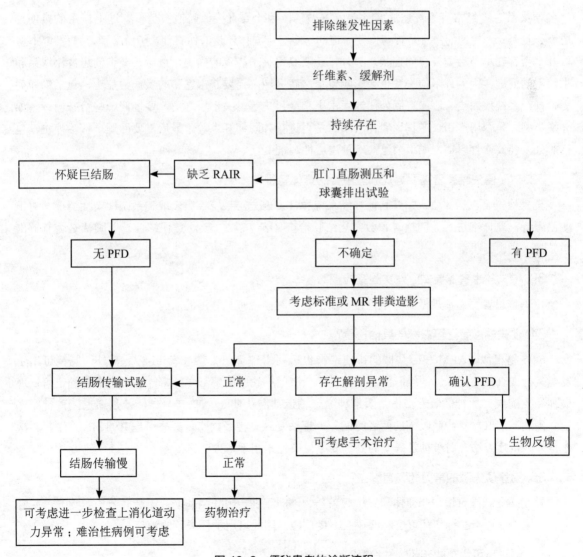

图 46-3 便秘患者的诊断流程

MR. 磁共振;PFD. 盆底肌功能失调;RAIR. 直肠肛门抑制反射 [引自 Bharucha AE,et al.American Gastroenterological Association Medical Position Statement on Constipation.Gastroenterol 2013;144(1):211-217.]

29. 便失禁的患病率和影响是什么?

成年人的患病率大约是 8%,由于涉及所有年龄段,波动于 2% ~ 15%。流行病学研究显示,在某一特定人群发病率增高,如疗养院居民。早些研究表明,女性患病风险增高,近期数据则显示这种增加只存在于特殊年龄阶段。让人尴尬的失禁症状会破坏患者的个人生活和职业生活。

30. 哪类人群患便失禁的风险更高?

老年人和制度化下生活的人群患病率更高。另外,便失禁还可见于一些神经系统异常、糖尿病或胃肠动力不足的患者。虽然不是危险因素,但有尿失禁的患者往往同时患有便失禁。据说肥胖也是一个危险因素,但尚未被所有研究证实。创伤性分娩(如外阴切开术、产钳)可增加妇女的便失禁风险。

31. 询问便失禁患者哪些问题比较重要?

便失禁患者经常有不舒适的感觉并引发失禁,因此要直接询问他们是否有过不自主的排便经历。一旦确认,要询问患者是否有排便窘迫的感觉、排固体还是液体粪便,了解节律、病程和频率,以及是否存在里急后重及夜间症状。另外,还要获得关于腹泻的病史。最后,要询问患者泌尿系和生殖系的问题,因为许多便失禁也会影响整个盆底区域。需要获得完整的疾病治疗史,包括糖尿病史、神经系统疾病史、肛门直肠外伤或手术史和产科史等。关于生产史,要询问一些特殊问题,如分娩类型、是否用产钳、产程、婴儿大小、是否进行外阴切开术等。最后,要回顾全部治疗史,包括非处方药及饮食习惯,如山梨醇(一种渗透性泻剂)。

32. 对于便失禁患者需要寻找哪些重要的查体特征?

全身检查要包括评估认知及其他神经系统异常、内分泌系统疾病表现和系统性炎症情况。对于便秘患者,要详细进行会阴检查和数字化结肠检查(表 46-4),要注意仔细检查以确认是否有解剖学异常,如直肠脱垂。

33. 便失禁患者需要做哪些实验室检查?

便失禁患者不需常规做实验室检查,在恰当的时候应查找腹泻的原因。

34. 便失禁患者还可做哪些其他检查?

与便秘相似,ARM 和磁共振的排便造影也可用于评价便失禁(表 46-5)。另外,肠镜可用于发现炎症或查找腹泻原因,经肛门超声用于确认肛门括约肌的解剖学异常,针式肌电图描记可发现失神经支配或其他神经源性损伤。阴部神经末梢运动潜伏期(PNTML)试验,是通过测量神经末梢受到刺激与肛门括约肌收缩的两者时间差,评估是否有神经损伤。要先考虑 PNTML 方法,其次才是外科治疗方法,对于神经病变的处理要尽量避免采用手术方法。

35. 治疗便失禁的常见药物有哪些?

补充膳食纤维可增加粪便体积。抗腹泻药、洛哌丁胺、阿托品和地芬诺酯(苯乙哌啶)可减慢小肠传输。三环类抗抑郁药可引起便秘的不良反应,因此可用于便失禁的治疗。

36. 便失禁可用哪些非药物性治疗?

定时排便和其他行为疗法会有效。生物反馈疗法在约 70% 盆底肌功能紊乱患者中有效。注入膨胀剂，如存在于稳定的透明质酸中的葡聚糖高聚体，虽然还在使用早期阶段，但效果明显。与便秘患者类似，可使用骶髓神经刺激（SNS）或经皮胫骨神经刺激进行治疗。SNS治疗时，患者先携带一个临时刺激器，如果有效，则再携带一个永久的刺激器。射频消融技术治疗是利用热损伤重建并加强黏膜下的肌肉，效果显示一些长期和短期的结果相互矛盾，因此还需要更多的大型研究和随机对照试验进行深入研究。最后，还可以尝试塞子装置，但耐受性较差，研究尺寸过小，效果不明显。

37. 便失禁患者何时需要外科治疗？

只有那些难治性患者或有解剖学缺陷的患者才需要外科治疗，如肛门外括约肌受损。对比不同手术方法和非手术方法的随机试验很少，长期观察结果可能会有所不同。手术方法的选择详见表46-7。

表46-7 便失禁患者的手术方式选择	
手术术式	具体描述和应用
括约肌成形术	重建肛门括约肌、特别应用于不同的括约肌受损情况
动力股薄肌成形术	将股薄肌置于肛管环周并电刺激肌肉，用于增加括约肌强度
人工肛门括约肌	与动力股薄肌成形术目的类似，与人工设置共同使用
前提肌成形术	结扎肛提肌的两端从而增强盆底肌功能。通常与其他术式联合使用
全部和肛后盆底肌修补	肛后修补包括若干盆底肌的折叠术，以增强所有肌肉功能；很少行此手术。全部修补包括肛后修补和前提肌成形术
直肠强化术	建立回肠直肠袋，增加直肠容积和顺应性
粪便改道	因严重、虚弱的症状或感染复发而通过皮肤缺口建立的吻合口
顺行性可控性灌肠	通过造口处，用大剂量灌肠液冲洗结肠。首选应用于儿童，成人因便秘而胀满失禁时可使用

38. 老年便失禁患者有哪些需要特别关注的？

老年患者经常出现便失禁，可由便秘或腹泻引起，要排除因粪便过多而溢出的情况。认知情况在控制力中起作用，因此老年痴呆是便失禁的促进因素。认知系统有损伤的患者，需要进行主动参与的治疗，如生物反馈疗法就非常难以实施。另外，一些老年患者活动受限也使便失禁的治疗尤为困难。最后，要防止卧床不起患者的压疮和会阴部皮肤感染。

（王佐妤 译，夏时海 校）

憩室炎

Luca Stocchi, MD

1. 结肠憩室炎的临床症状有哪些？

急性乙状结肠憩室炎的典型临床表现为左下腹痛、发热和白细胞增多。查体发现左下腹触痛，与防卫有关。憩室炎的临床症状有时是非典型的，腹痛部位难于定位。

2. 乙状结肠憩室炎临床症状严重程度有哪些？

乙状结肠憩室炎有许多不同表现。轻度、无并发症时，只需在门诊治疗，危及生命的、急性乙状结肠穿孔引起不洁性腹膜炎需急诊手术治疗。

3. 憩室炎的鉴别诊断有哪些？

需要鉴别的诊断包括肠易激综合征、炎性肠病、泌尿系统疾病、阑尾炎、缺血性结肠炎和结肠肿物（表 47-1）。单纯依据症状和体征做出憩室炎的诊断往往不准确，还需要进行腹部和盆腔的计算机断层摄影术（CT）扫描。在炎症消退后 6 ～ 8 周进行全结肠镜检查。

4. 有哪些影像学检查方法用于诊断憩室炎？

对于乙状结肠憩室炎诊断的基础影像方法是 CT 扫描，个别病例可以利用其他检查方法以证实诊断（表 47-1）。

表 47-1　急性憩室炎的诊断流程		
病史和查体		
• 左下腹触痛和持续性腹痛		
• 发热		
• 白细胞增多		
鉴别诊断		
老年患者	**中青年患者**	**其他**
缺血	阑尾炎	阿米巴病
肿瘤	输卵管炎	胶原血管病
肠扭转	炎性肠病	感染性结肠炎
梗阻	穿透性溃疡	经放射后
直肠乙状结肠炎	尿脓毒症	前列腺炎
穿透性溃疡	IBS	
肾结石 / 尿脓毒症		
限制		
年龄的极限（更危险）		
亚裔（右侧症状）		
免疫抑制药物和慢性肾衰竭（腹部查体不敏感）		

续表

评估	
X 线片	首选检查。可发现肠梗阻、阻塞、质量效应、缺血、穿孔
CT 扫描	对于并发症程度的分级及其他疾病的评估有帮助。怀疑憩室炎的所有病例都要求做
超声	是评价急性憩室炎安全、有效的非侵入性检查。超过 20% 的检查因肠道气体结果欠佳；高度依赖操作者技术
钡灌肠造影	一般不再作为常规诊断性检查。但在其他检查不明确时，对于狭窄、瘘管和穿孔性疾病的诊断有帮助
肠镜	在急性憩室炎发作时禁止结肠镜检查。但在无法排除(直肠出血、贫血)缺血性肠病、克罗恩病、肿瘤和其他可能的疾病时，可以小心地、少量注气进行可弯曲的乙状结肠镜检查

引自 Freeman SR，McNally PR: Diverticulitis. Med Clin North Am 77:1152，1993

5. 乙状结肠憩室炎分类有哪些?

最广为所知的乙状结肠憩室炎外科学分类方法仍是 Hinchey 分类（表 47-2）。Hinchey Ⅲ 和 Hinchey Ⅳ 表明有弥漫性腹膜炎，死亡率显著增高，约为 20%。需要指出的是，最早 Hinchey 分类是基于术中的发现而建立的，因此不完全适用于不需要手术的乙状结肠憩室炎患者,而这类是多数的。

表 47-2 乙状结肠憩室炎的 Hinchey 分类

	Hinchey 分类
Ⅰ 期	被结肠系膜包裹的结肠周围脓肿
Ⅱ 期	因结肠周围脓肿的局部穿孔导致盆腔脓肿
Ⅲ 期	因结肠周围或盆腔脓肿破裂广泛进入腹腔导致弥漫性腹膜炎
Ⅳ 期	因游离的憩室穿孔导致不洁性腹膜炎

6. Ambrosetti 分类是什么? 有何意义?

Ambrosetti 分类是一种预测憩室炎严重程度的 CT 标准。由 Ambrosetti 分类界定的重症憩室炎术后继发风险超过 50%（表 47-3，图 47-1 和图 47-2）。

表 47-3 乙状结肠憩室炎的 Ambrosetti 分类法

中度憩室炎	重度憩室炎
局部乙状结肠壁增厚（> 5mm） 结肠周围脂肪炎症	中度憩室炎合并有下列其中一项 脓肿 肠腔外气体 肠腔外对比

7. 无并发症的憩室炎如何治疗?

主要治疗方法是使用广谱抗生素。没有严重症状或显著合并症的患者可以在门诊治疗，而有严重症状、高龄、有合并症、关注顺应性或合并免疫抑制的患者则最好住院治疗。

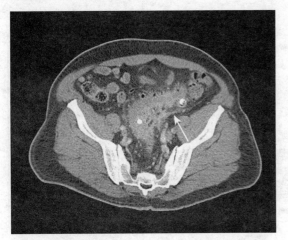

图 47-1　计算机断层摄影术扫描证实 Ambrosetti 轻度乙状结肠憩室炎

大箭头表示结肠增厚和僵硬，表明有乙状结肠憩室炎（引自 Stocchi L. Current indications and role of surgery in the management of sigmoid diverticulitis. World J Gastroenterol 2010；16:804-817.）

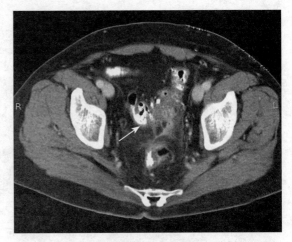

图 47-2　计算机断层摄影术扫描证实 Ambrosetti 重度乙状结肠憩室炎

箭头指示渗出物汇聚点和少量肠腔内气体（引自 Stocchi L. Current indications and role of surgery in the management of sigmoid diverticulitis. World J Gastroenterol 2010；16:804-817.）

8. 乙状结肠憩室炎患者门诊进行抗生素治疗的选择有哪些？

可能的治疗选择包括广谱青霉素，氟喹诺酮和头孢菌素组合，或甲氧苄啶 - 磺胺甲噁唑和甲硝唑及克林霉素组合（表 47-4），疗程一般为 10 ～ 14 天。

表 47-4　乙状结肠憩室炎治疗的抗生素选择	
门诊抗生素选择	病房抗生素选择
氟喹诺酮 + 抗厌氧菌 环丙沙星 500mg PO 每 12 小时 + 甲硝唑 500mgPO 每 6 ～ 8 小时	**氟喹诺酮 + 抗厌氧菌** 环丙沙星 400mg IV 每 12 小时或左氧氟沙星 500mg IV+ 甲硝唑 500mgIV 每 6 小时或每 8 小时
青霉素 克拉维酸阿莫西林 875/125mg PO 每 12 小时	**青霉素** 氨苄西林 - 舒巴坦 3g IV 每 6 小时 哌拉西林 - 泰唑巴坦 3.375g IV 每 6 小时
头孢菌素类 头孢氨苄 500mg PO 每 12 小时 + 甲硝唑 500mgPO 每 6 ～ 8 小时	**头孢菌素类** 头孢曲松 1g IV 每 12 小时
其他 甲氧苄 - 磺胺甲基异噁唑 800/160mg PO 每 6 小时 + 甲硝唑 500mgPO 每 6 ～ 8 小时 克林霉素 450mg PO 每 6 小时	**碳青霉烯类** 亚胺培南 - 西司他丁 500mg IV 每 6 小时 美罗培南 1g IV 每 8 小时 厄他培南 1g IV 每 12 小时

PO. 口服；IV. 静脉滴注

9. 住院患者要如何治疗？

以急性乙状结肠憩室炎收入院的患者医嘱中不包括任何口服药物及食物，补水及抗生素都要通过静脉输入。可能用到的抗生素包括广谱青霉素或头孢菌素类，最广为应用的选择是氟喹诺酮和甲硝唑联合使用，尤其当患者对青霉素过敏时可以使用。已被接受但很少用到的药物，包括碳青霉烯类，严重的患者可以使用（表 47-4）。

10. 憩室炎在第一次无合并症发作后的自然病程是什么？

绝大部分住院患者在入院后的最初 48 小时会症状改善。但 10% ~ 15% 患者住院期间会出现临床症状加重而需要手术治疗。要通过一系列临床检查和实验室数据监控，随时评估患者对药物的治疗反应。患者经过非手术治疗，从首次的无合并症发作中恢复后，约有 1/3 患者在 10 年后会复发憩室炎。

11. 对于乙状结肠憩室炎发作后的患者有哪些饮食建议？

虽然没有更好的证据支持需要改变饮食习惯，但多数医生推荐高纤维饮食，豆制品和坚果类食品对于有憩室炎病史的患者有益处。

12. 憩室炎能用抗炎药物治疗吗？

有研究表明，部分憩室炎实际是炎性肠病的特殊表现类型，采用抗炎药物（美沙拉秦）会有效。

13. 目前无合并症的乙状结肠憩室炎手术的适应证是什么，在过去也包括在内吗？

每个病例都要分别对待。短期内憩室炎严重复发要考虑手术治疗。较长间歇期后，憩室炎轻型复发还有希望行非手术治疗，此型第二次发作后不需要行外科手术。

14. 结肠憩室炎的少见位置有哪些？

憩室炎会发生在降结肠，而不是乙状结肠。在此类病例中，要行正规左半结肠切除术而不是乙状结肠切除术。横结肠的憩室炎非常少见，而盲肠和右半结肠憩室炎则相对多见，与急性阑尾炎的临床症状类似。CT 扫描可帮助区分诊断。右半结肠憩室炎患病率在亚洲国家有所增加。不论在哪个特殊部位，无合并症的憩室炎首次发作采用抗生素治疗。手术治疗适应证与乙状结肠憩室炎类似。

15. 憩室炎发作后复发的危险因素有哪些？

- 病变范围超过 5cm 结肠。
- 腹膜后脓肿。
- Ambrosetti 的严重分期。
- 有憩室炎的家族史。
- 年轻时发病。

16. 乙状结肠憩室炎最重要的并发症是什么？

狭窄、瘘管、脓肿和腹膜炎是乙状结肠憩室炎最重要的并发症。一般认为出血与急性结肠炎症无关。蜂窝织炎常作为憩室炎合并症而被提及，但被认为有些武断。发生狭窄时，如果出现急性结肠梗阻需要手术治疗，没有梗阻症状但无法排除恶性肿瘤时也需要手术治疗（图 47-3）。偶尔会出现乙状结肠炎症发展至腹膜后腔，引起输尿管梗阻，多发生于左侧。

17. 乙状结肠憩室炎合并瘘管的靶器官有哪些？

所有乙状结肠周围的器官都是瘘管的靶器官：膀胱（图 47-4）、阴道、小肠（图 47-5）、子宫和皮肤（图 47-6）。曾做子宫切除术的患者更容易形成结肠阴道瘘。

18. 有合并症憩室炎的一般治疗原则是什么？

有合并症憩室炎的基础治疗方法是手术治疗，除非患者有禁忌证。在多数病例中，有合并症的

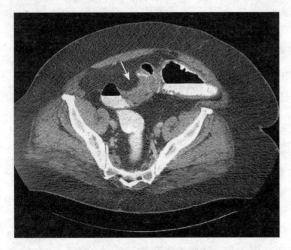

图 47-3 乙状结肠狭窄。计算机断层摄影术扫描证实乙状结肠狭窄（箭头所示）

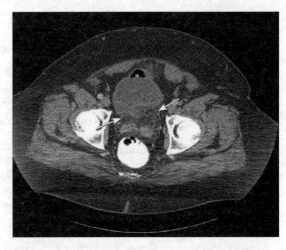

图 47-4 计算机断层摄影术扫描证实结肠膀胱瘘。注意膀胱内的空气（*）和结肠膀胱炎症（箭头所示）

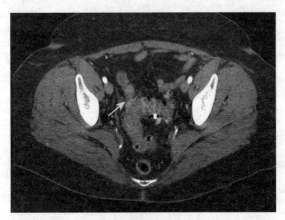

图 47-5 计算机断层摄影术扫描证实结肠小肠瘘（箭头所示）

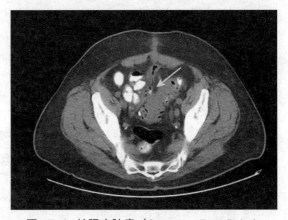

图 47-6 结肠皮肤瘘 （Courtesy Ravi Pokala Kiran, MD）

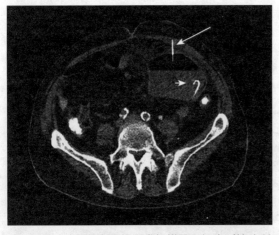

图 47-7 计算机断层摄影术扫描显示经皮（箭头所示）导管引流憩室脓肿

患者要首先进行适当的非手术治疗以缓解症状，然后择期手术。

但是当有合并症的憩室炎患者引起急性结肠梗阻或弥漫性腹膜炎时则要立即手术治疗。

19. 憩室脓肿的治疗方法是什么？

如果技术条件允许，憩室脓肿首先要进行经皮引流（图 47-7），一般是在 CT 引导下进行，随后择期行乙状结肠切除术。直径小于 3cm 脓肿较难经皮引流，一般单独应用抗生素治疗。最新进展评估了不进行择期手术，单独应用抗生素和经皮引流对于憩室炎脓肿的治疗效果，研究认为此类方法不能纳入憩室炎脓肿的治疗标准。

20. 穿孔性憩室炎引起的腹膜炎患者治疗方法有哪些?

弥漫性不洁性腹膜炎（Hinchey Ⅳ）的治疗方法通常是切除乙状结肠，降结肠造口与直肠残端闭合，即 Hartmann 手术。如果腹膜炎污染程度不是特别严重，如化脓性弥漫性腹膜炎，一般行恢复性乙状结肠切除术，联合结肠直肠吻合术及近端吻合口转流，一般为转流环形回肠造口术。建立转流回肠造口术很可能最后会使吻合口下移。另一方面，Hartmann 手术中建立的结肠造口术，因患者有其他疾病，共存在约 1/3 患者中会永久保留。

21. 化脓性腹膜炎治疗有哪些手术选择?

处理弥漫性化脓性腹膜炎和腹腔盆腔脓肿破裂，近期使用的医疗方法是，通过腹腔镜进行腹腔内灌洗，伴或不伴腹腔镜下穿孔修补和腹腔引流。此方法还需更多的研究证实其有效性。

22. 乙状结肠憩室炎择期手术方式有哪些?

乙状结肠憩室炎手术方法包括全乙状结肠切除及直肠结肠吻合术。腹腔镜手术术后恢复快，而且还可降低术后死亡率及治疗费用。

23. 小于 40 岁的无合并症的乙状结肠憩室炎患者，在第一次发作后要选择手术治疗吗?

有文献研究表明年轻患者第一次发作时临床症状和 CT 影像会更为严重，而且复发的风险更高。但对于此类患者应用传统的非手术疗法是否有不良反应还没有定论。目前，对于年轻个体第一次憩室炎发作后建议其手术治疗的证据尚不充分。

24. 免疫抑制的患者治疗方法有区别吗?

有证据表明免疫抑制患者容易再次复发，而且更为严重，有穿孔引起腹膜炎的风险。因此建议患者接受免疫抑制药物治疗，包括类固醇激素，在一次无合并症的炎症发作后行择期手术治疗。患有慢性肾衰竭及胶原血管病的患者也可以在一次无合并症的炎症发作后行择期手术治疗。

25. 什么是手术后复发率?

术后复发率波动在 3% ～ 13%，如果手术操作恰当，应该小于 5%。憩室炎术后复发最关键的影响因素是乙状结肠切除不完全。

（王佐妤　译，夏时海　校）

阑尾疾病

Kevin Rothchild，MD，and Jonathan A Schoen，MD

1. 请描述阑尾的解剖结构，它在人体中有什么作用？

蚯蚓形状的阑尾（从拉丁语来，蚯蚓状或蠕虫状，附属，悬挂）通常 6 ～ 9cm 长，起源于盲肠基底的三条结肠带交汇处。目前认为阑尾是一个免疫器官，分泌免疫球蛋白（Ig），特别是 IgA。有些理论认为，在急性感染期，阑尾是正常肠道菌群躲避炎症的"安全房"。

2. 成人和儿童阑尾炎的可能原因是什么？

引起阑尾炎最主要的病原学原因就是围绕粪便形成的肠粘连，或粪石（成人），或肿大的淋巴组织引起的肠腔梗阻（儿童）。坏疽性、穿孔性阑尾炎病例中约 90% 都发现有粪石。肠腔梗阻使黏膜持续分泌及细菌过度生长，从而引起阑尾扩张。最终，侵入细菌堵塞管腔，静脉压力过高。

3. 阑尾炎的特征和症状是什么？

急性阑尾炎扩张首先刺激内脏传入痛觉纤维，在中腹部（脐周围）或上腹部偏下产生模糊的、迟钝的、弥散性痛觉。疼痛后可能会有低热、食欲低下和呕吐。炎症很快波及阑尾浆膜层，壁腹膜开始在右下腹产生特性的疼痛。

4. 实验室检查结果是什么？

早期单纯性阑尾炎可见轻微白细胞增高（$10\,000 \sim 18\,000/mm^3$），C 反应蛋白也会增高，敏感度为 93%，特异度为 80%。

5. 麦氏点是什么？在哪里？

Charles McBurney 是一位生于 1845 年的美国外科医生。1899 年他发表了关于阑尾炎时腹部最痛处的论文。麦氏点是阑尾炎时触痛最剧烈的位置是连接脐和髂前上棘连线的远端 2/3 处。

6. 什么是腰大肌征和闭孔内肌征？

腰大肌征是指刺激腹膜后的腰大肌疼痛（右髋部伸展时产生疼痛）。闭孔内肌征是指发炎的盲肠后阑尾引起内部闭孔肌疼痛（内旋转屈曲右髋部时产生疼痛）。

7. 什么是结肠充气（Rovsing）征？

在急性阑尾炎时，反复按压触摸左下腹通常引起右下腹痛。

8. 急性阑尾炎的发病高峰出现在哪个年龄段？

发病率高峰出现在 15 ～ 19 岁。

9. 阑尾炎穿孔的风险在哪·个年龄段最高？

虽然总体发生率不像青少年期那样普遍，阑尾穿孔更多发生于孩子（小于 5 岁）和老年人（如那些寻求紧急救护有困难的老年人）。在某个群体，穿孔率可达 75%。有糖尿病和免疫抑制的患者更容易产生并发症。

10. 无穿孔和穿孔的阑尾炎进行外科手术时的死亡率分别是多少?

非穿孔阑尾炎死亡率小于 0.1%，而穿孔的阑尾炎死亡率则为 3%。对于老年人，穿孔阑尾炎死亡率高达 15%。

11. 请列举女性和儿童右下腹痛所做的不同诊断。

对于女性右下腹痛所列的诊断要多于男性，主要包括异位妊娠、输卵管 - 卵巢脓肿、盆腔炎症性疾病（PID）、经期痛、卵巢扭转、嵌顿性疝、克罗恩狭窄或脓肿、憩室炎、Meckel 憩室炎、类癌、感染性大肠炎、胆囊炎和消化性溃疡。Valentino 征是指因十二指肠溃疡穿孔导致胃液或胆汁流出聚集于右下腹引起的疼痛。儿童右下腹痛要考虑胃肠炎、肠系膜淋巴腺炎和末端回肠炎等与阑尾炎鉴别。

12. 什么是 Meckel 憩室?

Meckel 憩室是先天性脐肠系膜残留物，衍生于多能组织，可能包含异位的胃黏膜或比较少见的胰腺黏膜。位于回肠系膜游离部旁，一般遵循 2s 原则：发现 2% 的人群在回盲瓣 2ft 范围内，约 2% 会产生症状。最早发现于 1699 年，后来 1809 年由 Johann Freidrich Meckel 命名。

13. 可以接受的阴性阑尾切除术的发生率是多少? 这个比率随着超声和计算机 X 线体层照相术（CT）技术的应用有变化吗?

10% ～ 15% 的阴性发现率是外科管理的长期标准。早期的大规模流行病学调查研究结果显示，阴性阑尾切除术比率（NAR）并没有随着术前 CT 的广泛应用而有变化，但近期个别研究机构发现随着超声和 CT 技术的应用，NARs 小于 2%。

14. 有哪些其他疾病与急性阑尾炎类似?

许多腹部病变都会有相似的症状。冗长乙状结肠（即右侧）或盲肠本身引起的急性憩室炎会表现右下腹痛、发热及白细胞增高症状。盲肠炎或中性白细胞减少症通常多见于化疗后的免疫系统受损患者，患者肠黏膜屏障被破坏，会出现小肠壁的坏死，多出现在盲肠。肠系膜淋巴结炎是一种自限性炎症病变，会波及回盲部区域淋巴结，多见于 15 岁以下的少年。

15. PID 与阑尾炎区别的特征是什么?

高热、宫颈举痛（吊灯症状）、宫颈分泌物、经期痛和双侧痛趋势等特点可以区分 PID 和阑尾炎。

16. 阑尾常见的肿瘤是什么? 如何治疗?

类癌是阑尾最常见的肿瘤，阑尾也是类癌最常见的发生部位。多数研究发现，阑尾切除术后病理标本显示发生率为 20% ～ 30%。对于远端小于 1cm 的肿瘤可行单纯阑尾切除术。如果肿瘤超过 2cm 或已侵犯阑尾系膜或盲肠基底部，则行正式右半结肠切除术。如肿瘤大小介于 1 ～ 2cm，且未侵犯阑尾基底部，则需了解是否有淋巴管侵犯、有丝分裂活动情况来决定治疗方法，需要参考第三方保健中心的意见。

需要注意地是，不是所有的类癌都是恶性的。常见恶性肿瘤是黏液腺癌，占所有阑尾恶性肿瘤的 60%。

阑尾常见的第二大肿瘤是黏液囊肿，阑尾因黏液样物质堵塞管口而肿大。囊肿小于 2cm 通常是良性的，而更大的囊肿则可能有潜在恶性。囊肿破裂会造成腹膜内充满上皮细胞和黏液，或产生阑尾起源的腹膜假黏液瘤。

17. 晚期或穿孔的阑尾炎，表现为蜂窝织炎或脓肿时应如何正确处理？

如果患者没有出现弥漫性腹膜炎或不可控性的败血症，有脓肿时要在放射学引导下引流（通常是 CT）。虽然很少需要进行延迟的（6～8 周后）阑尾切除术，但复发性阑尾炎发生率可达 20%，因此许多外科医生倾向于选择阑尾切除。

18. 阑尾切除术的常见并发症是什么？

伤口感染是阑尾切除术后最常见的外科并发症。有穿孔或脓肿时，切口要开放，进行延迟一期闭合，以避免出现这种并发症。腹腔镜方法大大减少了这种并发症的发生率，但腹腔内脓肿发生率未有改变。

19. 在哪类患者群体，超声对于急性阑尾炎的诊断特别有帮助？

对于儿科和妊娠患者，超声对于急性阑尾炎的诊断特别有帮助，因为这类人群无法进行 CT 扫描。另外，超声还可发现妇科学病变。超声发现不可压缩的、肿大的（超过 8mm）、疼痛的管状结构预示阑尾炎，敏感度为 84%～94%，特异度为 92%。

20. 什么是 Alvarado 评分，对诊断有帮助吗？

20 多年前开始出现 Alvarado 评分，近 10 年发现该评分应用领域越来越广。Alvarado 评分是一个总分 10 分的风险分级系统，依据患者是否有厌食、疼痛转移至右下腹部及实验室检查数据，如白细胞增多、白细胞左移（WBCs）（见网站数据 http://www.mdcalc.com/alvarado-score-for-acute-appendicitis. 2014-09-22）。虽然评分为 7～10 分时预计阑尾炎的发生率为 93%，但在女性患者中会过高预测阑尾炎的发生率，在儿童患者中发现存在一些不一致。Alvarado 评分最好应用在评分较低时（小于 4 分）以排除阑尾炎的可能。

21. 何时进行腹腔镜下阑尾切除术是正确的？

腹腔镜下阑尾切除术首次报道于 1983 年，逐步得到广泛应用。虽然应用腹腔镜治疗非早期阑尾炎还未得到公认，但数据显示死亡率和卧床时间都相似或有所改善，美观度、术后疼痛和伤口感染率也有所改善。虽然 20 世纪 90 年代的早期研究认为腹腔镜阑尾切除术与腹腔内脓肿形成增多有关，但多数近期数据表明并没有差别。对于日益增多的肥胖人群，与开放手术相比，腹腔镜手术降低了阑尾切除术的死亡率。

22. 在因右下腹痛进行的腹部探查过程中，对于克罗恩病患者切除正常的阑尾是正确的吗？

是的。如果阑尾基底部和盲肠周围区域未有病变，克罗恩病的治疗方法就是进行阑尾切除术。如果术后出现肠外瘘，则通常是由于病变的回肠末端引起，而不是阑尾残端。

23. 妊娠期间进行阑尾切除术是安全的方法吗？腹腔镜阑尾切除术安全吗？

急性阑尾炎是妊娠期间最常遇到的需要外科手术治疗的子宫外疾病。于妊娠第 4 个月开始，阑尾移位于右髂嵴之上。因发炎的阑尾不在壁腹膜附近，因此腹部触痛不明显。以上这些因素，结合妊娠使白细胞增高及 CT 的使用限制，使得临床诊断急性阑尾炎非常困难。单纯阑尾炎胎儿流产的发生率是 5%,而穿孔性阑尾炎胎儿流产的发生率高达 28%,因此一旦怀疑阑尾炎就要进行早期干预。

妊娠期间进行腹腔镜阑尾切除术已得到广泛应用。虽然缺乏前瞻性研究,一般认为在妊娠头 3 个月进行手术还是安全的。但也有一些反对意见,认为会增加胎儿流产或早产的风险(开放手术和腹腔镜技术都达到 9%)。

降低气腹压力至 10 ～ 12mmHg,使用左侧倾斜降低腔静脉上妊娠子宫压力,公认要使用开放 Hassan 进入技术以降低手术风险。

24. 如果腹腔镜手术或开腹探查时发现卵巢肿瘤,应如何处理?

肿瘤细胞学研究发现,腹膜清洗后要切除正常阑尾。不要碰触卵巢肿瘤本身或进行活组织检查。卵巢癌要按级别严格执行操作,需要在后期手术中进行。

25. 急性阑尾炎治疗中有非手术疗法吗?

在北美较少见单纯应用抗生素治疗阑尾炎。欧洲研究发现有治疗成功病例,但复发率较高(达 40%),而且再次切除时花费较高。穿孔患者应用抗生素(有或没有导管引流)治疗脓肿或炎症后,经常可见到在"间期"进行阑尾切除术的病例。

26. 什么是残端阑尾炎?

残端阑尾炎是一种少见但逐渐被人们所认识的疾病,是指已经切除阑尾炎的患者产生迟发性(术后数天至数年)右下腹痛和白细胞增多,类似急性阑尾炎时的症状。该病的产生与术中残留的一小段阑尾腔有关。最近的 Meta 分析发现其发生率在腹腔镜技术和开放式手术之间并无差异。诊断时需要高度怀疑此病,治疗采用抗生素或手术切除。

27. 什么是阑尾膀胱造口术?

阑尾膀胱造口术是指为了避免患有神经源性膀胱的患者(如脊柱裂)进行导尿术而做的手术。阑尾被从远处移位至盲肠,但还保留血液供应,一端与膀胱缝合,另一端与皮肤缝合,形成一个腹壁口,一般位于脐旁。

(王佐妤　译,夏时海　校)

结肠炎：假膜性肠炎、镜下结肠炎 和放射性肠炎

Stephen M Vindigni, MD, MPH, Jill M Watanabe, MD, MPH, and Christina M. Surawicz, MD

假膜性肠炎

1. 什么是艰难梭状芽孢杆菌？

艰难梭状牙孢杆菌于 1935 年首次分离出来，因其从婴儿粪便中难分离而命名。艰难芽孢杆菌是一种厌氧的，革兰染色阳性，形成孢子，通过粪 - 口途径传播的产毒素细菌。20 世纪 70 年代，这种细菌被重新命名为艰难梭状芽孢杆菌，其产生的毒素有可能是腹泻和假膜性肠炎（PMC）的主要致病元素。历史上，由于应用广谱抗生素后破坏了正常肠道微生物基因谱，出现艰难梭状芽孢杆菌感染（CDI），从而导致艰难梭状芽孢杆菌的过度生长。在健康没有抗生素暴露的散在个体或社区获得性病例中，CDI 发病率目前有所增高。一些健康成人是无症状携带者，CDI 患者的症状多种多样，从自限过程的腹泻到 PMC 都可出现。一些 CDI 病例还会导致肠梗阻和中毒性巨结肠，必须行手术治疗，进入重症监护病房（ICU），严重时会导致死亡。

2. CDI 的定义是什么？

虽然服用抗生素个体中有 20%～30% 会出现腹泻，但只有 10%～20% 的病例是因为感染了艰难梭状芽孢杆菌。CDI 的定义为 1～2 天出现 3 次或 3 次以上不成形或水样大便，大便中可检出艰难梭状芽孢杆菌毒素，或培养出产毒的艰难梭状芽孢杆菌。

3. 什么因素引起 PMC？

PMC 是由于艰难梭状芽孢杆菌的过度生长，通过产生 A 和 B 两种毒素致病，不产生毒素的艰难梭状芽孢杆菌株则不会致病。毒素 A 和 B 通过破坏肠上皮细胞的细胞骨架从而触发炎症的级联反应，最终导致黏膜破损和结肠炎症，结肠表面的炎性渗出物即为假膜，类似于白喉感染。假膜是严重 CDI 的特殊表现，但有时也可见于缺血性肠炎。

4. CDI 发生的危险因素有哪些？

一般的 CDI 危险因素包括抗生素暴露（一般发生在最近 2 个月内）、近期住院史（尤其手术患者，ICU 患者和移植后期患者），超过 65 岁、有其他共存疾病和免疫抑制的患者。其他的危险因素包括侵入性检查（对于胃肠道的检查有更高的风险）、肾衰竭、化学治疗和长期居住护理病房。有报道称，怀孕的妇女较少发生严重 CDI。新的危险因素包括炎性肠病和日常服用质子泵抑制剂（PPI）。厌氧性艰难梭状芽孢杆菌产生的孢子可以生存 5 个月之久，因此医院的设置仍然是个重要的病原体库。20%～30% 的住院患者有艰难梭状芽孢杆菌定植，其中的 2/3 是无症状携带者。

5. 经常涉及哪些抗生素?

过去，除了广谱青霉素之外，克林霉素和头孢类抗生素（尤其是第三代）也经常引起 CDI。最近，氟喹诺酮类成为显著的危险因素。需要注意的是，任何抗生素都可导致 CDI，甚至术前应用单种抗生素都可以引起 CDI。

6. 为何有的人群发生 CDI 性腹泻，而有的人群只是细菌的定植?

有 15% 的健康成年人是 CDI 的无症状携带者，在新出生的健康婴儿携带率高达 84%。研究表明，艰难梭状芽孢杆菌定植后，其毒素 A 可引起患者血清免疫球蛋白（Ig）G 抗体水平增高，这与 CDI 后不出现症状和阻止其复发有关。

7. CDI 的流行病特点有哪些改变?

自 21 世纪早期流行病学报道显示，美国、加拿大、欧洲和日本等国 CDI 的发病率和死亡率都有所增加。美国疾病控制和预防中心报道显示医院列表中 CDI 的数量明显增加。1996 年有 82 000 例 CDI，2003 年有 178 000 例 CDI，2005 年有 250 000 例 CDI。研究发现，2008 年患病率为 13.1/1000 住院患者。还有证据显示 CDI 的严重程度因频繁的入院、多次结肠切除术和死亡率的增加而增加。依据美国死亡证登记，艰难梭状芽孢杆菌引起的死亡率从 1999 年的每百万人 5.7 增加到 2004 年的每百万人 23.7。美国数据综述显示，2007 年，CDI 是胃肠炎引起死亡的最为常见病因（每百万人 18.7），数据还显示，社区里低风险患者也开始出现此类病例。

8. 是什么导致 CDI 的流行病学特征发生了改变?

CDI 流行病学改变部分是因为高毒力菌株的发展，命名为 BI/NAP1/027（限制性内切酶分析组 BI，北美脉冲场型 1，多聚酶链式反应核糖核酸 027）。这类菌株缺失一个基因从而引起产毒增加。随着这类菌株的出现，CDI 病例变得更加危重，除了毒性增加之外，此类菌株还对氟喹诺酮和克林霉素耐药，已发现还有其他高毒力菌株存在。

9. 影响 CDI 严重程度的可能因素有哪些?

体外研究发现，对氟喹诺酮耐药的 BI/NAP1/027 菌株可产生高浓度的 A 和 B 毒素。BI/NAP1/027 菌株上有两个相关基因，第一个是 *tcdC* 基因，有 18 个碱基对缺失，这种突变使得 *tcdC* 基因失活，从而丧失其抑制毒素 A 和 B 的作用，这可能是其致病性的机制；第二个是基因编码艰难梭状芽孢杆菌的二元毒素（CDT），这种毒素与产气荚膜梭状芽孢杆菌上发现的微量毒素类似，但不清楚其是否有致病性。免疫系统受损的患者往往病情更为严重。其他影响因素是 CDI 对于肠道微生物种群的破坏作用。肠道微生物种群是由复杂的、相互依赖的生态系统共同组成，负责食物的消化、免疫系统的激活、维生素的产生及对外来入侵微生物的抵抗等，即定植抗力。微生物种群的变更可能导致患者出现临床症状。

10. 如何对 CDI 进行诊断?

随着新的检测方法的应用，CDI 的诊断变得越来越快速（表 49-1）。核酸放大试验，如针对艰难梭状芽孢杆菌毒素基因的聚合酶链反应（PCR）效果优于以前的酶免疫测定（EIA）方法。虽然 EIA 试验特异性很高，但还是不能只用一种检查方法。谷氨酸脱氢酶（GDH）试验用于检查 GDH，一种梭状芽孢杆菌抗原，但对艰难梭状芽孢杆菌没有特异度，故此方法主要用于筛查，如果阳性还需要进一步确认存在艰难梭状芽孢杆菌毒素，一般用 PCR 方法。因艰难梭状芽孢杆菌携带者在应用抗生素的患者中多见，因此，只有这类患者出现腹泻时才需要在大便中检测艰难梭状芽孢杆菌，一般建议进行重复检查，做第二份粪便标本时，原来阴性的结果有 < 5% 的可能是阳性。另外，诊断为阳性的结果可以持续一个月皆为阳性，因此不建议在治愈后进行复查。需要注意的是，不论哪种检查方法，如果患者症状严重并与 CDI 相关度很高，需要首先进行经验性抗生素治疗。

表 49-1　诊断 CDI 的可用方法			
方法	敏感度	特异度	说明
PCR	高	高	特异性和敏感性都非常高，快速，但昂贵 7 天内重复 PCR 产量低
GDH	高	低	较好的用于筛查指标 如果阴性，不需要进一步检查 如果阳性，一般用 PCR 确认有无毒素
组织细胞毒素 B 测定	高	高	实验室检查的金标准（可检测最小 10pg 毒素），但因昂贵较少用于临床 需要专业技术 24 ～ 48 小时后出结果
毒素 A 酶免疫测定	中等	中等	优于 PCR，是最为广泛应用的检查 快速、价廉 会错过 A-/B+ 菌株
毒素 A 和 B 免疫测定	中等	高	可查出 A-/B+ 菌株 B 毒素比 A 毒素强，无 A 毒素时亦可引起疾病
大便培养	中等	中等	携带者为阳性 72 小时后出结果 无法区分致病菌株和非致病菌株，因此不能用于诊断 产毒性的大便培养用于流行病学评价及实验室参考试验
内镜检查	低	中等	低敏感性，但若存在假膜，除了缺血性疾病，则强烈说明患有 CDI

GDH. 谷氨酸脱氢酶；PCR. 聚合酶链反应

11. 肠镜下的典型发现有哪些？

肠镜下可能表现正常或非特异性肠炎，严重的病例可见结肠黏膜上有奶油状的黄白苔（假膜）（图 49-1）。组织学研究显示假膜通常是从溃疡表面，伴随着黏膜固有层急性或慢性炎症而生长起来，由纤维蛋白、黏蛋白、黏膜上皮细胞脱落碎屑及多形核白细胞构成。

12. 严重 CDI 的标志是什么？

严重 CDI 定义为低白蛋白血症（< 3g/dl），腹胀或腹痛和（或）白细胞增多（> 15 000×10⁶/L）。有许多评分系统用于临床评价 CDI 病例的严重性，虽然因为一些因素目前在临床并未常规使用，但与临床严重性非常相关。

13. 严重的有并发症的 CDI 的标志是什么？

严重的有并发症的 CDI 患者病情危重，临床特点包括发热、白细胞增多或白细胞减少（通常白细胞 > 35 000×10^6/L 或 < 2000×10^6/L）、低白蛋白血症和腹胀。患者可能会因低血压而休克，并有高乳酸血症（> 2.2mmol/L）。炎症标志（如 C 反应蛋白）也有可能升高。还可能出现肠梗阻，严重的肠炎导致中毒性巨结肠，常进展为肠穿孔，并因多器官衰竭而死亡。这类患者要口服大剂量万古霉素和静脉滴注（IV）甲硝唑，并需要急诊外科的会诊。

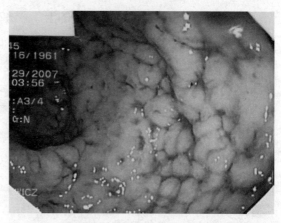

图 49-1　假膜性肠炎患者内镜显示在结肠融合的假膜（引自 Knight CL，Surawicz CM，Clostridium difficile infection．Med Clin N Am 2013；97：523-536，经过 Elsevier 允许）

14. CDI 进行治疗的指征是什么？采用哪些抗生素？

如果可以的话，涉及的抗生素要间断使用。对于临床怀疑病例在等待检查结果期间，如果病情危重要进行经验性治疗。用于治疗的药物有三种：甲硝唑、万古霉素和非达霉素。甲硝唑价格低廉，而且住院患者口服万古霉素可能会促进对万古霉素有抗药性的肠球菌发展过快，因此甲硝唑在过去曾为一线用药。曾经甲硝唑与万古霉素的效果相似，但报道显示在过去的几年里，甲硝唑失效率从 22% 增加至 38%。在一些严重的 CDI 病例中，因万古霉素的快速起效和高痊愈率（97% vs 76%）而建议其口服万古霉素，一般使用时程为 10 ～ 14 天。美国食品药品监督管理局（FDA）也证实非达霉素，这种较少吸收的抗生素可治疗轻到中度的 CDI，虽然疗效与万古霉素相近，但价格较贵。更为严重的病例经常还需要第四代甲硝唑及万古霉素灌肠等额外的处理。有严重并发症的患者如果对以上所有办法都无效，则需要手术治疗，包括全结肠切除术或回肠袢造口术及术后万古霉素结肠灌洗。表 49-2 总结了 CDI 的治疗方法。

表 49-2　CDI 的治疗方法		
CDI	药物和剂量	评价
轻度和中度	甲硝唑 500mg，每日 3 次口服，共 10 天	价廉；孕妇和哺乳期禁用。72 小时对甲硝唑无效则改用万古霉素
重度	万古霉素 125mg，每日 4 次口服，共 10 天	如果效果不明显可加量至 250mg，每日 4 次
有并发症	甲硝唑 500mg，每日 3 次静脉滴注和万古霉素 500mg，每日 4 次口服或（+/-）万古霉素灌肠，500mg，每日 4 次	肠梗阻和近期腹部手术患者无法口服。能够耐受口服的患者应该接受（+/-）万古霉素灌肠，如果可以则 500mg，每日 4 次肠道给药
复发	重复甲硝唑或万古霉素脉冲用药法	3 次复发后进行类菌移植

15. 用药多久应该出现效果？

一般在治疗 3 ～ 5 天应该出现效果。大便次数是监测治疗效果的指标，因此注意不要应用抗腹泻药。实验室检查的依据不能证明治愈，因此不必再做此项检查。即使患者的症状已经消退，EIA 试验检测 A 和 B 毒素要持续约 30 天为阳性，假阳性结果会使患者的治疗更为复杂。

16. 还有哪些正在开发和研究中的治疗方法?

其他种类抗生素和治疗方法仍在试验中,随机对照试验尚未证实有效,FDA 未批准应用于 CDI。这些药物包括替加环素、硝唑尼特和静脉注射免疫球蛋白(Ⅳ Ig)。一些病例报道显示利福昔明作为万古霉素的辅助用药具有一定优势,但尚未通过 FDA 批准。粪菌移植,将一个健康供者的大便灌注到 CDI 受者体内,在 CDI 初期尚不需要,但对于复发 CDI 效果显著。

17. 什么是复发 CDI,如何处理?

尽管经过治疗,还是有10%~20%CDI 患者复发,可能是因为首次清除艰难梭状芽孢杆菌后持续存在的孢子引起的。对于复发病例,首先要应用甲硝唑或万古霉素的标准剂量进行治疗。一些患者在应用万古霉素脉冲疗法后有效,即 125mg 每日分 4 次口服,共计 10 天,然后每天 125mg 每 3 天共 10 剂。目前对毒素 A 和毒素 B 单克隆抗体的研究已经得到了可喜的成果。

18. 粪菌移植(FMT)在复发 CDI 中的作用是什么?

CDI 的治疗目标主要集中于用抗生素清除病原体,FMT 的治疗目的是在大肠内重新建立多种正常的微生物种群。研究显示与健康宿主相比,CDI 患者的微生物种类如拟杆菌门和厚壁菌门数量减少,相反,复发型 CDI 患者变形菌门和疣微菌门则数量增多。这些证据支持肠道微生物种群的改变导致 CDI 的假说,而 FMT 的目标就是重建其微生物种群。FMT 可以相对快速地重建菌群,效果持久。如果患者 8 周内 CDI 未复发则认为 FMT 是成功的。多项研究和系统回顾评价了 FMT 的高成功率,有效率达98%。

19. 我们要如何控制医院内艰难梭状芽孢杆菌的流行?

CDI 是导致医院相关胃肠道疾病的主要原因,使医疗卫生体系花费巨大,预计每年 32 亿美元。预防 CDI 包括慎重应用抗生素及控制环境。一旦确诊,CDI 患者应该隔离,并单独应用洗手间,直到腹泻症状消失。接触肠内容物的器皿要注意消毒,从患者的卫生间、便盆、听诊器及血压计上都培养出了艰难梭状芽孢杆菌孢子。患者离开隔离病房后,需用 10% 漂白水清洁病房。梭状芽孢杆菌孢子对酒精耐受,用水和肥皂及一次性用具洗手有利于防止公用器皿上的梭状芽孢杆菌传播。目前正在研究梭状芽孢杆菌疫苗。

微观结肠炎

20. 什么是微观结肠炎(MC)?

MC 是一组临床症状,以慢性、无出血的水样便为特点,结肠黏膜镜下表现十分正常,但组织学检查可见异常。1976 年发现了第一例此病患者,是一位慢性腹泻的女性患者,肠镜表现正常,但组织活检不正常,上皮下胶原带增厚,黏膜固有层淋巴细胞略微增多,因而命名为胶原性结肠炎(CC)。随后在其他慢性腹泻患者也发现了相似的病变,但没有增厚的胶原带,这种临床病变即命名为淋巴细胞性肠炎(LC)。自从第一例报道后,MC 越来越被大家所认识,此病可能是10%~20% 慢性水样腹泻患者的病因。目前认为 CC 和 LC 是不同的疾病,但临床症状相似。

21. MC 两种类型(CC 和 LC)的特点是什么?

具体内容见表 49-3,图 49-2。

特点	胶原性结肠炎	淋巴细胞性结肠炎
表 49-3 胶原性结肠炎和淋巴细胞性结肠炎的区别		
性别比（女性：男性）	（7.5～15）：1	（2～3）：1
发病年龄	51 岁	43 岁
组织学发现 IELs	是	是（＞ 20IELs/ 每 100 个上皮细胞）
上皮表面平坦或分离	是	是
上皮下胶原带＞ 10μm	是	否

IELs. 上皮细胞内淋巴细胞增多

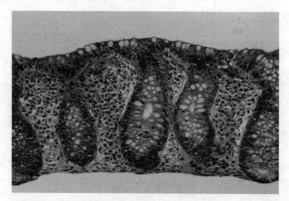

图 49-2 组织学证实为淋巴细胞性结肠炎，上皮表面和隐窝中的上皮细胞内有增多的淋巴细胞

22. MC 的临床特点是什么？

最常见的临床症状是慢性非血性腹泻（95%）、白细胞降低（91%）、腹痛（40%）、尿急（29%）和夜间腹泻（22%）。这些症状在个别患者表现很严重，CC 的临床症状更为严重些，但临床上很难区分 LC 和 CC。

23. 如何区分 MC 与肠易激综合征（IBS）？

结直肠的活组织检查是区分 MC 与 IBS 的金标准，IBS 患者活组织检查无异常。MC 和 IBS 患者有许多重叠的症状，腹腔疾病和乳糖不耐受也会有相似症状，要注意区别。研究表明，33% 的患者通常先被诊断为 IBS，而后通过活组织检查证实为 CC 或 LC，约 50% 诊断为 MC 的患者也符合 IBS 的诊断标准。

24. 有哪些实验室检查或形态学研究能够帮助诊断 MC？

实验室检查和 X 线照相一般对诊断 MC 没有意义，因此确诊不需要影像学指标。粪便检查能够发现白细胞，但粪便培养一般是阴性结果。C 反应蛋白水平和红细胞沉降率可能会增高，可能会有贫血。钡剂灌肠和结肠镜检查往往为正常，但有微小的黏膜改变。

25. MC 常见吗?

在过去的 20 年里，MC 的发病率有所提高。研究表明 CC 发病率为（2.6 ～ 10.8）/10 万人，LC 发病率为（2.2 ～ 14）/10 万人。在美国、欧洲、加拿大、亚洲、澳大利亚和拉丁美洲都发现有病例，说明此病在世界各地皆可发生。北方国家发病率最高（美国、丹麦、加拿大），说明存在南北差异，但目前尚未达成一致意见。另外，MC 往往在老年患者中多见，一般诊断年龄为 65 岁。总体来看，女性更常发生 MC。这些数据可以增强临床警惕性。

26. 结肠的哪部分经常受累?

MC 间断累及结肠，在正常的结肠黏膜中可见斑片状的受累区域，需要取 4 小块活检组织以支持 MC 的诊断。在一项以前的研究中发现，横结肠取到病变组织的可能最大。多数病例都是通过乙状结肠镜取活检而诊断 MC，对于右半结肠则需要进行结肠镜及活组织检查，可发现 10% 的患者有右侧孤立的组织病理学病变。

27. 什么药物与 MC 发病机制有关?

非甾体抗炎药（NSAIDs）是一种重要的致病因子，但其具体作用尚不清楚。一项病例控制研究显示 CC 患者服用 NSAIDs 的比例高于常人 3 倍。LC 与应用舍曲林有关。其他与 MC 有潜在相关的药物包括阿司匹林、阿卡波糖、氯氮平、恩他卡朋、类黄酮、PPIs（尤其是兰索拉唑）、雷尼替丁和噻氯匹定。需要注意的是，这些药物大部分有引起慢性腹泻的不良反应，因此很难确定某种药物是 MC 的致病原因。环境因素的作用还不是很清楚，但已明确吸烟与 MC 相关，吸烟人群比非吸烟人群发病早 10 年。在一项研究中，以前或目前仍吸烟者患 CC 的相对危险度是 2.4，患 LC 的相对危险度是 1.6。

28. MC 患者的相关疾病是什么?

病例报道中描述了广泛的相关疾病，包括甲状腺疾病、腹腔疾病、糖尿病、类风湿关节炎和哮喘及过敏患者中有 40% ～ 50% 患有 MC。腹腔疾病的患者在食用无麸质食物后持续腹泻，需要用肠镜检查以确认是否合并有 MC。

29. MC 的发病史是怎样的?

MC 的发病史尚不清楚。通常是隐匿性发病，但 40% 患者也可以是急性发作。一项研究表明，505 位诊断为 MC 的患者 3 年后症状消失，但有 30% 的 MC 患者要经历持续 10 年的腹泻。患者对治疗的反应可能会使临床病程更为复杂。MC 不会增加恶性肿瘤的发病风险。结肠穿孔与结肠镜检查时黏膜撕裂有关。

30. MC 患者如何选择治疗措施?

首先，MC 患者要改变饮食习惯（禁食咖啡、酒精和奶制品），禁用可引起 MC 的相关药物。一些患者服用抗腹泻药物（盐酸洛哌丁胺）或单独服用考来烯胺效果良好。Meta 分析表明口服布地奈德（每天 9mg）6 ～ 8 周可使 81%CC 患者减轻症状，但 60% ～ 80% 患者在停用布地奈德后症状复发。这些重新应用布地奈德的患者，需要更为缓慢地停药。对于 LC 患者布地奈德亦有效，但并没有循证依据支持选择布地奈德，在一些研究中显示碱式水杨酸铋和柳氮磺吡啶 - 美沙拉秦有效。研究显示益生菌与安慰剂作用类似。一些患者需要更为强烈的免疫抑制剂，如甲氨蝶呤、6- 巯基嘌呤或咪唑硫嘌呤。目前正在研究抗肿瘤坏死因子的作用，如英利西单抗和阿达木单抗。在少数病例，如严重或难治性患者则需要手术治疗，如分流回肠造口术或结肠切除术。

放射性肠炎

31. 什么是放射性肠炎？

放射性肠炎是指放射线引起的结直肠黏膜的改变。一般来讲，与其他类型肠炎的急性炎症相比，放射性肠炎是由闭塞的动脉内膜炎引起的慢性缺血性疾病。

32. 放射线最常引起哪部分胃肠道受损？

对位于直肠、子宫颈、子宫、前列腺、膀胱和睾丸的癌症进行放射性治疗时，会损伤结肠。因前列腺癌症最为常见，所以大部分数据是从这一类患者中取得。小肠的蠕动运动造成小肠不断地出入放射区域，因此降低了对小肠的损伤程度。结肠，尤其是直肠乙状结肠，因其位置固定，所以最易受到放射性损伤。近距离放射疗法或体内放射治疗会集中更多高能量放射于病变组织，因此与体外放射线照射相比，减少了对结肠的损伤。骨盆区域的肿瘤通常需要更高剂量的放射线，故而会对结肠造成更为严重的损伤。

33. 哪些方法可以预防放射性损伤？

放射性结肠炎的病情程度取决于放射剂量的累积、分次剂量、放射传递技术、组织暴露的数量和其他治疗方法的使用，如手术或化学疗法。这些因素中，放射剂量是最为重要的因素，放射性损伤程度可通过限制剂量和暴露的面积（遮住邻近组织）而降低。另外，氨磷汀可清除治疗中产生的自由基，从而降低放射性肠炎的发生率。

34. 哪些症状与辐射相关？

放射暴露后的首发症状是恶心和呕吐，一般 5 天后开始腹泻，失去黏膜的保护功能增加患者患败血症的风险。结肠的急性放射性损伤一般发生在 6 周内，表现为腹泻，排黏液、里急后重，偶见出血。这些症状是自限性的，不经治疗 2～6 个月后会消失。慢性放射性结肠炎和直肠炎（或慢性放射性直肠病症）的症状发生在放射性治疗后 9～12 个月，在首次放射暴露后病程会持续数十年。结直肠慢性损伤的首发症状包括腹泻、出口梗阻型便秘、直肠痛和直肠出血。严重的放射性结肠炎会出现肠坏死、穿孔、瘘管形成和不可控性直肠出血。

35. 局部放射对结肠的影响有哪些？

结肠镜检查黏膜正常或有黏膜毛细血管扩张、苍白、质脆。早期或急性期改变包括黏膜和血管上皮细胞的微小损伤，但患者并无症状表现。常见的组织学改变特点是可见非典型的成纤维细胞，晚期改变可见闭塞性的动脉内膜炎引起的纤维变性，最终导致慢性缺血、狭窄形成和出血。

36. 放射性结肠炎和直肠炎如何治疗？

目前关于正确处理放射性结肠炎和直肠炎的资料较少。治疗放射性结肠炎和直肠炎的药物包括口服和直肠给予硫糖铝、类固醇、5- 乙酰水杨酸复合物、高压氧和抗生素，如甲硝唑。用力排便可造成毛细血管扩张而致出血，因此推荐应用粪便软化剂。

37. 内镜下治疗慢性出血的方法有哪些?

内镜下治疗的首要目的是处理毛细血管扩张,这是直肠出血的常见原因,可用氩气刀、热探头和双极电灼术等方法。结直肠外科医生会利用甲醛,一种化学烧灼剂来止血。必要时,患者可以输血并口服铁剂。

38. 如何处理慢性放射性肠狭窄?

有梗阻症状的患者经常需要应用粪便软化剂。必要时对狭窄区进行球囊扩张。有较长或有角度的狭窄则需要手术治疗,因这类损伤通常会因扩张而穿孔。复发性狭窄可能需要应用类固醇激素治疗,也可以应用结肠支架,但也会增加肠穿孔的风险。

(王佐妤　译,夏时海　校)

上消化道出血

Davinder Sandhu，MBBCh，FRCP，and Lisa Strate，MD，MPH

1. 上消化道出血的主要病因是什么？

上消化道出血的最常见病因是消化性溃疡，占上消化道出血的 30%～60%，其次是食管静脉曲张，占上消化道出血的 10%～15%。其他少见的病因包括食管炎、上消化道血管畸形、食管贲门黏膜撕裂、癌症、胃底静脉曲张，门脉高压性胃病，Dieulafoy 病变和主动脉肠瘘。

2. 上消化道出血的体征、症状和危险因素是什么？

上消化道出血患者的典型表现为黑粪（黑色，柏油样便），右侧结肠出血的患者也偶尔表现为黑粪。呕血或呕吐咖啡样物也是上消化道出血的常见症状。便血伴血流动力学不稳定的上消化道大出血患者可被误认为下消化道出血。表 50-1 总结了上消化道出血患者的重要特征。

表 50-1　上消化道出血的体征、症状和危险因素

危险因素	症状	检查
药物（阿司匹林、非甾体抗炎药、皮质类固醇）	黑粪	直立性低血压
	呕血	心动过速
应激（创伤，烧伤，中枢神经系统损伤）	便血	低血压
	头晕	黑粪或血便
酒精滥用	晕厥	便常规
慢性肝病	酸反流（食管炎）	
幽门螺杆菌感染	消化不良	腹部压痛
	出血前呕吐（食管贲门黏膜撕裂）	慢性肝性病容
	主动脉瘤修复（主动脉肠瘘）	
	既往上消化道出血	

3. 阿司匹林和非甾体抗炎药在上消化道出血中的作用是什么？

定期服用阿司匹林和非甾体抗炎药增加了胃肠道出血的风险（阿司匹林的相对危险性是 1.4）。出血风险与剂量高度相关，即使低剂量的阿司匹林也可导致消化道出血。非甾体抗炎药相关性上消化道出血的危险因素包括年龄大于 65 岁；有消化性溃疡病史；使用血小板 P2Y12 抑制剂、抗凝剂或皮质类固醇药物。

4. 直肠出血的患者如何区分是上消化道出血还是下消化道出血？

在直肠检查中，黑粪是上消化道出血的最重要特征（似然比 25），提示上消化道出血的其他特征包括血尿素氮 / 肌酐比超过 30（似然比 7.5）和黑粪（5.1～5.9）。血便（红色或褐红色粪便）通常提示下消化道出血，并且粪便中存在血块可减少上消化道出血的可能性（似然比 0.05）。黑粪来源于上消化道出血的患者可伴有血流动力学改变。

5. 何时应怀疑静脉曲张出血?

存在慢性肝疾病的危险因素(如过度饮酒、病毒性肝炎),体格检查发现慢性肝病皮肤红斑(如蜘蛛痣、肝掌、黄疸),有呕血及便血和血流动力学改变时容易出现静脉曲张出血。重要的是要记住肝硬化患者存在非静脉曲张来源出血的风险,约占肝硬化患者上消化道出血的 50%。

6. 临床上如何估计急性失血的数量?

失血量 50ml 以上可以产生黑粪。急性失血量小于 500ml 不会有明显的生理变化。轻度至中度失血(500 ~ 1000ml)导致静息性心动过速,而失血量为 1000ml 将产生直立性变化。失血量为 2000ml 以上会产生休克。急性失血时血细胞比容不会立刻出现变化,在液体复苏或与细胞外液置换之后血细胞比容才出现下降。

7. 处理上消化道出血患者的第一步是什么?

患者评估和液体复苏是处理上消化道出血的第一步。患者应该开通两个大口径的外周静脉通道或中心静脉通道。活动性出血或血流动力学不稳定的患者应进行液体复苏,最初使用晶体液,以稳定血压和心率。实验室检查应包括全血细胞计数、肌酐和血尿素氮、凝血酶原时间和部分凝血活酶时间检测。活动性出血患者应该进行交叉配血并输注红细胞。某些患者应对凝血异常和贫血进行矫正(见问题 8)。

8. 上消化道出血患者的目标血红蛋白是多少?

上消化道出血患者的目标血红蛋白不确定。然而,与自由输血策略(当血红蛋白 <9g/dl 时)相比,限制性输血策略(当血红蛋白 <7g/dl)能够改善消化性溃疡出血或进行了上腔镜检查及内镜下治疗的 Child-Pugh 分级为 A 级或 B 级的静脉曲张出血患者的再出血率和死亡率。但是大量出血的患者以及有心血管,脑血管或外周血管疾病等重大合并症的患者,应更积极输血(目标血红蛋白 9g/dl)。

9. 上消化道出血患者的目标 INR 和血小板计数是多少?

通常,目标 INR 小于 1.5 ~ 2 且血小板计数大于 50 000 推荐行内镜检查。然而,指南建议不应为纠正凝血障碍而推迟内镜检查。

10. 应该在疑似上消化道出血的患者中放置鼻胃管吗?

鼻胃管灌洗可增加严重出血可能,也可增加内镜检查时发现活动性出血点或者找到未出血的可见血管。然而,鼻胃管灌洗通常不是诊断、预后及找到出血点的必需操作,并且鼻胃管灌洗极易引起患者的不适感。因此,对于疑似上消化道出血的患者,鼻胃管灌洗不作为常规推荐。

11. 如何预测上消化道出血的严重程度?

目前已经开发了许多评分系统用来预测不良结果和干预需要。最常用的是 Blatchford 评分(表 50-2)、Rockall 评分(表 50-3)和 AIMS65 评分(表 50-4)。这些评分表可用于将患者进行适当的治疗分类,包括紧急内镜和早期出院。一般来说,风险因素越多,不良结局的风险越高。

表 50-2　Blatchford 评分			
临床参数	分数	临床参数	分数
收缩压（mmHg）		女性血红蛋白（g/dl）	
110	0	12	0
100 ～ 109	1	10 ～ 11.9	1
90 ～ 99	2	<10	6
<90	3		
血尿素氮（mg/dl）		其他变量	
<18	0	脉搏 >100 次 / 分	1
18 ～ 22	2	黑粪	1
22 ～ 28	3	昏厥	2
28 ～ 69	4	肝病	2
>70	6	心力衰竭	2
		最高分	23
男性血红蛋白（g/dl）			
13	0		
12 ～ 12.9	1		
10 ～ 11.9	3		
<10	6		

内镜干预的风险随着得分的增加而增加。Blatchford 评分为 0 者需要行急诊内镜干预的可能性低

引自 Blatchford O, et al. A risk score to predict need for treatment for upper-gastrointestinal haemorrhage. Lancet 2000；356:1318–1321.

表 50-3　The Rockall 评分			
变量	分数	变量	分数
年龄（岁）		内镜诊断	
<60	0	没有观察到病变，食管贲门黏膜撕裂（无斑点）	0
60 ～ 79	1		
>80	2	非恶性病变	1
		上消化道癌	2
休克		近期出血的内镜下结节	
正常心率和血压	0	溃疡基底清洁，扁平色素斑	0
心率 >100 次 / 分	1	上消化道出血，活动性出血，可见血管、血凝块	2
收缩压 <100 mmHg	2		
共存疾病		最高分	11
没有大的疾病	0		
缺血性心脏病，充血性心力衰竭	2		
肾衰竭、肝衰竭、转移性癌症等重大疾病	3		

临床 Rockall 评分包括年龄、休克和共存疾病。完整的 Rockall 评分包括临床 Rockall 评分加内镜评分。临床 Rockall 评分为 0 分或完整的 Rockall 评分 ≤ 2 分的患者被认为再出血或死亡的风险低

引自 Rockall TA，et al. Risk assessment after acute upper gastrointestinal haemorrhage. Gut 1996；38:316-321.

表 50-4 AIMS65 评分

危险因素	分数
白蛋白 < 3 mg/dl	1
国际标准化比率 > 1.5	1
精神状态改变	1
收缩压 < 90 mmHg	1
年龄 > 65	1
最高分	5

随着危险因素的累积，住院时间、成本和死亡率增加（如死亡率，无危险因素：0.3%；一个危险因素：1%；两个危险因素：3%；四个危险因素：15%；五个危险因素：25%）

12. 患者如何准备食管胃十二指肠镜检查？

在进行初步平稳生命体征和液体复苏后（见问题 7 和问题 8），对存在精神状态改变、多次呕血、静脉曲张出血或酒精依赖的患者应考虑插管和深度镇静。患者应禁饮食，内镜医师在操作前与患者签订知情同意书。在大量出血的情况下，可以在食管胃十二指肠镜检查之前 30 分钟输注红霉素以改善视野。

13. 食管胃十二指肠镜检查应该在发病多长时间内执行？

内镜检查应在入院后 24 小时内执行，患者血流动力学稳定和液体复苏后进行。有显著进行性失血的患者需要进行更紧急的内镜检查（12 小时内），例如，鼻胃管引流物为血性液体、收缩压（SBP）< 100 mm Hg、脉搏 > 100 次 / 分或 Blatchford 评分 ≥ 12 分的患者。

14. 内镜检查结果如何用于指导风险分级和治疗？

内镜检查在患者病情评估和管理中发挥着重要作用。内镜检查时黏膜近期出血提示溃疡的形成。最常用的消化性溃疡的分类系统是 Forrest 分期，其根据再出血和死亡的风险将内镜下黏膜进行分类（表 50-5）。根据风险分级和内镜结果来评估消化性溃疡的治疗方式（图 50-1）。

表 50-5 胃溃疡的 Forrest 分级

FORREST 分级	内镜下描述	治疗	未进行内镜治疗的再出血率	未进行镜治疗的死亡率
I A	喷血	快速 PPI 静脉滴注＋输液，内镜治疗	70%	11%
I B	渗血	快速 PPI 静脉滴注＋输液，内镜治疗	30%	
II A	无出血可见血管	快速 PPI 静脉滴注＋输液，内镜治疗	43%	11%
II B	黏附血凝块	快速 PPI 静脉滴注＋输液，内镜治疗	22%	7%
II C	色素斑点	口服 PPI	10%	3%
III	清洁型溃疡		5%	2%

PPI. 质子泵抑制剂

引自 Laine L,et al.Management of patients with ulcer bleeding.Am J Gastroenterol 2012;107(3):345-360

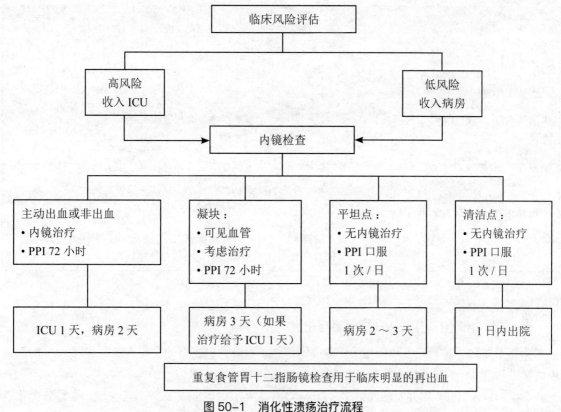

图 50-1　消化性溃疡治疗流程
PPI. 质子泵抑制剂；ICU. 重症监护室

15. 消化性溃疡出血的非内镜治疗有哪些？

尽管内镜检查前输注质子泵抑制剂并未显示能够减少再出血、手术需要和死亡率，但是内镜检查前输注质子泵抑制剂可以降低内镜下高危黏膜改变并减少需要进行内镜治疗的患者数量。内镜检查前输注质子泵抑制剂对具有显著活动性出血或存在多个高风险特征的患者最有利。

16. 什么是通过内镜技术治疗非静脉曲张性上消化道出血？

目前有许多可用于治疗非静脉曲张性上消化道出血的内镜模式（表 50-6）。肾上腺素治疗作为单一疗法不是有效的，但与其他模式结合使用则可提供有效的辅助作用。一般来说，治疗方案的选择取决于损伤的类型和位置及内镜专家的专业知识。

17. 什么是静脉曲张出血的非内镜下治疗？

怀疑静脉曲张引起的上消化道出血，给予 50μg 奥曲肽推注，随后 50μg / h 输注，可减少门静脉压力和持续出血。所有上消化道出血（静脉曲张或非静脉曲张）的肝硬化患者，均应给予 7 天抗生素治疗（通常为氟喹诺酮，在喹诺酮高度耐药菌流行区内则可使用头孢曲松），以降低再出血、感染和死亡风险。肝硬化患者则更需要纠正凝血障碍和血小板减少症，同时，肝硬化患者可发展为肝性脑病，对于肝性脑病的治疗可以使用乳果糖、利福昔明。

表 50-6　非静脉曲张出血的内镜技术	
技术	用法
肾上腺素（1∶10 000）注射病变周围四个象限	作为止血单用药物治疗无效；与另一种内镜技术组合有效
热接触治疗（双极探针，加热器探头） 内切	减少进一步出血，减少手术需要，减少死亡率 减少出血，减少手术需要
硬化剂（如无水乙醇、5% 乙醇胺）	有组织坏死的危险；减少进一步出血，减少手术需要，减少死亡率
其他：APC，Nd∶YAG 激光器，单极热探针，凝血酶／纤维蛋白胶	不用于一线（有限的数据，可用性较小，成本问题）
血液	较新的模式，证明实现初始控制大规模出血的效用性的数据有限，作为高危病灶和肿瘤出血标准治疗的辅助治疗

APC．氩离子凝固术；Nd:YAG．掺钕钇铝石榴石

引自 Laine L，et al. Clin Gastroenterol Hepatol 2009；7:33-47.

18. 何种内镜治疗可用于控制静脉曲张出血？

内镜下曲张静脉套扎术和硬化治疗是内镜下控制静脉曲张出血的主要方法，有约 90% 的病例中成功控制出血。内镜下曲张静脉套扎术与硬化治疗相比，由于其较低的再出血率（26% vs 44%）、死亡率（24% vs 31%）和并发症发生率（11% vs 25%）而成为优选方法。一般来说，胃静脉曲张不适于套扎治疗（参见问题 19）。图 50-2 给出了静脉曲张出血治疗的选择方案。

19. 在静脉曲张出血中可用于抢救治疗的技术是什么？

如果由于患者不能耐受内镜下曲张静脉套扎术治疗，或者在内镜下曲张静脉套扎术后立即出现再出血时通常使用气囊压塞法。经颈静脉肝内门体分流术可用于内镜下曲张静脉套扎术后再出血及胃静脉曲张出血的初始治疗。在经验丰富的治疗机构，对于食管静脉曲张出血患者，早期行经颈静脉肝内门体分流术可减少 Child-Pugh C 级肝硬化患者或 B 级活动性出血患者的再出血率和死亡率。

20. 如何治疗胃静脉曲张出血？

胃静脉曲张通常不适合行内镜下曲张静脉套扎术和硬化治疗（除了那些从食管延伸较小曲率的病变外；GOV1 静脉曲张）。氰基丙烯酸酯胶注射是内镜治疗胃静脉曲张的替代技术。经静脉逆行气囊压塞或经静脉顺行气囊压塞可替代放射治疗越来越多地用于管理肝性脑病患者或存在经颈静脉肝内门体分流术禁忌证（如存在胃肠分流）的患者发生胃静脉曲张出血的治疗。

21. 如何进行初次内镜难治的非静脉曲张性上消化道出血的治疗？

在非静脉曲张性上消化道出血的患者中，初次内镜治疗持续控制出血的成功率为 80% ～ 90%。在内镜治疗后复发性出血的患者中，经第二次内镜治疗，70% 的患者可再次控制出血。两次内镜止血治疗后仍继续出血的患者，建议进行血管造影或手术治疗。大量出血的患者应进行手术或放射学咨询。

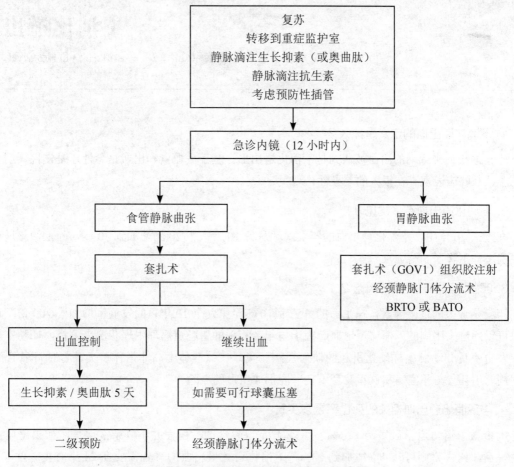

图 50-2　静脉曲张出血治疗的选择方案

BATO. 球囊闭塞下顺行经静脉闭塞术；BRTO. 球囊闭塞下逆行经静脉栓塞术；GOV1. 胃食管静脉曲张 1 型

22. 发生消化性溃疡出血后，如何服用阿司匹林和非甾体抗炎药？

消化性溃疡出血的患者应检测和治疗幽门螺杆菌感染。感染消除应记录在案。消化性溃疡出血的患者应停止服用非甾体抗炎药；如不能停用非甾体抗炎药，应该联合使用环氧合酶 -2 抑制剂和质子泵抑制剂。一般来说，在质子泵抑制剂控制出血后可恢复使用用于二级预防心血管疾病的低剂量阿司匹林。但大多数情况下应停止服用用于二级预防的阿司匹林。溃疡病原因未知的患者应该持续服用质子泵抑制剂。

23. 上消化道出血患者应何时接受随访？

在出院后 1 ～ 2 周，可以考虑与初级保健医生进行访视，以筛查复发性出血和加强医疗管理。胃溃疡患者，需要在 6 ～ 8 周随访，进行食管胃十二指肠镜检查，以确保内镜完全治愈和排除胃癌。食管静脉曲张的患者每 1 ～ 3 周进行一次内镜下曲张静脉套扎术，直到静脉曲张消除。

作者要感谢 John S. Goff 博士的贡献，他是前一版本章的作者。

（王　慧 译，李 海 校）

下消化道出血

Joseph G. Cheatham，MD，and John D Horwhat，MD

1. 下消化道出血的定义是什么？

来自屈氏韧带远端的出血被认为是下消化道出血。基于失血量和出血是急性还是慢性、明显还是隐匿，其临床表现存在很大的差异性。

2. 下消化道出血有多常见？

在过去 20 年中，下消化道出血的年发病率从每 10 万人中 20 例增加到 30 例，而上消化道出血的住院率却下降了 50%。

3. 哪些人群面临更高的风险？

年龄是最大的危险因素，在生命的第三个 10 年至第九个 10 年之间发病率增加了 200 倍。这种现象可以通过大比例的下消化道出血起因于与年龄相关的胃肠道病理生理状况来解释，如憩室病、血管发育不良和动脉粥样硬化引起的缺血性结肠炎。在该群体中高非甾体抗炎药包括环氧合酶 -2 抑制剂的消耗，与憩室病和血管发育不良一同构成出血的风险。

4. 与下消化道出血相关的死亡率是多少？

大多数下消化道出血病例（65% ～ 85%）是自限性的，病程并不复杂；但是，如果出血发生在住院后，死亡率则可从 4% 增加到 23%。下消化道大量出血的患者需要在 24 小时内输注 4 ～ 6 单位红细胞，在 24 小时停止期后重新出血或出血时间持续超过 72 小时的下消化道出血患者具有最高的死亡风险。传统上，满足这些基准之一的患者建议行手术治疗。近期这项建议可能没有过去那么强烈，因为最近的研究显示，满足上述标准的大量患者已经成功地通过非手术治疗治愈了。

5. 病史在评估下消化道出血患者病情时有多重要？

具体内容见表 51-1。

6. 如何区分出血来源于上消化道还是下消化道？

来源于上消化道的出血包括以下特征：

● 病史包括溃疡、慢性肝病、服用阿司匹林或非甾体类抗炎药。

● 症状包括恶心、呕吐或呕血。

● 胃吸出物含有血液或"咖啡渣"样物（胃吸出物胆汁阳性但血液阴性时，不排除上消化道来源）。

● 血清尿素氮 / 肌酐比大于 33 高度提示上消化道来源性出血。

● 黑粪提示上消化道来源性出血（也可在下消化道中看到，特别是结肠癌患者）。

来源于下消化道的出血包括以下特征：

● 无上消化道症状或危险因素提示下消化道来源性出血（并非都是如此，最近的一项随机对照试验显示，15% 的上消化道出血表现为下消化道症状，而无上消化道症状）。

● 直肠检查可见鲜红色或褐红色血液表示下消化道来源的出血（虽然在上消化道出血活跃时也可看到）。

表 51-1　疑似下消化道出血病例的临床特征和病史

| 出血来源 | 血液外观 | | | 出血量大 | 体征／症状 | |
	鲜红色血	栗色	黑粪		发病状态	关联因素
憩室	4+	2+	1+	4+	急性	无腹痛，非甾体抗炎药？
结肠炎（溃疡性结肠炎、克罗恩病）	4+	2+	1+	2+	慢性	腹痛、腹泻、里急后重
恶性肿瘤	3+	2+	2+	1+	慢性	无腹痛，体重减轻，粪便性状改变
血管发育不良	4+	3+	1+	3+	急性／I	无腹痛，Heyde 综合征，前列腺／宫颈放射
痔疮	4+	1+		1+	急性／I	粪便带血，滴血
缺血	4+	1+		1+	急性	低血压，腹痛出血
息肉切除术后	4+	2+		3+	急性	息肉切除术后 14 天
传染	3+	1+		1+	急性亚急性	腹泻，发热，急性病
腹主动脉肠管	4+	1+		4+	急性	腹主动脉瘤修复史
上消化道出血	1+	3+	4+	4+	急性	腹痛，非甾体抗炎药＋鼻胃管灌洗

7. 在重症下消化道出血患者的管理中采取的步骤是什么？

● 稳定和复苏。

● 开放至少一个大口径的外周静脉通道（输注乳酸林格液或生理盐水）。

● 评估血流动力学状态：血压、脉搏、直立生命体征是否稳定。

● 通过鼻导管补充氧气。

● 实验室检查：全血细胞计数、电解质、疑似凝血病患者的国际标准化比率（是否有肝病或是否服用华法林）、查血型，交叉配血。

● 如果患者服用阿司匹林，考虑输注血小板。

● 为已知动脉硬化性心脏病或 50 岁以上的患者做心电图。

● 进行体格检查。

● 对毛细血管扩张或有色素沉着斑患者进行耳、鼻和咽喉检查可鉴别 Osler-Weber-Rendu 病、Peutz-Jeghers 综合征或肠道中的血管扩张。

● 心脏听诊主动脉瓣狭窄（Heyde 综合征）可能与胃肠道血管发育不良和获得性 Ⅱ A 型血管性血友病综合征有关。

● 腹部检查应评估肠鸣音、腹部压痛、肿块和手术伤疤。肝脾大、腹水或水蛇头样血管可提示慢性肝病伴门静脉高压，提示食管、胃或结肠静脉曲张出血。

● 皮肤紫癜或瘀斑表明有凝血系统疾病，而蜘蛛样血管瘤或黄疸可为提示慢性肝病的另一个指标。

- 关节过度活动，肿胀或畸形可能表明存在结缔组织疾病和可能使用阿司匹林或非甾体抗炎药。
- 所有下消化道出血患者必须行直肠指检，以便发现内痔脱垂或肿块，并描述直肠穹顶血液和粪便的颜色及一致性。

8. 如何确定下消化道继续出血和复发出血？

确定下消化道继续出血和复发出血具有挑战性。应该对患者的血细胞比容进行频繁监测。然而，在早期，由于血液浓缩，血细胞比容可能低估失血的严重程度。另一方面，由于晶体水合的稀释效应，即使在没有持续的活动性出血的情况下，血细胞比容也可能降低。这种减少可能不表示存在继续出血，应监测血流动力学参数，以查明血容不足衰竭恶化的迹象，特别是在足量体积的液体复苏情况下。

9. 下消化道出血的最常见病因是什么？

具体内容见图 51-1 和表 51-2。

10. 非甾体抗炎药会增加下消化道出血的风险吗？

几个病例对照研究显示，各种不同的非甾体抗炎药使下消化道出血的风险增加 2 ~ 3 倍。比较类风湿关节炎患者服用萘普生与罗非考昔的一项大型研究证实，使用 COX-2 选择性抑制剂可能使这一比率降低 54%。然而，最近对未发表数据的分析直接挑战了这一乐观结果。事实上，观察到的不同种类非甾体抗炎药的风险降低可能完全与剂量相关。与上消化道出血相反，在伴随质子泵抑制剂使用的情况下，似乎没有任何降低下消化道出血的风险。

11. 所有血管形成异常是否都会导致下消化道出血？

在常规内镜检查中偶尔会发现无症状的血管发育不良。在老年人（> 50 岁）中更常见。大多数（75%）出血性结肠发现于右侧结肠中。小肠血管发育不良可能发生在任何地方，限制了通过注射、激光、夹子或热技术进行完全内镜治疗的能力。然而，内镜治疗已被证明是有效的，并且如果在可及范围内、主动出血或被认为是出血或贫血的来源，则应当尝试内镜治疗。对于这些病变的任何内镜治疗都应该谨慎，尤其是在薄壁的右结肠。长期使用奥曲肽可能减少患有多发性或难以达到的小肠血管发育不良患者的输血需求。

12. 如何最好地控制息肉切除术后的下消化道出血？

息肉切除术后出血占所有急性下消化道出血病因的 2% ~ 5%。大多数出血发生在息肉切除术后平均 5 天。大多数患者已经服用非甾体抗炎药或阿司匹林、抗血小板剂、凝血酶抑制剂或抗凝剂。因此，可能需要输注新鲜冷冻血浆或血小板及内镜治疗。目前已证明内镜治疗在 95% 的病例中是成功的。

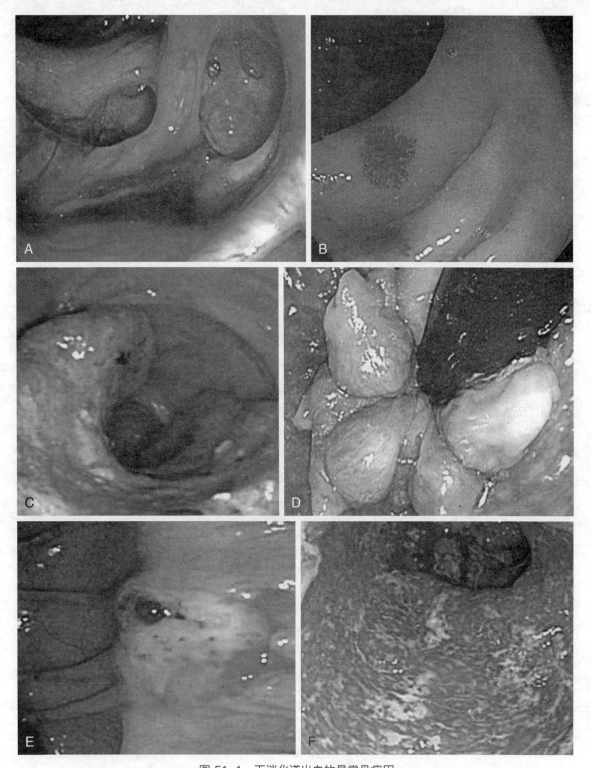

图 51-1 下消化道出血的最常见病因

A. 憩室；B. 血管发育异常；C. 结肠腺癌；D. 内痔；E. 息肉位点近端出血；F. 溃疡性结肠炎

生物学	百分比
憩室病	30
结肠炎	15
癌症 / 息肉	13
血管发育不良	10
肛门直肠	11
小肠	6
无位点	8
上消化道来源	8

表 51-2　下消化道出血的常见原因

NSAIDs 可能完全呈剂量相关。与 UGIB 相比，在 LGIB 中似乎没有任何降低质子泵抑制剂使用的风险

13. 急诊结肠镜检查对诊断下消化道出血有什么作用？

在聚乙二醇清洁肠道后进行结肠镜检查，是下消化道出血的首选诊断方法。此方法可以确诊 74% ~ 90% 的病例。小型研究表明，替代制剂是利用严重结肠出血的天然泻药特性，加上自来水灌肠、水力冲灌泵和机械抽吸而形成的，它提供了一个快速止泻的评估方法，此方式诊断干预价值较高。到目前为止，没有研究显示，与常规性结肠镜检查相比，选择急诊结肠镜检查可改善临床结果或降低成本。

14. 核医学扫描、计算机断层扫描（CT）和磁共振灌肠造影，CT 血管造影、介入血管造影和小肠钡剂造影在下消化道出血的诊断和治疗中的作用是什么？

所有这些检查均为在血流动力学稳定的患者中行非诊断性上下消化道内镜检查之后的二线检查，特别是在持续出血的情况下。具体内容见表 51-3，图 51-2 和图 51-3。

15. 憩室病来源的下消化道出血的自然史是什么？

- 17% 的结肠性憩室病患者的出血是一种并发症。
- 约 80% 的患者出血可自发停止。
  - 约 70% 的患者不会次出血，不需要进一步治疗。
  - 约 30% 的患者会再次出血并需要治疗。

16. 何种内镜方法可用于止血？

憩室出血可以用黏膜下注射稀释的肾上腺素，或用接触法电凝，或放置止血金属夹治疗。使用抽吸法来翻转憩室，随后进行结扎或放置止血金属夹。可以用接触电烙术、等离子氩凝固或金属夹治疗血管发育不良。可见的血管和息肉切除术出血均可用电烙术或内镜放置金属夹处治疗。

17. 小肠出血的常见原因是什么？

小肠出血通常由溃疡（克罗恩病、非甾体抗炎药）、血管发育不良和恶性肿瘤引起。

表 51-3　下消化道出血的诊断模式						
	位点		活动性出血		治疗能力	
成像模式	小肠	结肠	Y/N	比率	Y/N	优缺点
直接的						可视化
VCE	Y	N	Y	任何	N	非出血性病变
DBE/SBE	Y	Y	Y	任何	Y	检测近期出血
断面的						可视化
CT 小肠造影	Y	Y	+/-	N/A	N	非出血性病变
MR 小肠造影	Y	Y	+/-	N/A	N	检测近期出血
局部化						可以检测慢性出血
扫描	Y	Y	Y	0.05 ～ 0.1ml/min	N	或延迟出血
CT-A	Y	Y	Y	0.3 ～ 1 ml/min	N	可变精度
血管造影	Y	Y	Y	0.5 ～ 1ml/min	Y	快速，准确；也能检测近期出血
射线照相术						
钡剂造影	Y	N	N	N/A	N	

CT. CT 检查；CT-A. 计算机断层扫描；DBE. 双球囊内镜检查；MR. 磁共振；SBE. 单气囊内镜检查；VCE. 视频胶囊内镜检查

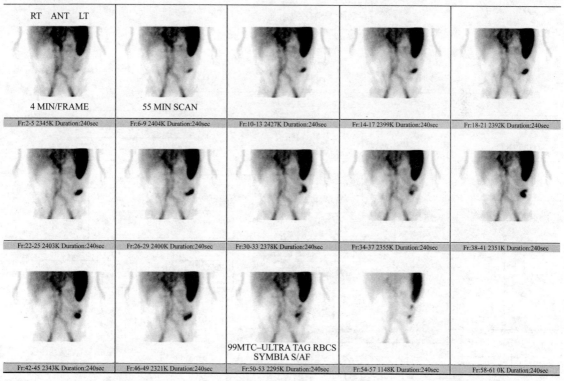

图 51-2　^{99m} 锝标记的红细胞闪烁扫描术，其具有随时间推移的脾曲出血 (Courtesy CDR Grant Bonavia, MD, PhD.)

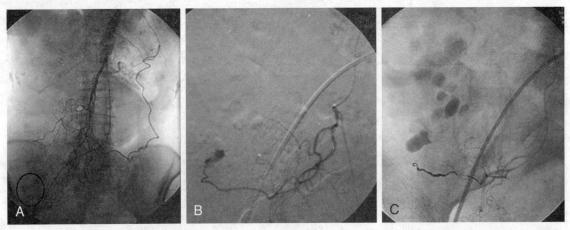

图 51-3　A. 肠系膜上动脉血管造影，出血证据（圆，左下）；B. 回盲部动脉的选择性血管造影；C. 弹簧
圈栓塞影像（Courtesy COL Kenneth H. Cho, MD.）

18. 手术在下消化道出血中的作用是什么？

在消化道出血的情况下进行手术咨询是正确的做法。存在大量出血伴有血流动力学不稳定性或复发性出血时，可能需要进行最终的手术治疗。但是如果手术是必要的，准确的诊断至关重要，因为手术切除范围和术后发病率及死亡率均取决于手术前的出血定位（小肠、盲肠 / 升结肠、横结肠、右结肠）（图 51-4）。

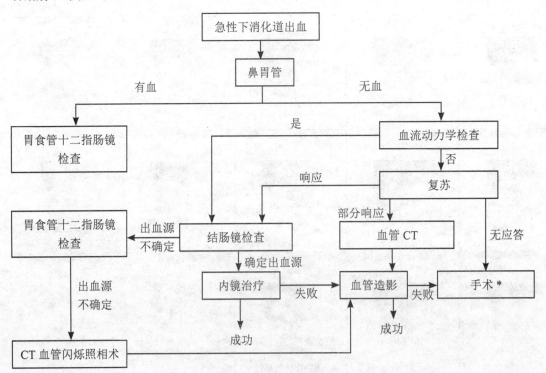

图 51-4　下消化道出血治疗流程
* 考虑术中腹腔镜检查以限制切除术

（王　慧译，李海校）

隐性消化道出血和不明原因消化道出血

Mitchell S. Cappell, MD, PhD

1. 什么是隐性胃肠道出血，它与消化道阳性出血有何不同？

隐性胃肠道出血是胃肠道的血液少量损失，临床表现不明显。它通常通过粪便隐血试验或粪便免疫测试进行检测（参见问题 5）。

明显的消化道出血出血包括以下表现（见第 50 章和第 51 章）。

- 呕血：鲜红色或"咖啡渣"。
- 黑粪。
- 直肠鲜血。
- 柏油样便。
- 血性腹泻。

2. 隐性消化道出血通常如何检测？

隐性消化道出血通常通过粪便样品进行检测，在浸有粪便隐血试验的卡片上涂抹粪便样品并将试剂溶液加到卡上进行检测。由于粪便中存在过氧化物酶（或伪过氧化物酶），浸渍卡的颜色从无色变为亮蓝色，表明试验阳性。每日直肠带血 2 ~ 5 ml 粪便隐血试验即为阳性。

3. 粪便隐血试验检测有什么缺点？

连续 3 天进行 3 次粪便隐血试验检测对检测结肠癌具有很高的敏感度（高达 80%），因为结肠癌通常表现为间歇性出血。

结肠癌粪便隐血试验缺点如下：

- 结肠癌，腺瘤性息肉的良性前期通常不出血，无法通过粪便隐血试验检测到。
- 粪便隐血检测阳性时不能区分出血是来源于结肠癌还是上消化道（如胃炎、溃疡、食管炎）。
- 上消化道的胃溃疡、胃炎、食管炎等微血管出血可导致粪便隐血试验阳性。
- 所有粪便隐血试验中假阳性率为 5% ~ 10%。假阳性可能是由于最近摄取的新鲜水果和未熟蔬菜，特别是十字花科蔬菜（卷心菜、花椰菜和西蓝花），由于在这些产品中存在伪过氧化物酶，其可催化比色反应；或最近摄取含有来自牛或其他哺乳动物的残余血液的红肉，特别是牛排，其可像人血一样催化反应。最近摄入含铁或铋的药物（Pepto-Bismol）可导致粪便呈现深蓝色至黑色，并导致粪便隐血试验假阳性。近期服用阿司匹林或非甾体抗炎药物可引起消化道微血管性出血。干燥粪便样品可导致假阴性测试，而干燥粪便样品再水合可导致假阳性测试。

4. 如何更好地利用粪便隐血试验？

- 应连续 3 天收集粪便标本。
- 粪便隐血测试应在新鲜样本上进行（<7 天）。
- 干燥样品应进行再水化。
- 患者应避免食用红肉和卷心菜、花椰菜或西蓝花。

- 在测试前几天，避免服用阿司匹林或非甾体抗炎药。

5. 什么试验优于粪便隐血试验，但临床上不常用?

在粪便免疫测试中，从先前暴露于人血的兔的静脉穿刺收集人血红蛋白抗体，并偶联至荧光蛋白以便于检测。这些抗体附着于人粪便中血液（血红蛋白），并通过荧光蛋白进行检测。FIT 试验优于用于检测结肠癌和结肠腺瘤性息肉的粪便隐血试验。在日本，具有粪便免疫测试阳性的患者行结肠镜检查进行诊断试验。

粪便免疫测试的优点：

- 特异性识别人血红蛋白，不识别牛或其他哺乳动物血红蛋白。
- 对白菜、菜花或花椰菜（伪过氧化物酶）没有假阳性结果。
- 上消化道血管出血释放的血红蛋白被消化液消化，不会在粪便免疫测试中产生免疫反应。

6. 鼻胃管对粪便隐血试验阳性是否有临床意义？

否。这个测试通常是假阳性，可能由于鼻胃管插入期间鼻咽或食管创伤偶然的少量出血造成。

7. 什么是粪便遗传测试，可以用粪便遗传测试来代替筛查结肠癌的隐血吗？

粪便通过结肠时，导致微量结肠细胞脱落，结肠细胞 DNA 在粪便中可保持存活多天。可以通过粪便样品的聚合酶链反应检测在该组织中存在的遗传突变。一系列基因测试用以检测与结肠癌相关的遗传突变，如 APC 突变（腺瘤性息肉的分子标志物）和 BAT 突变（错配修复基因突变的标志物）。该测试作为结肠癌的筛选试验目前正在研究中，尚不具有商业价值。据报道，对于结肠癌而言，单个粪便 DNA 测试的敏感度约为 80%，但对于晚期腺瘤来说敏感度则更低，这也是目前限制其应用于临床的原因。即使如此，在检测晚期腺瘤中，粪便遗传测试具有比隐血试验更高的敏感度。希望未来将产生额外的遗传测试用于识别肠癌（尤其是腺瘤）中的新型遗传突变以增加测试敏感度。

8. 粪便隐血测试的敏感度和特异度?

粪便隐血测试的敏感度取决于使用的具体品牌。市售有多种隐血试验试剂。最敏感的品牌是 Hemoccult II-SENSA 试剂。其敏感度还取决于待检测的病变。因为腺瘤不常出血，故该方法不是检测结肠腺瘤的良好测试。在结肠癌患者间歇性出血时，连续 3 天进行结肠测试，敏感度可达中度（高达 80%）。检测明显结肠病变时粪便隐血检测的特异度仅为 20% ～ 30%。对于粪便隐血阳性试验的患者进行结肠镜检查，发现结肠癌患者占 3% ～ 4%，结肠腺瘤患者占 15% ～ 20%（在年龄较大的成年患者中比例较高）。

9. 如何评估粪便隐血检查阳性的患者？

粪便隐血检查阳性患者的评估在一定程度上取决于临床情况。粪便隐血检查阳性的无症状患者和缺铁性贫血患者需要行结肠镜检查。若结肠镜检查为阴性，应进行食管胃十二指肠镜检查。

10. 缺铁性贫血患者在临床症状、体征和实验室检查方面有何异常?

- 异食癖。
- 苍白。
- 虚弱。
- 心悸。

- 匙状甲。
- 高输出性充血性心力衰竭。
- 运动过程中的呼吸困难。
- 直立性低血压。
- 小细胞，低色素（红细胞）。
- 铁饱和度百分比 <16%。

11. 如何评价年轻月经期妇女的缺铁性贫血？

根据临床表现及月经史和孕产史对怀孕期或较年轻的月经期女性中存在缺铁性贫血的患者进行个体化评价。怀孕期间缺铁是常见的。在一项纳入 186 例月经期女性的研究中，12% 的患者通过内镜检查发现了重要的临床病变。最常见的出血原因中消化性溃疡病占 3%，胃癌占 3%。在多变量分析中，内镜下存在病变的独立预测因素包括粪便隐血试验阳性、血红蛋白小于 10g/dl 和存在腹部症状。月经期女性存在铁缺乏性贫血的患者，具有粪便隐血试验阳性，贫血超出月经失血，存在腹部症状，年龄 40 岁或以上，或具有胃肠道恶性肿瘤家族史，应强烈建议行胃肠内镜检查。

12. 潜在的慢性消化道血液丢失导致缺铁性贫血的时间为多久？

约 60% 的缺铁患者通过食管胃十二指肠镜检查和结肠镜检查可发现原因。

- 食管胃十二指肠镜检查检出率为 36%（十二指肠溃疡占 11%，胃溃疡占 5%，吻合口溃疡占 3%）。
- 结肠镜检查检出率为 25%（癌症是最常见的原因）。
- 诊断调查应始终以症状和体征为指导。

非消化道原因应被认为是缺铁的潜在原因：

- 怀孕。
- 血尿。
- 腹腔疾病。
- 月经出血。
- 营养缺乏。

13. 上消化道出血、下消化道出血和中消化道出血如何定义？

胃出血的分类见表 52-1。虽然这种分类极其简单，有时因食管胃十二指肠镜（EGD）和结肠镜检查阴性而怀疑是中消化道出血（MGIB），但结果发现却是上消化道出血（UGIB）。这种初始误诊疑似中消化道出血的病例高达 20%。

表 52-1　胃肠出血的分类		
位置	定义	评价方法
上消化道出血	食管、胃、十二指肠 Treitz 韧带以上	胃食管十二指肠镜
下消化道出血	从回盲瓣到肛门	结肠镜检查（通常情况）核医学研究或动脉造影
中消化道出血	从十二指肠韧带到回盲瓣	胶囊内镜检查、肠镜检查（推式、单次、气囊或双气囊）放射学（造影剂）

14. 不明原因消化道出血如何定义？

不明原因消化道出血，有时被称为不明原因起源的消化道出血，其定义为常规消化内镜检查包括食管胃十二指肠镜检查，结肠镜检查和小肠的放射学检查不能确定出血来源的持续或反复消化道出血。不明原因的出血可以是急性、大量也可是隐匿、微量。不明原因消化道出血占所有消化道出血的 5%。通过胶囊内镜检查和各种小肠内镜技术的改进，不明原因起源的消化道出血这个定义变得过时。

15. 对于不明原因的出血患者，哪些放射学检查可用？使用率分别是多少？

- 小肠系列：使用率约 10%。缺点：缺乏血管发育不良，以及肠道模糊的对比和排除血管造影。
- 灌肠剂：使用率约 15%。缺点：缺乏血管发育不良，以及肠道模糊的对比和排除血管造影。
- 计算机断层肠造影：适用于克罗恩病和小肠肿瘤。缺点：缺乏血管发育不良，以及肠道模糊的对比和排除血管造影。
- 核医学血液扫描：^{99m} 锝连接到离体自体红细胞然后通过静脉重新引入体内。肠腔中的外渗血液可确认活动性出血。可以检测到低至 $0.1 \sim 0.5ml/min$ 的消化道出血，但是出血定位可推广至腹部区域。
- 肠系膜血管造影：使用率约为 20%。通常首先进行出血扫描以确认出血是否活跃，然后进行肠系膜血管造影。血管造影可能是治疗性的。可以通过血管造影导管递送的明胶海绵或金属线圈栓塞来阻止活动性出血损伤。治疗性栓塞的主要风险是肠系膜缺血，当使用超选择性插管时，这一风险可降至 1% 以下。

16. 当患者被转诊到不明原因的出血的第三级治疗中心时，在进行专门的小肠检查之前，该中心的胃肠病学家是否需要重复食管胃十二指肠镜检查或结肠镜检查？

转诊到不明原因的出血的第三级治疗中心的患者通常要复查食管胃十二指肠镜检查或结肠镜检查。重复食管胃十二指肠镜检查发现病变的概率约为 10%。常见的病变包括卡梅隆溃疡或疝气内的糜烂、消化性溃疡、血管发育不良、胃窦性血管扩张和 Dieulafoy 病变。认为第一次行食管胃十二指肠镜检查发现的食管静脉曲张为偶发性时可行第二次食管胃十二指肠镜检查，在静脉曲张血管上发现近期出血的标记，如纵行或红色条纹，则可确定为出血灶。当未确定缺铁性贫血的原因时，应当对十二指肠正常黏膜进行活检以排除可能的腹腔疾病。当初次结肠镜检查受到不完全或肠道准备不良的阻碍时，反复结肠镜尤为重要。在重复结肠镜检查中常见的病变包括结肠癌、血管发育不良、憩室出血和克罗恩结肠炎。

17. 小肠胶囊如何用于不明原因消化道出血患者的小肠内镜检查？

用于评估不明原因消化道出血的最广泛使用小肠内镜检查是小肠胶囊内镜检查。这种胶囊主要提供小肠的图像，但也可以提供有限的食管、胃和盲肠图像。胶囊包含用于照亮肠道的光源、用于彩色摄影的一个或多个照相机、用于发送电子图像的无线发射器，以及用于为这些电子操作供电的电池。记录器通常由患者佩戴用以接收所传输的图像。胶囊电池通常允许大约 8 小时的内镜图像传输。该胶囊用水吞咽后随消化道的蠕动而被动地横穿消化道。患者在手术前不久应接受液体聚乙二醇 -3350 进行肠道准备，以排空腔内残渣并提供清晰的流体界面。

三种小肠胶囊品牌是可商购的。PillCam 是 Given Imaging（Yoqneam, Israel）生产的最新型号，它开发了第一台设备。它具有可变帧速率，从静止时的每秒两帧到快速移动的每秒六帧。其他品牌包括 Olympus Corporation（Allentown，PA）的 EndoCapsule 和最近被批准在美国使用的 Medivators，Inc.（Minneapolis，MN）销售的 MiRoCam 胶囊。

18. 有何种其他内镜检查可用于不明原因消化道出血患者的小肠评估？

各种"长内镜"内镜检查有助于诊断和潜在治疗。

- **推送肠镜检查**　使用类似标准内镜但长度大大超过标准内镜的肠镜。较长的肠镜能够插入远端肠道，通常可进入近端空肠，超过 Treitz 的韧带约 50cm。
- **螺旋肠镜检查**　使用 118cm 长的外管，其远端具有软的，凸起的螺旋安装在长的肠镜上。外套管通过可旋转的连接装置固定到肠镜上。外套管的螺旋脊在顺时针旋转过程中如螺钉拧入木材中与小肠弯曲环（折叠）接合。通过顺时针旋转外套管来推进肠镜，其将小肠打褶到外套管上。最常见的并发症是通过黏膜螺旋形褶皱形成的自限性黏膜创伤。主要并发症发生率低，约 0.4%，包括消化道穿孔（约 0.3%）。螺旋肠镜不能广泛应用。
- **双气囊肠镜检查**　包括一个尖端有乳胶气球的 200cm 长的肠镜，以及另有一个乳胶气囊的 145cm 长的软管和用于给两个气球充气的泵。气囊镜或外套管的各个气囊的充气和放气的重复循环期间,肠镜被推进。用于指示不明原因出血的诊断率为 40% ～ 80%。主要并发症的发生率约为 0.7%，胃肠道穿孔率为 0.4%。
- **单气囊肠镜检查**　使用 140cm 长的外套管和 200cm 长的肠镜。外套管在其尖端配备有可充气气囊，通过小肠在外套管上打褶来帮助内镜前进通过小肠。小肠插入的平均深度为 150 ～ 250cm。单气囊肠镜检查的诊断率略低于双气囊肠镜检查，诊断率为 40% ～ 65%。并发症包括腹痛、发热、黏膜撕裂、吸入性肺炎、心血管事件和穿孔。消化道穿孔率约为 0.4%。

19. 胶囊内镜检查诊断不明原因消化道出血的常见病因有哪些？

胶囊内镜检查可在 56% 的病例中识别不明原因消化道出血的病因：

- 小肠血管发育不良占 22%。
- 小肠溃疡 10%。
- 小肠肿瘤 7%。
- 小肠静脉曲张 3%。
- 无明显损伤的管腔血约占 8%。
- 食管或胃源性约 8%。
- 结肠血管发育不良 2%。

20. 胶囊肠镜检查的优点，缺点和禁忌证是什么？

优点

- 不明原因消化道出血的诊断率约为 60%。
- 比推送肠镜和放射照相法的诊断率更高 。

缺点

- 胶囊保留率 1%（通常在病理性梗阻部位）。
  - 肿瘤。

- 狭窄。
- 溃疡。
- 克罗恩病是胶囊潴留的最常见原因。

禁忌证

- 食管狭窄。
- 咽下部憩室。
- 已知间断性或部分小肠梗阻。
- 未经批准在妊娠期间使用。

在具有小肠狭窄或部分阻塞的高可能性患者中，在胶囊内镜检查之前应进行通畅胶囊成像。通畅胶囊的尺寸和形状与 PillCam 胶囊相同，但在乳糖外壳中含有钡，其在摄入后 2 天内将溶解。在通畅胶囊摄取后 24 ～ 30 小时获得平片。小肠管腔通畅是通畅胶囊通过结肠所需要的。如果通畅胶囊在摄入后 24 ～ 30 小时保留在小肠中，则禁用胶囊内镜检查。

21. 什么是血管发育不全？

通常动脉通过中间毛细血管与静脉相连接。动脉暴露于高压中，因为动脉接收从心脏泵送出的血液，并具有相对厚的肌肉壁，以在高压下容纳血液，而不会爆裂或泄漏。狭窄的毛细血管通常通过摩擦消散动脉系统中的高压，以产生静脉系统中的低压。静脉暴露于低压，故静脉壁通常较薄。血管发育不良是由于血管丛或血管缠结，其中中央供血动脉直接与静脉直接连接而没有中间插入的毛细血管。血管发育不良有时被称为动静脉畸形，用以描述这种血管异常。在血管发育不良中，远离动脉的静脉由于没有毛细血管而暴露于异常高的压力中，并且可能出现渗漏，在临床上表现为隐性或显性大出血。

22. 简述在内镜检查中血管发育不良的镜下表现。

在内镜检查中，血管发育不良貌似是一个致密的黄斑，血管形成网状网络（血管簇），通常为 2 ～ 8mm 宽，并且由红色病变（由于直接供给动脉无中间毛细血管，血管内存在充氧的"动脉化"血液而导致形成强烈明亮的）组成。由于无中间毛细血管，附着于血红蛋白的氧不释放，静脉不脱氧。偶尔可观察到突出的供血动脉或引流静脉。血管发育不良不同于内膜损伤的黏膜糜烂或出血，因为与外伤性损伤不同，血管发育不良具有类似星形、星状或蛛网状的细小内部血管结构。

23. 简述血管发育不良在血管造影的表现。

血管发育不良似乎是由于局部大量不规则血管引起的血管丛或血管缠结，在动脉期显现最佳。由于动脉到静脉间没有插入的毛细血管直接通信，所以静脉表现为早期强烈填充。若显示超出正常静脉期（缓慢排空静脉）的持续不透明，则可能来自静脉曲张（膨胀）。在血管造影术中，出血性血管发育不全显示血液外渗，其中看到血液主动地在血管束附近汇集。然而，血管发育不良仅间歇性出血，并且在血管造影术中仅在约 10% 的病例中显示出有对比度的外渗。

24. 血管发育不良的常见危险因素是什么？

高散发性血管发育不良最常见于老年人的（获得性）病变。它们被认为是由慢性、间歇性、低级别的静脉和毛细血管阻塞引起的退行性病变。它们最常见于盲肠或近端右侧结肠。根据拉普拉斯定律，盲肠壁张力较大是由于其有较大的内腔直径。暴露于更大的肠壁张力而拉伸血管壁并促进血管发育不良。

血管发育不良有时与下列综合征或疾病有关。

● 遗传出血性毛细血管扩张症：是由内皮因子基因（1 型遗传出血性毛细血管扩张症）或 *ACVRLI* 基因（Ⅱ型遗传出血性毛细血管扩张症）的突变引起的遗传性血管疾病。这些突变损害血管内皮生长和修复，导致由单层内皮细胞排列空间曲折。这些突变导致最终产生的血管发育不良的小血管扩大。因为这些患者具有血管发育不全的因素，所以它们可在几种器官中发展为广泛的血管发育不全，最常见的是鼻黏膜、胃肠道黏膜或口咽和唇黏膜。鼻血管发育不良可以作为复发性鼻出血存在，由于这些损伤的广泛性，其难以治疗。口咽血管发育不良可以在身体检查中鉴定。胃肠道血管发生反复出血，因为它们薄而脆的血管壁缺乏肌肉层。患者常具有毛细血管扩张，复发性鼻出血和家族史的临床三联征。遗传出血性毛细血管扩张症的患者通过临床表现年龄更年轻，胃肠道损伤的多样性，阳性家族史和慢性鼻出血而与散发性血管发育不良相区别。

● 慢性肾衰竭：慢性肾衰竭患者的胃肠道血管发育不良的出血频率比一般人群高得多。

● 胶原性血管疾病：许多病例报道将胃肠道血管发育不良与硬皮病或相关疾病如皮肤钙质沉着症，雷诺现象，食管功能障碍，硬皮病和毛细血管扩张症综合征相关联。

● 主动脉瓣狭窄：虽然有些争议，但许多研究都将主动脉瓣狭窄与血管发育不良的慢性胃肠道出血相关联。出血可能不反映主动脉瓣狭窄患者发生血管发育不良的概率增加，但是血管发育不良可导致出血风险增加，这可能因狭窄主动脉瓣的高剪切力破坏了血管性血友病因子的多聚体。

25. 在血管造影或内镜检查中如何治疗胃肠道血管发育不良以避免手术切除？

活动性出血，渗出或可能导致近期或慢性胃肠道出血的血管发育不良可在血管造影或内镜检查中进行治疗。在血管造影术中，出血性血管扩张通过染料的外渗来鉴定。通过超选择性导管插入术，导管在血管发育不良附近被蛇形化，并且释放金属线圈或明胶海绵以栓塞血管发育不良的供血血管。可以在内镜检查中使用通过氩等离子体凝结、电凝（如 Bicap 或 Gold 探针）、热凝固（如加热器探针）或注射硬化疗法（如十四烷基硫酸钠）递送的高能消融发育不良的血管。氩等离子体凝结在防止血管发育不良的再出血方面具有较高的成功率。当对近期胃肠道出血进行的内镜检查中遇到血管发育不良时，实践者应该仅治疗那些活动性出血或渗血的发育不良血管，最近出血的结节（黏附凝块）或异常大，或小的，不主动出血的，并且没有任何近期出血的结节的血管发育不良通常不需要内镜治疗。

26. 在进行手术之前如何进一步确定胶囊内镜检查识别的病变？

胶囊内镜通常无病变的理想视野，因为胶囊通过蠕动自然地翻转通过小肠，没有任何机会调整位置以获得更好的视野。因此，仅可以在一个视频照片上从外围看到损伤。胶囊内镜检查也不能清洁照相镜头或清除内镜周围以改善视野。胶囊内镜检查也不能活检或刮取病变进行细胞学或病理分析。它完全是诊断和非治疗性的。单气囊或双气囊肠镜可以通过胶囊内镜检查更好地观察确定小肠病变。病变可以在双气囊肠镜检查时进行活检或消融。

27. 什么是梅克尔憩室，在临床上如何存在，有何诊断标准？

梅克尔憩室是常发生在中间至远端回肠中的先天性憩室或小肠黏膜通外翻，大约接近回盲瓣膜处 150cm。它发生在约 2% 的人口中。这种先天性异常在临床上非常重要，因为梅克尔憩室可造成不明原因消化道出血，特别是在儿童中。憩室异位胃黏膜分泌酸液引起肠溃疡从而继发出血。出血通常发生在存在无痛下消化道出血的儿童中。然而，梅克尔憩室也是成人不明原因、无痛性下消化道出血的鉴别诊断。患者通常表现为暗红色或栗色的粪便。

梅克尔憩室出血通过梅克尔扫描诊断，其中^{99m}锝高锝酸盐通过静脉内给药，然后进行核显像，通过锝高锝酸盐的选择性附着来鉴定憩室内的异位胃黏膜。梅克尔扫描对儿童中梅克尔憩室出血具有约90%的敏感度和90%的特异度，但在成人中不太准确。

（王 慧 译，李 海 校）

急性腹痛的评估

John S. Goff, MD

1. 急性腹痛实用的临床定义。

临床定义的特点是由于梗死、穿孔、炎症、闭塞或者器官破裂引起突发的剧烈疼痛。通常需要外科干预治疗。

2. 引起腹痛的四种病因是什么?

- 牵拉或紧张 - 内脏的伤害性知觉。
- 炎症 - 由激肽类、组胺、前列腺素等介导。
- 缺血 - 类似于炎症。
- 肿瘤 - 神经侵犯。

3. 腹痛的 3 种类型是什么?

- 当有毒物质影响内脏时引起内脏痛。因为大多数神经支配是多节段的,通常呈现钝痛(痉挛性、绞痛或烧灼样),距离腹中线较远。继发性自主的影响如发汗、不安、恶心、呕吐和苍白是常见的。

- 有害物质刺激壁腹膜引起腹腔壁的疼痛。疼痛更加剧烈和精确地定位到局部病变。腹腔壁的疼痛更可能因咳嗽或移位而加剧。

- 牵涉性痛多发生于损伤的较远区域。疼痛涉及的远区域与相关器官由同一神经分区;例如,胆囊痛可能涉及右侧肩胛骨和胰腺痛可能放射到后背(图 53-1)。

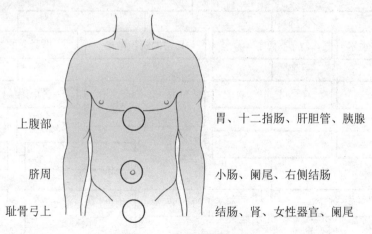

上腹部	胃、十二指肠、肝胆管、胰腺
脐周	小肠、阑尾、右侧结肠
耻骨弓上	结肠、肾、女性器官、阑尾

图 53-1　内脏疼痛的位置

4. 如何根据腹痛的特点进行评估?

除了来自于肾、输尿管、腹壁、胆囊和升降段结肠的疼痛趋向于侧面,大部分疼痛由于双侧神经支配趋向于正中线(表 53-1)。

表 53-1 疼痛发展速度的分级	
突发性和剧烈性（猝发）	心肌梗死 穿孔性溃疡 动脉瘤破裂 胆道或肾绞痛（肾结石）
快速、严重和持续性（几分钟）	急性胰腺炎 完全性肠梗阻 肠系膜血栓
渐进持续性疼痛（几小时）	急性胆囊炎 憩室炎 急性阑尾炎
间歇性绞痛（几小时）	亚急性胰腺炎早期 机械性小肠梗阻

5. 应该询问哪些重要的病史？（图 53-2 急性腹痛的评估准则）

● 疼痛的部位和是否放射？

● 恶化的因素是什么？饮食、活动、体位、排气排便或排尿的影响？

● 有什么相关症状？评估恶心、呕吐、未排气排便、腹泻、血便或者呕吐、便秘、排尿困难、痛经、性交困难、发热或寒战。

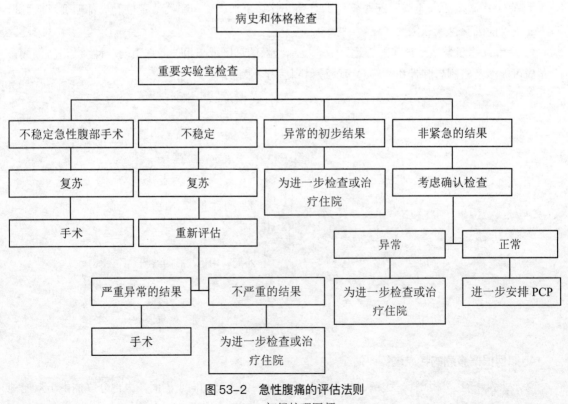

图 53-2 急性腹痛的评估法则

PCP. 初级护理医师

● 尤其既往史免疫抑制、糖尿病、慢性肾衰竭或使用类固醇类药物等情况可能成为早期急性腹痛阴性发展过程的重要病史。

● 询问疾病的家族史。

● 询问用药史、饮酒、吸烟和性生活史。

● 询问药物使用的病史，包括处方和非处方的药物，如避孕药。

● 询问月经史。

6. 急性腹痛的患者体格检查最重要的部分是什么？

● 一般情况：患者血流动力不稳定吗？他或她需要立即血液复苏和紧急剖腹手术吗（如脾破裂、肝肿瘤破裂、动脉瘤患者、宫外孕或肠系膜血栓）？

● 检查：视诊评估腹部膨隆、疝、瘢痕和胃肠蠕动情况。

● 听诊：胃肠蠕动过速表明梗阻；无蠕动（超过 3 分钟未闻及肠鸣音）表明腹膜炎（寂静腹部）；杂音表明动脉瘤的存在。

● 叩诊：鼓音表明管腔内或腹腔内有气体。

● 触诊：开始检查时远离压痛部位并需轻柔。咳嗽时腹痛表明腹膜病变。深部触诊会减少患者的信任感和配合。深部触诊时可触及膨大的胆囊。屏气吸气时能触及右季肋部疼痛提示胆囊炎症（Murphy′s 征）。局部腹痛表示局部腹膜炎（如阑尾炎、胆囊炎、憩室炎）。

● 盆腔和直肠检查：所有腹痛的患者均需要检查。盆腔阑尾炎、憩室炎或输卵管 - 卵巢的病变可能仅表现为腹痛。双合诊检查在排除妇产科疾病中也是非常重要的。

● 腰大肌试验：患者取左侧卧位，使右大腿后伸。引起右下腹疼痛者提示炎症（如阑尾炎）。

● 闭孔内肌试验：患者取仰卧位，使右髋和右大腿屈曲，然后被动向内旋转，引起右下腹疼痛者为阳性。提示阑尾靠近闭孔内肌（卵巢脓肿或骨盆阑尾炎）。

7. 急性腹痛患者应该做哪些实验室检查？

尽管实验室检查对于确定疾病进展是有帮助的，但是它们在定位腹痛的病因有时是无助的。

● 获取完整的血细胞计数。白细胞升高表示炎症；然而，淋巴细胞的减少在疾病的过程中可能易使人进入误区。低血细胞比容合并正常平均血细胞容积表示急性失血，然而低血细胞比容合并低平均血细胞容积表示铁缺乏，由于慢性胃肠血丢失或者吸收不良导致。

● 淀粉酶和脂肪酶的升高提示胰腺炎，但是淀粉酶可能有其他来源，包括唾液腺、肺、肠道和卵巢。

● 肝脏酶的升高提示肝胆引起的疼痛。天冬氨酸和丙氨酸转氨酶的升高提示肝细胞的受损。碱性磷酸酶或 γ - 谷氨酰胺转移酶的升高提示微管或胆管的损伤。总胆红素超过 3mg/dl 提示常见胆道梗阻或者相关肝内胆汁淤积，但是如果胆红素升高主要是非结合的胆红素而与肝酶升高无关，可能是由于 Gilbert′s 病。

● 脓尿不仅提示尿道感染，而且也可见于肾石病、前列腺炎甚至盆腔阑尾炎。

● 理化分析在全面评估患者健康、高血糖、酸中毒、电解质紊乱方面是有益的。

● 孕检（β-HCG）应该应用于所有的育龄妇女。

● 粪便检查对于隐性出血是有用的。

● 心电图应用于可疑心肌梗死或大于 50 岁的患者。

8. 哪些放射性检查应该用于评估急性腹痛的患者？

检查方法的选择取决于初步的临床诊断和检查方法能确诊的能力。

- 腹部 X 线片是快速和容易获得的，可以在床旁操作。它们可探测肠道梗阻（伴有液 - 气平面扩张的肠道）、肠扭转和内脏穿孔（游动的气体）。同时，它们可能提示结石疾病（统计约 20% 胆囊结石和约 80% 肾结石）或者主动脉动脉瘤破裂（主动脉壁钙分离和质量效应）。钙在胰腺的面积可能提示胰腺炎疼痛的原因。腹部无气体，肠道中的气体，或门脉系统中的气体提示肠梗死或严重感染。腹部气体的检查最好是患者保持左侧卧位姿势 10 分钟，但是 CT 平扫对于少量的气体更敏感。

- 腹部的超声迅速、非入侵性，可以在床旁操作。超声的缺点是需要操作者具有专业知识，其次是在肥胖或腹部有气体的患者是次选。超声在检查胆囊、胆道、肝脏、肾脏、阑尾和盆腔器官中具有优势。

- 腹部 CT 的检查提供了详细的解剖学视图。通常需口服和静脉注射给药途径。CT 已经广泛应用于体格检查和急性腹痛患者最有助的放射性检查。CT 评估胰腺比超声占优势，但是识别胆石症缺乏空间分辨率。

- HIDA 平扫是急性胆囊炎最精确的检查方法。

9. 腹部疼痛可能会混淆。相关腹痛常见的腹外病因有什么？

- 胸部：肺炎、肺栓塞、气胸、心肌梗死或缺血、食管痉挛或穿孔。
- 神经：神经根痛（脊髓受压来自于肿瘤、脓肿或水痘 - 带状疱疹感染），脊髓痨。
- 代谢性：尿毒症、卟啉症、急性肾上腺功能不全。
- 血液病：镰状细胞性贫血、溶血性贫血、过敏性紫癜。
- 毒素：虫咬（蝎子咬伤导致的胰腺炎）、铅中毒。

10. 不严重腹痛的常见原因有哪些？

- 肠系膜腺炎。
- 肠易激综合征。
- 病毒性和细菌性肠炎。
- 预暴发带状疱疹。
- 腹型偏头痛。
- 肋软骨炎。
- 胃食管反流病。

11. 列举妊娠妇女急性腹痛的常见原因。

- 阑尾炎。
- 卵巢囊肿复杂性扭转、破裂和出血。
- 异位妊娠。
- 胆囊问题（非结石胆囊炎、胆囊炎或胆总管石病）。

12. 当一位孕妇在剖腹手术中发现阑尾完全正常时，是否应该切除阑尾？

不。切除正常阑尾使流产风险增加了 3 倍。

13. 老年患者中最常见的急性腹痛的原因是什么?

住院老年患者腹痛病因中 25% 是胆道疾病。肠梗阻和嵌顿性疝是第二最常见的病因，其次是阑尾炎。

14. 什么症状有助于评估阑尾炎?

腹痛之前表现为恶心、呕吐、腹泻的急性阑尾炎是绝对罕见的。通常急性阑尾炎是腹痛，表现为厌食、恶心，有时是连续呕吐。在任何无阑尾切除术史的急性腹痛的患者中首先考虑急性阑尾炎作为鉴别诊断。Alvarado 评分作为简单的临床参数和实验室检查，预测急性阑尾炎是有证据的（表 53-2）。

表 53-2　Alvarado 评分	
症状	**评分**
转移性右下腹痛	1
厌食症	1
恶心、呕吐	1
征兆	
体温升高，>37.3℃	1
反跳痛	1
右下腹部压痛	2
实验室检查	
白细胞计数升高	2
中性粒细胞左移（>75%）	1
总分	10

总分 =5 ～ 6 分可能是阑尾炎；总分 =7 ～ 8 分很可能是阑尾炎；总分 =9 ～ 10 分非常可能是阑尾炎

15. 讨论非典型的阑尾炎。

当阑尾位于盲肠后或回肠后时，发炎的阑尾被前腹部掩盖。疼痛通常不明显，体检阑尾定位也不常见。在老年人中的阑尾炎的症状和体征也是轻微的。疼痛不明显，发热和白细胞的增多也是不可靠的。高度怀疑的指标是必要的。

16. 描述超声下的急性阑尾炎。

阑尾显示为一个圆形消声管腔，被低回声和增厚的（大于 2mm）阑尾壁包绕。在疼痛的情况下诊断准确率达 95% 和阴性预测值达 97%。尽管超声诊断阑尾炎有无放射和轻便的优点，但是 CT 已经显示出更好的敏感度、精确度和阴性预测值（分别是 96% vs 76%，94% vs 83% 和 94% vs 76%）。

17. 当剖腹手术用于推测阑尾炎时，可接受的假阴性率是什么？在这种情况下另一种原因确认需多长时间？

据报道假阴性剖腹手术率达 10% ～ 20%。在这些病例中约 30% 的腹痛原因是确定的，如肠系膜淋巴结炎、Meckel's 憩室炎、盲肠憩室炎、盆腔炎性疾病、异位妊娠或回肠炎。

18. 对于感染人类免疫缺陷病毒的急性腹痛的患者什么是最好的检查方法？

在这种患者中有多种引起腹痛的原因，一致认为 CT 扫描是最好的检查。

19. 输卵管妊娠破裂的基本特征是什么？

- 闭经（月经周期紊乱）。
- 腹痛和骨盆痛。
- 单侧附件区肿块。
- 失血征象但在胃肠道中无出血。

20. 急性肠梗阻的特点是什么？

- 恶心呕吐。
- 停止排气。
- 腹部手术史或疝。
- 蠕动导致的疼痛（绞痛——每 10 分钟为空肠梗阻和每 30 分钟为回肠梗阻）。

21. 列举大肠梗阻的临床特点和病因。

- 大部分患者年龄大于 50 岁。
- 渐进的下腹部发生痉挛性疼痛。
- 腹胀是一个突出特征。
- 用腹部 X 线或 CT 扫描区分扩张的结肠袋和小肠。
- 原因包括肿瘤梗阻、憩室炎、血肿（创伤或出血障碍）和盲肠或者乙状结肠扭转。

22. 列举憩室炎的临床特点。

- 大于 50 岁。
- 局部左下腹疼痛（通常持续数天）。
- 左下腹部明显压痛。
- 低热和白细胞增多（注意 45% 会白细胞计数正常）。

在西方国家左侧憩室炎仅发生在 1.5% 的患者，但是在亚洲更普遍。多达 75% 的患者表现为右下腹疼痛，常被误诊为急性阑尾炎。

23. 憩室炎 CT 表现特点是什么？

- 结肠周围的脂肪软组织密度增加，继发于炎症（98%）。
- 结肠憩室（84%）。
- 肠壁增厚（70%）。
- 软组织表现为蜂窝织炎和结肠周围液体聚集，代表脓肿（35%）。
- 敏感度、特异度、阳性和阴性预测值为 97%、100%、100% 和 98%。

注解：在 10% 的患者中，憩室炎不能与癌症区分，需要行轻柔谨慎的内镜检查。

24. 列举急性胆囊炎的临床特点。

- 患者曾有轻微的腹痛发作史。
- 饭后通常发生腹痛，尤其夜间进食大量富含油脂的食物之后。
- 典型的疼痛发生超过 20 ～ 30 分钟，之后增强。
- 持续超过 1 ～ 2 小时的疼痛通常伴随着胆囊壁炎症。
- 90% 的患者伴恶心；50% ～ 80% 疼痛发作后伴呕吐。
- 后背放射痛是常见的；10% 的患者伴有右肩胛骨的放射痛。
- 常见低热。
- 通常表现为右季肋部疼痛。屏气吸气时能触及右季肋部疼痛提示胆囊炎症（Murphy's 征）。
- 诊断检查包括 HIDA 扫描或 US。

25. 除了急性胆囊炎，右上腹部疼痛还有什么鉴别诊断？

- 肝：重型肝炎伴肿胀和肝管的牵拉、肝转移、Fitz-Hugh-Curtis 综合征、充血性肝病（肝静脉栓塞、Budd-Chiari 综合征），肝癌或肝腺瘤伴梗死或内出血。
- 胰腺：胰腺炎、胰腺假性囊肿。
- 胃肠道：穿孔或未穿孔的消化性溃疡、急性阑尾炎（盲肠后位）。
- 肾：肾盂肾炎、肾结石。
- 肺：肺炎、肺栓塞、胸膜炎。
- 心脏：心肌梗死、心包炎。
- 水痘带状疱疹。

26. 对于急性腹痛的患者何时施行手术？

在外科医生判断下，手术干预能识别和治疗该疾病。良好的手术判断和直觉是无法替代的。

27. HIV 感染的患者何种情况可以导致急性腹痛？

艾滋病患者可在任何情况下导致腹痛；所有非 HIV 特异性诊断均可以考虑。穿孔最常见是由于远端小肠或结肠感染巨细胞病毒（CMV）；这是最常见的 HIV 感染持续阶段的急性腹痛的病因。CMV 感染血管内皮细胞导致黏膜缺血性溃疡并穿孔。艾滋病病毒相关的淋巴瘤和 Kaposi 肉瘤也可以导致穿孔，但这一发现是罕见的。在艾滋病感染的患者中，获得性免疫缺陷综合征，视盘炎和药物诱导的胰腺炎［如喷他脒、磺胺甲噁唑 - 甲氧苄啶（复方新诺明）、地达诺新、利托那韦］是唯一引起腹痛的病因。

28. 系统性红斑狼疮的患者腹部疾病的风险会增加吗？

约有 2% 的系统性红斑狼疮患者有狼疮性血管炎，这是系统性红斑狼疮最严重的并发症之一。致死率达 50% 多。肠道壁的小血管感染导致溃疡、出血、穿孔和梗死。

29. 结节性多动脉炎（PAN）患者的严重胃肠道症状有多常见？

PAN 是内脏参与的血管炎。胃肠道出血中 6% 来自于肠道缺血，5% 来自肠穿孔，1.4% 来自肠梗死。非结石性胆囊炎发生达 17% 由于胆囊和胆囊动脉的直接的血管损伤。

30. 在吸毒者什么原因出现急性腹痛考虑什么原因?

静脉注射和吸食可卡因已报道可引起急性肠系膜缺血或"裂纹肚"。注射药滥用者的心内膜炎可能与肠系膜动脉栓塞和肠梗死有关。

31. 急性腹痛的罕见病因是什么?

- 嗜酸细胞性胃肠炎。
- 肠脂垂炎。
- 地中海热。
- 遗传性血管性水肿。
- Addison's 疾病（急性肾上腺功能不全）。
- 糖尿病酮症酸中毒。
- 卟啉症。
- 镰状细胞危象。

感谢上一版的作者 Peter R.McNally，DO 和 James E.Cremins，MD 对本章的贡献。

（常 越 译校）

急性感染性腹泻的评估

Ramiro L. Gutiérrez, MD, MPH, CDR, MC(UMO), USN, Wesley R.
Campbell, MD, Scott E. Cunningham, MD, CPT (P), MC, Mark S.
Riddle, MD, MPH&TM, DrPH, and Patrick E. Young, MD

Chapter

第 *54* 章

流行病学

1. 急性腹泻的定义是什么?

腹泻主要是指在基线水平上排便频率和性状的改变。为深入研究,急性腹泻被定义为一天排便 3 次以上的异常松软大便,且病程少于 14 天。一般每天的排出量从正常的 100mg 增加到 200mg,这与排便频率过高有关。急性腹泻通常由肠道感染或预毒素引起(尽管严重系统性感染可能与腹泻相关),或由药物治疗副作用,吸收不良和渗透过程,炎症性肠病(IBD)或血管疾病引起。

2. 在美国感染导致的急性腹泻有多常见?

基于最新美国疾病控制与预防中心的评估,在美国每年通常因已知的病原体感染导致的食源性疾病约有 940 万例,约 5.6 万人住院治疗,1300 人死亡。大多数疾病由诺瓦克病毒、沙门菌、预毒素和弯曲杆菌引起。此外,每年因不明原因病原体导致的 3840 万急性腹泻的患者中约有 7.2 万人住院治疗。

3. 哪种生物细菌产生的毒素可引起急性腹泻?

进食后迅速(< 12 小时)出现的症状包括恶心、呕吐或腹泻,与吸收的预毒素有关。这些毒素对热稳定,即使食物加热后仍可保持毒性。最常见的症状主要是由热稳定的金黄色葡萄球菌肠毒素、蜡样芽孢杆菌肠毒素(常与大米有关)和产气荚膜梭菌(在加热的肉,汉堡中常见)引起的。病程通常呈自限性。点源性暴发很多情况下与最近的饮食有关。另外,常见的鱼肉毒和鲭亚目的海鲜中毒,分别由生物积累和腐烂产生的热稳定毒素引起,可表现为腹泻。

4. 持续性腹泻的定义是什么?

腹泻症状持续 14 天或更长时间通常称为持续性腹泻。持续性腹泻与急慢性腹泻的鉴别诊断有所不同。关于感染,肠道细菌性病原体、寄生虫和原生动物更有可能导致持久的疾病,而病毒性病原体不常见。在不同的持续性腹泻中应考虑以下病原体的鉴别诊断。

- 细菌及支原体:弯曲菌、弧菌、大肠杆菌、志贺菌、沙门菌、梅毒、支原体 [性病淋巴肉芽肿(LGV)]
- 寄生虫(蠕虫):类圆线虫属感染可能导致结肠炎。
- 原生动物:贾第鞭毛虫、等孢球虫、环孢子虫、隐孢子虫。
- 吸收障碍型:热带口炎性腹泻、乳糜泻、乳糖不耐症。

5. 非炎性和炎性腹泻综合征有什么特征?

非炎性腹泻包括水样腹泻、非血性腹泻、非脓性症状,通常缺乏发热或肌痛等系统性症状和体征。往往不易确诊，并且过程呈自限性。炎性腹泻通常量少，呈黏液状或血便，常伴有里急后重、发热和更显著或严重的腹痛。在实验室评估中，炎性腹泻表现出粪便中白细胞明显升高和乳铁蛋白阳性。涉及结肠（结肠炎）时几乎均有大量的白细胞。

6. 与炎性腹泻相关的疾病和感染是什么？

炎性腹泻通常与引起黏膜破坏的疾病有关。黏膜破坏可能由原发性疾病（IBD）或继发性疾病（侵入性传染性生物体）引起。与腹泻有关的侵袭性病原菌包括沙门菌、志贺菌、弯曲杆菌、肠出血性大肠杆菌（EHEC；O157：H7）、肠侵入性的大肠杆菌、其他志贺产毒大肠杆菌（STEC）、梭状芽孢杆菌、大肠阿米巴和鼠疫侵入性大肠杆菌。非感染性炎性腹泻的原因包括溃疡性结肠炎、克罗恩病、放射性肠炎、缺血性血管疾病和憩室炎。

7. 哪些疾病和感染与非炎性腹泻有关？

非炎性腹泻通常是由非侵入性病原体感染引起的，这些病原体会产生毒素或利用其他方式促进分泌过程。病原体包括霍乱弧菌、产肠毒素的大肠杆菌、葡萄球菌、梭菌毒素、病毒、原生动物、隐孢子虫和贾第虫属。

8. 哪种人群是急性腹泻的高危人群（发病率和死亡率）？

青少年、老年人和免疫缺陷的患者急性腹泻的发病率和死亡率是最大的。其他危险因素包括前往发展中国家，包括工作或参加托管及那些正在接受或最近接受抗生素治疗的患者，但是在年轻和健康人中的死亡率是比较罕见的。

在发展中国家，主要是撒哈拉以南的非洲和亚洲，5岁以下的儿童患腹泻病的比率明显增高，不成比例地患腹泻病。急性和持续性腹泻感染是儿童死亡率和发病率的主要原因。每年约80万的儿童死于腹泻病。

同时，每年旅行者腹泻达到2000万人，是最常见的旅行相关疾病。

9. 在发达和发展中国家可预防病毒性病原体的疫苗有哪些？什么病毒是导致小儿腹泻的主要病因？

轮状病毒感染是一个全球腹泻疫情暴发和散发腹泻的主要病因。在儿童和老年人中，轮状病毒腹泻暴发导致严重的发病率和死亡率，在最近的调查中发现，该病毒也是发展中国家的婴幼儿出现中度到重度腹泻的常见病因。

10. 在西方国家急性传染性胃肠炎暴发和散在的病例中最常见的原因是什么？

在西方国家的胃肠炎疾病中，诺瓦克病毒感染仍是急性散发性腹泻和暴发性腹泻最常见的病因。在美国，估计每年有2100万例诺瓦克病毒感染的腹泻病。诺瓦克病毒是杯状病毒家族的成员，包括五种基因家族型（Ⅰ～Ⅴ型）。尽管一些基因家族型可以在人类和动物中并存感染，但是大多数暴发性感染是由人际传播引起的。大多数的流行菌株为GⅡ4亚型。

11. 什么病原体最有可能出现腹泻带血或急性痢疾？

侵袭性细菌病原体和较小范围的变形虫感染最可能表现出腹泻伴发热或痢疾。细菌病原体常见的有志贺杆菌、非典型性沙门菌、弯曲杆菌、产志贺毒素大肠杆菌和肠出血性大肠杆菌。痢疾阿米巴的病原体、阿米巴变形虫也可能导致结肠炎水性和血性腹泻。

12. 大肠杆菌亚型的致腹泻机制是什么?

有六种腹泻型大肠杆菌的亚型:

- 产肠毒素大肠杆菌(ETEC):主要致病机制是产生热不稳定或热稳定,或者两者都有的毒素,在发展中国家是导致旅行者腹泻的最常见病原体。

- 弥散黏附型大肠杆菌和肠致病型大肠杆菌:在小于2岁的儿童中常见。小肠的黏附性更强。

- 肠侵袭型大肠杆菌(EIEC):能够侵入黏膜层(3型分泌);引起类似志贺杆菌小肠结肠炎的表现。

- 肠黏附型/综合大肠杆菌(EAEC):是儿童和旅行者慢性持续腹泻的主要病因,是除了产肠毒素大肠杆菌之外最常见的旅行者腹泻的病因。

- 肠出血性大肠杆菌(EHEC):见于相关的结肠炎、腹泻带血和溶血性尿毒症综合征(HUS)。病理结果反次于志贺毒素的产物。血清学O157:H7是最常见的EHEC。它最主要的传播方式是通过食物传播,尤其是储存的牛肉产品。用酶联免疫吸附剂检测可分离山梨糖醇-麦康基琼脂和毒素产物(不发酵山梨糖醇)。溶血性尿毒症综合征在5%~15%的儿童患者中发生,其中抗生素治疗与溶血性尿毒症综合征的发病率有关。

- 产志贺毒素大肠杆菌(STEC)-志贺毒素:除了EHEC外,STEC-志贺毒素产生菌株是2011年发现的,O104:H4的暴发是导致成年人疾病的主要病原体,在某些情况下与溶血性尿毒症综合征有关。

13. 与志贺菌病最相关的流行病学特征和物种是什么?

在美国等发达国家,志贺杆菌感染更常见与贺氏杆菌宋内菌株有关。弗氏志贺菌感染在发展中国家更普遍,也是美国第二大最常见并需隔离患者的志贺杆菌物种。痢疾虽然少见,但是会导致较严重的感染和流行的发生。在美国,志贺菌病最常见于儿童的托儿所、个人机构和男同性恋场所。志贺菌病也是旅行者腹泻和痢疾的一个重要病因。

14. 旅行者到东南亚旅游在急性腹泻时应避免使用哪种抗生素类药物?

在东南亚,弯曲杆菌菌株普遍耐受喹诺酮类药物,在其他地区如发病率上升的俄罗斯、印度和一些东欧国家,这种情况也逐渐增加。这种抗生素类的耐药性使得他们对这些地区的旅行者腹泻的经验性治疗显得更为棘手。在弯曲杆菌感染有可能耐药的地区,目前阿奇霉素成为旅行者腹泻经验性治疗的首选药物。弯曲杆菌也是比较常见的导致痢疾的病因,不管在哪都应该避免使用喹诺酮类药物治疗。

15. 摄入生蚝后导致急性腹泻的机制是什么?

不管野生的还是人工养的生蚝(牡蛎)及其他滤食性生物都能够吸收和收集肠道病原体。因此,摄入牡蛎可能获得病毒性和细菌性肠道感染。相关的常见病原体包括弧菌物种,尤其是副溶血性弧菌,可引起腹泻疾病。诺瓦克病毒暴发性感染也被认为与摄入牡蛎有关。创伤弧菌感染可能与吞食这类食物有关,但主要与免疫功能低下和终末期肝病或肝硬化患者的败血症及坏死性筋膜炎相关。

16. 在免疫功能不全的寄主中急性腹泻有什么独特的病因学因素?

参见第56章更多讨论。免疫球蛋白A缺乏,人类免疫缺陷病毒(HIV)和获得性免疫缺陷综合征,器官移植,免疫抑制的风湿病和临床化疗都可能使人易患肠道感染。这些寄主易感染引起急性腹泻的常见病原体,但也易感染通常对正常宿主没有影响的病原体,如分枝杆菌、环孢虫、等孢子球虫属、隐孢子虫、巨细胞病毒和疱疹。

17. 哪些感染因子与 HIV 患者急性和持续性腹泻疾病相关?

免疫缺陷的程度会影响鉴别诊断。一般来说,在 HIV 感染者中可以看到与免疫活性正常居民相同的病原体,但是对于这些病原体而言,持续和慢性感染更常见。另外,提示侵入性疾病的症状发生可能与正常的非侵入性的致病菌有关。HIV 的高度活性、抗反转录病毒治疗和直接病毒感染者也可能是导致腹泻的常见原因。

在这些细菌中,沙门菌(非伤寒样菌血症)是需要特别注意并且易复发的菌种。其他的还有弯曲杆菌、志贺杆菌。鸟型分枝杆菌复合体甚至出现非显著的腹泻,通常表现为整体消耗综合征的一部分。

寄生虫类中包括隐孢子虫、微孢子虫(艾滋病患者中慢性腹泻的常见原因)、蓝氏贾第鞭毛虫、痢疾变形虫、粪类圆线虫、贝氏等孢子球虫和环孢子虫。

18. 在实体器官移植的患者中急性腹泻的常见病因是什么?

缬更昔洛韦的使用可减少与巨细胞病毒相关的疾病。社区病毒性病原体,尤其是诺瓦克病毒较常见。在结肠炎的发病机制中,巨细胞病毒仍然是最常见的病因。巨细胞病毒在活组织切片的聚合酶链反应(PCR)中并不总是与致病因子相关,当抑制抗病毒治疗时,巨细胞病毒疾病的组织证据(组织病理学说)就显得有效。

寄生虫感染率在器官移植受者中并不完全清楚且在发展中国家更常见。感染的诱因可能是支气管肺炎、长期发热和脑膜炎。感染途径包括新创、重新激活潜伏性感染或传输的污染。

19. 急性腹泻的哪种细菌机制是人类最重要的寄生菌且更可能通过人与人的接触导致疾病的传播和暴发?

志贺菌属(宋内、痢疾、福氏和鲍氏)是高度适应人类宿主和人类是最重要的寄生菌,并可能导致暴发,包括家庭密切接触、日托机构和通过食物接触。痢疾志贺杆菌毒素偏高可导致严重的疾病,并且与发展中国家的流行疫情有关。

20. 在定义急性腹泻的症状时什么现病史和既往史特征是最有价值的?

宿主因素(年龄、免疫状态、药物史、共存疾病)、地域和社会经济状况严重影响着传染性腹泻疾病的鉴别诊断。腹泻的类型和发病的地理位置是有用的鉴别因素。表 54-1 总结了常见的腹泻症状的流行病学特征。

表 54-1　常见的传染性腹泻综合征的患病和感染原因分类

表现	预计患病率	发达国家	发展中国家
急性水样腹泻	90%	病毒、预毒素	产肠毒素大肠杆菌、其他致泻型大肠杆菌、沙门菌、志贺杆菌、耶尔森菌
急性痢疾	5%～10%	志贺杆菌、侵袭性大肠杆菌、弯曲杆菌	志贺杆菌、侵袭性大肠杆菌、耶尔森菌、大肠阿米巴
持续性腹泻(>2周	3%～4%	肠致病性大肠杆菌、鞭毛虫、耶尔森菌属、弯曲杆菌	致肠病的大肠杆菌、贾第虫属
大量/米水样便	1%	沙门菌、产肠毒素大肠杆菌	霍乱弧菌、产肠毒素大肠杆菌
出血性结肠炎	<1%	肠道出血型大肠杆菌、STEC	肠道出血型大肠杆菌

STEC. 产志贺毒素大肠杆菌

21. 旅行者腹泻最常见的病因是什么？

产肠毒素大肠杆菌（ETEC）感染是导致世界大多数旅行者腹泻的病因。ETEC 菌株导致不同程度的水样腹泻源于一种或两种肠毒素：热稳定毒素和热不稳定毒素。毒素的变异与霍乱毒素密切相关并可导致大量的腹泻。其他的致腹泻的黏附型 / 综合大肠杆菌（EAEC）、弯曲杆菌、志贺杆菌和沙门菌感染也是常见的。病毒和寄生虫感染导致腹泻较少见。

诊断和治疗

22. 用什么检查诊断感染性腹泻？

尽管在临床实践中，常规的粪便培养和显微镜检查（对于卵细胞和寄生虫）对于细菌（大肠杆菌、沙门菌和弯曲杆菌）是有用的，但新的更快、更敏感和更省力的检验方法已经被研发出来。酶免疫测定（EIA）检测致病性抗原已经成为许多原生动物、病毒和细菌产物的实验室检查。病毒性病原体是自限性感染，因此检测结果并不等同于临床表现。PCR 技术已广泛被用于许多病原体的检测，单个标本（多种 PCR）的病原体也多是用商用工具 PCR 检测的，已经被 FDA 批准，可成为未分化腹泻的首选检测方法（表 54-2）。

表 54-2 常见微生物测试评估感染性腹泻的敏感度和特异度		
粪便检查	敏感度（%）	特异度（%）
粪便白细胞	55 ~ 70*	63 ~ 87*
乳铁蛋白	71 ~ 92*	79 ~ 100*
弯曲杆菌毒素测试	70 ~ 90	100
弯曲杆菌 PCR 测试	100	96
弯曲杆菌 EIA（毒素 A 或 B）	61 ~ 94	96 ~ 99
弯曲杆菌 EIA（GDH）	100	61 ~ 73
弯曲杆菌 LAMP 测试	98	98
弯曲杆菌 EIA	75 ~ 100	97 ~ 98
志贺毒素 EIA	92 ~ 100	98 ~ 100
贾第鞭毛虫 EIA	94 ~ 99	100
大肠阿米巴 EIA	82	99
复 PCR 测试	87 ~ 100	93 ~ 100

* 炎症性腹泻的敏感度和特异度

EIA. 酶免疫测定；GDH. 谷氨酸脱氢酶；LAMP. 环介导等温扩增法；PCR. 聚合酶链反应

23. 何时应做常规的粪便培养？

在临床工作中过度应用粪便培养检查往往浪费时间和金钱。粪便检查包括沙门菌、弯曲杆菌、志贺杆菌和产志贺毒素大肠杆菌。在提交的样品中只有 1.5% ~ 5% 的表现为阳性。粪便培养在非住院的腹泻疾病持续超过 5 天的患者中效果较好，如出现在可疑的痢疾、严重的腹泻和疾病的暴发等。粪便培养不应该应用于住院超过 3 天的患者。

24. 如何区分炎症性肠病和急性感染性腹泻？

炎症性肠病的起始表现有时很难与多种形式的急性感染性腹泻区分。持续性腹泻，伴便中带血（＞ 7 天）可考虑为 TBD，可伴有传染性检查阴性及缺乏有经验性治疗。在 20 ～ 30 岁，患有复发性或慢性胃肠道疾病史，有肠外表现如口腔溃疡、葡萄膜炎、关节痛、结节性红斑、脓皮病和坏疽的患者应考虑有 IBD。虽然在早期疾病阶段，炎症性肠病和急性感染性腹泻的内镜特征非常相似，但较低的内镜检查有助于区分诊断。炎症性肠病中炎性标志物，如红细胞沉降率对 TBD 诊断的特异性较好，通常表现出明显升高。

25. 腹泻的患者何时考虑非肠道的病原体导致的系统性感染？

多数肠道病原体表现为腹泻型的临床症状，但也有可能表现为其他的症状（如头痛、肌痛、发热和心神不宁）。大多数感染是自限性的，可在数天内自行恢复。导致更严重的疾病（沙门菌、志贺杆菌、梭状芽孢杆菌）的菌种通常可通过粪便检查被识别。许多其他的非肠外传染性病原体和系统性疾病可表现为腹泻。因此，当患者表现为持续的腹泻而粪便检查为阴性时，应考虑到这些潜在的病因学因素或症状为不典型传染性腹泻症状（高热＞ 39.4℃、黄疸、咳嗽和意识改变）时。

26. 内镜检查应考虑评估急性感染性腹泻吗？

内镜检查并不是常规评价急性腹泻的方法，但是在多数情况下可以考虑选择。在评估持续性血便性腹泻和阴性感染，以及对于经验性治疗无效的炎症性肠病的患者时，内镜检查可能是有用的方法。当强烈的怀疑梭状芽孢杆菌而粪便检查为阴性时，乙状结肠镜检查可发现特征性假膜。此外，内镜对于免疫功能不全的患者在评估巨细胞病毒导致的结肠炎时可能有帮助，同时也需要组织诊断。

27. 评估梭状芽孢杆菌感染最好的检查是什么？

传统上，梭状芽孢杆菌感染的诊断是基于 EIA 试验和产毒素生物培养及细胞毒性检测确诊。EIA 试验的敏感性有限，并需要一定的确诊时间和劳动力，这使得更迅速和可信的实验被研究问世。PCR 实验已成为许多机构的首选试验，因为它们是高速（数小时之内）且具有高敏感性和特异性。环介导的等温扩增分析比 PCR 更快（1 小时）更简单，在未来诊断梭状芽孢杆菌感染时能发挥更大作用。美国感染疾病学会 2010 年指南推荐了两部程序，最初的 EIA 检测谷氨酸脱氢酶（GDH），之后确认产毒素的培养分析或细胞培养细胞毒素 B 检验。内镜检查并不灵敏，且具有侵入性和费用昂贵，不应常规日常使用。

28. 对于急性感染性腹泻，什么是必要的治疗检查？

在大部分感染性腹泻的病例中，症状缓解就足够的了。但在症状已经被控制的梭状芽孢杆菌感染的患者中无法证明其已明显治愈性。因此，很多健康部门要求患有沙门菌感染与餐馆工作人员进行粪便检查，以证明他们在返回工作岗位之前不再携带细菌，但学术团体或联邦政府则没有官方要求。因此，供应商应咨询当地卫生部门有关此事的机构。

29. 梭状芽孢杆菌感染的治疗有哪些？

治疗梭状芽孢杆菌感染首先就是阻止任何有害抗生素的使用。如果症状持续，根据临床情况治疗。对于轻度到中度的感染，口服甲硝唑（500mg，一天 2 次，10 ~ 14 天）。重型感染者（以下两点或者更多：体温＞ 38.3℃，年龄＞ 60 岁，白蛋白＜ 0.025g/L，白细胞计数＞ 15×10⁹/L；两点：假膜性结肠炎或在重症监护室）应口服万古霉素（125mg，一天 3 次，10 ~ 14 天），约 20% 有效。严重感染的并发症需要静脉滴注甲硝唑（500mg，每 8 小时 1 次）。高剂量的万古霉素、替代的抗生素（利福昔明）、粪便微生物移植可考虑用于复发性疾病。

30. 急性感染性腹泻患者口服补液的作用是什么？

ORS 彻底改变了全世界急性感染性腹泻的治疗方法。口服补液盐能协同钠和葡萄糖转运到空肠，这种机制是不受肠道分泌病理性增加影响的，可增加水吸收。世界卫生组织口服补盐液在许多实验中已证明能减少成人的发病率和儿童的发病率与死亡率。在儿童急性胃肠炎治疗中，一对一的口服补盐液试验相当于静脉水化疗法。因为它减少腹泻量，所以低渗性 ORS 是治疗的首选。

31. 口服补盐液的剂量是多少？

剂量取决于脱水的程度。对于轻度脱水（减少体重的 3% ~ 5%），在 2 ~ 4 小时摄入 50mg/kg 是适量的。对于中度脱水（减少体重的 6% ~ 9%），在相同的时间内剂量应该增加到 100ml/kg。如果脱水更严重，建议口服补盐液之后 4 小时内以 100ml/kg 剂量行静脉水化治疗。

32. 急性感染性腹泻的治疗中抗动力药的机制作用是什么？

大多数的急性腹泻病是自限性的，持续低于 24 小时，不需要抗动力药（AMA）。对于长时间的持久的腹泻疾病，AMA 可降低总腹泻持续时间，从而提高生活质量。尽管 AMA 相对安全，但在下面的情况中应禁用或慎用。患者病情很严重，已经明确或可疑梭状芽孢杆菌或大肠杆菌 O157：H7 感染，高热或痢疾。AMA 也应该在小于 3 岁的儿童中使用，因为在这些人群中会增加不利的因素。对于旅行者腹泻 AMA 联合抗菌剂能将疾病的病程从 3 ~ 5 天缩短到 24 小时内，尤其对于这些时常腹泻和预防治疗的患者。

33. 抗寄生虫药（APA）在治疗急性腹泻疾病时有重要的作用吗？

在发达国家中，对于免疫能力强的患者，经验性地使用 APA 在治疗急性腹泻疾病中未起到重要的作用。在发展中国家的患者或免疫受抑制的患者中，APA 治疗可基于测试的结果（图 54-1）。

34. 急性感染性腹泻的患者使用抗生素的适应证是什么？

急性腹泻时抗生素的选择在很大程度上取决于传染病种类。在发达国家,大多数急性腹泻是自限、病毒性的，使用抗生素无意义。在被确认或高度怀疑的病原体（梭状芽孢杆菌、鞭毛虫、肠出血性大肠杆菌、产肠毒素大肠杆菌、肠侵袭性大肠杆菌、志贺菌属、等孢球虫属、微孢子虫、环孢子虫、大肠阿米巴）感染的病例中，使用抗生素是合理的。对于感染如非伤寒样沙门杆菌，抗生素不但没有益处，而且能延长致病菌的清除。不幸的是，大多数临床医生在识别病原体之前便做出抗生素治疗的处理决定。因此，临床表现和病原体检测有助于诊断和指导治疗。经验性的喹诺酮类药物治疗在成人腹泻炎症中是有效的，但不应用于产志贺毒素大肠杆菌感染。志贺毒素产物可在大部分临床的微生物实验室检查中被轻易诊断。

35. 抗生素的使用是如何影响溶血性尿毒症综合征的风险的？

在美国，大部分溶血尿毒症相关的腹泻与产志贺毒素大肠杆菌 O157：H7 的感染有关，通常来自污染的牛肉。在一系列病例中，10 岁以下的儿童使用抗生素似乎能增加溶血性尿毒症综合征的风险。尽管关于成年人的数据并不清楚，但没有证据表明抗生素的使用能缩短疾病或减少症状的持续时间，因此不应该在这些情况下使用抗生素。

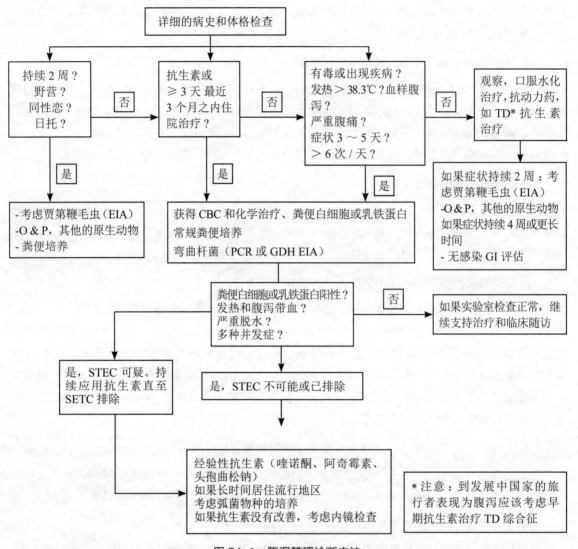

图 54-1　腹泻管理诊断方法

CBC. 全血计数；EIA. 酶联免疫法；GDH. 谷氨酸脱氢酶；GI. 胃肠道；O & P. 卵子和寄生虫；PCR. 聚合酶链反应；STEC. 产志贺毒素大肠杆菌；TD. 旅行者

腹泻疾病的长期后果和后遗症

36. 什么后遗症与急性肠道感染有关？

越来越多的长期及其他后遗症与肠道感染有关。在机制上，流行病学及肠道感染与自身免疫现象如吉兰 - 巴雷综合征（GBS）和反应性关节炎之间的动物模型联系紧密。在过去的 10 年里，流行病学证据和大量队列研究表明肠易激综合征和肠道感染后的功能性胃肠道疾病风险正在增加。最新证据表明一些肠道感染腹腔疾病和炎症性肠病之间存在潜在联系。

37. 急性腹泻的哪些细菌最容易导致菌血症和远期异位病灶的感染？

非伤寒样沙门杆菌是侵袭性的，并且可能在肠道感染之后导致菌血症。在老年人中，沙门菌病感染后被报道可能导致心内膜炎和其他感染性病灶。沙门菌感染是菌血症共同的环境，但是最有用的培养来自于骨髓抽吸培养。

38. 什么肠道感染与 GBS 有关？

呼吸道和肠道感染、接种疫苗和其他的免疫影响与 GBS 有关。GBS 一种自身免疫性脱髓鞘和轴突周围神经病变，通常表现为进行性加剧的衰弱和瘫痪。空肠弯曲杆菌感染是与 GBS 相关的最常见感染，并且通常是轴突亚型。主要的机制可能是细菌脂多糖的分子模型和周围神经的部分神经节苷脂。在发展中国家的 GBS 中，估计 1/3 的急性迟缓性瘫痪病例是由弯曲杆菌属导致的。

39. 什么肠道病原体与反应性关节炎相关？

一些肠道致病菌可能与传染后自身免疫性关节炎症状相关。弯曲杆菌、沙门菌、鼠疫耶尔森菌和志贺杆菌是最常见的病原体。最近，大肠杆菌和弯曲杆菌肠感染与关节痛和关节炎综合征有关。另外，对于不对称的少关节炎，有些患者可能出现结膜炎或皮肤疹（脓溢性皮肤角化病或结节性红斑）。治疗包括抗感染和抗炎治疗（非甾体抗炎药物、改变病情的药物、类固醇）。

40. 在治疗急性腹泻时益生元和益生菌发挥何种作用？

益生菌被用于治疗急性腹泻仍存在争议。其原理基于益生菌机体竞争结合位点，但也可能产生代谢物和酸性有害物质作用于肠道病原体。证据支持和反对的方法难以评估，因为存在各种各样的益生菌和配方类型（酿酒、嗜酸乳杆菌、双歧杆菌等）及方法学的因素。因此，这种方法证据难以评估。2010 年的 Cochrane 评论包括 63 项研究，展示使用益生菌缩短腹泻事件及不良事件的发生的作用降低。

41. 布雷纳德的腹泻是什么？如何确诊和治疗？

布雷纳德腹泻是一种特发性的慢性腹泻综合征，在流行病学上与点源暴发相关。第一次流行暴发于 1986 年，描述与原料奶消费相关，文献中的大多数数据都是暴发的一部分。临床上，患者报告特点为慢性腹泻的反复发作，对抗生素治疗无效和微生物评估阴性。一项内镜的研究报道，类似胶原和淋巴细胞结肠炎，结肠上皮淋巴球增多在病例中更普遍。怀疑可能存在传染性病因，但是尚未被证实。阿片类药物 AMA 可用于控制部分患者的症状。

42. 在美国，食源性疾病的主要危险因素是什么？

在美国，大部分食源性的疾病主要受有限数量的致病性食物组合影响，包括家禽中的弯曲杆菌；猪肉和牛肉中的弓形虫；熟肉和奶制品中的李斯特菌；家禽、鸡蛋和复合食物中的沙门菌；在复杂食物中的诺瓦克病毒。

43. 什么建议适合患者从内部预防急性腹泻？

动物源性食物是最可能污染的（如生肉和家禽、生鸡蛋、未经高温消毒的牛奶和生贝类）。生吃水果和蔬菜也可能发生污染。洗涤只能减少污染而不能消除污染。建议采取下列一些简单的预防措施来降低食源性疾病的风险。

● 建议烹饪肉类、家禽和蛋。

● 分开：避免交叉感染，做到生熟分开，接触生肉后及时洗手。

● 冷藏：如果 4 小时内不能食用完的剩菜，应该立即冷藏。

● 清洗：清洗食物。用流动的自来水冲洗最外层的残留。

● 报告：向当地卫生部门报告疑似的食源性疾病的病例。公民的报告是早期发现疫情的关键，同时也是了解个人和人群风险的关键。

（常　越　译校）

慢性腹泻

Lawrence R. Schiller, MD

1. 慢性腹泻的定义是什么?

腹泻被定义为排便的频率和水分的增加。对于多数患者来说,腹泻意味着稀便。虽然稀便常伴排便频率的增加,但是多数患者不能明确腹泻时排便的频率。因为粪便的性状很难量化,所以许多研究者使用排便频率作为定量腹泻的标准。按照这一标准,每天排便大于两次的"稀水"样便即称为腹泻(表 55-1)。许多读者也用粪便的重量定义腹泻。正常粪便重量平均女性约为 80g/d,男性约为 100g/d。正常粪便重量的上限(计算均值加上两个标准差)约为 200g/d。正常的粪便量取决于饮食摄入量,一些患者摄入高纤维饮食超过 200g/d,但是没有报道他们有腹泻。因此,粪便的重量不是腹泻的完美标准。

表 55-1　腹泻的诊断标准

标准	正常范围	腹泻
增加粪便次数	3 ～ 14 次 / 周	>2 次 / 天
多水性的粪便	软且成形的粪便	稀松不成形
增加粪便重量		
男性	0 ～ 240g/24h	>240g/24h
女性	0 ～ 180g/24h	>180g/24h

2. 还有什么其他疾病可描述为腹泻?

即使粪便是成形的,偶尔大便失禁也可称为腹泻。医生必须谨慎区分大便失禁和腹泻,因为粪便失禁通常是由于肌肉和神经调节机制的问题,而不仅仅是异常或液体的粪便。

3. 腹泻的基本机制是什么?

腹泻是由于怕肠内容物的水分无法被完全吸收。正常的粪便约有 75% 的水和 25% 的固体。正常的粪便水稀出量为每天 60 ～ 80ml。粪便水的排出量增加 50 ～ 100ml 足以引起松散的粪便。这些容量仅为小肠内 1% 的液体总量。因此,当 1% ～ 2% 吸收不良的液体进入小肠就足以导致腹泻(图 55-1)。

4. 什么病理过程可导致腹泻?

粪便中含水量增加是由于一些溶质存在使得内腔渗透压升高形成水潴留。该溶质可以是一些吸收不良的渗透活化物质,如镁离子,或可能积累电解质,如钠或钾,通常容易被小肠吸收。当粪便摄入过多不吸收的物质,称为渗透性腹泻。这也包括乳糖吸收不良和渗透性药物引起的腹泻。当电解质吸收减少或额外电解质分泌增加时导致的腹泻,称为分泌性腹泻。分泌性腹泻的原因包括感染,特别是感染产生毒素减少肠道液体电解质的吸收;疾病或手术导致的黏膜表面积的减少;离子传输机制的缺乏;黏膜的炎症;摄入的药物或毒物;内源性促分泌素如胆汁酸;由异常神经调节和激素引起的功能障碍及产生循环分泌物的肿瘤。

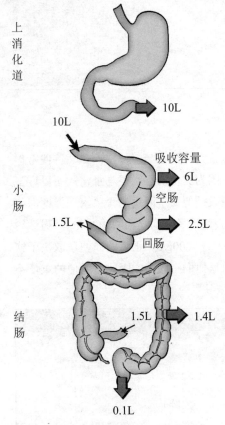

上消化道

10L

10L

小肠

吸收容量
6L
空肠

1.5L

2.5L
回肠

结肠

1.5L

1.4L

0.1L

图 55-1　液体通过肠道负荷

每天有 9 ～ 10L 的液体进入空肠。这包括约 2L 摄入的食物和饮料，1.5L 的唾液，2.5L 的胃液，1.5L 的胆汁和 2.5L 的胰液。空肠吸收了大部分的营养，回肠吸收剩余的大部分。结肠吸收达到 90% 以上的液体，只留下 1% 的原始液体进入空肠通过粪便排出。大量的液体在小肠吸收不良可以超过结肠的吸收能力，并导致腹泻。严重破坏结肠的吸收会导致腹泻，因为其后不再有水分吸收部分。因此，总肠吸收效率降低 1% 即可导致腹泻

5. 列举腹泻疾病的三种分类。

因为腹泻的鉴别诊断有很多，进行分类鉴定是很有必要的，腹泻的分类更易于对疾病的管理。获得免疫缺陷综合征（AIDS）和公共卫生常用的 3 个分类方案包括：

- 急性与慢性（4 周或更长时间）。
- 流行病学标准（旅行者、地区暴发流行、AIDS 或在人群密集的场所）。
- 粪便的特征（水、脂肪、炎症）。

水样大便通常呈流动性和无水、脓或脂肪。腹泻分成分泌型和渗透型，取决于大便电解质的浓度。脂肪粪便有过多的脂肪，可以通过定量测试或苏丹染色或定量分析来显示粪便中的脂肪。炎症性腹泻通常包括血或脓。如果不是非常明显，这些特征可以用粪便隐血试验或染色粪便中的中性粒细胞检测。通过粪便特征分类腹泻是医生能够快速区分可能和不太可能的诊断（表 55-2）。这些方案是非常有用的，建立一个合理的鉴别诊断，会导致测试和快速诊断更合理。

6. 根据流行病特点分析腹泻的可能原因是什么?

旅行者腹泻

- 细菌感染（主要是急性）。
- 原生动物的感染（如阿米巴、贾第虫属）。
- 热带口炎性腹泻。

流行和暴发

- 细菌感染。

- 病毒感染（如轮状病毒）。

- 原虫感染（如隐孢子虫病）。

- 布雷纳德腹泻（流行特发性分泌性腹泻）。

表 55-2　测试评估系统性疾病相关的慢性分泌性腹泻		
分类	疾病	诊断实验
内分泌疾病	甲状腺功能亢进、艾迪生病 全垂体功能减退症 糖尿病	促甲状腺激素 T$_4$，ACTH 刺激实验 氢化可的松 ACTH 刺激试验，TSH，血糖、糖基化的血红蛋白
内分泌肿瘤综合征	MEN-1（韦尔默综合征） 甲状腺功能亢进 胰腺内分泌肿瘤 垂体肿瘤（也可能包括肾上腺皮质肿瘤、甲状腺腺瘤） MEN-2a（Sipple 综合征） 甲状腺髓样癌 嗜铬细胞瘤 甲状旁腺功能亢进 MEN-2b（和 MEN-2a 阳性的神经瘤，Marfanoid 表型）	甲状旁腺素 促胃液素、VIP、胰岛素、胰高血糖素、催乳素、生长激素 ACTH 降血钙素 尿 -3 甲氧基肾上腺素 甲状旁腺素
血液病	白血病、淋巴瘤、多发性骨髓瘤	完整的血细胞计数、血清蛋白电泳
免疫系统障碍	AIDS 淀粉样变性 变异型免疫缺陷病 IgA 缺陷型	血清 HIV 黏膜活检 免疫球蛋白水平
重金属中毒		重金属筛查

ACTH. 促肾上腺皮质激素；AIDS. 获得性人类免疫缺陷综合征；HIV. 人类免疫缺陷病毒；Ig. 免疫球蛋白；MEN. 多发性内分泌瘤病；T$_4$. 甲状腺素；TSH. 促甲状腺激素；VIP. 血管活性肠肽

AIDS 的患者

- 机会性感染（如隐孢子虫病、巨细胞病毒、疱疹、鸟型结核分枝杆菌复杂型）。

- 药物不良反应。

- 淋巴瘤。

患者聚集

- 梭状芽孢杆菌毒素调节的结肠炎。

- 食物中毒。

- 粪便与溢流导致腹泻。

- 胃管喂食。

- 药物不良反应。

7. 渗透性腹泻的可能原因是什么？

渗透泻药（如 Mg^{2+}、PO_4^{3-}、SO_4^{2-}）和糖类吸收不良。

8. 列举分泌性腹泻可能的原因。

- 细菌毒素。
- 回肠胆汁酸吸收不良。
- 肠道炎症疾病[溃疡性结肠炎、克罗恩病、显微镜结肠炎（淋巴细胞和胶原性结肠炎）、憩室炎]。
- 血管炎。
- 药物和毒物。
- 兴奋剂滥用。
- 无序运动或调节（迷走神经切断术后腹泻、交叉神经切除术后腹泻、糖尿病自主神经病变、淀粉样变、肠易激综合征）。
- 内分泌腹泻（促胃液素瘤、甲状腺功能亢进、艾迪生病、血管活性肠多肽肿瘤、生长抑素、类癌综合征、甲状腺髓样癌、肥大细胞增多症）。
- 其他肿瘤（结肠癌、淋巴瘤、绒毛状腺瘤）。
- 特发性分泌性腹泻（流行分泌性腹泻、散发的特发性分泌性腹泻）。
- 先天性综合征（如先天性氯性腹泻）。

9. 可能导致炎性腹泻的病因。

- 炎症性肠病（溃疡性结肠炎、克罗恩病、憩室炎、溃疡性空肠回肠炎）。
- 感染性疾病[假膜性结肠炎、侵入性细菌感染（肺结核、耶尔森鼠疫杆菌肠道病）、溃疡性病毒感染（巨细胞病毒、单纯疱疹病毒）、侵入性寄生虫感染（阿米巴病、类圆形虫病）]。
- 缺血性结肠炎。
- 放射性结肠炎。
- 瘤变（结肠癌、淋巴瘤）。

10. 列举脂肪腹泻的可能原因。

吸收不良综合征
- 黏膜病（乳糜泻、Whipple 病）。
- 小肠细菌过度生长。
- 慢性肠系膜缺血。
- 短肠综合征。
- 胃切除术后综合征。

消化不良
- 胰腺外分泌不足。
- 奥利司他摄入。
- 苯巴比妥胆汁酸浓度不足。

11. 总结慢性腹泻患者的初始诊断方案有哪些？

在图 55-2 的方案基于详细的病史询问、寻找特定的查体结果和获取简单的实验室数据，以帮助区分水样腹泻、脂肪或炎性腹泻。专家对获得量化的粪便价值存在争议。定量收集超过 48 小时或 72 小时粪便能更好地评估液体、电解质和脂肪分泌，但是对于适当分类的腹泻不是绝对必要的。

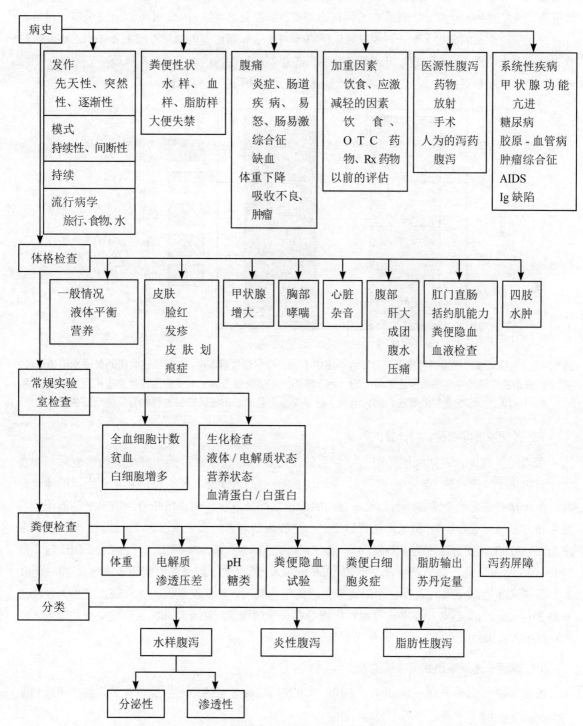

图 55-2　慢性腹泻患者的初始评估计划意在评估问题的严重性，寻找病因的线索，分类腹泻，如水样（渗透性和分泌性腹泻的亚型）、炎性或脂肪性腹泻

AIDS. 获得性免疫缺陷综合征；OTC. 非处方；Rx. 处方（引自 Fine KD, Schiller LR. AGA technical review on the evaluation and management of chronic diarrhea. Gastroenterology 1999；116:1464-1486）

12. 如何区分分泌性腹泻和渗透性腹泻?

区分分泌性腹泻和渗透性腹泻最有效的方式是测量粪便电解质并计算粪便渗透差。在许多腹泻情况下，粪便包括水连同钠、钾和它们伴有的阴离子。在分泌性腹泻中，小肠不能完全吸收电解质或存在大量电解质的分泌；钠、钾及具体的阴离子对粪便和肠道腔内的渗透起主要作用。相反，在分泌性腹泻中，摄入吸收不良、分泌活性物质负责保持肠道腔内的水；电解质吸收是正常的，因此钠和钾离子浓度会变得很低（图 55-3）。计算粪便渗透差值可区分两个条件。

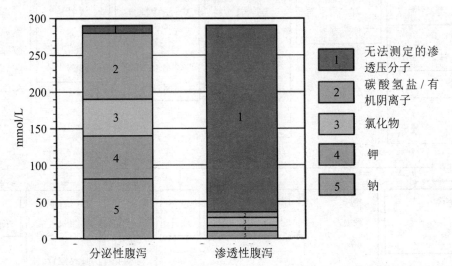

图 55-3　电解质模式在渗透性腹泻和分泌性腹泻中不同。在分泌性腹泻中，电解质占大量的粪便水渗透活性。相反，在渗透性腹泻中电解质是正常吸收的，因而电解质浓度是很低的；大多数活性是由于不可测量的渗透性（实际上，碳酸氢盐浓度在大部分情况下是不能被测量的，由结肠细菌发酵的有机酸反应生成）

13. 粪便渗透间隙是如何计算的?

在粪便中粪便渗透间隙不是由于电解质的渗透性。在粪便水中钠和钾离子的浓度乘以 2 是实际的阴离子浓度，这个产物的浓度是 290mOsm/kg 中的一部分，在小肠内容物有近似的渗透浓度（在计算中这是一个常数，因为相对较高的渗透性肠黏膜以外的胃意味着渗透平衡等离子体将发生肠内容物到达直肠）。例如，让我们假定水样腹泻的患者钠离子浓度为 75mmol/L 和钾离子浓度为 65mmol/L。现总浓度为 140mmol/L。加倍值为阴离子粪便水电解质，即占 280mOsm/kg。从 290mOsm/kg 减去这一数值产生渗透间隙 10mOsm/kg。相反地，如果粪便钠离子浓度是 10mmol/L 和钾离子浓度是 20mmol/L，粪便中阳离子和阴离子的共同浓度仅仅是 60mOsm/kg，产生粪便渗透差距 230mOsm/kg。这表现某些未称量的物质导致粪便的渗透压浓度升高，这可能是一些摄入不良的物质摄入但未被吸收。

14. 粪便渗透间隙是如何理解的?

粪便渗透间隙小于 50mOsm/kg，与不完全电解质吸收导致的分泌性腹泻有关。粪便渗透差距大于 50mOsm/kg 与渗透性腹泻相关。

15. 粪便渗透间隙何时需采取预防措施?

确定粪便未被水或尿液污染。被水或低渗尿液稀释会降低粪便电解质浓度，提高计算渗透间隙。这可以通过实际测量的粪便渗透压来测定；低于 290mOsm/kg 的浓度表示稀释。污染与高渗尿液也会影响粪便电解质浓度，除非肌酐浓度在粪便水或阳离子和阴离子的总和远远大于 290mmol/L，否则很难发现。

16. 如何评价渗透性腹泻？

渗透性腹泻通常是由于摄入的阳离子不足如镁离子或阴离子如硫酸盐。另外，糖类吸收不良，如由患者乳糖酶缺乏导致的乳糖摄入不足和容易被吸收的糖醇类物质的摄入不良，如山梨醇，可以导致分泌性腹泻。测量粪便 pH 可以帮助区分阳离子和阴离子吸收不良引起的渗透性腹泻，或摄入的糖类和山梨醇很难被吸收。糖类和糖醇由结肠细菌发酵，因为短脂肪酸的产生减少粪便的 pH，一般低于 5。相反的在粪便 pH 为 7 的情况下，摄入吸收不良的阳离子和阴离子也不会影响粪便酸碱。一旦发现酸性的粪便，检查饮食和询问食品添加剂及渗透性泻药相关药物的摄入。在粪便中具体测试镁和其他离子则很容易确认任何的可疑之处（图 55-4）。

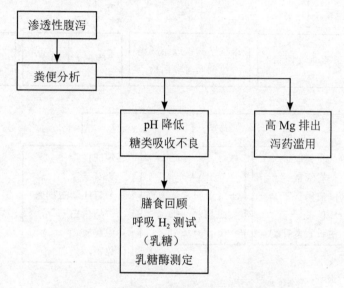

图 55-4　一旦诊断为渗透性腹泻，评价相当简单

（引自 Fine KD，Schiller LR. AGA technical review on the evaluation and management of chronic diarrhea.Gastroenterology 1999；116:1464-1486.）

17. 描述慢性分泌性腹泻。

导致慢性分泌性腹泻的原因很多，所以进行全面的评估是必要的（图 55-5）。罕见的感染病例应该进行大便细菌培养和寄生虫的检查或原生动物的抗原检测。最好能通过尿液或粪便排除刺激性泻药滥用。结构性疾病可以通过放射学或 CT 扫描腹部和骨盆以评估小肠疾病与内部瘘管。上消化道和结肠内镜是常规的检测，甚至应该包括正常黏膜活检，寻找疾病的微观证据。系统性疾病，如甲状腺功能亢进、肾上腺功能不全和免疫缺陷也可以用相应的测试确定（表 55-2）。

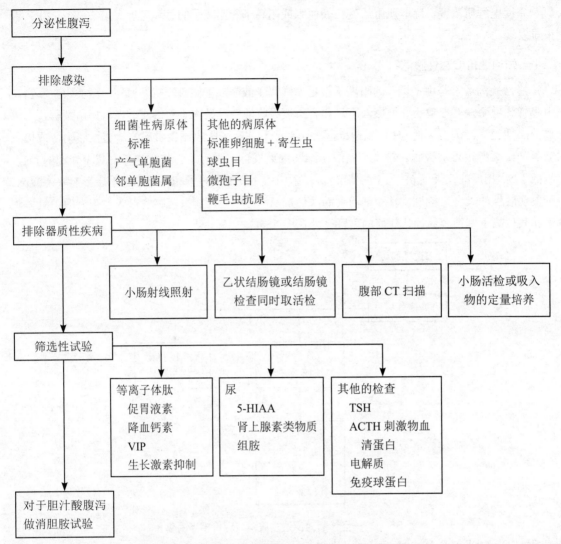

图 55-5 评价分泌性腹泻相对复杂。这个方案可以用来指导评估，具体取决于每个病例的特异性，不是在每个患者中均需要做测试

ACTH. 促肾上腺皮质激素；CT. 计算机断层扫描；5-HIAA. 5- 羟吲哚乙酸；TSH. 促甲状腺激素；VIP. 血管活性肠肽（引自 Fine KD，Schiller LR. AGA technical review on the evaluation and management of chronic diarrhea. Gastroenterology 1999；116:1464-1486）

18. 何时考虑神经内分泌肿瘤是引起慢性分泌性腹泻的一个原因？

神经内分泌肿瘤并不是常见的慢性分泌性腹泻的病因。例如，血管活性肠肽瘤可能每年的发病率是千万分之一。表 55-3 列出这些肿瘤和它们的标志物。因为这些肿瘤是慢性腹泻的罕见病因，其他原因的分泌性腹泻应该首先被考虑并排除。如果肿瘤是由 CT 扫描发现或系统性症状（如冲洗）表现出来的，评估神经内分泌肿瘤可能更可信。全面测试肿瘤相关肽比真阳性可能产生更多的假阳性结果，因此可能对诊断产生误导。

典型症状	肿瘤	肿瘤的标志物和调节剂
胃癌	Zollinger-Ellison 综合征，胰腺和十二指肠肿瘤，消化性溃疡，脂肪泻	促胃液素
舒血管肠肽瘤	Verner-Morrison 综合征，水样腹泻，低血钾，胃酸缺乏症，冲洗	肠血管活性肽
甲状腺髓样癌	甲状腺质量、运动过强	降钙素、前列腺素
嗜铬细胞瘤	肾上腺肿块、高血压	肠血管活性肽、去甲肾上腺素、肾上腺素
类癌瘤	脸红、气喘、右侧心脏瓣膜疾病	5- 羟色胺，激肽类
生长抑素瘤	非酮症糖尿病、脂肪泻性糖尿病、胆结石	生长激素抑制素
生长激素抑制素	皮疹（迁徙坏死性红斑）、温和性糖尿病	胰高血糖素
肥大细胞增多症	冲洗、皮肤划痕症、恶心、呕吐、腹部疼痛	组胺

表 55-3　神经内分泌肿瘤引起的慢性腹泻和它们的标记

19. 贝叶斯定理是什么？它是如何与诊断缩氨酸分泌肿瘤相关的？

贝叶斯定理是将诊断的普通性与诊断试验的阳性预测值联系起来的定理。试验的阳性预测值取决于人群测试中可能的情况，不仅仅在试验的准确性上。例如，缩氨酸分泌的肿瘤是慢性腹泻罕见的病因，在慢性腹泻患者中患病率从 1/500 000 到 1/5000，取决于肿瘤的类型。贝叶斯理论可以通过下述简单的公式描述：

$$后续测试诊断的可能性＝预测率 × 似然比$$

然而，似然比＝真阳性结果的概率 / 真阴性结果的概率。

因为预测缩氨酸分泌肿瘤的预测时间很长并且血清中缩氨酸测试的假性阳性率很高（约 45%），血清缩氨酸测试的阳性预测值低于 1%。异常测试结果会误导超过 99% 的时间。

20. 对于不能做出诊断的慢性分泌性腹泻的患者，可能的结果是什么？

在多达 25% 的慢性腹泻患者中根据转诊的偏见和评估的程度，诊断测试可能无法揭示慢性腹泻的病因。

以往健康状况良好而突然发生的腹泻，通常是急性的，而不是渐进性的，体重未见下降。虽然急性发病提示急性感染的过程，但微生物检查常是阴性并对经验性抗生素治疗无反应。腹泻通常持续12 ~ 30 个月后逐渐减弱。这种情况可以是少见的或可能发生流行。流行方式（布雷纳德腹泻）似乎与可能被污染的食物或饮料的摄入有关，但是没有涉及其他生物。使用非特异性的止泻药直至消退。

在其他未诊断为慢性分泌性腹泻的患者中，及时诊断将更加重要。一旦进行了全面的评估，根据症状治疗未诊断为分泌性腹泻的患者并经常随访他们，而不是无休止地进行重复诊断检测。

21. 描述慢性脂肪性腹泻。

慢性脂肪性腹泻是由消化不良或吸收不良引起的。消化不良可能发生胰腺外分泌功能不全，摄入奥利司他抑制脂肪酶，或有一种胆汁酸缺乏症，减少脂肪乳化。吸收不良通常是由于黏膜疾病如脂肪泻、小肠细菌过度生长或小肠瘘或切除。

　　胰腺外分泌不足可以用分泌素测试或粪便里的胰凝乳蛋白酶和弹性蛋白酶评估。但由于这些测试使用并不广泛且特异度和敏感度差，临床医生经常求助于胰酶的治疗试验。患者接受高剂量的酶治疗并在粪便脂肪上产生影响，治疗效果评价时依据脂肪排泄及症状以确诊。

　　胆汁酸缺乏症是一种罕见的消化不良的原因，最好的直接测量评估方法是餐后十二指肠胆汁酸浓度测定。测试显示多余的粪便（放射性标记的胆汁中胆汁酸排泄或总胆汁酸排泄测试）不直接评估十二指肠胆汁酸浓度，但是如果粪便胆汁酸排泄高，可以推断十二指肠胆汁酸浓度减少。黏膜疾病可以用小肠活检评估，细菌过度生长可以通过口服葡萄糖负荷后的呼吸氢测试或肠内容的定量培养来评估（图 55-6）。

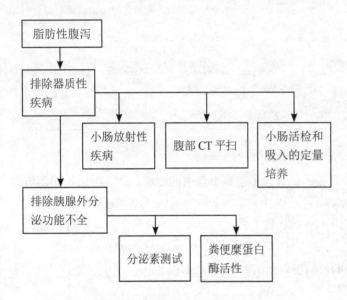

图 55-6　评估慢性脂肪腹泻是决定是否吸收不良或消化不良性脂肪便的病因

CT. 计算机断层扫描（源自 Fine KD，Schiller LR. AGA technical review on the evaluation and management of chronic diarrhea. Gastroenterology 1999；116:1464-1486）

22. 如何诊断腹腔疾病？

　　乳糜泻是一种慢性脂肪腹泻的常见原因，但是可能不会出现腹泻。在美国该病患病率估计不到1%。血清学检查免疫球蛋白（IgA）抗体对组织转谷氨酰胺酶抗体是首选无创性检查，但是小肠黏膜活组织检查是明确的测试。如果进行血清学检验，需测量 IgA 水平，因为 10% 的乳糜泻患者可能有 IgA 缺乏，这将产生假阴性测试血清学的结果（参见第 40 章）。

23. 简述慢性炎症腹泻的进一步评估。

　　炎症性腹泻可能由于特发性炎症性肠病，如溃疡性结肠炎或克罗恩病，侵入性慢性感染性疾病，如结核或耶尔森是鼠疫杆菌肠道病；缺血性结肠炎；放射性结肠炎和一些肿瘤。通过这些诊断分类，最常见测试包括结肠镜观察结肠黏膜，结肠活检寻找微炎症的证据，小肠放射学或腹部的 CT 扫描；慢性感染的特殊培养，如肺结核或耶尔森菌病是鼠疫杆菌肠道病。在大部分情况下，诊断这些测试完成后可以明确诊断（图 55-7）。

24. 如何区分肠易激综合征和慢性腹泻？

　　肠易激综合征的诊断应该基于腹痛相关的排便异常的习惯。无腹痛的慢性持续性腹泻不是肠易激综合征，尽管它可能是功能性的。罗马Ⅲ标准已经被用于临床和研究目的，包括每个月存在至少3 天的腹部疼痛或过去 3 个月不适，至少与下列 3 种特征的 2 种相关。

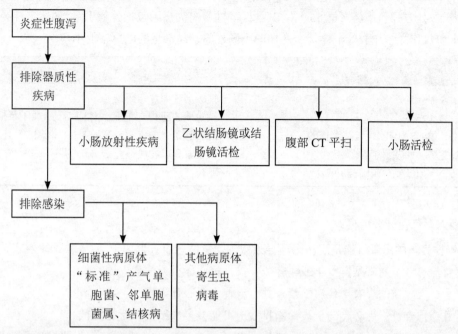

图 55-7　慢性炎性腹泻有多种鉴别诊断。内镜的结构评价或射线拍照技术往往可以诊断。黏膜活检可能会确诊 CT. 计算机断层扫描（引自 Fine KD，Schiller LR. AGA technical review on the evaluation and management of chronic diarrhea. Gastroenterology 1999；116:1464-1486）

- 排便后症状缓解。
- 发病与大便频率的变化有关。
- 发病与粪便形式或外观的变化有关。症状出现前必须至少 6 个月优先诊断。

25. 什么原因导致的慢性腹泻可能很难诊断?

- 大便失禁。
- 医源性腹泻（药物、手术、辐射）。
- 泻药摄入。
- 微观结肠炎综合征。
- 胆汁酸性腹泻。
- 小肠细菌过度生长。
- 胰腺外分泌功能不全。
- 糖类吸收不良。
- 分泌性肽肿瘤。
- 慢性特发性分泌性腹泻。

在常规评价未能明确诊断时可以考虑以上情况。一般而言，检测这些诊断并不困难，但是医生很多时候没有考虑这些慢性腹泻诊断。

26. 医源性腹泻的常见原因是什么?

大多数医源性腹泻是由于摄入的药物，其中一些可能不被认为是常见腹泻的原因。在医生常用药物中约 2/3 的药物引起的腹泻可能是一个不良反应。因此，医生应该获得所有吸收药物的病史，包括处方药、非处方药和草药（框 55-1）。其他医源性腹泻的病因包括外科手术，如迷走神经切断术、胃切除术、胆囊切除术和放射治疗，在此期间小肠暴露于高剂量的电离辐射中。

框 55-1 与腹泻相关的药物	
• 抗生素（大部分）	• 抑酸剂（如含镁药物）
• 抗肿瘤药物（许多）	• 减轻酸的药物（如 H_2 受体阻滞药、质子泵抑制剂）
• 抗炎药物（如 NSAID，5- 氨基水杨酸）	• 前列腺素（如米索前列醇）
• 抗心律失常药（如奎尼丁）	• 维生素和矿物质补充剂
• 降血压药物（如 β 受体阻滞药）	• 草药产品

H_2. 氢；NSAID. 非甾体抗炎药

27. 摄入泻药有什么特征？

一些慢性腹泻的患者可能是滥用泻药导致腹泻。总结同组人群如下：

- 贪食症患者：通常是青少年或年轻成年女性担心体重或饮食失调。
- 寻求二次收益的患者：残疾赔偿、关心或他人关心行为。
- 孟乔森综合征：患者趋向于被诊断挑战；可能会多次接受广泛的测试。
- Polle 综合征（由代理孟乔森综合征）：相关的儿童或承认给泻药作为照顾者系效果或从别处获得别人的同情；可能会有近亲死于慢性腹泻的家族史。

泻药可以通过粪便或尿液的化学测试检测到。在面对患者之前被确诊，并且心理咨询应提供进一步的帮助。

28. 什么是微观结肠炎综合征？

微观结肠炎是一种综合征，其特征是慢性分泌性腹泻、大体正常的结肠黏膜和一个典型的模式结肠炎活检标本。该模式包括改变表面的上皮细胞（压扁或不规则）、上皮内淋巴球增多和固有层细胞密度的增加。本病有两种类型。第一个类型，胶原性结肠炎的胶原蛋白层是增厚的；第二个类型，淋巴细胞性结肠炎的胶原蛋白层是正常厚度的。微观结肠炎在一般人群和克罗恩患者一样常见。它通常发生在老年患者并可能与大便失禁相关。在很多情况下，风湿病或自身免疫紊乱可能存在。治疗不一定有效，布地奈德有最有效的证据；胆汁酸结合药物和水杨酸亚铋有功效。

29. 胆汁酸腹泻的定义是什么？

回肠切除或有疾病的患者，小肠的高亲和性胆汁酸部分转运蛋白已经被移除或功能不正常。因此，过度的胆汁酸进入结肠。如果结肠内容物中胆汁酸浓度达到临界水平 3 ～ 5mmol/L，结肠黏膜吸收的盐和水被抑制和导致腹泻。有很多患者在小肠切除术（超过 100cm）后经常有更多液体进入结肠，使胆汁酸水平没有达到，尽管胆汁酸吸收不良可能是广泛存在的（图 55-8）。

除了这个经典形式的胆汁酸洗漱不良引起的腹泻外，一些调查人员推测，在许多回肠完整的患者中胆汁酸吸收不良导致一些慢性腹泻。虽然特发性腹泻的患者胆汁酸吸收测试并不是常规，但是治疗胆汁酸相关的药物，如考来烯胺，在那些手术切除回肠组中不经常有效。

30. 慢性腹泻的最好的非特异性治疗是什么？

由于慢性腹泻的评价可能会扩展到数周，因为诊断不总是现成的，患者可能需要对症治疗。最有效的药物是麻醉剂。传统的止泻药物，如地芬诺酯和洛派丁胺，在许多患者中起着很好的作用，

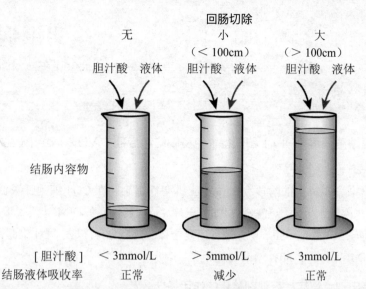

回肠切除

无	小 （＜100cm）	大 （＞100cm）
胆汁酸　液体	胆汁酸　液体	胆汁酸　液体

结肠内容物

[胆汁酸]　＜3mmol/L　＞5mmol/L　＜3mmol/L

结肠液体吸收率　正常　减少　正常

图 55-8　胆汁酸性腹泻时胆汁酸在回肠吸收不良，有相对较低的液体流入结肠。结果在结肠内的胆汁酸浓度高于阈值 3～5mmol/L。如果流体较高（大量的小肠切除），胆汁酸吸收不良可能是同样严重的，但是胆汁酸的浓度不足够高不能影响结肠的吸收

但是应该在慢性腹泻患者中常规应用而不是按需使用。饭前或睡前服用典型剂量的一个或两个药片或胶囊将会改善大多数人的症状。当治疗无效时，可以使用更强有力的麻醉剂，如可待因、阿片或吗啡。强效药物，应该首先低剂量逐渐增加，以耐受中枢神经系统的影响。幸运的是，肠道通常不会产生耐药，因此人们通常可以发现一种可控制的药物而不会产生严重的不良反应。其他药物有时用于治疗慢性腹泻，包括可乐定、奥曲肽和考来烯胺，但是它们通常比阿片更有效，患者较少出现不能耐受的情况，在大多数情况下成为二线药物治疗（表 55-4）。

表 55-4　非特异性治疗慢性腹泻

药物分级	药剂	剂量
阿片类	选择性 μ- 阿片受体	
	地芬诺酯	2.5～5mg，一天 3 次
	洛派丁胺	2～4mg，一天 4 次
	可待因	15～60mg，一天 4 次
	吗啡	2～20mg，一天 4 次
	阿片酊	2～20 滴，一天 4 次
	选择性 δ- 阿片受体	
	消旋卡多曲（醋托酚）	1.5mg/kg，一天 3 次 *
	肾上腺素激动药	
	可乐定	0.1～0.3mg，一天 3 次
	生长抑素类似物	
	奥曲肽	50～250μg，一天 3 次（皮下给药）
	胆汁结合树脂	
	考来烯胺	4g，白天 1 次到一天 2 次

* 在美国未推行

（常　越　译校）

艾滋病和胃肠道

C. Mel Wilcox, MD, MSPH, and Klaus E. Mönkemüller, MD, PhD

1. 感染免疫缺陷病毒（HIV）和获得性免疫缺陷综合征（AIDS）患者发生机会性感染的时机有哪些？

一般 HIV 感染者在特定的阶段会发生相应机会性感染。在 CD4 细胞计数低于 200 个 /μl 时，所有机会性感染风险增加。对于有些疾病如淋巴瘤、结核病，可在 CD4 计数大于 200 个 /μl 时发生。CMV 感染及隐孢子虫、微孢子虫、鸟分枝杆菌复合体（MAC）可以在 CD4 细胞计数小于 100 个 /μl 时发生，但在 CD4 细胞小于 50 个 /ml 时更常见。

2. HIV 患者出现食管症状行钡剂检查的作用是什么？

钡剂检查对 AIDS 患者意义有限。因为在 CD4 计数 < 100 个 /μl 的严重免疫缺陷患者中，感染和肿瘤是食管疾病发生的最常见原因，因此活检或刷检和内镜检查是更重要的特异性诊断方法。此外，这些常见疾病的影像学表现相似且对这些疾病的治疗措施副作用较大。因此，在经验性治疗之前进行特异性诊断是很重要的。对于 HIV 感染患者尚没有明显免疫缺陷时的食管症状需要除外动力异常和食管反流疾病。

3. HIV 感染患者出现吞咽困难预示着什么？

吞咽痛，是不正常的表现。在 AIDS 患者中，这常代表有食管溃疡存在。患者也常伴发有胸痛的主诉。可通过上消化道内镜检查明确诊断。念珠菌型食管炎很少会引起严重吞咽疼痛，但轻度吞咽困难和吞咽痛常见。

4. 内镜检查在伴有上消化道症状的 HIV 感染者中有什么意义？

艾滋病患者（即 CD4 计数 < 200 个 /μl）有发生机会性感染和肿瘤的风险，特别是当 CD4 淋巴细胞计数 < 100 个 /μl 时这种风险更高。在这些患者中上消化道症状鉴别诊断宽泛，因此应常规行上消化道内镜检查，使得所有相应病变均可以活检确诊。

5. 高效抗反转录病毒治疗（HAART）如何改变机会性胃肠感染的发生率？

自从 1995 年引入蛋白酶抑制剂和 HAART 治疗方法以来，AIDS 患者出现胃肠道机会性感染疾病（GI-OD）的概率持续显著下降。此外，HAART 也已间接治疗许多 GI-OD。一旦患者的免疫状态改善，机会性疾病通常随之解决。然而早期接受 HAART 还应仔细随访，因为免疫重建综合征（IRIS）可能使这些病症恶化。

6. 在 HIV 感染患者中，经验性抗生素治疗新发食管症状作用是什么？

念珠菌性食管炎是艾滋病患者出现吞咽困难或吞咽疼痛的最常见原因（图 56-1）。因此，经验性应用有效抗菌方案治疗新发食管症状是常用的方法。具体方案为氟康唑负荷首剂量为 200mg，然后 100mg/d，连用 10 天。因为氟康唑治疗念珠菌性食管炎迅速有效，所以如果患者在治疗最初几天未见明显好转，应行内镜检查评估，以排除其他疾病（如病毒性食管炎）。这是唯一一种可以有数据支持的经验性治疗药物。尚不能对疑似病毒、真菌和寄生虫感染食管炎进行经验治疗。

7. 经验性治疗在 HIV 感染患者的上消化道症状治疗中有什么意义？

随着艾滋病治疗的改善，患者 CD4 计数常高于 200 个 /ml。在这些患者中，经验性应用质子泵抑制剂治疗胃食管反流病（GERD）或其他消化不良症状是可行的。如果症状在 1 ～ 2 周没有改善，则必须进行内镜检查以排除其他病因。

8. HIV 感染患者食管溃疡最常见的病因是什么？

最常见病因为CMV和特发性食管溃疡（IEU）。在内镜下，CMV 和 IEU 多呈多个、巨大、边界清晰的溃疡，周边为正常的黏膜组织（图 56-2）。

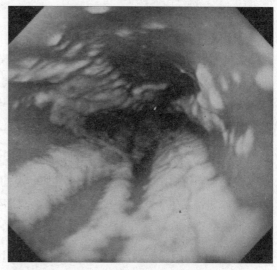

图 56-1　念珠菌食管炎

覆盖于食管壁表面的黄色斑块是典型的念珠菌。注意，在真菌覆盖被清除的部分管壁黏膜是正常的

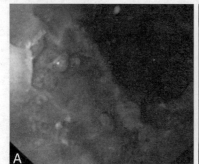 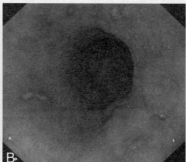 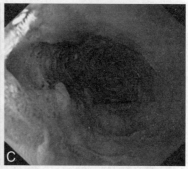

图 56-2　获得性免疫缺陷综合征中的溃疡性食管炎

A. 巨细胞病毒型；B. 特发性食管溃疡；C. 单纯疱疹病毒型

单纯疱疹病毒（HSV）引起的溃疡，通常呈多个小的、浅的火山口样外观。GERD 通常在胃食管结合部的远端食管发生溃疡；肿瘤（如淋巴瘤）、寄生虫（如利什曼原虫）和真菌感染（如组织胞浆菌和念珠菌属）是食管溃疡的罕见原因（表 56-1）。

表 56-1　AIDS 患者中食管溃疡原因	
病毒	巨细胞病毒、Ⅱ型单纯疱疹病毒、EB 病毒、乳头瘤空病毒、人类疱疹病毒 -6
真菌	假丝酵母菌属、荚膜组织胞浆菌、新型隐球菌、毛霉菌、曲霉菌、产黄青霉菌、牛痘
细菌	鸟分枝杆菌复合物、结核分枝杆菌、汉赛巴尔通体、放线菌
原虫	隐孢子虫、杜氏利什曼原虫、卡氏肺囊虫
肿瘤	非霍奇金淋巴瘤、卡波西肉瘤（鳞癌、腺癌）、淋巴瘤
药物因素	吉西他滨、齐多夫定及其他
特发性胃食管疾病	特发性胃食管溃疡

9. 什么活检技术应该用于食管溃疡标本检查?

组织活检最高敏感性和特异性所需活检量并不明确,但一些相关研究建议取 8 ~ 10 块。从溃疡边缘和溃疡深部获得活检样本更重要。这是因为溃疡边缘的活检可发现 HSV 感染相关的鳞状上皮细胞病变;亦然,巨细胞病毒可于溃疡深部肉芽组织中发现。一般不需要对食管溃疡进行组织培养和细胞学检查。如果所有活检为阴性(病毒、细菌、真菌和寄生虫感染),那么应诊断为 IEU(特发性食管溃疡)。

10. 什么是艾滋病胆管病? 目前临床表现如何?

艾滋病胆管病是一系列类似硬化性胆管炎的胆道异常疾病,该疾病经一系列的微生物和肿瘤作用引起,通常发生于严重免疫缺陷的患者(CD4 计数低于 100 个 /ml)。患者常表现为发热、上腹或右上腹疼痛不适。虽然艾滋病胆管病是胆汁淤积性疾病,但黄疸和皮肤瘙痒症状罕见。

11. 艾滋病胆管病最常见的原因是什么? 如何诊断?

- 隐孢子虫。
- 孢子虫目。

肠胞虫属。

脑胞内原虫属。

兔脑胞内原虫属。

- 巨细胞病毒。
- 复杂结合分枝杆菌。
- 隐孢子虫。
- 非霍奇金淋巴瘤。
- 卡波西肉瘤。

尽管其病因为感染,但针对这些微生物的治疗方法在艾滋病胆管病治疗中疗效差。相反,使用 HAART 治疗可改善患者症状并降低病死率。

12. 什么是艾滋病胆管病的最佳诊断方法?

这种综合征的最常见的实验室发现是明显的碱性磷酸酶升高,通常超过正常值上限的 3 倍。通常胆红素不高(很少超过 3mg/dl)且氨基转移酶只是轻微升高。通常,这些患者腹部超声显示有多个胆管扩张。

艾滋病胆管病变的诊断最好是通过经内镜逆行胰胆管造影术(ERCP)确诊。诊断通常是通过获取壶腹十二指肠黏膜、胆管活检,抽吸胆汁或胆管上皮刷细胞学检查确立。该检查可以发现很多类型胆管病,包括乳头状狭窄、硬化性胆管炎、孤立肝内胆管病、肝外胆管狭窄。最常见的表现是乳头狭窄和肝内硬化性胆管炎。内镜下乳头括约肌切开术可缓解乳头狭窄及胆管扩张患者的疼痛。

13. HIV 感染者胰腺炎最常见的原因是什么?

一些研究表明,高达 50% 的艾滋病患者会出现血清淀粉酶和脂肪酶慢性与反复性升高。在艾滋病中最常见与胰腺炎相关的药物包括喷他脒、去羟肌苷、扎西他滨。蛋白酶抑制剂常引起高脂血症,其中利托那韦是增加血清三酰甘油最显著的药物,10% 的患者会出现严重高三酰甘油血症,同时发生胰腺炎的患者在应用蛋白酶抑制剂时也会同时有高三酰甘油血症。据报道,胰腺炎感染病原包括巨细胞病毒、单纯疱疹病毒、复杂结核分枝杆菌和肺结核分枝杆菌。引起胰腺炎的具体感染原因很难确诊，因需要进行胰腺活检明确。

14. 艾滋病患者腹泻的临床表现是什么？

在评估 HIV 患者时腹泻时，应注意考虑患者病史和体格检查。肠炎（小肠腹泻）表现为大量水样便、腹胀、抽筋、腹鸣、恶心。如有腹痛，往往是脐周或全腹痛。腹部检查提示肠鸣音的数量和频率的增加，可以出现响亮的肠鸣音。相反，结肠炎（大肠腹泻）的特点是频繁、粪便量少，黏液脓血便（痢疾）。病变累及末端结肠患者也可有直肠炎的症状，如里急后重、大便困难（排便疼痛）和直肠疼痛。

15. HIV 感染者腹泻治疗的方法是什么？

考虑患者患病风险很重要。最近应用一种新的药物如抗反转录病毒药物或抗菌药物或现行治疗方案的重要改变是会导致腹泻发生，因为很多蛋白酶抑制剂直接导致腹泻，而抗菌药物引起的腹泻与艰难梭菌相关。发热患者应行血培养检查一些常见致病菌。如果粪便和血液培养阴性，则可以行内镜活检检查。对于有结肠炎症状的患者，建议行乙状结肠镜或结肠镜检查。表 56-2 总结了艾滋病腹泻评估的检查和实验室方法。

表56-2　AIDS 患者腹泻的研究和实验室测试评估结果	
粪检	培养结果（沙门菌、志贺菌、弯曲菌属） 毒素（艰难梭菌） 虫卵和寄生虫（蓝氏贾第鞭毛虫、溶组织阿米巴、隐孢子虫） 改良 Kinyoun 抗酸染色菌（隐孢子虫属、贝氏等孢球虫） 浓缩粪便（硫酸锌、蔗糖浮选）（微孢子虫）
血液	培养物（鸟分枝杆菌复合物，沙门菌、弯曲杆菌属） 抗体（溶组织内阿米巴、CMV）
胃肠液	十二指肠抽吸物（蓝氏贾第鞭毛虫病、微孢子虫） 电子显微镜（隐孢子虫属、腺病毒）
活检染色	苏木精 - 伊红 吉姆萨或甲胺银（真菌） 亚甲蓝 - 天蓝 II- 碱性品红（微孢子虫） 滤检（分枝杆菌）
免疫组化染色（CMV）、免疫方法	原位杂交（CMV） DNA 扩增（CMV） 组织培养 CMV 单纯疱疹病毒 分枝杆菌

CMV. 巨细胞病毒

表 56-3 列出艾滋病腹泻最常见的感染原因。表 56-4 列出常见暴露与感染之间的关联。

		表 56-3　艾滋病患者腹泻的感染原因	
病毒	细菌	寄生虫	真菌
巨细胞病毒	沙门菌	蓝氏贾第鞭毛虫	组织胞浆菌
星状病毒	志贺菌	溶组织内阿米巴	浆菌
小核糖核酸病毒	空肠弯曲菌	小孢子虫	白念珠菌
冠状病毒	难辨梭状芽孢杆菌	微孢子虫	
轮状病毒	结核分枝杆菌	脑炎微孢子虫（播散性	
疱疹病毒	梅毒螺旋体	脑炎）	
腺病毒	螺旋体	环孢子虫	
小圆病毒	淋病奈瑟菌	隐孢子虫	
HIV	霍乱弧菌	贝氏等孢球虫	
	气单胞菌属	人芽囊原虫	
	假单胞菌属		
	金黄色葡萄球菌		

	表 56-4　感染性腹泻的来源
传染性病原体	相关暴露因素
艰难梭菌	最近的抗生素、疗养院或医院暴露
隐孢子虫 微孢子虫	最近参观农场，接触农场动物，使用公共游泳池
贾第鞭毛虫	野营，小溪水
鸟分枝杆菌	CD4 细胞计数小于 50 个 /ml
环孢子虫	· 南美洲腹泻的常见原因
微孢子虫	在美国南部罕见
轮状病毒	澳大利亚轮状病毒腹泻的常见病因

16. 描述艾滋病 HSV 直肠炎的临床特征。

HSV 直肠炎是性活跃的男同性恋非淋菌性直肠炎的最常见原因。HSV 直肠炎的经典表现为里急后重、直肠化脓性分泌物，严重的肛痛、发热、便秘和肛门出血。多数患者会有腹股沟淋巴结肿大疼痛。疼痛会向骶尾的区域（即臀部、会阴区和后大腿）放射。

由于 HSV 可侵犯神经及出现严重疼痛，患者可能会主诉勃起功能障碍及排尿困难。目视检查和肛门镜检查常可见下列病变：水疱、脓疱或直肠病变，弥漫性溃疡。单纯疱疹病毒是一种侵犯鳞状黏膜的病原体，因此罕见弥漫性直肠炎。在严重的情况下，病变会侵犯柱状直肠与乙状结肠黏膜。HSV 直肠炎的鉴别诊断包括淋巴肉芽肿（沙眼衣原体），痢疾内变形虫、沙门菌、空肠弯曲菌感染。

17. 什么情况下选择内镜评估艾滋病患者的腹泻?

内镜的优点是它允许直视黏膜变化和对组织进行活检。对于慢性腹泻和粪便培养阴性的 HIV 感染者，结肠镜检查的诊断率为 27%～37%；艾滋病患者结肠炎中巨细胞病毒是最常见的病因（图 56-3）。CMV 结肠炎通常累及远端结肠；但也有仅累及右半结肠的 CMV 结肠炎的报道。因此，如果怀疑巨细胞病毒导致的腹泻，应该行全结肠镜检查，尤其是乙状结肠镜检查正常的患者。然而，除了 CMV 感染导致的肠炎外，尚不清楚乙状结肠镜还是全结肠镜在诊断肠炎病原中效率更高。如果患者有右侧腹部不适，那么可能更适合结肠镜检查。

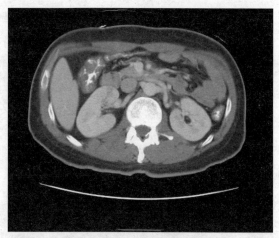

图 56-3　巨细胞病毒性肠炎
腹部 CT 扫描显示结肠壁增厚最多，右结肠明显

虽然大多数小肠病原体的具体治疗方案价值有限，但胃镜和小肠活检评估慢性腹泻也被证明有一定价值。在结肠镜检查时也可以获得回肠活检标本，因此小肠活检不仅仅限于胃镜活检。最常见的小肠活检的感染病原为隐孢子虫、微孢子虫。

18. 艾滋病病毒性腹泻最常见的病因是什么?

巨细胞病毒是艾滋病患者最常见的机会性感染病毒之一，其发生较晚，一般在患者严重免疫缺陷时（CD4 淋巴细胞计数小于 100 个 /μl）。在艾滋病腹泻患者的黏膜活检标本中发现了多达 45% 的 CMV 阳性，尤其是那些大便培养阴性的患者更容易被发现。CMV 可引起肠炎和结肠炎。其他一些病毒，如腺病毒、轮状病毒、星状病毒、冠状病毒、小核糖核酸病毒，也有报道与艾滋病患者的胃肠道疾病有关，但其临床意义仍不明确。单纯疱疹病毒可导致直肠炎类似腹泻症状，因其会有直肠黏膜分泌物排出，但 HSV 不会引起小肠结肠炎，因为它主要侵犯鳞状上皮黏膜，而不是结肠或小肠的柱状上皮黏膜组织。

19. CMV 肠炎的治疗方案是什么?

CMV 结肠炎自然史是可变的。在未经治疗的患者中，它通常为慢性病程，表现为渐进性腹泻和体重减轻，很少发生症状和组织学自发缓解。和 CMV 视网膜炎不同，这种疾病需要诱导治疗后终身维持治疗，但 CMV 结肠炎治疗的疗程及是否需要维持治疗是不确定的。指南共识推荐 3～6 周的、通常用更昔洛韦的诱导治疗，然而如果有复发的患者才需要维持治疗。缬更昔洛韦可以口服给药，因为其与静脉注射更昔洛韦达到血药浓度类似，但缺乏给药途径对胃肠疾病产生影响研究。CMV 肠炎患者均需要进行眼底检查，因为和局限于胃肠道 CMV 感染相比，播散性 CMV 感染的疗程要长很多。

20. 有哪些寄生虫可引起艾滋病患者腹泻?

隐孢子虫是导致艾滋病患者腹泻最常见的寄生虫，占腹泻发病原因的 11%。尽管其常引起急性腹泻，但研究发现在艾滋病慢性腹泻患者中隐孢子虫感染也很常见。一些关于艾滋病慢性腹泻的研究表明，微孢子虫（毕氏微孢子虫和肠艾梅尔球虫）是最常见的病原体。贾第鞭毛虫也是患者腹泻的原因之一，尤其是伴有恶心、腹胀的慢性腹泻患者。在美国北部地区，等孢子球虫很少引起艾滋病患者腹泻，但在许多发展中国家中，如海地，却是很常见的病因。

21. 在艾滋病患者中，类圆线虫病流行率是否更高？

类圆线虫在全世界的亚热带地区流行，包括美国东南部。没有明确的证据表明 HIV 感染更容易患类圆线虫病。然而，感染艾滋病病毒的患者可能更容易发生类圆线虫病过度感染综合征。在 HAART 治疗期间，有报道指出虹膜综合征和过度感染综合征会同时发病。因此，在有胃肠道症状如腹泻、腹痛、消化不良的艾滋病患者中，需要评估这种潜在威胁生命的原虫感染。在有嗜酸性粒细胞增多的艾滋病患者中，经验性应用伊福霉素治疗评价研究正在进行。类圆线虫可侵犯胃肠道的任何部位，但最典型的表现为卡他性的十二指肠炎，表现为绒毛水肿和大量的黄色渗出物覆盖在十二指肠黏膜上（图 56-4）。

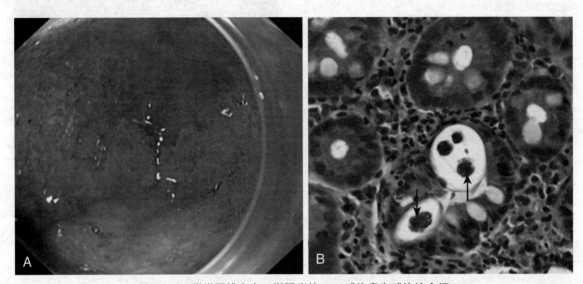

图 56-4　粪类圆线虫十二指肠炎的 HIV 感染患者感染综合征

经典的十二指肠的发现是"卡他"十二指肠炎（A）。组织学检查在评估类圆线虫病时是必需的（B）。首选活检部位始终是十二指肠

22. 比较隐孢子虫病和微孢子虫病的临床表现和治疗方法。

胃肠道微孢子虫感染通常归因于两个物种：毕氏微孢子虫和肠艾梅尔球虫。总体来讲，和隐孢子虫病典型严重腹泻相比，这种疾病的症状相对温和，常表现为稀薄样便和缓慢的体重减轻，结肠通常没有症状。因为这种疾病不会引起黏膜溃疡，因此如果患者有胃肠道出血则除外此疾病。尽管粪便培养可以诊断，但小肠活检，包括十二指肠和回肠标本的免疫组化染色更敏感。虽然对毕氏微孢子虫没有有效治疗，但阿苯达唑对肠艾梅尔球虫是非常有效的。对所有艾滋病患者机会感染性疾病来讲，HAART 疗法可达到临床好转。

隐孢子虫病是严重免疫缺陷的 HIV 感染者慢性腹泻的常见原因。至少有 40 种隐孢子虫，但是导致人类致病的最常见的是鼠隐孢子虫。此疾病的腹泻通常是大量的水样便。晚期 HIV 患者常见脱水和消瘦。疾病的严重程度与免疫功能有关。这种疾病可能轻重不一，但持续或进展性疾病可表现为脱水和电解质失衡。其他伴随症状包括轻度发热、不适、厌食、恶心和呕吐。如果利用 HAART 疗法免疫重建后，这些感染均能好转。

23. 导致艾滋病腹泻最常见的细菌是什么？

弯曲杆菌、沙门菌、志贺菌和艰难梭菌是最常见的导致艾滋病腹泻的病原体。小肠耶尔森菌、金黄色葡萄球菌和嗜水气单胞菌也是引起艾滋病患者严重小肠结肠炎的病因。艰难梭菌肠炎是艾滋病腹泻中最常见的原因，这是因为患者抗生素应用较多且一般为住院治疗。鸟复合分枝杆菌（MAC）是晚期免疫抑制患者（CD4 细胞计数小于 50 个 /ml）的一种常见的病原体，如果 CD4 细胞数小于 10 个 /ml，则 39% 的患者会发生此病。在任何水平的免疫功能下，患者均可发生结核菌感染，常见于发展中国家，很少患者表现为腹泻。

24. 何谓细菌性肝紫癜?

细菌性肝紫癜（BNH）表现为肝脏出现多发血性囊性病变。BNH 是由细菌感染（巴尔通体属）引起的，发生在晚期艾滋病患者。患者出现常见非特异性症状，如发热、体重减轻和乏力不适，也可表现为腹痛、恶心、呕吐和腹泻。皮肤检查发现红色充血丘疹易与卡波西肉瘤混淆。腹部检查常发现肝脾大和淋巴结病。病理检查肝脏表现为多发血性囊性病变。疾病治疗可选红霉素至少 4～6 周，但也可安全地选择多西环素替代红霉素治疗。

25. HIV 患者何时开始 HBV 治疗?

HIV-HBV 合并感染在艾滋病患者中非常重要，尽管 HAART 能够改善艾滋病患者预后，但合并 HBV 感染导致肝脏疾病能够显著增加患者发病率和死亡率。HIV 和 HBV 的感染途径相同，因此这种合并感染很常见。HIV 和 HBV 合并感染患者具有更高的 HBV DNA 水平，很少能够发生 e 抗原血清学转换，对 HBV 治疗也应答不佳。如果患者 HBV DNA 水平超过 2000U 或肝组织学表现为肝纤维化程度较高时需要给予抗 HBV 治疗。如果这类患者存在肝硬化，在 HBV DNA 水平高于 200U 时，就应该给予 HBV 治疗。在具有更高水平的 CD4 计数患者中，无抗 HIV 活性的 HBV 单药治疗即可。当开始 HAART 方案时，应该选择两种抗 HBV 药物治疗。如果 CD4 计数在 350～500，可选择一种兼顾两种病毒的药物。HAART 中含有两种 HBV 药物的治疗比 HBV 单药物治疗更好。

26. 如何看待 HBV 药物有抗 HIV 活性的重要性?

具有抗 HIV 活性的 HBV 单药治疗有潜在诱发 HIV 耐药并降低 HAART 的疗效。此外，如果 HAART 起始治疗中没有覆盖 HBV 治疗，免疫重建后可能导致 HBV 感染引起危及生命肝脏疾病。表 56-5 列出了同时具有抗两种病毒活性的药物及单独治疗 HBV 的药物。

表 56-5　乙型肝炎治疗与 HIV 活性	
同时治疗 HIV 和 HBV 药物	**仅治疗 HBV 药性**
拉米夫定	干扰素 / 聚乙二醇干扰素
替诺福韦	阿德福韦酯（10mg）
恩曲他滨	替比夫定（体外）
恩替卡韦（体内）	

HBV. 乙型肝炎病毒；HIV. 人类免疫缺陷病毒

27. AIDS 患者中 HCV 感染的疾病自然史是如何变化的?

因为有相同传播途径,HCV 感染在 HIV 感染患者中很常见。在正常情况下,丙肝病毒感染后进展为肝硬化需要几十年的时间。目前一些研究表明,丙型肝炎进展的速度在 AIDS 患者中明显加快。事实上,HCV 感染相关的肝硬化常为患者死因。这种疾病自然史的加速提示我们应对 HCV 感染早诊断、早治疗。

28. 在艾滋病患者中卡波西肉瘤的消化系统中表现有哪些?

卡波西肉瘤(KS)是因 HSV-8 病毒感染引起的一种血管瘤,这种血管瘤在 HIV 感染中常见,尤其在男同性恋感染者中常见。HIV 感染者在疾病的任何阶段都可发生 KS。近 40% 的 KS 患者会有消化系统表现。但是,大部分 KS 患者侵犯消化系统没有明显临床症状。AIDS 相关 KS 通常表现在皮肤损伤(图 56-5)。但是,内脏 KS 有时候可能没有皮肤损害表现。KS 消化系统症状可表现为营养不良、腹泻、消化道出血、穿孔和因肿瘤梗阻引起的肠梗阻等(图 56-5)。

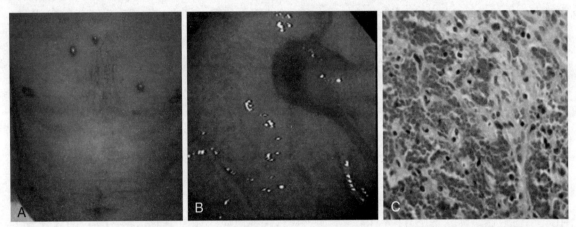

图 56-5　A. 皮肤卡波西肉瘤(KS);B. 胃肠道任何部分均可发生 KS;C. 组织学检查对确诊有重要意义

(常 越 周 芳 译,常 越 校)

缺血性肠病

Siobhan Proksell, BS, MD, Amar R. Deshpande, MD, and Arvey I.
Rogers , MD, FACP, MACG

1. 什么是缺血性肠病？

缺血性肠病是由肠系膜血流持续减少、红细胞含氧量降低或肠系膜静脉栓塞导致的小肠或大肠组织缺氧和缺血性损伤。缺血性肠病有各种各样的表现，如急慢性中腹部疼痛（饮食诱发的）、呕吐、不敢进食、体重下降、腹泻、肠梗阻、胃肠道出血、肠梗死、腹膜炎纤维狭窄。

2. 简述肠系膜静脉系统解剖。

三条主要动脉及两条静脉组成了肠系膜循环。

动脉	静脉
• 腹腔动脉	• 肠系膜上静脉（SMV）
• 肠系膜上动脉（SMA）	• 肠系膜下静脉（IMV）
• 肠系膜下动脉（IMA）	

主要动脉和静脉通过毛细血管、小动静脉组成了内脏循环（图 57-1）。

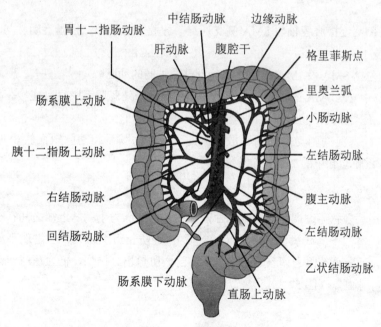

图 57-1　肠系膜动脉解剖

腹主动脉的三个分支（腹腔动脉，肠系膜上、下动脉）是大小肠的主要血供来源。大多数静脉伴行动脉。肠系膜上静脉与脾静脉汇合成门静脉，在肝门部进入肝脏。肠系膜下静脉在脾静脉与肠系膜上静脉交界处附近混入脾静脉（经允许摘自 Rogers AI, Rosen CM, Mesenteric vascular insufficiency, In:Schiller LR, editor.Small intestine, current medicine.Philadelphia:Lange；1997.）

腹腔动脉主要供给胃、十二指肠、部分胰腺、脾、肝、胆囊及胆管系统。SMA 主要供给部分十二指肠及胰腺、整个小肠、大肠脾曲。IMA 供给剩下的结肠、空肠,空肠同时接受髂内动脉的血供。IMV 进入脾静脉,SMV 与脾静脉汇成门静脉。不同于动脉血,直肠静脉血通过髂内静脉到下腔静脉进入体循环,同时经过 IMV 进入门静脉。

3. 体循环与内脏循环之间的侧支循环。

体循环内脏循环及内脏循环的侧支循环连接肠系膜动脉和它们的分支,在主要侧支阻塞时,动脉及其分支会变得更明显(图 57-2)。

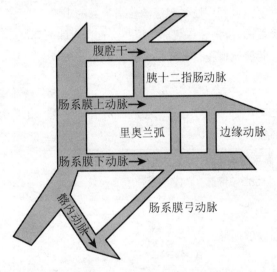

图 57-2 三种主要肠系膜动脉间的侧支通道的示意图

交替吻合的结构和侧支循环在理论上当 1 ~ 2 条主要动脉血管发生闭塞时,任何一条动脉可能有足够的时间和机会向所有腹部内脏提供足够血供(经允许摘自 Rogers AI,Rosen CM,Mesenteric vascular insufficiency,In:Schiller LR,editor.Small intestine,current medicine. Philadelphia:Lange;1997.)

● 胰十二指肠侧支连接腹腔轴与 SMA 侧支通道(腹腔干的胰十二指肠上动脉与 SMA 胰十二指肠下动脉形成侧支)。

● 结肠缘动脉包括 SMA 及 IMA 的侧支是伴行整个结肠的动脉。

● SMA 的结肠中支与 IMA 的结肠左支通过里奥兰弧(横结肠肠系膜弓)连接。

● IMA 通过回肠动脉的回肠系膜弯曲连接体循环。

● 缓慢发生的栓塞促进侧支循环的开放;因此,慢性的肠系膜动脉缺血较少见,除非包括 SMA 在内的 3 个肠系膜动脉中的 2 支完全栓塞。

4. 什么是自身调节?

自身调节就是小动静脉通过调节灌注维持血流通畅。在动脉与小动脉近端之间存在一个较大的压力梯度。如果动脉灌注下降或氧需求增加(如餐后),为防止组织缺氧,会出现小动脉扩张及毛细血管再通。另外,静脉系统阻力调整用来维持足够的心脏输出。例如,低血压时,阻力增加用于提高回流至心脏的静脉血量(图 57-3)。

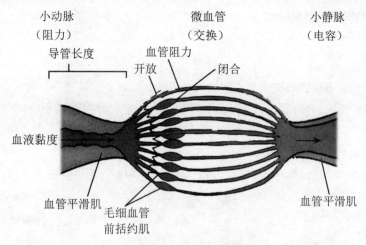

图 57-3 内部血管解剖

在基础、饮食刺激和压力状态（取决于不同的解剖和胜利因素之间的相互作用，这些因素包括血液黏度、红细胞氧饱和度、小动脉长度和流体阻力、毛细血管前括约肌张力、血管平滑肌张力和静脉容量）下，富含氧的动脉血向不同的小肠和大肠输送氧气（经允许摘自 Rogers AI，Rosen CM. Mesenteric vascular insufficiency. In:Schiller LR，editor. Small intestine，current medicine. Philadelphia: Lange；1997）

5. 缺血性肠病时有哪些变化?

缺血性肠病根据受累及的血管不同（动脉或静脉）、血流减少发生的时间（急慢性）、血流减少的原因（血栓性或非血栓性）被分成不同的种类。

也可以根据临床进行分类：

- 急性系膜缺血（AMI），主要病因为栓塞、血栓、血管收缩。
- 慢性系膜缺血，主要病因为动脉粥样硬化。
- 慢性结肠缺血，大部分继发于一过性低灌注（图 57-4）。

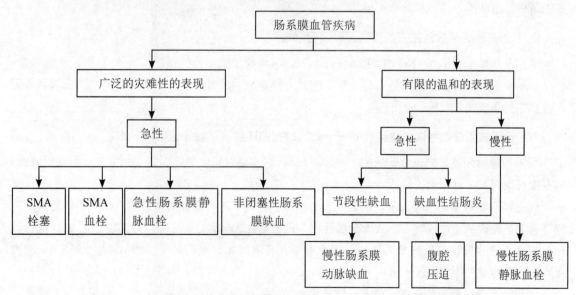

图 57-4 根据缺血的范围行肠系膜血管疾病的分类

Williams 这个特殊分类可以有助于评价及管理受累及的肠管。SMA. 肠系膜上动脉（经允许摘自 Williams LF. Mesenteric ischemia Surg Clin North Am 1988；68:331- 353.）

6. 哪些临床症状提示缺血性肠病?

动脉

血栓性肠系膜缺血

- 栓塞:心律失常、瓣膜性心脏病、心肌梗死、附壁血栓、心房黏液瘤、血管造影术、外伤。
- 血栓:动脉粥样硬化、高凝状态(如妊娠、高同型半胱氨酸血症、抗磷脂抗体综合征、避孕药、肿瘤、真性红细胞增多症、原发性血小板增多症、阵发性夜间血红蛋白尿)、动脉瘤、血管炎。

非阻塞性肠系膜缺血

- 心律失常、低灌注(心源性休克、低血容量、脓毒症)和血管收缩的药物(地高辛、可卡因)。

静脉

- 高凝状态(动脉的原因,加上 Leiden 因子 V,蛋白 C 和蛋白 S,不足或抗凝血酶Ⅲ)、充血性心力衰竭、休克、门静脉高压、肝静脉血栓形成(Budd-Chiari 综合征)、恶性肿瘤、外伤、硬化剂注射、腹膜炎、憩室炎、胰腺炎、炎症性肠病、肠梗阻,术后状态、创伤。

7. 闭塞性 AMI 的病例生理改变有哪些?

肠缺血是由组织缺氧引起的,它可以继发于血容量减少、红血细胞体积下降、流速或氧含量降低。随着动脉半径的减小,血流阻力增大 4 倍。自动调节(参见问题 4)导致血管舒张保持血流,但是超越一定的限度血流就会减少。这种情况的例子是急性或慢性动脉血栓、栓子或短暂的血管收缩。

8. 什么是腹绞痛? 其临床意义是什么?

腹绞痛是指由肠系膜动脉血流量减少而引起的慢性反复腹痛,其通常由动脉粥样硬化病变导致的血管狭窄引起,餐后状态可作为一种运动刺激物,进入胃的食物会导致需氧量增加,于是肠道血流量减少(盗血现象)。疼痛通常发生在 30 ~ 90 分钟,有时长达 4 小时。最初,腹部绞痛通常很轻;但是,经过数周至数月,严重程度增加。长期缺氧的小肠黏膜可引起绒毛萎缩,导致腹泻、蛋白丢失性肠病、脂肪泻、消瘦和营养不良。

9. 非闭塞性肠系膜缺血的病理生理表现有哪些?

非闭塞性肠系膜缺血(NOMI)的发生,顾名思义,无栓子或血栓的存在。当休克、严重低血容量、心排血量减少、大胸腹部手术肠系膜血管收缩时,肠道低灌注风险增加。患者服用地高辛或可卡因后会加重肠系膜血管收缩。

10. 肠系膜血管作为缺血性肠病的一个病因时我们还应该了解什么?

肠系膜静脉闭塞是缺血性肠病的一种罕见病因,这需要对相关危险因素(通常是一个高凝状态)和高度怀疑情况进行准确的诊断。

肠系膜静脉阻塞的患者通常表现为严重的中腹部疼痛,这与腹部的体格检查结果不成比例。疼痛可分为急性或亚急性,发生在数周至数月内。腹部 CT 是诊断的金标准,可发现超过 90% 的静脉闭塞患者。这些发现包括肠壁增厚和对比度增强(延迟静脉血流的结果)、SMV 增大、SMV 腔内血栓形成和显著的侧支血管。

如果没有肠道梗死的迹象,患者可以采用非手术的抗凝和可能的溶栓治疗。如果怀疑有梗死,应立即手术治疗,但应采取避免不可逆性缺血及随后的肠切除方法。

11. 什么是局灶性节段性（短段）缺血？

局灶性节段性缺血是指缺血局限于小肠短段，因为它仅涉及少数小动脉或小静脉。这与广泛性肠缺血的病理生理过程相同。

12. 闭塞性肠系膜缺血的常见症状是什么？

闭塞性肠系膜缺血的症状因病因不同而异。

- 因 SMA 急性栓塞或血栓阻塞引起的急性肠系膜缺血患者一般突然发病，且以严重的中腹部绞痛为主。这些患者也可能因缺血引起的平滑肌张力收缩出现而导致肠功能丧失。这些收缩可引起严重腹痛，但是腹部体检没有阳性体征。对于无法沟通的患者（如那些被麻醉的、痴呆的或精神状态改变），腹胀的体征及大便隐血阳性结果可能是唯一的症状。

- 血栓性闭塞引起的肠系膜缺血患者常出现肠系膜绞痛，特别是反复的餐后中度或弥漫性腹痛，伴或不伴有放射痛。畏食可能导致体重下降。此外，患者可能有腹泻、脂肪泻或蛋白丢失性肠病，这使慢性缺血诱发的小肠萎缩更复杂。

- 静脉闭塞性疾病的患者通常会出现一个更非特异性、隐匿的腹痛、腹泻、呕吐。当大量液体流入肠壁和肠腔时，就会发生全身性低血压与动脉血流的减少。当腹腔脓毒症、高凝状态及口服避孕药时应考虑静脉闭塞性疾病的存在。

13. 肠系膜缺血患者的体格检查结果是什么？

肠系膜缺血的体检结果根据不同病因和持续时间缺血而不同。

- 急性 SMA 闭塞患者的典型表现是腹痛与体检结果不符。病程早期的腹部检查通常只有轻度腹胀、肠鸣音减弱或正常。缺血性损伤加重，肠鸣音减弱，肠梗阻出现，腹胀加重，大便隐血阳性；有时会出现血便。血容量下降表现为低血压和心动过速，而发热和腹膜刺激征是透壁损伤梗死的表现。

- 静脉闭塞性疾病患者的体格检查结果因缺血的严重程度和病因特点表现为充血性心力衰竭、腹部肿块、慢性肝病和门静脉高压症或高凝状态。

- NOMI（参见问题 9）是应怀疑的临床情况。早期患者与急性动脉闭塞的患者相比，症状较少；然而一小部分可能无腹痛。体检结果随病程长短而变化。随着发生 SMA 血流障碍，缺血患者通常主诉慢性的、反复的腹部疼痛。没有具体的体征。值得注意的是，大多数患者有外周血管疾病或体重下降。

14. 实验室检查结果有帮助吗？

在肠系膜缺血的早期阶段，没有特别的异常实验室数据，只有那些与缺血形成相关的数据是异常的。缺血进展时，组织缺氧、炎症、坏死和血容量下降，非特异性实验室数据异常包括血液浓缩、白细胞计数增多、乳酸性酸中毒。

15. 疑似 AMI 患者的鉴别诊断注意事项是什么，怎样行影像学检查排除？

除非缺血诊断已明确，所有腹痛患者应首先行腹部 X 线检查，表 57-1 描述了鉴别诊断和相关发现。

许多影像学检查可以进一步诊断肠系膜缺血，包括腹部强化 CT、肠系膜血管多普勒、肠系膜血管造影。腹腔镜或肠镜检查也可根据临床情况适当选择。

在肠梗死患者中，一些患者平片和腹部 CT 表现出非特异性异常。血管造影比 CT 对肠系膜动脉闭塞或 NOMI 的诊断更有效。如果怀疑静脉闭塞性疾病，动态腹部 CT 造影可以是一个有用的诊断工具。

值得注意的是，如果打算行小肠强化 CT 或血管造影，应避免钡剂灌肠，以防钡剂干扰诊断。

表 57-1　影像学诊断线索	
病变	腹部平片发现
小肠梗阻	有或无气液平的肠扩张环 小肠环阶梯状重叠 肠腔内梗阻部位气体存留
胰腺炎	十二指肠前哨环或结肠切断征
肠扭转	空肠、乙状结肠或盲肠扩张（乙状结肠咖啡豆征）
腹腔内脓毒症 （阑尾炎、憩室炎）	肝脏、门静脉系统存在的气体（门静脉气体）
肠穿孔	隔下游离气体 肠管间或腹膜后气体夹层
肠缺血	肠壁增厚，拇指印征
肠管内、门静脉存在气体	晚期症状和即将发生弗兰克梗死的预兆
肺气肿性胆囊炎	胆囊壁内的空气，胆囊内的气液位（也是由气体形成的生物体引起）

16. 磁共振血管造影在疑似腹部绞痛患者中的作用是什么?

疑似腹绞痛患者，磁共振血管造影（MRA）可对那些有严重碘过敏的人群有帮助。与 CT 血管造影有很好的一致性，三维重建使内脏血管更有可视性。

此外，在慢性肾脏疾病或肾功能受损的患者中，钆可能不会引起对比剂造成的肾损害。但是偶尔可造成不可逆性肾脏系统性纤维化。

17. 描述多普勒超声在诊断中的作用。

多普勒超声是一种无创性检查，能够评估主要肠系膜血管的通畅情况和无创性。应在患者禁食和饭后刺激时进行。它能够通过显示狭窄或闭塞血管来源和过度湍流，对于诊断腹痛患者的多支血管狭窄有帮助。

值得注意的是，多普勒超声在肥胖患者中的能力有限，因为超声波必须需穿过身体组织才能形成图像。

18. 内镜（乙状结肠镜、结肠镜、小肠镜）及腹腔镜检查的作用是什么?

尽管少数公布的病例报告描述了应用肠镜诊断肠系膜缺血，但因有穿孔的风险，因此是非常危险的。然而，低位内镜被证明是相对安全的，可以帮助诊断缺血性结肠炎患者（参见问题 24～28）。

腹腔镜虽然是侵入性，但也被证明是一个相对安全的技术，有助于辅助诊断及评价肠损伤程度。它可以很容易地检测肠系膜全层损伤；然而，由于检查从损伤黏膜开始，然后经壁移动到浆膜，因此它的效能有限，它会错过潜在的可逆缺血的早期阶段。此外，腹腔镜手术中注入气体后，当腹腔内压力超过 20mmHg 时，内脏血流量减小。

19. 为什么要进行侵入性肠系膜血管造影?

当缺血性肠病的诊断和治疗延迟，腹膜刺激征和酸中毒发生时，死亡率明显增加。

血管造影是诊断肠系膜动脉闭塞的金标准，有助于鉴别栓塞和血栓形成。大动脉的显影消失及侧支血管扩张是栓塞的一种表现，而随血管变窄、侧支循环出现是血栓形成的表现。此外，血管造影的静脉期显示静脉阻塞性疾病。在 NOMI 中，血管造影可显示血管狭窄、痉挛和动脉串珠。

血管造影也可作为一种治疗模式，如选择性注入扩血管药物的治疗方式或溶栓、血管成形术和辅助，完成球囊取栓术，支架置入术。由于与溶栓药物管理相关的风险，它们的使用应该是仅限于没有腹膜症状，那些被认为是缺血性可逆或持续时间短的患者，以及具有技术专长的三级护理中心。

与所有治疗一样，血管造影也有风险。动脉粥样硬化通常涉及股动脉，它通常也是血管造影导管的入口部位。这使得它更难到达肠系膜系统，也可以导致远端动脉栓塞。此外，碘对比剂也会增加肾功能不全的风险。

在疾病早期,血管造影是唯一的可以诊断和治疗肠系膜血管闭塞性疾病及 NOMI 的探索性技术。

20. 有没有治疗肠系膜缺血的措施呢?

各种措施可用于治疗肠系膜缺血：

- A. 管理基础疾病，包括应用治疗血管疾病的抗血小板药物。
- B. 动脉血栓性和静脉闭塞性疾病的抗凝治疗。
- C. 镇痛（因阿片类药物会减少肠蠕动、加重缺血，应避免应用）。
- D. 基础治疗：通过少食多餐、戒烟、应用血管扩张剂、抑制胃酸分泌，减少进餐时黏膜需氧量。

21. 血管成形术和支架置入术在缺血性肠病中的作用是什么?

对于远端病变较多的患者，经皮腔内血管成形术或无支架可以被视为替代方案。病变位于肠系膜动脉的主动脉口的病变可能由于直径有限，不适合扩张和血管成形术。

22. 缺血性肠病患者应何时送往手术室?

临床怀疑急性缺血性肠病时，已排除其他诊断时应立即造影。如果结果发现适合非手术干预(参见问题 19)，没有任何肠坏死迹象，患者可以应用药物治疗。

下列情况患者应送往手术室：

- 评估损伤的程度。
- 识别动脉闭塞的部位和治疗。
- 切除不可逆的肠损伤（切除可能导致短肠综合征）。
- 血运重建。
- 血运重建的适应证包括典型的绞痛或血管造影证明至少两个肠系膜动脉闭塞且其中一个是 SMA。关于是否应该只对 SMA 进行血管重建，仍然存在争议。

23. 什么是二次操作?

在最初的手术中（不管是否进行血运重建），一些因活力尚可故意保留的肠道的活力状态可能不明确。24～48 小时后，患者可进行第二次手术以评估肠道活力。

24. 存在结肠孤立性缺血吗？

缺血性结肠炎是老年人最常见的非闭塞性肠缺血形式。心排血量不足可能导致非闭塞性肠缺血的其中一个原因。然而，年轻患者的病因可能是闭塞性（镰状细胞病、高凝状态）或非闭塞性（可卡因使用、血管炎、长跑）。

25. 缺血性结肠炎的临床表现有哪些？

缺血性结肠炎最常见的表现是突发抽筋、轻微左下腹疼痛和排便冲动。此外，患者可能会出现便血。腹部触诊病变肠管可出现压痛。鉴别诊断包括感染性结肠炎、憩室炎与炎性肠病。

26. 如何明确缺血性结肠炎的疑似诊断？

腹部 X 线片显示受影响的结肠壁可见"拇纹征"，多见于脾曲，继发于皮下水肿和出血。

如果怀疑缺血性结肠炎，并且没有腹膜刺激征，患者应接受结肠镜检查确认诊断。结肠的任何区域都可累及，但关键特征是节段性分布，一般在 SMA 和 IMA 的分界区域。直肠乙状结肠（20%）、降结肠（20%）、脾曲（11%）和混合型（14%）最常见。对于远端病变，软式乙状结肠镜检查没有诊断价值。乙状结肠接受 IMA 和髂内动脉分支双重血供，直肠很少见。

钡剂灌肠比结肠镜检查敏感度差，但可显示"拇纹征"。缺血损伤发生后，如果倾向于非阻塞性血管因素，不建议行血管造影。

27. 缺血性结肠炎的后遗症是什么？哪些方法可以改变病程？

优化心脏功能势在必行；必须纠正受损的心排血量和心律失常。尽可能避免诱发血管收缩的因素、地高辛治疗、血管活性药物与低血容量。血管扩张剂通常治疗无效，因为低结肠血流量通常在缺血发生时已恢复正常。建议患者接受治疗静脉输液和肠道休息。结肠镜下扩张的结肠可放置肛管减压或使患者体位改为侧卧位。如果是闭塞性的情况，其原发病因应予以纠正，如包括长期抗凝治疗。迄今为止还没有客观证据证明抗生素的有效性。

缺血性结肠炎在高达 70% 的患者中是可逆的，其症状在 24～48 小时消退。这些患者 1～2 周痊愈且结肠无狭窄。严重损伤需要 1～6 个月完全治愈。不可逆的损伤发生在不到 50% 的情况下，可导致中毒性巨结肠、坏疽和穿孔、暴发性结肠炎、缺血性狭窄。不幸的是，在初次呈现时不能预测病程。

孤立性右侧缺血性结肠炎有较高的死亡率，并需要手术，其病理生理与 AMI 密切相关。诊断和治疗单独右侧缺血性结肠炎提示可能存在 AMI。

28. 缺血性结肠炎患者何时手术？

出现腹膜刺激征、大范围出血、坏疽或穿孔、中毒性巨结肠或暴发性结肠炎的患者应该进行手术。在反复发作的脓毒症患者和对保守治疗 2～3 周无效的患者中即便明显恢复时，也应考虑手术。症状性的结肠狭窄也可能需要外科手术或内镜校正（如球囊扩张或支架置入）。

（常　越　译校）

营养、营养不良和益生菌

Bonnie Jortberg, PhD, RD, CDE, and Peter R. McNally , DO, MSRF, MACG

1. 什么是营养状态?

营养状态反映了营养元素的摄入满足人体功能及其生物代谢所需的情况。人体主要有以下四种组成成分:水、蛋白质、矿物质和脂肪。前三种物质组成了人体的瘦体重(LBM);基于这部分的细胞功能称为主要细胞功能。而这些保存或恢复的重要功能也是营养师的主要关注点。

2. 营养不良的定义是什么?

营养不良指营养过剩(肥胖)或营养不足的状态,是相对于身体需求功能障碍的状态。

3. 不同类型营养失调造成的功能失衡及后果是什么?

● 消瘦型是蛋白质热量不足而导致营养不良,主要脂肪组织及躯体肌肉蛋白的大量消耗,而内脏蛋白及血清蛋白不受影响。患者通常没有水肿,可能会有轻度的免疫功能障碍。

● 低白蛋白营养不良是因为严重的代谢性疾病,多发生于住院患者中。他们可能拥有充足的热量储备及适当的体重,但存在细胞外体积扩大,细胞内物质的消耗,水肿,血清蛋白水平的改变及免疫功能障碍。

● 相关蛋白的相对缺乏发生于经典西卡奥克病,这类患者的热量供应充足,但是相关蛋白质的数量和质量存在不足。

4. 如何进行简单的营养状态评估?

简单的床旁营养状态评估对预测营养相关性不良后果和复杂的机体能力检查一样重要。目前有两种常用的方法,即全球主观性评估(SGA)和迷你营养评价(mini nutritionaal assessment,MNA),它们都是经过验证的简单有效的营养状态评估工具。这两种方法都根据体重史、摄入量、胃肠道症状、疾病状态、机体功能水平及体格检查,将患者分类为营养良好、轻度至中度营养不良或严重营养不良(图58-1)。

体重史、近期摄入量评估、简短的体格检查、疾病应激与药物治疗及功能状态和伤口愈合评估都是很好的营养状态评估方式。它们对预测营养不良的并发症相关风险的效果优于实验室检查。如果营养的摄入量不足超过1~2周或体重下降超过10%,或者体重低于理想值的80%,则需要进行更密切的营养评估和随访。

5. 血清蛋白是反映人体营养健康的指标,哪种血清蛋白的半衰期最短?

铁蛋白:30小时。

视黄醇结合蛋白:2天。

前白蛋白:2~3天。

转铁蛋白:8天。

白蛋白:18天。

迷你营养评估表		

姓名		性别	
年龄	体重	身高	日期

请于方格内填上适当的分数以完成筛选，将筛选的分数相加，如分数等于 11 分或以下，请继续完成所有评估以得出营养不良指标值

评估	J. 每天吃多少次主餐
A. 过去 3 个月内有没有因为食欲缺乏、消化问题、咀嚼或吞咽困难 而减少食量 0= 食量严重减少 1= 食量中度减少 2= 食量没有改变　□	0=1 餐 1=2 餐 2=3 餐　□
B. 过去 3 个月内体重下降的情况 0= 体重下降大于 3kg（6.6lb） 1= 不知道 2= 体重下降 1～3kg（2.2～6.6lb） 3= 体重没有下降　□	K. 蛋白质摄取量指标 　每天进食至少一份乳制品（牛奶、芝士或乳酪）是　否 　每周进食两份以上干豆类或蛋类　是　否 　每天均进食肉类、鱼类或家禽类 　0.0=0 或 1 个（是） 　0.5=2 个（是） 　1.0=2 个（是）　□□
C. 活动能力 0= 需长期卧床或坐轮椅 1= 可以下床或离开轮椅，但不能外出 2= 可以外出　□	L. 每天有进食两份或以上水果或蔬菜 0= 否　　　1= 是　□
D. 过去 3 个月内有没有受到心理创伤或患上急性疾病 0= 有　　　2= 没有　□	M. 每天喝多少流质食物（水、果汁、咖啡、茶、牛奶） 0.0= 少于 3 杯 0.5=3～5 杯 1.0= 多于 5 杯　□□
E. 精神心理问题 0= 严重痴呆或抑郁 1= 轻度痴呆 2= 没有精神心理问题　□	N. 进食模式 0= 需辅助才能进食 1= 能自行进食但稍有困难 2= 能自行进食　□
F. 体重指数（BMI）（kg/m²） 0=BMI 低于 19 1=BMI19 至低于 21 2=BMI21 至低于 23 3=BM23 或以上　□	O. 自我评估营养状况 0= 自觉营养不良 1= 不清楚自我的营养状况 2= 自觉没有营养问题　□
筛选分数　（最高 14 分）　□□ 12～14 分　　正常营养状况 8～11 分　　有营养不良的风险 0～7 分　　营养不良 如需要做深入营养评估，请继续完成问题 G-R	P. 与同龄人相比，患者如何评价自己的健康状况？ 0.0= 比别人差 0.5= 不知道 1.0= 和别人一样 2.0= 比别人更好　□□
评估	Q. 上手臂中点臂围（MAC）（cm） 0.0=MAC 低于 21 0.5=MAC21 至低于 22 1.0=MAC22 或以上　□□
G. 是否独立生活（非居住于疗养院或医院）？ 0= 有　　　1= 否　□	
H. 每天服用 3 种以上的处方药物 0= 有　　　1= 否　□	R. 小腿围（CC）（cm） 0=CC 低于 31 1=CC31 或以上　□□
I. 是否有压疮或皮肤溃疡 0= 有　　　1= 否　□	
Ref：Guigoz Y, Vellas B and Garry Pj.1994.Mini Nutritional Assessment: 　A pracical assessment tool for grading the nutritional state of elderly 　patients.Facts and Research in Gerontology.Supplement#2:15-59 　Rubenstein LZ,Harker JO,Salva A,Guigoz Y,Vellas B.Screening for 　Undernutrition in Geriatric Practice:Developing the Short-Form Mini 　Nutritional Assessment(MNA-SF).J.Geront 2001;56A:M366-377. 　Guigoz Y.The Mini-Nutritional Assessment (MNA)Review of the 　Lerature-What does　tell us?J Nutr Health Aging 2006;10:466-487. 　®Société des Produits Nestlé,S.A,Vevey,Switzerland,Trademark Owners 　©Nestlé,1994,Revision 1998.N67200 12/99 10M 如需更多资料：www.mna-elderly.com	评估分数（最高 16 分）　□□□
	筛选分数　□□
	总评估分数（最高 30 分）　□□□
	营养不良指标值 总评估分数 17～23.5 分　　有营养不良的风险　□ 总评估分数少于 17　　　营养不良　□

图 58-1　迷你营养评估

6. 哪些简单的抽血检验可以做出直接的营养评估?

血清蛋白→如果小于 3.5g/L 为异常

淋巴细胞总数→如果小于 1500 个 /μl 为异常

7. 男性和女性的理想体重。

体重指数(BMI)是根据体重和身高计算得出的,是反映人体肥胖程度的可靠指标。它用于确定基于体重状况的疾病风险类别。

BMI 的计算:BMI 对于成人和儿童其计算方法是相同的,它的计算基于以下公式(表 58-1)。

与体重指数相关的成人标准体重类别范围如表 58-2 所示。

BMI 可以轻松地通过应用 BMI 计算器(http://www.cdc.gov/healthyweight/ assessing/bmi)或通过引用查找 BMI 图表得出(图 58-2)。

基础热量消耗(BEE)可以由 Harris Benedict 方程计算得出:

男性 BEE: 66+[13.7× 体重(kg)]+[5.0× 身高(cm)]–[(6.8× 年龄)]=kcal/d

女性 BEE: 65.5+[9.6× 体重(kg)]+[1.8× 身高(cm)]–[(4.7× 年龄)]=kcal/d

BEE× 应激因子 = 每天热量消耗

表 58-1 BMI 的计算

测量单位	公式和计算
千克(kg)和米(m)[或厘米(cm)]	公式:体重(kg)/ [身高(m)]^2 即为体重(kg)除以身高(m)的平方;因身高的单位通常是厘米,所以可以把厘米数值除以 100,使单位转化为米。例如:体重= 68kg,身高= 165cm(1.65m),BMI 即为 68/(1.65)^2 = 24.98
磅(lb)和(in)	公式:体重(lb)/ [身高(in)]^2×703 即为体重(lb)除以身高(in)的平方再乘以 703 例如,体重为 150lb,身高 65in,计算为 150÷(65)^2×703=24.96

BMI. 体重指数

表 58-2 成人 BMI 范围

BMI	体重状况
低于 18.5	体重不足
18.5 ～ 24.9	正常
25.0 ～ 29.9	超重
30.0 及以上	肥胖

BMI. 体重指数

(Centers for Disease Control and Prevention. How is BMI calculated and interpreted? Accessed September 22, 2014, from http://www.cdc.gov/healthyweight/assessing/bmi/adult_bmi/index.html#Interpreted.)

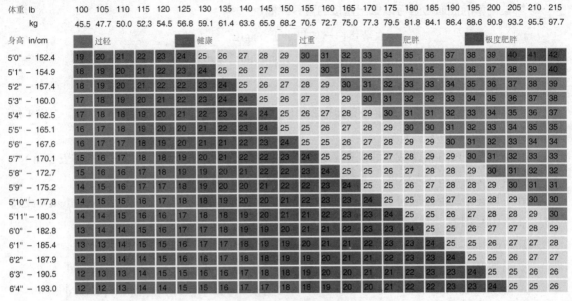

图 58-2 体重指数表

压力：因素；轻度压力：[×（1～1.3）]；中度压力：[×（1.3～1.4）]；重度压力：（×1.5）

蛋白质和热量的需求量的简单公式详见表58-3。

表 58-3 计算需求量

病情程度	蛋白质，g/（kg·d）	热量，kcal/（kg·d）
轻度	0.8	20～25
中度	1.0～1.5	25～30
重度	1.5～2.5	30～35

8. 描述常用的口服饮食类型

流质饮食以一种极易经肠道消化、排泄且无刺激的方式向人体供应液体和热量，它能提供约600cal的热量和150g的糖类，但所含蛋白质、维生素和矿物质不足。流质饮食具有高渗性，通过喝稀释的饮料和减慢吃饭的速度可以将得肠胃疾病的可能性降到最低。如果需要进食流质食物超过3天，那么就需要在营养师的指导下进食。

流质饮食经常用于从全流食到固体食物的发展。它也可用于有咀嚼障碍、胃潴留或部分性肠梗阻的患者。通常，这种饮食能提供超过2000cal热量和70g蛋白质。它含有各类足够的营养素（纤维除外），特别是高蛋白，但是不适用于那些对乳糖不耐症的患者。固体食品的引入应根据需要做进一步完善。

9. 重症监护病房中所隐藏的热量来源是什么？

不要忽视丙泊酚所提供的脂质热量，相当于10%的脂肪乳剂（1.1kcal/ml）。

10. 总结各种微量元素缺乏或过量的典型表现

详见表58-4。

微量元素	缺乏	毒性
	表 58-4　维生素与矿物质的缺乏与毒性	
维生素 A	毛囊角化、夜盲、结膜干燥、角膜软化	皮肤炎、干燥症、脱发、关节痛、骨质增生、水肿、高血钙、肝大、假性肿瘤
维生素 D	佝偻病、软骨病、低磷血症、肌无力	疲劳、头痛、高钙血症、骨钙丢失
维生素 E	溶血性贫血、肌肉疾病、共济失调、眼肌麻痹、视网膜病、反射消失	少见：可能影响维生素 K 的作用、花生四烯酸代谢异常、头痛、肌肉疾病
维生素 K	易出血，延长凝血时间	
维生素 C	坏血病、伤口愈合延迟、毛囊出血、牙龈炎、牙齿缺陷、贫血、关节痛	腹泻、可能致高草酸尿及高尿酸尿、糖代谢异常、口干、腐蚀牙齿
维生素 B_1	干性脚气病、厌食、低体温、湿性脚气病，高输出型充血性心力衰竭、乳酸酸中毒、W-K 综合征、共济失调、眼球震颤、记忆力丧失、虚构症、眼肌麻痹	大剂量静脉注射：厌食、眼球震颤、肠梗阻、头痛、易怒
维生素 B_2	脂溢性皮炎、口腔炎，唇干裂、地图舌、眼睛刺痛、贫血	无
维生素 B_3	厌食、嗜睡、烧灼感、舌炎、头痛、昏迷、惊厥、糙皮病、腹泻、色素皮炎、痴呆	高血糖、高尿酸血症、胃肠道症状、消化性溃疡、冲洗、肝功能障碍
维生素 B_6	外周神经炎、脂溢性皮炎、舌炎、口腔炎、贫血、中枢神经系统、脑电波变化、癫痫发作	代谢依赖、感觉神经病
维生素 B_{12}	舌炎、感觉异常、中枢神经系统的变化、巨幼细胞贫血、抑郁、腹泻	无
叶酸	舌炎、肠黏膜功能障碍、巨幼细胞贫血	拮抗抗癫痫药物，降低锌的吸收
生物素	鳞片状皮炎、脱发、乳头萎缩、肌痛、感觉异常、高胆固醇血症	无
泛酸	不适、胃肠道症状、痉挛、感觉异常	腹泻
钙	感觉异常、手足抽搐、癫痫发作、骨质疏松、心律失常	高钙尿症、胃肠道症状、嗜睡
磷	溶血、肌无力、眼肌麻痹、骨软化症	腹泻
镁	感觉异常、手足抽搐、癫痫发作、心律失常	腹泻、肌无力、心律失常
铁	疲劳、呼吸困难、舌炎、贫血、反甲	铁过载（肝、心脏），可能氧化损伤
锌	嗜睡、厌食、味觉/嗅觉丧失、皮疹、性腺功能减退、伤口愈合延迟、免疫抑制	铜、铁代谢受损，降低高密度脂蛋白，免疫抑制

微量元素	缺乏	毒性
铜	贫血、中性粒细胞减少、嗜睡、色素脱失、结缔组织损伤	胃肠道症状、肝损害
铬	葡萄糖不耐受、神经病、高脂血症	无
硒	Keshan 心肌病、肌无力	胃肠综合征
锰	可能体重减轻、皮炎、毛发枯乱	单纯吸入性损伤
钼	可能头痛、呕吐、中枢神经系统变化	干扰铜代谢，可能痛风
氟	增加龋齿	牙齿色斑、可能的骨完全性氟中毒

11. 短肠综合征患者的营养问题是什么？

肠道缺失会使得患者脱水和营养不良的风险增高。平均 600cm 长的小肠每天能够消化约 10L 摄取和分泌的液体。患者在采用肠内营养途径的治疗方式下切除小肠，如果保留完整结肠和回盲瓣的长度不超过 2ft（1ft=30.48cm），或者是保留结肠和回盲瓣长度不超过 5ft，那么其可能无法存活。此外，回肠末端缺失会妨碍胆汁酸和维生素 B_{12} 的吸收。残留的肠道，尤其是回肠，可能在数年内适应其吸收能力，但潜在的疾病可能会阻碍这一进程。

12. 简述短肠综合征患者营养问题的管理。

在术后急性期进行治疗的目的是恢复静脉输液和电解液。在对剩余的肠道功能进行评估的时候或者是开始适应主动进食时都需要加强肠外营养。应该通过如下方式进食：以少食多餐的方式，限制体液和脂肪的消耗。最好避免食用渗透糖（如山梨醇）、乳糖和高草酸盐食物。对于小肠结肠连续的患者，如果持续食用糖类，可能会使结肠内产生短链脂肪酸并经结肠吸收产生几百卡路里的热量。如果患者排便量依旧很大，应该使用肠蠕动抑制剂和抑酸制剂。口服含葡萄糖和钠的溶液（如运动饮料）可能有助于防止脱水。在某些特定的条件下注射胰酶、胆汁酸结合树脂（如果胆汁酸对结肠具有刺激作用）、奥曲肽可能会对患者有一定的作用。如果不能经口进食，那么通过基本元素营养的方式促进吸收，改善营养状况。通过对生长激素和谷氨酰胺在肠康复治疗及肠道或联合肠肝移植方面的研究具有一定的可行性。

13. 急性胰腺炎患者营养支持途径的探讨。

急性胰腺炎与其他应激性代谢疾病相似。重症胰腺炎患者如果不能在 4～5 天恢复进食，应该考虑给予营养支持。营养支持途径仍存有争议；无论是肠道和胰腺的休息还是营养支持，除了可以改善营养状态，都没有被确凿地证明可以改变疾病的临床进程。最近几项 RCT 试验显示，远端肠内营养（空肠）也可以和全静脉营养（TPN）一样，使肠道得到休息，并会减少并发症的发生（图58-3）。肠内营养在胃肠道功能紊乱的情况下需避免使用，如肠梗阻。热量消耗是可变的，但一般只占基础的 20%～30%。如果不能进行肠内营养，就需要给予部分肠外营养或全静脉营养（TPN）。试验表明，肠道外营养，包括静脉注射脂肪，也可引起严重的胰腺分泌；然而，所有的胰腺炎患者均需注意排除高脂血症。

14. 使用草药、膳食补充剂后可能会导致胃肠道哪些不良反应？

据估计，在美国有 1/3 ～ 1/2 的人会使用草药、膳食补充剂，而这些草药、膳食补充剂有 60% ～ 75% 的供应商不明。由于草药产品不受管制，所含成分也不明确，其毒性作用也并不像常规药物一样明确。目前已知的、可能引起胃肠道不良反应的常用的药品如锯棕榈、银杏（可引起非特异性肠胃不适）、大蒜（恶心、腹泻）、人参（恶心、腹泻）、芦荟（腹泻、腹部疼痛）、瓜尔胶（梗阻）都可能导致胃肠道产生副作用。此外，药物性肝损伤（从单纯氨基转移酶升高到肝衰竭）曾发生于石蚕类植物、丛木、番泻叶、苍术属植物、茉莉花。目前已知的，缬草、槲寄生、黄芩和各种各样的中草药混合物均可导致药物性肝损伤。猪屎豆、千里光、天芥菜和紫草中的吡咯啶类生物碱，很久以前就被记载与肝静脉阻塞综合征有关。

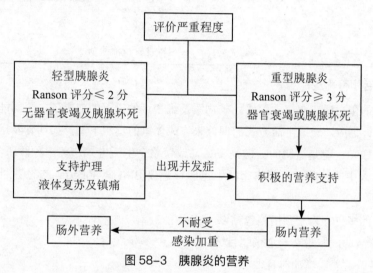

图 58-3　胰腺炎的营养

15. 肥胖如何定义？它在美国居民中的普遍程度如何？

体重指数（BMI）已经变成评价肥胖的标准。

$$BMI= 体重（kg）× 体表面积（m^2）$$

BMI 高于 30kg/m^2 即为肥胖（表 58-5）。

虽然成年人的数量自 1980 年以来长了 1 倍，但是肥胖的成年人口长了 4 倍，美国约有 7200 万肥胖成人。在美国卫生及营养研究的调查中，在 2007 ～ 2010 年，20 岁以上的美国人中有 1.547 亿人超重或肥胖：http://apps.nccd.cdc.gov/brfss/（2014 年 9 月 22 日下载）。

表 58-5　1988 ～ 2010 年成年人肥胖发病率

成人	1988 ～ 1994	1995	1999 ～ 2000	2000	2008	2010
肥胖	22.9%	15.9%	30.5%	20%	26.6%	37%
超重	55.9%	35.5%	64.5%	36.7%	36.6%	30%
超胖	2.9%		4.7%			

正常，BMI 为 18.5 ～ 24.9kg/m^2；超重，BMI 为 25 ～ 29.9kg/m^2；肥胖，BMI 为 30 ～ 39.9kg/m^2；超胖，BMI 为 40kg/m^2 以上

16. 肥胖是死亡的重要风险因素吗?

是的, 在美国, 每年有 30 万人死于肥胖相关性疾病:

心脏病	关节退行性疾病 (DJD)
冠状动脉疾病	活动减少
血脂异常	抑郁
高血压病	自我认知低下
糖尿病	恶性肿瘤
不育	呼吸困难
脂肪肝	阻塞性呼吸睡眠暂停
深静脉血栓	肥胖性通气不足
胆结石	慢性疲劳
肺栓塞	静脉淤血
压力性尿失禁	胃食管反流疾病

17. 肥胖的治疗有哪些?

在保证充足的蛋白质、水、电解质、矿物质及维生素的摄入的前提下, 限制能量摄入是关键。一个合理的减肥计划应该通过生活方式的调整来完成体重的逐步下调, 如饮食及运动。很多流行的减肥食谱虽然能成功, 但是减肥的关键是坚持, 改善整个生活方式。美国预防服务工作组 2012 年推荐筛选所有成人中的肥胖者。而临床医生也应该建议 BMI $\geqslant 30kg/m^2$ 的患者通过多重的行为来干预体重。

成年肥胖者的多重行为干预措施包括以下方面:

- 行为管理活动, 如建立一个减肥目标。
- 改进食谱或营养, 增加体育锻炼。
- 解决改变的障碍。
- 自我监控。
- 制定措施确保维持这种生活方式的改变。

通过对证据的总结, 我们系统地回顾了这一建议, 请点击 http://www.uspreventiveservicestaskforceorg/ (2014 年 9 月 22 日)。

18. 肥胖的手术选择是什么?

减肥手术可以追溯到 20 世纪 50 年代首次进行的肠分流术。体重减少的重量与肠道旁路的长度有关。胃旁路手术 (GBP) 是美国最常见的减肥手术方式。腹腔镜可调节胃束带术是澳大利亚和欧洲最常见的减肥手术方式。最近的系统回顾得出结论, 胃旁路手术 (GBP) 在减轻体重方面的作用要强于腹腔镜可调节胃束带术。

19. 美国国家卫生研究院对于减肥手术可行的适应证有哪些?

适应证有主要减肥计划失败和体重指数超过 40 的过度肥胖症, 或主要减肥计划失败和体重指数超过 35 及与肥胖相关的并发症。

20.GBP 手术的死亡率是多少?

手术死亡率为 0.3% ~ 1.6%, 10% 的患者会发生围术期并发症。

围术期并发症：

- 脾损伤。
- 肺炎。
- 伤口感染。
- 血栓性疾病。
- 吻合口瘘。
- 出血。
- 肺功能衰竭。
- 心脏病。
- 伤口裂开。
- 血小板减少症。
- 腹内败血症。
- 死亡。

21. 减肥手术的医疗好处是什么?

- 糖尿病：83% 的 2 型糖尿病患者和 99% 的葡萄糖耐受不良患者保持正常水平的血糖值、糖化血红蛋白和胰岛素；88% 的糖尿病患者不再需要药物治疗。
- 心血管疾病：15% 的患者降低胆固醇；50% 的患者降低三酰甘油；高血压药物使用率从 58% 降至 14%。
- 肺部疾病：14% 的术前有阻塞性或低通气综合征的患者大多数在术后得到改善。

22. 减肥手术有什么营养缺陷?

- 脂肪吸收不良。
- 维生素 B_{12} 缺乏症 :37% 发展为维生素 B_{12} 缺乏症。
- 叶酸缺乏症。
- 脂溶性维生素缺乏症。
- 33% 出现缺铁性贫血。

推荐补充：

- 铁 325mg，每天 2 次。
- 维生素 B_{12}，作为复合维生素的一部分。
- 叶酸，作为复合维生素的一部分。
- 钙 1200 ～ 1500mg，一天分剂量补充；柠檬酸钙在低酸环境中能更好地被吸收。

23. 在人体内，肠道中细菌的数量大于细胞总数吗?

是的。人体平均由大约 10 万亿个细胞组成，而肠道中微生物的数量大约是细胞总数的 10 倍。

24. 肠道微生物对人类生存的价值是什么?

据估计，有 200 ～ 300 种结肠细菌在肠道中，每种都有独特的功能（表 58-6）。

表 58-6　肠道微生物对人类的共生效应

功能	影响
糖类发酵	降低管腔内结肠的 pH
蛋白质发酵	产生 NH_4 和拟交感胺
短链游离脂肪酸的合成	结肠的主要能量和营养来源
维生素 K、维生素 B_1、维生素 B_6、维生素 B_{12}、叶酸和泛酸的合成	生物过程的必需成分
胆汁盐、胆红素、药物及类固醇激素的早期解离	生物转化和吸收
引起脂肪吸收不良	调节胆固醇和三酰甘油血浆水平

25. 肠道微生物和肥胖之间是否有联系？

答案是显而易见的，与野生型小鼠（WT/WT）相比较，肥胖小鼠（ob/ob）的肠道微生物中拟杆菌门减少 50%，壁厚菌丰度增加。肠道中的壁厚菌可从食物中无法消化的多聚糖中提取能量，从而生成短链脂肪酸。

26. 益生菌的定义是什么？

益生菌是改善肠道微生物平衡而有益地影响宿主并满足下列标准的活的微生物食品补充剂。

- 当摄入时，它们存活下来并在肠道内定居，但停止后迅速消失。
- 它们起源于人类。
- 它们不产生质粒。

27. 常见的益生菌有哪些？

益生菌一般来自四个细菌种类：乳酸菌、双歧杆菌、链球菌、大肠杆菌（表 58-7）。

表 58-7　常见益生菌

乳酸杆菌	双歧杆菌	链球菌	大肠杆菌
嗜酸乳酸杆菌	双歧杆菌	嗜热链球菌	尼氏 1917
干酪乳酸杆菌	重组婴儿双歧杆菌	乳酸链球菌	血清型
鼠李糖乳酸杆菌	长双歧杆菌	唾液链球菌	O6∶K5∶H1
唾液乳酸杆菌	嗜热双歧杆菌		
发酵乳酸杆菌	青春双歧杆菌		
罗伊乳酸杆菌			
短乳酸杆菌			
Plantarium 乳酸菌			

28. 益生菌是否已经在胃肠道疾病的治疗中获益呢？

是的。

病情	益生菌
肠易激综合征溃疡性结肠炎	双歧杆菌，VSL#3*
溃疡性结肠炎	VSL#3*
旅行者的腹泻	乳酸菌，VSL#3*
抗生素相关性腹泻	Nonpathologic 大肠杆菌血清型 O6：K5：H1 Nissle 1917
梭状芽孢杆菌复发腹泻	布拉酵母菌
复发性结肠袋炎	VSL#3*

*VSL#3 是八株细菌的浓缩物

29. 益生菌如何对肠道发挥有益的作用?

- 免疫作用。
  - 降低肿瘤坏死因子和干扰素。
  - 诱导 T 细胞。
  - 诱导 T 细胞凋亡。
  - 树突细胞调节。
- 抗菌活性。
  - 有限的附着力。
  - 刺激增加免疫球蛋白 A。
  - 降低氯化物分泌。
- 增强屏障完整性。
  - 增强白细胞介素（10、12）的分泌。
  - 加强紧密连接。

（常　越　译校）

小肠和结肠病理学

Shalini Tayal, MD

小肠

1. 乳糜泻的形态特征是什么?

正常的十二指肠黏膜有大量的指状突起或绒毛,如图 59-1A 所示;然而在乳糜泻中,正常的绒毛结构消失(绒毛钝化和隐窝增生)及上皮内淋巴细胞(intraepithelial lymphocytes,IEL)增多,如图 59-1B 所示。增多的上皮内淋巴细胞主要集中在绒毛的顶端。用 CD3 进行的免疫组织化学染色突出显示了 T 淋巴细胞。

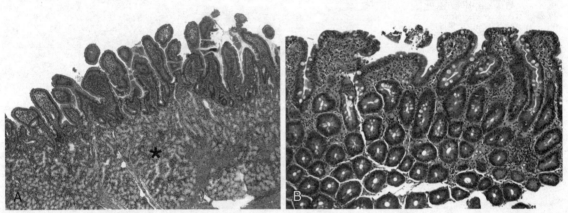

图 59-1　A. 正常十二指肠的布鲁纳腺(星号);B. 乳糜泻。绒毛钝化,隐窝增生及上皮内淋巴细胞增多(顶端聚集),HE 染色

Marsh 标准代表一种形态学分类法,它可以定义这些实体的许多组织学特征。改良的 Marsh-Oberhuber 分类标准把 Marsh 3 细分为 A、B、C 三级,分别代表局部的、大部分的和全部的绒毛萎缩。Corazza 分类法进一步简化为 A、B1 和 B2 三级,分别对应 Marsh 分类的 1、3a 和 3c 级。这些组织学分类法之间的对比和主要信息见表 59-1。

治疗后的乳糜泻可以看到正常的绒毛结构,但是上皮内淋巴细胞仍然增多。

表 59-1 乳糜泻的组织学分类法

改良的 Marsh 标准（Oberhuber）	组织学标准			Corazza 分类
	IEL*	隐窝增生	绒毛萎缩	
0 级	无	无	无	没有
1 级	有	无	无	A 级
2 级	有	有	无	
3a 级	有	有	有（局部）	B1 级
3b 级	有	有	有（大部分）	
3c 级	有	有	有（全部）	B2 级

IEL. 上皮内淋巴细胞

* > 40IEL/100 个肠细胞，改良的 Marsh 标准（Oberhuber）；> 25IEL/100 个肠细胞，Corazza 分类

改编自 Rubio Tapia A，et al. ACG clinical guidelines：Diagnosis and management of celiac disease. Am J Gastroenterol，2013，108（5）：656-676

2. 在绒毛钝化的活组织检查中如何进行鉴别诊断？

- 对其他蛋白过敏（如一些儿童对牛奶过敏）。
- 疱疹样皮炎。
- 非甾体抗炎药物（NSAID）。
- 消化性十二指肠炎。
- 贾第鞭毛虫病。
- 热带性口炎性腹泻。
- 克罗恩病。
- 重度营养不良。
- 细菌滋生。
- 普通可变型免疫缺陷。
- 自身免疫肠病。
- 移植物抗宿主病（graft-versus-host disease，GVHD）。
- Zollinger-Ellison 综合征。
- 化疗的影响。

3. 口炎性腹泻的并发症是什么？

- 胶原性口炎性腹泻：一些长期的口炎性腹泻对不含麸质饮食不应答，并且在上皮下的胶原有大于 10μm 的增厚，同时伴随明显的绒毛钝化。
- 溃疡性空肠回肠炎。
- 肠病相关的 T 细胞淋巴瘤常见于老年患者，并伴有乳糜泻。
- 癌：小肠癌和其他胃肠道癌的发病率增加已经被报道，而口咽癌、肺癌、乳腺癌和卵巢癌的发病率增加也被报道。

4. 在组织学上，发现什么提示是消化性十二指肠炎？

在小肠绒毛上可看到有局部或广泛的胃小凹的化生，同时伴活动性病变（如隐窝炎或隐窝脓肿）和黏膜固有层慢性炎症的增强。

在广泛的胃小凹化生的小肠绒毛上很少能发现螺杆菌。

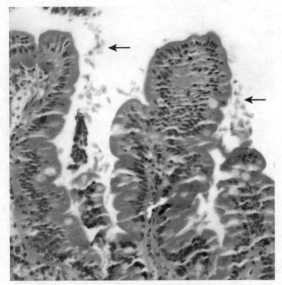

图 59-2　贾第鞭毛虫病的显微照片
小肠活组织检查显示腔面的梨形营养体形式（箭头所示），HE 染色（Courtesy Dr.Loretta Gaido，Denver Health Medical Center，Denver，CO.）

5. 详述传染性肠炎的病因。

● 贾第鞭毛虫病：蓝氏贾第鞭毛虫呈梨形，位于小肠（十二指肠和空肠）的顶端（图 59-2），以营养体和孢囊两种形式生存。其宽 7μm，长 14μm，有两个对称的细胞核（含核仁）和四对鞭毛。它的纵切面呈现长而弯曲的有机体。

● 细胞内分枝杆菌感染：对免疫抑制性疾病患者，机会性感染以斑块状分布于小肠和大肠的局部。组织学检查显示黏膜固有层存在大量的组织细胞（图 59-3A）；而这些黏膜固有层中含有大量的抗酸杆菌，经冷染色后呈强着色（图 59-3B），但是没有检测出肉芽肿。

● 鞭毛虫感染小肠、心脏瓣膜、神经系统和淋巴结。组织学检查显示有粘膜固有层脓肿［抗淀粉酶 periodic acid-Schiff（PAS 染色）惠普尔杆菌呈阳性，抗酸杆菌染色呈阴性］。鞭毛虫引起的疾病的其他特征是黏膜固有层膨胀，本病是由杆菌所致的淋巴管阻塞引起的。其他的试验包括聚合酶链反应（polymerase chain reaction，PCR）测定和电子显微镜检查。

● 其他感染包括隐孢子虫病、弥散的组织胞浆菌病、贝氏等包子球虫、微孢子鞭毛虫（比氏肠胞虫、肠生双纽虫）、类圆线虫属、耶尔森菌。

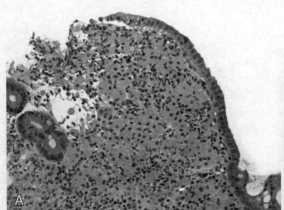
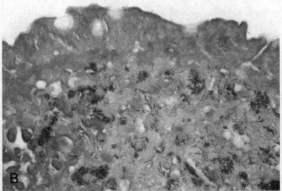

图 59-3　A. 胞内分枝杆菌，由圆的组织细胞引起的黏膜固有层的脓肿（HE 染色）。B. 胞内分枝杆菌，抗酸杆菌被金杨染剂突出显示（品红染色显示出组织细胞内的杆体）。*Tropheryma whippeli* 不抗酸

其他疾病和原因

- 淋巴管扩张症：原发性的淋巴管扩张大多见于 3 岁以下的儿童群体。活组织检查显示膨胀的淋巴管在黏膜固有层的表面（图 59-4）。继发性淋巴管扩张的原因显示相似的组织学检查结果，包括局部的炎症或肿瘤的形成过程。

- 缺血性肠炎：这是机械性梗阻的常见结果。其组织学表现为黏膜固有层出血或者由脱落的黏膜引起的透壁性出血。

- GVHD：组织学分级如下：
  - 1 级：隐窝上皮细胞的凋亡（单个细胞坏死）。
  - 2 级：细胞凋亡伴随隐窝脓肿。
  - 3 级：单个的隐窝坏死或隐窝消失。
  - 4 级：小肠全面的表皮脱落。

- 嗜酸性胃肠炎：活组织检查显示黏膜固有层的扁平绒毛和大量的嗜酸细胞形成簇状或片状。病原学因素包括食物过敏、寄生虫、药物、高嗜酸性粒细胞综合征和特发性疾病。

小肠肿瘤

- 黑斑息肉综合征：小肠是黑斑息肉综合征中息肉的常见部位。组织学检查显示黏膜固有层有呈树枝状的平滑肌束，在炎症浸润的黏膜固有层中没有大量的膨胀（图 59-5）。上覆上皮细胞属于小肠型，并且表现为增生。在这些息肉中偶见有发育异常。

- 腺瘤：十二指肠是腺瘤上消化道（gastrointestinal，GI）的常发部位。十二指肠腺瘤的形态学特征与回肠上的类似，呈管状、管状绒毛状或绒毛状的模式。壶腹状的腺瘤存在于壶腹或壶腹周围区域，在形态学上彼此之间没有差异。

- 腺癌：原发性小肠腺癌非常稀少（占 GI 肿瘤的 2%），而且大多存在于十二指肠。通常起因

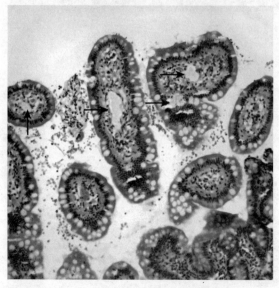

图 59-4　继发性淋巴管扩张的显微照片
小肠活组织检查显示带有膨胀乳糜管的绒毛（箭头所示），HE 染色

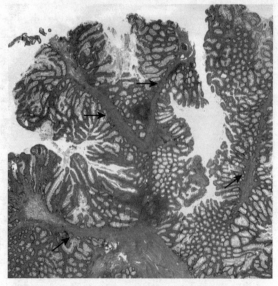

图 59-5　黑斑息肉综合征的显微照片
箭头标记的树枝状的平滑肌束贯穿黏膜固有层，HE 染色

于散在的腺瘤。组织学检查发现其与结肠腺瘤相似。其他的诱因包括家族性腺瘤性息肉病（familial adenomatous polyposis，FAP）、遗传性非息肉性结肠直肠癌（hereditary nonpolyposis colorectal cancer，HNPCC）或错构瘤性息肉。危险因素包括慢性炎症条件，如乳糜泻、克罗恩病、回肠造口术和蛋白遗失肠病变。

6. 探讨神经内分泌瘤。

- 类癌瘤（图 59-6）：十二指肠是分化良好型的神经内分泌瘤的好发部位。神经内分泌瘤可以分泌功能性或非功能性的激素。5- 羟色胺常在回肠的良性肿瘤中分泌。

- 促胃液素通常在十二指肠良性肿瘤中产生。

- 免疫组织化学染色不能预测出肿瘤的功能状态。所有的良性肿瘤被认为具有转移的可能。

- 神经节细胞副神经节瘤通常是良性浸润病变，包括神经节细胞、索性细胞（神经）和上皮细胞形成的小梁、巢状和假腺体结构。偶尔的超过 2cm 的大肿瘤可能扩散到淋巴结。

- 小细胞癌是神经内分泌瘤系列的另一端。低分化的神经内分泌癌具有小细胞的形态特征、坏死和增强的有丝分裂活性。

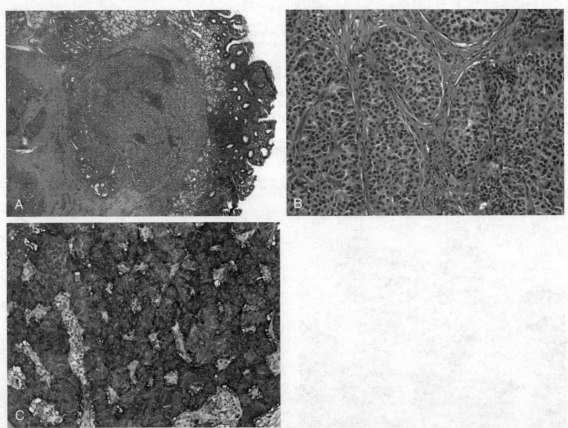

图 59-6　十二指肠类癌瘤的显微照片

A. 黏膜下层边界清楚的结节；B. 嵌套外表的肿瘤和细胞，核呈圆形至卵圆形，染色质呈盐 - 胡椒样，HE 染色；C. 嗜铬粒蛋白染色，同样的类癌瘤表现出强烈的免疫反应

小肠淋巴瘤

● 和胃淋巴瘤相比，小肠淋巴瘤不太常见，它包括结外边缘区淋巴瘤（低档黏膜相关淋巴组织［（low-grade mucosa-associated lymphoid tissue，MALT），MALToma 或 MALT 淋巴瘤］、外套细胞淋巴瘤、伯基特淋巴瘤、免疫增生性小肠病（immunoproliferative small intestinal disease，IPSID）和肠病样 T 细胞淋巴瘤（罕见）。

● IPSID 只发生在地中海和中东地区。它是分泌缺陷性 α 重链的 MALT 淋巴瘤的变体。浸润细胞包含浆细胞和小淋巴细胞，肿瘤细胞的细胞质中有单克隆 α 重链。其晚期时常转化为大型 B 淋巴细胞瘤。

大肠

7. 特发性炎性肠病的组织学特征是什么？

● 慢性溃疡性结肠炎（UC）：肉眼可见直肠、乙状结肠和左半结肠有弥漫性侵犯，也可延伸至整个结肠。巨细胞病毒、沙门菌、志贺杆菌和艰难梭菌的感染使 UC 更严重。中毒性巨结肠是 UC 的暴发性急性并发症。急性疾病的组织学特征包括隐窝炎（隐窝上皮中性粒细胞浸润）、隐窝脓肿(隐窝腔的中性粒细胞)及黏膜糜烂和溃疡。慢性疾病的组织学特征包括隐窝结构扭曲(隐窝消失、双歧隐窝和隐窝分支)、黏蛋白枯竭（杯状细胞消失）、潘氏细胞化生、基底浆细胞增多、嗜酸性粒细胞增多和显著的集合淋巴结。上述表现在除缓解期外广泛存在（这也是与克罗恩病较难区分的原因）。而溃疡性结肠炎和克罗恩病相比纤维化更少出现。和克罗恩病相比,纤维化在 UC 中是异常的。鉴别诊断，尤其在急性疾病过程中，包括感染、缺血性结肠炎和克罗恩病。

● 静止性结肠炎：组织学上，黏膜萎缩（隐窝变短、隐窝消失、隐窝变形）、黏膜肌层增厚和正常的炎症成分在黏膜固有层出现。病情时间长的患者可看到炎性假息肉。

● 反流性回肠炎：一些患全结肠炎的患者有反流性回肠炎，并且其活组织检查显示是急性疾病，没有慢性疾病的特征。

● 克罗恩病：结肠活组织检查显示不同的形态学检查结果。一些病灶可能表现正常，但是另一些显示口腔溃疡、隐窝炎、腺体变形和消失及偶见的肉芽肿（图 59-7）。渗透性炎症克罗恩病的特点，并且凭此特征可以区分克罗恩病和 UC。克罗恩病通常不累及直肠。该切除术标本（在复杂的情况下完成）包含阶段性参与跳跃区、线性溃疡、鹅卵石样结构、狭窄、裂隙、瘘管、炎性假息肉、具有脂肪浆膜和由纤维化引起的管状肠。回肠末端受累表现为绒毛钝化和固有层炎症增加。

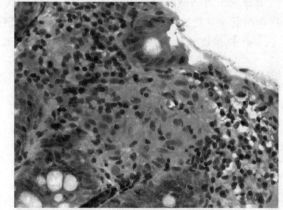

图 59-7 克罗恩病的显微照片

在横结肠的活组织检查中于黏膜固有层发现微小肉芽肿。类上皮组织细胞用大量的嗜酸性细胞质和卵圆形细胞核标记，HE 染色

8. 讨论 IBD 中结肠炎相关的不典型增生

● 不典型增生可以呈扁平状或块状［异常结构相关病变和团块（dysplasia-associated lesion ormass，DALM）］。在 UC 中不典型增生分为阴性、

不确定、低级和高级 4 个等级。

- DALM 的鉴别诊断是散发性腺瘤性息肉。两者之间的区别是很困难的，需要把病理学和内镜检查结合起来。如果损伤与结肠炎影响的区域隔离，诊断通常是散发性腺瘤性息肉。DALM 病变显示上皮不典型增生的病灶与结肠炎区域有关。不典型增生的方式可能不一致。β 连环蛋白染色阳性可能对 *p53* 阴性的情况下有帮助。任何等级的 DALM 和平板状的、高等级的不典型增生都和入侵腺癌的危险增加有关；UC 病例通常建议行全结肠切除术。

9. 活动性结肠炎的鉴别诊断是什么？

- 传染性结肠炎。
- 克罗恩病。
- 早期和恢复期的 UC。
- 人工肠道准备。

10. 假膜性结肠炎的鉴别诊断是什么？

- 假膜性结肠炎是由艰难梭菌引起的抗生素性结肠炎的并发症。并不是所有的艰难梭菌感染都可以引发假膜性结肠炎。大体上，假膜性结肠炎的离散性灰白斑点已经被鉴定。组织学特征包括在腔表面（假膜）松散附着的脓性纤维蛋白的渗出物及与之相关的表皮黏膜坏死。

- 缺血性结肠炎损伤的特征包括黏膜坏死、固有层充血、黏膜固有层的透明样变化、偶尔的纤维蛋白血栓和假膜（嗜中性纤维蛋白渗出物）形成。在长期局部缺血的小肠中，可见黏蛋白耗竭、再生改变、淋巴质浆细胞渗入、含铁血黄素和黏膜固有层纤维化。在这种情况下，鉴别诊断应考虑系统性血管炎。

11. 组织学检查中什么发现对区分传染性结肠炎和 NSAID 相关的结肠炎有帮助？

- 传染性结肠炎的组织学检查表现为黏膜固有层的急性炎症，并伴随隐窝炎、脓肿、隐窝消失，以及缺乏慢性炎症性浸润或基底浆细胞增多（也见于 IBD 中）。慢性结构更改可能并不明显。病原微生物及疾病包括大肠杆菌 O157：H7、沙门菌、志贺杆菌、梭菌、弯曲杆菌、耶尔森菌、巨细胞病毒结肠炎（图 59-8）、阿米巴结肠炎和衣原体感染。

- 肠道螺旋体病（图 59-9）显示有机体的腔面不会引起有活性的炎症反应或黏膜损伤。这些

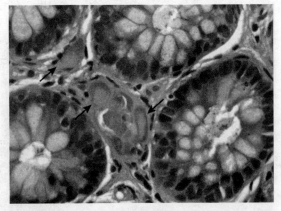

图 59-8　巨细胞病毒结肠炎的镜下照片
箭头标示大病毒嗜酸性核内包涵体，HE 染色

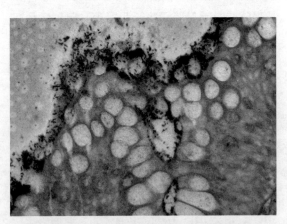

图 59-9　肠内螺旋体病的显微照片
苏木精染色显示螺旋体覆盖腔缘。在隐窝或黏膜固有层未见明显的炎症

厌氧生物属于短螺旋体菌属。

- NSAID 相关结肠炎的变化是不规则的，可能包含盲肠的任何一部分，而且组织学上包括病灶活跃的结肠炎、糜烂和溃疡及隐窝和膈膜狭窄处增多的凋亡。膈膜样狭窄的形成是由反复损伤和修复的结果，并且在显微下表现为黏膜和黏膜下纤维。这些可能引起管腔狭窄和偶然的浆膜狭窄。在长期的病情中，增厚的上皮下胶原层与 NSAID 有关，NSAID 易与胶原性结肠炎相混淆，需要与病历和内镜检查相结合。

12. 显微镜下结肠炎的组织学特征是什么?

- 显微镜下结肠炎包括胶原性和淋巴性结肠炎。它们都呈现慢性水样腹泻，与自身免疫疾病相关，并且接近正常的内镜检查。在组织学上，胶原性结肠炎（图 59-10A）显示增厚的上皮下的胶原层呈现不规则的边缘，有少量的淋巴细胞和嗜酸性粒细胞浸润，并且有膨胀的脉管。可见少量的 IEL。三色染色显示明显的胶原带（图 59-10B）。鉴别诊断也包括缺血性结肠炎、NASID 相关损伤、IBD、憩室病、放射性损伤、黏膜脱落和淀粉样变性。

- 淋巴细胞性结肠炎显示增生的 IEL 更多地分布在上皮表面。两种情况都显示黏膜固有层上的慢性炎症增强，伴随胶原性结肠炎中嗜酸性粒细胞增多。对于淋巴细胞性结肠炎和乳糜泻之间的关系目前已知。

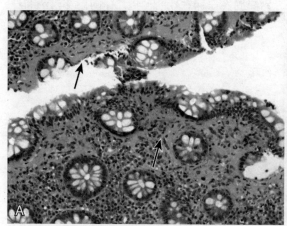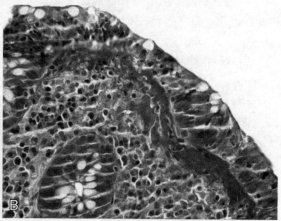

图 59-10　A. 胶原性结肠炎。用陷入的微血管和炎症浸润标记增厚的上皮下胶原（箭头所示），HE 染色；B. 胶原性结肠炎（三色染色）。染色突出显示增厚的胶原带，表现为不规则的边缘

其他方面的情况

- 肠易激综合征：组织学上，在这些情况下活组织检查样本没有显著的异常，并且表现正常。

- 放射性结肠炎：组织学检查发现模拟缺血性结肠炎时显示出膨大的细胞核和黏膜固有层发生玻璃样变性的细胞及分散的不规则间质细胞的血管壁。

- 嗜酸性粒细胞性结肠炎：显微镜下，黏液中大量的嗜酸性粒细胞延伸到黏膜下层，如果有改变的话，可以看到细小的结构扭曲。

- 转移性结肠炎：显微镜检查可看到轻微的隐窝炎。小囊的淋巴样组织增生也可能被发现。用短链脂肪酸类治疗后这种情况会逆转。

● 结肠袋炎：这是顽固性 UC 回肠袋直肠吻合术后的一种并发症。炎症的模式类似于 UC，这里没有明确的组织学标准来区分复发的 UC 和结肠袋非特异性的炎症。与没有结肠袋部分的回肠的活组织检查样本相比较可能对两者的区分有帮助。

● 憩室病相关结肠炎：见于憩室室口附近。组织学检查发现它与 IBD 相似。将内镜检查和病历相结合是很有必要的。

● 结肠黑变病：活组织检查样本显示粘膜固有层巨噬细胞大部分着棕色（脂褐素），而铁染色呈阴性。活组织检查样本中没有明显的急性或慢性改变。

● 子宫内膜异位：胃肠道的常发部位是乙状结肠。活组织检查显示子宫内膜腺体和基体出血或含铁血黄素着色。可能存在于任何或全部的组件。

13. 息肉样损伤可以模拟腺瘤，它的鉴别诊断是什么？

● 黏膜脱垂、孤立性直肠溃疡综合征、囊性结肠炎、侵蚀息肉样增生：它们以溃疡或息肉样损伤的形式见于直肠乙状结肠，这样的患者有便秘或排便紧张史。组织学检查显示在黏膜固有层、纤维化和淋巴质浆细胞浸润中有表面糜烂、上皮增生，伴随变形和膨胀的隐窝。直肠炎症息肉出现于肛直肠连接部，并显示与鳞状上皮和结肠上皮相似的组织学特征。

● 淋巴样息肉：它们在黏液中是良性的活性的集合淋巴结。

● 炎性息肉：通常与 IBD 或憩室炎有关，包含黏膜固有层标志性的炎症，伴随肉芽组织和纤维化。黏膜里面可能显示再生改变或糜烂。

息肉和肿瘤

14. 常见腺瘤的组织学特征是什么？

管状腺瘤（图 59-11）有一个管状结构，伴随表面上皮显示低度异型增生，向下延伸基底部。这些显示高度不典型增生的病灶部位伴随结构复杂和显著的细胞异型性。高度不典型增生的病灶不具有转移潜能。绒毛管状腺瘤（图 59-12）显示管状和绒毛状结构的结合（绒毛状结构组分大于 25%）。绒毛状腺瘤主要由绒毛状结构（大于 75%）组成，而且有很大可能向恶性转化。它们都有假性浸润的病灶部位，假性浸润不能用黏膜内癌来解释。常规的腺癌显示 *KRAS* 突变（*BRAF* 阴性）。

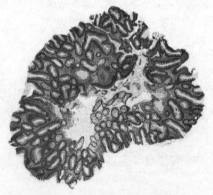

图 59-11　管状腺瘤的显微照片
显示管状结构的息肉被细胞填满，这些细胞的核分层并且染色过度，HE 染色

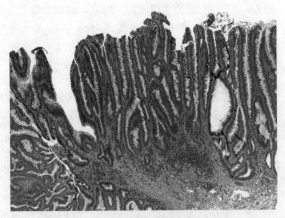

图 59-12　绒毛管状腺瘤的显微照片
绒毛结构的息肉加上典型的管状区域，HE 染色

15. 腺瘤中黏膜内癌的意义是什么?

发育不良的腺体浸润到黏膜固有层为黏膜内癌。在结肠中，它等同于高度异型增生，因为它与转移没有关系，而且息肉切除术的边缘阴性就能满足需要。

16. 凹陷的或扁平的腺瘤是什么意思?

- 内镜检查（图 59-13A）显示，腺瘤在黏液中有细小的凹陷或较平滑。组织学检查（图 59-13B）显示，腺瘤腺长，呈管状结构伴随表面上狭窄的开口，并且被发育异常的上皮细胞填满。这些比管状腺瘤更易于向高度异型增生转化，并且更具侵袭性。

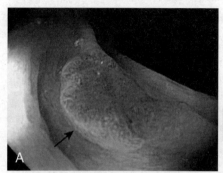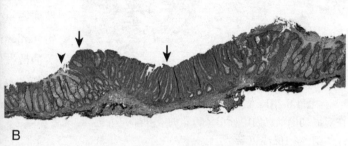

图 59-13 A. 内镜下凹陷的腺瘤（箭头所示）。B. 凹陷腺瘤的显微照片，形态学检查所见。用表面有狭窄开口的管腺（中间箭头所示）标记正常（无尾箭头所示）和异常（箭头所示）之间的突变结及凹陷，HE 染色
（A. Courtesy Dr. Norio Fukami, University of Colorado Denver Health Sciences Center.）

17. 增生性息肉、传统的锯齿状腺瘤和固着的锯齿状腺瘤之间有什么不同?

- 增生性息肉（hyperplastic polyp，HP）以锯齿状的隐窝腔为特征，这些隐窝腔填满了缺乏异型增生的结肠上皮细胞（图 59-14）。

- 传统的锯齿状腺瘤（traditional serrated adenoma，TSA）是锯齿状隐窝腔的息肉，在隐窝的基底有多层束状的核（图 59-15），这些隐窝与管状腺瘤中的隐窝相似。一些学者在 TSA 中发现异位隐窝的形成。这些都是远离黏膜肌层的短隐窝，被认为是结直肠癌（colorectal cancer，CRC）的前兆。

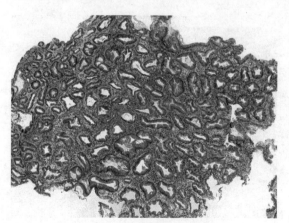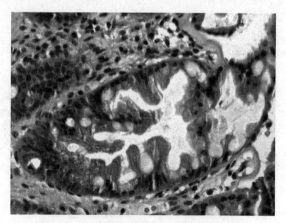

图 59-14 增生性息肉的显微照片
有增生腺的息肉显示锯齿状的腔被没有发育异常的上皮细胞填满，HE 染色

图 59-15 传统锯齿状腺瘤的显微照片
锯齿状的腔（也见于增生性腺瘤）被具有多层束状核（也见于管状腺瘤）的细胞填满，HE 染色

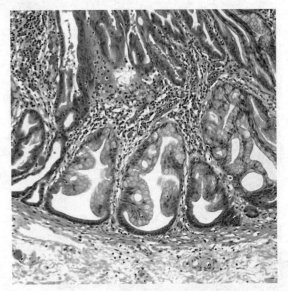

图 59-16　固着锯齿状腺瘤的显微照片

在盲肠切除的息肉中标记锯齿状的腔和船型宽阔基底的隐窝，HE 染色

● 固着的锯齿状腺瘤（sessile serrated adenoma，SSA）更多见于老年女性的右侧结肠，并且总是固着。少数（10%）可能发生在左结肠。在各种研究中，这种情况只占锯齿状息肉的 4%～15%。它在构架上不同，显示锯齿状的腔和水平的、宽阔的或船型的基底（图 59-16）。被覆上皮是变异的，显示有杯状或黏液性细胞或可能黏蛋白减少，并且可能显示核分层。这些息肉的亚类可能显示传统发育异常的病灶；然而，重要发现是它的构架。腺瘤与高度不稳定（microsatellite instability–high，MSI-H）相关的散发的 CRC（启动基因的超甲基化）小随体相关联。大多数显示 *BRAF* 突变，约 4% 可能促进癌症的发生。

● 混合息肉是 HP，伴随经典的腺瘤病灶。

18. 在常规 CRC 中的遗传异常是什么？

● 结直肠腺癌通常源于腺瘤，而且可以散在发生（85%）或出现综合征。根据腺的分化程度，它可以分为高度、中度和低度分化（图 59-17）。变体包含黏液性（黏液性的形态学特征大于 50%）（图 59-18）和印戒细胞癌（印戒细胞癌形态学特征大于 50%）。组织学检查肿瘤腺体与坏死碎片显示入侵黏膜肌层、黏膜下层或更远。在免疫组织化学（immunohistochemistry，IHC）中，这些通常显示细胞角蛋白 20 和 CDX2 着色，并且细胞角蛋白 7 染色为阴性。在散在的 CRC 中最常见的基因改变（体细胞）是 APC/β-连环蛋白通路失活，可以导致多重结果。然后发生附加遗传改变的克隆积累，包括原癌基因（如 *c-myc* 和 *ras*）的活化和额外的肿瘤抑制基因（如 17 号染色体 *TP53*）的失活。这些肿瘤是微卫星稳定的（microsatellite stable，MSS）。*BRAF* 突变并不常见，少数（不到 10%）见于传统的 CRC。

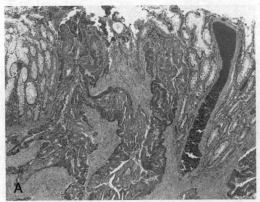
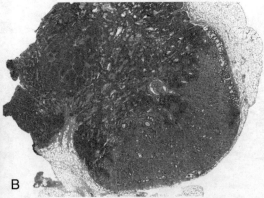

图 59-17　A. 结肠癌，中度分化。用表面参与图片中心和与之相邻的非肿瘤引起的上皮（相比较）来标注浸润性肿瘤腺体。B. 结肠腺癌上的转移淋巴结，HE 染色

- 小细胞癌是一种罕见的 CRC 变体，预后差，显示小细胞形态学特征，并且用神经内分泌标志物，如嗜铬粒蛋白、突触小泡蛋白和 NCAM（CD56）进行免疫染色显示阳性。这些与类癌瘤（高度分化的神经内分泌瘤）不相关，可能见于传统的 CRC。

19. 什么遗传异常表明是 HNPCC？

- HNPCC 存在于年轻患者中，为常染色体显性遗传。修订后的贝塞斯达标准筛选患者设置为 MSI。DNA 错配修复（mismatch repair，MMR）基因缺失被 *hMLH1*（50%）、*hMSH2*（39%）、*hMSH6*（8%）和 *hPMSH2*（1%）基因检测。

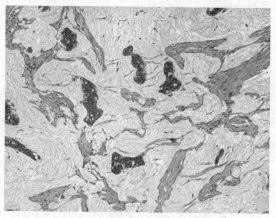

图 59-18　黏液性腺癌的显微照片
用浮动的癌细胞来标注黏蛋白库，HE 染色

这些缺陷导致微卫星序列中核苷酸的插入或缺失，它们可用 PCR 检测，并报告为高（MSI-H）、低（MSI-L）和稳定（MSS）。至少有五个微卫星序列被检测出来，MSI-H 定义为标志物（五种中至少有两种）不稳定性在 30% ～ 40%。

- *hMSH2* 缺失表明是 HMPCC。
- *hMLH1* 缺失表明是 HNPCC 或散在的 CRC（缺失是因为散发的 CRC 中 *hMLH1* 启动子高度甲基化）。
- 正常和肿瘤组织的石蜡切片可以检测错配修复，和正常组织相比，肿瘤（由基因突变引起）组织显示染色缺失。在高度灵敏的情况下进行直接基因序列分析，确定 MSI 和 IHC 的结果。在高危患者中检测阴性并不能排除 CRC 的其他遗传因素。

20. CRC 中什么样的组织学特征可以预测是 MSI-H？

这些肿瘤通常位于右侧，显示髓质型或多核体的生长模式，有黏液或印戒细胞特征，低分化，并且显示淋巴细胞浸润。同样，在肿瘤的进展边缘之外可见克罗恩样反应（结节性集合淋巴结）。这些特征，在诊断时和年龄相结合，通过病理学评分可以用来测定微卫星的不稳定性。

21. MSI- 非稳定性散在的 CRC 有哪些异常？

这些组成占 CRC 的 12% ～ 15%。MSI-H 是由 *hMLH1* 错配修复基因失活引起的，它的失活是因为上述基因序列启动子区域的过度甲基化，然而在 HNPCC 中，这种不稳定性由 *MMR* 基因的种系突变所致。大部分散在的 CRC 显示 *BRAF* 基因突变（*BRAF* 癌基因中 V600E 突变）。组织学检查结果和 HNPCC 相似。

息肉病综合征

22. 错构瘤性息肉综合征是如何命名的？

- 错构瘤性息肉包括幼年性错构瘤性息肉和 Peutz-Jeghers（黑斑息肉综合征）错构瘤性息肉。
- Peutz-Jeghers 综合征涉及整个胃肠道（小肠最常见）；癌症的终身风险为 93%。散在的 Peutz-Jeghers 息肉会发生，但是发生率极低。对这些患者进行随访是很必要的。组织学检查发现，它的典型特征是黏膜固有层呈树枝状的平滑肌束，黏膜固有层被正常或增生的上皮充满，偶尔会有不典型增生的病灶。

- 幼年性息肉综合征涉及结肠和整个胃肠道（带蒂息肉）；患 CRC 的风险是 30% ～ 40%，而患上消化道癌的风险更低（10% ～ 15%）。这是青少年人群中最常见的息肉。*AMAD4/DPC4* 肿瘤抑制基因中的种系突变占这种情况的一半。组织学检查发现有分支状息肉伴随膨胀的囊性隐窝（黏液潴留囊肿）伴随黏膜固有层炎性水肿，偶尔伴随有浅表糜烂。除幼年性息肉综合征外，幼年性息肉也见于多发性错构瘤综合征和 Bannayan-Riley-Ruvalcaba 综合征。

- 多发性错构瘤综合征涉及从食管到直肠的整个胃肠道，CRC 风险一般不增加。最常见的癌症是乳腺癌，其次是甲状腺癌。它是由 *PTEN* 基因种系突变引起的。组织学检查发现普遍有幼年性息肉，也有 HP、腺瘤、脂肪瘤和十分罕见的神经节瘤。

- Bannayan-Biley-Ruvalcaba 综合征是多发性错构瘤综合征的变体，两者有相似的组织学特征。

- Cronkhite-Canada 综合征可发生在胃肠道的任何部位，表现为无蒂息肉；恶变风险不明。组织学上，所见息肉与幼年型息肉相似，固有层水肿明显；中间黏膜与固有层有相似的变化。诊断时应与 Menetrier's 病和青少年息肉综合征相鉴别。

- 增生性息肉病一种罕见的综合征，可使 CRC 的风险增加。它的主要特征是从近端结肠到乙状结肠大部分是 HP（也见管状腺瘤或锯齿状腺瘤）。息肉数在 5 ～ 100。其中大部分是非家族性的遗传异常（包括 *BRAF* 和 *KRAS* 基因突变）。

除了 Cronkhite-Canada 综合征和增生性息肉，其他的都是可遗传的。

23. 腺瘤性息肉综合征的定义是什么？

- FAP 涉及整个结肠和直肠；有 100% 的患癌风险。组织学检查发现有管状腺瘤，偶尔也见有绒毛管状腺瘤和绒毛状腺瘤。

- 变体包括衰减的 FAP、Gardner 综合征、Turcot 综合征、遗传性扁平腺瘤综合征和 Muir-Torre 综合征。

所有都是遗传性综合征。

24. 神经内分泌瘤如何分类？

神经内分泌瘤的分类范围从高分化的神经内分泌瘤（良性肿瘤）到低分化（小细胞癌）和大细胞神经内分泌癌。本病的常发部位是直肠，其次是盲肠和乙状结肠。组织学特点类似于小肠部分的描述。这些都是散发性的肿瘤。直肠类癌的恶变率为 11% ～ 14%。恶性肿瘤的评判标准包括大于 2cm、侵袭到肌层固有层和有丝分裂增加。

25. 结肠转移癌的原发灶最常发生部位是哪里？

原位癌的发生部位包括肺、胃、乳腺、卵巢、子宫内膜和黑素瘤。这些肿瘤细胞在表面上皮下蠕或形成大小不一的黏膜下结节。通常可见不止一个病灶。表面上皮分化异常（可能为原发性结肠腺瘤）。IHC 可能有助于识别低分化的肿瘤。通常情况下，原发性的结肠腺瘤通过细胞角蛋白 20（95%）和 CDX2（肠上皮标志物）显示免疫反应性。在一些分化不良的肿瘤中效果较差，因为通常它们已经失去抗原性或谱系不纯。

26. 结肠间质瘤的鉴别诊断是什么?

● 胃肠道中胃肠道间质瘤 (gastrointestinal stromal tumors, GIST) 最常发生在胃 (50%)，其次是小肠 (25%)、结肠和直肠 (10%)，最不常见的是食管 (5%)。组织学检查发现它们可以是纺锤体或类上皮，与 CD117 有很强的反应性 (95%)，与 CD34 有阳性染色 (60% ～ 70%)。它们与 DOG1 也显示阳性染色 (包括一些 *KIT* 阴性肿瘤)。大约 1/3 还可以与平滑肌标志物 (平滑肌肌动蛋白) 有反应。

这些是由 Cajal 间质细胞引起的，85% 到 90% 的 GIST 中可见 KIT 突变。约 5% 的人表现为 *PDGFRA* 基因突变，这些突变通常出现在胃 GIST 中。它们有类上皮形态学特征和一个弱攻击性的临床过程。所有的 GIST 都有潜在的攻击性。临床行为可以根据基础大小、有丝分裂象和位点预测出来。和小肠 GIST 相比，胃部 GIST 有更好的预后。11 外显子突变的 GIST 患疾病进展的风险低 (相对于 9 外显子突变)，并且在转移性疾病中对甲磺酸伊马替尼反应更好。

● 神经鞘瘤是边界清楚的无包膜的梭形细胞瘤，和 S100 蛋白有很强的免疫反应性。神经鞘瘤周围可见密集的淋巴袖。

● 平滑肌瘤 (图 59-19) 是另一个梭形细胞瘤，起因于黏膜肌层的平滑肌，与平滑肌肌动蛋白显示很强的阳性免疫染色。

● 脂肪瘤是零星发生的、良性的、边界清楚的脂肪组织的黏膜下病变。

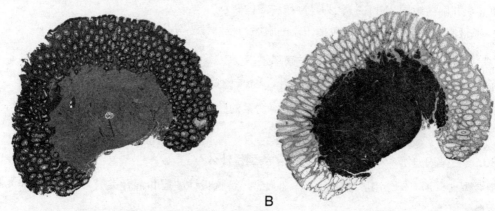

图 59-19　A. 平滑肌瘤。黏膜下层梭形细胞小结 (HE 染色)；B. 平滑肌肌动蛋白显示免疫荧光阳性染色

血管病变

● 卡波西肉瘤显示裂缝样的血管通道、梭形细胞和炎症性浸润 (图 59-20)。它见于一些人类免疫缺陷病毒感染的患者中，和人类疱疹病毒 8 相关。

● 其他的病变包括血管瘤、淋巴管瘤、颅内血管畸形和罕见的血管肉瘤。

阑尾疾病

27. IBD 在阑尾中有什么影响?

50% 的回肠克罗恩病和盲肠受累的 UC 患者累及阑尾。孤立的受累是罕见的。

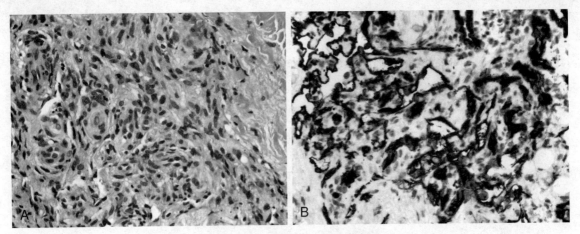

图 59-20　卡波西肉瘤的显微表现

A. 不规则的小血管增生（HE 染色）；B. CD31 内皮细胞标记成像

28. 描述阑尾黏液性病变。

● 黏液囊肿是一种胆囊膨胀的阑尾内腔，内含黏液。它可以是非肿瘤的或肿瘤的。任何管腔阻塞可以产生黏液囊肿。

● 在低度黏液腺癌和腹膜假黏液瘤中，黏蛋白 / 肿瘤细胞通过阑尾壁进入腹膜。现在大多数情况下卵巢和阑尾中同步肿瘤被认为是阑尾肿瘤的转移。

● 黏液腺癌和黏液性癌扩散包括印戒细胞癌、浸润性高分化癌和囊腺癌。

29. 在阑尾切除术标本中类腺癌的发病率是多少？

阑尾切除术标本中有 0.3% ~ 0.9% 的患者可有阑尾类癌，此是一种阑尾的良性肿瘤，也是最常见的阑尾肿瘤。功能性肿瘤是常见的生产血清素的肿瘤。恶性肿瘤的危险因素包括直径大于 2cm 和侵犯阑尾系膜。

30. 混合型内分泌 - 外分泌肿瘤的组织学类型是什么？

混合型内分泌 - 外分泌肿瘤包括杯状细胞癌、管状良性肿瘤和混合类癌 - 腺癌。混合类癌 - 腺癌预后最差。

肛管疾病

31. 先天性巨结肠的典型结果包括神经节细胞的缺失。还有其他什么染色对诊断有帮助？活组织检查的理想部位是什么？

乙酰胆碱酯酶染色突出黏膜固有层和黏膜肌层增厚的神经纤维的增生。这种染色在冰冻组织中完成。因此，理想情况下，送两个活检标本，一个经福尔马林处理，另一个经新鲜冷冻处理。组织检查的部位至少在齿状线上方 2cm。较低的直肠（紧邻齿状线）是生理的生理性低神经节。活检标本中也应该包括黏膜下层，以评价黏膜固有层和黏膜肌层的神经。

32. 肛门上皮内瘤是如何分级的？发展为鳞状细胞癌的风险有多少？

肛门上皮内瘤（anal intraepithelial neoplasia，AIN）被分为低级（AIN Ⅰ 或轻度发育异常）和

高级（分别包括 AIN Ⅱ和 AIN Ⅲ或中度和重度的发育异常或原位癌）。Bowen 病（图 59-21A）用于指严重异型增生（原位癌）的病变，可见于肛外缘或肛周的皮肤。其中，严重异型增生与人乳头瘤病毒 16 型和 18 型的高危险性相关。这些损伤在局部治疗后会再次复发。发展为鳞状细胞癌（squamous cell carcinoma，SCC）（图 59-21B）的风险很低（约 5%）。

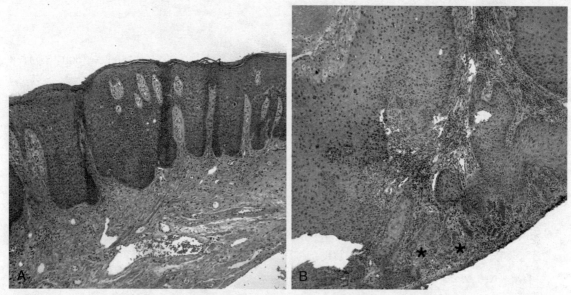

图 59-21　A. Bowen 病，增厚的鳞状上皮显示严重的全层发育异常；B. 在相同的标本中鳞状上皮细胞癌（* 所示）在另一个位置，HE 染色

33. 细胞起源和 Paget 病的免疫组化概况是什么？

Paget 细胞（有浅粉色细胞质和大细胞核的上皮内大细胞）被认为是顶浆分泌家系，显示与低分子量角蛋白 Cam5.2、CK7 和癌胚抗原有免疫反应性。黏蛋白染色阳性。鉴别诊断包括邻近 CRC 和黑素瘤变形性骨炎样的排列。免疫抑制剂治疗有效。

（常　越　译校）

异物和胃肠道

George Triadafilopoulos, MD, DSc

1. 简述异物在胃肠道中普便性。

每年有数百万异物经口腔和肛门进入人体胃肠道，因此死亡的人数可达 1500 ～ 3000。然而，仅有 10% ～ 20% 的异物通过治疗干预的手段消除，其余则通过胃肠道自身清除。

2. 消化道异物的高危人群有哪些?

消化道异物人群的 80% 为儿童，但在成人中，几乎所有的异物摄入都是经肛门进入胃肠道的。异物摄入风险在精神病患者、囚犯及过度应用乙醇和镇静安眠类药物的人群中不断增加。同样，老年人也属于高危人群，如义齿应用不合适者，由服用药物导致认知功能受损者，卒中后痴呆或吞咽困难者等。此外，毒品、珠宝等其他高价值物品的走私者等被认为是最有可能主动摄取异物的高危人群。

3. 影响异物在胃肠道中自由移动的解剖结构有哪些?

胃肠道内腔存在多处解剖结构性或生理功能性狭窄，如环咽肌、食管中段来自主动脉弓的外源性压迫、下食管括约肌、幽门、回盲瓣、休斯顿直肠阀门和肛门括约肌，这些狭窄处可能会影响异物的自由移动。另外，像病理性狭窄、肿瘤等许多病理性异常也会影响异物的自由移动。

4. 常见的消化道异物有哪些?

硬币是儿童摄入的常见异物。大多数成人病例的原因是肉块异物卡在 Schatzki 环或因嗜酸性食管炎导致食管狭窄处上方（图 60-1）。而且，通过肛门摄入的异物中一半以上属于性爱工具。

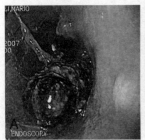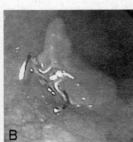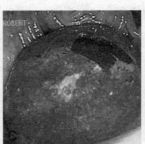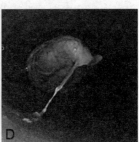

图 60-1　异物在胃肠道中的几个案例

A. 肉团（3cm×1cm）嵌在弥漫性食管痉挛患者的食管中间；B. 意外吞食到食管内的义齿（3cm×2cm），义齿的挂钩暴露在食管腔中，未发现食管病理；C. 嵌在患者结肠处的杏脯（2cm×2cm），引发间歇性腹痛；D. 鸡肉丸（2cm×2cm）嵌在嗜酸性食管炎患者的食管远端

5. 描述消化道异物的典型临床表现。

一次特殊的进食或异物的摄取是成人出现症状的常见诱因。一般急性吞咽困难、吞咽痛、胸痛说明可能存在潜在的食管梗阻。呼吸窘迫、喘鸣及无法处理的口腔分泌物提示需要紧急介入治疗。对于发育障碍者、精神病患者或儿童，他们可能在摄入异物后数个月内无明显症状或他们自身不愿承认有过吞食异物史。患者肛门直肠嵌入的异物可能涉及其他病史，如可能因意外事故进行过医学治疗。

6. 消化道异物引起的呼吸系统症状表明什么？

因摄入异物而导致气喘、喘鸣、咳嗽或呼吸困难的患者，有可能在下咽部、气管、梨形窦或泽克憩室存在异物滞留。

7. 摄入的尖锐物体会刺穿肠道吗？

在少数情况下，尖锐物品，如销、针、钉或牙签可能会穿透肠壁；但 70% ~ 90% 的情况下，尖锐物品会自行通过消化道而不出现明显症状。以下两种情况，尖锐物体可安全通过肠道：①尖锐物体沿肠道轴向方向流至下腔；②肠道的反射性松弛或缓慢蠕动会使尖锐物品调整方向从而顺利地经管腔进入肠底。结肠中的粪便进一步保护了肠壁，防止尖锐物品损伤肠道。

8. 确定消化道异物类型非常重要。

虽然大多数异物通过胃肠道不会出现明显的症状，但是对特殊情况需特别关注。碱性纽扣电池可能导致食管凝固性坏死，当它们到达胃部时，胃酸可以中和电池的碱性降低风险。尖锐的物体可以穿透消化道的任何部位。异物的形状、组成及边缘锐度影响胃肠道损伤的程度，因此对未知异物应行手术介入治疗。一般情况，长度达 $3cm \times 3cm$ 的钝性器物可以通过肠道，而超过 $6cm$ 的器物则会滞留在十二指肠的 C 环处。摄入磁力套装玩具中的磁铁会导致磁铁在肠壁之间的相互吸引，引起磁铁之间肠壁糜烂和坏死，继而导致肠穿孔。

9. 机体摄入异物后为何要及时取出？

儿童通常易误食纽扣电池或磁铁，需要及时取出，避免它们对食管造成严重损害。任何具有高穿孔风险的尖锐物体应在其通过内镜无法触及的水平之前尽快移除。出于同样的原因，当确定异物长度大于 $6cm$ 时，应及时取出。最后，应立即移除卡在食管或难以被口腔分泌物分解的物体，以防异物被误吸而进入呼吸道。

10. 描述消化道异物引发的并发症症状和体征。

呼吸道症状表明异物滞留于咽部、气管、梨形窦或 Zenker 憩室（参见问题 6）。尖锐物体可穿透食管或肠道壁，使食管或肠道发生狭窄、梗阻或穿孔，表现为胸部、颈部或腹部疼痛，疼痛程度可由轻度不适到出现急腹症不等。损伤食管可引起呕血、发热、心动过速、颈部肿胀、捻发音等症状。口腔分泌物过多而无法吞咽口水则表明食管完全阻塞。腹胀、呕吐、肠鸣音亢进提示肠梗阻。肠鸣音减弱或消失，腹部肌紧张、压痛、反跳痛则提示为肠穿孔。因摄入尖锐异物而引发主动脉肠瘘可能会导致大量呕血。

11. 如何取出异物？

通过内镜技术几乎可取出所有异物。其他技术也具有同样效果，但因存在并发症，临床并未广泛应用。胃镜手术之前，临床医生有必要进行捕抓类似物体的器械练习。内镜取物器械包括鼠齿钳、鳄嘴钳、Dormier 篮、息肉圈套器、罗斯检索网和外套管等（图 60-2）。对于儿童、暴躁者和低反应、低心肺储备的老年病患者，应保护好气道。若存在穿孔及严重并发症时需咨询外科医生。单纯微创手术或联合内镜技术正在被广泛地应用于临床。

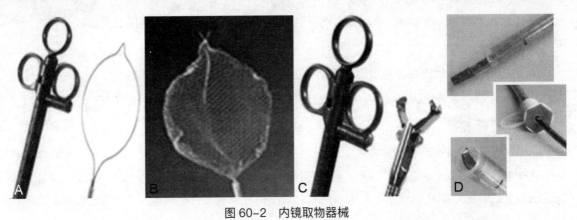

图 60-2　内镜取物器械

A. 标准息肉圈套；B. 罗斯检索网；C. 鼠齿钳；D. 用于提取尖锐异物的外套管

12. 胃肠道的哪些结构和功能缺陷会导致异物阻塞？

详见表 60-1。

胃肠道部位	结构缺陷	功能缺陷
	表 60-1　胃肠道结构和功能缺陷导致的异物阻塞	
食管	狭窄、闭锁、环、网、良性/恶性狭窄、嗜酸细胞性食管炎、憩室、血管异常	硬皮病、贲门失弛缓症、南美锥虫病
胃	幽门狭窄（先天、恶性肿瘤、术后、胃十二指肠溃疡）	胃瘫（尿毒症、糖尿病、甲状腺功能减退症）
肠	术后粘连、Meckel 憩室、狭窄（缺血、吻合口、克罗恩病）、恶性肿瘤	特发性假性肠梗阻、硬皮病
结肠	狭窄（缺血性、吻合口溃疡性结肠炎、克罗恩病、辐射、创伤、感染、手术）、憩室疾病、恶性肿瘤	泻剂结肠、特发性便秘、家族性巨结肠、特发性假性肠梗阻
肛门	狭窄（克罗恩病、外伤、辐射、感染、手术）	先天性巨结肠

（刘沁雨　译校）

功能性胃肠疾病和肠易激

Anthony Lembo, MD, and Vivian Cheng, MD

1. 什么是肠易激综合征?

肠易激综合征（IBS）是一种以慢性或复发性腹部疼痛或腹部不适为特征的功能性胃肠道紊乱综合征，一般发生在下腹部，与排便习惯的改变有关（腹泻、便秘或腹泻与便秘的组合）。常见的症状包括胃胀、腹胀和排便异常等。肠易激综合征是肠道功能紊乱，其特征包括肠蠕动、感觉和知觉发生异常。罗马Ⅲ诊断标准是诊断肠易激综合征的常用标准如下所示。

罗马Ⅲ诊断标准：反复发作的腹部疼痛或不适，最近 3 个月内每月发作至少 3 天，伴有以下 2 项或 2 项以上：

（1）排便后症状改善。

（2）发作时伴有排便频率的改变。

（3）发作时伴有粪便性状（外观）改变。

2. 如何区别肠易激综合征亚型?

肠易激综合征亚型是基于粪便的形态，而不是以大便次数分型。根据罗马Ⅲ的定义，亚型是根据坚硬或块状便与松散或水样便的比例进行区别。值得注意的是，患者可在各亚型之间频繁转换。约 1/3 的肠易激综合征患者为 IBS 腹泻型（IBS-D），另 1/3 为 IBS 便秘型（IBS-C），其余为 IBS 混合型（IBS-M）（图 61-1）。

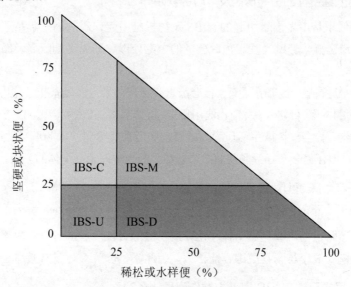

图 61-1　IBS 亚型及粪便类型

IBS-C. IBS 便秘型；IBS-D. IBS 腹泻型；IBS-M. 硬便和水样便长达数周或数月；IBS-U. IBS 不确定型

3. 肠易激综合征有多普遍?

据报道西方社会有 10%～15% 的人患有 IBS。任何年龄段的人都可能会发生肠易激综合征，但年轻人（25 ～ 45 岁）相较于老年人更易出现肠易激综合征症状。在某些病例中，IBS 症状可追溯到童年。

相较于男性，女性更易出现肠易激综合征症状。她们更多的表现为便秘和腹部不适，尤其是腹胀，而男性肠易激综合征患者多表现为腹泻。在西方国家，到初级保健诊所就医的女性肠易激综合征患者与男性的比例为（3 ～ 4）：1，而在专科诊所，此比例可高达（5 ～ 6）：1。但在普通人群中，女性与男性的这种比率为（1.5 ～ 2）：1。因此，女性患者的临床症状不仅比男性出现得更为频繁，同时她们也更愿意寻求医疗救治。

4. 肠易激综合征对生活质量有什么影响？

肠易激综合征会对生活品质（HR-QOL）产生显著的负面影响。但是，由于肠易激综合征并不危及生命，因此很多临床医生低估了其对个人、家庭和朋友的影响。使用标准健康状况调查问卷（SF-36）发现，有肠易激综合征症状的人群其得分较普通人群低。与其他疾病相比，如与糖尿病和抑郁症患者相比，肠易激综合征患者的 HR-QOL 得分相似或更糟。

5. 肠易激综合征的经济负担有多高？

仅 25% ～ 50% 的肠易激综合征患者有就诊经历。随着症状的加重，肠易激综合征患者经济负担也随之加重。肠易激综合征是人们咨询初级保健医生的前十大原因之一，也是咨询胃肠病专家的最普遍原因，接近 1/3 的患者因肠易激综合征而咨询肠胃病专家。仅在美国，就有超过 350 万名患者就诊，存在超过 220 万张肠易激综合征处方。此外，肠易激综合征患者经历多种诊断和治疗，而有些诊断和治疗没有必要，有时甚至十分危险。在美国，仅肠易激综合征患者每年的直接医疗费用已超过 10 亿美元（不包括处方药和非处方药费用）。而与肠易激综合征相关的间接费用比直接医疗费更高。

6. 目前，肠易激综合征的主要诱因及危险因素是什么？

肠易激综合征似乎是由多因素引起的。IBS 发病机制中起作用的因素包括遗传因素、环境和社会因素、饮食、肠道菌群、轻度炎症、内脏感觉的中枢处理、肠道运动障碍及肠道神经内分泌系统的紊乱等。

肠易激综合征是通过脑 - 肠轴在心理 - 社会因素和生理因素之间复杂相互作用的结果。早期生活因素，如家庭对疾病的态度、经济损失、药物滥用历史、遗传因素，其可能会影响一个人的心理状态（如心理状态、应对技能、社会支持或生活压力）或引起肠道功能障碍（如肠道蠕动障碍或超敏反应）。虽然它们关系密切，但任何一个导致肠易激综合征症状的影响因素对个体的影响存在明显差异。

7. 肠易激综合征中肠动力功能紊乱的影响是什么？

虽然在肠易激综合征患者中已经发现异常运动模式，但是这些模式也存在于健康个体，因此不作为肠易激综合征诊断指标。和健康个体相比，肠易激综合征患者的每分钟收缩次数不定。然而，这些不正常的运动模式很少与肠易激综合征相关，因此不足以解释与肠易激综合征症状的相关性。

8. 疼痛中枢的异常反应在 IBS 患者中的作用是什么？

在 IBS 患者中存在异常中枢反应，如内脏痛阈下降。此类患者直肠扩张未能激活前扣带皮质（ACC），该区域含有大量乙内啡肽活性物质，其激活后可有助于上调痛阈，同时此类患者激活了头部 ACC，此区域的激活与负面情绪、注意力有关。此外，IBS 和药物滥用史的患者存在中背和后扣带区域的激活，且上睑前扣带的活动减少，这些区域与疼痛抑制和唤醒有关。因此，IBS 患者可伴有疼痛调节系统、原发性内脏传入的信号、脊柱连接的异常改变。

9. 食物在肠易激综合征中的作用?

大多数肠易激综合征患者由于摄入某些特定食物而出现症状。最普遍的相关食物有牛奶和乳制品、小麦制品、洋葱、豌豆、蚕豆、辛辣调料、卷心菜、某些肉类、烟熏制品、油炸食品和咖啡等。肠易激综合征患者的饮食结构与大众类似。暂无研究表明食物过敏或不耐受对肠易激综合征存在影响。

10. 什么是 FODMAP?

FODMAP 是可酵解的寡糖、二糖、单糖和多元醇。它们包括果糖、乳糖、果聚糖、半乳聚糖及糖醇如山梨糖醇、麦芽糖醇、甘露醇、木糖醇和麦芽糖醇。果糖和乳糖存在于苹果、梨、西瓜、蜂蜜、果汁、水果干、牛奶和奶制品中。在低热量食品中,多元醇被用作糖替代品。半乳聚糖和果聚糖存在于常见的膳食成分中,如小麦、黑麦、大蒜、洋葱、豆类、卷心菜、朝鲜蓟、韭菜、芦笋、扁豆、菊粉、大豆、抱子甘蓝、花椰菜。最近的研究表明,一些肠易激综合征患者食用低FODMAP 食物后症状有所改善,但仍需进一步明确哪些患者改善效果最佳。

11. 纤维在肠易激综合征中有何作用?

虽然指南依然建议增加肠易激综合征患者的纤维摄入,但临床实践表明,纤维摄入过量会加重患者腹痛、腹胀等症状。给予纤维摄入治疗的肠易激综合征患者与服用安慰剂或低纤维素患者相比,症状无明显改善。其他研究显示,虽然不溶性纤维摄入对改善肠易激综合征症状无明显效果,但可溶性纤维的摄入能有效地改善肠易激综合征患者的总体症状。值得注意的是,FODMAP 和纤维对肠易激综合征症状的作用与肠道菌群相关。细菌分解 FODMAP 和纤维产生气体,如梭状芽孢杆菌属,可引起大肠不适或疼痛导致的腹胀。

12. 肠道菌群在肠易激综合征中有何作用?

研究表明,肠易激综合征患者和健康个体相比,肠道菌群存在差异。使用常规微生物学技术发现,肠易激综合征患者的粪便菌群包括大量的兼性微生物,如克雷伯菌属和肠球菌及少量肠杆菌科、乳酸杆菌和双歧杆菌。使用 DNA 技术研究发现,肠易激综合征患者和对照组之间的一些细菌属包括粪球菌属,柯林斯菌属和粪芽孢菌属存在显著差异。此外,IBS-D 和 IBS-C 患者体内也可能存在不同的微生物菌群。

13. 内脏超敏反应在肠易激综合征中的重要性有哪些?

肠易激综合征患者与健康个体相比具有较低的气囊扩张疼痛阈值,尤其是胃肠道(即直肠乙状结肠、降结肠、小肠、胃和食管)。在肠易激综合征中,内脏超敏反应的原因还不明确。但研究人员认为,这可能与有害刺激改变外周和中枢神经元的突触效率有关。可能的机制是肌间神经丛中的肠道细胞释放 5- 羟色胺(5-HT),或感染或损伤激活免疫或炎性细胞释放炎性因子。神经元细胞在有害刺激去除后疼痛的记忆仍旧存在。肠易激综合征患者也容易发生致敏反应。反复的乙状结肠收缩可诱导肠易激综合征易感人群致敏,从而引起直肠乙状结肠过敏。

14. 什么是感染后肠易激综合征?

健康个体患有感染性胃肠炎后,约 10% 会表现出肠易激综合征症状。最常见的报道是感染细菌后表现出肠易激综合征,如空肠弯曲菌、沙门菌、志贺菌,但也有报道感染病毒、细菌、原生动物、线虫后也可出现肠易激综合征。消除感染后，炎性细胞（包括 CD3 淋巴细胞、CD8 上皮内淋巴细胞和钙网蛋白阳性巨噬细胞）和神经内分泌细胞数量依然会增加，它们可以释放细胞因子、血清素和其他分子，这些因子能够刺激胃肠道中的运动和感觉神经元。

曾患胃肠炎的个体发展为感染后肠易激综合征的危险因素：①女性；②年龄小于 60 岁；③无呕吐；④长期腹泻与感染。此外，焦虑症、神经症、躯体化和感染前或感染时应激性生活事件，也可能成为导致肠易激综合征的危险因素。

15. 压力在肠应激综合征中的作用是什么？

一半以上肠应激综合征患者出现肠易激综合征症状是因生活压力所致，如亲人过世、行外科手术、失业、财政问题或婚姻问题。大多数人会因焦虑情绪和压力对胃肠道造成影响，如紧迫感、绞痛、便秘或腹泻，但肠应激综合征患者可产生更剧烈的胃肠道应激反应（如增加直肠乙状结肠收缩）。

16. 与肠易激综合征有关的常见并发症有哪些？

肠易激综合征相关的常见并发症包括纤维肌痛、慢性疲劳综合征、慢性盆腔疼痛、痛经或经前综合征、颞下颌关节紊乱、间质性膀胱炎、胃食管反流病及功能性消化不良。这些并发症通常在女性群体中发生频繁。

17. 如何诊断肠易激综合征？

肠易激综合征一般可以根据症状确诊，无须额外的检查。对于符合罗马标准但没有生命危险的患者需要仔细询问病史并进行全身检查和常规实验室检查。

18. 肠易激综合征的典型特征有哪些？

肠易激综合征的主要症状是腹部疼痛或不适，这与肠道功能的改变有关。腹部症状通常出现在下腹部，但可波及整个腹部。这些症状往往是间歇性的持续发生。罗马Ⅲ标准对这些症状出现的定义是每月 3 天，但它们往往发生得更频繁。其他常见但不作为必要诊断依据的症状包括腹胀感、紧迫感和排泄不尽感。

肠易激综合征患者常伴有其他胃肠道和非胃肠道症状，包括上消化道症状（消化不良、胃灼热、恶心等）。肠易激综合征患者可出现肠外症状，如尿频和尿急（尤其是女性）、性功能障碍、纤维肌痛和其他风湿病状况、性交困难、睡眠质量差、腰痛、头痛、慢性疲劳、精力不集中和失眠等。这些症状数量的增加与肠易激综合征的严重程度相关。一个或多个肠道或肠道外症状的存在并不能作为肠易激综合征和机体肠道疾病的区别。

19. 肠易激综合征诊断过程中，什么时候需要结肠镜检查？

结肠镜检查通常只推荐给年龄超过 50 岁的患者，作为结肠癌筛查指导。而对年龄小于 50 岁的患者，结肠镜检查适用于严重腹泻、难治症状或其他危险特征的患者（参见问题 20）。

值得注意的是，如果进行结肠镜检查的患者疑似肠易激综合征腹泻，应进行随机活体组织检查以排除淋巴细胞性结肠炎，近期一项研究表明，年龄超过 35 岁的患者中淋巴细胞性结肠炎比例高达 2.5%。

20. 在肠易激综合征诊断中，出现哪些危险症状需要进一步检测？

危险症状，如直肠出血、无原因的体重减轻、发热、年龄大于 50 岁、夜间从睡眠中觉醒、结肠癌家族史或炎性肠病等表明可能存在其他疾病。

21. 果糖不耐受的作用有哪些？

果糖是最甜的糖，因此通常被用作饮料、巧克力、糖浆和果酱的甜味剂。西方饮食中，它的摄入量在过去的15年增加了10倍。果糖天然存在于许多水果、蔬菜和蜂蜜中。50%的健康成年人摄入25g的果糖（10%浓度）后会出现吸收不良现象。果糖不耐受会引起类似肠易激综合征的症状；然而，肠易激综合征患者的果糖不耐受发病率与健康个体类似，在大多数患者中它不是引起肠易激综合征的原因。研究表明，不含果糖的饮食可以改善果糖不耐受患者的肠易激综合征症状。但是，由于方法学的限制，无法对肠易激综合征中无果糖饮食的有效性做出明确的判断。

22. 乳糖不耐受的作用有哪些？

乳糖不耐症可引起与肠易激综合征类似的症状。乳糖不耐症的患病率在患有肠易激综合征的成年人群中略高，然而在大多数患者中乳糖不耐症并不是导致肠易激综合征的原因。但由于症状相似，提示乳糖不耐受患者应给予无乳糖饮食或进行乳糖氢呼气检测，测量由结肠细菌降解乳糖产生呼出的氢含量。应鼓励对乳糖不耐受的患者逐渐开始食用乳糖，进而确定症状是否复发及何时复发。大多数乳糖不耐症患者每天可以食用1.25杯（280ml）的牛奶而不出现明显的症状。同时，乳糖摄入量较低可导致钙摄入量显著减少，这会增加骨质疏松症的风险。因此，建议乳糖不耐症患者增加其他来源的钙摄入量。活体培养酸奶是另一种钙的替代来源，许多乳糖不耐症患者可以很好地耐受。

23. 是否所有疑似肠易激综合征患者都要进行腹腔疾病检查？

美国胃肠病学会建议对所有疑似IBS-D和IBS-M患者进行腹腔疾病的血清学检测。尽管先前的研究已经发现肠易激综合征患者的腹腔疾病发生率增加，但美国最近的一项研究表明，肠易激综合征患者与健康人群具有相似的腹腔疾病发病率（0.4%）。

24. 小肠细菌过度生长在肠易激综合征中的作用是什么？

小肠细菌过度生长（SIBO）是一种在小肠中存在过量细菌（主要是结肠型物种）的病症。肠易激综合征中SIBO似乎更常见，但因检测方法的不同，SIBO的发病率也不同。最近的一项系统性评价和荟萃分析发现，阳性呼吸检测（果糖和葡萄糖）的发生率分别为54%（95%可信区间为32%～76%）和31%（95%可信区间为14%～50%）。频繁的空肠送气和培养导致的患病率是4%～12%。根据用于定义阳性测试的标准，肠易激综合征中SIBO的阳性测试优势比是3.5～4.7。

25. 如何检测小肠细菌过度生长？

SIBO可通过呼气测试及新发现的小肠培养进行评估。通过呼吸测试诊断SIBO的疗效暂不明确，但当肠易激综合征患者的SIBO呼吸测试结果更有可能为阳性后，这个测试使用率提高。对于腹胀患者应使用呼吸测试来评估患者的SIBO。尽管用于SIBO的呼吸测试可以使用不同的底物，但果糖、不易吸收的糖类是最常用的（图61-2）。

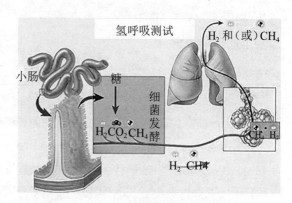

图61-2　糖类呼吸检测小肠细菌过度生长

26. 肠易激综合征的治疗方法有哪些?

治疗肠易激综合征(IBS)患者的首要方法是改变生活方式,包括中度或剧烈运动(如果允许)、平衡饮食、减压和充足的睡眠。如未见好转,则应根据症状和严重程度考虑进行药理学治疗。有严重症状或心理并发症的患者(如焦虑症、抑郁症)则考虑应用多学科方法治疗,而且心理治疗对IBS患者也有益。

27. 改变饮食习惯可以改善 IBS 症状吗?

多数患者反映某些食物会加剧 IBS 的症状,为此部分患者自行限制饮食,此方法有待进一步研究。饮食史可以帮助确定特定的食物和肠易激综合征之间是否存在显著相关性。如果存在相关性,那么应该停止食用直到症状消失。症状消失表明但不能证实食物和肠易激综合征之间存在因果关系。

便秘的原因可能是饮食中缺乏纤维(如水果、蔬菜和谷物)。食用可导致过量产气的食物(如豆类、卷心菜、豆类、花椰菜、西兰花、扁豆和抱子甘蓝)、吸收不良的糖类(如果糖或山梨糖醇)或乳糖可解释过度肠胃胀气、腹胀或腹泻。过度吞咽空气一般发生在吸烟者、嚼口香糖或饮食较快的人群中,可能有助于解释过度肠胃气胀。饮食中含大量高脂肪或咖啡因可能有助于解释餐后直肠紧迫感和便频。

28. FODMAP 饮食是什么?

FODMAP 是可发酵的寡聚糖、多糖、单糖和多元醇,它们在小肠吸收不良。富含 FODMAP 的饮食与 IBS 患者和健康个体呼吸中产生的更高水平的氢气及 IBS 患者的胃肠道症状与嗜睡有关,但健康个体则不然。相反,与正常饮食相比,FODMAP 低的饮食与 IBS 患者和健康个体中较低的氢产生水平相关,以及 IBS 患者的腹胀、腹痛、胃肠胀气和整体症状减少相关。低 FODMAP 饮食可能降低糖类的发酵和后续的发酵制氢,进而减少 IBS 症状如腹胀、腹痛和肠胃胀气(表 61 - 1)。

表 61-1 FODMAP 食谱	
高 FODMAP 食物	**低 FODMAP 食物**
富含果糖的水果:苹果、梨、西瓜	缺乏果糖的水果:香蕉、葡萄、草莓
富含果聚糖的蔬菜:洋葱、芦笋、洋蓟	缺乏果聚糖的蔬菜:菠菜、胡萝卜、茄子
高半乳糖食物:豆类、扁豆、大豆	低半乳糖食物:豆腐、花生
麦制品:面包、面条、谷物	不含小麦谷物:燕麦、藜麦、玉米
富含山梨糖醇的食物	蔗糖、葡萄糖、纯枫糖浆
含乳糖的食物:牛奶、冰淇淋、软和新鲜的奶酪	不含乳糖的免费食物:脱脂牛奶、大米牛奶、硬奶酪

FODMAP. 可发酵的寡聚糖,多糖,单糖和多元醇

29. 无麸质饮食在肠易激综合征中具有怎样的作用?

许多 IBS 患者根据经验反映无麸质饮食可以改善其症状,但此结论缺乏严格的对照试验数据。对 45 名 IBS-D 患者进行麸质饮食和无麸质饮食 4 周后,发现麸质饮食患者每天排便频率及小肠渗透率高于无麸质饮食患者($P=0.04$)。而在另一项研究中,37 名 IBS 患者进行低 FODMAP 饮食,

随机分成三组，即高面筋饮食、低面筋饮食和无面筋饮食。所有进行 FODMAP 饮食的患者症状明显改善，但无论饮食如何，高面筋饮食、低面筋饮食和无面筋饮食组所有患者的 IBS 症状加重。

近期荟萃分析发现肠易激综合征患者的腹腔疾病发生率为 38%（95% 可信区间为 27% ～ 50%），对照组只有 5.6%（95% 可信区间为 3.23% ～ 9.7%）。与对照组相比，无面筋饮食而患有腹腔疾病的患者相比单纯患有腹腔疾病患者，肠易激综合征类型症状更普遍。

30. 锻炼能改善肠易激综合征的症状吗？

体育活动已被证明有许多积极的生理和心理作用。锻炼可以增加肠道蠕动，包括结肠蠕动和结肠转运时间。最近的一项研究表明，12 周适度严格锻炼（每周 3 次，每次 20 ～ 60 分钟）可以显著改善肠易激综合征症状，但粪便形态、腹胀等症状无显著改善。通过锻炼，患者的身体和认知能力得到提高，但整体生活质量无明显改善。

31. 治疗肠易激综合征的药理学方法有哪些？

肠易激综合征的药物治疗主要包括对症治疗和预防腹泻、便秘、腹痛的发生。针对腹泻患者，治疗药物包括止泻剂，如洛派丁胺、苯乙哌啶、消胆胺或阿洛司琼。针对便秘患者，治疗药物包括纤维、渗透泻药（即山梨糖醇、乳果糖）、聚乙二醇、鲁比前列酮或利那洛肽。针对疼痛患者，治疗药物包括抗痉挛药（如双环胺）、莨菪碱、抗抑郁药［如三环抗抑郁药（TCA）或选择性 5 - 羟色胺再摄取抑制剂（SSRI）］（图 61 - 3）。

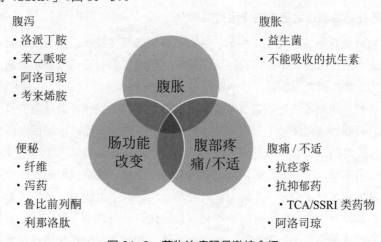

图 61-3　药物治疗肠易激综合征

SSRI. 选择性 5- 羟色胺再摄取抑制剂；TCA. 三环抗抑郁药

32. 阿洛司琼在肠易激综合征中扮演什么样的角色？

在 2000 年，美国 FDA 批准阿洛司琼用于治疗美国成年女性 IBS-D 患者，但因担心其安全性，特别是严重的便秘和缺血性结肠炎不良反应，上市后不久便被撤销。然而，由于公共需求，FDA 在 2002 年 6 月重新允许阿洛司琼上市，用于治疗对常规治疗无效的患有慢性严重 IBS-D 的女性患者。按照制造商的规定，治疗初始药量为 0.5mg 低剂量、每天服用两次。尽管缺血性结肠炎的风险类似（750 ～ 1000 名患者中有 1 人），但此剂量已被证明可以有效地改善全球患有严重 IBS-D 及少量便秘女性的肠道症状。

33. 洛派丁胺在肠易激综合征中的作用有哪些？

洛派丁胺是一类合成的外周阿片受体激动剂，可减少肠道蠕动。通过结合上下肠肌肠神经元 μ 阿片受体，降低肠道蠕动，促使肠道液体更好地被吸收，以及改善粪便黏稠度。由于标准剂量的洛派丁胺不会穿过血脑屏障，因此没有中枢神经系统不良反应（如镇静或成瘾）。大多数肠易激综合征患者食用后都会降低腹泻频率，改善粪便黏稠度。每天早上排便后或工作前，服用 2 ~ 4mg 洛派丁胺可以减少不良排便冲动，改善患者参与社会活动的状态。

34. 抗抑郁药物在肠易激综合征中的作用有哪些？

抗抑郁药物通常用于中度到重度的肠易激综合征。三环抗抑郁药（TCA）是治疗肠易激综合征最常用的抗抑郁药。通常三环抗抑郁药使用剂量较低(如 10 ~ 50mg)。其确切的作用机制暂不明确，但涉及内脏镇痛、改善睡眠、促使胃肠道正常蠕动。该类药物对肠易激综合征和对抑郁症或心理方面的影响似乎是独立的。TCA 对肠易激综合征患者的疗效并不明确，但到目前为止，大量随机对照试验表明，地昔帕明（递增剂量从 50 ~ 150mg）在意向治疗分析中并不优于安慰剂。但研究表明，在可检测血浆水平的患者中，地昔帕明与安慰剂相比显示出显著的益处。试验表明，SSRI 类药物可能对肠易激综合征患者有益，主要表现为改善生活质量和减少腹痛。SSRI 类药物可能对焦虑，恐慌和抑郁等心理障碍患者有疗效。由于 5- 羟色胺和腹泻相关，SSRI 类药物对 IBS-C 可能具有更好的耐受性。但 SSRI 可发生烦躁、恶心和睡眠障碍等不良反应。

35. 抗痉挛药在肠易激综合征中的作用有哪些？

抗痉挛药可以降低胃肠道的收缩或痉挛，从而减少腹部疼痛痉挛。肠易激综合征患者对乙状结肠收缩对进食和压力的反应较敏感，这或许可以解释一些患者的餐后不适和紧迫感。抗痉挛药主要可以分为三个亚类：抗胆碱能类、直接平滑肌松弛药和薄荷油。

抗胆碱能类药通过阻断乙酰胆碱调节肠道平滑肌的除极。在美国，最常用的抗胆碱能类药是双环胺和莨菪碱。莨菪碱和双环胺可以采取定期（每天 4 次）或间歇给药。餐后出现症状的患者，可以饭前 30 ~ 45 分钟给药。有长效莨菪碱可以每天给药两次。莨菪碱适用于不可预见的或间断症状患者，它为片药，易溶解，可舌下给药，数分钟内可发挥作用。抗胆碱能药双环胺是一种平滑肌松弛剂。莨菪碱也可以和苯巴比妥、东莨菪碱和阿托品合用。对于上述复方药物因存在镇静和上瘾等不良反应应慎用，其疗效尚未在临床试验中得到有效评估。

薄荷油可阻断钙离子进入平滑肌细胞，而直接平滑肌松弛药可以直接通过增加环腺苷酸水平或通过干扰细胞内钙池直接抑制平滑肌收缩。

36. 抗生素在肠易激综合征中的作用有哪些？

在肠易激综合征中使用抗生素的依据是它们能改变肠道微生物菌群。多证据支持在肠易激综合征中肠道菌群发生改变。到目前为止，应用抗生素治疗肠易激综合征的大部分数据来自新霉素和利福昔明。

新霉素能够改善肠易激综合征的症状，但其存在不良反应，包括耳毒性、肾毒性、神经肌肉阻滞和呼吸麻痹，尤其是给药不久后出现麻痹或肌肉松弛。因此，应谨慎用新霉素治疗肠易激综合征。

利福昔明是一种最低限度吸收的口服抗生素，具有广谱活性和良好的耐受性。在用 2 周的利福昔明 550mg、每天 3 次治疗后的前 4 周，与安慰剂治疗的患者相比，更多利福昔明治疗的 IBS-D

患者改善了其 IBS 症状（40.2% vs 30.3%，$P < 0.001$）和 IBS 相关的腹胀（40.7% vs 31.7%，$P < 0.001$）。

利福昔明的功效会随着时间的推移会下降，但与服用安慰剂的患者相比，接受利福昔明治疗的患者治疗期过后整体症状有所改善。IBS-C 患者可以服用利福昔明，但还未在该类患者中进行相关研究。

37. 益生菌在肠易激综合征中的作用？

益生菌是一种对宿主有益的活生物（细菌）。益生菌通过几种机制发挥其有益作用，包括调节细菌菌群、改善上皮屏障功能及改变宿主的免疫活性。但这些机制尚未明确。良好的大型多中心剂量范围研究目前相对缺乏。少数研究是在初级个中保健机构进行的。360 名患有肠易激综合征的妇女被随机分为三种不同剂量的双歧杆菌 $B.$ 35624 或安慰剂组。在 4 周的治疗后，双歧杆菌组剂量为 1×10^{-8} 个菌落形成单位，此组患者疗效明显优于安慰剂组和其他双歧杆菌组。同时腹痛和不适、腹胀及肠道功能也显著降低。

在另一项研究中，274 名 IBS-C 患者被随机分为安慰剂或发酵乳酸奶，酸奶含有动物双歧杆菌（孢囊菌）DN-173 010，持续服用 6 周。治疗组的 HR-QOL 不适评分有所改善，腹胀症状也有所改善。对于每周排便次数少于 3 次的患者排便次数有所增加。

2010 年发表的荟萃分析包括 16 个随机对照试验，评估了益生菌对 IBS 患者的疗效、安全性和耐受性，发现只有双歧杆菌 $B.$ 35624 在改善 IBS 患者的综合症状上有效。

38. 纤维在肠易激综合征中的作用有哪些？

纤维通过限制粪便脱水、粪便黏度和粪便体积正常化以改善肠道功能，人体摄入每克纤维（如小麦）约排出 2.7g 粪便。一般来说，纤维可以改善轻微便秘症状。然而，纤维经常与气体产量增加有关，肠易激综合征患者经常出现腹部绞痛和腹胀等症状。

将 10g 可溶性纤维车前子（也称为卵叶车前子），10g 不可溶性麸皮和安慰剂进行比较发现，车前子对严重肠易激综合征有所改善，而麸皮与安慰剂相比没有显著优势。车前子的治疗效果在第 1 个月最明显。这项研究中，在最后统计前约有 40% 的入组患者因肠易激综合征发生恶化而退出研究。这主要在于接受麸皮治疗的患者在治疗的第 1 个月具有较高的退出率。

对于轻度至中度肠易激综合征患者，最谨慎的治疗方法是初期指导他们在数周内逐渐增加纤维膳食摄入量，每天 20 ～ 25g。若在饮食中添加纤维不能缓解症状，则应尝试使用能够吸收水分的车前子。如果对车前子不耐受，可尝试使用半合成纤维甲基纤维素或合成纤维聚卡波非。由于进食纤维而产生气体导致腹胀的患者应当指导他们降低纤维摄入量，减少易产气食物（如豆类、卷心菜、豆类、苹果、葡萄和葡萄干等）的摄入。

39. 泻药在肠易激综合征中的作用有哪些？

当纤维的摄入并不能改善肠易激综合征患者的便秘状况时，低剂量的泻药可以促进肠蠕动，缓解便秘症状。首先选择温和且不良反应（如痉挛、腹泻等）较少的渗透性泻药。虽然泻药（如聚乙二醇等渗透泻药）可以有效地改善肠道功能，但无法改善腹部症状（如腹痛等）。近期一项研究将 IBS-C 患者随机分到聚乙二醇或安慰剂组，治疗 28 天。这两组显示平均每周患者自然排便次数增加，但聚乙二醇组（4.40±2.581）与安慰剂组（3.11±1.937）相比改善更为显著。然而，在改善腹部不适或疼痛方面两组没有区别。

切记，便秘患者应检查是否伴有骨盆排便障碍，因此类患者采用生物反馈疗法可能有效，这种疗法是当患者尝试排便时训练患者放松盆底肌肉。

40. 利那洛肽在肠易激综合征中的作用有哪些？

利那洛肽最近被 FDA 批准用于成人 IBS-C 和慢性特发性便秘。利那洛肽是一种最低吸收浓度的 14 氨基酸肽，其结合并激活鸟苷酸环化酶 C 受体。在两项大型随机试验中，利那洛肽改善了 IBS-C 患者的腹痛、肠道功能和预后。在接受利那洛肽治疗患者中有 49% ～ 50% 的患者达到了 FDA 的 IBS-C 终点（每周增加 1 个或更多完整的 SBM，50% 治疗周的每日最差腹痛评分的周平均值比基线值减少 30% 或更多）。在安慰剂治疗的患者中，35% ～ 38% 的患者需要治疗 7 次。结合良好的安全性和耐受性，表明利那洛肽是治疗 IBS-C 的有效方法。

41. 鲁比前列酮在肠易激综合征中的作用有哪些？

鲁比前列酮是一种氯离子通道激活剂，通过增加肠道内的分泌物而增加肠道蠕动。它作用于肠道上皮细胞，代谢迅速，从而导致系统生物利用度较低。研究表明每天两次、每次 8 μg 的剂量可以改善 IBS-C 女性患者肠道症状。鲁比前列酮对 IBS 整体症状暂无特定疗效，但改善了多种症状。

42. 认知行为疗法在肠易激综合征中的作用有哪些？

认知行为疗法是目前研究发现最好的用于治疗肠易激综合征的心理疗法。认知技术（通常执行 4 ～ 15 次会话）致力于改变躯体感知症状患者的灾难性或不适应性思维模式。行为技术旨在通过自我放松技巧、应急管理（有益的健康行为）或断言培训以改善患者功能失调的行为。随机对照试验表明，使用肠道催眠术（旨在改善肠道功能）能减少肠易激综合征症状，其中包括自我放松和自我暗示。

对应用认知疗法、行为疗法或认知和行为疗法结合治疗肠易激综合征（包括催眠）的 17 个随机试验进行荟萃分析发现，与对照组相比（包括等待、症状监测和常规治疗）认知行为疗法患者胃肠道症状得以改善，这种比例高达 50%（优势比为 12；95% 可信区间为 6 ～ 260）。

最近，瑞典一家公司发明了一种通过互联网提供认知行为治疗 IBS 的技术，该技术包括 10 周的干预与在线接触治疗。与强调通过放松、规范饮食、解决问题技巧等达到治疗目的的互联网缓解压力疗法相比，对采用互联网提供认知行为疗法的患者治疗 6 个月后进行随访发现，其存在显著差异（区别在治疗后 GSRS-IBS 为 4.8，6 个月为 5.9）。

（刘沁雨　译校）

内镜下癌症的筛查和监测

David P. Jones, DO, FACP, FACG, FASGE

1. 什么是内镜下癌症的筛查和监测？

针对健康人群进行的癌前病变内镜检查，其意义是通过检查对癌症疾病进行早期诊断。内镜监测可对患有癌前病变或癌症的患者进行多次重复检测，以检查是否伴有其他的病变。

2. 为什么可用内镜筛查和监测胃肠道癌症？

每年报道的胃肠道（GI）癌症是导致因癌症死亡的最常见原因之一。许多胃肠道肿瘤开始于黏膜并存在明确的癌前病变，内镜检查易发现此类病变；常见的有巴雷特食管癌和结肠腺瘤。

食管

3. 食管内镜癌症筛查主要针对哪两种类型食管癌？哪些危险因素与这两种癌症相关？

● 食管腺癌（EAC）是在美国最常见的食管癌类型；它的发病率日益增加，与巴雷特食管癌、胃食管反流病和肥胖密切相关。

● 在美国，鳞状细胞癌（SCC）是食管癌不常见的类型。食管鳞状细胞癌发生的危险因素包括酗酒、吸烟、贲门失弛缓症、腐蚀性伤害、胼胝症、先前或并发头颈部鳞状细胞癌和普鲁默 - 文森综合征。据最新文献报道，感染人乳头瘤病毒可导致患食管鳞状细胞癌的风险增加 3 倍。

4. 巴雷特食管癌是什么？有必要进行内镜筛查和监测吗？

巴雷特食管癌是远端食管肠上皮化生（SIM）的特异性发展，已被确定为食管腺癌的癌前病变。在西方国家，食管腺癌的发病率正在以比其他任何癌症都要高的速率增加。晚期食管腺癌的 5 年生存率很低，改善预后的唯一希望是早期确诊。巴雷特食管癌的筛查仍存在争议，主要是由于缺乏证明降低死亡率的随机对照试验记录。

5. 哪些患者应该进行内镜筛查巴雷特食管癌？

普通人群不推荐行巴雷特食管癌筛查，但对 50 岁以上，伴有胃灼热（每周数次）和长期胃食管反流的男性患者应该考虑进行选择性筛查。巴雷特食管癌监测的初衷是确定异常增生和早期食管腺癌。通常大于 50 岁的白种人男性和患有夜间胃食管反流者发生巴雷特食管癌的风险较高。即使筛查结果为阴性，检测结果也不能确定其有无进展至巴雷特食管癌的可能性。

6. 什么技术用于内镜筛查巴雷特食管癌？

内镜筛查巴雷特食管癌的标准为应用高分辨率和高清白光内镜对食管（胃、十二指肠）行完整的直接目视检查。食管胶囊内镜可以为疑似巴雷特食管癌患者提供无创性评估。但研究表明，其准确性取决于设备的敏感度。

7. 巴雷特食管癌的组织学是如何分级的？

巴雷特食管癌组织学分级为：

- 无异型增生。
- 不确定的异型增生。
- 低度不典型增生（LGD）。
- 高度不典型增生（HGD）。

8. 内镜监测用于巴雷特食管癌的基本原理是什么？

选择内镜检测和治疗巴雷特食管癌是基于如下假设：肠上皮化生可能发展为低度异型增生，低度异型增生可发展为高度异型增生，其可进一步发展至黏膜内癌。巴雷特食管癌监测旨在早期发现处于可治愈阶段的腺癌或高度异型增生，相关研究表明与不接受常规内镜监测的类似患者相比，巴雷特食管癌监测可显著提高患者 5 年生存率。

9. 内镜监测巴雷特食管癌的技术有哪些？

具有胃反流的患者必须先用质子泵抑制剂抑制胃反流，后行内镜检测。其原因为任何炎症都可能会干扰内镜监测和异型增生的微观识别。内镜监测涉及整个巴雷特管，每间隔 1～2cm 进行系统的四象限活检。活检也应该特异性地针对巴雷特管任何不规则的部分（如溃疡、糜烂、结节或狭窄），此类病变与潜在的癌症具有相关性。巨型活检钳可以提高活检的效果，临床上可考虑使用，尤其是对先前有不典型增生的患者。与活检相比，新创面电灼术提高了发现高度损伤 / 不典型增生和肿瘤的敏感度。

10. 巴雷特食管癌患者应该多久行一次内镜检查？

内镜检查时间间隔取决于巴雷特食管癌患者不典型增生的情况和等级（表 62-1）。

表 62-1 2012 年 ASGE 指南：巴雷特食管癌的内镜管理策略		
组织学特征	特征监测	干预方案
无不典型增生的巴雷特食管癌	不考虑监测，如果选择，则每 3～5 年进行一次每隔 2cm 的四象限活检	在某些病例中考虑内镜切除
不确定是否异型增生	胃肠道病理学家确定异型增生是否存在及存在等级 增加抑制分泌治疗以消除食管炎症 重复胃镜检查和活检以确定不典型增生的状态	不推荐干预治疗
低度不典型增生	胃肠道专家证实 6 个月内重复胃镜检查证实低度不典型增生。每年进行胃肠道检查，每隔 1～2cm 的四象限活检	考虑内镜切除或消融
高度异型增生	胃肠道专家证实 考虑每 3 个月进行胃镜检查，进行每隔 1cm 四象限活检	考虑内镜切除或黏膜消融 对局部分期和淋巴结病考虑超声内镜 考虑手术切除

11. 如何处理巴雷特食管癌患者的低度不典型增生?

低度不典型增生必须在 6 个月内通过多次胃镜检查确诊,在行胃镜检查前需由胃肠道病理学家进行样本活检检查。胃镜监测应持续,直至两次连续的内镜检查中都未发现不典型增生。部分专家表明,存在活跃的低度不典型增生消融现象,患者无须担心,经 4 年的随访发现 60% 的低度不典型增生患者将会恢复到无不典型增生状态。

12. 如何处理巴雷特食管癌患者的高度不典型增生?

30% 的高度不典型增生可发展为食管腺癌。即便胃肠道病理学家证实了某患者患有高度不典型增生,但目前未发现针对此类患者合适的处理方式。针对患者的治疗措施包括定期内镜检查,每 3 个月行一次每隔 1cm 的四象限活检,内镜消融治疗或手术切除。在回顾性队列研究中发现,采用上述不同治疗手段的患者预后相似。最佳治疗是个体化诊断治疗,充分考虑患者的年龄、并发症和配合度及当地医疗条件。

13. 超声内镜评估患者是否患有高度不典型增生的标准是什么?

超声内镜可用于排除隐匿性癌症、黏膜下浸润和恶性淋巴结病变在巴雷特食管癌的高度下典型增生患者中的存在。若确定对患者行内镜治疗时,应特别注意上述疾病。不建议给低度不典型增生或无不典型增生的巴雷特食管癌患者进行常规超声内镜检查,因为该病导致恶性肿瘤的风险极低。

14. 在对巴雷特食管癌患者进行内镜检查中一旦发现食管腺癌,请描述其工作过程。

一旦胃肠道专家证实患者患有食管腺癌,应用 CT 扫描确定癌症分期后,最好进一步用集成电子发射断层扫描来确定是否存在转移性癌灶。若无 CT 证据表明存在转移性癌,患者接受超声内镜检查,以提供食管肿块的详细图像及其在食管壁结构内的关系,超声内镜结合细针穿刺活检(FNA)也可用于淋巴结分期。最后,根据癌症的阶段,当患者被确定为肿瘤后选择相应放疗或手术治疗,也可考虑应用冠状动脉支架。

15. 可用于巴雷特食管癌内镜筛查和监测的其他成像技术有哪些?

胃肠道黏膜的激光共聚焦显微内镜(CLE)成像技术使得内镜医生不需要活检就可直接获得实时组织学图像及增强黏膜活检指导,从而提高不典型增生和肿瘤的检出率。应用激光共聚焦显微内镜(总体精度为 96.8% 和 97.4%)可以预测巴雷特食管癌和相关的肿瘤,敏感度分别为 98.1% 和 92.9%,特异度分别为 94.1% 和 98.4%,这可降低活检及其相关成本。

窄带成像(NBI)技术是一种将内镜上发光的白光过滤成两种颜色(蓝色和绿色)的技术,这两种颜色被血管强烈吸收,以便更好地显示黏膜。在一项巴雷特食管癌患者的研究中,NBI 检测不规则黏膜模式的敏感度为 100%,特异度为 98.7%。彩色内镜也已用于食管染色,如亚甲蓝、结晶紫、靛蓝胭脂红和醋酸,这些染料应用于黏膜可以增强巴雷特食管癌异常黏膜形态的发现。

16. 失弛缓症是否会增加患食管癌的风险呢?

是的。失弛缓症患者患食管鳞状细胞癌的风险是普通人群的 30 倍。平均来说,失弛缓症患者在诊断为食管癌前至少有 15 年的症状。

17. 内镜癌症监测在失弛缓症患者中的作用有哪些?

目前,缺乏足够的数据来支持常规内镜监测失弛缓症患者。内镜监测患者的失弛缓症尚未发现有效性，但可在患者出现症状后 15 年内被监测到。对所有在检查中发现的食管表面异常情况都应进行活检，实时内镜监测建议至今没有被采纳。

18. 腐蚀剂的摄入和食管癌的发展有联系吗？

是的。腐蚀剂损伤食管最常见的是碱液摄入，这与食管鳞状细胞癌风险的上升有关。碱摄入史在食管癌患者中占 1% ～ 4%。

19. 由腐蚀性损伤而引发食管癌的患者有哪些临床特点？

- 发病的平均年龄是 35 ～ 51 岁。
- 腐蚀性损伤和发展为食管癌之间的平均间隔约 40 年。
- 癌症位于食管中部。

20. 罕见遗传性疾病与食管鳞状细胞癌的高发病率有哪些相关性？

胼胝症是一种罕见的常染色体显性遗传疾病，特点是手掌和脚底的皮肤（角化过度）增厚。该综合征与 27% 的食管鳞状细胞癌的发病率有关。食管癌发病的平均年龄为 45 岁，因食管癌死亡可出现在 30 岁年轻人中。

21. 建议胼胝症患者用什么类型的内镜检查？

胼胝症患者应该 30 岁的时候开始内镜监测。此类患者食管癌大多发生在远端食管，所以在监测时应该格外注意此区域。对于胼胝症患者不建议频繁（1 ～ 3 年一次）进行内镜检查。

胃和小肠

22. 胃息肉的恶性潜能有哪些？

胃息肉通常在内镜检查时偶然发现，组织学上分为增生性息肉、胃底腺息肉或腺瘤息肉。

- 增生性息肉是最常见的胃息肉类型（70% ～ 90%），具有癌变可能。最近的临床研究已经证实，不典型增生在增生性息肉中高达 19%，有几个局灶癌的报道。
- 胃底腺息肉无发展至胃癌的风险，但其发生可能与长期使用质子泵抑制剂有关或可能与家族性腺瘤性结肠息肉病有关。
- 胃腺瘤息肉很少见，但存在癌变可能，这与息肉的大小和患者年龄有关。

23. 当遇到放射学和内镜学时，如何处理胃息肉？

内镜评估是进一步确定经放射检测到的各类大小的息肉。如果内镜检查到胃息肉，应该尽快切除，因为在大多数情况下，肉眼观察到的息肉（典型基底出现的小腺体除外）不能用于区分组织学亚型。如果遇到多个息肉相连或不能进行息肉切除术的大型息肉，则应行息肉活检术。任何大腺瘤息肉或包含不典型增生的息肉组织应考虑手术切除。当切除大型胃息肉时应该特别小心，因为它们可能遍布血管。

24. 切除胃息肉后是否还需要内镜监测？

充分取样或切除不典型增生性息肉后不必行内镜检查。高度不典型增生性胃息肉或早期胃癌患者需要个体化监测。腺瘤性胃息肉完全切除一年后需行内镜检查，用以评估是否复发或存在漏切。

如果最初的检查结果显示为阴性，那么再次内镜检查应不早于3～5年。

25. 什么是胃肠上皮化生？

胃肠上皮化生（GIM）已被确认为癌前病变，它是对各种环境刺激所做出的适应性反应的结果，如幽门螺杆菌感染、吸烟或高盐摄入。食管肠上皮化生和胃肠上皮化生在组织学结构上相同。

26. 胃肠上皮化生有多普遍？其恶性潜力是什么？

胃肠上皮化生在西方国家非常普遍，25%～30%的人群可能存在。胃肠上皮化生者，特别是在特定的地理区域（如日本）和幽门螺杆菌高感染的区域，患胃癌的风险较普通人增加了10多倍。高度不典型增生的胃肠道上皮化生患者患胃癌的风险较大，此类患者应立即进行胃切除术或内镜黏膜切除术。

27. 对胃肠上皮化生进行内镜监测有什么作用？

对胃肠上皮化生患者进行内镜监测的指南还未达成一致。胃肠上皮化生在美国还没有得到广泛研究，最近的研究报道显示，在大多数患者中，它演化为癌症的概率很低。根据种族或家族病史，胃癌风险增加的患者可能会受益于内镜检查。若行内镜检查，应该对整个胃部进行全面检查。

28. 恶性贫血患者患胃癌的风险会增加吗？需要内镜检查或监测吗？

是的。恶性贫血患者患胃癌的风险较常人增加了2～3倍。其在确诊的第1年内风险最高，因此应该考虑使用内镜识别常见的肿瘤。但目前还未有足够的数据支持是否需长期行内镜监测。

29. 部分胃切除是胃癌发展的风险因素吗？

是的。进行胃部手术治疗良性胃或十二指肠溃疡史的患者可能增加了残胃形成肿瘤的风险。内镜检查研究发现，4%～6%的此类患者患有胃癌，但是基于人群的研究并未证实该风险有所增加。

30. 胃切除手术后应给予患者哪些内镜监测建议？

对有消化性溃疡病史且胃切除后的患者应行相应的内镜检查，进而可对幽门螺杆菌、慢性胃炎、肠上皮化生情况进行评估。不建议对此类患者采用常规内镜监测，但可考虑术后15～20年使用。在内镜检查期间，应取手术融合部位和胃残余部分进行多个样本活检。总体而言，对胃切除合并胃肠道症状患者应该有一个低内镜检查阈值。

31. 壶腹部和非壶腹部十二指肠腺瘤的风险大吗？

壶腹部和非壶腹部十二指肠腺瘤的发生概率较低，可能与遗传综合征如家族性腺瘤息肉病（FAP）或Peutz-Jeghers综合征（PJS）有关。壶腹腺瘤是癌前病变的一种，可通过内镜或手术治疗。非壶腹部十二指肠腺瘤具有癌变的可能，通常使用内镜切除。

32. 偶尔发生的十二指肠腺瘤的内镜监测指导方针是什么？

偶发的十二指肠腺瘤通常应通过内镜技术完全切除，内镜检查通常能确保组织被完全切除及评估复发情况。目前对发生率较低的十二指肠腺瘤患者的内镜检查间隔时间还未确定。当患者发现患有晚期（四期）十二指肠息肉病时，需考虑手术切除。所有十二指肠腺瘤患者都应当行结肠镜检，其发生直肠息肉的风险较高。

33. 家族性腺瘤息肉病患者的胃肠道内镜监测策略有哪些？

患有家族性腺瘤息肉病的个体应该接受十二指肠腺瘤的内镜监测，检查开始于患者考虑结肠切除术或 30 岁以前。上部内镜检查需要同时进行端视和侧视内查。如果未发现腺瘤，则应在 5 年内定期复查。

34. 内镜切除壶腹腺瘤的患者多久进行内镜检查？

接受过壶腹腺瘤内镜切除的患者应该定期进行底部和侧部的内镜检查，以防止不典型增生的复发。每 6 个月行一次内镜和活检检查，最少持续 2 年，之后每 3 年进行一次。

35. 什么时候开始对 Peutz-Jeghers 综合征患者进行内镜检查？

Peutz-Jeghers 综合征可导致患胃恶性肿瘤的风险增加 5% ～ 10%。Peutz-Jeghers 综合征患者一生发展为小肠癌的风险是 13%。胃内镜检查和十二指肠内镜检查应当从 10 岁开始每隔 2 年进行一次。在内镜检查期间，所有的息肉都应切除。

36. 小肠监测 Peutz-Jeghers 综合征中，胶囊内镜的作用是什么？

Peutz-Jeghers 综合征患者小肠出现不典型增生性息肉和恶性肿瘤的风险显著增加。胶囊内镜是小肠监测 Peutz-Jeghers 综合征的手段之一，患者应从 10 岁开始每隔 2 年进行一次。

胰腺

37. 哪些人应该接受胰腺癌的内镜筛查和监测？

因胰腺癌总体发病率较低，内镜筛查和监测胰腺癌并不适合普通人群，其同时存在测试模式精确性低和费用高等缺点。有专家建议，存在胰腺癌家族史患者的直系亲属与胰腺癌相关的遗传综合征患者［如遗传性非息肉病性结直肠癌（CRC），家族性非典型痣黑色素瘤或 Peutz-Jeghers 综合征］应当监测。计算机断层扫描和磁共振成像技术相结合被认为是最有效的胰腺癌筛查方法，因其对高胰腺阴性恶性肿瘤预测具有高敏感性和特异性。

38. 什么时候开始对患者应用内镜筛查胰腺肿瘤？

目前还没有标准化的指南用于内镜下胰腺癌高危人群筛查。小型临床研究表明，对于胰腺癌相关的遗传综合征患者，在其 30 岁时开始进行内镜监测及磁共振成像监测是有益处的。确诊胰腺癌患者的直系亲属应当在其 40 岁左右行内镜和磁共振成像监测，或在胰腺癌高发年龄前 10 年进行监测。吸烟者应尽早筛查，吸烟可使家族性胰腺癌发病的年龄提前 10 ～ 20 年。

39. 胰腺癌高危人群进行内镜监测间隔的建议是什么？

目前对于胰腺癌高危人群的最佳内镜检测时间还没有共识。一些医疗中心提倡每 2 ～ 3 年对高危患者进行一次超声内镜监测，对于存在胰腺癌家族史的患者，其年龄接近可能出现胰腺癌的最小年龄时，其间隔时间减少到每 12 个月 1 次。

结肠

40. 建议在什么年龄对高危人群进行遗传性非家族息肉病性结直肠癌筛选？首选的检测方法是什么？

应在 50 岁时对平均风险（无症状）人群开始 CRC 检查。建议黑种人在 45 岁时开始。越来越多的证据表明，重度吸烟和肥胖可能与 CRC 的风险增加及提早发生相关，但尚未提出正式的早期筛查建议。每一个 CRC 筛查方法的风险和益处必须在患者和医生之间讨论（表 62 - 2）。

表 62-2　CRC 监测建议	
首选方法	**每 10 年结肠镜检查**
替代方法	年度健康检查
	每 5 年灵活的乙状结肠镜检查
	每 5 年行 CT 结肠镜检查
	每 5 ～ 10 年双重对比钡灌肠

41. 应该何时开始为 CRC 家族史患者行内镜筛查？多久筛查一次？

内镜筛查 CRC 应该从 40 岁开始或比 CRC 患者一级亲属患病年龄早 10 年。若直系患者诊断年龄小于 60 岁，应该每隔 3 ～ 5 年定期进行内镜监测。与 CRC 患者具有一级亲属关系或 60 岁以上诊断为晚期腺瘤的患者可以和普通人群一样进行筛查。和 CRC 患者具有二级和三级亲属关系的人建议遵守平均风险筛查建议。

42. 针对具有结肠癌史的人群应给予怎样的内镜监测指导？

如果在诊断结肠癌时没有进行全面的内镜检查，那么应在手术后 6 个月内进行结肠镜检查。手术后 1 年应行内镜检查，如果检测结果正常则间隔 3 ～ 5 年监测一次。

43. 为患有直肠癌史的人群讲解内镜监测指南。

- 手术切除时行结肠镜检查。
- 手术切除后第 1 年和第 4 年行结肠镜检查，然后每隔 5 年进行检查。
- 手术后前 2 年，对未接受盆腔放疗或非直肠系膜切除手术患者，每 6 个月行乙状结肠镜检查。

44. 在内镜监测患有直肠癌史的患者中磁共振检查有什么作用？

手术切除后，晚期直肠癌局部复发率约是 25%，手术后前 2 年复发风险最大。磁共振技术可以用来准确地检测复发性直肠癌，并通过细针穿刺活检（FNA）在病理学上给予证实。手术切除后进行磁共振检查的最优间隔时间尚未确定。目前，建议在低位前切除术或经肛门切除术后的前两年，每 6 个月行一次直肠超声内镜检查，以筛查有无复发直肠癌。

45. 一级亲属患腺瘤的患者需要做 CRC 早期筛查吗？他们患 CRC 的风险增加了吗？

是的。一级亲属 50 岁前被诊断为晚期腺瘤［高危腺瘤（HRA）］（腺瘤大小大于等于多少厘米、高度异型增生或绒毛因素）的人应该在 40 岁开始监测 CRC 或在患者患病年龄前 10 年开始监测。一级亲属中患腺瘤息肉患的者患 CRC 的风险增加了 2 ～ 4 倍。

46. 对有腺瘤结肠息肉史的患者应给予怎样的监测建议？

腺瘤性息肉切除后推荐行结肠镜检查，因为该方法已经被证明可以显著降低后续 CRC 的发病率（表 62-3）。

表 62-3 结肠镜检查建议

结肠镜检查发现	监测建议
≤ 2 小管状腺瘤（＜ 1cm）和轻度不典型增生	不早于 5 年
晚期腺瘤或 3 ～ 10 个腺瘤	3 年
多余 10 个腺瘤	3 年
大的固着息肉不完全切除	2 ～ 6 个月
结肠镜监测阴性	不超过 5 年
远端（＜ 10mm）小增生性息肉（无腺瘤）	10 年
无柄锯齿状息肉＜ 10mm，无不典型增生	5 年
无柄锯齿状息肉≥ 10mm	3 年
无柄锯齿状息肉兼不典型增生或锯齿状息肉病综合征	1 年

47. 什么时候可以不需结肠镜筛查或停止监测？

证据表明，结肠镜检查的风险随着年龄的增长而增加。当风险大于受益时应当停止监测和筛查。美国预防服务工作组（USPSTF）确定 85 岁后不建议继续筛查，因风险可能超过潜在的好处。患者年龄在 75 ～ 85 岁时，USPSTF 反对再继续常规筛查，而主张基于并发症和结肠镜检查前的发现进行个体化治疗。HRA 患者相比平均风险患者更易发展为晚期肿瘤，因此监测的潜在好处可能高于对这些个体的筛选。

48. 什么是锯齿状腺瘤？恶性肿瘤的风险增加了吗？需要监视吗？

无柄锯齿状腺瘤癌变前是扁平的（或无菌），黏液主要覆盖在盲肠和升结肠处，被认为通过锯齿状（交替）途径导致 CRC。这与大多数 CRC 不同，多数 CRC 是因腺瘤息肉病杆菌（APC）基因发生突变。锯齿状通路对近端结肠具有优势。这些病变可能与 BRAF K-ras 基因突变、CPG 岛甲基化有关，从而导致错配修复基因的沉默（MLH1），导致部分人群迅速发展成恶性肿瘤。

49. 锯齿状息肉病综合征的定义是什么？

世界卫生组织定义至少需要下列之一：

- 乙状结肠近端至 5 五个锯齿状息肉，2 个或 2 个以上大于 10mm 的息肉。
- 有锯齿状息肉病综合征家族史的乙状结肠近端锯齿状息肉。
- 整个结肠超过 20 个锯齿状息肉。

50. 家族性腺瘤息肉病综合征的定义是什么？家族性腺瘤息肉病综合征患者发展为 CRC 的风险是多少？

家族性腺瘤息肉病综合征患者结肠存在超过 100 种结肠腺瘤，这主要是因 APC 基因突变引起的。

家族性腺瘤息肉病患者患 CRC 的风险几乎是 100%。家族性腺瘤息肉病患者在结肠内发展为多发性弥漫性腺瘤时应行全结肠切除术。

51. 家族性腺瘤息肉病患者应该在什么时候开始内镜筛查？

在内镜检查之前，应该对所有具有家族性腺瘤息肉病风险的患者和家庭成员进行基因检测。从 10 ～ 12 岁开始，有家族性腺瘤息肉病风险的个人应每年接受乙状结肠镜检查，直到 40 岁后每隔 3 ～ 5 年接受一次。如果家庭成员基因测试为阴性，并且少数病例为阳性，假定他们不会受到影响，则可以每 7 ～ 10 年进行乙状结肠镜检查，以解释测试中的任何潜在错误。

52.Peutz-Jeghers 综合征患者需要行内镜筛查和监测 CRC 吗？

Peutz-Jeghers 综合征（PJS）患者需要行内镜筛查和监测 CRC，因为 PJS 患者患 CRC 的风险为 10% ～ 20%。虽然已有部分指南发布，但是真正有效的 CRC 监测指南尚未建立。大多数内镜检查方案建议结肠镜检查应该于 18 岁开始，每 3 年监测一次。

53. 什么是遗传性非息肉病性大肠癌综合征？

传性非息肉病性大肠癌综合征（HNPCC）是一种常染色体显性遗传疾病，以 CRC 的早期发病为特点（平均年龄为 44 岁）。阿姆斯特丹（修订）和贝塞斯达分类系统是 HNPCC 的诊断标准。

54. 对 HNPCC 的内镜筛查和监测指南是什么？

HNPCC 高危患者应从 20 ～ 25 岁开始每隔 1 ～ 2 年行一次结肠镜检查，或比家族中诊断出癌症患者的年龄小 10 岁时就开始进行检查。40 岁后应每年进行一次内镜筛查。

55. 溃疡性结肠炎患者和克罗恩病需要内镜监测吗？

需要。长期存在的溃疡性结肠炎和克罗恩病增加了个体患不典型增生及 CRC 的风险。

56. 哪些临床特点增加了溃疡性结肠炎和克罗恩病患者的患非息肉病性大肠癌的风险？

在溃疡性结肠炎和克罗恩病患者中，CRC 的风险增加伴随以下情况：

- 长期。
- 更广泛或严重的结肠炎（超过 1/3 结肠）。
- CRC 的家族病史。
- 发病年龄较年轻。
- 存在反流性回肠炎。
- 个人原发性硬化性胆管炎病史。

仅仅直肠炎不会增加患 CRC 的风险。

57. 患有溃疡性结肠炎和克罗恩病的患者如何进行内镜检查？

对于溃疡性结肠炎或大范围克罗恩病患者，应在明确出现疾病症状后 8 ～ 10 年，每隔 1 ～ 2 年进行结肠镜检查。在结肠镜检查期间，这些患者应该每 10cm 从盲肠到直肠获得四象限活检样本（最少 32 个活检样本）。以宏观受累节段为目标的活检对较少广泛性结肠炎患者进行内镜监视可能足够。

58. 患有溃疡性结肠炎和克罗恩病患者的发育异常的治疗策略是什么？

如果内镜检查发现不典型增生，则应该由第二位胃肠道病理学家进行确认。通过内镜检查，如果发现平坦黏膜表面上存在 HGD 或 LGD，一些专家则推荐行结肠切除术，但单病灶 LGD 的治疗方法仍存在争议。

59. 如何处理患有溃疡性结肠炎和克罗恩病患者的显性腺瘤样息肉？

腺瘤样息肉可以通过息肉切除术完全切除，活检标本应取自邻近的平坦黏膜，以确定不典型增生的存在。如果周围黏膜未发现不典型增生或炎症现象，则可诊断为散发性腺瘤样息肉。如果周围黏膜存在活动性炎症（也称为不典型增生相关性损害和团块），则需行息肉切除手术。一旦发现不典型增生的现象，应在 3～6 个月对其进行密切随访并定期行结肠镜检查。内镜检查黏膜纹往往有助于问题区域的诊断。

感谢前一版本章的作者 Stengel 博士对本章的贡献。

（刘沁雨　译校）

胃肠道疾病的风湿性表现

Sterling G. West,MD,MACP,FACR

肠病性关节炎

1. 在特发性炎性肠病患者中发生炎性周围关节炎或脊髓关节炎的频率是多少?

关节炎是在特发性炎性肠病（IBD）患者［克罗恩病（CD）和溃疡性结肠炎（UC）］最常见的肠外表现，可影响 20% 的患者（表 63-1）。

表 63-1 炎性肠病的外周或脊柱关节炎频率		
	溃疡性结肠炎	克罗恩病
外周关节炎	5% ～ 10%	10% ～ 15%
骶髂关节炎 / 脊椎炎 *	5% ～ 15%	10% ～ 20%

* 总体而言，5% 的溃疡性结肠炎患者和 10% 的克罗恩病患者发生强直性脊柱炎，而 15% ～ 20% 的炎性肠病患者均为无症状的放射性骶髂关节炎

2. 炎性周围关节炎的 UC 和 CD 患者最常涉及的关节有哪些?

侵犯上肢和小关节的现象在 UC 中更常见。UC 和 CD 相关的关节炎主要影响膝关节和踝关节（图 63-1）。

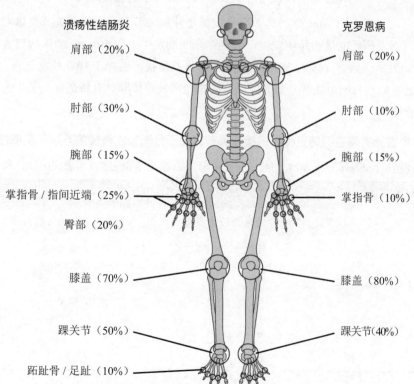

溃疡性结肠炎　　　　　　　　　克罗恩病

肩部（20%）　　　　　　　　　　肩部（20%）

肘部（30%）　　　　　　　　　　肘部（10%）

腕部（15%）　　　　　　　　　　腕部（15%）

掌指骨 / 指间近端（25%）　　　　掌指骨（10%）

臀部（20%）

膝盖（70%）　　　　　　　　　　膝盖（80%）

踝关节（50%）　　　　　　　　　踝关节（40%）

跖趾骨 / 足趾（10%）

图 63-1　溃疡性结肠炎和克罗恩病的肠外表现常累及关节

3. 描述与特发性炎性肠病相关的炎性周围性关节炎的临床特征。

Ⅰ型（关节炎常与 IBD 活动相关）发生在 4% ~ 6% 的 IBD 患者中。其不受年龄、性别影响。关节炎通常是急性（80%）、不对称（80%）发作。它通常涉及少于 5 个关节（即小关节），特别是膝关节或踝关节。它发生在肠道疾病之前（30%）或病程早期，与 IBD 的发作和其他特殊表现（结节性红斑、葡萄膜炎）密切相关（80%）。滑液分析显示在炎症性液体中白细胞［（主要是中性粒细胞）（WBC）］可多达 50 000 个 /mm³，晶体检查和培养结果为阴性。在此类关节炎中人白细胞抗原（HLA）-B27，HLA-B35 和 HLA-DRB1 * 0103 多见。大多数关节炎发作是自限性的（3 个月内为 80%），不会导致放射学变化或畸形。

Ⅱ型（与 IBD 活动无关的关节炎）较不常见，发生在 3% ~ 4% 的 IBD 病例。关节炎倾向于对称（80%）、多关节（掌指关节，膝关节和踝关节多于其他关节），与 IBD 活动性不相关，不符合关节外表现（葡萄膜炎除外）。活动性滑膜炎持续数月（90% 的病例），恶化和缓解发作可能持续多年。由于其长期存在，这种类型的关节炎可导致关节糜烂和畸形。这种关节炎与 HLA-B44 有关，但与 HLA-B27 无关。

4. 特发性炎性肠病和炎性周围关节炎患者常发生哪些其他肠外表现？

约 25% 的 IBD 患者伴发肠外表现。一种表现的出现增加了出现其他表现的风险。在患有关节炎的 IBD 患者中，可以看到以下肠外表现：

P= 皮质性坏疽（小于 5%）A= 阿弗他口炎（小于 10%）；I= 炎性眼病（急性前葡萄膜炎）（5% ~ 15%）；N= 结节性红斑（小于 15%）。

5. 特发性炎性肠病的程度和活动性与外周炎性关节炎的活动性有关吗？

如果结肠广泛受累，UC 和 CD 的患者更易发展至外周关节炎。在Ⅰ型关节炎患者中，大多数关节炎发作在肠病发病后的最初几年发生，但也存在晚期发生。在 60% ~ 80% 的患者中，关节炎发病与肠道疾病发病一致。在多达 30% 的病例中关节炎症状可能先于 IBD 症状出现，尤其是 CD 儿童患者。因此，缺乏胃肠道症状甚至粪便创木酚试验阴性不排除具有特征性关节炎的患者发生隐匿性 CD 的可能性。

6. 特发性炎性肠病患者的病史和体格检查哪些有助于分离炎性脊髓关节炎与机械性腰背痛？

在病史和体格检查的基础上，90% 的炎性脊髓关节炎患者可与单纯腰背痛患者区分开来（表 63-2）。

表 63-2　炎性脊柱关节炎与机械性腰背痛的临床鉴别

	炎性脊柱关节炎	机械性腰背痛
疼痛发作	慢性	急性
僵硬度持续时间	> 60 分钟	< 30 分钟
夜间疼痛	有	罕见
运动对疼痛的影响	改善	恶化
骶髂关节压痛	通常	不

续表

	炎性脊柱关节炎	机械性腰背痛
减少胸部扩张	有时	无
神经功能缺损	无	可能的
症状持续时间	＞3 个月	＜4 周

7. 炎性脊髓关节炎的活动与特发性炎性肠病的活动有关吗?

无关。骶髂关节炎或脊椎炎的发病可以在 IBD 发病前、同时发生或发病多年后出现。此外,脊髓关节炎的过程完全独立于 IBD 的过程。

8. 与特发性炎性肠病相关的炎性脊髓关节炎患者,HLA 的发生比预期更为常见吗?

有伴有炎性骶髂关节炎或脊椎炎的 55% 的 CD 患者和 70% 的 UC 患者中发现 HLA-B27 的存在。这与正常健康的白种人群中 HLA-B27 的 8% 的比例形成对比。因此,具有 HLA-B27 基因的 IBD 患者与 HLA-B27 阴性的 IBD 患者相比,发生炎性骶髂关节炎或脊椎炎的风险增加了 7 ~ 10 倍。

9. 特发性炎性肠病患者出现什么血清异常?

- 红细胞沉降率(ESR)和 C 反应蛋白升高,而类风湿因子和抗核抗体为阴性。
- 核周细胞抗中性粒细胞胞质抗体可见于超过 55% ~ 70% 的 UC 患者和少于 20% 的结肠占优势的 CD 患者。它通常针对乳铁蛋白和不太常见的杀菌通透性增加蛋白酶、组织蛋白酶 G、溶菌酶或胰肽酶。不针对骨髓过氧化酶。
- 抗糖酵母存在于 40% ~ 70% 的 CD 患者中,UC 患者中很少(＜ 15%)。

10. 描述特发性炎性肠病患者炎性骶髂关节炎和脊柱炎的典型放射学特征。

IBD 患者炎性脊髓关节炎的放射学异常表现与强直性脊柱炎患者相似。早期炎性骶髂关节炎的患者通常有正常的 X 线片表现。在这些患者中,骶髂关节的磁共振成像显示炎症和水肿(图 63-2A)。数月至数年,在骶髂关节的 2/3 处可出现硬化和侵蚀(图 63-2B)。在某些患者中,这些关节可能完全融合。

早期脊柱炎患者也可有正常的 X 线片表现。随后,X 线片可显示环状纤维化,椎骨前方和融合体形成时可见亮区(图 63-3A)。韧带赘(环状纤维化钙化)影像表现较薄,可出现在脊柱边缘,脊柱双侧可见。10% 患者可出现"竹节样脊柱"(颈椎至腰椎的脊柱双侧可见骨赘)(图 63-3B)。患炎症性髋关节疾病的患者随后发展为竹节样脊柱的风险增加。

11. 特发性炎性肠病患者频率升高会引起哪些其他风湿性问题?

- 跟腱和足底筋膜粘连炎。
- 指甲(5%,主要是 CD)。
- 肥厚性骨关节病(骨膜炎)。
- 脓肿或脓肿形成(CD)。
- 继发于药物(即泼尼松)的骨质疏松症。
- 骨和关节肉芽肿性病变(CD)。

- 血管炎（＜5%）。
- 淀粉样变性。

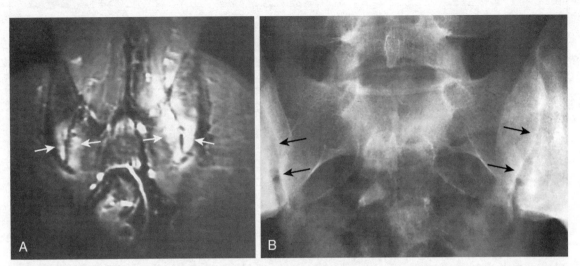

图 63-2　A. 骶髂关节的磁共振图像显示炎症（箭头所示）（T_2 加权像，TE50，TR2500）；B. 放射照片显示早期双侧骶髂关节炎（箭头所示）

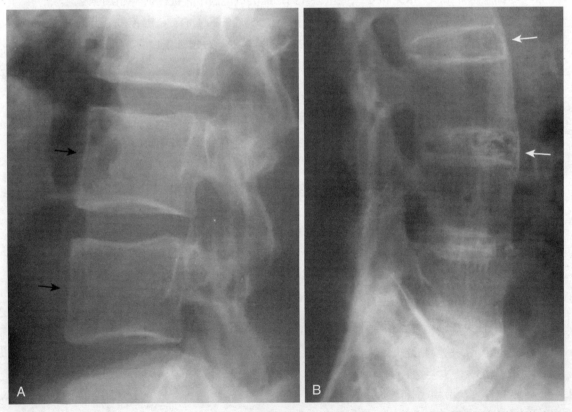

图 63-3　A. 放射照片显示早期炎症性脊柱炎患者椎体前位（箭头所示）；B. 在具有晚期炎性脊柱炎的克罗恩病患者中，显示出薄而边缘的赘生物（箭头所示）造成竹节状脊椎的放射照片

12. 可以减轻特发性炎性肠病患者炎性周围关节炎或脊髓关节炎的症状吗?

详见表 63-3。

表 63-3　炎性肠病的关节症状减轻		
	外周关节炎	骶髂关节炎 / 强直性脊柱炎
非甾体抗炎药 *	是	是
关节内注射糖皮质激素	是	是（骶髂关节炎）
柳氮磺吡啶	是	否
免疫抑制剂（MTX、6-MP）	是	否
抗肿瘤坏死因子 α	是	是
肠切除术		
UC	是	否
CD	否	否

CD. 克罗恩病；6-MP. 6- 巯基嘌呤；MTX. 甲氨蝶呤；UC. 溃疡性结肠炎
*NSAID 可能加重 IBD。柳氮磺胺吡啶可帮助 UC 患者的外周关节炎多于 CD 患者。经 FDA 批准和有效的抗 TNF-α 药物包括英夫利昔单抗、阿达木单抗、戈利木单抗和赛妥珠单抗

13. 膀胱炎、淋巴细胞性结肠炎和胶原性结肠炎与风湿性疾病有关吗?

膀胱炎是 UC 结肠切除术后出现的回肠袋炎症。发生在高达 40% ～ 60% 接受手术的患者。患者出现水肿或血性腹泻。有些发展为关节炎表现（表 63-4）。治疗包括甲硝唑和环丙沙星。出现耐药问题的患者可能需要再次手术。

显微结肠炎包括淋巴细胞性结肠炎（LC）和胶原性结肠炎（CC）。患有水样腹泻的患者可能会出现关节炎症状（10% ～ 20%）或自身免疫性甲状腺炎（表 63-4）。65 岁以上的患者（80%）和女性（60%）最易受影响。诊断只能通过结肠镜下的组织学检查进行。布地奈德可有效诱导和维持 CC 和 LC 的临床与组织学缓解，洛哌丁胺可改善腹泻。碱式水杨酸铋和美沙拉秦联合或不联合考来烯胺治疗 CC 或 LC 的相关证据很弱。

表 63-4　风湿性疾病与憩室炎、淋巴细胞性结肠炎和胶原性结肠炎的关联			
	憩室炎	淋巴细胞性结肠炎	胶原性结肠炎
IBD 样周围炎性关节炎	是	是	是
类风湿关节炎	否	是	是
强直性脊柱炎 *	否	否	否
甲状腺炎或其他自身免疫性疾病	否	是	是

IBD. 特发性炎性肠病
* 高达 60% 的强直性脊柱炎患者有无症状的病样病变在右半结肠活检。然而，只有 4% ～ 5% 会演变成明显的炎性肠病

14. 为什么 IBD 患者更易发生炎性关节炎?

肠联合叠代病的发病机制尚不清楚。然而,肠道和关节炎症的发生似乎紧密相连。当脊髓关节病(强直性脊柱炎、反应性关节炎)且无胃肠道症状的患者进行回肠结肠镜检查时,25% 的患者可发现肉眼可见的病变,高达 60% 的患者具有无症状 CD 的微观证据。随着时间的推移,6% ～ 10% 的患者出现 CD 明显的症状。或者,高达 10% 的无脊柱关节病证据的 IBD 患者在胃肠道症状发作时可能会在随访中发展为明显的关节炎。

能够引起风湿性疾病的环境抗原通过呼吸道黏膜、皮肤或胃肠道黏膜进入人体循环。人体胃肠道的表面积估计为 $400m^2$(是身体皮肤表面积的 200 倍),其不仅可以吸收营养物质,还可排除潜在的有害抗原。肠道的淋巴组织占胃肠黏膜组织的 25%,包括派耶尔斑块,固有层和上皮内 T 细胞,其有助于抵抗细菌和其他外来抗原的入侵。通常上消化道接触 10^3 个黏膜黏附细菌,而下消化道则经常接触数以百万计的细菌(粪便中细菌数可高达 10^{12}/g)。我们所接触的称为人类微生物群的细菌细胞总数是身体细胞数量的 10 倍。

无论是从特发性 IBD 还是感染病原微生物所导致的炎症都可能扰乱肠道的完整性和正常功能,从而导致肠道渗透性增加。这种通透性的增加可以导致肠内腔中不通透的细菌抗原更容易地进入人体循环。这些微生物抗原可以直接沉积在关节滑膜中,导致局部炎症反应或免疫复合物沉积在关节和其他组织中进而引起全身免疫应答。遗传易感性是肠道和关节的免疫应答所必需的,这导致了持续的炎症和组织损伤。

反应性关节炎

15. 什么是反应性关节炎,以及导致它的最常见的胃肠道病原体是什么?

反应性关节炎是在感染黏膜表面,特别是尿道或大肠的生物感染后 1 ～ 3 周发生的无菌炎性关节炎。引起反应性关节炎的最常见的胃肠道病原体如下:

- 小肠结肠炎耶尔森菌(O : 3 和 O : 9)或耶尔森菌假结核病。
- 肠炎沙门菌或鼠伤寒沙门菌。
- 志贺菌属(*Shigella flexneri*),志贺菌(*Shigella dysenteriae*),以及偶尔的志贺菌(*Shigella sonnei*)。
- 空肠弯曲杆菌或弯曲杆菌。
- 难辨梭状芽孢杆菌。

在流行期间感染性肠胃炎的患者中有 1% ～ 3% 会发展为反应性关节炎。耶尔森菌感染者的数据可高达 20%。近期已有报道由致病性大肠杆菌引起的腹泻病之后的关节疼痛。

16. 在肠道感染(即肠炎后反应性关节炎)后,哪个关节最常涉及反应性关节炎?

详见图 63-4。

17. 描述肠炎后反应性关节炎的临床特征。

- 男性比女性更易受到影响,平均年龄为 30 岁。
- 关节炎的发作是急性的。
- 关节的分布是不对称的和少关节的。下肢涉及 80% ～ 90%。骶髂关节炎发生在 20% ～ 30%;

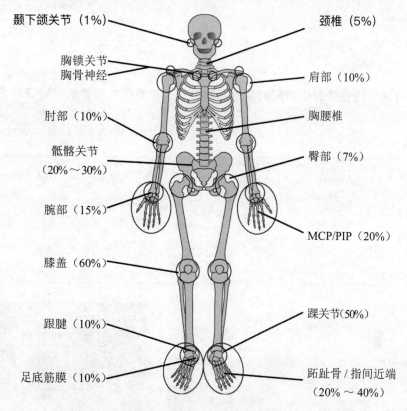

颞下颌关节（1%）
颈椎（5%）
胸锁关节
胸骨神经
肩部（10%）
肘部（10%）
胸腰椎
骶髂关节（20%～30%）
臀部（7%）
腕部（15%）
MCP/PIP（20%）
膝盖（60%）
踝关节（50%）
跟腱（10%）
足底筋膜（10%）
跖趾骨／指间近端（20%～40%）

图63-4 肠道感染后易发生反应性关节炎的关节情况

足跟腱、足底筋膜附着、趾甲炎发生率较高。

- 滑液分析发现炎症性液体（通常为 10 000 ～ 50 000 WBC / mm³），无晶体和阴性培养物。
- 病程和预后表明，80% 的症状在 1 ～ 6 个月消退，20% 的患有慢性关节炎的患者其外周和（或）骶髂关节发生放射影像变化。

18. 肠炎后反应性关节炎患者有什么异常表现?

- 无菌性尿道炎（15% ～ 70%）。
- 结膜炎。
- 急性前葡萄膜炎（虹膜炎）。
- 口腔溃疡（无痛或疼痛）。
- 红斑狼疮（耶尔森菌感染的 5%）。
- 气道平滑肌炎。
- 角化皮炎。

19. 患有肠炎后反应性关节炎的患者通常患有反应性关节炎（Reiter 综合征）的临床特征吗?

炎性关节炎、尿道炎、结膜炎和葡萄膜炎三者合并有或无以反应性关节炎（Reiter 综合征）为特征的皮肤黏膜病变，在急性尿道炎或腹泻病后 2 ～ 4 周可发展为三者并存。三联征的频率随着致病肠道生物的不同而不同。

- 志贺菌为 85%。

- 耶尔森尼亚为 10%。
- 沙门菌为 10% ～ 15%。
- 弯曲杆菌为 10%。

20. 由肠炎后反应性关节炎引起的炎性骶髂关节炎和脊柱炎的放射学特征与 IBD 患者有何不同？

详见表 63-5 和图 63-5。

表 63-5 肠炎后反应性关节炎和炎性肠病关节炎的影像学比较		
	反应性关节炎	IBD
骶髂关节炎	单侧不对称	双侧，骶髂关节受累
脊柱炎	非对称、非边际，壶柄韧带骨赘	双边的、薄的、边缘的韧带骨赘

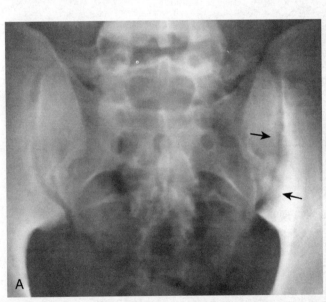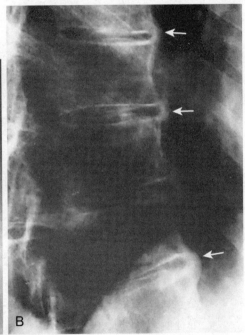

图 63-5 A. 放射照片显示患有反应性关节炎的患者单侧骶髂关节炎（箭头所示）。B. 放射照片显示患有反应性关节炎患者的脊柱非边缘性联合赘生物（箭头所示）。

21. 探讨，肠炎后反应性关节炎患者与正常健康人群 HLA-B27 阳性的关系。

- 60% ～ 80% 的反应性关节炎患者 HLA-B27 阳性；正常健康对照组仅 4% ～ 8% 的 HLA-B27 阳性。
- 高加索人和放射性骶髂关节炎或葡萄膜炎患者 HLA-B27 更可能是阳性。
- 与无 HLA-B27 基因人群相比，HLA-B27 阳性患者发生感染性胃肠炎后再发生反应性关节炎的风险增加了 30 ～ 50 倍。
- 在所有 HLA-B27 阳性个体中，只有 20% ～ 25% 的人感染志贺菌、沙门菌或耶尔森菌引起的感染性胃肠炎，此后再发展成肠炎后反应性关节炎。

22. 解释目前关于肠炎后反应性关节炎发病机制的理论。

病原体（耶尔森菌属、志贺菌属、沙门菌）可引起感染性肠胃炎，研究表明，在发生肠炎后反应性关节炎患者的关节中发现了此类病原体的细菌脂多糖抗原（不是生命有机体或核苷酸）。这些细菌细胞壁成分可引起关节炎症。HLA-B27 的作用机制为：①循环 HLA-B27 限制性 T 细胞以独特的方式向免疫系统呈现具有关节炎特性的细菌衍生肽，从而导致炎症；②在 HLA-B27 分子和细菌抗原之间存在分子模拟，导致免疫应答异常、HLA-B27 阳性细胞突变或有缺陷的细胞凋亡，进而使关节炎病原体持续存在；③与细胞处于应激状态时 HLA-B27 重链失配的趋势有关。这使内质网中积累的重链发生"未折叠蛋白反应"，促使炎症细胞因子的释放。

细菌抗原的持续存在可能会刺激 HLA-B27 阳性细胞，导致 B27 重链折叠错误和解折叠蛋白反应。但由于 HLA-B27 阳性既不必要，也不足以引起反应性关节炎，因此应进一步研究遗传（内质网氨肽酶 -1 和白介素 23R 多态性）和环境因素在肠炎后反应性关节炎的发病机制中所起的作用。

23. 肠炎后反应性关节炎的治疗？

参见表 63-6。

表 63-6　肠炎后反应性关节炎的治疗			
治疗	急性	慢性	骶髂关节炎
非甾体抗炎药	是	是	是
糖皮质激素	是	是	是
关节内	否	否	
口服只适用于高剂量			
抗生素			
2 周疗程	否	否	否
3 周疗程	NA	否	否
柳氮磺胺吡啶	NA	是	否
甲氨蝶呤	NA	是	否
TNF-α*	NA	是	是

NA，不适用

* 抗 TNF-α 药物包括依那西普、英夫利昔单抗、阿达木单抗、戈立木单抗和未经 FDA 批准的聚乙二醇结合赛妥珠单抗

Whipple 病

24. 谁是 Whipple？

乔治·霍伊特·惠普尔（George Hoyt Whipple），医学博士，在 1907 年报道了一名 36 岁的医学传教士患有腹泻、吸收不良、体重减轻、肠系膜淋巴结病和游走性多关节炎的病例。他把这种疾病命名为"肠脂肪营养不良"，如今被称为惠普尔病。惠普尔博士在 1934 年还获得了诺贝尔生理学

奖，并且成为罗彻斯特大学医学院的创始人。

25.Whipple 病的多系统表现是什么？

W=wasting and weight loss（浪费和减重）	D=diarrhea 腹泻
H=hyperpigmentation（skin）色素沉着过度（皮肤）	I=interstitial nephritis 间质性肾炎
I=intestinal pain 肠道疼痛	S=skin rashes 皮疹
P=pleurisy 胸膜炎	E=eye inflammation 眼睛发炎
P=pneumonitis 肺炎	A=arthritis 关节炎
L=lymphadenopathy 淋巴结病	S=subcutaneous nodules 皮下结节
E=encephalopathy 脑病	E=endocarditis 心内膜炎
S=steatorrhea 脂肪泻	

26. 描述与 Whipple 病有关的关节炎的临床特征。

Whipple 好发于中年白种人男性（男 / 女比例为 8∶1）。60% 患者的主要症状是血清阴性小关节炎或多发性关节病炎（膝盖，脚踝，手腕），此临床表现可先于肠道症状 5 年出现。超过 70% 的患者在疾病进展中会发展成关节炎。关节炎是炎症性的，常常是游走性的，与肠道症状无关。5% ～ 10% 的患者可发生骶髂关节炎或脊椎炎，特别是 HLA-B27 阳性患者（占 33%）。滑膜液分析显示炎性液体中存在 5000 ～ 100 000 个细胞 / mm³（主要为嗜中性粒细胞）。X 线通常不起作用。

27.Whipple 病的病因是什么？ 如何诊断？

Whipple 病由革兰阳性放线菌引起，称为 *Tropryyma whipplei*。诊断标准为在受侵组织的巨噬细胞（通常是小肠或淋巴结活检样本）中发现 PAS 染色阳性的包涵体。这些沉积物中含有电子显微镜下可见的棒状自由滋养层细胞。进一步确诊方式为在 PAS 阳性组织标本中，对惠普雷氏疟原虫 16S 核糖体 RNA 基因序列的 DNA 序列进行聚合酶链反应（PCR）。脑脊液的 PCR 检测也用于确认中枢神经系统（CNS）的 Whipple 病。滑液和血液的 PCR 检测也可以进行，但对未治疗的 Whipple 病患者其敏感性有限。

28.Whipple 病最好的治疗方法是什么？

初始治疗为应用头孢曲松（或美罗培南）2 周以确保 CNS 的治疗。随后口服甲氧苄啶（TMP）-磺胺甲噁唑（SMX）超过 1 年。四环素可用于磺胺类过敏患者。中枢神经系统受累患者易复发（30%），此类患者应终身口服 TMP 进行治疗。

其他胃肠疾病

29. 腹腔疾病患者（CeD，谷蛋白敏感性肠病）有哪些风湿性表现？

CeD 是一种肠道疾病，由遗传易感性个体肠道内 T 淋巴细胞对谷蛋白和麦醇溶蛋白的自身免疫反应引起。它主要见于白种人，与 HLA-DQ2 或 HLA-DQ8 有关，通常与 HLA-DR3 结合。组织转谷氨酰胺酶（tTG）是主要的自身抗原。膳食麸质被胃酶消化成肽，包括经 tTG 脱氨基的麦醇溶蛋白，这增加了其免疫原性。这种具有免疫原性的麦醇溶肽在 HLA-DQ2、DQ8 和 CD4⁺T 细胞中呈现，导致干扰素 γ 释放、炎症、肠通透性改变和绒毛萎缩。最常见的风湿病表现包括：

- 对称性多发性关节炎（4% ～ 26%）主要累及大关节（膝关节和膝关节比髋关节和肩关节更

频繁）。也可能发生小关节炎和骶髂关节炎。重要的是，在 50% 的病例中，关节炎可能先于肠病症状。

- 骨质疏松症是由严重肠病引起的维生素 D 缺乏症而导致的。
- 疱疹样皮炎。
- CeD 可通过检测抗 tTG 的免疫球蛋白 A 抗体（95% 敏感度 /90% 特异度）进行筛选，并通过小肠活检的内镜检查进行确认。风湿病的表现可以对无麸质饮食产生明显反应，但并不具有特异性。

30. 描述肠旁路关节炎 – 皮炎综合征。

在过去，这种综合征发生在 20% ～ 80% 的患有肠道旁路（空肠或空肠）手术的病态肥胖患者中。随着新型减肥手术技术的发展，此类情况慢慢缓解。目前，这种罕见的并发症可发生在具有蠕动性缺陷（系统性硬化症、结肠直肠手术）或憩室脓肿的胃肠疾病中。关节炎为一种伴有剧烈疼痛的炎症、好发于小关节，呈游走性，影响上下肢两个大小关节。尽管有 25% 的患者出现慢性复发性关节炎发作，但是 X 线检查结果通常保持正常。高达 80% 的患者出现皮肤病异常，特征为斑丘疹或疱疹性皮疹。

发病机制涉及盲袢中的细菌过度生长，导致沉积在关节和皮肤血清中的抗原性刺激形成，进而导致免疫复合物形成（通常含有分泌型 IgA 和细菌抗原的冷沉淀物）。治疗包括非甾体抗炎药和抗生素口服，通常会改善症状。只有通过手术再吻合盲环或改善肠道蠕动才可以完全消除症状。

31. 什么类型的关节炎可以与食管癌和结肠癌有关?

癌性多发性关节炎是胃肠道隐匿性恶性肿瘤的典型特征。关节炎通常急性起病，不对称，主要累及下肢关节，同时影响手和手腕的小关节。患者红细胞沉降率升高，类风湿因子阴性。另一种与结肠直肠恶性肿瘤相关的关节炎是由牛链球菌引起的败血性关节炎。

32. 胰腺炎，黏膜炎和多发性关节炎综合征的临床特征是什么?

多发性关节炎（PPP）综合征是发生在胰腺炎或胰腺腺泡细胞癌患者中的系统性综合征。其临床表现可以由以下症状表明：

P ＝胰腺炎。

A ＝关节炎（60%）和关节痛（通常为踝关节和膝关节）（滑液通常是非炎症性的，有苏丹黑色或油红色 O 染色的脂滴）。

N ＝结节呈嫩红色，通常在四肢（经常被误诊为红斑结节，但实际上是具有脂肪坏死的小叶脂膜炎的区域）。

C ＝胰腺癌（比胰腺炎更常见的原因）。

R ＝来自骨髓坏死的溶骨性骨病变引起的放射学异常（10%）。

E ＝嗜酸性粒细胞增多。

A ＝由患病胰腺释放的淀粉酶、脂肪酶和胰蛋白酶（引起皮肤、滑膜和骨髓中的脂肪坏死）。

S ＝浆膜炎，包括胸膜心包炎，常伴有发热。

33. 胰腺功能不全会导致肌肉骨骼问题吗?

脂溶性维生素 D 吸收不良会引起骨质疏松症。

（刘沁雨　译校）

胃肠道疾病的皮肤表现

James E. Fitzpatrick，MD. and Lori D. Prok, MD

1. 当血清胆红素达到什么水平时，成人和儿童会出现临床可见的黄疸？

当血清胆红素水平达到 2.5 ～ 3mg/dl 时，成年人会出现临床上可检测到的黄疸，而婴儿可能无法出现视觉上可见的黄疸，直到血清水平达到 6 ～ 8mg/dl。 高胆红素血症先于黄疸数天出现，因为胆红素尚未结合组织。当血清胆红素水平正常后，患者可能仍表现为黄疸，因为结合组织的胆红素需要数天才能释放。

2. 临床上黄疸首先从哪里可以看到？

软腭和舌下区域的黏膜区域通常是由高胆红素血症所导致出现黄色的第一处皮肤黏膜区域。这可能是因为这些解剖位置的黏膜较薄。胆红素也对弹性蛋白具有很强的亲和力，这导致早期于巩膜中出现黄疸。

3. 导致皮肤变黄的其他条件是什么？

过量摄取胡萝卜素（如胡萝卜、红薯和南瓜等黄色与橙色蔬菜）引起的胡萝卜素黄皮症，过量摄取番茄红素（如红色蔬菜，如西红柿和玫瑰果）引起的番茄红素黄皮症，以及全身施用奎那克林都可能导致皮肤变黄，这些表现与高胆红素血症无关。 皮肤也可能在深度甲状腺功能减退的患者中表现出淡黄色、微黄色的变化。

4. Terry 指甲和 Muehrcke 指甲是指什么？

Terry 指甲的特征是指甲统一变白色，远端 1 ～ 2mm 保持粉红色。白色由甲床脉管系统异常引起，最常见于肝硬化、心脏病和糖尿病患者。Muehrcke 指甲的特征是穿过指甲的双白色横线，当按压时它们消失。这些线也是由甲床的异常脉管系统引起的。 它们在与低白蛋白血症相关的肝脏疾病中最常见。

5. 哪些胃肠道疾病与蓝色弧形甲有关？

新月甲是近端指甲板上存在的月亮形白色区域。在 Wilson 病（肝豆状核变性病）中发现蓝色弧形甲，这是由 ATP7B 和铜转运中的常染色体隐性缺陷引起的。铜在肝、脑、角膜、皮肤、指甲和其他组织中累积。患者也可能表现出胫前色素沉着。 Kayser-Fleischer 环（眼睛弹力膜上棕色到绿色环）是 Wilson 病的病理学特征。

6. 什么是蜘蛛痣？它们为什么与肝脏疾病相关？

蜘蛛痣（nevus araneus）是以中心小动脉及水平辐射薄壁血管呈现腿部蜘蛛样走行为特征的血管病变（图 64-1）。在较大病灶中的中心，垂直取向的小动脉的搏动可以用透照法来观察（通过牢固地压在病变上的玻片来观察损伤）。其病理生理机制尚未得到证实，但在酒精性肝炎患者和孕妇中的高发病率表明雌激素水平升高可能是其病因，可能是雌激素产生过多或代谢障碍所致。具有蜘蛛痣的肝硬化患者血浆内皮生长因子的血浆水平升高，可能在蜘蛛痣的发展中发挥作用。

7. 蜘蛛痣的数量与酒精性肝病的严重程度相关吗?

是的,虽然蜘蛛痣有一定程度的个体易感性,然而一份报告表明纽约的制药公司根据可见蜘蛛痣的数量推测该患者肝硬化的严重程度,因此二者之间的相关性足够高。蜘蛛痣的数量也与食管静脉曲张相关。一项研究表明,超过 20 个蜘蛛痣与 50% 的食管出血可能性相关。

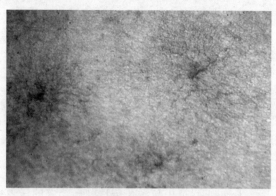

图 64-1　3 个蜘蛛痣表现了中央动脉和向四周辐射扩张的血管

8. 为什么许多肝胆疾病患者有瘙痒症状?

约 40% 的肝硬化患者出现中度至重度瘙痒。与肝胆疾病相关的瘙痒机制尚未确定,但可能由胆汁淤积继发的胆汁酸水平升高引起。血清胆汁酸在出现瘙痒症的肝胆疾病患者中频繁升高,胆汁酸结合树脂可以缓解瘙痒。通过研究放置在水疱上的纯化胆汁盐已发现所有胆汁盐都会产生瘙痒症状,未结合的鹅脱氧胆酸盐是作用最强的。

9. 一个 64 岁的酗酒者,手背上有水疱,面部皮肤有硬化的变化,该患者应该筛查哪些慢性肝病?

该患者最有可能患有迟发性皮肤卟啉病(PCT),并应评估丙型肝炎病毒(HCV)感染。患有丙型肝炎的患者可以出现各种皮肤症状,包括瘙痒、血管炎、扁平苔藓、冷球蛋白性紫癜和 PCT。PCT 的特征在于光敏性,皮肤脆性导致暴露于太阳的皮肤出现囊泡和大疱、色素沉着、脱发、多毛症和皮肤增厚。它是由肝脏卟啉原脱羧酶活性降低引起的,导致血液和尿卟啉过量。HCV 可能在遗传易感个体中引起肝铁过载,从而导致 PCT 的临床表现。乙醇滥用或导致过量雌激素的其他疾病或药物会增加这些患者 PCT 发生的风险。

10. 列出最常见的伴有坏疽性脓皮病的胃肠疾病。

与结节红斑类似,坏疽性脓皮病(PG)与溃疡性结肠炎(最常见)、克罗恩病和慢性感染性肝炎有关。一项研究报道说,50% 的 PG 患者均与溃疡性结肠炎相关,而溃疡性结肠炎患者的 10% 将会发展为 PG。另有一项研究报道,1/3 的 PG 患者有炎性肠病;溃疡性结肠炎和克罗恩病发病率相同。

11. 胰腺炎的皮肤表现是什么?

胰腺炎的皮肤表现包括 Cullen 征、灰色 Turner 征和胰腺脂肪坏死。Cullen 征是由任何原因导致的腹膜内出血引起的脐周出血性变色;更常见的原因之一是急性出血性胰腺炎。灰色 Turner 征是与急性出血性胰腺炎相关的左侧变色。急慢性胰腺炎和胰腺癌也可能导致胰腺脂肪坏死,其呈现为柔软的皮下脂肪的红斑结节,可以自发排出坏死物质(图 64-2)。患者也常常伴有可能致残的急性关节炎。组织学上,胰腺脂肪坏死表现出与急性炎症相关的脂肪坏死和

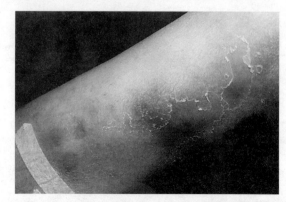

图 64-2　酒精性胰腺炎患者的胰腺脂肪坏死
与红斑结节不同,表皮的变化(注意鳞屑)和溃疡很常见

皂化的诊断学改变。脂肪坏死被认为是由脂肪酶和淀粉酶的释放引起的，这两种酶已被证明在病变内水平升高。

12. 哪种胃肠病与疱疹样皮炎最相关？

腹腔内疾病（谷蛋白敏感性肠病）与疱疹样皮炎最相关。尽管几乎所有患者都在胃肠道中显示腹腔疾病的组织学表现，但只有 1/3 具有腹腔疾病的临床症状。腹腔疾病和疱疹样皮炎都由缺乏谷蛋白的饮食所引起。口服氨苯砜可大大改善皮肤损伤和与疱疹样皮炎相关的瘙痒。

13. 什么是 Trousseau 征？

Trousseau 征由与潜在恶性肿瘤相关的浅表性迁移性血栓性静脉炎组成。临床上，它表现为影响四肢和躯干浅表静脉的红斑直线。患者通常会继续发展为可能出现迁移的多部位发展的新病变。除了肺癌、多发性骨髓瘤和霍奇金病外，Trousseau 征可能与多种类型的胃肠道恶性肿瘤（如胃癌、胰腺癌）相关。发病机制尚不清楚，血栓性静脉炎在抗凝治疗方面具有众所周知的抗药性。这是一个残酷的巧合，描述这个现象的医生 Trousseau 博士描述了 Trousseau 征继发于自身潜在的胃癌中，这最终是致命性疾病。

14. 玛丽·约瑟夫修女是谁？玛丽·约瑟夫结节是什么？

玛丽·约瑟夫修女是 W. J. Mayo 博士的第一位外科助理，她最终成为明尼苏达州罗彻斯特市圣玛丽医院院长。玛丽·约瑟夫结节是体内恶性肿瘤的脐带转移。在报道的最大系列中，最常见的原发性恶性肿瘤部位是胃（20%）、大肠（14%），卵巢（14%）和胰腺（11%）。在 20% 的病例中，原发肿瘤无法确定。在 14% 的病例中，玛丽·约瑟夫结节是体内恶性肿瘤的最初表现。脐带转移通常表示为晚期疾病；平均生存期为 10 个月。尽管 Mayo 博士描述了结节性脐带转移瘤的临床特征，但是玛丽·约瑟夫修女是首先发现并认识到该疾病预后不良的患者。

（毛　骏　译，张　青　校）

胃肠道系统的内分泌表现

Geetha Gopalakrishnan，MD, and Harikrashna Bhatt, MD

1. 描述葡萄糖体内平衡的一般原理。

葡萄糖来自膳食糖类、糖原分解（糖原的分解是葡萄糖的储存形式）和糖异生（肝脏产生葡萄糖）。胰岛素、胰高血糖素等激素维持正常的血糖水平。

高水平的葡萄糖刺激胰岛素的产生。 胰岛素增强葡萄糖摄取、使用和储存，从而血糖恢复正常（图65-1）。

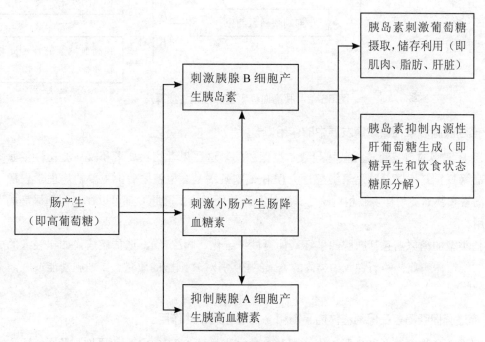

图 65–1 葡萄糖刺激胰岛素生成算法

禁食降低血糖和胰岛素。它也导致反调节激素（即胰高血糖素、肾上腺素、皮质醇和生长激素）的释放。这些激素限制葡萄糖使用并刺激肝葡萄糖生产。此外，缺乏胰岛素会导致脂肪组织中的脂肪分解、肌肉中的蛋白质分解和肝脏中的酮沉积。酮是一种替代能源，其形成依赖于胰高血糖素（图65-2）。

2. 描述胰腺和胰腺激素在葡萄糖体内平衡中的作用。

胰岛（即A细胞和B细胞）分散在整个胰腺中。B细胞分泌胰岛素和胰岛淀粉样多肽。A细胞产生胰高血糖素。图65-1和图65-2描述了胰岛素和胰高血糖素的作用。胰岛淀粉样多肽与胰岛素具有协同作用。它通过增加饱腹感，延迟胃排空和抑制胰高血糖素来降低血浆葡萄糖。

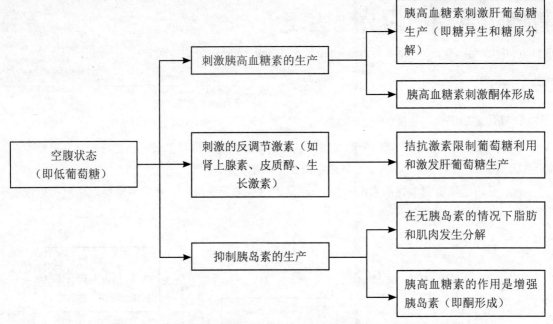

图 65-2　胰高血糖素依赖性酮生成算法

3. 描述胰腺激素在糖尿病发展中的作用。

胰腺 B 细胞的自身免疫性破坏导致 1 型糖尿病。这些患者的胰岛素和胰岛淀粉样多肽缺乏。外周胰岛素抵抗（即降低胰岛素敏感性）积 B 细胞衰竭是 2 型糖尿病中主要的病理学表现。这些患者胰岛素和胰岛淀粉样多肽相对缺乏。遗传和环境因素（如肥胖）都可以在 2 型糖尿病的发展中发挥作用。

其他类型的糖尿病包括胰腺的破坏（如囊性纤维化、胰腺炎）、遗传疾病（如年轻人的成年型糖尿病、线粒体病症）和药物（如类固醇）。这些疾病对 B 细胞的质量、B 细胞功能或胰岛素作用有不同的影响。

4. 描述肠促胰岛素在葡萄糖体内平衡和 2 型糖尿病中的作用。

口服摄入食物刺激肠产生肠溶素［即胰高血糖素样肽 1（GLP-1）和胃抑制肽］。这些肽增强胰岛素释放，降低胰高血糖素分泌，并延缓胃排空（图 65-1）。

GLP-1 具有短的半衰期，并在数分钟内被酶二肽基肽酶 4（DPP-4）降解。基于这种机制开发了两种新的 2 型糖尿病治疗药物（表 65-1）。

A.GLP-1 类似物（耐 DPP-4 降解抗性）。

B. 二肽基二肽酶抑制剂（延迟 GLP-1 降解）。

药品分类	作用模式	HbA1c 含量(%)	低血糖	不良反应，包括 GI 综合征
表 65-1	非胰岛素降糖药物			
噻唑烷二酮类药物（如吡格列酮）	↓外周胰岛素抵抗 ↑葡萄糖降解 ↓HGP	0.5～1.5 ↑	否	氨基转移酶升高, 肝毒性、水肿、充血性心力衰竭
双胍类（如二甲双胍）	↓HGP ↓外周胰岛素抵抗	1～2 ↓	否	腹泻、腹胀、消化不良、乳酸性酸中毒
磺脲类药物（如格列吡嗪、格列本脲）	↑胰腺胰岛素分泌	1～2 ↑	是	腹泻便秘等少见症状
苯丙氨酸衍生物（如瑞格列奈）	↑胰腺胰岛素分泌	1～2 ↑	是	腹泻便秘等少见症状
D- 苯丙氨酸衍生物（如那格列奈）	↑胰腺胰岛素分泌	1～2 ↑	是	腹泻便秘等少见症状
肠促胰岛素类似物（如艾塞那肽、利拉鲁肽）	↑葡萄糖依赖性胰岛素释放 ↓胰高血糖素分泌物和 HGP ↓胃排空	0.5～1.5 ↓	是*	恶心、呕吐、腹泻、便秘、高胆红素血症、胰腺炎、胰腺癌、甲状腺 C 细胞肿瘤、超敏反应
DPP-4 抑制剂（如西他列汀，利拉利汀）	↓次 GLP-1 ↑肠过敏反应 ↑胰岛素释放 ↓糖原释放 ↓胃排空	0.5～1.5-	是*	胰腺炎、胰腺癌、异常 LFT、鼻咽炎、URI、头痛、超敏反应、皮肤反应
α- 葡萄糖苷酶抑制剂（如阿卡波糖）	↓分解和吸收胃肠道糖类	0.5～1-	否	腹痛、腹泻、腹胀、肠胃胀气
胆汁酸螯合剂（如考来维仑）	↓重吸收胃肠道胆汁	0.5～1-	否	消化不良、恶心、便秘
胰淀素类似物（如普兰林肽）	↓胰高血糖素 ↓胰高血糖素和↓HGP ↓胃排空 ↑饱腹感	0.5～1 ↓	是	恶心、消化不良、腹部疼痛

* 特别是结合胰岛素或胰岛素促泌素

GI. 胃肠道；GLP. 胰高血糖素样肽；HGP. 肝葡萄糖生产；LFT. 肝功能试验；URI. 上呼吸道感染

5. 糖尿病诊断的筛选建议和标准是什么？

45 岁以后建议进行普遍筛选。如果患有 2 型糖尿病（即肥胖症、糖尿病家族史、高血压和高脂血症）的危险因素,应筛选年龄较小的个体。糖尿病早期有助于识别发生糖尿病风险高的个体（表 65-2）。

表 65-2　美国糖尿病协会诊断糖尿病标准		
	糖尿病前期	糖尿病
HgA1c	5.7% ~ 6.4%	> 6.5%
空腹血糖（8 小时禁食）	100 ~ 125mg/dl	> 126mg/dl
随机血糖	—	> 200mg/dl 症状高血糖（即多尿、烦渴）
口服葡萄糖耐量试验（75g）	140 ~ 199mg/dl	> 200mg/dl

HgA1c. 糖化血红蛋白

6. 治疗 1 型糖尿病的治疗方法是什么？

1 型糖尿病患者胰岛素和胰岛淀粉样多肽均有缺陷。没有胰岛素，这些患者会出现高血糖症和酮症（即糖尿病酮症酸中毒）。这些患者通常需要长效胰岛素［甘精胰岛素、地特龙、中性鱼精蛋白 Hagedorn（NPH）］来覆盖基础需求及短效胰岛素（即赖斯普罗、天冬氨酸、谷维素、普通胰岛素）以覆盖膳食。胰岛素也可以通过指定患者的泵设备进行输送。主要不良反应是低血糖。

胰岛淀粉样多肽类似物（即普兰林肽）也可以在 1 型糖尿病患者中使用，以抑制胰高血糖素介导的肝葡萄糖产生，改善饱腹感，并缓慢胃排空。除了胰岛素外还给予胰岛淀粉样多肽注射。治疗中注意到体重减轻和血红蛋白 A1c（< 1%）的改善。低血糖风险和每天多次注射的不便限制了胰岛淀粉样多肽的使用。

7. 外分泌胰腺疾病（如胰腺切除术、胰腺炎）可导致糖尿病的发展。这种糖尿病的特征是什么？

B 细胞和 A 细胞均受影响，导致胰岛素和胰高血糖素缺乏。这些患者需要胰岛素，并且由胰高血糖素缺乏而导致低血糖的风险更高。胰高血糖素对酮体的形成也是必不可少的。没有胰岛素，这些患者出现高血糖，但不太可能发展为酮症（即糖尿病酮症酸中毒）。

8. 治疗 2 型糖尿病的治疗方法是什么？

2 型糖尿病患者胰岛素和胰岛淀粉样多肽相对缺乏。已经批准了几种口服药物用于 2 型糖尿病。这些药物通常增加胰岛素分泌（即磺酰脲类、GLP-1 类似物、DPP-4 抑制剂），改善靶组织（即噻唑烷二酮类、双胍类）的胰岛素敏感性或降低葡萄糖的吸收（即 α 葡糖苷酶抑制剂）。可用的非胰岛素抗糖尿病药物的作用机制和不良反应见表 65-1。胰岛素也可以单独给药或与这些药剂组合使用。在市场上可获得长效（即甘精胰岛素、地特龙），中效（即 NPH）和短效（即赖脯胰岛素、天冬氨酸、谷维素、普通胰岛素）胰岛素。

9. 糖尿病有哪些胃肠并发症？

与胃肠道系统相关的糖尿病并发症包括便秘、灼热感（即胃食管反流）、胃排空延迟（胃痛）、消化不良、腹痛和水样腹泻（即糖尿病性肠病）。这些症状的发展与糖尿病持续时间更长、血糖控制差、肠神经系统的自主神经病变有关。胃食管反流病和糖尿病性肠病引起食物不良吸收与血糖波动较大。

细菌性过度生长和乳糜泻也加重这些患者腹泻的发展。乳糜泻通常与自身免疫性疾病如 1 型糖尿病有关。糖尿病患者涉及胃肠道系统（即肝、胰腺、结肠和直肠）的某些类型癌症的风险增加。

10. 糖尿病和非糖尿病患者如何诊断低血糖?

低血糖由糖尿病患者的血糖值小于 70mg/dl 可进行定义。导致低血糖的胰岛素治疗和其他抗糖尿病药物（表 65-2）是主要的罪魁祸首。

在没有糖尿病的患者中，应该建立以下低血糖三联征（称为 Whipple 三联征）。

- 低血糖症状（如出汗、认知障碍、头晕、心悸）。
- 在低血糖症状时测量低血糖（< 70mg/dl）。
- 食物摄取症状（即葡萄糖）。

11. 描述非糖尿病患者的低血糖病因和后果。

几种可能导致低血糖的病症，包括药物（如胰岛素、磺酰脲）、乙醇使用（抑制糖异生）、营养不良（缺乏底物）、危重疾病（葡萄糖利用率增加）、肾衰竭（胰岛素清除率降低）和肾上腺功能不全（皮质醇引起胰岛素敏感性增加），必须根据病史排除。随后的低血糖治疗包括血浆葡萄糖、胰岛素、C 肽（内源胰岛素生产的标记）和尿磺酰脲筛查。基于发现，可以考虑包括 IGF-II 水平、胰岛素抗体和成像的其他研究（表 65-3）。

表 65-3　糖尿病患者的低血糖

其他	机制	病史	葡萄糖	INS	CP	其他研究	CT 扫描
胰岛素	胰岛素产生导致胰腺癌	空腹低血糖	↓	↑	↑	—	胰腺肿块
胰岛细胞增生症	胰腺胰岛素产生过度	餐后低血糖	↓	↑	↑	—	无肿块
胰岛素过量	有意或无意（医院或药店失误）	低血糖持续时间有所不同	↓	↑	↓	—	—
磺酰脲过量	有意或无意（医院或药店失误）	长期低血糖	↓	↑	↑	阳性尿	—
非胰岛素样癌细胞	由肿瘤产生的胰岛素样生长因子（IGF-II）（肝或结肠肿瘤）	体重减轻、虚弱、低血糖	↓	↓	↓	阳性 IGF-II	实体肿瘤
胰岛素抗体	胰岛素抗体与胰岛素受体或胰岛素结合	不稳定的血糖（高或低）	↓	↓	↓	胰岛素抗体阳性	—

INS. 胰岛素；CP. C 肽；IGF. 胰岛素样生长因子

12. 描述神经内分泌肿瘤的临床表现。

神经内分泌肿瘤分为良好分化的肿瘤（即类癌肿瘤、胰岛细胞肿瘤）或分化程度较差的肿瘤（即癌）。大多数是散在分布的，但与多发性内分泌瘤 1（MEN1）等遗传性综合征有关。它们通常分泌诸如嗜铬粒蛋白 A 和胰多肽的物质。它们的功能状态（即激素分泌）和临床表现可以进一步说明（表 65-4 和表 65-5）。然而，大多数神经内分泌肿瘤是无功能的，它们在疾病过程中出现（即较大的肿瘤，转移），具有腹痛、体重减轻、恶心或阻塞症状。

表 65-4　胰腺神经内分泌肿瘤				
	激素	临床表现	诊断	附加治疗
胰岛素瘤	胰岛素	低血糖	高胰岛素和与低葡萄糖水平相关的 C 肽水平	葡萄糖避免低血糖；二氮嗪降低胰岛素分泌
胃液素瘤（即 Zollinger-Ellison 综合征）	促胃液素	消化性溃疡、分泌性腹泻	促胃液素水平升高 >1000pg/ml 若促胃液素水平 <1000pg/ml，可行促胃液素激发试验（即促胃液素随刺激而增加）	质子泵抑制剂阻断酸分泌
胰高血糖素瘤	胰高血糖素	坏死松解性迁徙红斑性唇炎、糖尿病、贫血、减肥、腹泻	胰高血糖素 > 500pg/ml	全肠外营养营养解决分解代谢状态
生长抑素瘤	生长抑素	腹痛、体重减轻、糖尿病、腹泻和胆囊结石	空腹生长抑素水平 >160pg/ml	—
VIP 瘤	VIP	水样腹泻、低钾血症和次氯酸盐	VIP >75pg/ml	正确的液体丢失和替代电解质；生长抑素模拟降低 VIP 水平，改善腹泻

VIP. 血管活性肠肽

表 65-5　类癌				
	位置	激素	类癌综合征	相关的特点
前肠	胃 十二指肠 胰腺 肺	多数无功能 升高促胃液素（5%） 组胺	罕见（与肝转移及支气管类癌有关）	萎缩性胃炎 恶性贫血 胃液素瘤综合征 MEN
中肠	小肠道近端 结肠 阑尾	血钙素 血管活性物质 （即组胺、速激肽、激肽释放酶、前列腺素）	经典呈现（与肝转移有关）	腹痛 阻塞导致肠套叠
后肠	远端结肠、直肠、卵巢和泌尿生殖系统肿瘤	无分泌	稀少（与卵巢的肿瘤相关）	肠道变化和习惯性阻塞与出血

MEN. 多发性内分泌腺瘤病

13. 描述神经内分泌肿瘤的评估与治疗。

基于临床表现的激素评估（表 65-4 和表 65-5）。计算机断层扫描或磁共振成像可以定位大多数肿瘤，也可以使用内镜超声（即胰腺肿瘤）和奥曲肽扫描来定位小肿瘤。治疗通常涉及原发肿瘤的切除和生长抑素类似物（即奥曲肽、兰瑞肽）的起始。可以在难治性患者中考虑 α 干扰素和化疗。肝脏可能需要肝切除术、肝动脉栓塞和肝移植。

14. 类癌的特点是什么？

类癌肿瘤是肺、胃肠道或泌尿生殖系统的神经内分泌肿瘤（表 65-5）。它们根据其胚胎起源（即前肠、中肠和后肠肿瘤）进行分类。这些肿瘤将膳食色氨酸转化为血清素。5- 羟色胺代谢成 5- 羟基吲哚乙酸（5-HIAA）。5-HIAA 水平升高是诊断性的。这些肿瘤还分泌其他血管活性物质，如组胺，速激肽，激肽释放酶和前列腺素。与过量血清素（即腹泻、瓣膜纤维化）和组胺（即潮红、支气管痉挛）相关的临床特征称为类癌综合征。这些系统特征的存在表明类癌肿瘤具有肠外定位或肝转移。

15. 肥胖的发病机制是什么？如何为临床目的定义？

遗传和环境因素都在肥胖的发展中发挥作用。一般来说，相对于支出的能量摄入过多会导致身体脂肪随时间的积累。

脂肪组织的调节是复杂的，并且涉及中枢神经系统和交感神经系统、激素（如生长素释放肽、瘦蛋白和皮质醇），甚至肠道微生物组织（增加厚壁属的浓度）。

肥胖的临床定义是根据体重指数（BMI）计算的，按下式计算：

$$BMI = \frac{体重（kg）}{身高的平方（m^2）}$$

BMI 分类如下：
正常：$18.5 \sim 24.9 kg / m^2$。
超重：$25 \sim 29.9 kg / m^2$。
肥胖：$30 \sim 39.9 kg / m^2$。
病态肥胖：$> 40 kg / m^2$。

16. 什么是肥胖的具体胃肠道表现？

以下胃肠疾病和癌症是肥胖的潜在并发症。

● **胃肠疾病**：非酒精性脂肪性肝病（NAFLD）、胃食管反流病（GERD）、巴雷特（Barrett）食管和胆结石。

● **胃肠癌**：食管、胃、结肠、直肠、肝脏和胰腺。

17. NAFLD 的特征有哪些？如何诊断和治疗？

NAFLD 包括脂肪变性（即肝脏脂肪增加）、非酒精性脂肪性肝炎、纤维化、肝硬化和肝衰竭的一类肝脏异常疾病。肥胖、胰岛素抵抗、高血压和血脂异常可能促进 NAFLD 的发展。大多数患者无症状，但其他患者可出现右上腹痛、肝大、黄疸、脑病等肝病征象。肝功能异常和脂肪肝腹部超声可有助于诊断。减肥可以扭转肝脏的病理状况，因此生活方式的改变是 NAFLD 治疗的第一步。可以考虑胰岛素敏化剂（即二甲双胍和噻唑烷二酮类）和维生素 E，但益处是不明确的。

18. 肥胖症的治疗方法是什么?

肥胖与发病率(即糖尿病、血脂异常、高血压、睡眠呼吸暂停综合征、冠状动脉疾病)和死亡率的增加有关。体重减轻(即 5% ～ 10% 的损失)可以改变代谢指数并减少与肥胖相关的风险。生活方式的改变(即饮食和运动)是治疗的基石。对于失败生活方式的个体,可以考虑药物治疗(表 65-6)和手术治疗。

表 65-6　肥胖症的药物治疗		
药物	作用机制	不良反应
奥利司他	通过抑制胰脂肪酶降低脂肪吸收	痉挛、肠胃气胀、大便失禁、脂溶性维生素吸收减少、肝损伤、草酸钙结石
氯卡色林	刺激可以降低食欲的血清素受体 2C	头痛、鼻咽炎、恶心 禁忌证:肝病、肾衰竭,与其他血清素能药物一起使用
交感神经药物(即苯丁胺、二乙基丙酸、苄非他明、苯甲曲秦)	刺激去甲肾上腺素的释放或防止去甲肾上腺素再摄入神经末梢,从而引起早期饱腹感	心率增加、血压升高、失眠、口干、便秘、紧张、潜在的滥用(使用期仅限于 12 周)
托吡酯	抗癫痫药物	感觉异常、嗜睡、酸中毒代谢

19. 可用于治疗肥胖症的药物是什么?

BMI 大于 $30kg/m^2$ 或 BMI 大于 $27kg/m^2$,合并症状(如糖尿病、血脂异常、高血压)的药物治疗表 65-6。大多数药物会引起 4 ～ 6kg 的体重减轻。奥利司他通常是一线选择,其次是洛伐他汀。对于肥胖糖尿病患者,可以考虑与体重减轻相关的抗糖尿病药物(表 65-1)。

20. 肥胖手术的适应征是什么? 描述程序的类型和潜在的并发症有哪些?

减肥手术适用于体重指数超过 $40kg/m^2$ 或体重指数超过 $35kg/m^2$ 和合并症状的个体。手术后报告减重 50% ～ 70%。

- 限制性(即胃束带和胃胃切除术)。
- 吸收不良(即胆胰腺分流)。
- 限制性和吸收不良的组合(即 Roux-en-Y)。

限制性程序导致胃容量减少,从而逐渐减肥。吸收不良程序减少食物的吸收并产生更大的体重减轻。然而,这些患者处于严重营养不良和微量营养素缺乏的风险(即铁、叶酸、硫胺素、维生素 B_{12},维生素 D)。

Roux-en-Y 是最常见的减肥手术。该过程导致营养物的胃容量减少和吸收不良,以及减少食欲(即生长素释放肽、肽 YY、GLP-1)的肠激素的改变。

21. 胃旁路手术后患者低血糖的机制是什么?

- 摄入简单糖类后胃旁路患者出现倾倒综合征。快速排空食物进入小肠导致流体转移和胰岛素释放,导致低血压、腹泻、心动过速和低血糖。治疗需要少量频繁饮食和避免简单的糖类。
- 胰岛细胞增生可能在胃旁路后发展,或潜在的缺陷可能未被掩盖。患者在罕见的情况下面临胰岛细胞增殖症甚至胰岛素瘤的风险，见表 65-3。

22. 什么是血脂异常?

产生或去除脂蛋白的缺陷导致血脂异常。遗传 [即脂蛋白脂肪酶缺乏症，低密度脂蛋白（LDL）受体缺陷] 和获得性条件（如肥胖症、糖尿病）均已涉及脂质疾病的发病机制。血脂异常的特征在于对于一般人群，低于第十百分位数以下的第 90 百分位数或高密度脂蛋白（HDL）水平的总胆固醇、三酰甘油（TG）或 LDL 水平。它在冠心病的发展中起重要作用。过量 LDL 的临床表现包括动脉粥样硬化、皮肤与肌腱黄瘤、眼睑黄疸和虹膜角膜弧。标记的高三酰甘油血症（＞ 1000mg/dl）与乳糜微血症综合征有关。其特征在于胰腺炎，皮肤黄斑变性和视网膜色素血症。

23. 血脂异常何时和如何治疗?

治疗目的是在大多数个体中将低密度脂蛋白胆固醇降低至低于 160mg / dl。建议在糖尿病（＜100 mg / dl）和冠心病（＜ 70 mg / dl）等高风险条件下降低目标，还建议目标 TG 小于 200mg / dl，HDL 超过 40mg / dl。如果通过生活管理未达到预期目标，则推荐使用药物。脂质效应和潜在的胃肠道不良反应如表 65-7 所示。

表 65-7　治疗血脂异常

药物分类	作用机制	HDL	TG	LDL	胃肠道和其他不良反应
胆汁酸螯合剂	结合肠道胆汁酸的排泄和增强胆固醇的排泄	↑	—	↓↓	恶心、腹胀、绞痛与其他药物的吸收有关
纤维素	肝产生的极低密度脂蛋白减少	↑↑	↓↓↓	↓	肝毒性、绞痛、恶心、肌痛
烟碱酸	减少游离脂肪酸向肝脏的转运，同时减少肝脏 VLDL 的产生	↑↑	↓↓	↓↓	呕吐、腹泻、肝毒性、冲洗和瘙痒
HMG-CoA 抑制剂	抑制胆固醇合成的关键酶：HMG-GoA 还原酶	↑	↓	↓↓↓	肝毒性、肌炎
ω-3 脂肪酸	降低极低密度脂蛋白的产生	↑	↓		味觉改变、消化不良
胆固醇吸收抑制剂	抑制肠道胆固醇的吸收	—	—	↓↓	胰腺炎、肝炎

TG. 三酰甘油。

24. 哪些常见的丙型肝炎治疗与甲状腺功能减退有关?

聚乙二醇干扰素 - α 2b 导致或恶化潜在的自身免疫性甲状腺疾病。在接受治疗的患者中，甲状腺功能减退的比例超过 5%。此外，用于治疗肝细胞癌的酪氨酸激酶抑制剂（如舒尼替尼、伊马替尼）也可引起甲状腺功能减退。

25. 口服双膦酸盐常见的胃肠道不良反应是什么? 常规用于骨质疏松症吗?

已经报道了 GERD、消化不良、食管溃疡和胃炎与口服磷酸盐相关。Barrett 食管禁用。

26. 与普通内分泌条件相关的胃肠道表现是什么?

与普通内分泌条件相关的胃肠道表现见表 65-8。

表 65-8　常见内分泌疾病的胃肠道表现

内分泌紊乱	胃肠道表现
甲状腺功能减退症	体重增加、味觉减轻、便秘、腹水严重甲状腺功能减退
甲状腺功能亢进症	体重减轻、食欲增加
乳头状甲状腺癌（筛状 - 桑葚状）	家族性腺瘤性息肉病、结直肠癌风险增加
高钙血症	便秘、恶心、消化性溃疡、胰腺炎
肾上腺皮质功能不全	恶心、呕吐、腹痛、体重减轻、腹泻
库欣综合征	腹纹、向心性肥胖、口腔念珠菌病
肢端肥大症	结肠息肉、憩室、结肠癌

27. 外源性皮质激素的胃肠道不良反应是什么？

类固醇的胃肠道不良反应包括口腔和食管真菌感染、食管炎、消化性溃疡、胃肠道出血，很少有胰腺炎。也可能发生氨基转移酶升高。如果类固醇给药延长和给予高剂量，通常会发生此类症状。

28. 内分泌综合征和肿瘤性疾病的胃肠道表现是什么？

自身免疫多腺体综合征和多种内分泌肿瘤影响各种内分泌系统，但也影响胃肠道。表 65-9 提供了一个总结。

表 65-9　常见内分泌综合征的胃肠道表现

	胃肠道症状	非胃肠道症状
APS1 型	口腔念珠菌病、恶性贫血、腹腔疾病	甲状旁腺功能减退、肾上腺功能不全、自身免疫性甲状腺疾病、秃发
APS 2 型	1 型糖尿病（胰腺衰竭）	自身免疫性甲状腺疾病、肾上腺功能不全
男性 1 型	胰腺肿瘤（如胰岛素瘤、促胃液素瘤）	甲状旁腺功能亢进、垂体瘤
男性 2A 型	Hirschsprung 病（结肠梗阻和巨结肠）	甲状腺髓样癌、嗜铬细胞瘤、甲状旁腺功能亢进
男性 2B 型	黏膜神经瘤影响舌和肠	甲状腺髓样嗜铬细胞瘤

APS. 自身免疫多腺体综合征

（毛　骏译，张　青校）

主要参考文献